Diagnóstico Laboratorial em Pediatria

Adagmar Andriolo
Professor Livre-Docente de Patologia Clínica da Escola Paulista de
Medicina da Universidade Federal de São Paulo – UNIFESP.
Médico da Seção de Bioquímica Clínica do Laboratório Fleury.

Francisco R. Carrazza
In Memorian

2ª Edição

Sarvier Editora de Livros Médicos Ltda.
Rua dos Chanés nº 320 - CEP 04087-031
Tel (11) 5093-6967 - Telefax (11) 5093-6966
E-mail: sarvier@uol.com.br
São Paulo, SP – Brasil

São Paulo – 2007

Diagnóstico Laboratorial em Pediatria
Adagmar Andriolo
Francisco R. Carrazza

Sarvier, 2ª edição, 2007
ISBN: 978-85-7378-184-7

Diagramação
Carlos Eduardo P. de Souza

Fotolitos/Impressão/Acabamento
Gráfica Ave-Maria

Direitos Reservados

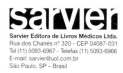

Sarvier Editora de Livros Médicos Ltda.
Rua dos Chanés nº 320 - CEP 04087-031
Tel (11) 5093-6967 - Telefax (11) 5093-6966
E-mail: sarvier@uol.com.br
São Paulo, SP – Brasil

Dados Internacionais de Catalogação na Publicação (CIP)
(Câmara Brasileira do Livro, SP, Brasil)

Andriolo, Adagmar
Diagnóstico laboratorial em pediatria / Adagmar Andriolo, Francisco R.
Carrazza. – 2. ed. – São Paulo: SARVIER, 2007.

Vários colaboradores.
Bibliografia.
ISBN 978-85-7378-184-7

1. Crianças – Doenças – Diagnóstico. 2. Diagnóstico laboratorial.
3. Pediatria. I. Carrazza, Francisco Roque, 1936-2001 II. Título.

07-5198   CDD-618.9200756

Índices para catálogo sistemático:

1. Diagnóstico laboratorial: Doenças em pediatria:
   Medicina   618.9200756
2. Doenças pediátricas: Diagnóstico laboratorial:
   Medicina   618.9200756
3. Pediatria: Doenças: Diagnóstico laboratorial:
   Medicina   618.9200756

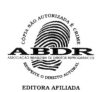

COLABORADORES

Adagmar Andriolo
Professor Livre-Docente de Patologia Clínica da Escola Paulista de Medicina da Universidade Federal de São Paulo – UNIFESP. Assessor Médico do Laboratório Fleury, área de Bioquímica Clínica.

Albertina da Rosa Borges
Mestre em Pediatria pela Escola Paulista de Medicina da Universidade Federal de São Paulo – UNIFESP.

Aparecido B. Pereira
Professor Adjunto de Nefrologia da Escola Paulista de Medicina da Universidade Federal de São Paulo – UNIFESP. Assessor Médico do Laboratório Fleury, área de Bioquímica Clínica.

Artur Figueiredo Delgado
Mestre em Pediatria. Médico Assistente da Unidade de Terapia Intensiva do Instituto da Criança do Hospital das Clínicas da FMUSP.

Aurélio Borelli
Médico Responsável pelo Setor de Densitometria Óssea do Instituto de Radiologia do Hospital das Clínicas da FMUSP.

Beatriz Tavares Costa Carvalho
Professora Adjunto da Disciplina de Alergia de Imunologia Clínica e Reumatologia do Departamento de Pediatria da Escola Paulista de Medicina da Universidade Federal de São Paulo – UNIFESP.

Berenice Bilharinho de Mendonça
Professora Titular da Disciplina de Endocrinologia da Faculdade de Medicina da Universidade de São Paulo.

Caio M. F. Mendes
Docente do Departamento de Moléstias Infecciosas e Parasitárias da Faculdade de Medicina da Universidade de São Paulo. Médico Especialista em Microbiologia Clínica e Membro do Grupo de Consultoria em Antimicrobianos e Microbiologia Clínica do Fleury – Medicina Diagnóstica.

Carlos Henrique Martins da Silva
Professor Adjunto-Doutor do Departamento de Pediatria da Faculdade de Medicina da Universidade Federal de Uberlândia – MG.

Celso Granato
Professor Livre-Docente da Disciplina de Infectologia da Escola Paulista de Medicina da Universidade Federal de São Paulo – UNIFESP. Assessor Médico do setor de Imunologia e Doenças Infecciosas do Fleury – Centro de Medicina Diagnóstica.

Chloé Camba Musatti
Professora Adjunto da Disciplina de Alergia e Imunologia do Departamento de Pediatria da Escola Paulista de Medicina da Universidade Federal de São Paulo – UNIFESP. Professora Visitante de Imunologia da Universidade Federal de Uberlândia – MG.

Dayse Maria Lourenço
Professora Adjunto da Disciplina de Hematologia e Hemoterapia do Departamento de Medicina da Escola Paulista de Medicina da Universidade Federal de São Paulo – UNIFESP.

Dorina Barbieri
Professora Livre-Docente em Pediatria pelo Departamento de Pediatria da Faculdade de Medicina da Universidade de São Paulo.

Durval Damiani
Professor Livre-Docente, Chefe da Unidade de Endocrinologia Pediátrica do Instituto da Criança do Hospital das Clínicas da FMUSP.

Durval Rosa Borges
Professor Titular de Gastroenterologia da Escola Paulista de Medicina da Universidade Federal de São Paulo – UNIFESP.

Elizabeth Maria de Alcantara
Médica Patologista Clínica do Laboratório Central do Hospital São Paulo, da Escola Paulista de Medicina da Universidade Federal de São Paulo – UNIFESP.

Fernando Kok
Médico Assistente do Serviço de Neurologia Infantil do Hospital das Clínicas da FMUSP. Consultor em Erros Inatos do Metabolismo do Fleury – Centro de Medicina Diagnóstica.

Geraldo Medeiros-Neto
Professor de Endocrinologia, Departamento de Clínica Médica, Faculdade de Medicina da Universidade de São Paulo.

Gilda Porta
Professora Livre-Docente do Departamento de Pediatria e Médica Responsável pela Unidade de Hepatologia do Instituto da Criança do Hospital das Clínicas da FMUSP.

Helena Maria do Nascimento
Médica Patologista Clínico, Especialista em Distúrbios Metabólicos e Risco Cardiovascular pelo CEU – Centro de Extensão Universitária – São Paulo.

Hélio Massaharo Kimura
Mestre em Pediatria. Médico Assistente da Unidade de Terapia Intensiva do Instituto da Criança do Hospital das Clínicas da FMUSP.

José Kerbauy
Professor Titular de Hematologia e Hemoterapia da Escola Paulista de Medicina da Universidade Federal de São Paulo – UNIFESP.

Lísia Marcílio Rabelo
Professora Adjunto da Escola Bahiana de Medicina e Saúde Pública – Fundação para o Desenvolvimento das Ciências. Médica do Setor de Aterosclerose da Fundação Bahiana de Cardiologia.

Lúcia Ferro Bricks
Doutora em Pediatria pela Faculdade de Medicina da Universidade de São Paulo. Médica Assistente do Ambulatório Geral do Instituto da Criança do Hospital das Clínicas da FMUSP.

Márcia Melo Campos Pahl
Médica Assistente da Enfermaria de Pediatria do Hospital Universitário de São Paulo. Doutora em Pediatria pelo Departamento de Pediatria da FMUSP.

Maria Cláudia Nogueira Zerbini
Professora da Disciplina de Anatomia Patológica do Departamento de Patologia da Faculdade de Medicina da Universidade de São Paulo. Assessora Médica do Fleury – Centro de Medicina Diagnóstica, área de Anatomia Patológica.

Maria Danise Fujimura
Mestre em Pediatria e Doutora em Pediatria pela FMUSP. Médica Assistente da Unidade de Nefrologia do Instituto da Criança do Hospital das Clínicas da FMUSP.

Maria Helena B. Kiss
Professora Livre-Docente do Departamento de Pediatria e Médica Responsável pela Unidade de Reumatologia Pediátrica do Instituto da Criança do Hospital das Clínicas da FMUSP.

Maria Hsu Rocha
Doutora em Pediatria pela Faculdade de Medicina da Universidade de São Paulo. Assessora Médica do Fleury – Centro de Medicina Diagnóstica, área de Hematologia.

Maria Lúcia Cardoso Gomes Ferraz
Professora Adjunto de Gastroenterologia da Escola Paulista de Medicina da Universidade Federal de São Paulo – UNIFESP. Assessora Médica do Fleury – Centro de Medicina Diagnóstica, área de Gastroenterologia.

Maria Stella Figueiredo
Professora Adjunto da Disciplina de Hematologia e Hemoterapia da Escola Paulista de Medicina da Universidade Federal de São Paulo – UNIFESP.

Maria Zilda Aquino
Médica Assistente da Unidade de Infectologia do Instituto da Criança do Hospital das Clínicas da FMUSP.

Maria Zilda Nunes Carrazza
Professora Associada do Departamento de Pediatria da FMUSP. Ex-Chefe do Laboratório do Instituto da Criança do Hospital das Clínicas da FMUSP.

Mauro Fisberg
Pediatra e Nutrólogo. Professor Adjunto-Doutor e Coordenador Clínico do Centro de Atendimento e Apoio ao Adolescente da Universidade Federal de São Paulo – UNIFESP. Coordenador do Núcleo de Qualidade de Vida da Universidade São Marcos. Coordenador Científico da Força Tarefa Controle de Peso e Atividade Física ILSI Brasil.

Meyer Knobel
Professor Livre-Docente, Departamento de Clínica Médica da Faculdade de Medicina da Universidade de São Paulo. Chefe da Unidade de Tiróide, Serviço/Disciplina de Endocrinologia e Metabologia do Hospital das Clínicas da FMUSP.

Nuvarte Setian
Chefe da Unidade de Endocrinologia Pediátrica do Instituto da Criança do Hospital das Clínicas da FMUSP. Professora Associada do Departamento de Pediatria da FMUSP.

Paulo Guilherme Leser
Professor Adjunto da Disciplina de Reumatologia da Escola Paulista de Medicina da Universidade Federal de São Paulo – UNIFESP. Médico do Fleury – Centro de Medicina Diagnóstica, área de Imunologia Clínica.

Ricardo Rosenfeld
Médico Patologista Clínico do Laboratório Central do Hospital São Paulo, da Escola Paulista de Medicina da Universidade Federal de São Paulo – UNIFESP. Mestre em Medicina de Urgência EPM/UNIFESP.

Sandro L. A. Matas
Médico Neurologista do Grupo de Neuroinfecção e Responsável pela Seção de Líquor do Laboratório Central do Hospital São Paulo da Universidade Federal de São Paulo – UNIFESP.

Sérgio Luís Ramos Martins
Doutor em Hematologia pela Universidade de São Paulo, Ribeirão Preto, SP. Pós-Doutorado pelo MD Anderson Cancer Center – Houston – USA. Assessor Médico em Hematologia e Citometria de Fluxo do Fleury – Centro de Medicina Diagnóstica.

Sidney Carvalho Fernandes
Médico Cardiologista, Especialista em Distúrbios Metabólicos e Risco Cardiovascular pelo CEU – Centro de Extensão Universitária – São Paulo.

Suemi Marui
Doutora em Endocrinologia pela Faculdade de Medicina da Universidade de São Paulo.

Tania Leme da Rocha Martinez
Professora Livre-Docente da Escola Paulista de Medicina da Universidade Federal de São Paulo – UNIFESP. Docente de Pós-Graduação InCor – HCV FMUSP e do Departamento de Medicina do CEU – Centro de Extensão Universitária – São Paulo.

Tatiana Rozov
Professora de Pós-Graduação do Departamento de Pediatria da Escola Paulista de Medicina da Universidade Federal de São Paulo – UNIFESP. Professora Livre-Docente do Departamento de Pediatria da Faculdade de Medicina da Universidade de São Paulo.

Vera H. Koch
Doutora em Medicina pela Faculdade de Medicina da Universidade de São Paulo. Responsável pela Unidade de Nefrologia Pediátrica do Instituto da Criança do Hospital das Clínicas da FMUSP.

Vicente Odone Filho
Professor Associado do Departamento de Pediatria da Faculdade de Medicina da Universidade de São Paulo. Chefe da Unidade de Oncologia do Instituto da Criança do Hospital das Clínicas da FMUSP.

Waldemar Francisco
Professor Assistente-Doutor do Departamento de Microbiologia do Instituto de Ciências Biomédicas da Universidade de São Paulo.

Yassuhiko Okay
Professor Titular do Departamento de Pediatria da Faculdade de Medicina da Universidade de São Paulo.

Yu Kar Ling Koda
Professora Colaboradora do Departamento de Pediatria da Faculdade de Medicina da Universidade de São Paulo. Chefe da Unidade de Gastroenterologia do Instituto da Criança do Hospital das Clínicas da FMUSP.

PREFÁCIO

Observamos, nestas últimas três décadas, uma rápida evolução dos conhecimentos científicos nas várias áreas da Medicina, e a Pediatria passou da fase de síndromes, doenças idiopáticas, doenças de origem indeterminada para quadros claramente reconhecidos, com bases bem estabelecidas. Isso se deve ao esclarecimento cada vez mais aprofundado do conhecimento dos mecanismos intracelulares e da fisiologia dos diversos sistemas do organismo humano.

As bases fisiopatológicas das doenças estão mais bem definidas, pois conhecemos mais a fisiologia de cada célula de um sistema do organismo e a sua interação com as demais células de outros sistemas por meio de diferentes mediadores bioquímicos.

Para acompanhar esta rápida evolução da fisiologia e fisiopatologia são necessárias atualização constante e renovação de conhecimentos e de conceitos até há pouco aceitos como dogmas.

O Pediatra está diante de um desafio de como integrar estes novos conhecimentos à prática médica.

Em socorro às dificuldades do Pediatra geral, publicações como a presente são de grande valia por disponibilizarem, em seus diferentes capítulos, resumo das bases fisiológicas e fisiopatológicas das alterações que ocorrem nas doenças, explicação do papel de cada agente envolvido na mesma, expondo com clareza a ação de diversas enzimas, substratos, hormônios, mediadores, assim por diante.

Cada um dos capítulos deste livro tem a participação de Especialistas gabaritados e experientes e a vivência de diferentes Escolas Médicas e, com certeza, indicará a melhor escolha diagnóstica, dentre os inúmeros exames disponíveis, mostrando, também, em que se baseiam esses exames, permitindo ao Pediatra fazer opções por alternativas válidas quando diante da impossibilidade de utilizar determinado procedimento no laboratório disponível.

Os Colaboradores fazem, também, análise crítica da sensibilidade e especificidade de cada método, sugerindo provas confirmatórias ou acessórias às patologias suspeitas, o que enriquece mais o conteúdo, pois explicam e traduzem siglas e seus significados.

Entendemos que a boa prática médica pediátrica necessita do apoio da medicina laboratorial e a escolha específica de exames poderá melhorar a assistência, reduzindo custos, pois, algumas vezes, copiamos modelos de atuação médica incompatíveis com a realidade do nosso país.

É preciso não esquecer que as bases diagnósticas, apesar de todos os avanços técnicos disponíveis, repousam, ainda, na realização de uma boa anamnese e de um exame físico completo.

Por fim, temos que ressaltar o trabalho diligente e minucioso do Coordenador Dr. Adagmar Andriolo e dos demais Colaboradores, assim como parabenizar a Sarvier Editora de Livros Médicos Ltda. pelo apoio dado à concretização de um livro tão importante para a Assistência Integral à criança pelo seu Pediatra.

Prof. Dr. Antranik Manissadjian
Professor Emérito da Faculdade de Medicina da
Universidade de São Paulo

Prof. Dr. Jamal Wehba
Professor Adjunto do Departamento de Pediatria da Escola Paulista
de Medicina da Universidade Federal de São Paulo

ÍNDICE

SEÇÃO I

Introdução

Características e Interpretação dos
Resultados dos Exames Laboratoriais

Capítulo 1

CARACTERÍSTICAS E INTERPRETAÇÃO DOS RESULTADOS DOS EXAMES LABORATORIAIS

MARIA HSU ROCHA
ADAGMAR ANDRIOLO

INTRODUÇÃO

Os principais objetivos da Medicina Laboratorial são os de confirmar, estabelecer ou complementar o diagnóstico clínico. Os resultados laboratoriais também podem fornecer elementos para o prognóstico de determinadas doenças, definição e monitoração terapêutica, além de estabelecer critérios de normalidade e delinear fatores de risco evolutivos.

Diferentes profissionais da área de saúde, tais como farmacêutico-bioquímicos, biologistas, biomédicos e técnicos, auxiliam o patologista clínico para atingir aqueles objetivos. Essa equipe harmônica fez uso de vários equipamentos que podem ser tão simples quanto uma pipeta graduada ou um tubo de ensaio, ou tão complexos quanto um analisador bicromático ou um citômetro de fluxo. Curiosamente, a complexidade dos procedimentos e/ou dos equipamentos não guarda relação direta com a importância da informação obtida. Assim é que a simples observação criteriosa de um soro pode possibilitar, por exemplo, o diagnóstico de dislipidemia, situação esta associada ao risco de doença aterosclerótica coronariana.

Com estas considerações, queremos ressaltar que, a par do conhecimento e da aplicação dos princípios de Fisiologia, Bioquímica, Histologia, entre outros, o Laboratório Clínico produz informações a partir de um trabalho sistemático e minucioso, subdividido ou compartimentalizado em unidades denominadas ensaio. O ensaio, teste ou exame, é a tentativa de responder a uma pergunta específica, que pode ser tão objetiva quanto: existe hiperglicemia? Ou tão abrangente quanto: existe doença?

CARACTERÍSTICAS DOS ENSAIOS

Cada ensaio possui uma série de características que determinam a qualidade da informação fornecida, dentre as quais merecem destaque: exatidão, precisão, sensibilidade, especificidade e índices de resultados falso-positivos e falso-negativos.

Exatidão é a capacidade do método de fornecer resultados muito próximos ao valor verdadeiro ao parâmetro mensurado. Pode ser avaliada realizando-se o teste repetidas vezes, utilizando-se, como amostra, padrões preparados com a substância purificada e em concentrações conhecidas e variadas.

Precisão é a capacidade do método de fornecer resultados bem próximos entre si quando realizadas determinações repetidas em uma mesma amostra. A precisão pode, também, ser referida como reprodutibilidade do teste.

A *sensibilidade* de um exame é a probabilidade de que um resultado seja positivo (anormal) na presença de doença. Essa característica é entendida como sendo o número de resultados verdadeiro-positivos obtidos no estudo de uma população de portadores de determinada doença. Em relação ao ensaio propriamente dito, sensibilidade refere-se ao menor valor detectável que o teste consegue discriminar de zero.

A *especificidade* diz respeito à probabilidade de o resultado ser negativo (normal) na ausência de doença. Portanto, especificidade pode ser definida como sendo o número de resultados verdadeiro-negativos obtidos em uma população de indivíduos normais. Em termos de ensaio, especificidade é a capacidade de o teste identificar e/ou quantificar apenas o analítico desejado.

Sensibilidade e especificidade podem ser facilmente avaliadas a partir do conceito que tanto o resultado do teste quanto o de estado de saúde de um indivíduo podem ser expressos apenas por uma de duas possibilidades. Assim sendo, o resultado do teste será apenas positivo ou negativo e o indivíduo terá ou não determinada doença (Quadro I-1).

Quadro I-1 – Exemplo de um quadro 2 x 2.

Teste	Doença	
	Presente	Ausente
Positivo	Verdadeiro-positivo (VP)	Falso-positivo (FP)
Negativo	Falso-negativo (FN)	Verdadeiro-negativo (VN)

Sensibilidade corresponde à relação $\dfrac{VP}{VP + FN}$ ou seja, o número de resultados verdadeiramente positivos em relação ao número total de indivíduos com doenças.

Especificidade corresponde à relação $\dfrac{VN}{VN + FP}$ isto é, o número de resultados verdadeiramente negativos em relação ao número total de indivíduos sem doença.

O índice de resultados falso-negativos indica a porcentagem na qual o teste deixou de indicar a presença da doença e é igual à relação $\dfrac{FN}{FN + VP}$ ou seja, o número de resultados falsamente negativos sobre o número total de indivíduos com doença.

O índice de resultados falso-positivos indica a porcentagem na qual o teste forneceu resultados positivos na ausência da doença e é igual à relação: $\dfrac{FP}{FP + VN}$

isto é, o número de resultados falsamente positivos sobre o número total de indivíduos sem a doença.

Outro conceito que deve ser apresentado neste momento é o *valor preditivo* de um teste. O *valor preditivo positivo* é definido como sendo a probabilidade de que um resultado positivo (anormal) seja verdadeiro, isto é, represente a presença de doença. De forma análoga, *valor preditivo negativo* deve ser entendido como sendo a probabilidade de que um resultado negativo (normal) seja também verdadeiro, ou seja, corresponda à ausência de doença relacionada ao teste em questão.

Habitualmente, estes valores são obtidos pela aplicação do teorema de Bayes, o qual relaciona a sensibilidade e a especificidade do teste, que são características do ensaio, com a *prevalência* da doença na população estudada, que é uma característica da doença e da população.

Esta relação é definida pelas seguintes equações:

$$Valor\ preditivo\ positivo = \frac{P \times Sensibilidade}{P \times Sensibilidade + (1-P)(1-Especificidade)}$$

$$Valor\ preditivo\ negativo = \frac{(1-P)\ Valor\ Especificidade}{(1-P) \times Especificidade + P(1-Sensibilidade)}$$

onde P representa a prevalência da doença na população em que o teste é aplicado.

NOÇÕES DE ESTATÍSTICA APLICADA AO LABORATÓRIO CLÍNICO

NORMALIDADE E MEDIDAS DE DISPERSÃO

Para que os resultados obtidos em caso particular tenham utilidade prática, há necessidade de que sejam consistentes e comparáveis aos dados observados em um grupo de indivíduos normais. Para que determinado parâmetro possa ser utilizado com finalidades diagnósticas, é indispensável que se conheça sua freqüência e dispersão na população geral.

Para ilustrar os conceitos que serão abordados a seguir, vamos considerar a realização de um ensaio simulado, por exemplo, a dosagem de glicose no plasma de 86 crianças aparentemente normais, cujos resultados são apresentados na Tabela I-1.

A *freqüência simples* é o número de vezes que cada resultado é observado. Na Tabela I-1, por exem-

Tabela I-1 – Valores simulados de glicemia, freqüências simples, acumulada e acumulada percentual obtidas em um grupo de 86 crianças aparentemente normais.

Glicemia (mg/dL)	Freqüência simples	Freqüência acumulada	Freqüência acumulada (%)	Glicemia (mg/dL)	Freqüência simples	Freqüência acumulada	Freqüência acumulada (%)
30	1	1	1,16	68	3	53	61,63
35	1	2	2,33	98	2	55	63,95
39	2	4	4,65	70	2	57	66,28
42	1	5	5,81	71	1	58	67,44
45	1	6	6,98	72	3	61	70,93
46	2	8	9,30	73	2	63	73,26
48	2	10	11,63	74	4	67	77,91
50	1	11	12,79	75	2	69	80,23
52	3	14	16,28	76	2	71	82,56
53	2	16	18,60	78	1	72	83,72
54	2	18	20,93	80	1	73	84,88
55	1	19	22,09	82	1	74	86,05
56	2	21	24,42	84	2	76	88,37
57	3	24	27,92	85	1	77	89,54
58	4	28	32,56	87	2	79	91,86
59	5	33	38,37	89	1	80	93,02
60	4	37	43,02	90	2	82	95,35
62	2	39	45,35	95	1	83	96,51
63	3	42	48,84	100	1	84	97,67
64	4	46	53,49	105	1	85	98,84
66	4	50	58,14	108	1	86	100,00

plo, a freqüência simples da glicemia 75mg/dL é 2. A *freqüência acumulada* é a soma do número de resultados iguais e inferiores a um determinado valor. Para a glicemia de 75mg/dL, na nossa tabela, a freqüência acumulada é de 69, significando que no grupo de 86 crianças estudadas, 69 delas apresentaram glicemia igual ou inferior a 75mg/dL.

A *freqüência acumulada percentual* é a expressão de freqüência acumulada em termos de percentis. É obtida dividindo-se a freqüência acumulada pelo número total de observações e multiplicando-se o resultado por 100. A freqüência acumulada percentual da glicemia 75mg/dL, na nossa tabela é de 80,23%, significando que 80,23% das crianças estudadas apresentaram glicemia igual ou inferior a 75mg/dL.

A *média aritmética* é uma medida de tendência central, obtida pela soma de todos os valores observados divididos pelo número de observações. Na Tabela I-1, a média aritmética é igual a 86,0mg/dL.

Mediana também é uma medida de tendência central e corresponde ao valor que, quando os dados estão ordenados, separa igual número de valores mais altos e mais baixos do que ele. Quando o número de observações é par, como ocorre na tabela utilizada como exemplo, a mediana é definida pela média aritmética das duas observações centrais. Neste caso é a média aritmética entre 63 e 64, ou seja, a mediana é 63,5mg/dL.

Moda é o valor que ocorre com maior freqüência no grupo estudado. Na nossa tabela, a moda corresponde à glicemia de 59mg/dL.

Percentil é definido como o valor da variável abaixo do qual uma certa proporção de observações é encontrada. Cada percentil é um caso particular de freqüência acumulada. Por exemplo, o percentil 25 corresponde ao valor abaixo do qual são observados 25% dos resultados. O percentil 50, por definição, corresponde à mediana. O percentil é calculado pela aplicação da seguinte fórmula:

$$A = x \, (n - 1)/100$$

onde:

A = número de observações incluídas ao percentil desejado,
x = percentil desejado,
n = número total de observações.

Por exemplo, na distribuição apresentada na Tabela I-1, o percentil 2,5 é assim calculado:

$$A = x \, (n - 1)/100,$$

sendo que x = 2,5 e n = 86, temos:

$$A = 2,5 \times 85/100 = 2,12$$

Na maioria das vezes, *A* não é um número inteiro, o que condiciona a se realizar uma interpolação. Assim, em nosso exemplo, o percentil 2,5 é um valor que está entre o segundo e o terceiro valores observados, 12% acima do segundo valor, que é 35. Deve-se calcular 12% da distância entre 35 (segundo valor) e 39 (terceiro valor).

$$39 - 35 = 4,$$

sendo 4 igual a 100%, o valor 12% será igual a 0,48, obtido por uma regra de três simples.

Portanto, o percentil 2,5 será 35 + 0,48, ou seja, 35,48mg/dL.

A Tabela I-2 fornece alguns percentis da distribuição da glicemia apresentada na Tabela I-1.

Quando a distribuição de determinado parâmetro é do tipo gaussiano, existe coincidência entre média, moda, mediana e percentil 50.

Variância é uma medida de dispersão definida como o somatório dos quadrados dos desvios dos resultados individuais em relação à média, dividido pelo número de observações, menos um. Quanto maior for a dispersão dos valores, maior será a variância. Os dados da Tabela I-1 possuem variância de 226,75mg/dL.

Desvio-padrão também é uma medida de dispersão freqüentemente utilizada e corresponde à raiz quadrada positiva da variância. Quando a distribuição dos valores é normal ou gaussiana, o intervalo compreendido pela média ± 1 desvio-padrão inclui 68,2% das observações, a média ± 2 desvios-padrão inclui 95,4% e a média ± 3 desvios-padrão inclui 99,6% das observações. O desvio-padrão do conjunto de valores apresentados na Tabela I-1 é 15,06mg/dL.

Tabela I-2 – Alguns percentis da distribuição dos valores de glicemia em 86 crianças normais apresentados na Tabela I-1.

Percentil	Glicemia (mg/dL)	Percentil	Glicemia (mg/dL)
2,5	35,48	70,0	73,75
5,0	39,75	90,0	84,50
10,0	47,00	95,0	89,75
50,0	63,50	97,5	94,38

INTERVALOS DE REFERÊNCIA

Para o estabelecimento dos valores de referência para determinado parâmetro, algumas características do grupo utilizado como controle devem ser consideradas. Dentre elas destacam-se: idade, gênero, etnia, fatores ambientais, estado nutricional, grau de atividade física, período de ciclo menstrual, etc.

As determinações devem ser realizadas em indivíduos clinicamente normais. O conceito de "clinicamente normal" ou "aparentemente normal" não é claramente definido, mas tem sido relacionado a um grupo de indivíduos em condições habituais de atividade física e de dieta, supostamente livres de qualquer anormalidade óbvia e que não estejam utilizando medicamentos que possam interferir com o parâmetro estudado. A rigidez do critério de normalidade pode variar em cada caso, sendo que, em algumas circunstâncias, os cuidados na seleção extrapolam o próprio indivíduo e podem incluir seus ascendentes ou descendentes.

O termo ***intervalo de referência*** tem sido utilizado em substituição à "faixa normal", e o termo ***valor crítico*** tem sido aplicado aos valores que refletem situação de elevado risco à saúde, ou mesmo à vida, e condicionam à tomada de alguma conduta pró-ativa.

No estabelecimento dos intervalos de referência baseados em critérios estatísticos, considerando a distribuição dos resultados obtidos no grupo controle, geralmente são considerados os valores centrais, excluindo-se os 2,5% ou 5% extremos. Com essa metodologia, 5% ou 10% dos indivíduos inicialmente assumidos como normais, ou seja, 1 em cada 20 ou 1 em cada 10, apresenta resultados acima ou abaixo dos limites considerados como referência.

Um teste ideal seria aquele em que não houvesse sobreposição entre os resultados obtidos de indivíduos normais e os com doença. Entretanto, a maioria das determinações laboratoriais apresenta uma grande faixa de variação, não existindo uma linha demarcatória nítida entre saúde e doença para todas as situações. A sobreposição resulta, em parte, de limitação da metodologia, mas pode refletir, também, a variabilidade biológica e a graduação do processo patológico.

A utilização de intervalos de referência definidos estatisticamente, porém, não exclui a possibilidade da adoção de outros valores de corte como clinicamente significativos ou que atendam melhor às finalidades para as quais determinado teste se destina. Atualmente, os intervalos adotados como adequados se baseiam mais em critérios clínicos, relacionados ao risco de desenvolvimento de determinadas doenças do que à distribuição populacional dos resultados. Por exemplo, o valor de 200mg/dL, atualmente considerado como limite superior adequado para a concentração sérica de colesterol total para adultos, corresponde ao percentil 50 da distribuição populacional.

Testes cujos resultados são expressos quantitativamente, tais como as dosagens bioquímicas, possuem uma faixa contínua de valores. Nos testes qualitativos, como exames citológicos ou pesquisas bioquímicas, os limites devem separar resultados mais suspeitos dos menos suspeitos, mas igualmente é possível ter-se um contínuo de limites para que o resultado seja considerado positivo ou negativo. Qualquer definição de limite de referência pressupõe um compromisso entre sensibilidade e especificidade, assim sendo, quanto mais rigoroso for o critério de definição de um teste, ou seja, quanto mais estreita for a faixa de referência, maior será a especificidade e menor a sensibilidade.

CAUSAS DE VARIAÇÕES DOS RESULTADOS DE EXAMES LABORATORIAIS

Como visto no próprio conceito de normalidade, condições habituais do paciente, tais como idade, gênero, jejum, dieta, posição corporal, atividade física, uso de medicamentos, além dos procedimentos para obtenção, preparo, transporte e armazenamento da amostra, podem interferir, significativamente, no resultado final. Características do parâmetro analisado, como ritmo e horário de coleta, por exemplo, também podem ser causas de variação dos resultados dos exames laboratoriais. Essas interferências, no seu conjunto, são referidas como causas de variação pré-analítica.

Idade: muitos dos parâmetros bioquímicos e hematológicos possuem quantidade, concentração ou atividade distintas em diferentes faixas etárias por dependerem de diversos fatores, como maturidade funcional de órgãos e sistemas metabólicos, massa e composição corpóreas, padrão alimentar, etc. Em situações específicas, os intervalos de referência devem considerar essas diferenças. Como exemplos,

podem ser citados a atividade da fosfatase alcalina, a concentração da hemoglobina e o hematócrito, como observado nas Tabelas I-3 e I-4, respectivamente.

Gênero: além das peculiaridades hormonais específicas e características de cada gênero, outros parâmetros sangüíneos e urinários podem apresentar-se em concentrações significativamente distintas entre homens e mulheres, em decorrência das diferenças metabólicas, sendo necessário, em algumas circunstâncias, adotar intervalos de referência específicos. Na população pediátrica, especialmente nas primeiras faixas etárias, em geral, não há diferenças marcantes em razão do gênero dos pacientes.

Jejum: o período de jejum habitual para a coleta de sangue para exames laboratoriais de rotina é de 8 horas, para indivíduos adultos. A maioria dos exames requer 4 horas, e algumas situações especiais, como em caso de crianças de pouca idade, podem ser suficientes 1 ou 2 horas. Os estados pós-prandiais, além das modificações fisiológicas próprias são, em geral, acompanhados de maior turbidez do soro, o que pode interferir com o desempenho de algumas metodologias. Tempo de jejum muito prolongado também deve ser evitado.

Dieta: de forma ideal, a coleta de material para exames laboratoriais deve ser realizada com o indivíduo mantendo dieta habitual. Alterações bruscas na dieta, como nos primeiros dias de uma internação hospitalar ou no período inicial de um regime alimentar, exigem certo tempo para que alguns parâmetros se estabilizem nos níveis basais. Alguns exames estão condicionados à dieta prévia específica, em que devem ser incluídos ou excluídos determinados alimentos. São exemplos clás-

Tabela I-3 – Intervalos de referência da fosfatase alcalina total, nas diferentes faixas etárias, em U/L.

Faixa etária	Sexo masculino	Sexo feminino
Recém-nascido	150 a 600	150 a 600
6 meses a 9 anos	250 a 950	250 a 950
10 a 11 anos	250 a 730	250 a 950
12 a 13 anos	275 a 875	200 a 730
14 a 15 anos	170 a 970	170 a 460
16 a 18 anos	125 a 720	75 a 270
Acima de 18 anos	50 a 250	50 a 250

Tabela I-4 – Intervalos de referência para hematócrito e hemoglobina nas diferentes faixas etárias.

Faixa etária e gênero	Hematócrito (em %)	Hemoglobina (em g/dL)
Até 1 dia	42 a 60	13,5 a 19,5
1 a 3 dias	45 a 67	14,5 a 22,5
3 a 7 dias	42 a 66	13,5 a 21,5
8 a 14 dias	39 a 63	12,5 a 20,5
15 a 30 dias	31 a 55	10,0 a 18,0
31 a 90 dias	28 a 42	9,0 a 14,0
3 a 6 meses	29 a 41	9,5 a 13,5
6 meses a 2 anos	33 a 39	10,5 a 13,5
2 a 6 anos	34 a 40	11,5 a 13,5
6 a 13 anos	35 a 45	11,5 a 15,5
Após 13 anos		
Sexo feminino	35 a 45	11,0 a 18,0
Sexo masculino	36 a 52	13,0 a 20,0

sicos: a dosagem de ácido vanilmandélico (VMA) por método colorimétrico, em urina. A dieta especial inclui a proibição da ingestão de algumas frutas como banana, manga, abacaxi, doces e sucos contendo corantes do tipo das vanilinas, por interferir na cor final a ser medida; a dosagem de gordura nas fezes, quando é recomendado manter uma dieta rica em gorduras (1g/kg de peso corporal) 2 dias antes e durante a coleta do material.

Posição corporal: a posição ereta faz com que ocorram alterações na distribuição da água corporal, resultando em maior passagem de água do compartimento intravascular para o intersticial, determinando aumento relativo da concentração de substâncias não filtráveis como as proteínas e de substâncias a elas ligadas. Esse aumento pode ser tão importante quanto 8 a 10% da concentração inicial para albumina, colesterol, triglicerídeos, hematócrito, hemoglobina, concentração de drogas que se ligam às proteínas e para o número de leucócitos.

Atividade física: possui efeito transitório sobre alguns componentes sangüíneos em decorrência da mobilização de água e outras substâncias, além das variações nas necessidades energéticas do metabolismo. O trabalho muscular pode causar aumento da atividade sérica de algumas enzimas presentes em elevadas concentrações no tecido muscular, tais como creatinoquinase, aldolase e aspartato aminotransferase. Esse aumento pode persistir por 12 a 24 horas após o esforço físico. Em circunstâncias específicas, o exercício pode ser utilizado como estímulo fisiológico para a liberação intencional de certas substâncias, como por exemplo, o hormônio de crescimento. Por essa razão, é preferida a coleta com o paciente em condições basais.

Uso de medicamentos: a administração de medicamentos pode causar variações nos resultados laboratoriais, seja pelo próprio efeito fisiológico, *in vivo*, ou pela interferência analítica, *in vitro*.

Em relação aos procedimentos de coleta e processamento da amostra para exames laboratoriais, pelo menos dois pontos merecem atenção especial: a aplicação de torniquete e a utilização de tubos contendo gel separador, anticoagulantes ou outros aditivos.

Aplicação do torniquete: ao ser aplicado por um tempo de 1 a 2 minutos, ocorre aumento da pressão intravascular no território venoso, o que facilita a saída de líquido e de moléculas pequenas para o espaço intersticial, resultando em hemoconcentração. Se o torniquete permanecer por um tempo maior, a estase venosa fará com que alterações metabólicas, como glicólise anaeróbia, elevem a concentração de lactato, com redução do pH, por exemplo.

Gel separador: algumas vezes, o sangue é coletado em tubos que contêm uma substância gelatinosa, cuja finalidade é agir como uma barreira física entre as hemácias e o plasma, após a centrifugação. Este gel é um polímero, com densidade específica de 1,040, e contém um acelerador da coagulação que pode liberar partículas que interferem com eletrodos seletivos e membranas de diálise, causando variação no volume da amostra e interferência em algumas dosagens.

Em relação à oportunidade da coleta de material para exames laboratoriais, a ocorrência de variação ao longo do tempo deve ser considerada.

Ritmo: significa a ocorrência de uma variação periódica em função do tempo, repetindo o mesmo padrão, caracterizando um período que é o intervalo de tempo necessário para que o ciclo se complete. O período de variação recebe denominações específicas como circadiano (diário), circatrigintano (mensal), circanual (anual), etc. Variação diária ocorre, por exemplo, nas concentrações séricas do ferro e do cortisol, que podem variar em até 50% nos horários entre 8 e 14 horas e 8 e 16 horas. As dosagens destes parâmetros realizadas em amostras colhidas à tarde fornecem valores consistentemente mais baixos do que os obtidos em amostras colhidas pela manhã.

Horário: como já referido e, em particular para a população pediátrica, deve ser dada preferência para a coleta de material com o paciente em condições basais. Evidentemente, situações emergenciais podem ser condicionantes para atendimento fora destas condições, mas como regra geral, não é recomendado o encaminhamento de pacientes ao laboratório para a realização de exames rotineiros no final da tarde, especialmente nos dias mais quentes, quando a atividade física desenvolvida durante o dia e a elevada temperatura ambiente podem ter promovido significativa hemoconcentração.

As variações decorrentes do procedimento técnico propriamente dito são denominadas causas analíticas e aquelas decorrentes de cálculos, transcrições ou interpretação de dados correspondem às causas pós-analíticas. Essas variações são mensuradas pelos controles de qualidade interno e externo.

BIBLIOGRAFIA

BURTIS CA, ASHWOOD ER. Tietz Textbook of Clinical Chemistry. 3rd ed. Philadelphia: W.B. Saunders, 1999.

GUDER WG et al. Samples: From the Patient to the Laboratory. 2nd ed. Darmstadt: Git Verlag, 2001.

LEE GR et al. Wintrobe's Clinical Hematology. 9th ed. Philadelphia: Lea & Febiger, 1993.

NATIONAL Committee for Clinical Laboratory Standards. Interference testing in clinical chemistry. Proposed Guideline. Document EP7-P". 1986.

YOUNG DS. Effects of drugs on clinical laboratory tests. 4th ed. Washington: AACC Press, 1995.

_____. Effects of preanalytical variables on clinical laboratory tests. 2nd. ed. Washington: AACC Press, 1997.

YOUNG DS, FRIEDMAN RB. Effects of disease on clinical laboratory tests. 4th ed. Washington: AACC Press, 2001.

SEÇÃO II

Hematologia

Técnicas Hematológicas

Alterações Eritrocitárias

Alterações Leucocitárias Não-Neoplásicas

Leucemias Mielóides Agudas e Síndromes Mielodisplásicas

Leucemia Linfocítica Aguda

Linfomas

Plaquetopatias e Hemostasia

Hemólise

Capítulo 2

TÉCNICAS HEMATOLÓGICAS

RICARDO ROSENFELD

INTRODUÇÃO

O sangue constituído por elementos celulares imersos no plasma líquido é freqüentemente estudado, dentre outros testes laboratoriais, pelo hemograma com a quantificação das células (hemácias, plaquetas, leucócitos) e pelo coagulograma com a determinação da atividade dos fatores de coagulação.

O sangue é obtido por punção venosa e colocado em tubos de coleta apropriados que contêm diferentes anticoagulantes: o tubo de tampa lilás com EDTA (ácido etilenodiamino tetracético) e o tubo de tampa azul com citrato de sódio. Tanto o EDTA quanto o citrato, misturados na proporção correta com o sangue, removem o cálcio plasmático e impedem a ativação da coagulação. Além da anticoagulação da amostra, é importante a preservação da morfologia dos elementos celulares para o hemograma e da atividade dos fatores de coagulação para o coagulograma.

A amostra com EDTA é utilizada para hemograma, contagem de reticulócitos, velocidade de hemossedimentação (VHS), dentre outros testes laboratorias (curva de fragilidade globular osmótica, eletroforese de hemoglobina, dosagem de G6PD, teste de Coombs, etc.), devendo ser homogeinizada para evitar a sedimentação dos elementos celulares.

A amostra com citrato é centrifugada para separar o plasma. A centrifugação menos intensa cria

o plasma sobrenadante rico em plaquetas, utilizado para a agregação plaquetária. A centrifugação mais intensa cria o plasma sobrenadante pobre em plaquetas, utilizado para tempo de protrombina, tempo de tromboplastina parcial ativada, tempo de trombina, fibrinogênio, dentre outros testes laboratoriais (dosagem de fatores V, VII, VIII, IX, produtos de degradação da fibrina, dímero-D, etc.).

HEMOGRAMA

O hemograma é a contagem dos elementos celulares do sangue, avaliação do volume das

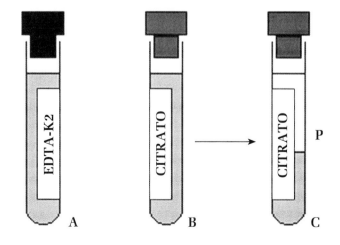

Figura II-1 – Os tubos de coleta: **A)** tubo de hemograma com tampa lilás e EDTA; **B)** tubo de coagulograma com tampa azul e citrato de sódio, e **C)** tubo de coagulograma após centrifugação formando o plasma citratado sobrenadante (P).

hemácias e dosagem da concentração da hemo-globina.

Os elementos celulares do sangue são:

- Hemácias, também chamadas de glóbulos vermelhos, eritrócitos, RBC ("red blood cell"): correspondem ao citoplasma hemo-globinizado dos eritroblastos na forma de discos bicôncavos de 8μm.
- Plaquetas, também chamadas de trombó-citos, PLT ("platelets"): correspondem aos fragmentos citoplasmáticos granulares dos megacariócitos, na forma de discos de 2μm.
- Leucócitos, também chamados de glóbulos brancos, WBC ("white blood cell").

Os leucócitos, células nucleadas de 10 a 30μm, são chamados de granulócitos (neutrófilos, eosi-nófilos e basófilos), linfócitos e monócitos. Dentre os neutrófilos, predominam os com núcleo seg-mentado em 2 a 4 lobos, frente aos raros com nú-cleo na forma de bastões curvos ("C ou S"). Dentre os linfócitos, predominam os pequenos, frente aos raros grandes ou granulares.

As hemácias, plaquetas e leucócitos são con-tados individualmente e o valor obtido é relacio-nado com o número destes elementos presentes em 1μL ou 1L de sangue. Por exemplo:

- contagem de hemácias (hematimetria): 5,0 $\times$ 10^6/μL ou 5,0 $\times$ 10^{12}/L;
- contagem de plaquetas: 300 $\times$ 10^3/μL ou 300 $\times$ 10^9/L;
- contagem de leucócitos (leucometria): 7,0 $\times$ 10^3/μL ou 7,0 $\times$ 10^9/L.

A contagem diferencial dos leucócitos em neutrófilos, linfócitos, monócitos, eosinófilos e basófilos, pode ser relativa em porcentagem (%) ou absoluta em número por volume de sangue ($\times$ 10^3/μL ou $\times$ 10^9/L), esta última, mais utilizada para a interpretação dos resultados. Por exemplo:

- contagem de leucócitos (leucometria): 7,0 $\times$ 10^3/μL ou 7,0 $\times$ 10^9/L;
- contagem de neutrófilos: 60% ou 4,2 $\times$ 10^3/μL ou 4,2 $\times$ 10^9/L.

As hemácias são avaliadas individualmente quanto ao volume e os valores obtidos são utiliza-dos para cálculos estatísticos:

- volume médio ou VCM (volume corpuscu-lar médio) em fL (10^{-15}L);
- variação do volume ou RDW ("red cell volu-me distribution width") em %.

A concentração de hemoglobina é dosada em gramas de hemoglobina por decilitro de sangue (g/dL) após a lise das hemácias da amostra e libera-ção da hemoglobina.

Outros parâmetros, chamados de índices he-matimétricos, relacionam a concentração de he-moglobina (Hb) à hematimetria (Hem), fornecendo informações da hemoglobinização das hemácias:

- HCM (hemoglobina corpuscular média) em pg (10^{-12}g)
  HCM = Hb : Hem
- CHCM (concentração de hemoglobina cor-puscular média) em g/dL (gramas de hemo-globina por decilitro de hemácias)
  CHCM = Hb : (Hem $\times$ VCM)

Entre a HCM e a CHCM, esta última é a mais utilizada para interpretação dos resultados.

Por fim, o hematócrito merece alguns comentá-rios. O hematócrito é a relação percentual do volume de sangue que corresponde às hemácias, resultado da centrifugação do sangue em tubos de Wintrobe graduados ou em tubos capilares. O hematócrito (Ht) é um método simples e rápido, diretamente relacio-nado com a hematimetria e a concentração de he-moglobina, sendo útil para a cálculo do VCM (= Ht : Hem) e da CHCM (= Hb : Ht). Atualmente o hemató-crito é calculado (= Hem $\times$ VCM) sem a necessidade de centrifugação da amostra.

As plaquetas são avaliadas individualmente quanto ao volume e os valores obtidos são utiliza-dos para cálculos estatísticos:

- volume médio ou VPM (volume plaquetá-rio médio) em fL (10^{-15} L).

O hemograma, portanto, é a combinação dos resultados, alguns obtidos diretamente e outros calculados indiretamente, cujas alterações são des-critas no Quadro II-1.

A automação de hemogramas é a análise em equipamentos automatizados que aspiram o san-gue do tubo de EDTA e separam alíquotas que são misturadas com diferentes reagentes e analisadas em módulos apropriados.

A análise automatizada de hemácias, plaque-tas e leucócitos tem sido feita pelo método da abertura. As células são individulizadas durante a passagem pela abertura e é registrado por ele-trodos um pulso elétrico proporcional ao volume destas (impedância elétrica).

Quadro II-1 –

Parâmetros	Unidades	Diminuição	Aumento
Número de hemácias	× 10⁶/µL	Anemia [1]	Poliglobulia, eritrocitose, policitemia
Concentração de hemoglobina	g/dL		
Hematócrito	%		
VCM	fL	Microcitose	Macrocitose
RDW	%	–	Anisocitose
HCM	pg	Hipocromia [2]	–
CHCM	g/dL		Hipercromia[3]
Número de leucócitos	× 10³/µL	Leucopenia	Leucocitose
Número de neutrófilos		Neutropenia	Neutrofilia
Número de linfócitos		Linfopenia	Linfocitose
Número de monócitos		Monocitopenia	Monocitose
Número de eosinófilos		Eosinopenia	Eosinofilia
Número de basófilos		–	Basofilia
Número de plaquetas	x 10³/µL	Plaquetopenia, trombocitopenia	Plaquetose, trombocitose, trombocitemia
VPM	fL	–	Macroplaquetose

(1) Para definição de anemia, embora ocorra diminuição dos três parâmetros, dá-se preferência para a diminuição da concentração de hemoglobina.
(2) Para definição de hipocromia, embora sem consenso, dá-se preferência para a diminuição da CHCM.
(3) Hipercromia é uma situação particular, justificada apenas pela presença de numerosos esferócitos.

Além da contagem das hemácias, plaquetas e leucócitos, são obtidos informações da volumetria: VCM, RDW, VPM e diferencial de três partes dos leucócitos – linfócitos, monócitos e granulócitos.

A análise automatizada para diferencial completa de leucócitos (neutrófilos, linfócitos, monócitos, eosinófilos e basófilos) tem sido feita pelo método da hidrofocagem. Os leucócitos são individualizados em um fluxo direcionado durante a passagem pela zona sensível.

Um feixe de energia intercepta o fluxo celular na zona sensível e a energia absorvida ou dispersa pela célula é medida em detectores. Algumas técnicas utilizadas:

- Energia luminosa com absorção/transmissão por células previamente coradas com reagentes (citoquímica);
- energia eletromagnética e absorção/transmissão por células (condutividade);
- energia luminosa (laser) e dispersão em diferentes ângulos por células (citometria de fluxo com dispersão do laser);

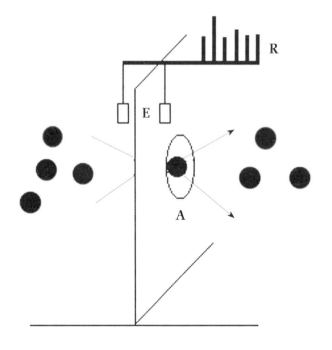

Figura II-2 – A análise de hemácias é feita durante a passagem através da abertura (**A**) enquanto os eletrodos (**E**) registram os pulsos elétricos (**R**) para contagem e volumetria.

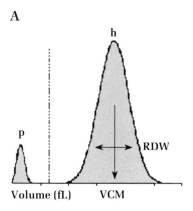

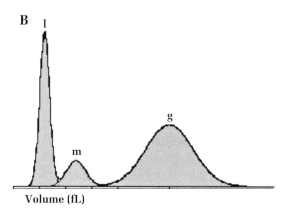

Figura II-3 – A volumetria em histogramas: **A**) Gráfico da distribuição de volume das hemácias (h) e plaquetas (p). **B**) Gráfico da distribuição diferencial de volume de linfócitos (l), monócitos (m) e granulócitos (g).

- energia luminosa (laser) e emissão de fluorescência por células previamente coradas com fluorocromos (citometria de fluxo com fluorescência);
- energia luminosa (laser) e emissão de fluorescência em células previamente coradas com anticorpos monoclonais conjugados a fluorocromos (citometria de fluxo com imunofenotipagem).

Utilizando algumas técnicas em combinações diferentes, os resultados somam-se para a interpretação da estrutura celular como tamanho, granularidade, complexidade interna e proteínas de superfície para definição do tipo de leucócito.

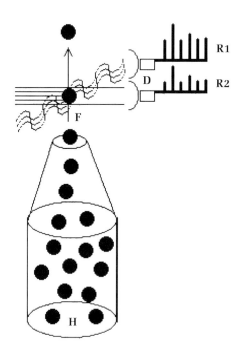

Figura II-4 – A análise dos leucócitos é feita durante a passagem por um fluxo (**F**) criado por hidrofocagem (**H**) enquanto os detectores (**D**) registram simultaneamente duas características (**R1** e **R2**), por exemplo, absorção da luz e dispersão do laser.

O resultado, o hemograma de 15 parâmetros, é obtido em menos de 1 minuto, com dois tipos de alertas:

- *Alertas quantitativos:* indicam se o resultado de cada parâmetro se encontra abaixo ou acima de um intervalo de referência esperado (por exemplo, anemia, microcitose, macrocitose, leucocitose, leucopenia, plaquetose, plaquetopenia, etc.).
- *Alertas qualitativos ou morfológicos:* indicam a presença de células anormais (por exemplo: eritroblastos, neutrófilos jovens, linfócitos atípicos, blastos, fragmentos celulares, etc.).

Atenção especial é dada à CHCM. Exceto na presença de numerosos esferócitos quando chega a 40g/dL, aumentos, inclusive maiores, são devido à aglutinação de hemácias por aglutininas frias e hemólise *in vitro* (má coleta) que causam falsa diminuição das hemácias, e hiperleucocitose e hiperlipemia que causam falso aumento da concentração da hemoglobina.

Na validação de resultados de hemograma, a microscopia da extensão corada de sangue deve ser feita sempre que houver indicação clínica ou alertas do equipamento. Erros de contagens ocorrem, freqüentemente, por coágulos na amostra (má coleta), assim como a "falsa plaquetopenia" por agregados plaquetários (má coleta, induzidos pelo EDTA) e satelitismo plaquetário. As células anormais, quando presentes, podem causar interferência:

- eritroblastos, plaquetas gigantes e hemácias resistentes são falsamente contados como leucócitos;
- fragmentos de hemácias (esquizócitos) e leucócitos (leucocitoses com blastos) são falsamente contados como plaquetas.

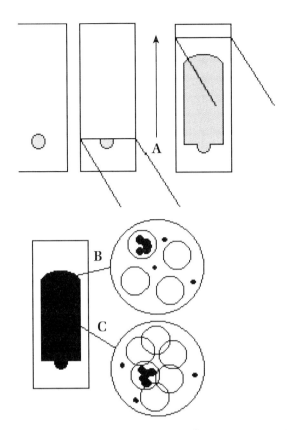

Figura II-5 – A microscopia: confecção da extensão sangüínea (**A**); após coloração, a ponta apresenta o campo ideal sem sobreposição (**B**); e o corpo apresenta sobreposição (**C**).

MORFOLOGIA HEMATOLÓGICA

A morfologia das células do sangue e da medula óssea continua sendo a base do diagnóstico hematológico, sempre complementada por técnicas mais sensíveis ou específicas, como a imunofenotipagem e a citogenética, quando necessário.

A morfologia é sustentada por três técnicas: a confecção de esfregaços, a coloração e a microscopia.

O material celular, sangue ou medula óssea, deve ser extendido de forma homogênia sobre uma lâmina de microscopia formando uma fina camada com células lado-a-lado, sem sobreposição. Essas áreas são observadas na ponta das extensões de sangue e de aspirado de medula óssea.

As extensões de sangue ou de medula óssea são corados para a avaliação morfológica usual com corantes hematológicos tipo Romanowsky como Leishman, Wright, Giemsa, etc. que combinam azul de metileno, azur B e eosina. Os corantes ligam-se às células por afinidades ácido-básicas em um pH próximo à neutralidade.

As estruturas nucleares são coradas de azul ou púrpura, caracterizando a forma do núcleo, o padrão de condensação da cromatina nuclear e os nucléolos. À medida que as células amadurecem, a cromatina nuclear se condensa e os nucléolos deixam de ser visíveis. Nos eritroblastos, os núcleos redondos diminuem de tamanho até ficarem picnóticos e serem extrusos, formando as hemácias. Nos neutrófilos, os núcleos ovais tornam-se reniforme e afilados até segmentarem em lobos unidos por filamentos, formando os neutrófilos segmentados.

Os corantes atuam de modo diferencial principalmente no citoplasma das células, identificando tonalidades e grânulos, e permitindo avaliar a maturação dos eritroblastos pela produção de hemoglobina e dos granulócitos pela produção de grânulos (Quadro II-2).

As células com basofilia são ricas em ribossomos e, portanto, produtoras de proteínas como imunoglobulinas (plasmócitos) e globinas (proeritroblastos e eritroblastos basófilos).

Os eritroblastos ao produzirem hemoglobina mudam a tonalidade do citoplasma para policromasia (eritroblasto policromático) e eosinofilia (eritroblasto ortocromático).

Os grânulos são característicos dos granulócitos neutrófilos, eosinófilos e basófilos. A produção de grânulos neutrofílicos (secundários ou específicos) inicia-se no promielócito, uma célula com numerosos grânulos azurófilos (primários ou inespecíficos) e com neutrofilia limitada à área de Golgi próxima ao núcleo. A produção de grânulos neutrofílicos termina no mielócito, uma célula com raros grânulos azurófilos e com neutrofilia dispersa por todo citoplasma.

A microscopia de extensões coradas de sangue ou medula óssea deve percorrer toda a lâmina

Quadro II-2 – Corantes mais freqüentemente utilizados.

	Nome	Cor	Motivo
Tonalidade	Basofilia	Azul escura	Presença de ribossomos
	Policromasia	Azul clara	Presença de ribossomos e hemoglobina
	Eosinofilia	Vermelha	Presença de hemoglobina
Grânulos	Neutrofilia	Beje	Presença de grânulos
	Azurófilos	Púrpuras	
	Eosinofílicos	Vermelhos	
	Basofílicos	Azuis	

no menor aumento (100×) observando a distribuição das células e a coloração, escolhendo campos ideais de microscopia. No aumento intermediário (400×) é realizada a contagem diferencial de 100 a 200 leucócitos no sangue e de 500 células na medula óssea. No aumento maior de imersão (1000×) são observados detalhes citológicos.

Além da coloração hematológica usual, outras colorações especiais são utilizadas para finalidades específicas: a coloração de reticulócitos, a fosfatase alcalina dos neutrófilos e as colorações para blastos (reações citoquímicas).

A coloração de reticulócitos é indicada na investigação das anemias. A coloração é feita com a mistura do sangue com o corante de azul de cresil brilhante ou novo azul de metileno e incubação por 15 minutos. A extensão da mistura é vista no microscópio. O corante se precipita juntamente com os ribossomos residuais formando uma "rede" no citoplasma das hemácias jovens. Normalmente, cerca de 1% das hemácias são reticulócitos, com um precipitado fragmentado, às vezes com raros grânulos, dispersos pela hemácia. Nas anemias hemolíticas, além do aumento da porcentagem, muitos reticulócitos têm um precipitado denso no centro da hemácia.

A fosfatase alcalina dos neutrófilos é indicada para diagnóstico diferencial das neutrofilias. A pesquisa é feita pela adição do substrato sobre a extensão fixada do sangue. A enzima presente no citoplasma reage com o substrato e forma um produto escuro. Os neutrófilos normais se coram com positividade variável: a maioria é positiva e alguns são negativos ou fortemente positivos. Na leucemia mielóide crônica, diferente da neutrofilia reacional, os neutrófilos são negativos.

As reações citoquímicas são indicadas para identificação da linhagem dos blastos nas leucemias agudas. As extensões de sangue e de medula óssea são coradas para pesquisa de enzimas (mieloperoxidase, fosfatases, esterases) ou substâncias citoplasmáticas (glicogênio, lipídeos) (Quadro II-3).

COAGULOGRAMA

O coagulograma é um conjunto de testes com o objetivo de estudar a coagulação, de um modo global com envolvimento de vasos, plaquetas e fatores da coagulação, ou de um modo específico, avaliando a atividade de fatores da coagulação e função das plaquetas.

Quadro II-3 – Principais reações citoquímicas.

Reações citoquímicas	Positivo em	Observações
Mieloperoxidase (MPO)	Mieloblastos	
Sudan Black B (SBB)		
Esterase específica: cloro acetato esterase (CAE)		
Esterase inespecífica: α-naftil acetato esterase (ANAE)	Monoblastos	Apresenta inibição pelo fluoreto
Ácido periódico de Schiff (PAS)	Linfoblastos	
Fosfatase ácida		Linfoblastos T

A avaliação da global coagulação, através da função de vasos, plaquetas e fatores de coagulação pode ser feita de modo simples por três métodos: a prova do laço, o tempo de sangramento e o tempo de coagulação do sangue.

A **prova do laço** (PL) impõe uma pressão de 100mmHg aos pequenos capilares da pele do antebraço pela ação do manguito de um esfigmomanômetro. A fragilidade capilar e a plaquetopatia/plaquetopenia são responsáveis pela formação de petéquias.

O **tempo de sangramento** (TS) impõe uma pressão de 40mmHg aos pequenos vasos seccionados por um corte padronizado da pele do antebraço pela ação do manguito de um esfigmomanômetro. A plaquetopatia/plaquetopenia é responsável pela renovação do sangramento após remoção do sangue extravazado com papel absorvente.

O **tempo de coagulação** (TC) é o tempo decorrido para que o sangue coagule em um tubo de vidro mantido a 37°C. Após a coagulação em alguns minutos, relacionada com a ativação de fatores da coagulação pela superfície de contato do vidro, ocorre a retração do coágulo e a formação do soro em algumas horas, relacionada com a ação agregante de plaquetas e fibrinogênio. A redução da atividade dos fatores de coagulação, a plaquetopatia/plaquetopenia e a diminuição do fibrinogênio são responsáveis pela lentidão da coagulação e pela menor retração do coágulo. O aumento da atividade da plasmina (fibrinólise) é responsável pela fragmentação do coágulo.

Dois outros testes são modificações do tempo de coagulação: o **tempo de coagulação ativado** (TCA) e a tromboelastografia, e têm sido utilizados durante cirurgias cardíacas e de transplante hepático. O TCA é o tempo decorrido para que o sangue coagule em um tubo de vidro com ativador (caolim, sílica) que causa maior interação dos fatores de coagulação e acelera o processo. A tromboelastografia é o desenho de um gráfico em registro contínuo de minutos pelo tromboelastógrafo que descreve a formação e a manutenção do coágulo de sangue em três etapas: a inicial depende da ativação dos fatores da coagulação, a intermediária depende da concentração do fibrinogênio e do número de plaquetas, e a final depende da plasmina.

O estudo da atividade dos fatores de coagulação pode ser feito no plasma citratado pobre em plaquetas pelos tempos de coagulação realizados manualmente em banho-maria a 37°C com a utilização de cronômetros pela visualização direta da formação do coágulo em tubo de ensaio ou automatizadamente em coagulômetros com incubação, pipetagem e cronometragem automáticas. Os testes abaixo mencionados são: tempo de protrombina (complementado pela determinação da atividade dos fatores V e VII), tempo de tromboplastina parcial ativada (complementado pela determinação da atividade dos fatores VIII e IX, pesquisa de inibidores) e o tempo de trombina e a dosagem da concentração do fibrinogênio.

O ***tempo de protrombina*** (TP) e o ***tempo de tromboplastina parcial ativada*** (TTPA) compartilham características em comum:

- são tempos medidos após a recalcificação do plasma citratado pobre em plaquetas (PPP) com cloreto de cálcio ($CaCl_2$) até a formação do coágulo de fibrina;
- são influenciados por substâncias lipídicas adicionadas ao plasma, a tromboplastina (TP) e a cefalina (TTPA); a primeira atua como fator tecidual e a segunda atua como fosfolipídeos plaquetários;
- são determinados pela ativação inicial de vários fatores da coagulação, como o VII no TP e os fatores XII, XI, IX e VIII no TTPA;
- são dependentes da ativação final comum: X, V, II (protrombina) e I (fibrinogênio).

Esquematicamente, temos:

PPP + tromboplastina + CaCl$_2$ ⟶ VII + X, V, II, I
⟶ coágulo de fibrina
em ± 12 segundos (TP)

PPP + ativador + cefalina + CaCl$_2$ ⟶ XII, IX, IX, VIII +

X, V, II, I ⟶ coágulo de fibrina em ± 30 segundos (TTPA)

No caso do TTPA, uma substância ativadora (caolim, sílica, ácido elágico) é adicionada ao PPP e acelera o processo ao aumentar a interação entre os fatores. Os tempos obtidos são divididos pelo tempo normal e a resultado é expresso na forma de uma relação normalizada (RN) com valores de referência próximos à 1,0. No caso do TP, a relação normalizada é corrigida por um fator, o índice de sensibilidade internacional (ISI) da tromboplastina, padronizando a relação normalizada internacional (RNI):

$$RN = (\text{TTPA obtido} : \text{TTPA normal})$$
$$RNI = RN^{ISI} = (\text{TP obtido} : \text{TP normal})^{ISI}$$

O prolongamento do TP ocorre pela diminuição de vários fatores, principalmente por três motivos: diminuição da síntese nas hepatopatias, aumento do consumo na coagulação intravascular disseminada (CIVD) e diminuição da atividade dos fatores II, VII, IX e X na deficiência de vitamina K. O diagnóstico diferencial pode ser feito pela determinação em separado da atividade dos fatores V e VII. Esses testes baseiam-se no TP da mistura do plasma do paciente com um plasma de laboratório deficiente no fator. Na deficiência de vitamina K, a atividade do fator VII é diminuída e do fator V é normal.

O prolongamento do TTPA ocorre pela diminuição de fatores nas hemofilias e pela presença de inibidores. O diagnóstico diferencial pode ser feito pela determinação em separado da atividade dos fatores VIII (hemofilia A) e IX (hemofilia B). Esses testes baseiam-se no TTPA da mistura do plasma do paciente com um plasma de laboratório deficiente no fator. A pesquisa de inibidores como os anticorpos antifator VIII e anticorpos antifosfolipídeos (anticoagulante lúpico) baseia-se pela correção do TTPA prolongado pela mistura do plasma do paciente com um plasma de laboratório normal. Na presença do inibidor não ocorre correção.

O TP e o TTPA são utilizados para monitorar o tratamento com anticoagulantes. Os anticoagulantes orais são antagonistas da vitamina K que diminuem a atividade dos fatores e prolongam o TP, que deve ter o RNI entre 2,0 e 3,0. A heparina não-fracionada é potencializadora da proteína antitrombina e prolonga o TTPA, que deve ter a RN entre 1,5 e 2,5.

O ***tempo de trombina*** (TT) e a dosagem da concentração do fibrinogênio são testes semelhantes, pois ambos se baseiam na adição de trom-

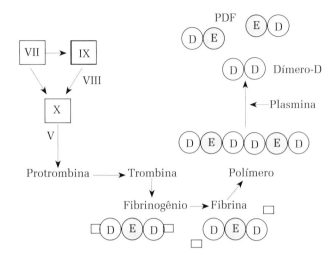

Figura II-6 – A coagulação: ativação dos fatores de coagulação, formação do coágulo de fibrina (polimerização) e dissolução pela plasmina (fibrinólise).

bina ao plasma citratado pobre em plaquetas. A trombina atua diretamente sobre o fibrinogênio (FIB) clivando os fibrinopeptídeos terminais e formando a fibrina, representada pelos domínios D e E, que se polimeriza coagulando o plasma. O tempo em segundos (TT) é convertido para g/dL (FIB), de modo indiretamente proporcional. O TT está prolongado na CIVD, onde a coagulopatia consome o fibrinogênio e a fibrinólise pela plasmina aumenta os produtos de degradação de fibrina e de fibrinogênio (PDF), dentre eles o dímero-D.

A agregação plaquetária é o estudo da função plaquetária feito no plasma citratado rico em plaquetas pela agregação induzida por substâncias ativadoras como o ADP, a adrenalina e o colágeno. As plaquetas são ativadas, secretam o conteúdo dos grânulos e unem-se umas às outras por pontes de fibrinogênio que interagem com as glicoproteínas da membrana (GPIIb/IIIa). A agregação das plaquetas é responsável pela maior transmissão de luz pelo plasma, medida em um registro contínuo de minutos pelo agregômetro até a agregação/transmissão máxima. A deficiência de GPIIb/IIIa (trombastenia de Glanzmann) é responsável pela diminuição de agregação com ativadores.

De modo semelhante, a aglutinação de plaquetas pela interação de fator de von Willebrand e glicoproteínas da membrana (GPIb/IX) pode ser induzida pela ristocetina. As deficiências de GPIb/IX (síndrome de Bernard-Soulier) e de fator de von Willebrand (doença de von Willebrand) são responsáveis pela diminuição da aglutinação com ristocetina. Neste caso, o diagnóstico diferencial pode ser feito pela determinação da atividade do co-fator da ristocetina. Este teste baseia-se na aglutinação de plaquetas normais de laboratório misturadas com o plasma do paciente induzida pela ristocetina. Na doença de von Willebrand, a aglutinação está diminuída.

MEDULA ÓSSEA

A medula óssea, constituída por células precursoras em maturação como granulócitos, eritroblastos e megacariócitos sustentadas por células e proteínas do estroma, é mais freqüentemente estudada, dentre outros exames, pelo aspirado com a avaliação citológica (morfologia) e pela biópsia com a avalição histológica (estrutura).

O aspirado de medula óssea (mielograma) é obtido por punção óssea realizada no esterno ou cristas ilíacas anterior ou posterior. Após assepsia e anestesia local, a agulha com mandril é inserida até atingir a cavidade medular. O mandril é retirado, uma seringa é conectada à agulha e é feita a aspiração tracionando o êmbolo. O material obtido, gotas de sangue com partículas medulares, é prontamente extendido em lâminas. As extensões com as partículas medulares na ponta são coradas com corantes hematológicos usuais tipo Romanowsky.

A avaliação do aspirado de medula óssea inicia-se com o julgamento da representação do material. Amostras diluídas por sangue têm poucas partículas medulares, as células se concentram apenas nas regiões próximas às partículas medulares, sugerindo uma "hipocelularidade", e os leucócitos do sangue como neutrófilos segmentados, linfócitos e monócitos são freqüentes.

O aspirado de medula óssea bem representado, com mínima diluição por sangue, é avaliado quan-

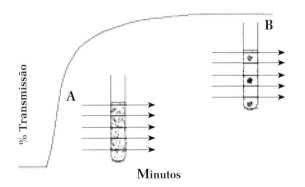

Figura II-7 – A agregação de plaquetas: início da agregação com aumento da transmissão de luz (**A**) e final da agregação com transmissão máxima de luz (**B**).

to à celularidade geral, se normo, hipo ou hiper-celular, baseando-se na composição das partículas medulares e nas células hematopoéticas próximas, que formam um "rastro" durante a extensão. A medula óssea hipocelular tem partículas medulares com numerosos adipócitos e "rastros" com poucas células. A medula óssea hipercelular tem partículas com raros adipócitos e "rastros" com muitas células. O número de megacariócitos é avaliado pela presença destes por toda extensão, sendo normalmente observados um a três megacariócitos por campo de menor aumento, predominando os megacariócitos grandes e granulares em relação aos promegacariócitos pequenos e basofílicos.

Em vários "rastros" são contados pelo menos 500 células hematopoéticas em maior aumento e a porcentagem de cada tipo é calculada. Normalmente, existem na medula óssea 60% de granulócitos (G), sendo a maioria neutrófilos, e 20% de eritroblastos (E), constituindo a relação G/E de 3:1. Predominam as formas mais maduras, características do escalonamento maturativo preservado:

- *Neutrófilos*: segmentados, bastões e metamielócitos superior a promielócitos e mielócitos.
- *Eritroblastos*: eritroblastos policromáticos e ortocromáticos superior a proeritroblastos e eritroblastos basófilos.

Outras células, menos freqüentes, também são quantificadas: linfócitos (em crianças pequenas, 30% e, em adultos, 10%), eosinófilos (3%) e plasmócitos (1%); raros monócitos e basófilos. Outras células, como as células do estroma (adipócitos, macrófagos e mastócitos) e as células ósseas (osteoblastos e osteoclastos), também são identificadas.

As hiperplasias e hipoplasias são determinadas pela avaliação conjunta da celularidade geral e da relação G/E:

Celularidade Relação G/E	Hipocelular	Hipercelular
< 2 : 1	Hipoplasia granulocítica	Hiperplasia eritroblástica
> 4 : 1	Hipoplasia eritroblástica	Hiperplasia granulocítica

As causas comuns de alterações das celularidades são:

1. hiperplasia granulocítica: infecções bacterianas;
2. hiperplasia eritroblástica: anemias hemolíticas;
3. hipoplasia granulocítica: agranulocitose;
4. hipoplasia eritroblástica: parvovirose.

As causas comuns de alterações maturativas são:
- megaloblastose (gigantismo celular e assincronismo da maturação núcleo/citoplasma): deficiências de folato ou cobalamina (vitamina B_{12});
- dismielopoese ou, simplesmente, displasia (multinucleação dos eritroblastos, hipogranularidade e hipossegmentação dos neutrófilos e megacariócitos pequenos): anemias diseritropoéticas congênitas e síndromes mielodisplásicas.

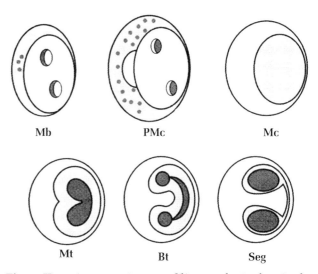

Figura II-8 – A maturação neutrofílica: produção de grânulos (Mb – mieloblasto, PMc – pró-mielócito e Mc – mielócito) e segmentação nuclear (Mt – metamielócito, Bt – bastonete e Seg – segmentado).

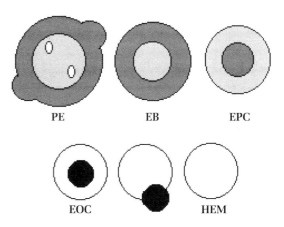

Figura II-9 – A maturação eritroblástica: PE – pró-eritroblasto, EB – eritroblasto basófilo, EPC – eritroblasto policromático, EOC – eritroblasto ortocromático e HEM – hemácia.

No caso da eritropoese, além das alterações de celularidade e maturação, a avaliação do ferro pode ser útil. O ferro estocado nos macrófagos e utilizado pelos eritroblastos para síntese do heme é corado pelo azul da Prússia (coloração de Perls). Normalmente, observamos poucos ou raros macrófagos com hemossiderina corados e cerca de 20 a 40% dos eritroblastos com 1 a 5 grânulos sideróticos dispersos pelo citoplasma (sideroblastos). A diminuição do ferro, facilmente notada nos macrófagos das partículas medulares, pode ocasionar falta de grânulos sideróticos nos sideroblastos. O aumento de ferro, facilmente notado nos macrófagos das partículas medulares, pode ocasionar excesso de grânulos nos sideroblastos e alguns grânulos remanescentes nas hemácias (siderócitos). No caso das diseritropoeses, os grânulos sideróticos podem se acumular ao redor do núcleo, formando os "sideroblastos em anel".

Os aumentos isolados também são observados e podem ter implicação diagnóstica: eosinofilia, linfocitose e plasmocitose. Outros achados são de grande importância diagnóstica:

- proliferação de células blásticas: leucemias agudas;
- proliferação de células linfóides anômalas: infiltração linfomatosa;
- presença de células tumorais agrupadas: infiltração tumoral (neuroblastoma, retinoblastoma, rabdomiossarcoma);
- presença de histiócitos de grande tamanho: doenças de depósito (Gaucher, Niemann-Pick);
- presença de leishmanias: Calazar.

A biópsia de medula óssea é obtida por punção óssea realizada na crista ilíaca posterior. Após assepsia e anestesia local, a agulha calibrosa com mandril é inserida até atingir a cavidade medular. O mandril é retirado, a agulha é inserida por 2cm na cavidade medular e depois retirada. O material obtido, um fragmento cilíndrico de medula óssea, é retirado do interior da agulha e colocado em solução fixadora. O fragmento fixado é descalcificado, parafinizado e emblocado em parafina. Após a obtenção dos cortes do bloco de parafina, estes são montados em lâmina e corados com corantes histológicos como hematoxilina-eosina (HE), Giemsa, impregnação pela prata para reticulina e coloração do azul da Prússia para ferro.

A avaliação da biópsia de medula óssea inicia-se com o julgamento da representação do material. Amostras de menos 1cm de comprimento, mal fixadas e com artefatos como arrancamentos, pinçamentos e hemorragias, são inadequadas.

A biópsia de medula óssea bem representada é avaliada quanto à celularidade geral, se normo, hipo ou hipercelular, baseando-se na distribuição das células hematopoéticas e dos adipócitos preenchendo o espaço entre as trabéculas (lacunas). No adulto, cerca de 50% da lacuna é preenchida por tecido hematopoético, sendo os demais 50% preenchidos por adipócitos esparsos. Na criança, mais que 80% da lacuna é preenchida por células hematopoéticas (celularidade superior a 80%) e, nos idosos, menos que 40% da lacuna é preenchida por células hematopoéticas (celularidade inferior a 40%).

Dentre as células hematopoéticas, são observadas a quantidade e a localização dos granulócitos, eritroblastos e megacariócitos. Os granulócitos, em maior número, preenchem a lacuna maturando das trabéculas ósseas periféricas para o sinusóide central. Os eritroblastos, em menor número, agrupam-se maturando ao redor de macrófagos e, os megacariócitos, distribuem-se isoladamente, ambos na região mais central da lacuna. Os linfócitos se distribuem, isoladamente, de modo intersticial, raramente, agregam-se em nódulos. Os plasmócitos se localizam ao lado de arteríolas.

A biópsia de medula óssea é a opção quando a aspiração não obtém material representativo (fibrose medular), quando há necessidade de avaliação precisa da celularidade (anemia aplástica) ou localização das células hematopoéticas (síndromes mielodisplásicas), e quando há necessidade de identificação de lesões localizadas (infiltrações linfomatosas ou tumorais, granulomas).

IMUNOFENOTIPAGEM E A GENÉTICA

A imunofenotipagem é a caracterização celular pela expressão de proteínas nucleares, citoplasmáticas ou de superfície identificadas pela reação específica de um anticorpo. É um recurso valioso para complementar a morfologia de biópsias e mielogramas, definindo o diagnóstico de neoplasias hematológicas como linfomas e leucemias. Os vários anticorpos monoclonais com a mesma especificidade antigênica foram organizados e numerados em CD.

A imunofenotipagem nos cortes de tecido como biópsias de medula óssea e de linfonodos é chamada de imuno-histoquímica. Os anticorpos ligantes são conjugados a uma enzima (peroxidase, por exemplo) e a revelação da ligação é feita pela adição do substrato e formação de cor, verificada no microscópio ótico.

A imunofenotipagem em líquidos, como sangue e aspirado de medula óssea, é realizada em equipamentos automatizados chamados de citômetros de fluxo. A imunofenotipagem por citometria de fluxo permite a análise multiparamétrica de muitas células, tendo alta sensibilidade, sendo útil também para a pesquisa de doença residual mínima após tratamento (Fig. II-10).

A amostra apropriadamente anticoagulada é incubada com combinações de três anticorpos monoclonais diferentes em cada tubo de análise. Nestes, cada anticorpo ligante está conjugado a um fluorocromo diferente: fluoresceína (FITC), ficoeritrina (PE) e peridina-clorofila proteína (PerCP). Após incubação, as hemácias são lisadas e a solução com as células e os eventuais anticorpos conjugados ligados é lavada. Os painéis completos para caracterização de leucemias podem ter mais de 10 tubos.

Tubo a tubo, as soluções celulares são aspiradas pelo citômetro até a aquisição de pelo menos 10.000 eventos em cada tubo. Durante a aspiração, as células são alinhadas em um fluxo unicelular que é interceptado por um feixe de laser. O laser incidente é disperso pelas células em várias direções, de acordo com o tamanho e a granularidade celular, e estimula os fluorocromos que emitem fluorescência em comprimento de ondas diferentes. Espelhos, fendas e filtros formam caminhos óticos para cinco detectores que registram à passagem de cada célula os seguintes parâmetros: FSC ("forward scatter") e

SSC ("side scatter") do laser disperso e FL1, FL2 e FL3 das fluorescências emitidas. Para auxiliar a interpretação dos dados, um programa de informática faz, além de gráficos, a análise estatística dos vários parâmetros (histograma) e possíveis combinações ("dot-plot") (Fig. II-11).

Uma abordagem para casos de pequena porcentagem de blastos é a combinação de baixo SSC e moderada intensidade de FL3-PerCP-CD45 em todos os tubos. A baixa SSC é devido à ausência de grânulos, comuns a blastos, eritroblastos e linfócitos. O CD45 está presente em todos leucócitos (pan-leucocitário), portanto ausente nos eritroblastos e, sendo mais intenso nos linfócitos, forma uma "janela" de moderada intensidade onde se caracterizam os blastos. As FL1 e FL2 são combinadas de modo diferente nos vários tubos, a fim de definir o imunofenótipo do blasto.

Os antígenos mais utilizados na definição das leucemias agudas são descritos no Quadro II-4.

Além da definição da linhagem e maturação de blastos e células linfomatosas nas neoplasias hematológicas, a imunofenotipagem por citometria de fluxo é utilizada para as contagens das subpopulações de linfócitos T (CD3+), TH (CD3/CD4+), TC (CD3/CD8+), B e célula NK, com importância nas imunodeficiências congênitas ou adquiridas.

A genética tradicional ou citogenética com estudo cariótipo permite diagnósticos amplos de alterações cromossômicas, porém é uma técnica trabalhosa que em neoplasias com baixo índice mitótico, não obtém sucesso. A biologia molecular com técnicas mais rápidas e sensíveis, como a reação da polimerase em cadeia (PCR) e a hibri-

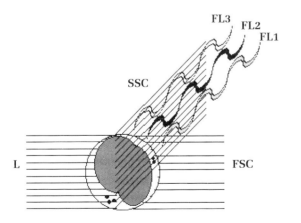

Figura II-10 – A imunofenotipagem: após incubação das células com os anticorpos monoclonais conjugados a fluorocromos, o laser (L) incidente é disperso ortogonal (FSC) e lateralmente (SSC) e as fluorescências (FL) são emitidas.

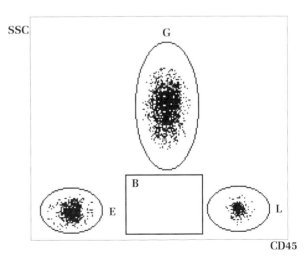

Figura II-11 – O gráfico tipo "dot-plot" mostra a janela blástica (B) com baixo SSC e moderado CD45, localizada entre linfócitos (L), granulócitos (G) e eritroblastos (E).

Quadro II-4 – Antígenos mais utilizados na definição das leucemias agudas.

	Maturação dependente	Linhagem dependente	Imaturidade
Mielóide	CD14, CD15, CD65, lactoferrina	CD13, CD33, CD64, MPO	CD117 (mielóide) Tdt, CD34 (linfóide e mielóide)
Eritroblastos	Glicoforina A		
Megacarió-citos	CD41, CD61		
Linfóide B	CD20, Igu cit, Ig sup, κ, λ	CD22 cit, CD19, CD24, CD79 cit	
Linfóide T	CD1a, CD2, CD3 sup, CD4, CD8	CD3 cit, CD5, CD7	
Célula NK	CD16, CD56		

dização com fluorescência *in situ* (FISH) têm obtido destaque na pesquisa de alterações genéticas específicas.

Na citogenética, as células são colocadas em meio de cultura (RPMI) e incubadas por 65h a 37°C em 5% de CO_2. A colchicina é adicionada ao meio de cultura para nova incubação com homogenização por 1h. A colchicina impede a formação dos fusos mitóticos mantendo as células em divisão na metáfase. As células são misturadas com solução hipotônica, com solução fixadora e, finalmente, "espalhadas" em lâminas para posterior coloração.

A coloração dos cromossomos é feito pela técnica do bandeamento com Giemsa. As proteínas dos cromossomos são digeridas com tripsina antes da coloração o que cria faixas mais coradas intercaladas com faixas menos coradas.

Pelo menos 20 metáfases são analisadas para a pesquisa de alterações numéricas (trissomias, monossomias, hiperploidias), alterações morfológicas (deleções, translocações, inversões) e mosaicismo e, finalmente, o cariótipo é determinado.

A reação da polimerase em cadeia (PCR) é a técnica de amplificação enzimática de um fragmento específico de DNA. A amostra de DNA extraído, os deoxinucleotídeos (dNTs), os oligonucleotídeos (primers), o tampão e a polimerase são misturados. Os equipamentos utilizados são termocicladores que geram três diferentes temperaturas em cada ciclo para:

- denaturação da fita dupla de DNA (94°C);
- ligação do primer (anelamento) à fita simples de DNA (55°C);
- extensão do primer com dNT (polimerização) pela ação da DNA polimerase termoestável (72°C).

Cada etapa dura alguns segundos e o ciclo alguns minutos. Cerca de 20 a 30 ciclos são repetidos, criando uma grande quantidade de fitas de DNA de seqüência definida pelos primers. Uma modificação permite a polimerização de uma cópia de DNA feita a partir do RNAm pela ação inicial da enzima transcriptase reversa (RT-PCR). As fitas de DNA amplificadas são identificadas pela corrida eletroforética em gel de agarose de acordo com o peso molecular, cuja banda corada com brometo de etídio é visualizada pela transiluminação UV.

A hibridização é a ligação de uma fita de DNA marcada ou sonda (probe) a uma fita de DNA complementar que se quer identificar. A formação do híbrido é detectada de acordo com o marcador da sonda. O marcador biotina permite a ligação específica da avidina conjugada a uma enzima ou a fluorocromo. A detecção é feita pelo desenvolvimento de cor ou de quimioluminescência após adição de substrato ou pela fluorescência emitida.

Os ensaios de hibridização podem ocorrer em soluções após ligação ou captura dos híbridos na fase sólida, em suportes de nylon ou nitrocelulose (dot/blot) ou *in situ*, ou seja, em material com células intactas, complementado a morfologia (preparações citológicas, cortes histológicos e preparações cromossômicas).

Além da identificação de alterações genéticas nas neoplasias hematológicas, a biologia molecular é utilizada nas hemoglobinopatias (portadores dos genes da talassemias, haplótipos da anemia falciforme) e nas doenças da hemostasia (portadores dos genes da hemofilia, diagnóstico das trombofilias hereditárias).

CITOLOGIA DOS LÍQUIDOS CAVITÁRIOS

Os líquidos cavitários são líquidos formados através das serosas (pleura, pericárdio, peritôneo) que se acumulam nos processos patológicos localizados ou sistêmicos, formando os derrames pleural e pericárdico e a ascite.

A investigação citológica e química classifica o líquido cavitário em exsudatos e transudatos. Os exsudatos se formam pelo aumento da permeabilidade capilar nos processos localizados (inflamação, neoplasia) e os transudatos se formam por

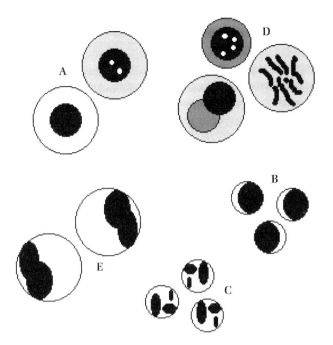

Figura II-12 – As células dos líquidos cavitários: células mesotelias (**A**), células inflamatórias (neutrófilos – **B** e linfócitos – **C**), células mesoteliais reacionais (**D**) e células mesoteliais tipo histiócitos (**E**).

diferença de pressões hidrostáticas nos processos sistêmicos (insuficiência cardíaca, síndrome nefrótica, cirrose).

Os líquidos cavitários são de cor amarela, com aspecto variando do transparente, em geral transudato com poucas células, até turvo, em geral exsudato com muitas células. Às vezes, os líquidos assumem outros aspectos: purulentos (infecções), hemorrágicos (traumas, neoplasias, coagulopatias), quilosos (obstrução linfática, derrames crônicos).

Os líquidos são analisados em câmaras (Neubauer, Fucs-Rosenthal) que permitem a visualização microscópica e a contagem de células e hemácias por µL. Uma alíquota do líquido ou do sedimento formado após centrifugação é processado em uma citocentrífuga com a finalidade de concentrar as células em uma pequena área circular da lâmina de microscopia para posterior co-loração. A lâmina é corada com corantes hematológicos (Leishman, Wright, Giemsa) e citológicos (Papanicolaou) e é realizada a contagem diferencial de 100 a 200 células.

Os transudatos possuem menos que 500 células/µL e são observados algumas células mesoteliais de descamação, alguns linfócitos e raros macrófagos. Caracteristicamente, os transudatos têm valores baixos de proteína, desidrogenase láctica (DHL) e colesterol.

Os exsudatos possuem mais que 1.000 células/µL e são observados numerosos leucócitos, neutrófilos ou linfócitos, dependendo da etiologia, alguns macrófagos e raras células mesoteliais. Caracteristicamente, os exsudatos têm valores altos de proteína, desidrogenase láctica (DHL) e colesterol.

Os exsudatos são investigados com bacterioscopia (Gram, Ziehl-Neelsen) e culturas apropriadas para o isolamento e identificação de bactérias, micobactérias e fungos.

A pesquisa de células tumorais e blastos é feita em todos materiais. A variação morfológica das células mesoteliais reacionais, às vezes agrupadas, multinucleadas, em mitoses, assim como a variação dos linfócitos reacionais com aspecto imunoblástico, torna o diagnóstico diferencial de neoplasias e linfomas mais difícil.

BIBLIOGRAFIA

BAIN BJ. Bone Marrow Pthology. 2nd ed., Oxford: Blackwell Science, 1996.
DACIE JV. Practical Haematology. 7th ed., New York: Churchill Livingstone, 1991.
FOUCAR K. Bone Marrow Pathology. Chicago: American Society of Clinical Pathologists, 1994.
HENRY JB. Clinical Diagnosis and Manegement by Laboratory Methods. 19th ed., Philadelphia: W.B. Saunders, 1996.
KJELDSBERG C. Body Fluids. 3rd ed., Chicago: American Society of Clinical Pathologists, 1992.
McCLATCHEY KD. Clinical Laboratory Medicine. Baltimore: Williams & Wilkins, 1994.

Capítulo 3

ALTERAÇÕES ERITROCITÁRIAS

RICARDO ROSENFELD

INTRODUÇÃO

As hemácias são estruturas discóides avermelhadas, de formato bicôncavo, também denominadas de glóbulos vermelhos ou eritrócitos, e medem 8μm de diâmetro por 2μm de espessura.

As hemácias circulam por 120 dias na microcirculação de órgãos, em veias, nas câmaras cardíacas e em artérias. Há um equilíbrio entre a produção e a destruição de hemácias: as "velhas" são retiradas do sangue e destruídas pelos macrófagos do baço e as "novas" são produzidas e colocadas no sangue pelos eritroblastos da medula óssea.

Aproximadamente, 5 milhões de hemácias permanecem suspensas no plasma de 1μL de sangue constituindo cerca de 45% do volume total do sangue.

Com volume de 90fL (10^{-15}L) e 30pg (10^{-12}g) de hemoglobina, as hemácias contêm uma concentração elevada de hemoglobina, cerca de 33g/dL, carregando 20mL de oxigênio em cada 100mL de sangue arterial.

COMPOSIÇÃO DAS HEMÁCIAS

As hemácias possuem três componentes principais: a membrana, a hemoglobina e as enzimas.

A membrana da hemácia é o resultado da interação da dupla camada lipídica com as proteínas do citoesqueleto. A dupla camada lipídica é formada por fosfolipídeos (60%), colesterol (30%) e glicolipídeos (10%) em constante permuta com os lipídeos plasmáticos. As proteínas do citoesqueleto são ditas "horizontais" responsáveis pela deformabilidade e "verticais" responsáveis pela sustentação da dupla camada lipídica. A espectrina forma uma trama conectada a glicoforina A e banda 3 pela anquirina e banda 4.1 (Fig. II-12).

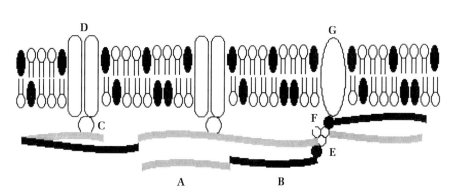

Figura II-13 – A membrana da hemácia composta pela dupla camada lipídica e por proteínas do citoesqueleto: as proteínas integrais da membrana, a banda 3 (**D**) e a glicoforina C (**G**) são conectadas à trama de espectrina, banda 2 (**A**) e banda 1 (**B**), por meio da anquirina (**C**) e das banda 4.1 (**E**) e actina (**F**).

A *hemoglobina* é um tetrâmero formado pela associação de quatro cadeias de aminoácidos (globinas), cada uma com um grupo heme, formado pela protoporfirina e pelo átomo de ferro. As globinas são produzidas em ribossomos após transcrição de genes nos cromossomos 16 (globina α) e 11 (globinas β, γ e δ) e se combinam 2 a 2 formando diferentes hemoglobinas (Hb): $\alpha_2\beta_2$ (HbA>96%), $\alpha_2\gamma_2$ (HbF<1%) e até 30 dias, $\alpha_2\delta_2$ (HbA2a3%). Do nascimento, a HbF de 90 a 60% diminui cerca de 3% por semana, permanecendo abaixo de 5% após os 6 meses de vida até se igualar com o padrão adulto por volta de 2 anos. A protoporfirina é formada em uma complexa via metabólica nas mitocôndrias e no citoplasma envolvendo a síntese do ácido δ-aminolevolínico (ALA) e tendo a piridoxina (vitamina B_6) como co-fator. O ferro, transportado no plasma pela transferrina dos enterócitos (da dieta) e macrófagos (da destruição de hemácias, do estoque) até os eritroblastos, é incorporado à protoporfirina para formação do heme.

As *enzimas* são responsáveis pela função garantindo a forma das hemácias e a ligação de oxigênio. A via glicolítica de Embden-Meyerhof produz energia (ATP) pela metabolização da glicose até lactato, permitindo o funcionamento das bombas de troca iônica (Na, K e Ca) pela membrana e garantindo a deformabilidade das hemácias. Outras vias acessórias mantêm a capacidade de ligação de oxigênio:

1. *via da meta-hemoglobina redutase:* reduz a hemoglobina oxidada (Fe^{3+} para Fe^{2+}), permitindo a captação do O_2;
2. *via de Luebering-Rapaport:* produz o difosfoglicerato (2,3-DPG), facilitando a liberação do O_2;
3. *via do fosfogluconato:* reduz o glutation, evitando a denaturação das globinas.

PRODUÇÃO E DESTRUIÇÃO DAS HEMÁCIAS

As hemácias são produzidas na medula óssea a partir dos eritroblastos agrupados ao redor dos macrófagos.

Os eritroblastos mais precoces (pró-eritroblastos e eritroblastos basófilos) são estimulados pela eritropoetina para maturação com duplicação celular e síntese de hemoglobina formando os eritroblastos mais tardios (eritroblastos policromáticos e ortocromáticos).

A eritropoetina é uma glicoproteína produzida nos rins pelas células peritubulares em resposta à hipoxia, tanto nas hipoxemias (altas altitudes, doenças respiratórias e malformações cardíacas) quanto nas anemias e, mais raramente, nas hemoglobinopatias de maior afinidade pelo oxigênio. A eritropoetina liga-se a receptores específicos dos eritroblastos, aumentando a replicação de DNA e a transcrição de RNAm.

Além de um ambiente medular apropriadamente estimulado, a eritropoese necessita do aporte adequado de cobalamina (vitamina B_{12}) e folato para a duplicação celular e de ferro para a síntese de hemoglobina.

Com a expulsão do núcleo, os eritroblastos se transformam em hemácias.

Neste momento, as hemácias são maiores e possuem ribossomos residuais, sendo identificados pela precipitação de ribossomos e corante em forma de rede (reticulócitos) na coloração supravital do azul de cresil brilhante.

As hemácias são destruídas pelos macrófagos do baço e do fígado.

O heme é metabolizado e forma a bilirrubina, que transportada no plasma ligada à albumina (indireta), é captada e conjugada no hepatócito para

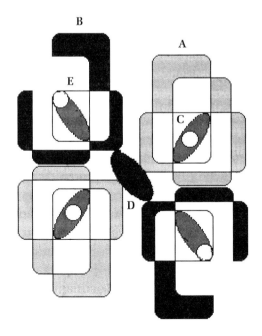

Figura II-14 – Hemoglobina do adulto HbA composta por duas globinas α (**A**) e duas globinas β (**B**), cada uma como a molécula de heme (**C**) internalizada para a ligação do Fe^{2+}–O_2. A molécula de 2,3-DPG (**D**) se interpõe entre as globinas β facilitando o desligamento do O_2.

excreção biliar. Uma pequena parte da bilirrubina retorna do hepatócito ao plasma e circula livremente (direta).

A bilirrubina na bile é convertida a urobilinogênio e urobilina por bactérias no intestino e eliminada nas fezes. Uma pequena parte do urobilinogênio é reabsorvido e circula livremente, sendo eliminada na bile (ciclo êntero-hepático) e na urina.

O ferro é transportado no plasma ligado à transferrina para ser novamente utilizado pelos eritroblastos na síntese de hemoglobina ou para ser estocado pelos macrófagos na forma de ferritina.

AVALIAÇÃO LABORATORIAL

A avaliação inicial das hemácias é feita pelo hemograma e pela contagem de reticulócitos e, quando necessário, pelo mielograma.

O hemograma tem duas análises: a automatizada e a microscópica.

Em analisadores hematológicos, o sangue é aspirado e alíquotas são diluídas com diferentes reagentes (soluções).

As hemácias suspensas na solução conservante são isoladas por métodos de abertura ou citometria de fluxo e analisadas individualmente por métodos de impedância elétrica ou dispersão do laser.

As hemácias são contadas em milhões por μL de sangue (hematimetria) e o volume individual é determinado em fL. Após a análise de muitas hemácias, são obtidos o volume médio (VCM em fL) e a variação do volume (RDW em % – "red cell volume distribution width") por meio de cálculos estatísticos.

A hemoglobina suspensa na solução hemolisante é dosada em g/dL de sangue por método espectrofotométrico. Alguns cálculos, chamados de índices hematimétricos, relacionam a concentração da hemoglobina com a hematimetria, permitindo a avaliação da quantidade de hemoglobina nas hemácias:

- *Massa de hemoglobina na hemácia:*

HCM (em pg) = hemoglobina : nº de hemácias

- *Concentração de hemoglobina na hemácia:*

CHCM (em g/dL) = hemoglobina : (nº de hemácias × VCM)

As alterações do número de hemácias, acompanhadas pelas alterações da hemoglobina e do hematócrito são chamadas de anemia (diminuições) e poliglobulia, eritrocitose ou policitemia (aumentos). O aumento do RDW, antes da alteração do VCM, é chamado anisocitose. As alterações do VCM são chamadas de normocitose, microcitose (diminuição) e macrocitose (aumento), em geral são acompanhadas pelas alterações da HCM. As alterações da CHCM são chamadas de normocromia, hipocromia (diminuição) e hipercromia (aumento).

Os valores de referência da normalidade hematológicos variam conforme a idade e o sexo. O recém-nascido, do nascimento até as primeiras semanas é poliglobúlico com hemácias maiores e mais reticulócitos. As crianças dos 6 meses até os 6 anos têm hemácias menores em relação aos adultos. Em termos gerais e populacionais, temos: a anemia pode ser considerada se a hemoglobina for menor que 10,0g/dL para crianças até 6 meses, 11,0g/dL para crianças até 6 anos e 12,0g/dL para crianças acima de 6 anos; a microcitose pode ser considerada se o VCM for menor que 80fL e a macrocitose se o VCM for maior que 100fL; a hipocromia pode ser considerada se a CHCM for menor que 31g/dL e a poliglobulia se o hematócrito for maior que 50%.

Em extensões de sangue coradas com corantes hematológicos com policrômios do azul de metileno e eosina, as hemácias são observadas nas áreas mais finas do final da extensão onde permanecem lado-a-lado sem sobreposição.

As hemácias são estruturas circulares discretamente menores que um linfócito e apresentam coloração avermelhada mais intensa na periferia e menos intensa no centro, devido à disposição da hemoglobina corada pela eosina.

As alterações do tamanho das hemácias, chamada de anisocitose, são observadas pela presença de hemácias muito menores (microcitose) ou maiores (macrocitose) que os linfócitos. A microcitose ocorre pela hemoglobinização deficiente dos eritroblastos. A macrocitose ocorre pela proliferação deficiente dos eritroblastos.

A hipocromia é observada pelo aumento da área pálida central e a hipercromia é observada pela diminuição ou ausência da área pálida central. Em geral, a hipocromia está presente em hemácias microvalocíticas (anulócitos) e a hipercromia está presente em hemácias microesferocíticas (esferócitos).

A policromasia é a presença de hemácias macrovalocíticas azuladas que correspondem a hemácias jovens com ribossomos residuais recém-liberadas da medula óssea para o sangue, tendo importância na avaliação das anemias com aumento da eritropoese.

Freqüentemente, são observados na policromasia: eritroblastos circulantes (hemácias nucleadas) e corpúsculos de Howell-Jolly (fragmentos nucleares esferocíticos).

Outras estruturas remanescentes podem ser encontradas nas hemácias nas alterações da eritropoese:

- *Anel de Cabot:* filamentos circulares ou torcidos de restos de fuso mitótico e membrana nuclear.
- *Pontilhado basófilo:* pontos enegrecidos dispersos de agregados de ribossomos.
- *Corpúsculos de Pappenheimer:* pontos enegrecidos localizados de agregados de ribossomos e siderossomos (ferro).

As alterações da forma das hemácias, chamada de poiquilocitose, são alterações tridimensionais da forma discóide das hemácias, ocorrem em situações mais específicas, sendo de importância diagnóstica na avaliação das anemias:

a) *Acantócito*: hemácia pequena com poucas projeções digitiformes irregulares; ocorre nas dislipemias.

b) *Codócito*: hemácia com aspecto de alvo. Ocorre nas talassemias, hemoglobinopatia C e hepatopatias.

c) *Dacriócito*: hemácia com aspecto de lágrima. Ocorre na mielofibrose/metaplasia mielóide.

d) *Drepanócito*: hemácia com aspecto de foice. Ocorre na anemia falciforme.

e) *Equinócito*: hemácia com numerosas protuberâncias regulares (crenadas). Ocorre na uremia e pode ser artefato.

f) *Esferócito*: hemácia pequena, redonda, sem área central e hipercorada. Ocorre na esferocitose hereditária e na anemia hemolítica auto-imune.

g) *Esquizócito*: hemácia fragmentada de vários tamanhos e formas. Ocorre em micro-

angiopatias (CIVD e síndrome hemolítico-urêmica) e em próteses valvares.

h) *Estomatócito*: hemácia com uma invaginação central. Ocorre na estomatocitose hereditária e pode ser artefato.

i) *Ovalócito*: hemácia oval ou elíptica (eliptócito). Ocorre na eliptocitose hereditária e em qualquer anemia com micro ou macrocitose.

j) *Queratócito*: hemácia com pequena invaginação ("bite out cell"). Ocorre em hemoglobino e enzimopatias.

A contagem de reticulócitos pode ser manual ou automatizada.

Na contagem manual, o sangue é incubado com o corante supravital de azul de cresil brilhante que agrupa e precepita os ribossomos das hemácias. As hemácias com precipitados são contadas como reticulócitos na microscopia da extensão.

Na contagem automatizada, o sangue é aspirado pelo analisador hematológico e uma alíquota é incubada com um fluorocromo com afinidade pelo RNA que se liga aos ribossomos das hemácias. As hemácias que emitem fluorescência após estímulo do laser são contadas como reticulócitos na citometria de fluxo. A intensidade da fluorescência emitida é proporcional à quantidade de ribossomos e, portanto, da maturidade do reticulócito.

A contagem porcentual de reticulócitos, normalmente um reticulócito em cada 100 hemácias, é hiperestimada porque há diminuição do número de hemácias e há aumento do tempo de circulação dos reticulócitos desviados da medula óssea para o sangue. Existem três modos de corrigir a porcentagem de reticulócitos para a intensidade da anemia:

1. *nº de reticulócitos/μL* = % reticulócitos : 100 × nº de hemácias/μL;

2. *% reticulócitos corrigida* = % reticulócitos × hematócrito : hematócrito normal;

3. *índice reticulocitário* = % reticulócitos corrigida : dias de circulação no sangue (de 1 a 2,5 dias).

O índice reticulocitário é uma correção de valor clínico aplicada às anemias mais intensas e que mais se correlaciona com a hiperplasia eritroblástica e eritropoese efetiva. A resposta da medula óssea a uma anemia é considerada eficiente quando o índice reticulocitário é acima de 2, indicando que não há impedimentos para a eritropoese como carências, alterações qualitativas e quantitativas dos eritroblastos, deficiência de eritropoetina, etc.

As anemias podem ser classificadas pelo hemograma e pela contagem de reticulócitos em:

a) *anemias com reticulocitose*: anemias hemolíticas;

b) *anemias microcíticas (algumas microcíticas e hipocrômicas)*: anemia ferropriva e talassemias;

c) *anemias macrocíticas:* anemia megaloblástica e anemias diseritropoéticas congênitas;

d) *anemias normocíticas e normocrômicas*: anemias de doenças medulares (anemia de Blackfan-Diamond, eritroblastopenia transitória da infância) e anemias de doenças sistêmicas (insuficiência renal).

A avaliação dos eritroblastos da medula óssea é feita pelo mielograma e pela coloração de ferro. O material aspirado da medula óssea, após extensão em lâmina e coloração hematológica para morfologia e contagem e coloração para ferro pelo azul da Prússia (Perls), é examinado para avaliação da eritropoese.

Na eritropoese normal, os eritroblastos são cerca de 20% das células medulares (relação G/E de 3,0 : 1,0) predominando as formas tardias (eritroblastos policromáticos e ortocromáticos) com tamanho e hemoglobinização normal (normoblastos) e raras mitoses são observadas (Quadro II-5).

Na eritropoese normal, o ferro é corado em grânulos grosseiros no interior dos macrófagos observados nas partículas medulares. Cerca de 20 a 40% dos eritroblastos possuem 1 a 5 grânulos finos dispersos pelo citoplasma (sideroblastos) e raríssimas hemácias possuem 1 a 2 grânulos finos (siderócitos) (Quadro II-6).

AS ANEMIAS HEMOLÍTICAS

As anemias hemolíticas são devido à diminuição da vida média das hemácias pela destruição precoce. A diminuição do número de hemácias

Quadro II-5 – Principais alterações da eritropoese.

Celularidade	Relação G/E	Morfologia	Diagnóstico
Hipercelular	Diminuída ou invertida < 2,0 : 1,0	Numerosos eritroblastos Aumento de eritroblastos basófilos Freqüentes mitoses e ilhas eritroblásticas	Anemia hemolítica
		Eritroblastos gigantes com assincronismo de maturação N/C Lobulação e fragmentação nuclear	Anemia megaloblástica
		Eritroblastos macrocíticos e gigantes Eritroblastos multinucleados pontes cromatínicas entre eritroblastos	Anemias diseritropoéticas congênitas
Hipocelular	Aumentada > 10,0 : 1,0	Raros eritroblastos pró-eritroblastos gigantes	Anemia de Blackfan-Diamond, eritroblastopenia transitória da infância

Quadro II-6 – Principais alterações do ferro medular.

Macrófagos com ferro	Sideroblastos	Diagnóstico
Diminuídos ou ausentes	Diminuídos ou ausentes	Anemia ferropriva
Presentes ou aumentados	Diminuídos ou ausentes	Anemia de doença crônica inflamatória
Aumentados	Aumentados; sideroblastos em anel	Anemia sideroblástica

circulantes no sangue é compensada pelo aumento da produção medular de reticulócitos.

A destruição aumentada de hemácias ou hemólise pode ocorrer de modo preferencial nos macrófagos do baço (extravascular) ou na circulação (intravascular) e maiores quantidades de hemoglobina e da desidrogenase láctica (DHL) são liberadas das hemácias. Uma pequena fração da hemoglobina, livre no plasma, liga-se à haptoglobina, uma proteína carregadora plasmática, e são internalizadas por macrófagos.

Um maior afluxo de bilirrubina ligada à albumina (bilirrubina indireta) proveniente dos macrófagos é captada, conjugada e excretada pelos hepatócitos, criando um maior efluxo de bilirrubina nas vias biliares até o intestino. Conseqüentemente, aumenta o ciclo êntero-hepático de urobilinogênio que, por sua vez, é mais excretado na urina. Quando a hemólise supera a capacidade de excreção hepática da bilirrubina a icterícia se manifesta.

Nas crises hemolíticas intravasculares, o excesso de hemoglobina livre no plasma é filtrada pelos glomérulos renais, tornando o plasma vermelho (hemoglobinemia) e a urina avermelhada (hemoglobinúria). Alguns dias após, as células tubulares com ferro descamam e podem ser coradas no sedimento urinário (hemossiderinúria).

Os reticulócitos com contagens corrigidas para a anemia estão aumentados com índice reticulocitário acima de 2, refletindo a compensação medular.

Em resumo, nas anemias hemolíticas, temos:
- *reticulócitos:* aumentados;
- *desidrogenase láctica:* aumentada;
- *haptoglobina:* diminuída;
- *bilirrubina indireta:* aumentada;
- *urobilinogênio urinário:* aumentado.

O hemograma é muito útil, demonstrando policromasia com hemácias macrovalocíticas azuladas, eventuais eritroblastos circulantes e hemácias com corpúsculos de Howell-Jolly. A poiquilocitose pode ser indicativa da causa da anemia: drepanócitos estão presentes na anemia falciforme, codócitos estão presentes na hemoglobinopatia C e nas talassemias, esferócitos estão presentes na esferocitose hereditária e nas anemias hemolíticas auto-imunes e esquizócitos estão presentes nas anemias por fragmentação. O volume médio das hemácias é variável, tende a ser menor pela poiquilocitose e maior pela policromasia, sendo na maioria das vezes normocítico (VCM normal).

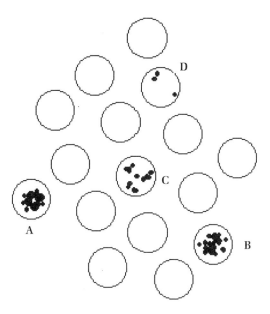

Figura II-15 – Os reticulócitos formam um precipitado de corante e ribossomos quando as hemácias são coradas com azul de cresil brilhante. Os reticulócitos mais imaturos formam uma "rede mais coesa" (**A** e **B**) e os mais maduros formam uma "rede mais fragmentada" (**C** e **D**).

O mielograma é pouco útil, demonstrando hiperplasia eritroblástica com aumento da celularidade e diminuição ou inversão da relação G/E, eritroblastos em mitoses e ficam mais evidentes os agrupamentos de eritroblastos ao redor de macrófagos.

As anemias hemolíticas hereditárias também são chamadas de anemias de causas intrínsecas e

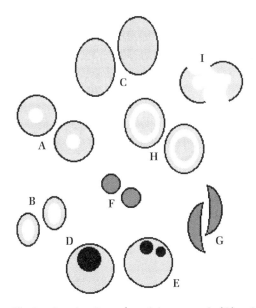

Figura II-16 – A anisocitose: hemácias normais (**A**), microcíticas e hipocrômicas (**B**) e macrocíticas (**C**). Os remanscentes: eritroblastos (**D**) e corpúsculos de Howell-Jolly (**E**). A poiquilocitose: esferócitos (**F**), drepanócitos (**G**), codócitos (**H**) e esquizócitos (**I**).

apresentam história familiar: as hemoglobinopatias, a esferocitose hereditária e a deficiência de enzimas eritrocitárias. Com exceção das hemoglobinopatias que comprometem a globina β (anemia falciforme, hemoglobinopatia C e talassemia β) e que se manifestam após alguns meses de vida quando a redução da HbF é significativa, podem estar presente desde o nascimento, fazendo diagnóstico diferencial com as anemias do recém-nascido, principalmente com as anemias aloimunes pela incompatibilidade sangüínea materno-fetal.

Nas talassemias, alterações genéticas diminuem a síntese das globinas α ou β, causando desequilíbrio e acúmulo de globinas excedentes. A intensidade da anemia depende da incapacidade de síntese de globina e do componente hemolítico em decorrência da deposição das globinas excedentes. A hemólise pode ser intensa, já manifesta nos eritroblastos causando eritropoese ineficaz; pode ser moderada, manifesta apenas nas hemácias causando esplenomegalia; e pode ser mínima, caracterizando quadros anêmicos de diferentes intensidades (*major*, intermédia, *minor*). Além dos achados relacionados com a hemólise e a presença de codócitos, a microcitose é uma característica marcante.

Na talassemia β *major* ou anemia de Cooley há diminuição ou ausência da HbA e aumento da HbF (de 10 até acima de 90%) na eletroforese de hemoglobina e na eluição ácida observa-se a distribuição heterogênica da HbF pelas hemácias. Na talassemia α ou doença da HbH há presença da HbH (de 5 a 30%) na eletroforese de hemoglobina e na incubação prolongada com azul de cresil brilhante observa-se a deposição de vários precipitados de HbH nas hemácias.

Na HbS e HbC, alterações genéticas formam uma globina β anormal (β^S ou β^C). A HbS, em condições de hipóxia, polimeriza-se, deformando e danificando as hemácias. Os homozigotos para a HbS têm a chamada de anemia falciforme com as crises vaso-oclusivas características. As duplas heterozigoses com associações de HbS chamadas de síndromes falcêmicas são menos sintomáticas: hemoglobinopatia SC e HbS/β-talassemia. Os homozigotos para HbC têm a chamada doença da HbC e apresentam anemia hemolítica discreta. Os heterozigotos (HbAS e HbAC) são portadores assintomáticos.

Na anemia falciforme são observados numerosos drepanócitos e nas síndromes falcêmicas são observados alguns drepanócitos e alguns codócitos. Na doença da HbC, além de codócitos, podem ser observadas algumas hemácias com precipitados grosseiros de hemoglobina (cristais de HbC).

A presença da HbS no sangue pode ser verificada pelo teste de falcização das hemácias com metabissulfito de sódio ou pelo teste da insolubilidade (turvação) do hemolisado na solução com ditionita.

A eletroforese de hemoglobina separa as hemoglobinas do hemolisado de acordo com diferentes migrações no acetato de celulose em pH alcalino. A separação identifica e quantifica as hemoglobinas HbA, HbF, HbS, HbA2 e HbC, permitindo diagnosticar a anemia falciforme e as síndromes falciformes, a doença da HbC e identificar os heterozigotos HbAS e HbAC com discreto predomínio de HbA. A confirmação pode ser feita pela eletroforese em pH ácido.

A espectrina, uma das proteínas da membrana eritrocitária, está diminuída na esferocitose hereditária, causando desidratação das hemácias com aumento da concentração de hemoglobina (CHCM) e formação de esferócitos. A maior fragilidade dos esferócitos à hipotonicidade é identificada na curva de fragilidade globular osmótica.

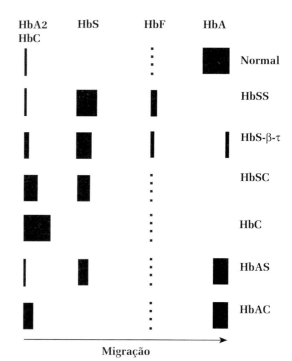

Figura II-17 – Na eletroforese de hemoglobina alcalina a HbA migra mais rápido que a HbA2, tendo a HbF migração intermediária e sendo praticamente indetectável no adulto. A HbS migra entre a HbA2 e a HbF. A HbC migra junto à HbA2.

O sangue é misturado com soluções salinas com concentrações de NaCl gradativamente menores. Normalmente, algumas hemácias se hemolisam com 0,5% e todas se hemolisam com 0,3% de NaCl. Os esferócitos são frágeis e se hemolizam precomente, em concentrações acima de 0,5%. Os reticulócitos e os codócitos são resistentes e se hemolizam tardiamente, em concentrações abaixo de 0,3%. A realização da curva após 24 horas de coleta pode aumentar a sensibilidade do teste.

As enzimas eritrocitárias glicose-6-fosfato desidrogenase (G6PD) e piruvatoquinase (PK) participam dos mecanismos de redução da hemoglobina (antioxidante) e síntese de ATP (energético) das hemácias, respectivamente. A deficiência de G6PD está associada às crises hemolíticas intravasculares por ação de medicamentos. A deficiência de PK causa anemia hemolítica crônica. O diagnóstico é feito pela dosagem da atividade das enzimas em hemolisados.

As anemias hemolíticas adquiridas também são chamadas de anemias hemolíticas de causas extrínsecas, tanto pela ação de opsonização de anticorpos antieritrocitários (anemias hemolíticas auto-imunes, medicamentos, infecções) quanto pela ação de traumas mecânicos.

As hemácias recobertas com anticorpos são parcialmente fagocitadas pelos macrófagos do baço, diminuem a superfície e tornam-se esferócitos. A presença de anticorpos antieritrocitários é pesquisada diretamente pela aglutinação das hemácias na presença do soro de Coombs, imunoglobulinas antiimunoglobulina humana.

A doença aloimune do recém-nascido pode ocorrer nas gestações de mãe previamente sensibilizada Rh negativa com filho Rh positivo ou de mãe tipo O com filho A ou B. Em ambos casos, a passagem placentária de anticorpos maternos causa anemia hemolítica com eritroblastos circulantes (eritroblastose fetal) e icterícia neonatal. Na incompatibilidade Rh a intensidade da hemólise é maior causando anemia grave, às vezes com hidropsia fetal, eritropoese extramedular e hiperbilirrubinemia com risco de *kernicterus*. O teste de Coombs indireto no início e a partir da metade da gestação pesquisa a presença de anticorpos maternos anti-D que em títulos acima de 1:16 apresentam maior risco de hidropsia fetal.

Os traumas podem ocorrer pelo atrito com o endotélio na microcirculação (coagulação intravascular disseminada, anemia microangiopática, síndrome hemolítico-urêmica) ou em próteses vasculares fragmentando as hemácias e formando os esquizócitos. Outros tipos de traumas podem ocorrer devido a agentes químicos (venenos), físicos (calor) e infecções (malária, clostrídio).

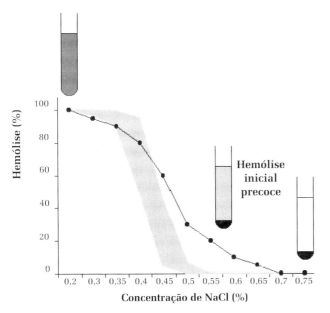

Figura II-18 – Curva de fragilidade globular osmótica na esferocitose hereditária. Os esferócitos mais frágeis deslocam o início da curva para a direita (hemólise precoce). Os reticulócitos mais resistentes deslocam o final da curva para a esquerda.

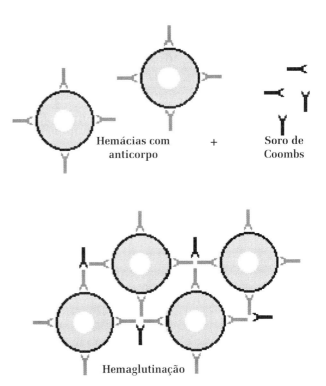

Figura II-19 – Teste de Coombs direto: as hemácias com anticorpos na superfície são aglutinadas após a adição das imunoglobulinas antiglobulinas humanas.

ANEMIAS CARENCIAIS

As anemias carenciais são conseqüência da eritropoese deficiente que ocorre na falta de ferro, de cobalamina (vitamina B_{12}) ou de folato.

A deficiência de hemoglobinização é característica da eritropoese com falta de ferro. Os eritroblastos têm citoplasma excasso e mal definido e formam hemácias com pouca hemoglobina ($\downarrow$HCM) e pequenas ($\downarrow$VCM). A anemia ferropriva é o maior exemplo, fazendo diagnóstico diferencial com as anemias de doenças crônicas inflamatórias, a anemia sideroblástica e as talassemias.

O assincronismo de maturação núcleo-citoplasma é a característica da eritropoese com falta de cobalamina ou folato. Os eritroblastos são gigantes com cromatina nuclear delicada (imaturo) e citoplasma hemoglobinizado (maduro) e formam menos hemácias, caracteristicamente grandes ($\uparrow$VCM) com muita hemoglobina ($\uparrow$HCM). A anemia megaloblástica é o maior exemplo, fazendo diagnóstico diferencial com as anemias diseritropoéticas congênitas.

ANEMIA FERROPRIVA

O estoque de ferro no organismo é mantido constante desde que haja equilíbrio entre o ganho de ferro da dieta e as perdas de ferro, principalmente pela menstruação, mas também pela descamação celular de epitélios da pele e mucosas. O ferro é mantido no citoplasma dos macrófagos ligado à ferritina que pode formar complexos maiores de hemossiderina. O estoque de ferro é avaliado pela dosagem da concentração da ferritina sérica, uma pequena fração circulante que mantém relação com a ferritina celular.

O fluxo de ferro ocorre em maior quantidade dos macrófagos do baço e em menor quantidade dos enterócitos para os eritroblastos. No primeiro caso, decorre da destruição normal de hemácias senescentes e, no segundo caso, decorre da absorção da dieta. O ferro é transportado no plasma ligado à transferrina, que permanece com apenas um terço dos sítios de ligação com ferro ocupado. O fluxo de ferro é avaliado pela dosagem do ferro sérico (Fe) e pela capacidade total de ligação do ferro (CTLFe). Esta última corresponde ao máximo de ferro que permanece ligado à transferrina após adição de ferro ao soro e é uma medida indireta da

transferrina. A saturação de ferro da transferrina é calculada: sat % = Fe : CTLFe $\times$ 100.

A anemia ferropriva é um estágio final da falta de ferro.

No primeiro estágio, por aumento das perdas (verminose, menorragia), aumento do consumo (crescimento corporal) ou diminuição do ganho (dieta inadequada), há depleção de ferro: o ferro do estoque é utilizado e transportado para os eritroblastos, diminuindo a ferritina.

No segundo estágio, há deficiência da hemoglobinização: não há ferro nos estoques, menos ferro é transportado para os eritroblastos, diminuindo o ferro sérico; e os hepatócitos sintetizam mais transferrina, aumentando a capacidade total de ligação de ferro e diminuindo intensamente a saturação da transferrina.

Nos eritroblastos, a falta de ferro causa um aumento da protoporfirina livre citoplasmática.

Em resumo, no perfil do ferro na anemia ferropriva, temos:
- ferritina sérica diminuída;
- ferro sérico (Fe) diminuído;
- capacidade total de ligação de ferro (CTLFe) aumentada;
- saturação de ferro da transferrina diminuída;
- protoporfirina eritrocitária aumentada.

A anemia ferropriva progride com anisocitose ($\uparrow$RDW), microcitose ($\downarrow$HCM e VCM) e hipocromia ($\downarrow$CHCM).

As anemias de doenças crônicas inflamatórias são de fato multifatoriais, pela diminuição da maturação dos eritroblastos e pela diminuição da vida média das hemácias, decorrentes da ativação de células inflamatórias e liberação de interleucinas, além da retenção do ferro de estoque nos macrófagos e o menor transporte de ferro para os eritroblastos, diminuindo o ferro sérico. A inflamação causa aumento da produção da ferritina e diminuição da produção da transferrina pelos hepatócitos, diminuindo a capacidade total de ligação de ferro e diminuindo discretamente a saturação da transferrina.

O Quadro II-7 mostra as principais alterações laboratoriais do perfil do ferro para diagnóstico diferencial.

O mielograma, a não ser pela avaliação do ferro medular com o azul da Prússia (coloração de Perls), não é útil para o diagnóstico diferencial.

Na anemia ferropriva, o ferro de macrófagos está ausente e os sideroblastos estão diminuídos ou ausentes. Nas anemias de doenças crônicas, o ferro de macrófagos está presente ou aumentado e os sideroblastos estão diminuídos. Nas anemias sideroblásticas, o ferro dos macrófagos está aumentado e os sideroblastos apresentam grânulos sideróticos azuis-esverdeados grosseiros, localizados ao redor do núcleo (perinuclear), caracterizando os sideroblastos em anel.

As formas leves da talassemia (*minor*) causam microcitose e fazem diagnóstico diferencial com a anemia ferropriva. Nas talassemias, a microcitose é uniforme e intensa (inferior a 70fL), mesmo sem diminuições do número de hemácias (acima de $5,0 \times 10^6/\mu L$) ou da concentração de hemoglobina, criando algumas diferenças com a anemia ferropriva: o RDW e a CHCM são normais ou discretamente alterados e a relação VCM : n° de hemácias é menor que 11,5 (índice de Mentzer). Ainda, na talassemia β, na eletroforese de hemoglobina há o aumento da HbA2 (de 3,5 a 8%); na talassemia α, a eletroforese de hemoglobina é normal.

ANEMIA MEGALOBLÁSTICA

A cobalamina (vitamina B_{12}) e o folato atuam juntos em algumas vias metabólicas celulares e, no caso da síntese de nucleotídeos para duplicação do DNA, a cobalamina é um co-fator na ativação do folato. Tanto a deficiência de um quanto de outro dificulta o processo mitótico celular, resultando em gigantismo celular, principalmente nas células medulares com maior atividade mitótica.

A cobalamina dos alimentos é desligada de proteínas pelas enzimas pancreáticas, para se ligar ao fator intrínseco produzido pelas células parietais da mucosa gástrica e ser absorvida na mucosa ileal pela interação de receptores específicos para

Quadro II-7 – Principais alterações laboratoriais para diagnóstico diferencial entre anemia ferropriva e da doença crônica.

Doenças	Perfil do ferro	Ferro sérico (FE)	Capacidade total de ligação de ferro (CTLFe)	Saturação de ferro da transferrina (SAT)	Ferritina sérica
Anemia ferropriva		Diminuído	Aumentada	Diminuída	Diminuída
Doença crônica inflamatória		Diminuído	Diminuída	Diminuída	Normal ou aumentada

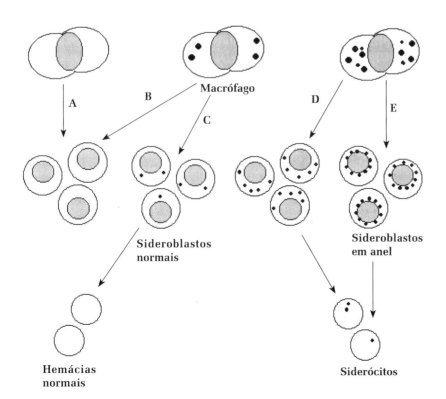

Sideroblastos normais

Sideroblastos em anel

Hemácias normais

Siderócitos

Figura II-20 – A coloração para ferro pelo azul da Prússia (Perls) na situação normal (**C**) indica a presença do ferro de estoque em macrófagos e do ferro funcional em eritroblastos (sideroblastos) e a ausência nas hemácias (siderócitos). Outras situações: na anemia ferropriva (**A**), nas anemias de doenças crônicas inflamatórias (**B**), no excesso de ferro (**D**) e na anemia sideroblástica (**E**).

o fator intrínseco. A cobalamina é transportada no sangue ligada à transcobalamina. A deficiência de cobalamina em crianças, diferente do adulto, raramente está associada à gastrite atrófica (anemia perniciosa) e pode ocorrer nas deficiências genéticas do fator intrínseco, do receptor ileal do fator intrínseco e da transcobalamina, além das doenças do íleo.

O teste de Schilling avalia a absorção de cobalamina por meio da excreção urinária ou da concentração sérica após uma carga oral de cobalamina sem e com fator intrínseco. A absorção com fator intrínseco é diagnóstica da anemia perniciosa e da deficiência de fator intrínseco. Se não houver absorção, o teste pode ser repetido após medicação com antibióticos ou enzimas pancreáticas.

A cobalamina é estocada no organismo em grande quantidade em relação às necessidades diárias, decorrendo alguns anos de absorção inadequada para ocorrer a carência, quando a cobalamina sérica está diminuída.

O folato é absorvido e transportado no sangue sem particularidades. O folato é estocado em pequenas quantidades no organismo em relação às necessidades diárias, decorrendo alguns meses de aumento de consumo (anemias hemolíticas) para ocorrer a carência quando o folato sérico e folato eritrocitário estão diminuídos. O folato sérico está mais sujeito a variações do que o folato eritrocitário, que por sua vez pode estar diminuído na deficiência de cobalamina.

Vários medicamentos diminuem a atividade do folato causando anemia megaloblástica.

O ácido metilmalônico e a homocisteína são metabolizados pela cobalamina e a homocisteína também é metabolizada pelo folato, acumulando nas deficiências.

O Quadro II-8 mostra as principais alterações laboratoriais nas deficiências de cobalamina e folato.

As alterações morfológicas são evidentes no mielograma e no hemograma. No mielograma, a megaloblastose é caracterizada por:

- hipercelularidade eritroblástica, aumento de eritroblastos basófilos e de mitoses;
- presença de lobulação e fragmentação nuclear com presença de corpúsculos de Howell-Jolly;
- presença de megaloblastos com gigantismo, cromatina delicada e citoplasma hemoglobinizado (assincronismo de maturação N/C);
- metamielócitos e bastões gigantes, neutrófilos hipersegmentados com mais de cinco lobos e megacariócitos hiperlobulados.

A intensa eritropoese ineficaz é a causa do aumento discreto da bilirrubina indireta e marcado da atividade da desidrogenase láctica (DHL).

No hemograma, além da anemia pela diminuição das hemácias que se apresentam macrovalocíticas (VCM e HCM aumentados e CHCM normal) com eventuais corpúsculos de Howell-Jolly e eritroblastos megaloblastos circulantes, há neutropenia com alguns neutrófilos hipersegmentados e plaquetopenia (pancitopenia).

As anemias diseritropoéticas são anemias refratárias que diferente das anemias carenciais (anemia ferropriva e anemia megaloblástica) não são corrigidas pela reposição de ferro, cobalamina ou folato. Podem ser congênitas ou adquiridas, estas últimas incluídas nas chamadas síndromes mielodisplásicas (SMD).

As anemias diseritropoéticas são classificadas em três tipos, de acordo com o aspecto morfológico dos eritroblastos: tipo I – eritroblastos megaloblastóides, lobulação nuclear, binucleação e pontes internucleares; tipo II (HEMPAS) – multinucleação nos eritroblastos mais maduros (teste de hemólise com soro acidificado positivo); e tipo III – multinucleação e gigantismo nos eritroblastos.

Quadro II-8 – Princpais alterações laboratoriais na deficiência de cobalamina e de folato.

Alterações / Deficências	Cobalamina sérica	Folato sérico	Folato eritrocitário	Ácido metilmalônico	Homocisteína
Cobalamina	Diminuída	Normal	Diminuído	Aumentado	Aumentada
Folato	Normal	Diminuído	Diminuído	Normal	Aumentada

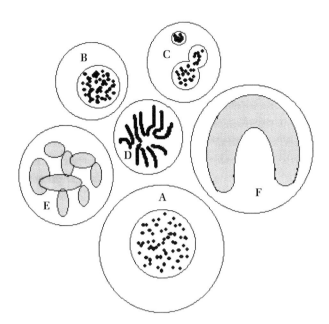

Figura II-21 – Megaloblastose: megaloblastos (**A** e **B**), lobulação e fragmentação nuclear dos megaloblastos (**C**), mitoses dos megaloblastos (**D**), neutrófilos hipersegmentados (**E**) e bastão neutrófilo gigante (**F**).

HIPOPLASIAS

A diminuição quantitativa da maturação dos eritroblastos é caracterizada por hipoplasia eritroblástica isolada e diminuição da produção de reticulócitos e hemácias ou por hipoplasia eritroblástica combinada à hipoplasia dos granulócitos e megacariócitos (pan-hipoplasia) e diminuição da produção de reticulócitos e hemácias, leucócitos e plaquetas (pancitopenia).

A hipoplasia eritroblástica isolada ou aplasia pura de série vermelha caracteriza-se por hipocelularidade moderada da medula óssea com aumento da relação G/E. Pode ser constitucional, chamada de anemia de Diamond-Blackfan, ou adquirida, da forma aguda, em geral, pela infecção do parvovírus, também chamada de eritroblastopenia transitória da infância, ou crônica, às vezes associada a timomas e doenças imunológicas. Na eritroblastopenia transitória da infância, os pouco eritroblastos presentes na medula óssea podem ser pró-eritroblastos gigantes.

A hipoplasia eritroblástica combinada ou anemia aplástica caracteriza-se por hipocelularidade intensa da medula óssea com aumento dos adipócitos. Pode ser idiopática, constitucional, chamada de anemia de Fanconi, ou adquirida. Pode ser secundária à mielotoxicidade de agentes químicos (medicamentos, benzeno) e físicos (radiação), agentes infecciosos (vírus da hepatite, vírus Epstein-Barr), doenças imunológicas.

POLIGLOBULIAS

As poliglobulias são aumentos da massa de hemácias refletidas no aumento da hematimetria, da concentração de hemoglobina e do hematócrito.

As poliglobulias primárias, de causa neoplásica clonal da célula tronco-hematopoética, não são relacionadas aos níveis de eritropoetina. O exemplo é a policitemia vera, uma doença mieloproliferativa crônica praticamente só de adultos.

As poliglobulias secundárias são respostas medulares aos níveis aumentados de eritropoetina. O aumento da eritropoetina pode ser considerado apropriado (hipoxemia por doenças pulmonares obstrutivas crônicas, "shunts" direito-esquerdo por cardiopatias congênitas, hemoglobinas com alta afinidade por oxigênio, altas altitudes) ou inapropriado (secreção por neoplasias, tumores e cistos renais, hidronefrose).

A poliglobulia relativa não decorre do aumento da massa de hemácias, mas da diminuição do volume plasmático.

BIBLIOGRAFIA

HILLMAN RS. Red Cell Manual. 6th ed., Philadelphia: F.A. Davis, 1992.
HOFFBRAND AV. Color Atlas of Clinical Hematology. 3rd ed., São Paulo: Manole, 2001.
KJELDSBERG C. Practical Diagnosis of Hematologic Disorders, Chicago, American Society of Clinical Pathologists, 1989.
NATHAN DG. Hematology of Infancy and Chidhood. 4th ed., Philadelphia: W.B. Saunders, 1993.
SPIVAK JL. The Fundamentals of Clinical Hematology. 3rd ed., Baltimore: The Johns Hopkins University, 1993.
WILLIAMS WJ. Hematology. 4th ed., Saint Louis: McGraw-Hill, 1990.

Capítulo 4

ALTERAÇÕES LEUCOCITÁRIAS NÃO-NEOPLÁSICAS

ELIZABETH MARIA DE ALCANTARA

Os leucócitos podem ser divididos em dois grupos: os fagócitos e os imunócitos. Os fagócitos incluem os granulócitos (neutrófilos, eosinófilos e basófilos), e os monócitos, sendo as células primariamente recrutadas no combate aos agentes infecciosos. Originam-se na medula óssea e, em condições normais, participam no sistema de defesa e no processo de resposta inflamatória.

Os linfócitos, seus precursores e as células plasmáticas constituem a população de imunócitos, células imunologicamente competentes que auxiliam os fagócitos na sua função de defesa contra infecções.

A função dos fagócitos e dos imunócitos está intimamente ligada ao sistema de imunoglobulinas e complemento.

Podem-se definir dois grupos de distúrbios leucocitários não-neoplásicos:

1. *Alterações qualitativas* – são distúrbios de função e/ou morfologia leucocitárias que podem estar associados a aumentos ou reduções nas quantidades de um ou mais tipos de leucócitos.

2. *Alterações quantitativas* – são alterações na quantidade de um ou mais tipos celulares. O sufixo citose designa o aumento de determinado tipo celular, enquanto o sufixo citopenia indica sua diminuição. Para esse tipo de avaliação, devemos considerar os valores de referência para idade, sexo e raça (Tabela II-1).

Tabela II-1 – Valores de referência para leucócitos conforme a idade (número/mm³). (Dallman, 1977)

Idade	Leucócitos totais	Neutrófilos	Linfócitos
RN	9,0-30,0	6,0-26,0	2,0-11,0
12 h	3,0 38,0	6,0-28,0	2,0-11,0
24 h	9,4-34,0	5,0-21,0	2,0-11,5
1 semana	5,0-21,0	1,5-10,0	2,0-17,0
2 semanas	5,0-20,0	1,0-9,5	2,0-17,0
1 mês	5,0-19,5	1,0-9,0	2,5-16,5
6 meses	6,0-17,5	1,0-8,5	4,0-13,5
1 ano	6,0-17,5	1,5-8,5	4,0-10,5
2 anos	6,0-17,0	1,5-8,5	3,0-9,5
4 anos	5,5-15,5	1,5-8,5	2,0-8,0
6 anos	5,0-14,5	1,5-8,0	1,5-7,0
8 anos	4,5-13,5	1,5-8,0	1,5-6,8
10 anos	4,5-13,5	1,8-8,0	1,5-6,5
16 anos	4,5-13,0	1,8-8,0	1,2-5,2
21 anos	4,5-11,0	1,8-7,7	1,0-4,8

NEUTRÓFILOS

Os neutrófilos derivam de células medulares pluripotentes ("stem cells") que amadurecem para células progenitoras capazes de formar unidades formadoras de colônias (CFU-C). Estas progenitoras então se diferenciam, passando pelas fases de mieloblasto, pró-mielócito e mielócito em um compartimento ("pool") mitótico proliferante, de onde passarão a uma fase de maturação e estoque em que chegam a metamielócito e depois bastonetes e segmentados que são liberados à circulação durante cerca de 6 horas. O "pool" de estoque consiste em uma reserva de emergência que pode liberar, conforme o estímulo, até 10 vezes o número de neutrófilos normalmente circulantes. No sangue, os neutrófilos são igualmente distribuídos entre um "pool" circulante (quantificado) e um "pool" marginado (não-contado). Quando deixam a circulação, os neutrófilos não retornam ao sangue, sobrevivendo nos tecidos por cerca de 5 dias.

Devemos lembrar que a maturação granulocítica ocorre sob a influência dos chamados fatores de crescimento mielóides, entre os quais os fatores estimulantes de colônias (G-CSF e GM-CSF) e algumas interleucinas (IL-3, 5 e 8). Durante o processo maturativo, os neutrófilos desenvolvem ainda os grânulos primários ou azurófilos, que são lisossomos observados inicialmente nos prómielócitos e cujo retículo endoplasmático produz enzimas como mieloperoxidase, catepsinas e lisozima. Mais tarde, formam-se os grânulos secundários ou específicos, contendo lisozima, lactoferrina, transcobalamina; e os terciários, contendo gelatinase e acetiltransferase. Na função de defesa contra infecções, os neutrófilos desempenham várias etapas: migração e aderência ao local afetado, liberação de fatores quimiotáticos, quimiotaxia, opsonização associados ao sistema complemento (C3b) e imunoglobulinas (IgG), ingestão, desgranulação, digestão e destruição do agente infeccioso (ação microbiocida) baseada em mecanismos oxidativos e não-oxidativos. Cada uma dessas etapas deve estar em perfeito funcionamento para que a função neutrofílica seja adequada; existem testes que podem avaliar cada fase em particular, na busca de eventuais distúrbios funcionais.

ALTERAÇÕES QUALITATIVAS

Assim como números adequados de neutrófilos são importantes no processo de prevenção de infecções, sua função adequada também é fundamental. Embora raras, as disfunções neutrofílicas são graves, podendo causar infecções bacterianas ou fúngicas recorrentes em pacientes com contagens normais de neutrófilos e imunoglobulinas normais, porém com infecções freqüentes ou persistentes. Geralmente, são abscessos cutâneos, infecções pulmonares e de ouvido, candidíase mucocutânea e outras infecções sistêmicas.

Diagnóstico

Há testes disponíveis em laboratórios especializados em disfunção neutrofílica. É importante lembrar que esta pode ser conseqüência ou causa de uma doença. É comum ser resultado de infecções, efeito de drogas, queimaduras, e transitória no período neonatal. Para cada uma das funções neutrofílicas (agregação/aderência, migração, quimiotaxia, desgranulação, opsonização e fagócitose, dirtúrbios na função microbiocida) existem testes que procuram identificar o distúrbio. Citaremos alguns dos mais importantes distúrbios funcionais/morfológicos dos neutrófilos:

Síndrome de Chediak-Higashi – doença autossômica recessiva grave, caracterizada pela fusão anormal de grânulos lisossômicos citoplasmáticos resultando em grânulos gigantes nos neutrófilos, monócitos, eosinófilos e linfócitos, acompanhada de neutropenia, trombocitopenia, hepatoesplenomegalia, além de albinismo. Os pacientes apresentam infecções piogênicas recorrentes, sendo a quimiotaxia anormal. As crianças afetadas geralmente morrem por infecção ou hemorragia.

Doença granulomatosa crônica – distúrbio raro caracterizado por metabolismo oxidativo defeituoso com incapacidade de gerar peróxido de hidrogênio. Os pacientes têm incidência aumentada de infecções por microrganismos catalase-positivos; as infecções geralmente são devido a *Staphylococcus aureus*, *Escherichia coli*, *Serratia marcences*. Há extensas reações inflamatórias com formação de granulomas.

Distúrbios congênitos de aderência leucocitária – derivam de deficiências na família das proteínas de adesão (CD11/CD18) que comprometem a aderência neutrofílica, prejudicando a quimiotaxia, a fagocitose e a citotoxicidade mediada por anticorpos.

Deficiências de mieloperoxidase

Anomalia de May-Hegglin – condição rara em que os neutrófilos contêm inclusões basófilas de RNA (semelhantes aos corpos de Dohle) em seu citoplasma. A herança é autossômica dominante e há associação de trombocitopenia leve com plaquetas gigantes.

Anomalia de Alder-Reilly – nesta anomalia rara se encontram grânulos de cor púrpura, grosseiros, nos granulócitos, nos monócitos e nos linfócitos. A herança é autossômica recessiva.

Anomalia de Pelger-Huet – nesta condição incomum se encontram neutrófilos bilobados no sangue periférico; a herança é autossômica dominante. Nesta e nas duas anomalias anteriormente citadas, as alterações neutrofílicas são morfológicas, não havendo infecções recorrentes.

Pacientes com distúrbios mieloproliferativos ou mielodisplásticos – freqüentemente apresentam granulação anômala ou hipossegmentação dos neutrófilos (pseudo-Pelger), e estas células podem funcionar inadequadamente.

ALTERAÇÕES QUANTITATIVAS

Neutrofilia

Condição definida como o nível de neutrófilos circulantes (contagem absoluta) acima de 7.000/mm³, é uma das alterações mais freqüentemente observadas na prática clínica. Os mecanismos incluem:

1. **Produção aumentada pela medula óssea** – é a forma reativa a infecções ou inflamações como vasculites, neoplasias malignas (especialmente com necrose), doenças mieloproliferativas e em pacientes que usam lítio. Fumantes crônicos freqüentemente apresentam moderada leucocitose com neutrofilia.

2. **Prejuízo da saída dos neutrófilos do sangue periférico para os tecidos** – é o que ocorre por ação farmacológica (adrenalina e corticosteróides). Os glicocorticóides aumentam a contagem absoluta de neutrófilos, pois prejudicam o egresso dessas células para os tecidos, diminuindo assim a marginação leucocitária.

3. **Redução na porcentagem de neutrófilos do "pool" marginado com aumento no "pool" circulante** – é o que ocorre sob estímulo adrenérgico durante o estresse ou infecções. O exercício induz à neutrofilia, assim como a epinefrina exógena desvia células do "pool" marginado para o circulante. O "pool" marginado é o compartimento de granulócitos do sangue periférico que, permanecendo em contato com o endotélio dos pequenos vasos, não é circulante. No Quadro II-9 são apresentados os mecanismos da neutrofilia.

Quadro II-9 – Mecanismos da neutrofilia.

Circulação	"Pool" mitótico	"Pool" maturativo	Marginação
Reserva medular aumentada	Normal	Diminuído	Aumentada
Desmarginação aumentada	Normal	Normal	Diminuída
Migração tecidual diminuída	Normal	Normal	Normal
Proliferação aumentada	Aumentado	Aumentado	Aumentada

A neutrofilia pode ter várias causas, a saber:

1. **Estímulos físicos/emocionais** – exercício, estresse, raiva, medo, ansiedade, frio, calor. A liberação de epinefrina, norepinefrina e/ou cortisol mobiliza os neutrófilos do compartimento de reserva medular e também diminui a marginação. O retorno ao estado de equilíbrio é prontamente alcançado assim que o estímulo seja removido.

2. **Distúrbios infecciosos** – infecções bacterianas (agudas ou crônicas; especialmente por bactérias piogênicas Gram-positivas ou Gram-negativas), fúngicas (*Candida*, *Aspergillus*) ou virais.

3. **Inflamação/lesão tecidual** – queimaduras, traumatismo (cirurgia), artrite reumatóide, gota, infarto, pancreatite.
   a) *Aguda* – também devido à liberação de epinefrina e/ou cortisol, neutrófilos são liberados dos sítios de estoque com diminuição da desmarginação.
   b) *Crônica* – liberação crônica de citoquinas (IL-1) e fatores estimuladores de colônia (G-CSF, GM-CSF) causam hiperplasia granulocítica, com conseqüente aumento nos neutrófilos circulantes.

4. **Malignidade** – tumores não-hemopoéticos (estômago, pulmão, rim) ou hemopoéticos, leucemia mielóide crônica, policitemia vera, trombocitemia essencial. Potencialmente, qualquer tumor não-hematopoético pode causar neutrofilia reativa, especialmente se metastático. Em alguns casos, os tumores produzem fatores estimulantes de colônia, porém geralmente o que ocorre é necrose com infecção superajuntada. As doenças mieloproliferativas, como trombo-

citemia essencial, policitemia vera e leucemia mielóide crônica, geralmente cursam com neutrofilia e desvio à esquerda que, no caso da leucemia mielóide crônica, geralmente se acompanha de eosino e basofilia.

5. **Drogas** – corticosteróides, lítio, fatores estimulantes de colônia. Os corticóides causam neutrofilia e eventual desvio à esquerda por liberarem neutrófilos dos estoques medulares e também por impedirem sua migração para os tecidos. Os fatores estimulantes de colônia (G-CSF e GM-CSF) induzem à granulopoese, mas também liberam neutrófilos dos estoques medulares.

6. **Estímulo à medula óssea** – pós-hemorragia, pós-agranulocitose ou hemólise. A hemorragia provavelmente causa neutrofilia por liberação de epinefrina e cortisol. A neutrofilia que surge após episódios de agranulocitose ou megaloblastose, em que a regulação dos estoques medulares fica temporariamente comprometida, está bem descrita.

7. **Causas mistas** – fumo, eclâmpsia, acidose, gravidez, menstruação, hereditariedade, doença de Cushing. Neste grupo se incluem doenças de diversas etiologias que não-hematológicas ou reacionais. Compreendem hábitos voluntários como tabagismo, doenças hereditárias (síndrome de Down), estados fisiológicos, alterações metabólicas, bem como formas benignas (neutrofilia crônica idiopática) de etiologia desconhecida que podem persistir por anos, além de outras hereditárias de forma autossômica dominante que cursam com hepatoesplenomegalia.

Neutrofilias reacionais – são as mais freqüentes, secundárias a várias infecções bacterianas (pneumonias, endocardites, meningites, pielonefrites). Geralmente se acompanham de aumento na contagem total de leucócitos sangüíneos (leucocitose, leucócitos acima de 10.000/mm³), podendo apresentar taxas elevadas de bastonetes e por vezes alguns precursores granulocíticos como metamielócitos.

Desvio à esquerda – é a presença no sangue periférico de elevado número de bastonetes e de eventuais precursores que normalmente não se encontram circulantes; esta condição provavel-

mente representa uma tentativa da medula óssea de prover a maior demanda granulocítica. Pode haver febre devido à liberação de pirógenos leucocitários. Em condições fisiológicas, o tempo de produção/maturação medular dos granulócitos neutrófilos a partir de precursores imaturos é de 7 dias, mas, em condições de mielopoese acelerada (como é o caso de infecções ou pós-terapia ablativa), esse tempo pode-se reduzir a dois dias. Nesse caso, surge no sangue periférico um desvio à esquerda escalonado com a presença de todos os precursores granulocíticos (mieloblasto, prómielócito, mielócito e metamielócito), além dos elementos maduros (bastonetes e segmentados neutrófilos), que recebem o nome de reação leucemóide por se assemelhar ao quadro periférico da leucemia mielóide crônica.

Reação leucemóide – é uma leucocitose excessiva à custa de neutrofilia, reativa e geralmente caracterizada pela presença no sangue periférico de células imaturas precursoras dos neutrófilos, que passam da medula óssea ao sangue periférico. Associadas com freqüência a infecções graves, são particularmente acentuadas nas crianças. Devem ser diferenciadas da leucemia mielóide crônica. Alterações morfológicas dos granulócitos como granulações tóxicas e corpúsculos de Dohle, além de "scores" elevados da enzima fosfatase alcalina leucocitária, geralmente colaboram nesse diferencial. O mielograma revela hiperplasia mielóide sem outras anomalias definitivas (Quadro II-10).

Alterações morfológicas dos neutrófilos – identificadas pela observação microscópica do esfregaço sangüíneo, caracteristicamente acompanham as neutrofilias infecciosas. São elas: corpúsculos de Dohle (inclusões citoplasmáticas pequenas de coloração azul-acinzentada que representam agregados de polirribossomos), granulações tóxicas (grânulos neutrofílicos primários persistentes que se coram fortemente) e vacuolização citoplasmática.

Reação leucoeritroblástica – reação provocada por desarranjo medular, causado geralmente por invasão tumoral (Quadro II-11). Observa-se no sangue periférico desvio à esquerda, com número global de leucócitos normal, alto ou baixo, sem presença de blastos. São comuns a presença de eritroblastos circulantes, esquisócitos, hemácias em lágrima e trombocitopenia, podendo haver anemia concomitante.

Quadro II-10 – Diagnóstico diferencial da neutrofilia grave.

Reação leucemóide	Doença mieloproliferativa
Presença de infecção/inflamação	Não se identifica outra etiologia
Leucócitos < 50.000/mm³	Leucócitos > 100.000/mm³
Desvio à esquerda, bastonetes até 10%	Desvio à esquerda com precursores
Fosfatase alcalina leucocitária alta	Fosfatase alcalina leucocitária baixa na leucemia mielóide crônica, variável nas outras doenças
Alterações morfológicas neutrofílicas	Ausência de alterações morfológicas neutrofílicas
Ausência de eosino e basofilias	Freqüentes eosino e basofilias
Plaquetas pequenas, agregação normal	Plaquetas grandes, agregação anormal
No de plaquetas 600.000-700.000/mm³	Número de plaquetas > 100.000/mm³
Ausência de trombocitopenia	Trombocitopenia eventual
Ausência de eritroblastos circulantes	Presença de eritroblastos circulantes
Morfologia normal das hemácias	Morfologia anormal das hemácias
Ausência de esplenomegalia	Esplenomegalia em 25-75%
Hiperplasia medular granulocítica	Hiperplasia com alteração megacariocítica Fibrose eventual
Cariótipo normal	Cariótipo anormal (LMC com Ph+)

Quadro II-11   Causas de reação leucoeritroblástica.

Malignas	Não-malignas
Tumor metastático	Mielofibrose
Próstata, pulmão	Osteopetrose
Mieloma múltiplo	Doença de Gaucher
Doença de Hodgkin	Tuberculose
Linfoma não-Hodgkin	Hemólise aguda
	Hemorragia aguda
	Anemia megaloblástica
	Talassemia *major*

Avaliação do paciente neutrofílico

1. Verificar pela anamnese a presença de gravidez, uso de drogas esteróides, infecção recente, febre ou esplenectomia.
2. Se a anamnese for negativa e o exame físico excluir focos infecciosos, iniciar a pesquisa de focos ocultos: radiografia de crânio, dentes, tórax, abdome; hemograma, hemossedimentação, urina tipo 1, ASLO, além de hemoculturas, ecocardiograma.
3. Mielograma com mielocultura e eventual exame citogenético quando os anteriores forem negativos.

Neutropenia

Condição definida como contagem absoluta de neutrófilos inferior a 2.000/mm³ em indivíduos brancos e 1.300/mm³ em indivíduos negros. Pode ser leve (1.000 a 2.000), moderada (500 a 1.000), grave (100 a 500) ou muito grave (inferior a 100/mm³), com risco aumentado de infecção proporcional à gravidade e duração da neutropenia.

O nível de 500 neutrófilos/mm³ é considerado crítico, abaixo do qual é realmente muito sério o risco de infecção.

Devem-se sempre considerar os valores da fórmula leucocitária associados às contagens absolutas para não se incorrer em erros de interpretação dos resultados. Lembrar ainda da existência dos neutrófilos do "pool" marginado, que não participam da contagem numérica dos leucócitos.

Têm sido identificados vários mecanismos, hereditários ou adquiridos, para explicar a fisiopatologia das neutropenias, a saber:

1. *Diminuição da proliferação medular* – por diminuição do compartimento da "stem cell" medular, todos os demais estão diminuídos (mitótico, pós-mitótico, marginal e circulante).

2. **Proliferação ineficaz** – a "stem cell" e o compartimento mitótico estão normais ou aumentados, porém os demais (maturação, marginal e circulante), diminuídos.

3. **Diminuição da sobrevida dos neutrófilos** – comportamento semelhante ao anterior.

4. **Aumento da marginação** – os compartimentos medulares de gênese e maturação estão normais, o "pool" marginal aumentado e o circulante diminuído.

5. **Aumento da liberação dos neutrófilos para os tecidos** – a "stem cell" e o compartimento mitótico estão normais, o "pool" maturativo aumentado, o "pool" marginal e circulante diminuídos.

Causas

Produção medular diminuída:

1. Distúrbios hereditários

a) *Síndrome de Kostman* – neutropenia moderada a grave, associada a disgamaglobulinemia, com maturação normal até promielócitos e alterações cromossômicas.

b) *Disgenesia reticular* – neutropenia grave com imunodeficiência combinada, imunoglobulinas reduzidas, ausência de precursores granulocíticos medulares, linfocitopenia e aplasia tímica. O transplante de medula é fundamental.

c) *Disqueratose* – pode estar associada à hipoplasia medular e à leucopenia leve. Alguns pacientes apresentam anemia, neutropenia, trombocitopenia, e outros, defeitos congênitos sugerindo anemia de Fanconi.

d) *Síndrome de Schwachman-Diamond* – acentuada hipoplasia medular (neutropenia hipoplástica crônica) pode estar isolada ou associada à insuficiência pancreática, quando recebe o nome da citada síndrome. As crianças têm baixa estatura, anomalias esqueléticas, retardo mental e outros defeitos congênitos; lembra o quadro de doença fibrocística, mas o teste do suor é negativo.

e) *Neutropenia constitucional* – relativamente freqüente, sobretudo em indivíduos da raça negra, e assintomática. A taxa de neutrófilos circulantes é de 500 a 1.500/mm^3.

2. Distúrbios adquiridos

a) *Falência ou infiltração medular* – uma das maiores causas de neutropenia é aquela que se acompanha de outras citopenias, defeito adquirido que atinge todas as linhagens celulares, com anemia e trombocitopenia associadas. Geralmente há dismielopoiese, anemia aplástica ou outra doença maligna ou tumoral afetando a medula óssea.

b) *Neutropenia induzida por drogas* – a supressão medular e a granulopoese ineficaz são os mecanismos mais comuns de neutropenia por drogas. Algumas drogas causam efeito previsível sobre a "stem cell" hemopoética, relacionando o aparecimento, a duração e a gravidade da neutropenia à dose e ao tempo de ação da droga (é o caso dos agentes citostáticos). Outras drogas provocam neutropenia por mecanismos imunológicos, como reações de hipersensibilidade, induzindo formação de anticorpos ou complexos imune hapteno-anticorpo. Pacientes com história prévia de reações de hipersensibilidade estão mais sujeitos a essas reações de idiossincrasia, que podem ocorrer com vários tipos de drogas e são mais comuns em mulheres e pacientes mais velhos. Mesmo que uma droga não seja comumente associada à neutropenia, deve-se suspeitar dela caso ocorra esse efeito. São drogas comumente associadas à neutropenia: penicilinas semi-sintéticas, cefalosporinas, sulfonamidas, fenilbutazona, sais de ouro, antitiroideanos, antiarrítmicos como quinidina, procainamida e neurolépticos. Pacientes que desenvolvem esse tipo de neutropenia geralmente apresentam dor de garganta, febre e calafrios após estarem usando a droga por alguns dias ou semanas; a contagem de neutrófilos geralmente é menor que 500/mm^3, e a medula óssea hipocelular, com ausência quase completa de granulócitos. A recuperação ocorre dentro de algumas semanas após a suspensão do medicamento. Quando o mecanismo envolvido é imunológico, a medula óssea pode ser hipercelular, com hiperplasia granulocítica, e a recuperação é mais rápida (alguns dias até), ocorrendo às vezes leucocitose como efeito "rebound".

c) *Infecções* – os mecanismos exatos envolvidos ainda não estão totalmente elucidados; em alguns casos, como na infecção pelo vírus HIV, é certamente multifatorial. Potencialmente, todos os tipos de agente etiológico podem causar neutropenia: bactérias (tifóide, tuberculose, brucela), vírus (HIV, hepatites A e C, citomegalovírus, Epstein-Barr vírus, rubéola, sarampo, varicela), protozoários (malária), riquétsias (tifo).

d) *Neutropenia cíclica* – ocorre em alguns pacientes que apresentam sintomas de fadiga, mal-estar e lesões de boca a cada 21 dias aproximadamente. Tem herança autossômica dominante e freqüentemente ocorre na infância, sendo porém diagnosticada somente mais tarde. A neutropenia cíclica deve ser bem documentada por repetidas contagens de neutrófilos; o mielograma nesses episódios deve apresentar hipoplasia; geralmente se acompanha de monocitose cíclica. É considerada uma alteração periódica da "stem cell" medular provocada por falha nos mecanismos de estímulo à granulopoese.

e) *Neutropenia crônica idiopática* – grupo heterogêneo de condições benignas, geralmente associado à neutropenia leve a moderada e, portanto, com pequeno risco de infecção. Alguns pacientes parecem apresentar inibição da granulopoese, mas em outros o defeito parece ser a produção diminuída de receptores aos fatores de crescimento mielóides. Freqüentemente, inicia-se nos dois primeiros anos de vida, mas muitas crianças são assintomáticas. Uma das variantes é a neutropenia étnica (em negros ou japoneses), sugerindo os testes de laboratório ser um defeito de liberação medular.

f) *Esplenomegalia* – neste caso, a neutropenia é geralmente moderada/leve, acompanhada de anemia ou trombocitopenia, reticulocitose e costuma resultar de hiperesplenismo, qualquer que seja a causa da esplenomegalia. Os neutrófilos são seqüestrados, mas apresentam sobrevida normal. O mielograma poderá ser útil para excluir doenças infiltrando a medula óssea.

g) *Síndrome de Felty* – foi descrita em 1924 por Felty como artrite, leucopenia e esplenomegalia. Afeta cerca de 1% dos pacientes reumáticos, especialmente aqueles de longa duração da doença ou com altos títulos de fator reumatóide e fatores antinúcleo. Não há correlação entre o tamanho do baço e o grau de neutropenia, que geralmente é leve/moderada, mas pode ser grave. A medula óssea costuma apresentar aumento da granulopoese; alguns pacientes apresentam imunocomplexos demonstráveis na superfície dos neutrófilos. Assim, parece que a patogenia, nesse caso, possa ser uma combinação de hiperesplenismo com diminuição da sobrevida neutrofílica e auto-imunidade.

h) *Auto-imunidade* – a neutropenia associada a distúrbios auto-imunes tem muitas etiologias possíveis, tendo-se descrito a supressão direta de granulócitos, presença de anticorpos antineutrófilos circulantes, aumento da marginação neutrofílica e hiperesplenismo.

i) *Neutropenia isoimune* – crianças podem nascer com neutropenia grave devido à passagem transplacentária de anticorpos maternos tipo IgG antineutrófilos. A gravidade da neutropenia é variável, podendo durar de 6 a 12 semanas, até que os anticorpos desapareçam. São anticorpos contra antígenos neutrofílicos específicos como NA-1 e NA-2, NB-1 e NC-1, e o mecanismo de aparecimento é semelhante ao da hemólise induzida por fator Rh, podendo ser necessários antibióticos e até exsangüineotransfusão.

j) *Pseudoneutropenia* – condição de causa desconhecida, resulta do aumento da marginação dos neutrófilos e não apresenta risco aumentado de infecção.

k) *Anemia megaloblástica* – a deficiência de vitamina B_{12} e ácido fólico causa neutropenia por granulocitopoiese ineficaz. Geralmente, a contagem é superior a 1.000/mm^3 e está associada à macrocitose e à trombocitopenia. A dosagem sérica dos co-fatores citados, além do mielograma, conclui o diagnóstico.

Avaliação do paciente neutropênico

Avaliação clínica

História clínica detalhada e exame físico acurado limitam, consideravelmente, as possiblidades diagnósticas. Um paciente em exame periódico que tenha apenas leve neutropenia absoluta pode ter infcção viral assintomática, devendo ser repetida a contagem em uma ou duas semanas. Observar na anamnese a presença de sintomas recentes ou antigos, cíclicos ou não, fadiga, mal-estar, úlceras de boca e orofaringe, lesões de pele. Investigar uso de medicamentos por tempo prolongado, exposição a toxinas medulares como benzeno ou doenças prévias como artrite reumatóide ou lúpus eritematoso sistêmico. Pesquisar ainda história familiar ou ocorrência de infecções recorrentes desde a infância.

No exame físico, atentar para a presença de linfadenopatia ou hepatoesplenomegalia, sinais de infecção de pele em região perineal e intertriginosas, além de úlceras de boca.

Testes laboratoriais

a) O hemograma é fundamental para a caracterização da condição neutropênica, associada ou não a outras citopenias. Lembrar que a contagem leucocitária global pode ser normal em pacientes moderadamente neutropênicos, sendo fundamental, portanto, a observação dos valores absolutos de cada tipo de leucócito. Isso evita erros de interpretação diagnóstica dos resultados da fórmula leucocitária (por exemplo: em uma neutropenia, pode-se concluir erroneamente que exista linfocitose, a qual, no caso, é apenas relativa sem haver aumento absoluto dos números de linfócitos).

b) Pacientes com neutropenia grave sem causa aparente (droga, infecção viral) podem precisar de mielograma e biópsia medular. O exame da medula óssea é útil para determinar o nível da lesão da granulopoese, ou seja, se há redução nos precursores medulares jovens ou apenas nos circulantes periféricos; fornece também informações sobre o acometimento medular por hemopatias malignas.

c) Dosagens de fator reumatóide, fator antinúcleo, imunoeletroforese sérica, níveis séricos de folato e vitamina B_{12}, anticorpos antineutrófilos podem ser úteis na elucidação diagnóstica.

d) Testes de fatores estimulantes de colônia como G-CSF, GM-CSF, IL-3 em conjunto com cultura *in vitro* de medula óssea podem estar disponíveis em alguns centros; são usados para avaliar a mielopoese alterada como também a eventual supressão medular por células T citotóxicas ou fatores inibidores séricos.

e) Testes de mobilização com epinefrina e prednisona (teste de Bishop) podem fornecer uma estimativa do tamanho dos compartimentos ("pools") e ajudam a determinar o risco de o paciente adquirir novas infecções. Pacientes com pseudoneutropenia apresentam aumento na contagem de neutrófilos acima de 2.000/mm³ após epinefrina, mas têm resposta menor à prednisona. Pacientes que têm boa reserva medular e adequado "pool" de estoque aumentam a contagem neutrofílica acima de 2.000/mm³ com prednisona.

f) Existem testes para avaliação do tamanho do "pool" mitótico, pós-mitótico e "turnover" sangüíneo que podem ser feitos em alguns indivíduos com técnicas especiais que usam neutrófilos marcados. Estas, porém, são caras, demoradas e, na maioria das vezes, desnecessárias.

g) Bons testes para avaliar a cinética dos neutrófilos nem sempre são disponíveis; assim, a contagem absoluta dos neutrófilos associada à avaliação da medula óssea é o melhor caminho para se distinguir entre o aumento de destruição e a produção diminuída dos neutrófilos como causa da neutropenia.

AGRANULOCITOSE

O termo foi utilizado, inicialmente, por Schultz em 1922 para descrever uma reação de idiossincrasia à droga, caracterizada por febre, dor de garganta, desmaio com neutropenia grave. Diferentes tipos de drogas têm sido implicados (Quadro II-12).

PATOGÊNESE

Têm-se descrito dois mecanismos, a saber:
1. Toxicidade direta da droga aos granulócitos como, por exemplo, fenotiazinas.
2. Imunológico: anticorpos formados que reagem contra os granulócitos ou contra complexos droga/granulócito como, por exemplo, clorpropamida, aminopirina.

QUADRO CLÍNICO

A doença aguda tem início rápido marcado por febre e infecções múltiplas: angina ulceronecrótica, infecções cutâneas múltiplas, focos pulmonares, septicemia, etc. Pode haver um foco evidente de infecção, como furúnculo, celulite, faringite, ou o paciente pode se apresentar indisposto com febre, mialgia, dor óssea e desmaios. Se o diagnóstico demora a ser feito e a droga não é retirada, pode sobrevir óbito.

DIAGNÓSTICO

O diagnóstico de agranulocitose deve ser considerado em qualquer indivíduo com neutropenia

Quadro II-12 – Drogas potencialmente causadoras de agranulocitose.

Antibióticos	Cloroquina Cloranfenicol Sulfonamidas
Antiinflamatórios	Fenilbutazona Indometacina Sais de ouro
Analgésicos	Aminopirina
Anticonvulsivantes	Carbamazepina Fenitoína
Antitiroideanos	Tiouracil Carbimazol Propiltiouracil
Fenotiazinas	Clorpromazina
Anti-hipertensivos	Captopril Hidralazina Procainamida
Antidepressivos	Amitriptilina Imipramina
Hipoglicemiantes	Clorpropamida
Tolbutamida	

que tome alguma medicação. O hemograma revela imediatamente agranulocitose, sendo a contagem de neutrófilos inferior a 100/mm³; as outras séries mantêm-se relativamente normais (às vezes, há discreta trombocitopenia). É imperativo o mielograma que mostrará completa aplasia granulocítica ou hiperplasia com parada de maturação no estágio de maturação granulocítica que for afetado. Assim, a fenilbutazona afeta os precursores granulocíticos muito precocemente, enquanto o tiouracil afeta os elementos maduros como bastonetes e segmentados. A duração da neutropenia pode ser grosseiramente prevista a partir do grau de hipoplasia medular; se apenas mieloblastos estão presentes na medula óssea, o período de neutropenia será mais longo do que naqueles em que as formas maduras estão presentes na medula. A velocidade de recuperação depende também da droga envolvida. Pode-se observar bloqueio de maturação no estágio de pró-mielócitos, os quais se apresentam numerosos na medula óssea com prejuízo dos outros elementos granulocíticos. Nesse caso, o diferencial faz-se com leucemia pró-mielocítica aguda, contra a qual fala a ausência de bastonete de Auer, a história de uso do alérgeno, a evidência eventual de anticorpos séricos contra o alérgeno e, finalmente, a evolução pós-tratamento.

A agranulocitose é o desaparecimento quase total dos granulócitos do sangue. Na prática, as neutropenias graves (contagens de neutrófilos inferiores a 300/mm³) entram dentro do mesmo quadro, apresentando os mesmos problemas prognósticos (risco grave de infecção) e terapêuticos.

Agranulocitose constitucional

É doença genética muito rara. A enfermidade de Kostmann é uma forma familiar que se inicia nos primeiros dias com infecções graves e leva à morte em alguns meses. Existe uma agranulocitose crônica das crianças pequenas, sem fator familiar, que cursa com infecções graves, porém cura em alguns meses. O tratamento é o cuidado preventivo e curativo das infecções.

BIBLIOGRAFIA

BERNARD J, LÉVY JP. Manual de Hematologia. Masson, 1979.
DALLMAN PR. Pediatrics. Appleton-Century-Crofts, 1977.
HOFFBRAND AV, PETTIT JE. Essential Haematology. Blackwell Scientific Publications, 1993.
MAZZA JJ. Manual of Clinical Hematology. Little, Brown and Company, 1995.
SHINTON NK. CRC Desk Reference for Hematology, 1998.
TARELLA C. Manuale di Orientamento Diagnostico in Ematologia. Centro Scientifico Editore, 1995.

Capítulo 5

Leucemias Mielóides Agudas e Síndromes Mielodisplásicas

SÉRGIO LUÍS RAMOS MARTINS

LEUCEMIAS AGUDAS

INTRODUÇÃO

As leucemias englobam um grupo heterogêneo de neoplasias do tecido hematopoético, e podem ser classificadas em dois grandes grupos, as leucemias agudas e crônicas, que se diferenciam substancialmente na apresentação clínica, achados laboratoriais, tratamento e prognóstico. As leucemias agudas constituem cerca de 70% das leucemias da infância, das quais cerca de 80% são constituídas pela leucemia linfoblástica aguda (LLA) e, cerca de 15 a 20%, representadas pela leucemia mielóide aguda (LMA) e leucemias bifenotípicas agudas. Vale ressaltar, que a LLA é a mais comum de todas as neoplasias em crianças. Por outro lado, as leucemias crônicas, que constituem o grupo de maior incidência e prevalência em adultos, são extremamente raras em crianças.

O uso sistemático da análise morfológica, citoquímica, imunofenotípica e genética das leucemias agudas resultou no reconhecimento de alguns novos subtipos, cuja identificação não era possível anteriormente. A seguir, serão descritos sucintamente os diversos métodos utilizados na prática laboratorial clínica que permite uma adequada classificação da LMA. Os achados específicos em cada metodologia, que possibilitam a utilização da nova classificação da Organização Mundial da Saúde (OMS) estarão detalhados na descrição dos subtipos específicos.

EPIDEMIOLOGIA

A incidência global de leucemia aguda é de aproximadamente 4/100.000 pessoas por ano, sendo que cerca de dois terços dos casos são LMA e um terço LLA. Oposta à LLA, que é uma neoplasia predominantemente de crianças, a LMA é pouco freqüente em crianças. No entanto, em lactentes (menos de 1 ano de vida) a LMA é mais comum que a LLA.

A LMA representa cerca de 15 a 20% das leucemias agudas na infância e 80% em adultos. Ao contrário da LLA, não há diferenças de incidência entre as raças americana, africana e caucasiana, assim como não há diferença entre os sexos feminino e masculino.

ETIOLOGIA

Viroses, doenças genéticas, radiação ionizante, quimioterapia citotóxica e benzeno são alguns dos possíveis fatores etiológicos associadas com as leucemias e síndromes mielodisplásicas. Por exemplo, crianças com síndrome de Down, doenças com instabilidade cromossômica, como a anemia de Fanconi, têm um risco aumentado para desenvolver LMA. Da mesma forma, exposição a agentes ionizantes, radioterapia e quimioterapia têm associação e risco aumentado de desenvolvimento de LMA secundária. No entanto, na maioria dos casos a LMA é de causa indeterminada.

APRESENTAÇÃO CLÍNICA

As leucemias agudas são doenças de apresentação e evolução bastante rápidas, variando de dias a poucas semanas. As principais manifestações clínicas ocorrem justamente devido ao quadro de insuficiência medular. Portanto, comumente os pacientes têm sinais e sintomas associados à anemia, quais sejam, palidez cutâneo-mucosa, astenia, fadiga muscular; associados à neutropenia pode ocorrer quadro febril decorrente do maior risco de infecções; e sangramentos cutâneo-mucosos, como petéquias, equimoses, gengivorragia, epistaxes devido à plaquetopenia. Sintomas neurológicos podem ocorrer secundários à infiltração do sistema nervoso central (SNC) por células leucêmicas, que é muito mais freqüente na LLA, mas também pode ocorrer na LMA.

MORFOLOGIA

As leucemias agudas são doenças clonais do tecido linfo-hematopoético que se caracterizam pela proliferação anormal de células progenitoras associadas às linhagens mielóide, linfóide B ou linfóide T, que ocasionam insuficiência da medula óssea, sem produção adequada dos constituintes sangüíneos maduros normais. Deste modo, a infiltração da medula óssea nas leucemias agudas é comumente acompanhada de neutropenia, anemia e plaquetopenia. Portanto, a avaliação laboratorial inicial para o diagnóstico das leucemias agudas se faz pelo hemograma e pela análise morfológica de esfregaços de sangue periférico (SP) e medula óssea (MO).

O SP de pacientes com LMA e LLA tem invariavelmente anemia, neutropenia ou plaquetopenia, isoladamente ou em associação. A presença de blastos no SP ocorre na maioria dos casos, mas em quantidade extremamente variável, podendo ocorrer desde a presença de raros blastos até casos com hiperleucocitose (acima de 100.000 blastos/mm³). Ausência de blastos (leucemia aleucêmica) em SP é rara. Os blastos são células imaturas, de médio a grande porte, alta relação núcleo-citoplasmática, cromatina frouxa com nucléolo evidente e citoplasma basofílico. Variantes como, por exemplo, blastos pequenos com cromatina densa e nucléolo pouco evidente, assim como blastos com relação núcleo-citoplasmática intermediária e citoplasma

abundante, também podem ser encontrados. Geralmente, os mieloblastos são células maiores que os linfoblastos e apresentam granulação citoplasmática, o que por si só não permite definir o diagnóstico de LMA, haja vista que existem casos de LLA com blastos granulares. A infiltração da medula óssea também é variável, mas uma porcentagem mínima de 20% de blastos se faz necessária como critério para o diagnóstico de LMA. Casos com contagem de blastos em medula óssea inferior a 20% devem ser classificados no grupo das síndromes mielodisplásicas, que serão discutidos a seguir. A LLA, na maioria dos casos, tem o tecido hematopoético normal da MO substituído pelos linfoblastos.

CITOQUÍMICA

A reação citoquímica para mieloperoxidase (MPO) é um marcador específico para diferenciação mielóide, mas sua ausência não exclui o diagnóstico de LMA. Como veremos adiante, alguns subtipos podem não ter atividade para MPO, mas mesmo assim comportam o diagnóstico de LMA. A positividade da reação de esterase inespecífica ocorre na maioria (cerca e 80%) dos casos de LMA com diferenciação monocítica. A reação com alfa-naftil acetato esterase (ANA) pode ser fracamente positiva em neutrófilos. Em linfoblastos, megacarioblastos e eritroblastos é positiva, de padrão pontual multifocal, podendo ser inibida pela adição de fluoreto de sódio (NaF) apenas parcialmente, enquanto que nos monoblastos a reação de ANA é inibida totalmente pelo NaF. Vale ressaltar que, assim como a reação de MPO pode ser negativa na LMA, a reação de esterase, além de não específica para monoblastos, também pode ser negativa. A imunofenotipagem com marcadores para a linhagem monocítica tem melhor sensibilidade e reprodutibilidade, e por isso tem gradativamente substituído a reação de esterase. A reação de PAS não é um marcador específico para linhagem mielóide ou linfóide, apesar de mais freqüentemente ser positiva na LLA. No entanto, alguns subtipos de LMA, como a eritroleucemia podem apresentar reação para o PAS positiva em forte intensidade.

IMUNOFENOTIPAGEM

O estudo imunofenotípico da LMA tem uma importância central para o reconhecimento da LMA minimamente diferenciada e diferenciá-la da

LLA, haja vista que estes dois subtipos apresentam achados tanto morfológicos quanto citoquímicos superponíveis. O fenótipo também é fundamental para o diagnóstico da leucemia megacarioblástica aguda, assim como para diferenciar as leucemias linfóides agudas de linhagem B e T. Como veremos adiante, alguns achados imunofenotípicos específicos permitem, em casos particulares, sugerir o diagnóstico de outros subtipos específicos.

Para o estudo imunofenotípico das leucemias agudas, um painel mínimo de anticorpos monoclonais que contemple marcadores associados às linhagens mielóide, monocítica, eritrocítica, megacariocítica, linfóide B e T devem ser incluídos, assim como marcadores associados a precursores hematopoéticos devem ser contemplados (Quadro II-13). Apenas um painel imunofenotípico mínimo permitirá diferenciar entre leucemias agudas e crônicas, assim como reconhecer leucemias de linhagem mista ou bifenotípica.

ESTUDOS GENÉTICOS

A citogenética e estudos moleculares auxiliam uma melhor subclassificação das neoplasias de origem hematopoética em geral, e em especial da LLA e LMA. A importância em relação à estratificação prognóstica e terapêutica adquiriu tamanha importância, que a nova classificação proposta pela OMS contemplou um grupo específico de LMA baseado em alterações citogenéticas recorrentes que serão detalhadas logo a seguir.

CLASSIFICAÇÃO DA LEUCEMIA MIELÓIDE AGUDA

As leucemias agudas de linhagem mielóide constituem um grupo heterogêneo de doenças, mas que apresentam em comum alteração de células progenitoras comprometidas com a linhagem mielóide. Comum às leucemias agudas, incluindo as leucemias agudas de linhagem linfóide, a alteração clonal de uma célula progenitora acarreta um quadro de insuficiência medular rapidamente progressiva, que está associado à morbi-mortalidade destas doenças.

Em 1975 o grupo Franco-Americano-Britânico (FAB) sugeriu uma classificação da LMA baseada em achados citomorfológicos e citoquímicos. Este mesmo grupo FAB, em 1982, propôs uma nova classificação, que além dos achados morfológicos e citoquímicos, associava os achados imunofenotípicos. Inicialmente foram propostos seis subtipos de LMA e com a incorporação dos achados imunofenotípicos, possibilitou o reconhecimento de dois novos subtipos.

Mais recentemente, em 2001, a organização mundial da saúde (OMS) propôs uma nova classificação para a LMA, que em associação aos critérios morfológicos e fenotípicos, incorporava achados citogenéticos e também achados clínicos. Portanto, essa nova classificação, reconhece e classifica isoladamente subtipos que englobam vários achados relacionados à biologia do processo leucêmico e, ainda, alguns padrões citogenéticos e moleculares estarem relacionados com resposta terapêutica e sobrevida. Por justamente predizer subtipos associados a prognóstico e, por conseguinte, a modalidades terapêuticas específicas, esta classificação é a mais utilizada atualmente, e na qual iremos focar esse capítulo.

Conforme listada no Quadro II-14, a classificação da LMA engloba quatro grandes categorias: 1. leucemia mielóide aguda com alterações citogenéticas recorrentes; 2. leucemia mielóide aguda com displasias de múltiplas linhagens; 3. leucemia mielóide aguda relacionada à terapia; 4. leucemia mielóide aguda não categorizada nas anteriores.

Quadro II-13 – Painel de anticorpos monoclonais mais comumente usados para a classificação das leucemias agudas.

Precursores	
hematopoéticos:	CD34, HLA-DR, TdT, CD45
Linhagem linfóide B:	CD19, CD20, CD22, CD79a, IgM
Linhagem linfóide T:	CD2, CD3, CD5, CD7, CD8
Linhagem mielóide:	CD117, CD13, CD33, CD15, CD65, MPO
Linhagem monocítica:	CD11c, CD14, CD64, CD4
Linhagem megacariocítica:	CD41, CD42, CD61
Linhagem eritróide:	Glicoforina A, CD71

LEUCEMIA MIELÓIDE AGUDA COM ALTERAÇÕES CITOGENÉTICAS RECORRENTES

LMA com t(8;21)(q22;q22), (AML1/ETO)

Definição: é uma LMA que se apresenta geralmente com pelo menos 10% de neutrófilos maduros.

Quadro II-14 – Classificação da LMA pela OMS.

Leucemia mielóide aguda com alterações citogenéticas recorrentes
LMA com t(8;21)(q22;q22); (AML1/ETO)
LMA com inv(16)(p13q22) ou t(16;16)(p13;q22); (CBFb/MYH11)
LPA com t(15;17)(q22;q12); (PML/RARa) e variantes
LMA com 11q23 (MLL)
Leucemia mielóide aguda com displasias de múltiplas linhagens
Pós-síndrome mielodisplásica ou síndrome mielodisplásica/mieloproliferativa
Sem síndrome mielodisplásica prévia
Leucemia mielóide aguda relacionada à terapia
Relacionada a agentes alquilantes
Relacionada a inibidores da topoisomerase II
Leucemia mielóide aguda não categorizada nas anteriores
LMA minimamente diferenciada
LMA sem maturação
LMA com maturação
Leucemia mielomonocítica aguda
Leucemia monoblástica e leucemia monocítica aguda
Leucemia eritróide aguda
Leucemia megacarioblástica aguda
Leucemia basofílica aguda
Panmielose aguda com mielofibrose
Sarcoma mielóide

Morfologia e citoquímica: caracteriza-se por blastos grandes com abundante citoplasma basofílico, contento numerosos grânulos azurofílicos. Alguns blastos podem apresentar grânulos pseudo-Chediak-Higashi. Os bastonetes de Auer são longos e freqüentes. Os precursores eosinofílicos estão freqüentemente aumentados, mas não exibem displasia ou anormalidades citogenéticas. A reação citoquímica para MPO é positiva em pelo menos 3% dos blastos.

Imunofenótipo: os blastos são positivos para os antígenos associados a linhagens mielóides CD13, CD33 e CD117, com freqüente co-expressão anômala do antígeno linfóide B CD19 e/ou do antígeno associado à linhagem NK, o CD56.

Citogenética: a t(8;21)(q22;q22) envolve o gene AML1 localizado no braço longo do cromossomo 21 e o gene ETO localizado no cromossomo 8. O transcrito de fusão AML1/ETO é consistentemente detectado em pacientes com t(8;21).

Prognóstico: a LMA com t(8;21) está associada com alta taxa de remissão completa a quimioterapia e bom prognóstico.

LMA com inv(16)(p13;q22), (CBFb/MYH11)

Definição: é definida pela presença de blastos com diferenciação para ambas as linhagens granulocítica e monocítica, com aumento de componente eosinofílico anormal em medula óssea.

Morfologia e citoquímica: caracteriza-se pela presença de componente monocítico entre 20% e 80% das células blásticas da medula óssea, assim como na LMA, no entanto em adição apresentam aumento de eosinófilos na medula óssea em variados estágios de maturação. Os eosinófilos apresentam displasia evidente, com granulações citoplasmáticas maiores que o normalmente observado em eosinófilos normais, com coloração roxo-violeta. Eosinófilos maduros podem ocasionalmente apresentar hipossegmentação nuclear (pseudo-Pelger-Huet). Os blastos geralmente apresentam reação citoquímica para MPO positiva. A reação de cloroacetato-esterase, que normalmente é negativa na série eosinofílica da LMA com t(8;21), é positiva nos eosinófilos anormais da LMA com inv(16).

Imunofenótipo: o estudo imunofenotípico demonstra a presença de duas populações distintas de blastos: uma com 20 a 80% de células de linhagem mielóide com diferenciação monocítica, caracterizadas pela expressão dos antígenos mielóides CD13 e CD33, e co-expressão variada dos antígenos associados à linhagem monocítica CD4 de baixa densidade, HLA-DR (forte intensidade), CD11c, CD14 e CD64 (componente monocítico) e outra com células de linhagem mielóide imatura que expressam CD34, CD117, CD33, CD13 e MPO.

Citogenética: a inv(16)(p13;q22) envolve o gene CBFb na região q22 localizada no braço longo do cromossomo 16 e o gene MYH11 localizado no braço curto, também no cromossomo 16. Por citogenética convencional a inv(16) nem sempre pode ser facilmente detectada, especialmente em metáfases com má qualidade. Nestes casos, o estudo molecular por FISH ou RT-PCR pode ser necessário para o diagnóstico.

Relevância clínica: em comparação a outros tipos de LMA, os pacientes apresentam leucocitose e organomegalia mais freqüentemente, e respondem favoravelmente à indução de remissão com quimioterapia com uso de citarabina em altas doses e têm melhor prognóstico.

LEUCEMIA PRÓ-MIELOCÍTICA AGUDA

LMA com t(15;17)(q22;q12), (PML/RARa)

Definição: a leucemia promielocítica aguda (LPA) é definida pela presença de predomínio de blastos com aparência de promielócitos anormais.

Morfologia e citoquímica: caracteriza-se pela presença de blastos com núcleo excêntrico e citoplasma com abundante granulação, alguns com numerosos bastonetes de Auer ("faggot cells"). Em alguns casos, os grânulos citoplasmáticos são tão numerosos que tornam difícil distinguir o núcleo do citoplasma. Na forma variante hipogranular da LPA os blastos têm núcleo volumoso e convoluto, alguns em forma de halteres. O citoplasma é basofílico com granulação escassa. A LPA é classificada quando as formas hipogranulares constituem acima de 50% dos blastos. Em ambos os casos, forma hipergranular e hipogranular, a reação citoquímica para MPO é positiva na maioria dos blastos, de forte intensidade.

Imunofenótipo: o estudo imunofenotípico revela relação tamanho celular/complexidade citoplasmática (FSC/SSC) alta. Os blastos apresentam expressão dos antígenos mielóides CD117, CD13 heterogênea, CD33 homogênea e são caracteristicamente negativos para os antígenos CD34, CD15 e HLA-DR.

Citogenética: a t(15;17)(q22;q12) envolve o gene RARa localizado no braço longo do cromossomo 17, que codifica o receptor do ácido retinóico alfa, e o gene PML localizado no braço longo do cromossomo 15. O transcrito de fusão PML/RARa é consistentemente detectado em pacientes com LPA. Raros casos de LPA expressam o transcrito PML/RARa, mas não apresentam a t(15;17) clássica. Esses casos apresentam a inserção do gene RARa no gene PML submicroscópica ou críptica.

Relevância clínica: os pacientes com LPA apresentam quadro clínico e alterações laboratoriais compatíveis com coagulação intravascular disseminada (CIVD). Com a terapia clássica para LMA os pacientes freqüentemente evoluíam a óbito devido a complicações da CIVD. No entanto, após o advento do tratamento com o ácido transretinóico (ATRA) a LPA com t(15;17) passou a apresentar boa resposta clínica e melhor controle da CIVD. A LMA com t(15;17) está associada à alta taxa de remissão completa e bom prognóstico.

Variantes

Há três variantes da LPA envolvendo o gene *RARa*: 1. t(11;17)(q23;q21) que envolve o gene *RARa* localizado no braço longo do cromossomo 17, e o gene PLZF localizado no braço longo do cromossomo 11; 2. t(5;17)(q23;q12) com fusão do gene *RARa* com o gene *NPM* no braço longo do cromossomo 5; 3. t(11;17)(q13;q21) com fusão do gene *NuMA* no cromossomo 11 com o gene *RARa*.

Morfologia e citoquímica: geralmente os casos de translocação variante têm morfologia compatível com LPA, mas com algumas particularidades. Pacientes com t(11;17)(q23;q21) apresentam predomínio de células com núcleo regular, aumento de formas com núcleo hipossegmentado (pseudo-Pelger-Huet) e blastos hipergranulares. Já na LPA com t(5;17)(q23;q12) predomina as células hipergranulares, mas bastonetes de Auer não são identificados pela microscopia convencional.

Relevância clínica: a LPA com t(11;17) (q23; q21) é resistente à terapia com ATRA, enquanto que a variante t(5;17)(q23;q12) parece responder ao ATRA.

LMA com anormalidades 11q23 (gene MLL)

Definição: a LMA com anormalidades 11q23 está associada com blastos com diferenciação monocítica.

Morfologia e citoquímica: há um predomínio de monoblastos e pró-monócitos. Os monoblastos são células grandes, com abundante citoplasma basofílico, fina granulação azurofílica e microvacúolos. Os pró-monócitos apresentam núcleo mais convoluto, com citoplasma menos basofílico e com granulação azurofílica mais evidente. A reação citoquímica para esterase inespecífica é positiva de forte intensidade. A positividade para MPO é variável.

Imunofenótipo: o estudo imunofenotípico revela relação FSC/SSC moderada e os blastos apresentam expressão de marcadores com diferenciação monocítica: CD14, CD4 (baixa intensidade), CD11c, CD64 e HLA-DR forte intensidade.

Citogenética: alterações citogenéticas envolvendo anormalidades estruturais na região 11q23 são bastante heterogêneas. As translocações envolvendo o gene MLL mais comumente observadas em crianças são as translocações t(9;11)(p21;q23) e a t(11;19)(q23;p13.1)/t(11;19)(q23;p13.3).

Relevância clínica: pacientes com anormalidades envolvendo o cromossomo 11q23 têm prognóstico intermediário.

LEUCEMIA MIELÓDE AGUDA COM DISPLASIA DE MÚLTIPLAS LINHAGENS

Definição: a leucemia mielóide aguda com displasia de múltiplas linhagens é definida pela presença de achados displásicos em 50% ou mais das células de, pelo menos, duas linhagens mielóides.

Morfologia: os achados de dispoese a serem considerados para cada uma das linhagens granulocítica, eritróide e megacariocítica estão descritos no Quadro II-15.

Imunofenótipo: os blastos freqüentemente expressam o antígeno associado a células precursoras CD34, com co-expressão dos marcadores mielóides CD13, CD33 e CD117. As células neutrofílicas maduras podem apresentar padrão de expressão imunofenotípica diferente do visto nas células mielóides maduras de indivíduos normais. Diminuição de SSC (desvio lateral da luz) à citometria de fluxo pode representar hipogranularidade citoplasmática dos granulócitos displásicos, assim como a perda da expressão total ou parcial dos marcadores CD10 e CD16 que estão presentes em granulócitos normais, são alguns exemplos de fenótipo aberrante.

Citogenética: as anormalidades cromossômicas são semelhantes àquelas vistas na SMD. As alterações mais freqüentes são as trissomias envolvendo os cromossomos 8, 9 e 21, assim como a monossomia do cromossomo 7 ou del(7q).

Quadro II-15 – Achados de dispoese nas linhagens mielóides específicas.

Granulocítica	Eritróide	Megacariocítica
Hipogranularidade	Alteração megaloblástica	Micromegacariócitos
Hipergranularidade	Figuras de mitose	Mega monolobados
Hipossegmentação nuclear	Multinucleação	Mega multinucleados
Deficiência de peroxidase	Sideroblastos em anel (≥ 15%)	Mega agregados
Condensação anormal da cromatina	Vacuolizações citoplasmáticas	Alterações citoplasmáticas

Relevância clínica: Este subtipo de LMA está associado a menor taxa de remissão completa e pior sobrevida.

LEUCEMIA MIELÓIDE AGUDA RELACIONADA À TERAPIA

Secundária a agentes alquilantes e radiação

A LMA relacionada à terapia está associada, mais freqüentemente, ao uso de agentes alquilantes e radiação. Ocorrem alguns anos após a exposição ao agente mutagênico. O risco é relacionado à dose total de exposição. Os achados morfológicos, imunofenotípicos e citogenéticos são superponíveis aos encontrados na LMA com displasia de múltiplas linhagens. O prognóstico é adverso, freqüentemente este subtipo mostra-se refratário à quimioterapia.

Secundária a agentes inibidores da topoisomerase II

A LMA relacionada a inibidores da topoisomerase II apresenta período de latência entre o uso da droga e o desenvolvimento da LMA secundária mais curto que os casos associados ao uso de agentes alquilantes, geralmente um a dois anos. Freqüentemente, os achados morfológicos evidenciam significante componente monocítico, e displasias podem também ser encontradas. Os achados citogenéticos predominantes são translocações balanceadas envolvendo a região 11q23 (o gene MLL), como por exemplo t(9;11) ou t(11;19). Casos de LLA podem ocorrer após uso de inibidores de topoisomerase II, e nestes a leucemia é associada a t(4;11)(q21;q23). Ao contrário da LMA secundária ao uso de agentes alquilantes, este subtipo responda à quimioterapia de modo semelhante à LMA de novo.

LEUCEMIA MIELÓIDE AGUDA NÃO CATEGORIZADA ANTERIORMENTE

A despeito das leucemias deste grupo não se encaixarem nas categorias anteriores, os vários subtipos de LMA aqui classificados (Quadro II-16) apresentam achados morfológicos, citoquímicos e imunofenotípicos específicos. No entanto, não há uma alteração cromossômica específica para os vários subtipos. Cariótipos complexos com anorma-

Quadro II-16 – LMA não categorizada anteriormente pela OMS.

LMA minimamente diferenciada	Reação citoquímica MPO negativa nos blastos
	Fenótipo com marcadores mielóides positivos
LMA sem maturação	MPO+ ≥3% blastos
	blastos >90% das células nucleadas da MO
LMA com maturação	Blastos entre ≥20% e <90% das células nucleadas MO
Leucemia mielomonocítica aguda	Componente monocítico entre 20% e 80% na MO
	e/ou >5.000 monócitos/mm³ em SP
Leucemia monoblástica	Componente monocítico ≥80% das células não eritróides, com predomínio de monoblastos
Leucemia monocítica	Componente monocítico ≥80% das células não eritróides, com predomínio de monócitos
Leucemia eritrocítica aguda	Eritroblastos >50% das células nucleadas MO
	Blastos ≥20% das células não eritróides
Leucemia megacarioblástica aguda	Megacarioblastos ≥20% das células nucleadas MO

lidades estruturais múltiplas são comuns e podem influenciar sobremaneira o prognóstico. A seguir estão descritas as características mais relevantes de cada subtipo.

LMA MINIMAMENTE DIFERENCIADA

Definição: a leucemia mielóide aguda minimamente diferenciada é definida pela infiltração da medula óssea por células blásticas com reação citoquímica para MPO negativa e fenótipo com expressão de antígenos associados à linhagem mielóide.

Morfologia e citoquímica: os blastos são pequenos, com cromatina frouxa e nucléolo evidente, com citoplasma agranular, sem bastonete de Auer. Morfologicamente se assemelham às células encontradas na LLA.

Imunofenótipo: o estudo imunofenotípico revela relação FSC/SSC baixa e os blastos apresentam expressão de marcadores mielóides CD13, CD33, CD117. A MPO intracitoplasmática é positiva por método imunológico, microscopia eletrônica ou quimiluminescência. Os antígenos de linhagem linfóide são geralmente negativos.

Citogenética: não há alterações citogenéticas específicas.

Relevância clínica: como a abordagem terapêutica da leucemia mielóide aguda difere da LLA, é importante a realização da imunofenotipagem para diferenciá-las da LLA e conseqüente orientação correta da quimioterapia.

LMA SEM MATURAÇÃO

Definição: a leucemia mielóide aguda sem maturação é definida pela presença de alta porcentagem de blastos (superior a 90%) das células não eritróides da medula óssea, com reação citoquímica para MPO positiva.

Morfologia e citoquímica: na maioria dos casos os mieloblastos são típicos, com granulação citoplasmática e bastonetes de Auer. Alguns casos podem não apresentar granulação citoplasmática tão evidente, mas em ambos a reação citoquímica para MPO é positiva em mais que 3% dos blastos.

Imunofenótipo: os blastos são geralmente CD34 positivos, com co-expressão variável dos marcadores mielóides CD13, CD33, CD117 e MPO positiva.

Citogenética: não há demonstração de associação entre a LMA sem maturação e alterações citogenéticas específicas e recorrentes.

Relevância clínica: a leucemia mielóide aguda sem maturação tem curso clínico agressivo, especialmente em pacientes que se apresentam com hiperleucocitose ao diagnóstico.

LMA COM MATURAÇÃO

Definição: a leucemia mielóide aguda com maturação é definida pela presença de, pelo menos, 20% de blastos e mais que 10% de granulócitos em diferentes estágios de maturação. Necessariamente, o componente monocítico é inferior a 20% das células nucleadas da medula óssea.

Morfologia e citoquímica: os blastos assemelham-se aos encontrados na LMA minimamente diferenciada, com ou sem bastonetes de Auer, mas com MPO positiva. Necessariamente, a presença de promielócitos, de mielócitos e de neutrófilos maduros perfazem mais de 10% das células nucleadas da medula óssea. Certo grau de dispoese pode estar presente, mas em menor grau comparado à LMA com displasia de múltiplas linhagens.

Imunofenótipo: o fenótipo é semelhante ao da LMA minimamente diferenciada, com expressão de CD34, CD117, CD33, CD13 e MPO.

Citogenética: alterações como a del(12) (p11;p13), a translocação t(6;9)(p23;q34) e a t(8;16)(p11;p13) podem ocorrer mais freqüentemente na LMA com maturação.

Relevância clínica: a LMA com maturação freqüentemente responde à terapêutica com quimioterapia agressiva. Casos com t(6;9)(p23;q34) têm prognóstico adverso.

LEUCEMIA MIELOMONOCÍTICA AGUDA

Definição: a leucemia mielomonocítica aguda é definida pela proliferação de ambos precursores neutrofílicos e monocíticos (ver Quadro II-14). O limite de 20% de monócitos, promonócitos e monoblastos é arbitrário e serve para distinguir da LMA com maturação, na qual o componente monocítico pode estar presente, mas inferior a esse valor. O sangue periférico de pacientes com leucemia mielomonocítica aguda pode apresentar número superior a 5.000 monócitos/mm^3.

Morfologia e citoquímica: os monoblastos são geralmente maiores que os mieloblastos, citoplasma moderado a intensamente basofílico, alguns com granulação azurofílica. Alguns blastos podem apresentar microvacuolização citoplasmática. A reação citoquímica para MPO pode ser fracamente positiva nos monoblastos. Ao contrário, os mieloblastos apresentam MPO positiva um pouco mais intensa. Os monoblastos apresentam em sua maioria reação de esterase inespecífica de forte intensidade. Os mieloblastos são geralmente negativos ou fracamente positivos para reação com esterase inespecífica. A inibição da reação com fluoreto de sódio ocorre apenas nos monoblastos.

Imunofenótipo: o estudo imunofenotípico demonstra a presença de duas populações distintas de blastos: uma com 20 a 80% de células de linhagem mielóide com diferenciação monocítica, caracterizadas pela expressão dos antígenos mielóides CD13 e CD33, com co-expressão variada dos antígenos associados à linhagem monocítica CD4 de baixa intensidade, HLA-DR (forte intensidade), CD11c, CD14 e CD64 e outra com células de linhagem mielóide imatura que expressam CD34, CD117, CD33, CD13 e MPO.

Citogenética: alterações citogenéticas não específicas estão presentes na maioria dos casos. Há a associação entre a leucemia mielomonocítica aguda e inv(16), no entanto esses casos devem ser classificados como LMA com alteração citogenética recorrente.

Relevância clínica: pacientes apresentam sobrevida similar aos outros subtipos de LMA.

LEUCEMIA MONOBLÁSTICA AGUDA E LEUCEMIA MONOCÍTICA AGUDA

Definição: é definida quando superior a 80% das células não-eritróides da medula óssea são compostas por monoblastos, promonócitos e monócitos. O subtipo leucemia monoblástica aguda é definido pela presença de monoblastos superior a 80%, enquanto que a leucemia monocítica aguda tem monoblastos inferior a 80%.

Morfologia e citoquímica: os monoblastos são células grandes com citoplasma abundante e basofilia acentuada. Finos grânulos azurofílicos e vacúolos podem estar presentes. Freqüentemente o núcleo é redondo com cromatina frouxa e um ou mais nucléolos evidentes. A presença de bastonete de Auer é incomum. Os promonócitos têm núcleo convoluto e irregular. O citoplasma é menos basofílico e, algumas vezes, tem grânulos e vacúolos mais evidentes. A reação citoquímica para MPO geralmente é negativa. A reação de esterase é positiva forte, e pode ser inibida pelo fluoreto de sódio, ao contrário das células mielóides não monocíticas.

Imunofenótipo: o perfil imunofenotípico demonstra a presença de células de linhagem mielóide com diferenciação monocítica, caracterizadas pela expressão variável dos antígenos mielóides CD13 e CD117, o CD33 geralmente é positivo em forte intensidade, com co-expressão de alguns dos antígenos associados à linhagem monocítica CD4 de baixa intensidade, CD11c e o HLA-DR de forte intensidade, CD14 e CD64.

Citogenética: há uma forte associação entre a leucemia monoblástica aguda e alterações envolvendo o cromossomo 11q23 (gene MLL), no entanto esses casos devem ser classificados como LMA com alteração citogenética recorrente.

Relevância clínica: pacientes com leucemia monocítica ou monoblástica aguda têm maior prevalência de tumor extramedular, com infiltração em gengiva, pele, tubo digestivo e sistema nervoso central. A presença de hepatoesplenomegalia e hiperleucocitose é mais freqüente em comparação aos outros subtipos de LMA.

LEUCEMIA ERITRÓIDE AGUDA

Definição: a leucemia eritróide aguda é definida pela presença de um predomínio de população eritróide. A eritroleucemia é definida pela presença de mais que 50% de precursores eritróides na medula óssea e mais que 20% de mieloblastos na população não-eritróide. O subtipo leucemia eritróide pura é definida pela proliferação de células imaturas com diferenciação eritróide (superior a 80% das células da medula óssea), sem número significativo de mieloblastos.

Morfologia e citoquímica: na eritroleucemia há precursores eritróides em todos os estágios de maturação, com proeminentes achados de displasia, tais como, núcleo megaloblastóide, multinucleação e citoplasma com vacuolização. Os mieloblastos possuem características semelhantes aos encontrados na LMA com maturação, apresentando granulação citoplasmática, alguns com bastonete de Auer e reação para MPO positiva. A leucemia eritróide pura é geralmente caracterizada pela presença de eritroblastos de tamanho médio a grande, núcleo redondo, citoplasma intensamente basofílico, agranular, alguns com vacuolização discreta. Parte significativa dos blastos é de tamanho pequeno, agranulares e lembram linfoblastos. A reação citoquímica para MPO é negativa e o PAS positivo em bloco.

Imunofenótipo: na eritroleucemia os mieloblastos apresentam padrão imunofenotípico comum às LMA, com expressão de marcadores de imaturidade CD34 e HLA-DR, e os antígenos mielóides CD117, CD13, CD33 e MPO. Já na leucemia eritróide pura os blastos perdem a expressão dos antígenos associados à linhagem mielóide como o CD13, CD33 e MPO, e geralmente co-expressam o antígeno CD117 em associação aos marcadores da linhagem eritróide, a glicoforina A e o CD71. Ao contrário dos eritroblastos maduros que perdem a expressão do antígeno comum às células hematopoéticas CD45, os blastos, neste subtipo, apresentam expressão de CD45 de fraca intensidade.

Citogenética: não há alteração cromossômica específica.

Relevância clínica: em ambas eritroleucemia e a leucemia eritróide pura a doença é rapidamente progressiva e geralmente associada à baixa sobrevida.

LEUCEMIA MEGACARIOBLÁSTICA AGUDA

Definição: a leucemia megacarioblástica aguda é definida pela presença de mais que 20% de megacarioblastos das células nucleadas da medula óssea.

Morfologia e citoquímica: os blastos são de tamanhos variáveis, com citoplasma geralmente agranular, podendo apresentar prolongamentos citoplasmáticos. A medula óssea apresenta fibrose, e comumente o aspirado de medula óssea é de difícil obtenção. Em alguns casos, a realização de biópsia de medula óssea é necessária para o diagnóstico. A reação citoquímica para MPO é negativa.

Imunofenótipo: a expressão dos marcadores mielóides CD13 e CD33 freqüentemente estão presentes, e o diagnóstico da leucemia megacarioblástica é definida pela positividade para os antígenos de linhagem megacariocítica CD61 (glicoproteína IIIa), CD41 (complexo glicoprotéico IIb/IIIa) e CD42 (glicoproteína Ib).

Citogenética: em crianças lactentes existe uma associação com a t(1;22)(p13;q13), e achados clínicos específicos.

Relevância clínica: a exemplo da leucemia mielóide aguda minimamente diferenciada, a leucemia megacarioblástica aguda pode ser confundida com a LLA, de acordo com os critérios morfológicos e citoquímicos, sendo, portanto, essencial o estudo imunofenotípico para diferenciá-las. A leucemia megacarioblástica aguda tem maior incidência em crianças com síndrome de Down, e compõem um subgrupo com boa resposta terapêutica, ao contrário dos pacientes sem a trissomia do cromossomo 21, que possuem pior prognóstico.

LEUCEMIA BASOFÍLICA AGUDA

Definição: a leucemia basofílica aguda é definida pela presença de mais que 20% de blastos com diferenciação basofílica.

Morfologia e citoquímica: os blastos são de tamanho médio, com alta relação núcleo-citoplasmática, cromatina frouxa e nucléolo proeminente. O citoplasma é moderamente basofílico, com granulação metacromática que, por vezes, podem coalescer. A reação citoquímica com azul de toluidina é positiva, mas a MPO e a esterase são negativas.

Imunofenótipo: não há um fenótipo específico e, freqüentemente, os blastos expressam marcadores mielóides em conjunto com marcadores associados a células mielóides mais imaturas, como o CD34 e HLA-DR.

Citogenética: não há alteração cromossômica específica consistentemente identificada nesses casos.

Relevância clínica: este é um subtipo muito raro de LMA e há poucos dados em relação ao prognóstico. Deve ser excluída a presença da t(9;22)(q34;q11) para diferenciar a leucemia basofílica aguda da leucemia mielóide crônica em crise blástica.

PAN-MIELOSE AGUDA COM MIELOFIBROSE

Definição: a pan-mielose aguda com mielofibrose é definida pela presença superior a 20% de blastos em medula óssea com mielofibrose. É um tipo raro de LMA, que tem sido raramente descrita em crianças. O diagnóstico diferencial com leucemia megacarioblástica aguda e infiltração metastática de medula óssea com reação desmoplásica devem ser considerados.

Morfologia e citoquímica: o sangue periférico geralmente apresenta pancitopenia, e raros blastos podem ser identificados. A punção de medula óssea é invariavelmente seca, sendo necessária a realização de biópsia de medula óssea, que evidencia focos de células imaturas e a presença de megacariócitos com displasia, hipolobados, citoplasma eosinofílico e se coram acentuadamente com PAS. As séries granulocítica e eritróide também apresentam certo grau de proliferação. A intensidade de fibrose é variada, e na maioria dos casos há expressivo aumento de fibras reticulínicas.

Imunofenótipo: freqüentemente os blastos expressam marcadores mielóides CD13, CD33 e CD117.

Citogenética: alterações complexas podem estar presentes e freqüentemente envolvem os cromossomos 5 e/ou 7.

Relevância clínica: este é um subtipo muito raro de LMA e há poucos dados em relação ao prognóstico.

SARCOMA MIELÓIDE

Definição: o sarcoma mielóide é a apresentação da LMA como uma massa tumoral extramedular. Ele pode surgir de novo ou aparecer como recaída de LMA previamente tratada.

Morfologia e citoquímica: o tipo mais comum é o sarcoma granulocítico que, dependendo do predomínio de maturação das células da linha-gem granulocítica, são classificados em: 1. sarcoma granulocítico blástico; 2. sarcoma granulocítico imaturo; 3. sarcoma granulocítico diferenciado. As células apresentam positividade para MPO. Quando há componente monoblástico as células se coram pela ANA.

Imunofenótipo: freqüentemente os blastos expressam marcadores mielóides CD13, CD33 e CD117. Na imunoistoquímica, o componente monoblástico expressa CD68, lisozima e CD14.

Citogenética: há associação entre o sarcoma mielóide e a LMA com t(8;221)(q22;q22) e a LMA com inv(16)(p13;q22).

Relevância clínica: quando o sarcoma mielóide se apresenta como uma massa tumoral única, sem evidências de leucemia associada, o tratamento local com radioterapia pode resultar em sobrevida prolongada. Quando a lesão está associada à LMA ou à evolução de uma SMD, o prognóstico é o mesmo da doença subjacente.

SÍNDROMES MIELODISPLÁSICAS

As síndromes mielodisplásicas (SMD) compreendem um grupo heterogêneo de doenças clonais de precursores hematopoéticos e como achados principais e comuns se caracterizam por algum grau de hematopoese ineficaz e displasia nas células de pelo menos uma linhagem mielóide. A SMD pode também ter aumento do número de blastos (acima de 5% em medula óssea e/ou acima de 1% em sangue periférico), mas sempre inferior a 20% de mieloblastos, limite acima do qual deve ser feito o diagnóstico de LMA.

A SMD também é reconhecida como doença pré-leucêmica, haja vista que um número substancial de pacientes, variável com o subtipo de SMD, evoluem para LMA. Em especial os subtipos que apresentam excesso de blastos ao diagnóstico. Um conjunto expressivo de pacientes não evolui para leucemia aguda, mas acabam evoluindo a óbito decorrente das complicações associadas à insuficiência progressiva da medula óssea, quais sejam: 1. neutropenia com risco aumentado a infecções; 2. plaquetopenia com risco aumentado a sangramentos; 3. anemia com complicações decorrentes da sobrecarga de ferro em pacientes com anemia refratária dependente de transfusões. Apesar da maioria dos tipos de SMD, os pacientes apresentarem insuficiência medular progressiva e/ou evolução para LMA, existem alguns pacientes que apresentam um curso clínico relativamente indolente.

A SMD é uma doença que ocorre predominantemente em idosos, com média de idade de 70 anos. No entanto, apesar de rara na infância (cerca de 1 a 3% das neoplasias hematológicas), é uma doença que deve ser lembrada, especialmente em crianças com causa inexplicada de citopenia isolada ou pancitopenia, com achados displásicos nas células de linhagem mielóide.

Como descrito no Quadro II-17, a SMD é agrupada em oito diferentes subtipos, que consideram os achados em sangue periférico e medula óssea: 1. citopenias; 2. displasia; 3. porcentagem de blastos; 4. superior a 15% de sideroblastos em anel. O estudo citogenético é importante para o diagnóstico da SMD com del(5q) isolada. Nos demais subtipos, o estudo citogenético é útil para a estratificação prognóstica e risco de evolução para LMA (Tabela II-2).

LEUCEMIAS AGUDAS BIFENOTÍPICAS

A imunofenotipagem é o método que permite o reconhecimento e diagnóstico das leucemias agudas de linhagem mista ou bifenotípicas mielói-de/linfóide. As leucemias bifenotípicas diferem tanto das leucemias agudas mielóides com marcadores linfóides anômalos, quanto das leucemias linfóides agudas com marcadores mielóides anômalos. As leucemias bifenotípicas se caracterizam por apresentar blastos que co-expressam marcadores de superfície e citoplasmático específicos para as linhagens linfóides e mielóide, com critérios diagnósticos bem definidos. Como representado na Tabela II-3, o diagnóstico das leucemias bifenotípicas requer a demonstração de marcadores

Tabela II-2 – Sistema de escore prognóstico internacional para a SMD: sobrevida e evolução LMA.*

Variável prognóstica	Pontuação**			
	0	0,5	1,0	1,5
Blastos (%)	< 5	5-10	–	11-20
Cariótipo	Bom	Intermediário	Mal	
Citopenias	0/1	2/3		

*   Blood, 89: 2079, 1997.
** Escore por grupo de risco: 1. Baixo risco: escore 0; 2. Risco intermediário I: 0,5-1,0; 3. Risco intermediário II: 1.5-2.0; 4. Alto risco: >2,0.

Quadro II-17 – Classificação da SMD pela OMS.

	Sangue periférico	Medula óssea
Anemia refratária (AR)	Anemia Blastos < 1%	Blastos < 5%
Anemia refratária com sideroblastos em anel (ARSA)	Anemia Blastos < 1%	Blastos < 5% Sideroblastos em anel ≥ 15% Displasia eritróide isolada
Citopenia refratária com displasia de múltiplas linhagens (CRDM)	Bicitopenia ou pancitopenia Blastos < 1% Monócitos < 1×10⁹/L	Displasia >10% das células de duas ou mais linhagens Blastos <5% Sideroblastos em anel <15%
Citopenia refratária com displasia de múltiplas linhagens e sideroblastos em anel (CRDM-SA)	Bicitopenia ou pancitopenia Blastos < 1% Monócitos < 1×10⁹/L	Displasia > 10% das células de duas ou mais linhagens Blasto < 5% Sideroblastos em anel ≥ 15%
Anemia refratária com excesso de blastos I (AREB-1)	Citopenias Blastos < 5% Monócitos < 1×10⁹/L	Displasia ≥ 10% das células de uma ou mais linhagens Blastos 5-10%
Anemia refratária com excesso de blastos II (AREB-2)	Citopenias Blastos 5-19% Monócitos < 1×10⁹/L	Displasia de uma ou mais linhagens Blastos 10-20%
Síndrome mielodisplásica não classificada	Citopenias Blasto < 1%	Displasia de uma linhagem isolada Blastos <5%
Síndrome mielodisplásica com del(5q) isolada	Anemia Plaquetas normais ou aumentadas Blastos < 5%	Megacariócitos hipolobados del(5q) isolada Blastos <5%

Tabela II-3 – Critérios diagnósticos para a leucemia aguda bifenotípica.

Pontos	Linfóide B	Linfóide T	Mielóide
2	CD22 CD79a* IgM	CD3 Anti-TCR	MPO
1	CD10 CD19 CD2	CD2 CD5 CD8 CD10	CD13 CD33 CD117 CD65
0,5	TdT CD24	TdT CD7	CD14 CD15 CD64

específicos para duas linhagens específicas, com escore superior a dois pontos. Dependendo do conjunto de antígenos expressos, as leucemias bifenotípicas podem ser classificadas como: 1. leucemia bifenotípica aguda mielóide/linfóide B; 2. leucemia bifenotípica mielóide/linfóide T; 3. leucemia bifenotípica linfóide B/linfóide T. As leucemias bifenotípicas são raras na infância e representam cerca de 3% das LMAs. Apesar de pouco freqüentes, seu reconhecimento é importante devido ao prognóstico desfavorável.

BIBLIOGRAFIA

BENNET JM, CATOVSKY D, DANIEL M et al. Proposal for the recognition of minimally differentiated acute myeloid leukaemia. Br J Haematol, 1991; 78; 325.

BENNET JM, CATOVSKY D, DANIEL M et al. Proposals for the classification of the myelodisplastic syndromes. Br J Haematol, 1982; 51: 189.

BENNET JM, CATOVSKY D, DANIEL M et al. Proposed revised criteria for the classification of acute myeloid leukemia. A report of the French American British Cooperative Group. Ann Intern Med, 1985;103: 626.

BENNET JM, CATOVSKY D, DANIEL M et al. Criteria for the diagnosis of acute leukemia of megakaryocytic lineage. A report of the French American British Cooperative Group. Ann Intern Med, 1985;103: 406.

BUCCHERI V, SHETTY V, YOSHIDA N et al. The role an antimyeloperoxidase antibody in the diagnosis and classification of acute leukaemia: comparison with light and electron microscopy cytochemistry. Br J Haematol, 1992; 80: 62.

EUROPEAN Group for the Immunological Classification of Leukaemias (EGIL). The value of c-kit in the diagnosis of biphenotypic acute leukemia, 1998; 12, 2038.

GREENBERG P, COX C, LeBEAU MM et al. International score system for evaluating prognosis in myelodisplastic syndromes. Blood, 1997; 89:2079.

HURWITZ CA, RAIMONDI SC, HEAD D et al. Distinctive immunophenotypic features of t(8;21)(q22;p22) acute myeloblastic leukemia in children. Blood, 1992; 80: 3182.

JENNINGS DC, FOON AK Recent advances in flow cytometry: application to the diagnosis of hematologic malignancy. Blood, 1997; 90: 2863.

LARSON RA, KONDO K, VARDIMAN JW et al. Evidence for a t(15;17) translocation in every patient with acute promyelocytic leukemia. Am J Med, 1984; 76: 824.

Le BEAU MM, LARSON RA, BITTER MA et al. Association of an inversion of chromosome 16 with abnormal marrow eosinophils in acute myelomonocytic leukemia. A unique cytogenetic-clinico-pathological association. N Eng J Med, 1983; 309: 630.

LISO V. Diagnosis of acute leukemias: contributory of cytochemistry. Leukemia, 1992; 2 (Suppl 6): 10.

Pathology and Genetics of Tumors of Haematopoietic and Lymphoid Tissues – World Healthy Organization Classification of Tumours. 2001.

PUI CH, RAIMONDI SC, HEAD DR et al. Characterization of childhood acute leukemia with multiple myeloid and lymphoid markers at diagnosis and at relapse, 1991; 78:1327.

RAIMONDI SC. Recent advances in cytogenetics in childhood leukemia. Reviews in Clinical and Experimental Hematology. 1998; 5, 3.

RIDGE SA, WIEDEMANN LM. Chromosome 11q23 abnormalities in leukaemia. Leuk Lymphoma, 1994;14, 11.

SAN MIGUEL JF, MARTINEZ A, MACEDO A et al. Immunophenotyping investigation of minimal residual disease is a useful approach for predicting relapse in acute myeloid leukemia patients. Blood 1997; 90: 2465.

Capítulo 6

LEUCEMIA LINFOCÍTICA AGUDA

MARIA ZILDA AQUINO
VICENTE ODONE FILHO

As leucemias agudas representam a modalidade mais comum de câncer pediátrico, duas variedades sendo principalmente reconhecidas: as leucemias linfocíticas agudas (LLA) e as leucemias mielocíticas agudas (LMA). Individualmente, a LLA é a neoplasia pediátrica mais freqüente. Nos EUA, na última década, vêm sendo diagnosticados cerca de 2.000 casos novos por ano, o que constitui um terço dos diagnósticos de câncer infantil naquele país. Dados originários do Surveillance, Epidemiology and End Results Program indicam que, durante o período de 1973 a 1991, a incidência de LLA cresceu de 2,7 para 3,3 casos para cada 100.000 crianças americanas na faixa etária de 0 a 14 anos.

Em todo o mundo parece haver uma distribuição geográfica diferenciada da doença, com maior número de casos nos países e áreas industrializadas e desenvolvidas. A idade predominante de ocorrência situa-se nos 4 anos, sendo que, historicamente, esse pico surgiu em épocas diferentes, em países diferentes, talvez refletindo períodos diferenciados de exposição a agentes leucemogênicos ambientais.

Em nosso meio, as estatísticas nessa área são ainda exíguas. Quanto à incidência, por exemplo, embora no Brasil e no estado de São Paulo, especificamente, não existam registros coletados de maneira sistemática, podemos traçar algum paralelo com os dados disponíveis de mortalidade e morbidade hospitalares. Assim, por exemplo, estima-se a mortalidade por LLA na Grande São Paulo entre 1,6 e 1,7/100.000 crianças até os 14 anos/ano.

Apesar de todo o avanço do conhecimento e das pesquisas realizadas, a LLA permanece obscura do ponto de vista de sua etiologia. As associações reconhecidas apontam para fatores genéticos como as anomalias cromossômicas, raros fatores ambientais como as radiações e para a possível ligação com infecções virais como as que vêm sendo exploradas em relação aos retrovírus e ao vírus de Epstein-Bar.

As LMA, por sua vez, representam aproximadamente 25% dos casos novos de leucemia em idade pediátrica, predominando apenas nas denominadas leucemias congênitas, quais sejam, as que ocorrem nas primeiras 4 semanas de vida. Sua incidência permanece relativamente estável durante os primeiros 10 anos de vida, aumentando discretamente durante a adolescência. Sua distribuição geográfica e racial é uniforme, com um possível aumento da variedade promielocítica em latinos.

As leucemias resultam do crescimento descontrolado da população de células linfóides imaturas, dentro e além da medula óssea. Em síntese, todos os sinais e sintomas clínicos da doença derivam-se do maior ou menor comprometimento medular e extramedular com células blásticas.

O diagnóstico é feito a partir da análise do aspirado de medula óssea; na LLA, no que diz respeito à diferenciação entre leucemias derivadas de células T e linfomas não-Hodgkin igualmente de tipo T, vários autores requerem quantidades acima de 25% de linfoblastos entre as células nucleadas para que possa ser caracterizada como tal, enquanto outros definem a sua presença com qualquer grau de infiltração. Já na LMA, os critérios para caracterização exigem presença medular superior a 30% de blastos. No Quadro II-18 estão citadas as principais características morfológicas e bioquímicas diferenciadas para LLA e LMA.

A classificação dos diferentes tipos de LLA obedece a critérios padronizados, baseados em características morfológicas, imunológicas, citogenéticas e bioquímicas dos linfoblastos. Todas as classificações procuram, em alguma medida, servir como parâmetro que reflita o prognóstico e que possa orientar o tratamento.

Dentre as classificações, é importante ressaltar o sistema FAB ("French American British Cooperative Working Group"), universalmente aceito e que parece ter valor como indicador de prognóstico (Quadro II-19).

A técnica da imunofenotipagem, utilizando um painel de anticorpos monoclonais específicos para antígenos associados à leucemia humana, permite uma classificação baseada no grau de diferenciação ou maturação das células B e T, com implicações muito importantes em relação ao prognóstico e à terapêutica. As técnicas

Quadro II-18 – Bases da diferenciação entre LLA e LMA.

Características	LLA	LMA
Relação N/C	Alta	Baixa
Cromatina nuclear	Agrupada	Esponjosa
Nucléolos	0-2	2-5
Grânulos	–	+
Bastonetes de Auer	–	±
Citoplasma	Azulado	Azul/cinza
Citoquímica		
Peroxidase	–	+
Sudan black B	–	+
PAS	±	–
NASD cloroacetato esterase	–	±
α-naftilacetato esterase	–	±
α-naftilbutirato esterase	–	–*
TdT	+**	–

* + em M4/M5.
** Negativo na morfologia FAB L3.

Quadro II-19 – LLA, morfologia: classificação FAB.

L1	Predominantemente células de pequeno tamanho, de caráter uniforme; aspecto homogêneo da cromatina; nucléolos freqüentemente não são visíveis
L2	A maioria das células são de diâmetro > 2 vezes o dos pequenos linfócitos; heterogeneidade do tamanho celular; núcleos em geral clivados e com forma irregular; nucléolos habitualmente visíveis; citoplasma mais abundante
L3	Células de grande tamanho, homogêneas, com cromatina nuclear fina; núcleo ovalado, com um ou mais nucléolos visíveis; intensa basofilia citoplasmática e presença de microvacúolos (que, todavia, podem também ser vistos nas formas L1 e L2)

citogenéticas, mais modernamente, contribuíram de maneira fundamental para a compreensão da biologia e do tratamento da LLA. Anormalidades cromossômicas referentes ao número (ploidia) e à estrutura cromossômica das células blásticas são encontradas em mais de 90% dos casos de LLA e, associadas ao painel de imunofenotipagem, constituem hoje o parâmetro mais importante para a classificação das leucemias, com poder de discriminação de prognóstico.

De acordo com a imunofenotipagem, as leucemias linfocíticas de linhagem B podem ser classificadas como pertencentes ao tipo B, pré-B ou pré-pré-B. A Tabela II-4 mostra o painel de incidência a partir dos resultados compilados por Pui (1993) de vários estudos anteriores.

É possível observar o predomínio (entre 80 e 90% do total) dos tipos pré-pré-B e pré-B entre 0 e 10 anos de idade, demonstrando que a distribuição da imunofenotipagem e os subtipos de LLA são claramente influenciados pela idade. Os padrões diversos de imunofenotipagem também diferem quanto às diferentes localizações geográficas e etnias.

As técnicas de imunofenotipagem também são potentes auxiliares na diferenciação entre LLA e

Tabela II-4 – Distribuição percentual das LLA segundo grupos etários, de acordo com o painel de imunofenotipagem.

	< 1,5 ano	1,5 a 10 anos	10 a 14 anos
Pré-pré-B	64	68	58
– CD10 positiva	49	94	87
– CD10 negativa	51	6	13
Pré-B	26	18	18
B	4	1	1
T	6	13	23

LMA, sendo o painel mínimo sugerido no Quadro II-20.

O conhecimento das características imunológicas das células leucêmicas associado ao reconhecimento e à identificação das alterações citogenéticas na LLA vem permitindo atitudes terapêuticas diferenciadas em protocolos experimentais. Estes envolvem propostas de intensificação cada vez mais precoces e agressivas, a utilização de esquemas com o uso cada vez mais abrangente dos antimetabólitos (especialmente o metotrexato) em detrimento das epipodofilotoxinas (teniposide e etoposide) e a erradicação da doença subclínica em sistema nervoso central (SNC). Além disso, essas técnicas vieram permitir a detecção cada vez mais refinada de doença residual mínima possibilitando tratamentos precoces que melhoram substancialmente o prognóstico.

O conhecimento atual permite um diagnóstico apurado e uma classificação em quase todos os estágios de diferenciação da linhagem T ou B dos linfoblastos. Entretanto, para fins práticos de comparação de resultados e mesmo para a maioria das propostas terapêuticas, a classificação da LLA utiliza parâmetros que levam em conta basicamente a idade e o número de leucócitos na apresentação da doença. Esses têm sido, historicamente, os principais fatores prognósticos utilizados na classificação das leucemias linfocíticas de linhagem B.

Recentemente, em "workshop" realizado no NCI ("National Cancer Institute") com vistas a criar um sistema uniforme de classificação das leucemias linfocíticas de linhagem B, os critérios de risco utilizados basearam-se em idade e contagem linfocitária inicial, definindo dois grupos. No grupo de **alto risco** incluíram-se as crianças com menos de 1 ano de idade e as maiores de 10 anos ou aquelas com contagem linfocitária maior do que 50.000 células/mm^3. Todas as demais foram consideradas de risco básico. Portanto, embora se reconheça a importância da caracterização

imunológica e genética das células leucêmicas, o consenso na classificação da LLA ainda se faz apenas a partir de parâmetros clínicos bastante conhecidos.

Com relação à LMA, a classificação FAB considera os tipos citados no Quadro II-21, com sua correspondente caracterização imunofenotípica citada na Tabela II-5.

Expressões antigênicas comuns às LLA e à LMA são encontradas, podendo-se também caracterizar leucemias agudas com verdadeira expressão **bifenotípica** (Quadro II-22).

Em resumo, a diferenciação entre LLA e LMA e a caracterização de seus vários subtipos permitem que se estabeleça uma clara conotação de prognóstico para muitas variedades, com as conseqüentes implicações terapêuticas. Os imensos progressos verificados no tratamento das LLA fa-

Quadro II-21 – Classificação citológica FAB das LMA.

M0	Mielocítica minimamente diferenciada
M1	Mielocítica indiferenciada, sem maturação
M2	Mielocítica com maturação
{t(8;21) / rearranjo AML/ETO: freqüentemente M2}	
M3	Promielocítica (variante hipergranular)
M3V	Promielocítica (variante microgranular)
M4	Mielomonocítica
M4Eo	Mielomonocítica com eosinofilia
M5	Monocítica
M5a	Monoblástica
M5b	Monocítica com maturação
M6	Eritroleucemia
M6a	Eritróide/mielóide
M6b	Puramente eritróide
M7	Megacariocítica*
{associada com t(1;22)}	

* Confundível com LLA L2, morfológica e histoquimicamente.

Quadro II-22 – Leucemia bifenotípica aguda.

Pontos	Linhagem B	Linhagem T	Mielóide
2	cCD22 CD79a	cCD3	MPO*
1	CD10 CD19	CD2 CD5	CD13 (m/c) CD33
0,5	Tdt	Tdt CD7	CD11b/CD11c CD14 CD15

* Qualquer método.
Score: > de 2 pontos para duas linhagens separadas, para classificar como bifenotípica.

Quadro II-20 – Painel mínimo de identificação das leucemias agudas.

Tipo	CD33	MPO	cCD3	CD7	CD19	cCD22
M						
T						
B						

Obs.: Excluída a identificação de LLA-B com imunoglobina de superfície.

Tabela II-5 – Perfil imunofenotípico das LMA.

	M0	M1/M2	M3	M4	M5	M7
CDw65	+ (90%)	+ (95%)	+(90%)	+	+	− (20%+)
CD33	+ (90%)	+ (95%)	+	+	+	+ (80%)
CD13	+ (70%)	+ (90%)	+	+ (75%)	− (20%)	− (20%+)
CD14	−	−	−	+ (75%)	+ (20%)	−
CD15	±	M1−/M2+	±	+ (50%)	±	−
CD41a	−	−	−	−	−	+ (95%)
CD34	±	±	− (+)	−	− (+)	±
anti-HLA-DR	+	+	−	+	+	±
anti-MPO	±	+	+	+	±	−
CD19	±	− (25%+)	−	−	−	−
CD7	±	− (40%+)	−	− (+)	− (+)	+ (80%)
CD2	±	− (40%+)	+(40%)	±	−	+ (50%)
CD4	− (+)	−	− (+)	+	+	− (35%+)
CD56	− (+)	±	− (+)	±	±	− (+)
CD61	−	−	−	−	−	+

M6: glicoforina A +.

zem dessa área uma das que experimentou maiores progressos na Medicina em curto espaço de tempo, visto que a era da moderna quimioterapia tem pouco mais de 50 anos de duração. Espera-se que os ainda substancialmente menos expressivos progressos em LMA possam, nos próximos anos, permitir-nos celebrar resultados tão significativos nestas neoplasias quanto os comemorados na variedade linfocítica.

BIBLIOGRAFIA

BENNETT JM, CATOVSKY D, DANIEL M-T et al. Proposals for the classification of the myelodisplastic syndromes. Br J Haematol, 1982; 51:189.

BENNETT JM, CATOVSKY D, DANIEL M-T et al. Proposed revised criteria for the classification of acute myeloid leukemia. Ann Intern Med, 1985; 103:626.

BUCCHERI V, MATUTES E, DYER MJS, CATOVSKY D. Lineage commitment in biphenotypic acute leukemia. Leukemia, 1993; 7:919.

CAMPANA D, PUI CH. Detection of minimal residual disease in acute leukemia: methodologic advances and clinical significance. Blood, 1995; 85:1416.

CLEARY ML. Oncogenic conversion of transcription factors by chromosomal translocations. Cell, 1991; 66:1.

GARAND R, ROBILLARD N. Immunophenotypic characterization of acute leukemias and chronic lymphoproliferative diosrders: practical recommendations and classifications. Hematol Cell Ther, 1996; 38:471.

GREENBERG P, COX C, LeBEAU MM, FENAUX P, MOREL P, SANZ G, VALLESPI T, HAMBLIN T, OSCIER D, OHYASHIKI K, TOYOMA T, AUL C, MUFTI G, BENNETT J. International score system for evaluating prognosis in myelodisplastic syndromes. Blood, 1997; 89:2079.

LeBEAU MM, LARSON RA. Cytogenetics and neoplasia. In: Ronald H et al. Hematology-Basic Principles and Practice. 2nd ed., 1995. p. 878.

PEREGO RA, MARENCO P, BIANCHI C, CAIROLI R, URBANO M, NOSARI AM, MUTI G, MORRA E, DEL MONTE U. PML/RARa transcripts monitored by polymerase chain reaction in acute promyelocitic leukemia during complete remission, relapse and after bone marrow transplantation. Leukemia, 1996; 10:207.

RABBITTS TH. Chromosomal translocations in human cancer. Nature, 1994;372:43.

ROBERTS WM, ESTROV Z, OUSPENSKAIA MV et al. Measurement of residual leukemia during remission in childhood acute lymphoblastic leukemia. N Engl J Med, 1997; 336:317.

RUBNITZ JE, CRIST WM. Molecular genetics of childhood cancer: implications for pathogenesis, diagnosis and treatment. Pediatrics, 1997; 100:101.

Capítulo 7

LINFOMAS

MARIA CLÁUDIA NOGUEIRA ZERBINI

Os linfomas compreendem 10% das neoplasias malignas na infância, sendo 60% dos casos diagnosticados como linfomas não-Hodgkin (LNH) e os restantes como linfomas de Hodgkin (LH).

LINFOMAS NÃO-HODGKIN (LNH)

O método básico utilizado no diagnóstico e na classificação dos linfomas é ainda o exame microscópico. Entretanto, nos dias de hoje torna-se fundamental a complementação do diagnóstico por meio de sua caracterização imunofenotípica e, quando necessário, citogenética e molecular.

EXAME MICROSCÓPICO

Em função do crescimento rápido dessas neoplasias na infância, torna-se essencial seu diagnóstico precocemente possível. O diagnóstico primário pode ser concluído a partir do exame histológico do material obtido por biópsia, ou mesmo por meio de métodos menos invasivos, como a punção aspirativa por agulha fina (PAAF).

Os linfomas assemelham-se em menor ou maior grau ao tecido normal do qual eles derivam. Da mesma forma, os linfócitos normais, uma vez estimulados pela exposição ao antígeno, sofrem uma série de alterações sucessivas, transformando-se desde pequenas células descomprometidas e quiescentes, até células grandes, atípicas, com acentuada atividade proliferativa. A neoplasia pode ser constituída por células que reproduzem qualquer um desses estágios, os quais hoje podem ser então caracterizados morfológica, imunofenotípica e genotipicamente; e, mais do que isso, as neoplasias assim definidas revestem-se de importantes associações prognósticas e terapêuticas.

A classificação morfológica dos LNH, no passado recente objeto de muita polêmica na literatura, passou a ser unificada e utilizada internacionalmente a partir de 1994, como classificação REAL ("Revised European-American Classification of Lymphoid Neoplasms"), posteriormente submetida a pequenas modificações e publicada pela OMS em 2001 (Quadro II-23). Esta última classificação se propôs a realizar revisões periódicas, sendo prevista nova publicação em 2008.

A classificação REAL/OMS parte da célula de origem (B, T ou NK) e seu grau de diferenciação (célula precursora e madura ou periférica). A premissa dessa classificação é a de identificar as entidades já reconhecidas e caracterizadas até o momento, utilizando-se a abordagem diagnóstica com base na integração de características clínicas, morfológicas, imunofenotípicas e genéticas. Uma outra característica dessa classificação é a de que ela distingue grau histológico de agressividade clínica. O comportamento biológico passa a ser atributo de cada entidade, e é apenas um aspecto que pode contribuir para o prognóstico. Assim

Quadro II-23 – Classificação da OMS (2001).

Neoplasias de células B	Neoplasias de células T e células "natural killer"

I – Neoplasias de células B precursoras:
Leucemia/linfoma linfoblástico de precursores B
II – Neoplasias de células B maduras:
  1. Leucemia linfocítica crônica/ linfoma de pequenos linfócitos
  2. Leucemia pró-linfocítica de células B
  3. Linfoma linfoplasmocítico
  4. Linfoma esplênico da zona marginal
  5. Leucemia de células pilosas
  6. Mieloma plasmocitário
  7. Plamocitoma solitário do osso
  8. Linfoma de células B da zona marginal extranodal do tecido linfóide associado à mucosa (Linfoma-MALT)
  9. Linfoma de células B da zona marginal nodal
  10. Linfoma folicular
  11. Linfoma de células do manto
  12. Linfoma difuso de grandes células B
  13. Linfoma de grandes células B (tímico) mediastinal
  14. Linfoma de grandes células B intravascular
  15. Linfoma primário de efusões
  16. Linfoma/leucemia de Burkitt
III – Proliferação de células B de potencial maligno incerto
  1. Granulomatose linfomatóide
  2. Doença linfoproliferativa pós-transplante, polimórfica
	I – Neoplasias de células T precursoras:
	  1. Linfoma/leucemia linfoblástica de células T precursoras
	  2. Linfoma de células NK blásticas
	II – Neoplasias de células T e células "natural killer" maduras
	  1. Leucemia pró-linfocítica de células T
	  2. Leucemia de grandes linfócitos T granulares
	  3. Leucemia agressiva de células NK
	  4. Leucemia/linfoma de células T do adulto
	  5. Linfoma de células T/NK extranodal, tipo nasal
	  6. Linfoma de células T tipo enteropático
	  7. Linfoma de células T hepatoesplênico
	  8. Linfoma de células T subcutâneo paniculite-símile
	  9. Micose fungóide
	  10. Síndrome de Sezary
	  11. Linfoma cutâneo primário de grandes células anaplásticas
	  12. Linfoma de células T periféricas, SOE
	  13. Linfoma de células T angioimunoblástico
	  14. Linfoma de grandes células anaplásticas
	III – Proliferação de células T de potencial maligno incerto
	  1. Papulose linfomatóide

sendo, o índice prognóstico internacional (IPI), por exemplo, baseado em vários fatores clínicos, é extremamente importante em uma entidade clínica para a determinação do prognóstico.

IMUNOFENOTIPAGEM

Com o advento dos anticorpos monoclonais dirigidos contra determinantes antigênicos presentes na membrana ou no citoplasma das células do sistema imune, designados como "cluster differentiation", ou CD, é possível se caracterizar um determinado tipo de linfoma, não só por meio de suas características citológicas e arquiteturais, ou seja, de seu fenótipo morfológico, como também pelo conjunto desses antígenos que o caracteriza, ou seja, de seu *imunofenótipo*.

Assim, o imunofenótipo pode informar, por exemplo, se um linfoma é de linhagem linfóide B, T ou NK, e se tem um perfil de células imaturas ou maturas, devendo ser correlacionado à morfologia e ao quadro clínico para a classificação correta dos linfomas pela classificação da OMS.

A caracterização imunofenotípica dos linfomas pode ser realizada por dois métodos na práti-

ca clínica: a imunoistoquímica (IIQ) em cortes de tecido, e a citometria de fluxo (CMF) em células em suspensão em um meio líquido.

Para a técnica da CMF, os anticorpos são marcados com um fluorocromo, de tal forma que se a célula exibir a molécula para a qual o anticorpo é dirigido, ao ser iluminada pelo feixe de luz laser, emitirá um pulso de fluorescência, o qual será detectado por um sensor específico para aquele comprimento de onda relacionado ao fluorocromo marcador; com os citômetros que dispomos hoje nos laboratórios de rotina, é possível analisar-se simultaneamente quatro antígenos identificados com diferentes fluorocromos, além de ser possível a classificação das células de acordo com suas características intrínsecas de tamanho e complexidade citoplasmática.

Vantagens da CMF:
- Análise da expressão simultânea de até quatro diferentes antígenos na mesma célula.
- Avaliação quantitativa rápida e acurada não só da proporção de células com um determinado fenótipo, como também do reconhecimento de populações normais e anormais segundo a intensidade de expressão de determinados antígenos.

Desvantagens da CMF:
- Necessita de material a fresco, com células viáveis.
- Não permite uma correlação direta com a morfologia.

No método IIQ, a revelação baseia-se na utilização de reações enzima-substrato para converter cromógenos incolores em produtos finais com cor própria, que podem ser visualizados por meio da microscopia óptica convencional. Utiliza-se em geral o método imunoenzimático indireto, por meio do qual um anticorpo secundário ou terciário é marcado com uma enzima (peroxidase, fosfatase alcalina), associada a diferentes combinações substrato-cromógeno. Em cortes histológicos, a técnica pode ser realizada em material congelado ou em material fixado em formalina e embebido em parafina. Esta última opção é a mais utilizada na maioria dos laboratórios, sendo hoje comercializado um grande número de anticorpos para esse fim.

Vantagens do método IIQ:
- Pode ser realizado, retrospectivamente, a qualquer momento, orientado pelo exame morfológico.
- Permite a correlação estreita entre a expressão dos antígenos e as características morfológicas das células que os expressam.

Desvantagens do método IIQ:
- Quando realizado em material incluído em parafina, pode apresentar resultados falso-negativos em função da destruição ou bloqueio de epítopos antigênicos durante o processo de fixação e processamento do material. Esta limitação tornou-se cada vez menos importante com a introdução dos métodos de recuperação antigênica pelo calor.
- Oferece possibilidades limitadas em relação à quantificação e avaliação da co-expressão de antígenos.
- Não permite a avaliação da intensidade de expressão antigênica.

Para os linfomas, as características citogenéticas e moleculares freqüentemente se correlacionam com a morfologia e o imunofenótipo, sendo na maioria das vezes não necessários para o diagnóstico.

Estão apresentados nos Quadros II-24 e II-25 os painéis considerados básico e complementar de marcadores úteis para o diagnóstico e classificação dos linfomas. Todos eles podem ser utilizados por IIQ ou CMF.

Quadro II-24 – Painel básico para imunofenotipagem dos linfomas em material embebido em parafina.

Anticorpo	Células identificadas
CD45	Leucócitos, células L&H
CD20	Linfócitos B, células L&H, células RS ±
CD79a	Células B, pré-B e plasmócitos
κ, λ	Cadeias leves da imunoglobulina
CD3	Células T
Fascina	Células RS, LGCA
CD43	Células T, subgrupo de células B, células mielóides
CD15	Granulócitos, células RS, monócitos
CD30	Células RS, imunoblastos, LGCA
MPO	Células mielóides
TdT	Linfoblastos
MIB-1	Células proliferantes
bcl-2	Linfoma folicular e outros de baixo grau +/centro germinativo –
P80, ALK-1	LGCA

Células L&H = variante da célula RS do LH, predominância linfocitária.
Célula RS = célula de Reed-Sternberg, diagnóstica do linfoma de Hodgkin.
LGCA = linfoma de grandes células anaplásicas.

Quadro II-25 – Painel complementar para a imunofenotipagem dos linfomas em material incluído em parafina.

Anticorpo	Célula identificada
CD4, CD8	Subgrupo de células T
CD5	Células T, LLC, LCM
CD1a	Células de Langerhans, timócitos corticais
TIA-1, perforina, granzyme B	Células T citotóxicas, células "natural killer"
IgD e IgM	Células do manto, LLC
CD21	CDF
CD23	CDF, LLC
Ciclina D1	LCM
LMP-1	Proteína latente de membrana do EBV
EMA	LGCA, plasmócitos, células L&H
P53	Proteína relacionada ao gene p53

LLC = leucemia linfóide crônica/linfoma linfocítico.
LCM = linfoma de células do manto.
CDF = células dendríticas foliculares.
LGCA = linfoma de grandes células anaplásicas.
EMA = antígeno da membrana epitelial.

Nos LNH na faixa etária pediátrica, a imuno-fenotipagem é especialmente útil nas seguintes situações:

- Diagnóstico diferencial das neoplasias de pequenas células (linfoma *versus* neuro-blastoma *versus* rabdomiossarcoma embrionário *versus* sarcoma de Ewing/PNET), em que a positividade para o CD45 é patognomônica da linhagem hematolinfóide. Lembrar, entretanto, que os linfomas de células precursoras podem ser negativos para o CD45, particularmente pelo método IIQ.
- Caracterização da linhagem da neoplasia: B *versus* T *versus* NK *versus* mielóide.
- Diagnóstico diferencial entre linfoma de grandes células anaplásicas (LGCA) e LH. No LGCA as células são CD20$^-$, EMA$^\pm$, CD15$^-$, CD30$^+$, CD3$^\pm$, CD43$^\pm$ enquanto no LH clássico, as células atípicas exibem o imunofenótipo CD20$^\pm$, EMA$^-$, CD15$^+$, CD30$^+$, LMP$^\pm$.
- Definição de clonalidade nos casos de diagnóstico diferencial difícil entre um processo reacional *versus* linfoma. No caso de linhagem linfóide B, o diagnóstico de clonalidade pode ser estabelecido pela expressão pelas células neoplásicas de uma única cadeia leve da imunoglobulina, *kappa* ou *lambda*. A CMF é o método indicado para este fim, sendo os resultados obtidos pelo método de IIQ em material incluído em parafina insatisfatórios, só sendo útil, na prática, quando as imunoglobulinas estão localizadas no citoplasma, como ocorre nos plasmócitos (plasmocitomas) ou nos linfócitos plasmocitóides (linfoplasmocíticos). No caso de linhagem T, a CMF é o método de escolha, uma vez que a clonalidade pode ser inferida apenas por um perfil imunofenotípico aberrante, como a co-expressão de CD4 e CD8 pela mesma célula, ou a deleção de um ou mais marcadores de linhagem T, ou mesmo a expressão aberrante de um marcador de linhagem B ou mielóide, não encontrado nas células T normais.

CITOMETRIA DE DNA

A citometria de DNA pela CMF é um método simples e rápido para se detectar clones de células com anormalidades cromossômicas por meio da determinação de seu conteúdo de DNA nuclear. Embora exista uma boa correlação com os métodos de citogenética, sua sensibilidade só permite detectar um clone anormal quando a alteração no conteúdo do DNA for da magnitude de pelo menos dois cromossomos grandes.

As *principais vantagens* desse método são:

- A possibilidade de se detectar de forma rápida e simples populações clonais aneuplóides.
- A informação concomitante da atividade proliferativa da população celular de interesse por meio da determinação da fração de células na fase S do ciclo celular (SPF).

As implicações clínicas desses resultados na avaliação dos linfomas poderiam ser assim resumidas:

1. Em situações de dúvida entre um processo reacional benigno e uma neoplasia, a demonstração de um clone aneuplóide nas doenças onco-hematológicas é indicativa de malignidade.
2. No acompanhamento de pacientes com neoplasias aneuplóides, pode ser usado para a detecção de recidiva e de doença residual.
3. Pode servir como método auxiliar nos casos de dúvida entre um linfoma indolente ou agressivo, uma vez que existe boa correlação entre aneuploidia e linfomas agressivos. Da mesma forma, a atividade proliferativa apresenta excelente correlação com o grau de agressividade biológica.
4. Merece ser destacada a grande utilidade no diagnóstico do linfoma de Burkitt, em que a SPF é bastante elevada, em geral acima de 30%, caracterizando de forma significativa essa neoplasia em relação ao diagnóstico diferencial com outras neoplasias hematopoiéticas ou não-hematopoiéticas.

CARACTERÍSTICAS CLÍNICAS E BIOLÓGICAS DOS LNH NA INFÂNCIA

Na infância, a distribuição dos principais subtipos de LNH é bem diferente da do adulto, estando citados nos Quadros II-26 e II-27 as entidades que ocorrem na faixa etária pediátrica. Como característica, poderíamos dizer que, ao contrário dos adultos, a grande maioria dos LNH serão bio-

Quadro II-26 – Características clínicas e biológicas dos LNH em crianças.

Subtipo (OMS)	Casos%*	Fenótipo	Local primário	Translocação	Genes afetados
Burkitt	34	Célula B	Abdome, cabeça e pescoço	t(8;14)(q24;q32) t(2;8)(p11;q24) t(8;22)(q24;q11)	IgH-c-myc Igκ-c-myc Igλ-c-myc
Linfoblástico	29	Célula T**	Mediastino, cabeça e pescoço	t(1;14)(p32;q11) t(11;14)(p13;q11) t(11;14)(p15;q11) t(10;14)(q24;q11) t(7;19)(q35;p13) t(8;14)(q24;q11) t(1;7)(p34;q34)	TCRαβ-TAL1 TCRαβ-RHOMB2 TCRαβ-RHOMB1 TCRαβ-HOX11 TCRβ-LYL1 TCRαβ-MYC TCRβ-LCK
Grandes células anaplásicas	27	Células T ou indeterminado	Mediastino, abdome, pele, cabeça e pescoço	t(2;5)(p23;q35)	NPM-ALK

**10% correspondem a outros subtipos.
**Variantes de células B também podem manifestar-se predominantemente como fase sólida.

logicamente agressivos, de células intermediárias (linfoblástico e Burkitt) ou de grandes células. São bastante raros os linfomas foliculares e os linfomas de indoletes de linfócitos pequenos.

As aplicações da biologia molecular e da citogenética ao estudo dos LNH na infância poderiam ser resumidas a:
- demonstração de clonalidade;
- auxílio no diagnóstico de diferentes entidades por meio da demonstração de marcadores moleculares, correspondendo em geral a translocações.

Demonstração de clonalidade

Em um estágio precoce da diferenciação normal do linfócito, ocorre o rearranjo dos genes dos receptores de antígenos, resultando na síntese de imunoglobulinas nas células B e nos receptores de células T (TCR).

As imunoglobulinas são proteínas multidiméricas compostas por duas cadeias pesadas e duas cadeias leves (*kappa* ou *lambda*). Cada cadeia consiste de duas regiões principais: a variável (V)

Quadro II-27 – Classificação dos LH segundo a classificação REAL/OMS.

LH predominância linfocitária nodular (LHPLN)
LH clássico
   LH, esclerose nodular (graus I e II)
   LH clássico, rico em linfócitos
   LH, celularidade mista
   LH, depleção linfocitária
   LH clássico, inclassificável

e a constante (C). A região variável é a responsável pelo reconhecimento do antígeno e a região constante das cadeias pesadas determina as diferentes classes das imunoglobulinas. Os TCR são proteínas heterodiméricas: α/β ou γ/δ. Cerca de 95% dos linfócitos são α/β, e 5%, γ/δ.

Os receptores de antígenos são codificados por segmentos descontínuos de DNA cromossômico. Essas regiões são a variável (V), a "joining" (J) e a constante (C). As várias combinações entre esses segmentos permitem a formação de milhares de receptores de antígenos únicos. Isso explica a capacidade dos mamíferos de produzir 10^6 a 10^8 diferentes anticorpos. O processo de rearranjo do gene não está envolvido nos mecanismos que levam à transformação neoplásica das células linfóides, e em geral ocorre antes da transformação neoplásica. Portanto, todas as células neoplásicas serão portadoras de um rearranjo único para o gene da imunoglobulina ou TCR, ao contrário dos processos reacionais, nos quais cada célula tem seu rearranjo próprio.

Indicações
- Diferenciação entre os processos reacionais e neoplásicos em casos difíceis, particularmente nos linfomas T.
- Definição de linhagem nos casos onde não foi possível demonstrá-la por imunofenotipagem.
- Cada tumor apresenta um rearranjo particular e, portanto, este pode ser utilizado como marcador para a monitorização do paciente.

Métodos

- O método de escolha, por razões de facilidade técnica, é o PCR. A interpretação, no entanto, deve ser cuidadosa, pois devido à sua maior sensibilidade, pode-se detectar um rearranjo gênico em lesões linfóides reacionais benignas oligoclonais, com resultados falso-positivos.
- A análise do rearranjo pelo método do Southern blot confirma a clonalidade em 90% dos linfomas e o índice de falso-positivos é ao redor de 3%. Isso pode variar com os diferentes subtipos de linfoma. Apesar de ser considerada padrão-ouro, é um método pouco utilizado na rotina por sua complexidade técnica.

Limitações

- A infidelidade de linhagem é comum nas neoplasias linfóides de precursores de células B ou T, sendo bem menos freqüentes em tumores de células linfóides maturas. O rearranjo do gene da imunoglobulina é bastante raro nos linfomas T, sendo portanto um indicador quase exclusivo de linhagem B. Já os linfomas B de células precursoras apresentam, com freqüência, de 30-50% evidências de rearranjo para os TCR β e δ.
- Em pacientes com anormalidades do sistema imune (imunodeficiências congênitas, AIDS, artrite reumatóide, dermatomiosite tratada com metotrexato, síndrome de Sjögren, imunossupressão iatrogênica), podem ser detectados rearranjos de imunoglobulina ou TCR, oligo ou monoclonais em processos histológica e/ou clinicamente benignos, ou aparentemente malignos, mas que regridem de forma espontânea.

Auxílio no diagnóstico de diferentes entidades, por meio da demonstração de marcadores moleculares

Os LNH apresentam anormalidades genéticas que na maioria das vezes correspondem às translocações, as quais levam à ativação de protoncogenes, como por exemplo o bcl-1, o bcl-2, bcl-6 e o c-myc, e menos freqüentemente à perda de função de um gene supressor de tumor como o p53.

As anormalidades específicas mais importantes relacionadas aos LNH que ocorrem na infância são:

c-myc – o gene localiza-se no cromossomo 8q24, e codifica uma proteína que regula a expressão de genes-alvos necessários para a progressão da fase G0 para a fase G1 do ciclo celular. Normalmente, a produção da proteína é regulada de tal forma que ocorra rápida indução de sua transcrição após o estímulo mitogênico. Para exercer sua função, a proteína forma um heterodímero com uma proteína denominada MAX que se liga ao DNA, levando a um aumento de MYC–MAX, progressão do ciclo celular e proliferação. Cerca de 80% dos linfomas de Burkitt apresentam a t(8;14)(q24;q32)(c-myc-IgH).

NPM-ALK – o gene ALK não é normalmente expresso nas células linfóides, mas sim nos neurônios, nas células gliais e nas células endoteliais. Está localizado no cromossomo 2p23 e codifica um receptor tirosinoquinase transmembrana. Na t(2;5)(p23;q35), ocorre sua fusão com o gene da nucleophosmina (NPM), uma fosfoproteína nucleolar não-ribossômica relacionada ao ciclo celular. A t(2;5) resulta na expressão de uma proteína quimérica de 80kDa, NPM-ALK ou p80. Essa proteína promove a fosforilação anormal de substratos celulares envolvidos no crescimento e na maturação normal das células.

Métodos de detecção

IIQ – na prática utiliza-se o anticorpo monoclonal ALK-1, que reconhece um epítopo resistente à fixação em formalina da proteína quimérica (80kDa) e da proteína humana normal (200kDa); positiva em quase 100% dos casos de LGCA em pacientes pediatricos, fortemente relacionado com a expressão do antígeno de membrana epitelial (EMA).

FISH ("fluorescence in situ hybridization") – é hoje um método de grande utilidade na demonstração das translocações características de cada tipo de linfoma, particularmente no caso do L. Burkitt e do LGCA. O método baseia-se na utilização de sondas comercializadas, que reconhecem as seqüências de DNA envolvidas nas translocações mais comuns, sendo marcadas com diferentes fluorocromos. O método pode ser aplicado em núcleos na interfase, em preparados citológicos ou mesmo em cortes histológicos de material incluído em parafina.

LINFOMA DE HODGKIN (LH)

O linfoma de Hodgkin difere dos outros tumores malignos conhecidos pelo fato de que sua composição celular se caracteriza por uma minoria de células neoplásicas (células de Reed-Sternberg e suas variantes), em um "background" de células inflamatórias. Durante muito tempo se questionou a natureza da doença de Hodgkin, entretanto hoje está definida como um processo neoplásico, sendo recentemente designada como linfoma de Hodgkin pela OMS.

O diagnóstico do LH é ainda realizado no exame histológico em preparado corado pela H&E. Entretanto, o painel básico de marcadores imunoistoquímicos em corte de parafina, compreendido pelos anticorpos dirigidos contra os antígenos CD45 (antígeno leucocitário comum), CD20, CD15, CD30, CD3 e EMA, tem sido utilizado de forma rotineira para o diagnóstico do LH, auxiliando sobremaneira no diagnóstico diferencial com os LNH, particularmente com o LGCA. Alguns trabalhos têm demonstrado ainda a correlação entre a expressão desses marcadores com o prognóstico. Em função do predomínio das células não-neoplásicas sobre as células neoplásicas, a imunofenotipagem pelo método da CMF não tem indicação para o diagnóstico do LH.

As diferentes características morfológicas das células de Reed-Sternberg e a composição do "background" celular constituem as bases para a subclassificação imunoistológica dos LH. Em 1994, o Grupo Internacional de estudo dos linfomas introduziu uma classificação atualizada dos LH, incorporando novos dados moleculares e imunológicos como parte da classificação REAL, que permaneceu inalterada na classificação da OMS (ver Quadro II-27). A distribuição dos subtipos histológicos parece semelhante nos EUA e em nosso meio.

As *principais modificações* introduzidas são:

- A predominância pura e simples de linfócitos no "background" não é suficiente para classificar um caso como LHPLN. Casos com células de Reed-Sternberg com morfologia e imunofenótipo do LH clássico devem ser classificados como LH clássico, rico em linfócitos.

- Nas classificações anteriores, celularidade mista era uma classificação heterogênea. A classificação atual recomenda que celularidade mista seja restrita aos casos típicos, e que os casos não classificáveis sejam considerados inclassificáveis.

A disponibilização de métodos recentes, como por exemplo, o *cDNA microarray*, veio trazer um grande avanço no conhecimento da biologia e fatores genéticos envolvidos na patogênese desses tumores, assim como em características associadas ao seu comportamento biológico e resposta terapêutica. Dessa forma, muitas mudanças são esperadas em curto espaço de tempo no diagnóstico, classificação e tratamento dos linfomas.

BIBLIOGRAFIA

JAFFE E, HARRIS NL, STEIN H, VARDIMAN JW (Eds.) Tumors of Haematopoietic and Lymphoid Tissues, WHO, IARC Press, Lyon, 2001.

DUMPHY CH. Gene expression profile data in lymphoma and leukemia: review of the literature and extrapolation of pertinent clinical applications. Arch Pathol Lab Méd 2006;130:483.

HARRIS NL, HORMIG SJ. Burkitt's Lymphoma – The message of microarrays. N Engl J Med 2006; 354:2495.

SANDEEP SD et al. Molecular diagnosis of Burkitt lymphoma. N Engl J Med 2006; 354:2431.

MICHAEL HUMMEL et al. A biological definition of Burkitt's lymphoma from transcriptional and genomic profiling. N Engl J Med 2006; 354:2419.

CLINICAL Evaluation of the International Lymphoma Study Group Classification of the Non-Hodgkin Lymphoma. Blood, 1997; 89:3909-3918.

PREDICTIVE Model for Aggressive Non-Hodgkin Lymphoma – The International Non-Hodgkin's Lymphoma Prognostic Factors Project. N Engl J Med, 1993; 329:987.

COAD NA, JONES TJ, PARKES SE, SMITH K, RAAFAT F, MANN JR. Analysis of ploidy and proliferative activity in childhood non-Hodgkin's lymphoma (NHL) and Hodgkin's disease. Pediatr Pathol Lab Med, 1997; 17:893.

COSSMAN J, ZEHNBAUER B, GARRET CT et al. Gene rearrangements in diagnosis of lymphoma/leukemia – guidelines for use based on a multi-institutional study. Am J Clin Pathol, 1991; 95:347.

DUQUE RE, ANDREEFF M, BRYLAN RC, DIAMOND LW, PEIPER SC. Consensus review of the clinical utility of DNA flow cytometry in neoplastic hematopathology. Cytometry,1993; 14:492.

FARIA SL, VASSALO J, COSSET JM et al. Childhood Hodgkin's disease in Campinas, Brazil. Med Pediatr Oncol, 1996; 26:90.

GROVAS A, FREMGEN A, RAUCK A. et al. The National Cancer Data Base Report on Patterns of Childhood Cancers in United States. Cancer, 1997; 80:2321.

HARRIS NL, JAFFE ES, STEIN H. et al. A revised European-American classification of lymphoid neoplasms: a proposal from the International Lymphoma Study Group. Blood, 1994; 84:1361.

NOCHEN C, GIARDINI R, COSTA A, SILVESTRINI R. MIB-1 and S-phase fraction predict survival in non-Hodgkin lymphomas. Cell Prolif, 1997; 30:37.

NON-HODGKIN Lymphoma Pathologic Classification Project. National Cancer Institute sponsored study of classification of non-Hodgkin lymphomas: summary and description of a Working Formulation for clinical usage. Cancer, 1982; 49:2112.

PITTALUGA S, WLORDASKA I, PULFORD K. et al. The monoclonal antibody Alk1 identifies a distinct morphological subtype of anaplastic lymphoma associated with 2p23/ALK rearrangements. Am J Pathol, 1997; 151:343.

RANEY RB. Hodgkin's disease in childhood: a review. J. Pediatr Hematol Oncol, 1997; 19:502.

SANDLUND JT, DOWNING JR, CRIST WM. Non-Hodgkin lymphomas in childhood. N Engl J Med, 1996; 334(19):1238.

WASIELEWSKI R, MENGEL M, FISHER R et al. Classical Hodgkin's disease. Clinical impact of immunophenotype. Am J Pathol, 1997; 151:1123.

Capítulo 8

PLAQUETOPATIAS E HEMOSTASIA

DAYSE MARIA LOURENÇO

DISTÚRBIOS QUANTITATIVOS E QUALITATIVOS DE PLAQUETAS

TROMBOCITOPENIA

A trombocitopenia é achado relativamente freqüente em crianças no período neonatal e pode ser determinada por diversas causas. Quando ocorre em recém-nascido em estado grave, a doença de base deve ser a responsável, tais como: septicemia bacteriana, coagulação intravascular disseminada (CIVD), enterocolite necrotizante, trombose de grandes vasos, aspiração de líquido amniótico ou mecônio, insuficiência respiratória, etc. A trombocitopenia do recém-nascido em bom estado geral faz pensar em mecanismo imunológico: mediada por auto-anticorpos maternos (mãe com púrpura trombocitopênica idiopática – PTI ou lúpus eritematoso sistêmico – LES) ou por aloanticorpos maternos, no caso de mães sensibilizadas a antígenos plaquetários. Esta última condição deve ser identificada precocemente, pois traz risco de hemorragia grave. Infecções virais congênitas também podem causar trombocitopenia nessa fase da vida. Muito mais raramente, a trombocitopenia será causada por falta de produção decorrente de doenças congênitas da medula óssea (hipoplasia megacariocítica, síndrome da trombocitopenia e ausência de rádio – TAR, aplasia, leucemia, osteopetrose, anemia de Fanconi).

Na criança de mais idade, a presença de trombocitopenia pode ser decorrente de mecanismo imunológico, a púrpura trombocitopênica imunológica ou auto-imune (PTI) primária ou secundária. Pode ocorrer por consumo como nos hemangiomas gigantes (síndrome de Kasabach-Merritt), na síndrome hemolítico-urêmica, na púrpura trombocitopênica trombótica, na CIVD, no hiperesplenismo, nas cardiopatias congênitas. Ainda podem ocorrer as doenças da medula óssea com comprometimento da série megacariocítica (anemia de Fanconi, Blackfan-Diamond, púrpura amegacariocítica congênita).

A PTI é causada pela presença de auto-anticorpos dirigidos contra proteínas da membrana plaquetária, o que leva à sensibilização das plaquetas fagocitadas por macrófagos do sistema reticuloendotelial. O quadro clínico na maioria das vezes consiste na instalação abrupta de sangramento cutâneo, com petéquias e equimoses, podendo-se acompanhar de sangramento mucoso nos casos mais graves, com epistaxe, gengivorragia, menorragia, hematúria, sangramento no trato gastrintestinal e até no sistema nervoso central. O hemograma mostra intensa trombocitopenia, usualmente menor do que $5.000/\mu L$, com prolongamento importante do tempo de sangramento. O mielograma mostra a presença de número normal ou aumentado de megacariócitos. Finalmente, o diagnóstico de PTI é de exclusão das demais causas de trombocitopenia por consumo periférico das plaquetas, tais como hiperesplenismo ou CIVD, condições estas de fácil reconhecimento pelo clínico, daí serem raras as situações de dúvida no diagnóstico.

TROMBOCITOPATIAS

O diagnóstico das trombocitopatias congênitas muitas vezes ocorre na infância. Baseia-se no quadro clínico de púrpura, com equimoses espontâneas ou devido a pequenos traumatismos, além de sangramento mucoso. O hemograma é geralmente normal, a não ser naquelas doenças que se acompanham de alterações morfológicas das plaquetas, como as plaquetas gigantes da síndrome de Bernard-Soulier. Na púrpura de Bernard-Soulier, as plaquetas são deficientes em glicoproteína Ib e incapazes de aderirem ao subendotélio. Na púrpura de Glanzmann há deficiência da glicoproteína IIb-IIIa, que é o receptor do fibrinogênio, responsável pela ligação entre as plaquetas, isto é, a agregação plaquetária propriamente dita.

A doença do "pool" plaquetário é relativamente freqüente, mas de pouca gravidade, podendo passar despercebida. A alteração da função plaquetária resulta em equimose devido a pequenos traumatismos, o que se exacerba com o uso de drogas antiplaquetárias.

A trombocitopatia adquirida mais freqüente é a que decorre do uso de agentes antiplaquetários, notadamente a aspirina. Especialmente em crianças, a aspirina é causa de aparecimento de petéquias devido a traumatismos ou esforços, de prova do laço positiva e de sangramento durante procedimentos cirúrgicos.

A trombocitopatia é uma complicação da uremia e pode agravar o sangramento durante hemodiálise, quando se associa ao efeito da heparina.

DISTÚRBIOS CONGÊNITOS DA COAGULAÇÃO

As doenças congênitas da coagulação são, e devem ser, diagnosticadas na infância. O diagnóstico precoce permite o pronto tratamento das hemorragias, evitando seqüelas graves, especialmente do sistema musculoesquelético, e orientando a correção do defeito em casos de procedimentos cirúrgicos, por exemplo.

O diagnóstico pode ser suspeitado por um teste da coagulação prolongado ou pela presença de sangramento.

As hemofilias graves por deficiência dos fatores VIII (hemofilia A) ou IX (hemofilia B) são na maioria das vezes diagnosticadas em função do aparecimento de hemorragia após traumatismo, ou espontânea, como a hemartrose. O mesmo ocorre com outras deficiências congênitas graves de outros fatores de coagulação, muito mais raras. As hemofilias A e B, por serem ligadas ao cromossomo X, ocorrem em meninos, e o sangramento torna-se aparente após meses de vida, com maior atividade da criança e exposição a traumatismo.

A deficiência congênita de fatores caracteriza-se pela história familiar, embora, em número relevante das vezes, a doença decorra de mutações novas, ausentes nas gerações anteriores.

Deve-se ter em mente que deficiências podem ser mais leves e não causar sangramento espontâneo, de modo que passam despercebidas e sem diagnóstico. Este poderá ser feito por meio de coagulograma de rotina, no pré-operatório, por exemplo, ou, infelizmente, apenas por ocasião de sangramento operatório não esperado.

A doença de von Willebrand decorre de síntese deficiente do fator de von Willebrand, que é importante para a interação entre a plaqueta (glicoproteína Ib-IX) e as estruturas subendoteliais (colágeno). São vários os tipos de deficiência e conseqüentemente a apresentação clínica da doença. O quadro clínico é de púrpura, com aparecimento de equimoses aos pequenos traumatismos, sangramento de mucosa, especialmente epistaxe, gengivorragia e menorragia.

Como o fator de von Willebrand circula no plasma ligado ao fator VIII da coagulação, deficiências genéticas importantes do primeiro causam encurtamento significativo da vida média do segundo, cujos níveis podem estar muito reduzidos. Os pacientes com doença de von Willebrand podem apresentar sangramentos profundos, como a hemartrose, que são característicos daqueles com deficiência de fatores de coagulação e não da função plaquetária.

DISTÚRBIOS ADQUIRIDOS DA COAGULAÇÃO

As principais coagulopatias adquiridas na infância estão associadas a doenças de base, como a insuficiência hepática, a uremia ou a coagulopatia de consumo decorrente, na maioria das vezes, de processos infecciosos.

O recém-nascido, especialmente o prematuro ou o pequeno para a idade gestacional, apresenta deficiência de vitamina K e da síntese dos fatores dela dependentes. A administração rotineira de vitamina K no berçário corrige essa deficiência, prevenindo a chamada doença hemorrágica do recém-nascido. Crianças nascidas de mães em uso de drogas anticoagulantes orais, que são antagonistas da vitamina K, ou em uso de drogas anticonvulsivantes tendem a ter deficiência mais grave de vitamina K.

Em crianças maiores, a deficiência dietética de vitamina K também é um achado freqüente. Embora não cause sangramento, por ser leve, causa prolongamento dos tempos de coagulação, o que pode ser um problema em avaliações pré-operatórias. O tratamento consiste na administração de vitamina K por via oral.

A doença hepática causa coagulopatia por diferentes mecanismos: falta de absorção da vitamina K e deficiência qualitativa dos fatores II, VII, IX e X, que pode ser corrigida pela administração de vitamina K por via parenteral. O defeito de síntese leva à redução de quase todos os fatores da coagulação, que são sintetizados no fígado, inclusive dos inibidores da coagulação como a antitrombina III e as proteínas C e S. A hipertensão portal, por sua vez, causa ativação localizada da coagulação no território porta, levando a uma coagulopatia de consumo, que contribui para a redução ainda mais significativa de fatores e inibidores da coagulação, além de consumir também as plaquetas. O aumento do baço também contribui para a trombocitopenia devido ao hiperesplenismo.

A CIVD decorre de ativação patológica da coagulação, com formação intravascular de fibrina e produção aumentada de fatores de coagulação ativados, que são consumidos. A conseqüência clínica desses eventos é a obstrução da microcirculação pela fibrina com falência de múltiplos órgãos, e a hemorragia decorrente da redução dos fatores da coagulação e ativação *in vivo* das plaquetas.

A CIVD é sempre o ponto final de um processo desencadeado por uma doença de base. Esta pode ser de várias origens, mas deve ser capaz de iniciar, de alguma forma, a ativação da coagulação. O mecanismo desencadeante pode levar à lesão da célula endotelial, que passa a expressar o fator tecidual e iniciar a ativação do fator VII da coagulação. As células endoteliais alteradas permitem a adesão e a agregação plaquetárias. Endotoxinas e citocinas,

como a interleucina-1 e o fator de necrose tumoral (TNF), são capazes de causar esta transformação da célula endotelial. Pode ocorrer ainda lesão tecidual e liberação de material tromboplástico na circulação sangüínea, que inicia a coagulação.

Podem ser várias as causas desencadeantes da CIVD: as infecções são as mais freqüentes, assim como as lesões teciduais causadas por traumatismos ou queimaduras, neoplasias, causas imunológicas como as reações transfusionais ou rejeições de enxertos. Malformações vasculares também podem causar CIVD, geralmente com marcada trombocitopenia.

AVALIAÇÃO DA COAGULAÇÃO

A hemostasia primária corresponde à fase da coagulação da qual participam as plaquetas, a parede vascular e as proteínas plasmáticas, como o fator de von Willebrand. Sua avaliação é feita por meio de: contagem de plaquetas, tempo de sangramento (TS), prova do laço e avaliação da função plaquetária.

A contagem de plaquetas pode ser feita em contadores automáticos de células com grande precisão, desde que em aparelhos bem calibrados.

O tempo de sangramento (TS) é a medida da função plaquetária *in vivo*.

O TS de Duke é realizado no lóbulo da orelha, preferencialmente, e o TS de Ivy, no antebraço, com o manguito de esfigmomanômetro insuflado a 40mm de mercúrio, e por meio de corte padronizado com lâmina especial. O TS de Ivy é mais sensível e capaz de detectar alterações que não sejam capazes de prolongar o TS de Duke.

A prova do laço avalia tanto a função das plaquetas, como aquela dos vasos. Pode ser positiva mesmo na ausência de alteração da hemostasia, em decorrência de fragilidade vascular, observada por exemplo nas doenças exantemáticas, em reações alérgicas ou em crianças e idosos.

O estudo da agregação plaquetária é útil na avaliação da função das plaquetas, por meio da exploração de diferentes vias de ativação plaquetária *in vitro*. O método é baseado na medida da formação de agregados de plaquetas após sua exposição a um agente agregante: colágeno, ADP, adrenalina, ácido araquidônico e trombina.

A ristocetina produz aglutinação das plaquetas na presença do fator de von Willebrand e da glicoproteína Ib da membrana plaquetária. Portanto, sua utilização é útil na investigação da doença de von Willebrand e na púrpura de Bernard-Soulier.

A realização da agregação plaquetária é útil para definir a presença do defeito plaquetário. Por exemplo, na púrpura de Glanzmann não há agregação com nenhum dos agentes agregantes utilizados. Na doença do "pool" plaquetário é afetada a agregação plaquetária à adrenalina e ao ADP.

A identificação de trombopatias congênitas decorrentes de deficiências de glicoproteínas da membrana plaquetária pode ser feita também pela citometria de fluxo, utilizando-se anticorpos específicos.

A especificidade de cada teste da coagulação depende dos reagentes utilizados em cada situação. O coagulograma inclui: tempo de protrombina (TP), tempo de tromboplastina parcial ativado (TTPA), tempo de trombina (TT), pesquisa de anticoagulante circulante, dosagem de fibrinogênio e de fatores.

O TP mede os fatores envolvidos na via extrínseca e na via comum, sendo independente da via intrínseca. Pode ser expresso pela relação do tempo obtido com o plasma do doente e o tempo de um "pool" de plasmas de indivíduos normais ou como atividade de protrombina.

O TTPA avalia os fatores da via intrínseca e da comum. O resultado deve ser expresso pela relação entre o tempo obtido para o doente e o tempo do normal do dia. Os valores em segundos variam com o ativador e a cefalina utilizados, de modo que a expressão dos resultados em segundos não é recomendada.

O TT é influenciado pela concentração de fibrinogênio e pela presença de inibidores da fibrinoformação, tais como a heparina e os produtos de degradação da fibrina e do fibrinogênio. O resultado é expresso pela relação TT do doente/ TT do normal.

A detecção do anticoagulante circulante obedece ao princípio de que o prolongamento do tempo de coagulação causado pela presença do inibidor não é corrigido pela adição de plasma normal. Isso serve para diferenciar o prolongamento do tempo de coagulação devido à deficiência de um determinado fator, pois, nesse caso, o tempo seria plenamente corrigido pela adição de um plasma normal.

O fibrinogênio pode ser medido por meio do método de Clauss, que se baseia na coagulação do plasma diluído pela adição de uma alta concentração de trombina.

A dosagem de fatores da coagulação pode ser feita individualmente, utilizando-se um plasma deficiente apenas no fator que se quer determinar.

A atividade fibrinolítica plasmática global pode ser medida por meio do tempo de lise do coágulo de sangue total ou da fração euglobulina. A utilização da fração euglobulina do plasma visa eliminar os inibidores da fibrinólise presentes no plasma. A euglobulina é obtida após precipitação de algumas proteínas plasmáticas em meio ácido, entre elas o plasminogênio, o fibrinogênio e os ativadores do plasminogênio, que ficam relativamente livres dos inibidores, o PAI-1 e a alfa-2-antiplasmina.

Durante a degradação da fibrina e do fibrinogênio pela plasmina formam-se moléculas com novos determinantes antigênicos, os produtos de degradação da fibrina, que podem ser detectados por anticorpos monoclonais. O D-dímero é o mais utilizado clinicamente.

A investigação de um prolongamento isolado do TP deve fazer pensar em deficiência de vitamina K, dietética decorrente de má absorção (colestase), pois o TP é o teste mais sensível à deficiência dos fatores de vitamina K dependentes. Deve-se pensar ainda na deficiência de fator VII, bastante rara.

O prolongamento isolado do TTPA faz pensar nas deficiências congênitas dos fatores VIII ou IX, as hemofilias A e B. Mais raramente ocorrem deficiências congênitas dos demais fatores da via intrínseca: fatores XI e XII, pré-calicreína e cininogênio de alto peso molecular. Destes, apenas a deficiência de fator XI pode causar síndrome hemorrágica importante. Outras causas mais comuns devem ser pesquisadas, como a presença de heparina, seja administrada ao pacientes, seja usada para a manutenção de cateteres. Deve-se ainda pesquisar a presença de anticoagulante circulante por meio da mistura com plasma normal. Na infância, não é raro o aparecimento de anticorpos antifosfolipídios, que interferem com o TTPA. São, na maioria das vezes, transitórios, associados aos processos infecciosos virais ou vacinações, e não causam sangramento.

O prolongamento do TT faz pensar em alterações quantitativas ou qualitativas do fibrinogênio, além da presença de heparina. Na CIVD, o TT estará prolongado.

O fibrinogênio será reduzido nas deficiências congênitas, que são raras, e nas coagulopatias de consumo. Lembrar que é uma proteína de fase aguda, estando bastante elevado em inflamações ou infecções.

O tempo de lise do coágulo de sangue total ou da fração euglobina estará encurtado nos casos de fibrinólise aumentada, geralmente associada a coagulopatias de consumo, e com maior produção de fibrina.

BIBLIOGRAFIA

BICK RL. Disseminated intravascular coagulation: objective criteria for clinical and laboratory diagnosis and assessment of therapeutic response. Clin Appl Thromb/Hemost, 1995; 1(1):3.

BURK CD, MILLER L, HANDLER SD, COHEN AR. Preoperative history and coagulation screening in children undergoing tonsillectomy. Pediatrics, 1992; 89:691.

FOX JEB. Platelet activation: new aspects. Haemostasis, 1996; 26(Suppl. 4):102.

GEORGE JN, SHATTIL SJ. The clinical importance of acquired abnormalities of platelet function. N Engl J Med, 1991; 324(1):27.

HARRISON P. Platelet function analysis. Blood Reviews 2005; 19: 111-123.

KALLIS P, TOOZE JA, TALBOT S, COWANS D, BEVAN DH, TREASURE T. Pre-operative aspirin decreases platelet aggregation and increases post-operative blood loss – a prospective, randomised, placebo controlled, double-blind clinical trial in 100 patients with chronic stable angina. Eur J Cardio-throrac Surg, 1994; 8:404.

LAPOSATA M, TERUYA J. Reappraisal of preoperative coagulation testing. Am J Clin Pathol, 1990; 94:795.

LOURENÇO DM. Avaliação laboratorial da coagulação sangüínea e fibrinólise. Série de Monografias da Escola Brasileira de Hematologia, 1997; 4:1.

LOURENÇO DM. Coagulação intravascular disseminada: atualização. Série de Monografias da Escola Brasileira de Hematologia, 1997; 4:105.

PARKER RI. Etiology and treatment of acquired coagulopathies in the critically ill adult and child. Crit Care Clin, 1997; 3(3):591.

RAPAPORT SI, RAO LVM. The tissue factor pathway: how it has become a "Prima Ballerina". Thromb Haemost, 1995; 74(1):7.

RUTHERFORD CJ, FRENKEL EP. Thrombocytopenia. issues in diagnosis and therapy. Med Clin North Am, 1994; 78(3):555.

TRIPLETT DA. Antiphospholipid-protein antibodies: laboratory detection and clinical relevance. Thromb Res, 1995; 78:1.

WALL JE, WILMANS JA, MANCO-JOHNSON MJ. Preoperative coagulation screening in children. Pediatrics, 1993; 92:186.

WHEELER A, RUBENSTEIN EB. Current management of disseminated intravascular coagulation. Oncology (Huntingt), 1994; 8(9):69.

Capítulo 9

Hemólise

MARIA STELLA FIGUEIREDO
JOSÉ KERBAUY

MECANISMOS DE DESTRUIÇÃO DOS ERITRÓCITOS

O glóbulo vermelho tem vida média de 120 ± 20 dias e durante este período está sujeito a uma variedade de estresses metabólicos e mecânicos. À medida que os eritrócitos envelhecem, ocorrem alterações no seu catabolismo que os tornam suscetíveis à destruição pelo sistema reticuloendotelial. Paralelamente, o fluxo sangüíneo turbulento ou lesão do endotélio pelo depósito de fibrina pode produzir fragmentação do eritrócito e conseqüente hemólise intravascular.

Embora todo sistema reticuloendotelial participe na destruição do glóbulo vermelho senescente, o baço está anatomicamente mais bem situado e apresenta os detectores mais sensíveis para as anormalidades do eritrócito. Para a passagem do glóbulo vermelho pelo baço, é necessário que seja facilmente deformável, já que o diâmetro do vaso é de 3μm, enquanto o glóbulo vermelho tem cerca de 7μm. Essa diminuição capilar faz com que os eritrócitos tenham contato mais prolongado com os macrófagos dos cordões esplênicos, expondo-os a estresses metabólicos, como a diminuição na concentração de glicose e no pH, causando lesões à membrana. Todas as células rígidas ou com inclusões anormais são capturadas e removidas. O controle de qualidade que o baço exerce sobre a massa de glóbulos vermelhos circulante fica evidente nos indivíduos esplenectomizados, nos

quais pode ser observado um amplo espectro de anormalidades dos glóbulos vermelhos.

Na célula do sistema reticuloendotelial, o glóbulo vermelho é atacado por enzimas lisossômicas, com ruptura da membrana e quebra da hemoglobina pela enzima heme-oxigenase. O ferro livre liga-se à transferrina do plasma e é transportado para a medula óssea ou estocado nas células como ferritina ou hemossiderina. Os aminoácidos são redirigidos ao "pool" de proteína corporal. O anel de protoporfirina é quebrado na ponte α-metano e seu carbono α é exalado como monóxido de carbono. O anel tetrapirrólico aberto é carregado pela albumina plasmática até o fígado, na forma de bilirrubina indireta, conjugado para formar glicuronídeo e excretado pela bile.

HEMÓLISE EXTRA E INTRAVASCULAR

A hemólise pode ser dividida em intra e extravascular, entretanto, é uma distinção artificial porque alguma sobreposição sempre ocorre.

A destruição intravascular é responsável pela destruição de menos de 10% dos glóbulos vermelhos, embora possa aumentar em certas doenças, e resulta na liberação de hemoglobina diretamente no plasma. Como o tretâmero da hemoglobina é instável no plasma, ocorre dissociação dos dímeros α-β, que então se ligam à haptoglobina. O complexo haptoglobina-hemoglobina previne a excreção renal da hemoglobina e estabiliza a ligação globina-heme. Este complexo é então removido da circulação pelos hepatócitos e processado. Existe um limite para o mecanismo de ligação da haptoglobina, já que sua capacidade de ligação varia de 0,07 a 0,15g/dL de hemoglobina. Diminuição ou ausência de haptoglobina pode ser usada para indicar aumento da hemólise intravascular, porque ela também é capturada pelo hepatócito.

A hemopexina é uma proteína de ligação do heme que pode ser utilizada para medir a gravidade da hemólise intravascular já que sua concentração plasmática começa a diminuir quando a capacidade de ligação da haptoglobina é excedida. Concentrações alteradas de hemopexina, entretanto, são observadas em outras condições patológicas.

A hemólise intravascular é mediada pelo complemento e envolve mais componentes do sistema complemento do que a hemólise extravascular, na qual o componente final da destruição do glóbulo vermelho é geralmente o C3b. Quando o complemento é ativado na hemólise intravascular, forma-se o complexo C5b6789, conhecido como unidade de ataque à membrana ou complexo terminal. Ele é capaz de penetrar na superfície do eritrócito formando poros transmembrana e levando à lise da hemoglobina ou ao aumento da permeabilidade à água e aos eletrólitos.

A hemólise intravascular pode ser o mecanismo predominante nas anemias hemolíticas extrínsecas adquiridas e em anemias hemolíticas imunes nas quais o complemento está envolvido. Porém, algumas anemias hereditárias, como a anemia falciforme, também apresentam importante componente de hemólise intravascular.

A hemólise extravascular é aquela em que a destruição dos glóbulos vermelhos, intactos ou fragmentados, ocorre por fagocitose no sistema reticuloendotelial com liberação de hemoglobina nos macrófagos. O sistema reticuloendotelial também reconhece anticorpos na superfície do glóbulo vermelho e, em nível do baço, tem receptores para a porção Fc das imunoglobulinas e pode remover e destruir células com IgG. O sistema reticuloendotelial do baço e do fígado reconhece o componente C3b do complemento, fagocitando a célula.

Devido à estrutura única do baço, a maior parte da destruição dos eritrócitos normais senescentes e anormais ocorre neste órgão. Se o baço está aumentado, a circulação esplênica é mais demorada que o normal, fazendo com que células com anormalidades moderadas sejam lisadas mais rapidamente do que seriam no baço normal.

O fígado tem um papel mais ativo na remoção de células muito lesadas ou com alterações na forma.

CARACTERIZAÇÃO LABORATORIAL DE HEMÓLISE

A hemólise é caracterizada pela presença de evidências de aumento da destruição e da produção dos glóbulos vermelhos. Muitos testes são avaliáveis para checar cada um desses processos, entretanto, somente alguns são realmente úteis.

SINAIS DE DESTRUIÇÃO EXCESSIVA

A sobrevida eritrocitária pode ser medida por vários métodos, mas o que utiliza ^{51}C é o mais freqüente. A meia-vida está normalmente reduzida na doença hemolítica, mas o grau de redução varia de um paciente para outro, mesmo entre aqueles com a mesma doença. Em média, a meia-vida está diminuída em cerca da metade do valor normal. São exames demorados e caros e raramente necessários, já que a quantidade aproximada de destruição pode ser determinada pela análise de outros dados, como a observação seriada do grau de anemia, reticulocitose e icterícia.

A quantidade de bilirrubina presente no soro depende, em parte, da taxa de formação de bilirrubina, resultante do catabolismo do anel de porfirina, e em parte da eficiência com a qual é excretada pelo fígado. Assim, o nível de bilirrubina não fornece um índice exato da taxa de destruição dos glóbulos vermelhos, pois ocasionalmente pode estar normal na presença de doença hemolítica.

O nível de bilirrubina indireta é um pobre indicador do catabolismo do heme e pode permanecer dentro do normal em uma boa proporção de indivíduos com doença hemolítica. A necessidade de um teste mais sensível e de técnicas quantitativas para a avaliação do catabolismo do heme é clara, entretanto não existe ainda este método. Determinações da produção endógena de monóxido de carbono ou do "turnover" da bilirrubina fornecem dados acurados da taxa de catabolismo, mas são, até o presente, métodos muito complexos para a rotina laboratorial clínica.

A quantificação da excreção de urobilinogênio fecal fornece um índice mais sensível de hemólise, porém é necessária coleta acurada e processamento dos espécimes fecais em horários determinados.

A atividade de desidrogenase láctica (DHL) apresenta-se freqüentemente elevada em pacientes com anemia hemolítica. O aumento de DHL resulta da liberação da enzima do eritrócito no plasma durante a hemólise. Das isoenzimas, a DHL2 predomina na anemia hemolítica, enquanto a DHL1 predomina na megaloblástica.

Quando a hemoglobina é liberada no plasma, liga-se à haptoglobina e este complexo é removido pelo hepatócito. Conseqüentemente, a haptoglobina tende a desaparecer do plasma em pacientes com hemólise. A interpretação desse dado, entretanto, é difícil pelo fato de a haptoglobina ser uma proteína reagente de fase aguda e sua síntese estar aumentada na resposta à inflamação, à infecção ou à doença maligna. A quantificação de haptoglobina pode ser feita baseada na atividade da peroxidase, por eletroforese, por cromatografia ou por imunofenelometria a laser, que é o método mais acurado. Apesar da função intravascular da haptoglobina, essa proteína pode estar depletada também em hemólises extravasculares ou nos casos de eritropoese ineficaz. Não é útil no controle da hemólise durante o período neonatal, por estar diminuída ou ausente nos primeiros meses de vida (as concentrações normais de adulto são alcançadas no 4º mês de vida).

A combinação hemopexina e haptoglobina tem sido proposta como exame útil na determinação da gravidade da hemólise. Diferente da haptoglobina, a hemopexina pode ser medida em hemólise crônica por ser uma proteína reciclável. Além disso, por não ser proteína de fase aguda ela é menos influenciável na presença de inflamação, infecção e neoplasias. Pode ser determinada, no soro ou no plasma, por imunodifusão radial em gel de agar ou por imunofenelometria. No Quadro II-28 temos uma relação de condições associadas à diminuição de haptoglobina e hemopexina.

A hemoglobina glicada apresenta-se regularmente diminuída na doença hemolítica e esta diminuição está, provavelmente, relacionada à magnitude do processo hemolítico durante as quatro a oito semanas anteriores.

Quadro II-28 – Interpretação da diminuição da concentração de haptoglobina e hemopexina.

Haptoglobina	Hemopexina	Doença ou condição
Diminuída	Normal	Hemólise intravascular moderada Deficiência congênita de haptoglobina Fenótipo de haptoglobina associado com baixa concentração
Diminuída	Diminuída	Hemólise intravascular grave Anemia hemolítica crônica Válvula cardíaca artificial Recém-nascidos Doença hepática crônica Síndrome de má absorção
Normal	Diminuída	Pancreatite hemorrágica Hemorragia em cavidades Porfiria cutânea *tarda* (fase ativa) Rabdomiólise fulminante Hemólise na presença de inflamação

SINAIS DO AUMENTO DE PRODUÇÃO DOS GLÓBULOS VERMELHOS

A contagem de reticulócitos é o teste mais utilizado para a determinação do aumento de produção dos glóbulos vermelhos. É expresso em porcentagem, com variação normal entre 0,5 e 1,5%. A porcentagem de reticulócitos é difícil de ser utilizada para a estimativa precisa da produção de glóbulos vermelhos em pacientes anêmicos, porque seu valor se apresenta aumentado pela queda da contagem dos eritrócitos, e o reticulócito prematuro, liberado pela medula óssea devido à ação da eritropoetina, leva mais tempo para amadurecer na circulação. O índice de produção dos reticulócitos (IPR) leva esses fatores em conta e tem mostrado boa correlação com dados obtidos em estudos ferrocinéticos. A fórmula utilizada para o cálculo do IPR é:

$$IPR = \frac{\% \text{ Reticulócitos}}{\text{Tempo de maturação dos reticulócitos (dias)}} \times \frac{\text{Hematócrito}}{45}$$

O tempo de maturação do reticulócito na circulação é de 1 dia nos indivíduos com valor de hematócrito de 45%; 1,5 dia com hematócrito de 35%; 2 dias com hematócrito de 25%; e 2,5 dias com hematócrito de 15%. Infelizmente esta fórmula não é estandartizada para mulheres e crianças cujo hematócrito seja menor do que 45%, porém esse erro não é sério, considerando-se o limite de acurácia do método. Assim, um homem de 40 anos com hematócrito de 25% e reticulócitos de 15% tem IPR de 15/2 × 25/45 = 4,2, indicando que o tempo de maturação do reticulócito é cerca de quatro vezes o normal. Geralmente, nas anemias hemolíticas, o IPR excede 2,5%. Na prática, o IPR é um indicador sensível de hipoprodução relativa e particularmente útil na detecção precoce de crise aplástica.

Nos pacientes com hemólise grave, glóbulos vermelhos nucleados (eritroblastos) podem aparecer no sangue periférico, e granulocitose e plaquetose podem se desenvolver. Métodos mais sofisticados para a avaliação da produção de glóbulos vermelhos, como aspiração de medula óssea ou estudos de ferrocinética, são raramente necessários.

AVALIAÇÃO DO PROCESSO HEMOLÍTICO

Pacientes com anemia e reticulócitos elevados comumente apresentam função medular adequada. Nestes casos, o "turnover" está aumentado devido à perda aguda de sangue, seqüestro ou hemólise. Se a resposta reticulocitária é adequada, o exame de medula óssea não é necessário porque o processo é extrínseco à medula. A avaliação inicial deve estabelecer se há ou não evidência de sangramento agudo ou aumento do baço. As situações restantes são dirigidas na determinação da etiologia da hemólise.

Esses pacientes devem ser inicialmente agrupados de acordo com o teste de Coombs direto, sendo que aqueles com teste positivo correspondem aos indivíduos com anemias imuno-hemolíticas.

Os pacientes com Coombs direto negativo podem ser classificados de acordo com a morfologia dos eritrócitos:

Morfologia anormal
- *Esferócitos:* esferocitose hereditária, imuno-hemólise com IgG, lesão aguda por oxidante (deficiência do "shunt" HMP, incompatibilidade ABO, reações hemolíticas transfusionais, etc.).
- *Eliptócitos:* eliptocitose hereditária, talassemias, deficiência de ferro grave, anemia sideroblástica, anemia megaloblástica.
- *Poiquilócitos bizarros:* anemias microangiopáticas, lesão aguda por oxidante, eliptocitose hereditária em recém-nascidos, piropoiquilocitose hereditária.
- *Estomatócitos:* estomatocitose hereditária, doença hepática (especialmente alcoolismo agudo).
- *Ponteado basofílico proeminente:* talassemias, hemoglobinas instáveis, envenenamento por chumbo, anemias sideroblásticas.
- *Hemácias irreversivelmente falcizadas:* anemia falciforme e síndromes falciformes sintomáticas.
- *Parasitas intracelulares:* malária, babesiose, bartonelose.
- *Eritrócitos crenados ou espiculados:* necrose hepática aguda, deficiência da via de Embden-Meyerhof, anemias microangiopáticas, uremia, acantocitose, pós-esplenectomia, anorexia nervosa, deficiência de vitamina E, picnocitose infantil.
- *Células em alvo:* hemoglobinopatias (S, C, D e E, principalmente), doenças hepáticas obstrutivas, talassemias, deficiência de ferro.
- *Hemácias em lágrimas:* hematopoese extramedular, mielofibrose, anemia mieloptísica.

Morfologia normal ou não específica
- Deficiência da via Embden-Meyerhof.
- Outras deficiências enzimáticas.
- Hemoglobinas instáveis.
- Alfa-talassemia heterozigota.
- Anemia imuno-hemolítica por anticorpo a quente.
- Doença da aglutinina a frio.
- Doença hemolítica por incompatibilidade Rh.
- Hemoglobinúria paroxística noturna.
- Anemias diseritropoéticas congênitas.
- Hemólise com infecção.
- Doenças eritrofagocíticas.
- Deficiência de vitamina E.
- Hiperesplenismo.

BIBLIOGRAFIA

DELANGHE JR, LANGLOIS MR. Hemopexin: a review of biological aspects and the role in laboratory medicine. Clin Chim Acta. 2001; 312: 13-23.
HILLMAN RS, FINCH CA. Manual da Série Vermeelha. 7ª ed., São Paulo, Santos Livraria Editora, 2001.
KNAPP DD. Introduction to erythrocyte abnormalities. In: Stiene-Martin EA, Lotspeich-Steininger CA, Koepke JA. Clinical Hematology. Principles, Procedures, Correlations. 2nd ed., Philadelphia: Lippincott, 1998, p. 125.

LEWIS SM, BAIN BJ, BATES I. Hematologia Prática de Dacie e Lewies. 9ª ed. Porto Alegre: ArteMed, 2006.

LUX SE. Introduction to anemias. In: Handin RJ, Lux SE, Stossel TP. Blood: Principles and Practice of Hematology. Philadelphia: Lippincott, 1995, p. 1383.

NEMCHIK L. Introduction to anemias of increased erythrocyte destruction. In: Stiene-Martin EA, Lotspeich-Steininger CA, Koepke JA Clinical Hematology. Principles, Procedures, Correlations. 2nd ed., Philadelphia: Lippincott, 1998, p. 241.

ROTHER RP, BELL L, HILLMEN P, GLADWIN MT. The clinical sequelae of intravascular hemolysis and extracellular plasma hemoglobin: a novel mechanism of human disease. JAMA. 2005; 293(13): 1653-1662.

SASSA S, KAPPAS A. Disorders of heme production and catabolism. In: Handin RJ, Lux SE, Stossel TP. Blood: Principles and Practice of Hematology. Philadelphia: Lippincott, 1995, p. 1473.

SCHWABBAUER M. Normal erythrocyte, production, physiology, and destruction. In: Stiene-Martin EA, Lotspeich-Steininger CA, Koepke JA. Clinical Hematology. Principles, Procedures, Correlations. 2nd ed., Philadelphia: Lippincott, 1998, p. 57.

SEÇÃO III

Bioquímica

Hidratos de Carbono

Proteínas

Compostos Nitrogenados Não-Protéicos

Lipídeos – Considerações Fisiológicas e Laboratoriais

Dislipidemias na Infância e na Adolescência

Enzimologia Clínica

Equilíbrio Ácido-Básico

Distúrbios do Equilíbrio Ácido-Básico

Água, Eletrólitos e Minerais

Capítulo 10

HIDRATOS DE CARBONO

ADAGMAR ANDRIOLO

CONCEITO

O termo carboidrato ou hidrato de carbono tem origem na observação de que a fórmula empírica de alguns compostos como a glicose e a lactose sugerem a existência de uma relação entre a molécula de água e os átomos de carbono presentes. Por exemplo, observemos as fórmulas químicas a seguir:

– glicose $C_6(H_2O)_6$
– lactose $C_{12}(H_2O)_{11}$
– genericamente, temos, $C_{n1}(H_2O)_{n2}$

Estes compostos não são hidratos no sentido químico usual do termo, sendo mais definidos como derivados aldeídos ou cetônicos de álcoois poli-hidratados. Os derivados aldeídos dão origem às aldoses, glicose, por exemplo, e os derivados cetônicos, às cetoses, como a frutose.

Na dependência do número de carbonos presentes na molécula e de como se combinam, os carboidratos podem ser classificados em monossacarídeos, dissacarídeos ou polissacarídeos.

Monossacarídeos – são açúcares contendo 3, 4, 5, 6 ou mais átomos de carbono. A nomenclatura utilizada é simples, sendo denominados trioses, tetroses, pentoses, hexoses, etc.

Alguns monossacarídeos possuem dupla ligação entre dois átomos de carbono, o que gera carga negativa nessa região da molécula. Esta negatividade possibilita a esses açúcares oxidarem íons metálicos, conferindo-lhes a característica de redução, e pode ser utilizada com finalidades analíticas. A glicose, por exemplo, quando em solução alcalina e a quente, reduz íons cobre de cúprico a cuproso, promovendo mudança na cor da solução, que pode ser quantificada se as condições do ensaio forem bem padronizadas.

Dissacarídeos – dois monossacarídeos podem interagir entre si, com perda de uma molécula de água, e formar um dissacarídeo. Os mais comuns são:

– maltose = glicose + glicose
– lactose = glicose + galactose
– sacarose = glicose + frutose

Alguns dissacarídeos também apresentam atividade redutora mas, em geral, cerca de 40% menos intensa do que a dos monossacarídeos que os compõem.

Polissacarídeos – resultam da ligação seqüencial de vários monossacarídeos. Amido e glicogênio, por exemplo, são polissacarídeos cujas moléculas podem conter de 25 a 2.500 moléculas de glicose interligadas. Representam as principais formas de reserva de carboidratos nos vegetais e nos animais, respectivamente.

Utiliza-se o sufixo "an" para indicar que um polissacarídeo é constituído por apenas um tipo de açúcar. O amido e o glicogênio são, portanto, glicosans e a inulina, formada exclusivamente por frutose, frutosan.

ASPECTOS METABÓLICOS

Um adulto normal possui, em média, cerca de 370g de carboidratos no organismo, estocados como glicogênio. Considerando-se o fato de que os carboidratos são a fonte de energia mais facilmente utilizável, essa quantidade pode ser considerada baixa. Quando a ingestão calórica excede as necessidades metabólicas imediatas, os carboidratos são convertidos em alguma substância que possa ser estocada para uso futuro.

Os processos gerais do metabolismo dos carboidratos são definidos por alguns termos específicos:

Glicogênese – é a conversão da glicose em glicogênio.

Glicogenólise – é a conversão do glicogênio em produtos intermediários e em glicose.

Gliconeogênese – é a formação de glicose a partir de compostos não-carboidratos, tais como aminoácidos, glicerol e ácidos graxos.

Glicólise – é a conversão da glicose ou outras hexoses em lactato ou piruvato.

Lipogênese – é a formação de gordura a partir de carboidratos.

O glicogênio e o amido presentes nos alimentos são parcialmente digeridos por ação da amilase salivar, formando dextrinas intermediárias e maltose. No intestino delgado, a amilase pancreática continua a digestão das dextrinas, produzindo mais maltose. Outros dissacarídeos presentes, tais como lactose e sacarose, são cindidos pelas enzimas lactase e sacarase, presentes na luz intestinal, dando origem aos monossacarídeos que os compõem: glicose, galactose e frutose.

A absorção desses açúcares é quase completa e parece ocorrer por transporte ativo específico, havendo diferenças significativas na velocidade de absorção dos diferentes monossacarídeos. No enterócito, pequena quantidade de frutose é convertida em glicose. Ao atingirem o fígado, os açúcares são utilizados na dependência das necessidades orgânicas do momento. Dessa forma, podem ser:

- convertidos em glicogênio e estocados no fígado;
- metabolizados, produzindo gás carbônico e água, com liberação de energia;
- convertidos em cetoácidos, aminoácidos ou proteínas;
- convertidos em gorduras e liberados para a circulação sistêmica.

GLICOSE

A concentração de glicose no plasma é mantida entre 60 e 99mg/dL no indivíduo adulto hígido, em jejum, elevando-se para até 150mg/dL após uma alimentação normal. Mecanismos complexos, envolvendo sistemas receptores e efetores, atuam conjunta, simultânea e complementarmente, de forma a manter a glicemia em intervalo fisiológico, garantindo o fornecimento energético adequado a todas as células do organismo.

Resumidamente, os elementos que atuam nesses mecanismos podem ser assim descritos:

Insulina – produzida e liberada pelas células beta das ilhotas do pâncreas, promove a glicogênese e a lipogênese e aumenta a permeabilidade das membranas celulares à glicose.

Hormônios do crescimento e adrenocorticotrófico – são secretados pela adeno-hipófise e ambos possuem ação antagônica à da insulina.

Oxiesteróides (hidrocortisona) – secretados pelo córtex da adrenal sob ação do hormônio adrenocorticotrófico (ACTH), também possuem ação antagônica à insulina, sendo referidos, algumas vezes, como hormônios diabetogênicos.

Glucagon – secretado pelas células alfa do pâncreas, estimula a glicogenólise, tendendo a elevar a concentração de glicose circulante.

Epinefrina – secretada pela medula da adrenal, estimula a glicogenólise, promovendo aumento da glicemia.

Tiroxina (T_4) – é um dos hormônios da tiróide, parece estimular a glicogenólise e aumentar a velocidade de absorção da glicose no intestino.

METODOLOGIA

O sangue total mantido à temperatura ambiente sofre redução na concentração da glicose devido à glicólise que ocorre a uma velocidade média de 7% por hora. Em recém-nascidos e em pacientes com hemátocrito elevado e com leucocitose, esse consumo está significativamente acelerado. Por esta razão, plasma e soro são preferidos para a dosagem de glicose.

Quando o exame não for realizado imediatamente após a coleta do sangue, está indicada a utilização de um agente inibidor da glicólise, tal como o fluoreto de sódio, na concentração de 2mg/mL de sangue.

Para a população pediátrica, porém, pode ser conveniente a determinação da glicose em sangue capilar obtido por punção digital. Nessas circunstâncias, é necessário ter em mente que o sangue capilar é essencialmente arterial e que, em jejum, apresenta valores apenas discretamente mais elevados do que os do sangue venoso, sendo essa diferença, em média, da ordem de 5mg/dL. Nos períodos absortivos, pós-prandiais ou após sobrecarga oral de glicose, por exemplo, a diferença arteriovenosa pode ser tão alta quanto 30 ou mesmo 70mg/dL, com valores mais elevados no sangue arterial.

Atualmente, estão disponíveis diversas metodologias para a dosagem da glicose em líquidos biológicos, das quais podem ser referidas as técnicas enzimáticas utilizando glicose-oxidase, hexoquinase ou glicose desidrogenase; as baseadas na condensação da glicose com o-toluidina; na medida calorimétrica da glicosazona; na medida fluorimétrica de produtos de condensação da glicose; cromatografia gasosa e análise amperométrica não-enzimática.

Dos métodos não-enzimáticos, vale destacar apenas o da condensação com o-toluidina. É um método relativamente simples e específico para a dosagem de glicose em líquidos biológicos, tendo sido apresentado em 1959 por Hultman. Baseia-se na reação de aldossacarídeos com a o-toluidina, em meio ácido, com o desenvolvimento de um complexo colorido. Várias modificações foram propostas, sendo que a de Dubowski talvez seja a mais utilizada.

Graus moderados de hemólise, icterícia ou lipemia não interferem significativamente. Diversos autores têm descrito excelente correlação entre as determinações da glicose pela o-toluidina e pelo método de referência.

Dentre os métodos enzimáticos, o da glicose-oxidase foi aceito como o de referência a partir de 1976 e é considerado, atualmente, como o "gold standard".

Glicose-oxidase

O primeiro método utilizando atividade enzimática aplicado à Patologia Clínica foi proposto por Froesch e Renold, em 1956. No mesmo ano, Keston introduziu um sistema no qual se acoplam duas reações seqüenciais. Na primeira, a glicose-oxidase catalisa a oxidação da glicose em ácido glicurônico e peróxido de hidrogênio. A peroxidase catalisa a transferência de um oxigênio do peróxido para um cromógeno aceptor, que pode ser o-toluidina ou o-dianisidina.

$$\text{Glicose} \xrightarrow{\text{glicose-oxidase}} \text{ácido glicurônico + peróxido de hidrogênio}$$

$$\text{Peróxido de hidrogênio} + \text{cromógeno} \longrightarrow \text{cromógeno oxidado + água}$$

Algumas substâncias presentes no sangue, tais como hemoglobina, bilirrubina, ácido úrico, ácido ascórbico e alguns compostos contendo grupos sulfidril, são potenciais interferentes, seja por competirem na oxidação do cromógeno, sem desenvolvimento da cor específica, seja por modificarem a cor final.

Na população pediátrica, principalmente em soros de recém-nascidos, é importante ressaltar que a presença de hemoglobina e de bilirrubina em concentrações anormalmente elevadas pode ser causa de erros importantes na determinação da glicose. Uma dosagem mais acurada pode ser obtida introduzindo-se, previamente, uma etapa de precipitação das proteínas.

Hexoquinase

Hexoquinase é a enzima que catalisa a fosforilação da glicose pela adenosina trifosfato (ATP), formando glicose-6-fosfato e adenosina difosfato (ADP). Adicionando-se outra enzima, a glicose-6-fosfato-desidrogenase (G-6-PD), que catalisa a oxidação da glicose-6-fosfato e, simultaneamente, reduz o NAD a NADH, obtém-se um sistema sensível e específico para a quantificação da glicose pela medida da variação da absorbância da solução em 339nm, decorrente da redução do NAD, que é proporcional à quantidade de glicose presente.

$$\text{Glicose + ATP} \xrightarrow{\text{hexoquinase}} \text{Glicose-6-fosfato + ADP}$$

$$\text{Glicose-6-fosfato + NAD} \xrightarrow{\text{G-6-PD}} \text{6-fosfogluconato + NADH}$$

G-6-PD = glicose-6-fosfato-desidrogenase

Este sistema é, virtualmente, específico para a dosagem de glicose e não sofre interferência de ácido úrico ou ácido ascórbico.

DISTÚRBIOS DA GLICEMIA

A doença mais freqüentemente relacionada ao metabolismo dos carboidratos é o *diabetes mellitus*, caracterizada por insuficiência absoluta ou relativa de insulina.

HIPERGLICEMIA

Em 2003, uma revisão dos critérios diagnósticos realizada pelo "The Expert Committee on the Diagnosis and Classification of Diabetes Mellitus", da "American Diabetes Association", estabeleceu os seguintes limites diagnósticos:

- Normal – glicemia entre 75 e 99mg/dL.
- Pré-diabetes – glicemia entre 100 e 125mg/dL.
- Portadores de diabetes – glicemia acima de 125mg/dL.

Estes valores referem-se à glicose dosada após 8 a 10 horas de jejum e se confirmados, pelo menos, em duas ocasiões diferentes. O grupo pré-diabético inclui os indivíduos que possuem a glicemia de jejum entre 100 e 125mg/dL e não apresentam outras alterações suficientes para que sejam considerados diabéticos. Além dos pré-diabéticos diagnosticados pela glicemia de jejum, há os revelados pelo teste de sobrecarga à glicose. Este grupo é composto pelos indivíduos que apresentam glicemia entre 140 e 200mg/dL aos 120 minutos após uma sobrecarga oral de glicose.

Conforme as novas determinações, o termo diabetes deve ser aplicado apenas aos pacientes nos quais o diagnóstico tenha sido firmado pelo preenchimento de uma das três seguintes condições:

- glicemia aleatória acima de 200mg/dL;
- glicemia de jejum acima de 125mg/dL, em mais de uma oportunidade, ou
- glicemia igual ou superior a 200mg/dL aos 120 minutos após uma sobrecarga oral de glicose, em mais de uma oportunidade.

A causa primária de hiperglicemia pode ser deficiência de produção, de secreção ou de ação da insulina. Esta deficiência pode ser absoluta ou relativa, sendo que a deficiência absoluta da produção de insulina é observada no diabetes tipo 1 e a relativa, geralmente, encontrada no tipo 2. Na maioria dos pacientes com diabetes tipo 2 há, concomitantemente, uma resistência periférica à ação da insulina devido a distúrbios no número e/ou na afinidade dos receptores ou, ainda, a distúrbios pós-receptores.

Ainda, segundo as novas orientações, os termos intolerantes, *diabetes mellitus* insulino-dependente e *diabetes mellitus* insulino-independente devem ser abandonados e mantida a nomenclatura de *diabetes mellitus* tipo 1 e *diabetes mellitus* tipo 2, respectivamente.

Diabetes mellitus tipo 1

Esses pacientes produzem insulina em quantidade extremamente reduzida, apresentando, portanto, deficiência absoluta. Sem terapêutica de reposição, ocorrerão alterações metabólicas que causarão a morte em curto espaço de tempo. Esse tipo de diabetes ocorre em cerca de 10% dos pacientes.

Diabetes mellitus tipo 2

É o tipo mais comum de diabetes e os pacientes apresentam concentração de insulina plasmática normal ou mesmo elevada, mas insuficiente para a manutenção de níveis adequados de glicemia. Há uma deficiência relativa na atividade da insulina, estando associados defeito na secreção de insulina e resistência periférica aumentada. Com freqüência, a obesidade está associada a esse tipo de diabetes.

Considerando-se a patogênese, o diabetes pode ser classificado ainda em gestacional, relacionado à má nutrição e de causas variadas.

Cetose

Quando o suprimento energético está prejudicado, seja em decorrência de jejum prolongado, seja por insuficiência absoluta ou relativa de insulina, os ácidos graxos de cadeia longa passam a ser oxidados com a finalidade de produzir energia. Este processo, denominado beta-oxidação, ocorre nas mitocôndrias e constitui-se em uma série de reações consecutivas, na qual a cadeia de ácidos graxos é reduzida de dois átomos de carbono a cada passo. O resultado final é a produção de um número variável de unidades contendo dois átomos de carbono, denominadas acetilcoenzima A (acetil Co-A).

Em condições normais, a acetil Co-A é produzida em uma velocidade tal que não se acumula no interior das células, por se condensar enzimaticamente com oxaloacetato, formando citrato o qual, por sua vez, participa do ciclo de Krebs, no processo de oxidação final de diversos substratos. Na deficiência não compensada de insulina, por exemplo, o catabolismo de ácidos graxos está elevado, sendo que a produção de acetil Co-A supera a capacidade de condensação, passando a ser metabolizada por vias alternativas que propiciam a formação acentuada de acetoácidos. Dentre os acetoácidos assim formados, destacam-se o ácido beta-hidroxibutírico, o ácido acetoácido e a acetona, coletivamente denominados corpos cetônicos. O acúmulo dos dois primeiros se constitui no substrato bioquímico para o desenvolvimento da acidose metabólica.

Diagnóstico laboratorial do *diabetes mellitus*

1. *Dosagem da glicose em jejum* – a elevação da glicemia de jejum é altamente sugestiva de diabetes, sendo que resultado acima de 125mg/dL, em pelo menos duas ocasiões, é de valor diagnóstico. No diabetes tipo 2, porém, a hiperglicemia de jejum pode ocorrer tardiamente, o que retarda o diagnóstico.

2. *Dosagem da glicemia pós-prandial* – níveis de glicemia superiores a 200mg/dL duas ou mais horas após uma refeição mista são considerados como diagnósticos para *diabetes mellitus*. Níveis abaixo de 140mg/dL praticamente excluem este diagnóstico.

3. *Teste de tolerância oral à glicose* – o teste de sobrecarga oral à glicose, também conhecido como curva glicêmica e pela sigla GTT (do inglês "glucose tolerance test"), consiste na administração de 75g de glicose, em solução aquosa a 25%, por via oral, e coleta de sangue aos 120 minutos para a dosagem de glicose. São considerados portadores de diabetes os pacientes que tiverem glicemia igual ou superior a 200mg/dL aos 120 minutos após a sobrecarga.

A dose de 75g de glicose é recomendada para indivíduos adultos, excluindo-se as grávidas. Crianças devem receber 1,75g/kg de peso corporal, até a dose máxima de 75g. Para gestantes, a dose de glicose, os tempos de coleta e os critérios diagnósticos são diferentes. A dose é de 100g de glicose, as amostras de sangue são colhidas nos tempos 0, 60, 120 e 180 minutos. Este teste deve ser realizado entre a 24ª e 28ª semanas de gravidez e os valores máximos considerados normais são: 95mg/dL para a amostra em jejum, 180mg/dL para a amostra na primeira hora, 155mg/dL na segunda hora e 140mg/dL na terceira hora. O diagnóstico de diabetes gestacional será firmado se, pelo menos, dois desses limites forem atingidos ou ultrapassados.

Para a realização do teste de sobrecarga oral de glicose, os seguintes cuidados devem ser tomados:

a) o paciente deve ingerir pelo menos 150g de carboidratos por dia, durante os três dias que antecedem a prova;

b) o paciente deve estar exercendo suas atividades físicas habituais e mantendo em regime alimentar usual, exceto pela adição de carboidratos indicada em (a);

c) o paciente não deve estar fazendo uso de medicação que, sabidamente, interfira no metabolismo de carboidratos;

d) durante o teste, o paciente deve manter-se em repouso e sem fumar;

e) a prova deve ser realizada pela manhã, com o paciente em jejum de 8 a 10 horas.

Mesmo com todos esses cuidados, a prova é pouco reprodutível, podendo fornecer resultados conflitantes se realizada em dias diferentes. Por essa razão, sua interpretação deve ser sempre cautelosa, considerando a história clínica e familiar do paciente.

4. *Insulina* – insulina é um hormônio sintetizado e secretado pelas células beta das ilhotas pancreáticas e sua liberação é controlada pelos níveis de glicemia e por estímulos nervosos e hormonais. Secreção inadequada de insulina, como ocorre nos insulinomas, resulta em hipoglicemia. Neste quadro, podem ser observados valores de insulina superiores a 10UI/L em presença de glicemia inferior a 50mg/dL. Diversas condições podem causar resistência à insulina, o que resulta em níveis elevados desta na presença de glicemia normal; a obesidade é a causa mais comum. O intervalo de referência da insulina sérica é até 20U/L.

Acompanhamento laboratorial

O acompanhamento laboratorial do paciente portador de *diabetes mellitus* pode ser realizado pela dosagem de proteínas glicadas. A expressão proteínas glicadas é aplicada para descrever o produto da ligação não-enzimática da glicose com grupos amino de proteínas circulantes ou presentes em membranas celulares. A concentração das proteínas glicadas guarda relação com os níveis glicêmicos ocorridos durante a vida média das respectivas proteínas.

1. *Hemoglobina glicada* – também denominada hemoglobina A1c, HbA1, glico-hemoglobina e HbA1 estável, é útil para o acompanhamento e controle do portador de diabetes por permitir a avaliação da glicemia média dos últimos 2 a 3 meses. Na dependência da metodologia empregada, a dosagem de HbA1c pode ser influenciada por vários fatores, como uso de salicilatos e penicilinas, que elevam os resultados. Pacientes com níveis anormais de hemoglobina fetal e com insuficiência renal podem apresentar resultados falsamente elevados. Condições que alteram a meia-vida das hemácias reduzem a eficiência da dosagem de HbA1c em avaliar os níveis glicêmicos prévios. A presença de hemoglobinopatias, em condição heterozigótica, pode resultar em valores falsamente elevados ou diminuídos, também em função da metodologia empregada. Homozigose para hemoglobinas anômalas invalidam o teste. Segundo as recomendações atuais, este teste não deve ser utilizado com finalidade diagnóstica de *diabetes mellitus*, mas para o acompanhamento do paciente em tratamento, devendo ser dosada a cada 3 meses na fase inicial do controle glicêmico e, posteriormente, a cada 6 ou 12 meses. Elevação de 1% na hemoglobina glicada corresponde a, aproximadamente, aumento de 25 a 35mg/dL na glicemia; e uma elevação de 3% indica que a glicemia média está mantida acima de 200mg/dL. Ainda que ocorram pequenas variações, na dependência da metodologia utilizada, o intervalo de referência situa-se entre 4 e 6% da hemoglobina total.

No paciente diabético adulto, níveis de hemoglobina glicada abaixo de 7% indicam bom controle glicêmico. Para crianças e adolescentes, considerando-se as características próprias desta fase da vida e a tendência a episódios de hipoglicemia, são recomendados os seguintes limites:

- período pré-puberal: até 8%;
- período puberal: inferior a 8,5%;
- final da adolescência e adulto jovem: inferior a 7%.

2. *Frutosamina* – corresponde ao conjunto das proteínas plasmáticas que também sofrem o processo de glicação e fornece informações sobre os níveis glicêmicos médios de um período mais curto do que a hemoglobina glicada. Além da hemoglobina, outras proteínas também são glicadas em quantidades anormais quando os níveis glicêmicos se mantêm persistentemente elevados, formando compostos denominados cetoaminas ou frutosaminas. Das proteínas plasmáticas, a albumina é a que se encontra em maior concentração no soro e, por essa razão, é o maior componente das frutosaminas. Como esta proteína possui meia-vida em torno de 28 dias, a dosagem da frutosamina permite avaliar os níveis glicêmicos médios das últimas 2 a 3 semanas. Condições nas quais a concentração de albumina estiver significativamente alterada são associadas a resultados falsamente baixos, como ocorre na síndrome nefrótica, na enteropatia com perda protéica e nas doenças hepáticas que comprometem a síntese protéica. O intervalo de referência da frutosamina é de 205 a 285μMol/L.

3. *Glicosúria* – a dosagem de glicose na urina é útil para o acompanhamento de pacientes diabéticos tratados com insulina. Em geral, glicemias superiores a 180mg/dL provocam glicosúria. É importante considerar que gestantes e crianças com menos de um ano podem manifestar glicosúria por redução do limiar renal e que alguns indivíduos normais podem apresentar glicosúria em decorrência de lesão tubular renal. Por estas razões, a presença de glicose na urina, isoladamente, não deve ser entendida como evidência de *diabetes mellitus*.

4. *Corpos cetônicos* – a pesquisa de corpos cetônicos na urina é útil no acompanhamento do paciente com *diabetes mellitus* que apresente cetoacidose. Os corpos cetônicos também podem estar presentes em quantidade aumentada na urina de indivíduos normais, quando submetidos a jejum prolongado e nos estados hipercatabólicos e febris. Aumentam mais marcadamente na tirotoxicose severa, na acromegalia, no hiperinsulinismo, quando há níveis elevados de hormônio adrenocorticotrófico, de corticosteróides e de catecolaminas circulantes, e nas glicogenoses. Esta pesquisa deve ser feita em amostra de urina recente e fornecerá resultados negativos em indivíduos normais.

HIPOGLICEMIA

Classicamente, são referidos três tipos de hipoglicemia: iatrogênica, de jejum e reativa. A iatrogênica está relacionada ao uso de drogas hipoglicemiantes ou de outros agentes que interferem com os mecanismos homeostáticos que mantêm a normoglicemia. A hipoglicemia de jejum caracteriza-se pela incapacidade do paciente em manter a glicemia no intervalo normal no período pós-absortivo ou quando permanece em jejum prolongado. Hipoglicemia reativa pode ocorrer em resposta à sobrecarga alimentar, devido a uma rápida oferta de alimentos para o intestino delgado, podendo estar associada ao *diabetes mellitus* tipo 2 ou, ainda, ser idiopática.

As manifestações clínicas da hipoglicemia em lactentes e em crianças pequenas são decorrentes da insuficiente disponibilidade energética para as necessidades metabólicas do sistema nervoso central e dos efeitos da elevação dos níveis de epinefrina liberada em excesso, em resposta à queda da glicose circulante. Estas manifestações se apresentam distintamente, dependendo da idade do paciente.

No lactente e no recém-nascido são comuns irritabilidade, hipotermia, apnéia, taquipnéia, convulsões e coma. Crianças maiores podem apresentar fraqueza muscular, palidez, sudorese, sonolência, confusão mental, náuseas, vômitos, convulsões e coma.

Na avaliação clínica inicial, são importantes os eventos precipitantes ou associados e a periodicidade ou não das manifestações. Quando se trata de recém-nascido, as histórias materna e obstétrica são relevantes, especificamente no que se refere à presença de diabetes em membros da família, insuficiência placentária, asfixia e hipotermia perinatal. São considerados como tendo maior risco de apresentarem hipoglicemia os recém-nascidos de baixo peso ao nascimento, grandes para a idade gestacional, filhos de mães diabéticas, mesmo diabetes gestacional, com sepse, hipóxia ou lesões do sistema nervoso central e com eritroblastose. Geralmente, a hipoglicemia associada a essas situações é transitória e se resolve ao serem instituídas as medidas de suporte gerais.

Diagnóstico laboratorial

Na medida do possível, a avaliação laboratorial da hipoglicemia deve ser realizada durante o episódio hipoglicêmico e inclui, inicialmente, determinações da glicemia, da glicosúria, de corpos cetônicos e, eventualmente, de insulina.

A dosagem da glicose plasmática constitui-se em comprovação adequada para o diagnóstico clínico. Deve ser realizada a pesquisa de glicose e outros açúcares na urina, tendo em vista a necessidade de serem afastadas as possibilidades de galactosemia e de intolerância à frutose.

Em geral, considera-se que glicemias abaixo de 30mg/dL no recém-nascido de termo e de 20mg/dL no prematuro sejam anormais. Alguns autores consideram que glicemias abaixo de 50mg/dL requerem atenção médica específica.

A pesquisa de corpos cetônicos na urina deve ser utilizada para se avaliar a extensão do distúrbio metabólico e a determinação da insulinemia, correlacionada com o nível da glicemia, é de auxílio no diagnóstico da hipoglicemia hiperinsulinêmica, geralmente acompanhada de cetonúria.

BIBLIOGRAFIA

AMERICAN Diabetes Association. Gestational diabetes mellitus. Diab Care, 1991; 14:5-6.
_____. Report of the Expert Committee on the diagnosis and classification of diabetes mellitus. Diab Care, 1997; 20:1183-201.
_____. Tests of glycemia in diabetes. Diab Care, 2001; 24: S80-82.
BLOOMGARDEN ZT. Type 2 diabetes in the young: the evolving epidemic. Diab Care, 2004; 27:998-1010.
BUNN HF. Nonenzymatic glycosylation of protein: relevance to diabetes. Am J Med. 1981; 70:325-30.
BURNETT RW. et al. IFCC recommendation on reporting results for blood glucose. Clin Chem Acta, 2001; 307:205-9.
FROESCH ER, RENOLD AE. Specific enzymatic determination of glucose in blood and urine using glucose oxidase. Diabetes, 1956; 5:1.
HULTMAN E. Rapid specific method for determination of aldosacharides in body fluids. Nature, 1959; 183:108.
LARSEN ML, HORDER M, MORGENSEN EF. Effect of long-term monitoring of glycosylated hemoglobin levels in insulin-dependent diabetes mellitus. N Engl J Med, 1990; 323:1021.
NATHAN DM et al. The clinical information value of the glycosylated hemoglobin assay. N Engl J Med, 1984; 310:341-6.
SACKS DB et al. Guidelines and recommendations for laboratory analysis in the diagnosis and management of diabetes mellitus. Clin Chem, 2002; 48:436-72.
THE Expert Committee on the Diagnosis and Classification of *diabetes mellitus*. "Report of the Expert Committee on the diagnosis and classification of diabetes mellitus". Diab Care, 2002; 25:20.
_____. Follow-up report on the diagnosis of diabetes mellitus". Diab Care, 2003; 26:3160-7.
_____. Lowering the criterion for impaired fasting glucose is in order. Diab Care, 2003; 26:3331-2.
TAI ES. et al. Lowering the criterion for impaired fasting glucose: impact on disease prevalence and associated risk of diabetes and ischemic heart disease. Diab Care, 2004; 27:1728-34.
TROIS RJ. et al. Diurnal variation in fasting plasma glucose: implications for diagnosis of diabetes in patients examined in the afternoon. JAMA, 2000; 284:3157-9.

Capítulo 11

PROTEÍNAS

APARECIDO B. PEREIRA
ADAGMAR ANDRIOLO

INTRODUÇÃO

As proteínas são os compostos que conferem a identidade final a qualquer ser vivo. Constituídas por seqüências específicas de aminoácidos, são responsáveis por funções orgânicas variadas, definindo estruturas, servindo como transportadores intra ou extracelulares ou de um destes compartimentos para o outro; são, ainda, responsáveis por defesas específicas e inespecíficas do organismo contra agentes invasores, atuam como elementos contráteis, enzimas, hormônios e na comunicação entre as células.

A estrutura química de cada proteína é definida por uma cadeia de aminoácidos, unidos entre si por meio de ligações peptídicas. A ordenação dos aminoácidos é definida pelo código genético, representado por seqüências de bases nucleotídicas (**A**denina, **T**imina, **C**itosina e **G**uanina) no DNA. Neste código, seqüências variadas de três nucleotídeos (códon) indicam L-aminoácidos específicos que devem ser incorporados nas cadeias peptídicas. Há códons específicos para indicar o final da molécula protéica. A ligação dos vários aminoácidos para formar uma cadeia peptídica ocorre por condensação do radical carboxila de um aminoácido com o aminogrupo de outro aminoácido. Essa ligação é também chamada de ligação peptídica.

A seqüência de aminoácidos corresponde à estrutura primária das proteínas; as hélices ou fitas formadas em função de interações atômicas, como pontes de hidrogênio, constituem aspectos da estrutura secundária; ocorrem em segmentos da cadeia peptídica e dependem, de certa forma, da estrutura primária. Alguns segmentos da cadeia peptídica podem ainda se "enovelar", formando estruturas compactas, globulares, que recebem o nome de domínios e constituem a estrutura terciária. Nesse processo, aminoácidos distantes entre si na seqüência da cadeia peptídica podem colocar-se na proximidade um do outro, interligando-se por pontes de hidrogênio, ligações eletrostáticas ou pontes de dissulfeto. Muito freqüentemente, um domínio é também uma estrutura com função específica.

A alteração da estrutura terciária das proteínas pode promover a perda ou modificação de diversas das suas propriedades específicas, destacando-se a solubilidade, a atividade enzimática e a antigenicidade.

Muitas proteínas são constituídas de apenas uma cadeia peptídica. Outras são constituídas por várias cadeias que podem ser homogêneas e com funções similares, ou díspares e com funções variadas entre si. À estrutura resultante da fusão de mais de uma cadeia peptídica chamamos de quaternária.

PROTEÍNAS PLASMÁTICAS

A diferença entre soro e plasma sangüíneos está no fato de que o soro é a fase fluida do sangue separada dos elementos celulares e da fibrina após a coagulação do sangue *in vitro*, e o plasma é a mesma fase fluida separada sem que tenha havido a coagulação. Durante o processo de coagulação, várias proteínas são ativadas e/ou consumidas; a diferença mais notável reside na transformação do fibrinogênio em fibrina, que é insolúvel. O fibrinogênio é proteína presente no plasma em concentrações variando de 2 a 4g/L e ausente no soro.

O fígado é o órgão responsável pela síntese da maioria das proteínas plasmáticas, inclusive daquela presente em maior concentração, a albumina. As imunoglobulinas, por sua vez, incluindo a IgG, em geral a proteína sérica em maior concentração depois da albumina, são sintetizadas em células da linhagem linfocítica, em geral em plasmócitos.

As proteínas plasmáticas variam grandemente em sua concentração, tamanho ou peso molecular e função. Sua determinação no laboratório clínico cresce na medida em que novas proteínas ou funções são identificadas e a validade clínica é estabelecida. Hoje, dispomos de recursos metodológicos para medir proteínas presentes em quantidades muito pequenas em amostras biológicas, sendo rotina a determinação de algumas na faixa de concentração de pg/mL ou ng/L. Naturalmente, a medida de proteína presente em quantidade tão pequena, como o hormônio paratiroideano, presente no plasma em concentração na ordem de 40ng/L, exige metodologia diferente daquela usada para se medir a albumina sérica, em concentrações da ordem de 40g/L – um bilhão ou 10^9 vezes maior.

Neste capítulo, trataremos daquelas proteínas presentes no plasma em concentrações consideradas altas e que não exigem, para sua determinação, métodos altamente sensíveis.

As proteínas plasmáticas podem ainda ser vistas sob outros aspectos: há proteínas que estão normalmente presentes no plasma, exercendo funções como a manutenção da pressão oncótica (a albumina é a principal responsável por essa função), transporte (a transferrina é a principal transportadora de ferro), imunidade específica (imunoglobulinas) ou inespecífica (componente C3 do complemento). Em condições patológicas, as concentrações destas proteínas podem ser drasticamente alteradas, para mais ou para menos.

Algumas proteínas estão presentes preferencialmente em tecidos e podem ser liberadas para o plasma quando as células que as contêm são danificadas. Por exemplo, a mioglobina, liberada para o plasma quando há sofrimento da fibra muscular; a hemoglobina, nas hemólises intravasculares; e a ferritina, em certas hepatites.

Algumas proteínas têm seus níveis plasmáticos alterados para mais ou para menos durante processos inflamatórios, infecciosos ou de outra natureza. Exemplos de proteínas que têm seus níveis aumentados incluem a proteína C reativa, a alfa-1-glicoproteína ácida, a haptoglobina e o fibrinogênio. Estas são chamadas de proteínas de fase aguda, positivas. Outras têm seus níveis diminuídos, sendo rotuladas também como proteínas de fase aguda, mas negativas. Exemplos deste último grupo são: a pré-albumina, a proteína transportadora de retinol e a transferrina.

Em função do raio molecular ser proporcional ao peso molecular da proteína, algumas proteínas podem ser filtradas nos glomérulos renais. Aquelas com peso molecular abaixo de 40kDa, em geral, correspondendo a um raio molecular abaixo de 30Å, são mais facilmente filtráveis. A seguir são reabsorvidas pelos túbulos contorcidos proximais e catabolizadas em vesículas endolisossômicas nas células dessa porção do néfron. Os aminoácidos, por exemplo, são livremente filtrados e quase totalmente reabsorvidos, voltando à economia do organismo. Pelo fato de serem facilmente filtradas, ficando sujeitas a esta via metabólica de grande atividade – em um adulto normal de 60kg podem ser filtrados 150L de plasma por dia –, proteínas de baixo peso molecular têm meia-vida curta no organismo e baixa concentração plasmática. Exemplos mais conhecidos na prática laboratorial de proteínas de baixo peso molecular são: beta-2-microglobulina, mioglobina, insulina, cadeias leves de imunoglobulinas e paratormônio. Como a meia-vida e a concentração estão relacionadas ao ritmo de filtração do plasma nos glomérulos, essas proteínas têm seus níveis plasmáticos aumentados quando o ritmo de filtração glomerular diminui, como, por exemplo, na evolução de uma nefropatia. Como as proteínas são compostos anfóteros, ou seja, possuem cargas elétricas positivas e negativas na superfície molecular, contribuem para a manutenção do equilíbrio ácido-básico, minimizando as variações do pH sangüíneo, funcionando como verdadeiros tampões. Também, ao servirem como transportadores passivos de drogas, hormônios e vitaminas, contribuem para a manutenção de um "pool" dessas pequenas moléculas, disponível na medida das necessidades, podendo ser transportadas por meio do organismo e liberadas nos locais e ocasiões adequados.

DETERMINAÇÃO DE PROTEÍNAS TOTAIS E ESPECÍFICAS

PROTEÍNAS TOTAIS

Na rotina laboratorial atual, dá-se preferência à determinação de proteínas totais e de proteínas específicas no soro e não no plasma. Exclusão óbvia são os fatores de coagulação. No soro de indivíduos normais, encontramos de 60 a 80g/L de proteínas. O método mais freqüentemente utilizado para a medida dessa massa de proteínas é o assim chamado método do biureto. *Biureto* é o composto que se forma por condensação de duas moléculas de uréia, quando aquecidas a 180ºC. Esse composto tem a propriedade de reagir com íons cobre, em meio alcalino, formando um composto de cor violeta. Um complexo similar é formado quando estruturas contendo, pelo menos, duas ligações peptídicas reagem com íons cobre em meio alcalino. O produto formado possui absorbância máxima em 545nm. Esse método pode ser automatizado e os resultados se correlacionam muito bem com aqueles obtidos pelo método mais antigo, clássico, e ainda de referência para alguns materiais, que é o método de Kjeldahl, baseado na digestão da amostra e na dosagem do nitrogênio transformado em amônio.

Métodos que permitem a determinação das proteínas totais em uma amostra de soro, de urina, de líquor ou de um derrame cavitário incluem os turbidimétricos, por coloração das proteínas com corantes como o *azul Coomassie brilhante* ou o *Ponceau S*, o *biureto*, o *reagente de Folin-Ciocalteau*, utilizado no *método de Lowry*, ou a propriedade que têm as proteínas de absorver luz no comprimento de onda de 200 a 225 ou 270 a 290nm.

De uma forma geral, os processos patológicos afetam a concentração plasmática de proteínas específicas ou grupos de algumas proteínas. Mas, em certas condições, pode haver aumento ou diminuição global de todas as proteínas séricas. Em geral, isso ocorre nas situações de grandes variações do volume extracelular, ou seja, nas desidratações ou nas expansões desse compartimento. Nas desidratações ocorre aumento da concentração das pro-

teínas por hemoconcentração. O contrário ocorre nas expansões do volume extracelular.

Hipoproteinemia

É a redução da concentração protéica, abaixo de 60g/L. Pode ser devido à diluição dos componentes do plasma – hemodiluição – ou à redução de proteínas que normalmente estão presentes em altas concentrações, como a albumina e a IgG. Na prática, a causa mais importante e freqüente de hipoproteinemia é a hipoalbuminemia, causada por perda de albumina por via renal ou intestinal ou por redução de sua síntese nas hepatopatias avançadas.

HIPERPROTEINEMIA

É o aumento da concentração das proteínas séricas acima de 80g/L. Além da hemoconcentração, em função de desidratações, podemos encontrar hiperproteinemia em situações nas quais haja grandes aumentos da síntese de imunoglobulinas. Estes podem ser vistos em situações de hiperestimulação de linfócitos B, em processos linfoproliferativos benignos ou malignos. Mais comumente em adultos ou em idosos, um clone plasmocitário pode tornar-se neoplásico, constituindo um plasmocitoma ou um mieloma múltiplo. Esse clone pode sintetizar grandes quantidades de uma das imunoglobulinas. Neste caso dizemos que o paciente tem uma hipergamaglobulinemia monoclonal. Nos casos em que o estímulo do sistema imune é difuso, a hipergamaglobulinemia é policlonal. Laboratorialmente, é possível diferenciar-se uma de outra (ver *Fracionamento eletroforético*, a seguir).

PROTEÍNAS ESPECÍFICAS

As variações nas concentrações de cada proteína podem não ser percebidas quando realizamos a dosagem das proteínas totais. Daí recomendar-se o fracionamento das proteínas em grupos menores e mais bem definidos ou, como parece ser a tendência atual, determinar-se especificamente cada proteína de interesse para a situação clínica em questão.

Fracionamento salino

As várias proteínas séricas diferem entre si quanto à solubilidade em determinadas condições de concentração salina e pH. Esse fato pode ser usado na prática para promover a separação de grupos de proteínas, procedendo-se sua dosagem antes e após a separação. Em determinadas concentrações, o sulfato de sódio precipita a quase totalidade das globulinas, deixando a albumina em solução; sulfito de sódio ou sulfato de amônio também exercem efeito similar. Procedimentos baseados nesse fato são usados ainda hoje, em alguns laboratórios, para se determinar o teor de albumina em amostras. A existência de corantes que se ligam preferencialmente à albumina, com possibilidade de automação do método, tem, contudo, levado à substituição do método de fracionamento salino por métodos que utilizam esses corantes.

Fracionamento eletroforético

O fracionamento eletroforético permite a determinação de grupos mais restritos de proteínas, dando, eventualmente, informações sobre algumas poucas proteínas específicas. A eletroforese é um método físico de separação das proteínas presentes em uma amostra de soro, urina ou líquor, que se baseia na mobilidade das moléculas protéicas submetidas a um campo elétrico. Esta mobilidade é dependente da carga elétrica das moléculas. Proteínas são compostos anfóteros, isto é, possuem cargas elétricas positivas e negativas, devidas às cadeias laterais dos aminoácidos constituintes e a outros radicais adicionados após a tradução do RNAm. Ponto isoelétrico, ou pI, é o pH no qual a carga elétrica resultante, para uma molécula específica, é neutra. Se submetermos uma mistura de proteínas a um campo elétrico, estando elas dissolvidas em um tampão com pH = 7, aquelas moléculas que tiverem pI = 7 não serão, em tese, deslocadas, porque sua carga elétrica resultante é nula neste pH. As que tiverem carga elétrica resultante positiva se comportarão como cátions e serão atraídas para o cátodo, ou pólo negativo, e as que tiverem carga elétrica resultante negativa serão atraídas para o pólo positivo, ou ânodo, comportando-se como ânions.

No laboratório clínico, a eletroforese de proteínas séricas, liquóricas ou urinárias constitui-se em teste rotineiro. As primeiras separações eletroforéticas realizadas por Tizelius, em 1937, eram feitas em meio líquido, com amostras de 0,5mL de soro. Atualmente, as separações são feitas em suportes sólidos, como acetato de celulose ou gel de agarose, embebidos em tampões adequados, a amostra pode ser menor do que 1μL e o tempo de separação varia de 30 a 45 minutos. Mais recentemente, vem sendo introduzida na prática laboratorial a separação das proteínas em amostras ainda menores, em capilares com alguns micrômetros de diâmetro, com separação em tempos da ordem de 1 minuto. É a chamada eletroforese capilar. Quando a separação é feita em suportes como o acetato de celulose ou gel de agarose, uma amostra de soro, urina ou líquor – estes dois últimos usualmente submetidos previamente a um processo de concentração – é aplicada ao suporte, o qual é conectado a uma fonte capaz de gerar um campo com uma diferença de potencial de algumas dezenas de volts. Durante o período padronizado para cada suporte, laboratório e aplicação, as proteínas se separarão de acordo com sua carga elétrica. Nas condições usualmente utilizadas, formam-se algumas faixas ou bandas protéicas, bem caracterizadas: a albumina, a mais abundante das proteínas séricas, é, das que se podem visualizar por esse método, a que mais avança no campo elétrico. É a mais aniônica das proteínas nas condições da separação, geralmente efetuada em um suporte embebido em tampão com pH variando entre 8,4 e 8,6. Além da albumina, identificam-se outras bandas, e o número delas depende do suporte utilizado, podendo chegar a dezenas de diferentes bandas se usarmos suportes de alta resolução. Na prática, porém, procura-se trabalhar com sistemas que permitam a separação de 4 a 5 bandas de globulinas, às quais rotulamos, pela mobilidade, alfa-1, alfa-2, beta (às vezes, beta-1 e beta-2) e gama-globulinas. Estas últimas são as mais catiônicas. A visualização das bandas é possível após coloração com corantes de proteínas, como o negro de amido, o azul de bromofenol, o azul de Coomassie ou o Ponceau S.

No líquor, a pré-albumina é mais abundante, relativamente, do que no soro e podemos identificá-la à eletroforese, com migração mais rápida do que a albumina.

A quantificação das bandas pode ser feita por densitometria; nesta, um densitômetro avalia a extensão e a intensidade das bandas protéicas coradas, traça as curvas do eletroforetograma, calcula a área total, a de cada banda em particular e fornece o percentual da área total correspondente a cada banda. Sabendo-se a concentração das proteínas totais, calcula-se a concentração de proteínas correspondente a cada banda do eletroforetograma.

Assumimos, naturalmente, que a coloração é proporcional à concentração das proteínas em cada banda e que todas as proteínas se coram homogeneamente. Os resultados são clinicamente úteis.

Nas bandas das globulinas estão dezenas de diferentes proteínas, muitas com interesse clínico bem definido e com métodos específicos de determinação disponíveis no laboratório clínico. O Quadro III-1 mostra algumas das mais conhecidas.

As maiores indicações da eletroforese de proteínas séricas são:

1. avaliação simultânea dos níveis de albumina e globulinas em pacientes com síndrome nefrótica, cirrose hepática ou doenças inflamatórias crônicas;
2. avaliação de gamopatias policlonais ou monoclonais;
3. avaliação de imunodeficientes congênitos com hipo ou agamaglobulinemia.

Apesar das utilidades mencionadas, observa-se tendência para a determinação de proteínas individuais, na medida em que métodos automatizados, rápidos e menos onerosos vão-se tornando disponíveis. Para muitos profissionais, contudo, a observação do traçado eletroforético ou a visualização da fita na qual se efetuou a separação eletroforética ainda fornece informação clínica valiosa. Isto é particularmente verdadeiro nos casos de hipergamaglobulinemia, nos quais a simples observação da placa eletroforética ou do traçado informa se existem componentes monoclonais ou policlonais, o que corresponde a diagnósticos bastantes diferentes (ver adiante).

Gamopatias monoclonais ou policlonais

Imunoglobulinas são sintetizadas por células da linhagem dos linfócitos B. Quando adequadamente estimulados, estes linfócitos sofrem uma série de adaptações, que passam por proliferação, rearranjos e mutações no DNA codificador das moléculas de imunoglobulinas; além de se ter síntese estimulada, as moléculas de anticorpos tendem, após essas adaptações, a ser mais ávidas ou a se ligar com maior afinidade com seus antígenos específicos. As células mais preparadas para a síntese dos anticorpos são os plasmócitos, os quais são encontrados por quase todo o organismo.

Durante a resposta imune contra um agente imunogênico, um microrganismo, por exemplo, os anticorpos produzidos inicialmente, nos primeiros dias da resposta, são da classe IgM. Nos dias subseqüentes ocorre mudança de classe das imunoglobulinas produzidas, surgindo os anticorpos das classes IgA e IgG. Estes, progressivamente, tornam-se mais específicos e de maior afinidade para o antígeno.

Cada plasmócito secreta apenas um tipo de imunoglobulina e todas as moléculas produzidas obedecem ao código genético rearranjado por aquela célula em particular para a síntese daquele anticorpo específico.

O número de plasmócitos sintetizadores de IgG é maior do que o dos que sintetizam IgA ou IgM, e a concentração dessas imunoglobulinas, no soro, é proporcional a estes números. IgD e IgE estão presentes em concentrações muito menores, tanto que para a determinação de IgE, no soro, requer-se a aplicação de métodos imunoquímicos muito mais sensíveis do que aqueles usados para a determinação de IgG, IgA e IgM.

IMUNOGLOBULINAS

Cada molécula de IgG é constituída por duas cadeias peptídicas chamadas de cadeias pesadas e duas outras chamadas leves, em função de seus pesos moleculares. As cadeias pesadas têm peso molecular em torno de 50kDa e as leves em torno de 25kDa. A IgG apresenta, portanto, peso molecular em torno de 150kDa e apenas muito pouca quantidade é filtrada nos glomérulos renais, aparecendo na urina final normal em apenas poucos mg/L.

As moléculas de IgG apresentam vários domínios, com funções biológicas específicas e importantes, como ligação com os antígenos, transporte por meio da placenta, ativação de proteínas do sistema complemento e reconhecimento por receptores específicos em macrófagos.

Quadro III-1 – Proteínas séricas de interesse clínico, agrupadas de acordo com o fracionamento eletroforético.

Albumina, pré-albumina
Fração alfa-1: antitripsina, glicoproteína ácida (mucoproteína)
Fração alfa-2: macroglobulina, haptoglobina, apolipoproteína
Fração beta: transferrina, C3, apolipoproteína, imunoglobulinas
Fração gama: imunoglobulinas, proteína C reativa, fibrinogênio (quando a coagulação for incompleta)

As cadeias pesadas da IgG são chamadas de cadeias γ, da IgA, α, da IgM, μ, da IgD, δ e da IgE, ε. Para todas as imunoglobulinas, apenas duas cadeias leves são identificadas: κ e λ, sendo que cada molécula de imunoglobulina, de qualquer classe, tem apenas um tipo de cadeia leve.

As moléculas de IgG diferem entre si não só quanto ao sítio reagente com o antígeno. As cadeias pesadas podem ser classificadas, com base em sua composição química, características biológicas e antigenicidade, em quatro cadeias diferentes que definem as subclasses de IgG. As cadeias γ_1, γ_2, γ_3 e γ_4 definem as subclasses IgG_1, IgG_2, IgG_3 e IgG_4, respectivamente.

A IgA ocorre em forma monomérica no soro, constituída por duas cadeias α e duas cadeias leves, κ ou λ. Nas secreções, a IgA apresenta-se na forma dimérica, constituída por duas moléculas de IgA unidas por uma cadeia peptídica chamada de peça J (do inglês, "joining piece") e mais uma glicoproteína que permite o transporte da IgA por meio da mucosa e à qual chamamos peça secretória.

A IgM é encontrada no soro na forma de um pentâmero; os monômeros, constituídos de duas cadeias μ e de duas cadeias leves, são interligados por peças J. A IgD circula em pequenas concentrações e está presente na superfície de linfócitos B, onde exerce, provavelmente, o papel de receptor. A IgE permanece, na sua maior parte, ligada aos mastócitos. É a responsável pelos fenômenos de hipersensibilidade imediata.

Determinação da clonalidade das imunoglobulinas

As imunoglobulinas normais apresentam carga elétrica bastante heterogênea entre as diferentes moléculas e, por isso, após a separação eletroforética distribuem-se desde a região alfa-2 até gamaglobulinas. A IgG, a mais abundante das imunoglobulinas, constitui a maior parte das gamaglobulinas. A IgA, mais freqüentemente, tem mobilidade entre beta e gama. Ao localizarmos IgG em gama e IgA entre beta e gama estamos falando apenas daquelas moléculas presentes em maior concentração. Assim é que a região das imunoglobulinas não corresponde, na eletroforese, a uma faixa estreita, mas a uma zona larga, com maior concentração protéica no meio da região chamada gama.

Quando um plasmócito sofre processo de transformação neoplásica, fruto de uma série de alterações genômicas, as células neoplásicas filhas pertencem ao mesmo clone e secretam a mesma imunoglobulina. Esses tumores, sejam plasmocitomas isolados, sejam mielomas múltiplos, produzem quantidades variáveis de um só tipo de imunoglobulina. Como são todas moléculas idênticas entre si, na eletroforese observaremos uma faixa estreita daquela proteína, que se sobressai dentre as outras moléculas de imunoglobulinas, pela sua quantidade e homogeneidade, e quando procedemos à caracterização imunoquímica, pela técnica de imunoeletroforese ou de imunofixação, vemos que naquela banda específica encontramos um tipo de imunoglobulina com um tipo único de cadeia leve, κ ou λ. Muito freqüentemente, as outras imunoglobulinas estão diminuídas e, funcionalmente, tais pacientes comportam-se como hipogamaglobulinêmicos.

Nas situações de imunoestimulação crônica, como nas infecções crônicas ou em certas doenças auto-imunes, não existe a proliferação só de um clone, mas de muitos. A hipergamaglobulinemia resultante é dita, então, ser policlonal. Na eletroforese, em lugar de uma faixa mais intensa e estreita, temos um aumento de toda a região de gamaglobulinas, inclusive com aumento do teor de proteínas com migração entre beta e gamaglobulinas, indicando aumento de IgA e IgM, assim como de IgG, este último sendo o principal responsável pelo aumento das gamaglobulinas. Em todas essas regiões, vamos encontrar cadeias κ e λ, seguindo o mesmo princípio, sem exclusividade de uma ou outra.

Dosagem de imunoglobulinas

A eletroforese de proteínas fornece uma informação importante quanto aos níveis de imunoglobulinas, mas não as identifica e não individualiza as variações possíveis em cada classe. Cada uma, IgG, IgA, IgM, IgD ou IgE, pode ser determinada no laboratório clínico e as cadeias κ e λ podem ser determinadas separadamente. No caso da IgG, as subclasses também podem ser determinadas separadamente. Os métodos disponíveis para a determinação de IgG, IgA e IgM são, sobretudo, os baseados em imunoprecipitação. Assim, imunodifusão radial, imunoturbidimetria e, mais recentemente, imunonefelometria são os métodos mais utilizados. Qualquer um deles está baseado no fato de que, ao tratarmos uma amostra de soro com anti-soro anti-IgG, anti-IgA ou anti-IgM, se formarão complexos imunes entre essas imunoglobulinas, aqui funcionando como antígenos, e os anticorpos do anti-soro específico. Se tais complexos forem formados em um excesso relativo de anticorpos, serão insolúveis e, por isso, visíveis. No caso da imunodifusão radial, a reação processa-se em uma placa de agarose na qual foi diluído o anti-soro. As amostras aplicadas em um orifício no gel difundem radialmente. Quando uma relação ideal entre as concentrações do antígeno e do anticorpo é alcançada, formam-se complexos imunes de tamanho tal que se tornarão insolúveis e se precipitarão no gel, formando um círculo, cujo raio é proporcional à concentração do antígeno na amostra. A técnica é simples, não requer equipamentos; a leitura do diâmetro dos círculos é feita com dispositivos tão simples como uma régua, embora equipamentos de transiluminação possam facilitar o trabalho. Já nos nefelômetros modernos é possível encontrar alto grau de automação, aquisição de dados da reação e seu processamento para os cálculos, mas, basicamente, o princípio é o mesmo. A um anti-soro específico adicionamos a amostra a ser testada. Os complexos antígeno-anticorpo que se formam, insolúveis desde que em excesso de anticorpos, turvam a solução, ou seja, impedem a passagem e dispersam um feixe de luz incidente. A luz absorvida (turbidimetria) ou a dispersada (nefelometria) podem ser medidas. Recursos adicionais podem ser incorporados para saber se a reação não está sendo realizada com excesso de antígeno, situação em que os complexos imunes formados são pequenos, solúveis, não turvam a solução, nem dispersam a luz, dando um resultado falsamente baixo. As vantagens destes últimos métodos sobre a imunodifusão radial são: muito mais rápidos e os resultados são disponíveis alguns minutos depois da colocação das amostras no equipamento, enquanto as leituras das placas de imunodifusão radial são feitas somente após um período de 48 a 72 horas. Em caso de necessidade de repetição, serão necessárias mais 48 a 72 horas, enquanto os nefelômetros podem realizar a repetição imediatamente após obtido o primeiro resultado e, na verdade, fazê-lo automaticamente. O coeficiente de variação é significativamente menor nos equipamentos automatizados. O custo por determinação pode ser menor com um nefelômetro do que com a imunodifusão radial, desde que se tenha um volume adequado de amostras a serem analisadas. Para o laboratório que recebe apenas poucas amostras, contudo, o equipamento automatizado pode não ser a escolha ideal.

Imunoglobulina A (IgA)

A dosagem de IgA é útil no diagnóstico de deficiências congênitas ou adquiridas de IgA, as quais representam a imunodeficiência congênita mais comum. Níveis elevados podem ser encontrados em pacientes portadores de mieloma múltiplo produtor de IgA. Os intervalos de referência, segundo a faixa etária são:

- até 4 meses: de 5 a 63mg/dL;
- de 5 a 8 meses: de 10 a 86mg/dL;
- de 9 a 14 meses: de 17 a 93mg/dL;
- de 15 a 23 meses: de 22 a 176mg/dL;
- de 2 a 3 anos: de 24 a 190mg/dL;
- de 4 a 6 anos: de 26 a 230mg/dL;
- de 7 a 9 anos: de 33 a 255mg/dL;
- de 10 a 12 anos: de 44 a 282mg/dL;
- de 13 a 15 anos: de 46 a 314mg/dL;
- de 16 a 17 anos: de 54 a 373mg/dL;
- acima de 18 anos: de 59 a 396mg/dL.

Imunoglobulina E (IgE)

A IgE é produzida, principalmente, nas mucosas dos tratos gastrintestinal e respiratório e nos linfonodos. Concentrações elevadas são encontradas em pacientes atópicos, que apresentam fenômenos alérgicos, como rinite, asma, urticária e eczema atípico. Outras causas de aumento de IgE incluem doenças parasitárias, mieloma múltiplo produtor de IgE, síndrome de Wiskott-Aldrich, doença celíaca e aspergilose. Os intervalos de referência, segundo a faixa etária são:

- até 1 ano: inferior a 2U/mL;
- de 1 a 3 anos: até 24U/mL;
- de 4 a 6 anos: até 90U/mL;
- de 7 a 10 anos: até 116U/mL;
- de 11 a 14 anos: até 100U/mL;
- acima de 15 anos: até 114U/mL.

Imunoglobulinas E específicas

Alérgenos são substâncias que têm a habilidade de estimular, nos indivíduos atópicos, a produção de anticorpos da classe IgE específicos, resultando em eventos de hipersensibilidade imediata. Existe metodologia para a identificação, *in vitro*, da presença destes anticorpos e conseqüente caracterização do alérgeno responsável pela manifestação clínica alérgica. O teste denominado RAST compreende a pesquisa de anticorpos específicos contra uma variada gama de substâncias, como produtos dietéticos, pêlos de animais, pó caseiro, insetos, etc. O resultado é graduado, na dependência da intensidade da concentração do anticorpo em circulação, sendo considerada ausência de hipersensibilidade valores abaixo de 0,35U/L; Classe 1 entre 0,35 e 0,70U/L; Classe 2 entre 0,70 e 3,5U/L; Classe 3 entre 3,5 e 17,5U/L e Classe 4 acima de 17,5U/L.

Imunoglobulina G (IgG)

A dosagem de IgG no soro é útil para a avaliação da deficiência de imunidade humoral congênita ou adquirida. Concentrações elevadas podem ser observadas em pacientes com infecções crônicas, cirrose hepática ou em portadores de mieloma múltiplo. Os intervalos de referência, segundo a faixa etária, são:

- até 4 meses: de 135 a 893mg/dL;
- de 5 a 8 meses: de 240 a 1.142mg/dL;
- de 9 a 11 meses: de 307 a 1.200mg/dL;
- de 1 a 3 anos: de 384 a 1.200mg/dL;
- de 4 a 6 anos: de 538 a 1.255mg/dL;
- de 7 a 9 anos: de 574 a 1.324mg/dL;
- de 10 a 12 anos: de 612 a 1.395mg/dL;
- de 13 a 15 anos: de 653 a 1.470mg/dL;
- de 16 a 17 anos: de 695 a 1.546mg/dL;
- acima de 18 anos: de 672 a 1.440mg/dL.

Imunoglobulina M (IgM)

A dosagem de IgM tem aplicação no diagnóstico da imunidade humoral e no acompanhamento terapêutico dos pacientes com macroglobulinemia de Waldenström. É importante para o diagnóstico da síndrome de Wiskott-Aldrich, caracterizada por deficiência de produção da IgM e por aumento na síntese de IgA. Os intervalos de referência dependem do sexo e da idade:

- *Sexo feminino:*
  - de até 4 meses: de 13 a 135mg/dL;
  - de 5 a 8 meses: de 23 a 159mg/dL;
  - de 9 a 23 meses: de 33 a 230mg/dL;
  - de 2 a 3 anos: de 39 a 230mg/dL;
  - de 4 a 17 anos: de 53 a 230mg/dL;
  - acima de 18 anos: de 57 a 285mg/dL;
- *Sexo masculino:*
  - até 4 meses: de 13 a 135mg/dL;
  - de 5 a 8 meses: de 23 a 159mg/dL;
  - de 9 a 23 meses: de 33 a 190mg/dL;
  - de 2 a 3 anos: de 39 a 190mg/dL;
  - de 4 a 17 anos: de 45 a 190mg/dL;
  - acima de 18 anos: de 57 a 285mg/dL.

Dosagem de albumina

Os laboratórios clínicos utilizam, atualmente, métodos baseados na ligação de corantes para a determinação da albumina sérica. Verde de bromocresol e púrpura de bromocresol são dois dos corantes utilizáveis. O primeiro é mais largamente empregado; tais métodos são automatizáveis, requerem apenas pequenos volumes, em microlitros, de amostras, são reprodutíveis e pouco dispendiosos.

A albumina é a mais abundante proteína do soro e suas principais funções são o transporte e reservatório de substâncias endógenas de pequeno peso molecular. Ligadas à albumina, substâncias como bilirrubina e ácidos graxos, insolúveis na água do plasma, podem ser transportados até os locais em que serão aproveitados ou depurados. Da mesma forma, tiroxina, aldosterona, cortisol, triiodotironina, cálcio e muitas drogas de ação terapêutica se ligam à albumina. É a principal mantenedora da pressão oncótica e do volume plasmático. Praticamente não é filtrada nos glomérulos renais – algo como 200mg/dia talvez sejam filtrados e destes, no máximo, 30mg aparecem na urina.

A determinação de albumina na urina é teste importante. Albuminúria é, talvez, o dado laboratorial de maior valor para se diagnosticar a presença de nefropatia. Atualmente, valoriza-se bastante a possibilidade de se determinar níveis anormais de albumina urinária em uma faixa de anormalidade ainda não detectável pelos métodos laboratoriais habitualmente utilizados na rotina do exame de urina. Tais níveis, entre 20 e 200mg/L ou entre 30 e 300µg/min, são chamados de microalbuminúria. Para sua determinação, há necessidade de se utilizar métodos imunoquímicos muito sensíveis, sendo que os métodos utilizados habitualmente para a determinação de albumina no soro não são aplicáveis para essa finalidade.

Alfa-1-antitripsina (AAT)

Faz parte do sistema inibidor de proteases (PI) e também é proteína de reação de fase aguda positiva, isto é, tem seus níveis aumentados em processos infecciosos, tumorais ou traumáticos. Aumentos também são observados com o uso de contraceptivos hormonais e na gestação. Estes fatos devem ser levados em conta quando da interpretação dos resultados. O interesse da determinação está no relacionamento de sua redução ou ausência com duas doenças de relativa gravidade: doença pulmonar obstrutiva crônica e hepatopatia com evolução para a cronicidade. A alfa-1-antitripsina é uma inibidora de proteases e, como tal, protege os tecidos contra a ação dessas enzimas digestivas de origens variadas, em especial contra proteases leucocitárias ou macrofágicas, como elastase e colagenase. É ativa contra quimotripsina, calicreína, renina, plasmina e uroquinase. Ainda que seja pouco ativa contra a tripsina, pela concentração em que ocorre, é a maior responsável por atividade antitripsina do soro.

Essa proteína é a maior responsável pela banda protéica observada na faixa alfa-1 na eletroforese de proteínas séricas. Isso se deve ao fato de que as outras duas proteínas mais abundantes com esta migração eletroforética, a alfa-1-glicoproteína ácida e a alfa-1-lipoproteína, têm altas concentrações, respectivamente de açúcares e lipídeos, e coram-se precariamente com os corantes de proteínas utilizados.

Assim, ao se vizibilizar as proteínas coradas após separação eletroforética, a redução notável da banda em alfa-1 ou sua ausência levanta suspeita de deficiência de alfa-1-antitripsina, a qual apresenta notável polimorfismo e algumas variantes possuem capacidade antiproteásica limitada. Não dispomos de dados populacionais quanto à freqüência das variantes para a população brasileira. Nos EUA, 95% da população apresenta um genótipo Pi^{MM}, mais ativo do que as demais variantes Z ou S. Indivíduos com a variante ZZ podem ter níveis de atividade tão reduzidos quanto 15% da atividade do tipo MM.

Redução ou ausência da fração alfa-1 na eletroforese, hepatopatia em crianças ou doença pulmonar enfisematosa em adulto jovem são as indicações para a determinação da alfa-1-antitripsina. Eventualmente, haverá necessidade de caracterização da variante fenotípica presente se o nível sérico não for suficiente para o diagnóstico.

Na população pediátrica observa-se, em 30 a 50% dos pacientes deficientes em alfa-1-antitripsina, icterícia colestática. Alguns desenvolvem cirrose na primeira década de vida; outros evoluem para insuficiência hepática em meses ou poucos anos.

A determinação laboratorial dos níveis séricos é feita habitualmente por imunodifusão radial quantitativa, imunoturbidimetria ou imunonefelometria. Estas duas últimas oferecem vantagens sobre a imunodifusão radial pelo tempo necessário para a determinação – minutos pela turbidimetria ou nefelometria e dias pela imunodifusão radial –, e pela precisão, que é maior nos equipamentos automatizados em que se faz a turbidimetria ou a nefelometria. É proteína de fase aguda, positiva, e este fato deve ser levado em conta quando da avaliação dos seus níveis.

A determinação das variantes fenotípicas usualmente é feita por focalização isoelétrica e oferecida apenas por alguns laboratórios de referência.

Alfa-1-glicoproteína ácida (AGP)

Com seu conteúdo de aproximadamente 40% do peso molecular constituídos por carboidratos, é o principal componente de que até recentemente determinávamos, em nosso meio, como mucoproteínas, também chamada de soromucóide. Com peso molecular em torno de 41kDa, pode ser filtrada nos glomérulos renais. Sendo proteína reativa de fase aguda positiva, aumenta durante processos inflamatórios e nessa avaliação reside a principal indicação de sua determinação no soro. Durante processos inflamatórios, seus aumentos são posteriores aos da proteína C reativa.

É possível que exerça um efeito modulador no processo inflamatório, possivelmente em funções neutrofílicas. Além disso, apresenta a propriedade de ligar e transportar várias drogas, interferindo na sua disponibilidade. Esse efeito varia de uma isoforma para outra – a AGP é geneticamente polimórfica e os produtos apresentam afinidades diferentes para as drogas transportadas. Durante processos inflamatórios, com aumentos significativos da AGP, é possível que alguns medicamentos requeiram ajustes na dosagem, devido a mudanças na sua biodisponibilidade. Propranolol parece ser um exemplo.

A determinação da AGP é feita pelas mesmas técnicas anteriormente mencionadas para a dosagem de várias proteínas: imunodifusão radial quantitativa, imunoturbidimetria ou imunonefelometria. A antiga metodologia usada para a determinação das mucoproteínas não é mais aceitável no laboratório clínico moderno, por ser técnica manual, inespecífica, demorada e exigir volume de amostra relativamente grande. O intervalo de referência para a AGP é de 55 a 140mg/dL.

Haptoglobina (HAP)

É composta por dois pares de cadeias peptídicas, α e β, ligadas por pontes dissulfeto. Há dois tipos de cadeia α, α_1 e α_2; a α_1 apresenta variantes: α_{1F} e α_{1S}, designações estas dadas em função da mobilidade eletroforética (F = "fast", S = "slow"). Com isso, pelo menos três fenótipos podem ser identificados eletroforeticamente: HAP1-1, contendo $2\alpha_1$ e 2β; HAP2-1, contendo $1\alpha_1$, $1\alpha_2$ e 2β e a HAP2-2, com $2\alpha_2$ e 2β. A HAP1-1 pode ser $2\alpha_{1F}2\beta$ ou $2\alpha_{1S}2\beta$. O peso molecular da HAP1-1 é em torno de 85kDa. As outras variantes freqüentemente formam polímeros ou oligômeros e o peso molecular pode variar de 120 a 400kDa.

A HAP é uma proteína reacional de fase aguda de processo inflamatório. Nesse aspecto, sua função não está bem esclarecida. Sua determinação é utilizada, na clínica, pelo fato de se ligar à hemoglobina livre no plasma, com alta afinidade. Assim, em um episódio de hemólise intravascular, formam-se complexos de hemoglobina e haptoglobina, que não são filtrados pelos glomérulos renais, enquanto a hemoglobina livre o é; os complexos são removidos da circulação pelo sistema reticuloendotelial, principalmente pelas células de Kupffer; dessa maneira, o ferro é poupado. A hemólise intravascular de 10 a 20mL de sangue pode ser suficiente para reduzir a haptoglobina sérica a níveis indetectáveis. Estes níveis, cessado o processo hemolítico, podem voltar ao normal em uma semana. Quadros crônicos de hemólise podem manter níveis subnormais de HAP no soro por períodos prolongados. Uma das dificuldades na interpretação dos resultados reside no fato de que os intervalos de referência são bastante amplos: crianças recém-nascidas apresentam valores de 5 a 50mg/dL e adultos de 40 a 240mg/dL; além disso, sendo proteína de fase aguda, havendo concomitância de hemólise e processo inflamatório, podemos ter dificuldades na interpretação de valores pontuais isolados. Nesses casos, a determinação de outras proteínas de fase aguda, como a proteína C reativa ou a AGP, além de determinação seriada, pode auxiliar no diagnóstico.

Corticosteróides, *per si*, aumentam os níveis de HAP. Na síndrome nefrótica, os níveis séricos podem estar reduzidos ou aumentados, dependendo do fenótipo da HAP. A isoforma HAP1-1 em geral é perdida na urina e os níveis séricos mostram-se diminuídos; outras isoformas podem estar aumentadas devido ao seu alto peso molecular e ao aumento de síntese.

Há raros casos de HAP0-0, ou seja, de anhaptoglobinemia. A única importância clínica deste achado, aparentemente, é sua diferenciação de situações de consumo da HAP.

Na determinação da HAP, embora possamos utilizar a imunodifusão radial, devemos dar preferência à nefelometria ou turbidimetria, em razão do tempo necessário para o resultado e do fato de diferentes isoformas apresentarem difusão desigual no gel de agarose, em função de seus diferentes pesos moleculares.

A HAP liga-se à cadeia alfa da globina intacta. Não se liga ao heme, à mioglobina ou às hemoglobinas com ausência ou alterações importantes de cadeia alfa. A hemopexina é uma proteína que se liga ao heme e o transporta até os hepatócitos, nos quais o ferro é incorporado à ferritina e o heme segue a via metabólica das bilirrubinas. A hemopexina também é consumida em processos hemolíticos e não se comporta como proteína de fase aguda. Esta poderia ser uma vantagem para seu uso nos episódios hemolíticos. Os laboratórios clínicos, no entanto, não costumam manter o método em rotina.

Ceruloplasmina (CER)

Como outras glicoproteínas, também se comporta como proteína de fase aguda de processo inflamatório. Seu aumento é posterior ao de outras proteínas e os níveis não se alteram na mesma extensão que a proteína C reativa ou a AGP. Sua principal função biológica parece residir no seu papel enzimático de ferro-oxidase e, possivelmente, como parte de sistemas antioxidantes.

A principal indicação clínica de sua determinação reside no fato de seus níveis estarem reduzidos ou indetectáveis na doença de Wilson ou na degeneração hepatolenticular. A molécula de ceruloplasmina porta, habitualmente, 6 a 7 átomos de cobre, provavelmente importantes para sua função de oxidase. Com a redução da ceruloplasmina há, aparentemente, maior disponibilidade de cobre livre, ou ligado à albumina, da qual pode-se separar facilmente, com depósito em tecidos, particularmente em fígado e em cérebro. Há casos da doença com ceruloplasmina em níveis normais no soro.

Sendo proteína de fase aguda, esse fato deve ser levado em conta quando se for interpretar seus resultados. Grandes aumentos podem ser encontrados em doenças do sistema reticuloendotelial, particularmente na doença de Hodgkin. Pode estar reduzida na síndrome nefrótica e aumentada em processos inflamatórios.

Intervalo de referência para os níveis séricos, amplo e aplicável a praticamente todas as idades seria de 20 a 50mg/dL. Varia com o uso de estrógenos, gravidez e desnutrição.

Proteína C reativa (PCR)

É a proteína de fase aguda com elevações maiores e mais precoces, relativamente aos valores normais, durante o processo inflamatório, seja infeccioso, seja traumático ou isquêmico. Na eletroforese de proteínas, tem mobilidade gama e pode ser confundida com paraproteína ou imunoglobulina monoclonal. Apresenta algum grau de homologia com a IgG, mas pode ser diferenciada dela facilmente com os anti-soros comerciais usualmente utilizados no laboratório. Reage com algumas bactérias opsonizando-as e pode ativar o sistema complemento, desempenhando papel na imunidade inespecífica e na remoção de tecidos lesados.

Como para as outras proteínas, o método de escolha atualmente deve ser um que permita a automação, seja rápido e use pequenos volumes de amostra, o que pode ser conseguido com a imunonefelometria ou imunoturbidimetria. Em condições normais a PCR está em concentrações séricas abaixo de 1mg/dL. Em infecções bacterianas ou traumatismos importantes, pode chegar a mais de 20mg/dL e em poucas horas após o início do processo inflamatório seus aumentos são notados. É também uma das primeiras proteínas de fase aguda a retornar aos níveis normais com a resolução do processo inflamatório. Têm-se procurado utilizar seus níveis séricos para diferenciar as infecções bacterianas das virais. Nestas últimas, os aumentos não são tão notáveis, ficando na faixa de poucos mg/dL. Contudo, devido à pouca sensibilidade e especificidade diagnósticas e também à importância prática destas diferenciações, elas não podem ser feitas com base apenas nessa informação laboratorial.

Ao contrário de outras proteínas de fase aguda, a PCR não se altera com o uso de estrógenos ou com a gravidez, mas corticosteróides reduzem seus níveis.

Em pós-operatórios, aumenta devido ao traumatismo cirúrgico, mas tende a normalizar-se rapidamente. Aumenta em doenças auto-imunes em atividade e nas vasculites sistêmicas, situações

em que pode ser utilizada para acompanhamento do grau de comprometimento tecidual, o mesmo ocorrendo em doenças inflamatórias intestinais.

Transferrina (TRF)

É a proteína transportadora de ferro no organismo. Nos tecidos, o ferro é passado à ferritina, que o mantém em depósito. A TRF é uma glicoproteína e uma redução no seu teor de glicosilação tem sido usada como marcador de alcoolismo crônico; uma síndrome neurodegenerativa de defeito de glicosilação de várias glicoproteínas também pode ser detectada pela análise do grau de glicosilação da TRF. O principal uso no laboratório clínico, contudo, é na avaliação do metabolismo do ferro, para o quê, todavia, é indispensável que seja determinada juntamente com o ferro e com a ferritina séricos, já que a TRF aumenta com a ferropenia, mas também se comporta como proteína de fase aguda, neste caso, negativa, isto é, tem sua síntese diminuída durante processos inflamatórios. Reduz-se também na síndrome nefrótica, por perda, e na desnutrição, por menor síntese. Com a determinação do ferro sérico e da TRF, pode-se calcular seu grau de saturação. Cada molécula de TRF pode ligar dois átomos de ferro. Com peso molecular de 89.500 Da, sabendo-se a concentração sérica e a do ferro, pode-se calcular o número de sítios moleculares da TRF ocupados por ferro. Nas ferropenias há aumento da fração não-saturada. Em condições normais, 35 a 45% dos sítios moleculares de ligação de ferro estão saturados com esse metal; na ferropenia há aumento dos sítios livres, não-saturados. Na hemocromatose, doença genética das mais freqüentes, embora subdiagnosticada, há, ao contrário, aumento na absorção de ferro e na saturação da TRF que, freqüentemente, está acima de 55%. A determinação da capacidade total de ligação do ferro no soro, o que equivale na prática à quantidade de sítios ligadores de ferro na TRF, pode ser feita pela adição de ferro à amostra e separação do ferro não-ligado à TRF, o que constitui procedimento laboratorial simples e determinação do ferro ligado à TRF após a separação. Como alternativa, é possível fazer a determinação da TRF por nefelometria, por exemplo, determinar-se o ferro sérico e calcular o grau de saturação dos sítios ligadores de ferro. São ambos, neste caso, procedimentos automatizados.

Os níveis de TRF no soro situam-se entre 200 e 400mg/dL, reduzidos nos processos inflamatórios, na síndrome nefrótica e na desnutrição. Aumentam nos estados ferropênicos.

Componentes do complemento (C1q, C4, C3)

O sistema complemento é constituído por cerca de 20 proteínas que participam de uma série de funções efetoras como linha de defesa inespecífica e como imunorreguladoras. As mais freqüentemente determinadas são C1q, C4 e C3. Como para outras proteínas já mencionadas, há vantagens em se utilizar a nefelometria, embora a imunodifusão radial seja procedimento possível.

O sistema complemento funciona em regime de ativação seqüencial de proenzimas, por proteólise parcial. O início da ativação pode ocorrer diretamente na superfície de vírus, bactérias ou fungos, por ligação direta da proteína conhecida como C3, a mais abundante do sistema. Ligada a superfícies desses microrganismos, esta proteína adquire duas propriedades fundamentais: passa a ser capaz de ativar outras proteínas do sistema, o que acaba por levar à ligação e à polimerização de outras proteínas (C5 a C9, que formam o chamado complexo de ataque à membrana) que se inserem na membrana do microrganismo ou célula, provocando sua lise ou, alternativamente, alguns produtos de proteólise limitada de C3 são reconhecidos por receptores polimorfonucleares ou macrófagos, facilitando o processo de fagocitose. Linfócitos B também possuem receptores para fragmentos de C3 e esta é uma via pela qual o sistema complemento pode modular a resposta imune humoral.

O sistema pode, ainda, ser ativado por complexos imunes, por meio da proteína C1q. Esta proteína possui domínios com afinidade por sítios nas moléculas de IgG e IgM, só expostos, *in vivo*, quando estas imunoglobulinas reagem com seus antígenos. Esta via de ativação é, por este motivo, conhecida como via imune de ativação do complemento. Foi a primeira a ser reconhecida e, por este motivo, é também chamada de via clássica, enquanto a outra, diretamente a partir de C3, ficou conhecida como via alternativa de ativação. Mas esta última é, na verdade, mais antiga na evolução filogenética e menos específica.

A determinação das proteínas do complemento é indicada nas seguintes situações:

- Crianças com infecções bacterianas de repetição: a deficiência congênita de C3 ou de algumas proteínas regulatórias do sistema (fatores H, I), cuja ausência leva à redução dos níveis de C3, cursa com infecções bacterianas de repetição.
- Pacientes deficientes em componentes terminais do sistema (C5 a C8) têm mais infecções com germes do gênero *Neisseria*.
- Pacientes deficientes de componentes iniciais do sistema (C1q, C4, C2), os quais têm mais doenças mediadas pela formação de complexos imunes, como lúpus eritematoso, artrites e glomerulonefrites.
- Pacientes portadores de várias glomerulonefrites, as quais levam ao consumo de componentes do complemento, sendo pois rotuladas de hipocomplementêmicas: lúpus, glomerulonefrite difusa aguda pós-estreptocócica, crioglobulinemia e glomerulonefrites membranoproliferativas. Outras são normocomplementêmicas, como a de Berger, das vasculites sistêmicas, a glomerulopatia membranosa idiopática, as síndromes nefróticas por lesão mínima ou glomeruloesclerose segmentar e focal.

Nestas doenças, a determinação das proteínas do complemento e da atividade total do sistema ajuda no diagnóstico e no seguimento, já que, em várias delas, o consumo dos componentes é indicativo de atividade da doença.

BIBLIOGRAFIA

BURTIS CA, ASHWOOD ER.Tietz Textbook of Clinical Chemistry. Philadelphia: W.B. Saunders Co., 1994, p. 625.
COMMITTEE on Protein Nomenclature, American Physiological Society and American Biochemical Society. J Biol Chem,1980; 4:48.
HENRY RJ. Clinical Chemistry: Principles and Techniques. 2nd ed., New York: Harper & Row, 1974, p. 407.
PETERS Jr. T. Proposals for standardization of total protein assays. Clin Chem, 1968; 14:1147.
PETERS JP, VAN SLIKE DD. Quantitative Chemical Chemistry. Baltimore: Williams & Wilkins, 1932, p. 63.
RICE Jr. JD. Automatic simultaneous determination of total serum protein and serum albumin. Am J Clin Pathol, 1966; 45:277.

Capítulo 12

Compostos Nitrogenados Não-Protéicos

ADAGMAR ANDRIOLO

AMÔNIA

METABOLISMO

A maior fonte de amônia é o trato gastrintestinal, no qual é formada pela ação das proteases, ureases e aminoxidades bacterianas. Em condições normais, a quase totalidade da amônia que chega ao fígado, pela veia porta, é metabolizada em uréia na primeira passagem, no ciclo metabólico denominado Krebs-Henseleit.

Adicionalmente, as células tubulares renais possuem a habilidade de gerar íons amônio (NH_4^+) a partir de glutamina e outros aminoácidos pela ação das enzimas glutaminase e glutamato desidrogenase. O íon amônio assim produzido dissocia-se em amônia (NH_3), na dependência do pH do meio. Em condições normais, com pH sangüíneo entre 7,34 e 7,42, a relação entre NH_3 e NH_4^+ é de, aproximadamente, 1:100. Este gradiente é devido, pelo menos em parte, ao fato de a amônia ser um gás facilmente difusível pelas membranas celulares, dirigindo-se para a luz urinária. Aí, ela se recombina com o íon hidrogênio (H^+), gerando, novamente, amônio, que é excretado na urina.

METODOLOGIA

Quanto ao princípio, os métodos utilizados para a dosagem de amônia sangüínea podem ser classificados em quatro grupos diferentes: difusão, troca iônica, eletrodo seletivo e enzimático.

Os métodos de difusão valem-se da característica liberação de amônia quando a amostra é alcalinizada. A amônia liberada difunde para a atmosfera de uma câmara fechada, contendo solução ácida, na qual se dissolve. Pela titulação da solução com uma base ou desenvolvendo-se a reação de Nessler, é possível quantificar a amônia presente.

A troca iônica é baseada na capacidade da amônia em se ligar a uma resina fortemente catiônica, sendo posteriormente eluída e quantificada colorimetricamente pela reação de Bertelot. Estes dois procedimentos têm sido gradativamente substituídos por técnicas mais eficientes e práticas, permanecendo suas referências apenas como interesse histórico.

A implantação de eletrodos acoplados a membranas seletivamente permeáveis a gás possibilitou o desenvolvimento de métodos que viabilizassem a medida da amônia liberada da amostra, quando esta é alcalinizada. A amônia passa pela membrana e dissolve-se em uma solução aquosa de cloreto de amônia, promovendo elevação do pH. A magnitude da variação do pH é proporcional à concentração da amônia na amostra. Uma vantagem potencial desse procedimento é a facilidade em ser automatizado.

Os métodos enzimáticos, no entanto, têm sido preferidos pela maior especificidade e rapidez que oferecem. A enzima utilizada é a glutamatodesidrogenase e a quantificação é feita pela medida da redução da absorbância, em 340nm, resultante do consumo de NADPH, como mostrado na equação descrita por Mondzac et al. em 1965.

$$\text{Alfa-cetoglutarato} + NH_4^+ + NADPH \xrightleftharpoons[\quad]{\text{GLDH}} \text{Glutamato} + NADP^+ + H_2O$$

GLDH = glutamato-desidrogenase em pH 7,4

Independentemente do método utilizado, algumas precauções devem ser tomadas no sentido de serem evitadas contaminações pré-analíticas e variações biológicas que resultarão em níveis falsamente elevados de amônia. Dentre os cuidados mais críticos, destacam-se:

Tabagismo – é uma causa importante de contaminação da amostra, do paciente e do ambiente. Esse aspecto é tão importante que algumas regras devem ser seguidas, tais como: o paciente deve permanecer, pelo menos, 8 horas sem fumar, tomar banho e trocar de roupas após a última vez que fumou antes da coleta de sangue. A pessoa que irá colher a amostra de sangue deve ser não-fumante. A esse respeito, um trabalho elucidativo de Gerron et al. demonstrou que fumar um cigarro 1 hora antes da coleta de sangue eleva os níveis de amônia de 100 a 200µg/L.

Amostra – o tubo de coleta deve ser totalmente preenchido de sangue e a amostra ser refrigerada imediatamente após a coleta. A dosagem pode ser realizada no soro ou no plasma, sendo que os anticoagulantes EDTA e a heparina são os únicos permitidos.

Ambiente – todos os cuidados devem ser tomados para evitar a exposição da amostra ao ar ambiente. Reduzir ao mínimo o manuseio e a transferência da amostra. A atmosfera do laboratório deve ser livre de fumaça.

INTERPRETAÇÃO

As causas mais freqüentes de hiperamonemia, na população infantil, incluem as deficiências nas atividades das enzimas envolvidas no ciclo da uréia. Outros dois erros inatos que estão associados a níveis elevados de amônia são os que afetam o metabolismo dos aminoácidos dibásicos, lisina e ornitina, e o que afeta o metabolismo dos ácidos orgânicos, tais como os ácidos propiônico, metilmalônico e isovalérico.

A causa adquirida de hiperamonemia mais freqüente é a insuficiência hepática, tanto as agudas (virais fulminantes ou síndrome de Reye), quanto as crônicas (cirrose).

Na síndrome de Reye, em particular, a dosagem de amônia sangüínea reveste-se de importância diagnóstica pela precocidade com que se mostra alterada, precedendo a elevação das enzimas hepáticas, e possui, também, valor prognóstico, uma vez que sua concentração guarda certa relação com a evolução e a gravidade da doença.

Outras aplicações da dosagem de amônia incluem a avaliação do coma hepático e a monitorização do balanço nitrogenado em pacientes recebendo hiperalimentação.

INTERVALOS DE REFERÊNCIA

Os intervalos de referência para os métodos enzimáticos estão citados na Tabela III-1.

URÉIA

Uréia é o produto final do metabolismo de proteínas e aminoácidos, constituindo-se na principal forma de excreção de nitrogênio do organismo. É sintetizada, principalmente, no fígado e, em pequena quantidade, pelo tecido cerebral. Sendo bastante difusível através das membranas celulares, a uréia está presente nos líquidos extracelulares, obedecendo aos gradientes osmóticos. O endotélio da bexiga, provavelmente, é a única exceção, por ser impermeável à uréia.

A uréia é livremente filtrada pelos glomérulos renais e cerca de 40 a 80% da quantidade filtrada é reabsorvida, principalmente, pelo túbulo con-

Tabela III-1 – Valores de referência de acordo com a idade.

Idade	µmol/L
Menos de 30 dias	21 a 95
1 mês a 12 meses	18 a 74
1 ano a 14 anos	17 a 68
Acima de 14 anos	22 a 66
Homens	21 a 71
Mulheres	19 a 63

tornado proximal, sendo o restante eliminado na urina, constituindo 80 a 90% do nitrogênio uréico urinário total.

O fator determinante da reabsorção tubular de uréia é o fluxo urinário, o qual depende da integridade glomerular e do estado de hidratação do organismo. Quando o fluxo urinário é alto, apenas 30 a 40% da uréia filtrada são reabsorvidos. À medida que o fluxo se reduz, ocorre aumento proporcional da reabsorção.

Outras vias de excreção de uréia incluem o suor e a degradação bacteriana na luz intestinal, mas, em condições normais, são de pequena expressão.

METODOLOGIA

Não há diferenças significativas entre os níveis de uréia obtidos de soro ou plasma. Deve-se, porém, ter em mente que o anticoagulante utilizado, no caso de se preferir a determinação no plasma, não deve interferir com a metodologia empregada.

A uréia é bastante estável, mesmo quando a amostra é mantida à temperatura ambiente, não ocorrendo variações importantes por períodos de até um mês. Como a degradação bacteriana é causa potencial de redução do conteúdo de uréia na amostra, é recomendável que, se for necessário retardar a determinação, esta seja refrigerada ou mesmo congelada.

Há uma variedade de métodos para a quantificação da uréia em líquidos biológicos, mas, basicamente, eles podem ser classificados em diretos e indiretos.

MÉTODOS DIRETOS

Nestes procedimentos, a uréia, em meio ácido, reage diretamente com alfadicetonas formando um complexo corado que pode ser quantificado a 550nm.

A reação da uréia com diacetilmonoxima, descrita por Fearon, ainda é utilizada em nosso meio, principalmente em algumas rotinas automatizadas. Como a cor desenvolvida é instável, há necessidade de ser adicionado um agente estabilizador do tipo tiossemicarbamida. Creatinina e algumas proteínas presentes na amostra podem produzir, também, complexos corados nas condições do ensaio, sendo, portanto, potenciais interferentes.

MÉTODOS INDIRETOS

Estes procedimentos envolvem a conversão prévia da uréia a ácido carbônico e amônia, com subseqüente dosagem da amônia. A primeira reação, na maioria das vezes, é obtida pelo uso de uma enzima altamente específica, a urease. Na segunda reação, que consiste na quantificação da amônia, podem ser empregados vários princípios, tais como a nesslerização, a reação de Berthelot ou mesmo outra enzima, a glutamato-desidrogenase.

O método atualmente mais utilizado em nosso meio é o indireto, empregando o sistema urease-glutamato-desidrogenase. Neste procedimento, a urease catalisa a conversão da uréia em amônia, que é posteriormente quantificada por uma reação dependente de NADH, conforme o seguinte esquema:

$$\text{Uréia} \xrightarrow{\text{urease}} \text{Amônia + Ácido carbônico}$$

$$\text{Amônia + Alfa-cetoglutamato} \xrightarrow[\text{NADH} \quad \text{NAD}]{\text{GLDH}} \text{Ácido glutâmico}$$

GLDH = glutamato-desidrogenase
NADH = nicotinamina adenina dinucleotídeo (forma reduzida)
NAD = nicotinamina adenina dinucleotídeo (forma oxidada)

A quantificação é feita pela variação da densidade óptica decorrente da oxidação do NADH a NAD, monitorizada em 340nm e o coeficiente de variação deste método está entre 4 e 9%, o que é aceitável para fins clínicos.

EXPRESSÃO DOS RESULTADOS

Em nosso meio, a determinação de uréia é expressa em mg de uréia por dL de soro ou plasma. Historicamente, porém, a literatura estrangeira apresenta os resultados em termos de nitrogênio uréico ("blood urea nitrogean" = BUN). Dessa forma, consideramos de utilidade apresentar as fórmulas de conversão pertinentes:

$$\text{Uréia (mg/dL)} \times 0{,}467 = \text{BUN (mg/dL)}$$

$$\text{BUN (mg/dL)} \times 2{,}146 = \text{Uréia (mg/dL)}$$

INTERVALOS DE REFERÊNCIA

Para o método da diacetilmonoxima, considera-se como normal o intervalo de 15 a 55mg/dL e para o método da urease, de 10 a 35mg/dL. Não há diferenças significativas em relação ao sexo e à idade. Os sintomas de uremia geralmente ocorrem quando os níveis séricos ultrapassam 200mg/dL.

INTERPRETAÇÃO CLÍNICA

A elevação dos níveis séricos de uréia é a característica bioquímica do quadro clínico denominado uremia. Quanto à etiologia, esta pode ser classificada como pré-renal, renal ou pós-renal. A uremia pré-renal é decorrente da redução na filtração glomerular, podendo ocorrer em pacientes em choque, com insuficiência cardíaca congestiva, desidratação grave ou hemorragia gastrintestinal.

Uremia renal é devido à doença renal intrínseca, como glomerulonefrite, pielonefrite ou necrose tubular aguda.

As causas da uremia pós-renal incluem obstrução do fluxo urinário em qualquer nível, seja por calculose urinária, seja por tumor ou trombose de veia renal.

Habitualmente, a dosagem de uréia é realizada em associação com a de creatinina, sendo útil para a avaliação da função de filtração glomerular. A relação uréia : creatinina normal é cerca de 30:1. Essa relação se eleva mais nas uremias de causa pré-renal, podendo esse dado ser de utilidade no diagnóstico diferencial.

Diminuição da concentração da uréia sérica é observada em indivíduos mantidos em dieta pobre em proteínas, pacientes com insuficiência hepática e nos usuários de fumo e álcool. O álcool, provavelmente, atua aumentando a depuração renal de uréia por elevar a diurese, e o fumo por induzir à liberação do hormônio antidiurético. Mulheres grávidas podem apresentar níveis mais baixos pelo aumento da filtração glomerular. O Quadro III-2 apresenta as causas mais freqüentes de resultados anormais de uréia sérica.

ÁCIDO ÚRICO

METABOLISMO

O ácido úrico é o produto final do metabolismo das purinas presentes na dieta. Estas purinas são ingeridas, principalmente, na forma de nucleoproteínas, as quais são degradadas por enzimas proteolíticas pancreáticas e intestinais, gerando

Quadro III-2 – Causas mais freqüentes de resultados anormais de uréia sérica.

Hipouremia (uréia inferior a 12mg/dL)
  Fisiológicas – gravidez, hiper-hidratação, baixa ingestão protéica
  Patológicas – doença hepática aguda ou crônica

Hiperuremia (uréia superior a 55mg/dL)
  Choque
  Pré-renal – desidratação grave, insuficiência cardíaca congestiva, estenose de artéria renal
  Renal – doença glomerular, necrose tubular aguda
  Pós-renal – obstrução urinária, trombose de veia renal
  Endógenas – hemorragia no trato gastrintestinal, estados hipercatabólicos, uso de drogas anabolizantes
  Compostos nitrogenados não-protéicos

ácidos nucléicos livres. As nucleases produzidas no pâncreas transformam os ácidos nucléicos em oligonucleotídeos e mononucleotídeos. Uma seqüência de reações de oxidação e deaminação envolvendo os mononucleotídeos produz ácido úrico. A enzima xantina oxidase possui papel relevante na produção do ácido úrico, participando em vários passos do metabolismo endógeno.

A síntese diária de ácido úrico é de aproximadamente 400mg e os precursores de purinas da dieta contribuem com cerca de 300mg ao dia. De todo ácido úrico formado, 75% são excretados pelos rins e o restante secretado para o trato gastrintestinal, no qual é metabolizado por enzimas bacterianas.

A excreção renal de ácido úrico é um processo complexo que inclui, pelo menos, quatro fases diferentes: filtração glomerular, virtualmente completa; reabsorção ativa em túbulo contornado proximal de mais de 98% da quantidade filtrada; secreção, também ativa, na porção distal do túbulo contornado proximal; e reabsorção pós-secretória em túbulo distal. A quantidade final de ácido úrico excretada na urina corresponde a aproximadamente 6 a 12% da carga filtrada.

Os níveis plasmático e urinário são, portanto, resultantes da interação de mecanismos mais ou menos independentes, tais como síntese endógena, oferta da dieta, filtração glomerular e desempenho dos sistemas tubulares renais responsáveis por reabsorção e secreção ativas. Dessa forma, a concentração plasmática de ácido úrico não reflete nem permite previsão da excreção urinária, sendo que um número considerável de pacientes hiperuricêmicos pode se manter normouricosúrico e vice-versa.

PROPRIEDADES FÍSICO-QUÍMICAS RELEVANTES DO ÁCIDO ÚRICO

O ácido úrico possui dois prótons dissociáveis. O primeiro tem uma constante de dissociação no pH 5,4 e o segundo em pH 11 na urina a 37°C. Em uma amostra de urina com pH 4,5, aproximadamente 95% do ácido úrico presente permanece na forma não-dissociada e a solubilidade é de 60 a 120mg/L. No pH 7, porém, cerca de 95% estão ionizados, geralmente na forma de urato monossódico, e a solubilidade é da ordem de 1.400 a 1.600mg/L.

A solubilidade do urato monossódico em pH 7 é, portanto, cerca de 16 vezes maior do que aquela do ácido úrico não-dissociado em pH 4,5. Por estas características, o pH urinário e a concentração efetiva do ácido úrico são fatores de grande importância na nefrolitíase com cálculos contendo ácido úrico, seja na forma pura, seja em associações, principalmente com oxalato de cálcio.

CAUSAS DE HIPERURICOSÚRIA

A excessiva ingestão de purinas e/ou de seus precursores metabólicos é considerada como a mais comum das causas de hiperuricosúria. Kavalich et al., estudando um pequeno grupo de pacientes normouricêmicos, hiperuricosúricos e formadores dos cálculos de oxalato de cálcio, encontraram diferenças significantes na ingestão diária de purinas quando comparada com indivíduos não-formadores de cálculos. É questionável, no entanto, se estes resultados poderiam ser extensivos à maioria dos pacientes, dadas as grandes variações nos hábitos alimentares.

O aumento na síntese endógena pode ser responsável por alguns casos de hiperuricosúria nas quais se constata dieta com conteúdo normal de purinas. Alguns defeitos metabólicos envolvendo a atividade enzimática da síntese do ácido úrico podem induzir litíase urinária. Classicamente, estão descritos dois processos diferentes, um decorrente da hiperatividade da fosforribosilpirofosfato sintetase e outro causado pela deficiência da hipoxantina-guanina fosforribosiltransferase. Ambos resultam, igualmente, em excesso de produção de ácido úrico, elevação dos níveis séricos, da carga filtrada e, conseqüentemente, da hiperuricosúria. A incidência de distúrbios bioquímicos específicos no metabolismo do ácido úrico na população geral é de difícil quantificação e entre pacientes com gota tem sido descrita variando de 0,9 a 11%.

Defeitos tubulares podem, em casos específicos, ser considerados como causadores de hiperuricosúria, ressaltando-se que estas situações devem sempre se acompanhar de hipouricemia. O Quadro III-3 apresenta as principais causas de hiperuricemia. Considera-se hiperuricemia quando a concentração sérica de ácido úrico é acima de 7mg/dL.

HIPOURICEMIA

Além dos estados hiperuricêmicos e hiperuricosúricos, a hipouricemia, mesmo com hipouricosúria concomitante, tem sido associada à nefrolitíase úrica. Hipouricemia é definida como sendo a condição na qual a concentração sérica de ácido úrico se mantém persistentemente abaixo de 2mg/dL e pode ser decorrente da redução na velocidade de síntese de urato e/ou do aumento na depuração renal de ácido úrico.

Duas situações estão relacionadas com menor velocidade de síntese, tais como a deficiência na atividade da xantinaoxidase, como ocorre na xantinúria, e o bloqueio farmacológico desta mesma enzima, geralmente por alopurinol.

Aparentemente, as causas de aumento na depuração renal de ácido úrico podem ser devido a vários tipos ou graus de distúrbios da função

Quadro III-3 – Causas de hiperuricemia.

Essencial
    Superprodução – associada à hiperuricosúria
    Baixa excreção – associada à uricosúria normal
        ou rebaixada
Retenção renal
    Insuficiência renal crônica
    Drogas – diuréticos, salicilatos, pirazinamida,
        etambutol
    Tóxicos – chumbo, álcool
    Acidúrias orgânicas – acetoacetato, lactato
    Endocrinopatias – hipotiroidismo,
        hiperparatiroidismo
Aumento da reciclagem de ácidos orgânicos
    Síndrome mieloproliferativa
    Quimioterapia
Defeitos enzimáticos específicos
    Completo – deficiência da hipoxantina-guanina
        fosforribosiltransferase (síndrome de Lesch-Nyhan)
    Parcial – anormalidade de fosforibosilpirofosfato
        sintetase

tubular. A caracterização e a classificação desses distúrbios baseiam-se na ocorrência de hipouricemia em associação com outras anormalidades, tais como hipofosfatemia, sugerindo a presença de uma variante da síndrome de Fanconi.

Hipouricemia e elevada fração de excreção renal de ácido úrico podem ocorrer associadas à hipercalciúria e à redução da densidade mineral óssea.

METODOLOGIA

Considerando-se os princípios de detecção, os métodos mais amplamente utilizados para a dosagem de ácido úrico em soro e urina podem ser classificados em três categorias diferentes: espectrofotométricos, enzimátidos e por cromatografia líquida de alta pressão.

Os espectrofotométricos, inicalmente descritos por Folin e Denis, em 1913, baseiam-se na oxidação do ácido úrico à alantoína, com posterior redução do ácido fosfotúngstico, gerando um composto azul. Várias modificações desse método foram propostas no sentido de aumentar a sensibilidade e estabilizar a cor final.

A uricase é a enzima mais comumente utilizada para a dosagem de ácido úrico, com a vantagem de apresentar maior especificidade em relação aos métodos espectrofotométricos. Esta enzima catalisa a oxidação do ácido úrico em alantoína e peróxido de hidrogênio. A partir desta reação, métodos alternativos para a quantificação podem ser utilizados, por exemplo, medindo-se a variação da absorbância em comprimentos de onda entre 290 e 293nm (região ultravioleta do espectro), ou acoplando-se uma segunda reação, na qual o peróxido de hidrogênio gerado oxida um cromógeno e promove o aparecimento de um composto colorido.

A cromatografia líquida de alta pressão (HPLC) tem sido utilizada, ainda que em poucos laboratórios, para a dosagem de ácido úrico no soro e na urina, acoplada à detecção e à quantificação por espectrofotometria ou amperometria. Um levantamento realizado pelo Colégio Americano de Patologistas, incluindo 6.000 laboratórios, mostrou que 14% usam métodos colorimétricos baseados na redução do ácido fosfotúngstico, 84%, métodos enzimáticos com uricase, e 2%, outros métodos.

AVALIAÇÃO LABORATORIAL DO METABOLISMO DO ÁCIDO ÚRICO

Para uma adequada avaliação do metabolismo do ácido úrico, além das dosagens em amostras de soro e urina, são fundamentais a monitorização do pH em urina recente e o exame microscópico do sedimento urinário, com pesquisa específica de cristais.

Soro ou plasma são amostras adequadas para a dosagem de ácido úrico, mas EDTA e fluoreto de sódio não devem ser utilizados como anticoagulantes por causarem interferência em alguns dos métodos mais comumente disponíveis. O ácido úrico é estável por 5 dias em amostras refrigeradas e por até seis meses se mantido a menos de 20°C.

Para a dosagem em urina, devem-se preferir alícotas de amostras colhidas por períodos de tempo longos, como os de 24 horas, com a finalidade de minimizar variações ocasionais das taxas de excreção. Durante a coleta, a urina deve ter seu pH elevado pela adição de hidróxido ou bicarbonato de sódio, na proporção aproximada de 5g/L de urina, com a finalidade de prevenir a precipitação de uratos e sua adsorção às paredes do recipiente.

INTERVALOS DE REFERÊNCIA

A Tabela III-2 apresenta os dados de Soldin et al., obtidos de um grupo com, aproximadamente, 120 crianças em cada faixa etária, considerando os percentis 2,5 e 97,5 como limites inferior e superior, respectivamente.

Da mesma forma que ocorre com a calciúria, existe dificuldade intrínseca de serem definidos os limites superiores do intervalo de referência para a excreção urinária do ácido úrico, uma vez que, aqui também, não se observa uma distribuição bimodal entre indivíduos normais e calculosos, por exemplo. Gutman, em 1968, sugeriu a adoção dos valores de 800mg/24 horas e 750mg/24 horas para homens e mulheres, respectivamente. Na prática diária, tem sido aceito como excreção adequada, para indivíduos em dieta geral, o intervalo entre 250 e 750mg de ácido úrico em 24 horas. Com dietas pobres em precursores de purinas, esperam-se excreções inferiores a 450mg de ácido úrico em 24 horas. É reconhecido, porém, que estes limites podem não oferecer suficiente auxílio diagnóstico, uma vez que o pH e a concentração urinária de uratos e de outras substâncias influenciam, significativamente, a tendência de cristalização.

Tabela III-2 – Intervalos de referência para o ácido úrico sérico em diferentes faixas etárias (Soldin et al., modificado).

Faixa etária	Masculino (mg/dL)	Feminino (mg/dL)
1-30 dias	1,2-3,9	1,0-4,6
1 mês – 1 ano	1,2-5,6	1,1-5,4
1-3 anos	2,1-5,6	1,8-5,0
4-6 anos	1,8-5,5	2,0-5,1
7-9 anos	1,8-5,4	1,8-5,5
10-12 anos	2,2-5,8	2,5-5,9
13-15 anos	3,1-7,0	2,2-6,4
16-18 anos	2,1-7,6	2,4-6,6

BILIRRUBINAS

A bilirrubina é o principal produto de degradação da protoporfirina IX que constitui a hemoglobina, a mioglobina, os citocromos e outras hemoproteínas. As evidências atuais sugerem que o metabolismo da bilirrubina seja uma via final de excreção do grupo prostético tetrapirrólico aberto. Seu acúmulo no organismo é detectado clinicamente pela característica dessa substância em conferir a cor amarela aos tecidos e líquidos biológicos. Esta situação, denominada icterícia, é encontrada em algumas doenças hepáticas, infecciosas e/ou obstrutivas, e em doenças hematológicas nas quais ocorre hemólise intensa.

Icterícia é evento freqüente em recém-nascidos, algumas vezes preocupante pelo fato de a bilirrubina indireta ser potencialmente neurotóxica, podendo causar encefalopatia e retardo psicomotor em um quadro denominado *kernicterus*.

A ligação da bilirrubina aos carregadores protéicos intra e extracelulares e sua conversão a glicosídeos polares, por meio da glicuronização, são os mecanismos normais de neutralização do efeito citotóxico e excreção.

A conjugação da bilirrubina é catalisada pela UDP-glucoroniltransferase, pertencente a um sistema enzimático microssomal do hepatócito que promove, adicionalmente, a detoxicação de vários outros compostos endógenos e exógenos.

No adulto normal, a produção diária média de bilirrubina está entre 250 e 300mg, sendo que cerca de 70% são provenientes da hemoglobina dos eritrócitos senescentes, destruídos nas células do sistema reticuloendotelial, principalmente no baço e na medula óssea. A bilirrubina formada nesses órgãos é liberada para a circulação sangüínea e captada pelos hepatócitos. Cerca de 20 a 30% da bilirrubina são originários da degradação de grupamentos heme não-hemoglobina, no próprio fígado, que contêm grandes quantidades de enzimas hemoprotéicas com alto índice de renovação.

A bilirrubina não-conjugada é virtualmente insolúvel em água no pH fisiológico e apenas é mantida em solução pelas ligações às proteínas específicas, albumina no plasma e ligandina no citoplasma dos hepatócitos. Estas duas proteínas possuem numerosos sítios de ligação de alta afinidade para a bilirrubina, e esta ligação, além de possibilitar sua "solubilização", previne, dentro dos limites de saturação, o efeito tóxico inerente a este composto.

A característica de a bilirrubina não-conjugada ser praticamente insolúvel foi explicada pelos estudos cristalográficos de Bonnett, que descreveu a existência de seis pontes de hidrogênio intramoleculares, fazendo com que a configuração final da bilirrubina seja globular, dificultando sua interação com a água.

Este conhecimento bioquímico contribui para a compreensão do efeito benéfico da luz no tratamento da icterícia neonatal. A fototerapia rompe as ligações de hidrogênio, tornando a bilirrubina mais polar, mais solúvel e menos tóxica.

Em condições normais, a bilirrubina circulante é rapidamente clareada pelo fígado e excretada na bile. A captação hepática é, provavelmente, mediada por receptores específicos, presentes na membrana sinusoidal dos hepatócitos. Dentro da célula hepática, a bilirrubina permanece ligada às proteínas carregadoras, incluindo a ligandina e a proteína Z. Após a captação, ocorre a conjugação da bilirrubina indireta, processo no qual um ou dois açúcares são enzimaticamente esterificados com o ácido propiônico presente na molécula de bilirrubina. Esta reação tem lugar no retículo endoplasmático e dá origem a um composto solúvel em água, denominado bilirrubina conjugada ou direta. Os conjugados de bilirrubina são rapidamente excretados para os canalículos biliares e drenados para a vesícula biliar e luz intestinal. Os dados experimentais disponíveis sugerem que a secreção do conjugado também é mediada por carregadores, sendo um processo ativo de transporte, portanto, dependente de energia.

O refluxo da bile, bem como a absorção pelas mucosas da vesícula biliar e do intestino, se existente, é mínimo, não havendo, portanto, uma circulação êntero-hepática significativa para a bilirrubina.

O catabolismo ocorre, principalmente, no íleo terminal e no intestino grosso, envolvendo a desconjugação e a hidrólise do pigmento pelas bactérias intestinais. A ação das bactérias resulta em um grupo de tetrapirroles incolores, coletivamente denominado urobilinogênio. O urobilinogênio é parcialmente absorvido pela mucosa intestinal e excretado pelos rins. A porção não-absorvida e seus derivados oxidados, denominados urobilinas, são excretados nas fezes.

Ainda que não seja bioquimicamente verdadeiro, na prática, associa-se bilirrubina não-conjugada à bilirrubina indireta e bilirrubina conjugada à direta. As vantagens clínicas dessa associação parecem justificar a impropriedade bioquímica.

METODOLOGIA

Habitualmente, a bilirrubina é dosada em amostra de soro recente, separado do coágulo logo após a retração e mantido ao abrigo da luz direta. Nessas condições, a bilirrubina é estável por um dia. A incidência de luz direta pode causar redução de até 50% em 1 hora. A amostra a ser analisada deve ser obtida, preferencialmente, no período pós-absortivo para que seja evitada a turvação devido à lipemia; hemólise leve não interfere significativamente, mas graus moderados originam resultados falsamente baixos quando a bilirrubina é dosada por métodos de diazotização.

Caso haja necessidade de estocar o soro, este deve ser protegido da luz e mantido congelado a menos 20°C. Nessas condições não há perda significativa do conteúdo de bilirrubina por um período de até três meses.

A determinação dos níveis séricos das bilirrubinas direta e total é um dos procedimentos clássicos para a avaliação da integridade funcional do fígado. Basicamente, dois princípios diferentes podem ser utilizados para a determinação da bilirrubina e seus conjugados: análise direta dos pigmentos, na sua forma nativa, ou após conversão a compostos denominados azoderivados.

Dentre os problemas envolvendo os métodos diretos, ressalte-se a instabilidade intrínseca dos tetrapirroles nativos, a interferência de matrizes protéicas e a dificuldade em se obter padrões puros de cada um dos componentes.

Os métodos espectrofotométricos diretos não são considerados satisfatórios para a dosagem da bilirrubina total em soros de pacientes adultos pela interferência dos lipocromos. Em recém-nascidos, porém, não se observa, em geral, nem lipemia nem presença de carotenóides em concentrações significativas, possibilitando o exame direto.

White et al. descreveram um método direto que possui boa correlação com aqueles baseados na diazotização sendo, atualmente, considerado como o de escolha para a população pediátrica. Yamanouchi et al. descreveram um método espectrofotométrico não-invasivo, baseado na medida transcutânea da bilirrubina. Resultados preliminares, porém, indicam que esse procedimento não é de utilidade durante fototerapia e após exsangüineotransfusão.

Os métodos mais freqüentemente utilizados são os baseados na reação do ácido sulfanílico diazotizado com a bilirrubina, descrito por Ehrlich em 1883. Essa reação oferece algumas vantagens, tais como minimizar a interferência de lipocromos da dieta, promover a formação de compostos mais estáveis e permitir que sejam contornadas algumas dificuldades técnicas na calibração.

Um evento crucial para o desenvolvimento e a aplicação desta metodologia foi a descoberta acidental, em 1916, por Van den Berg e Muller da existência de, pelo menos, dois tipos diferentes de pigmentos, sendo que um reagia diretamente com o ácido sulfanílico diazotizado, denominado bilirrubina direta, e outro que necessitava da adição de um acelerador, bilirrubina indireta. Como aceleradores podem ser utilizados metanol, cafeína e surfactantes.

Dessa forma, os métodos para a dosagem de bilirrubinas podem ser divididos em dois grupos: aqueles que utilizam, como agente catalisador, uma solução aquosa e aqueles que utilizam uma solução alcoólica.

Esse último tipo foi descrito por Malloy e Evelyn, que adicionaram uma solução de metanol a 50%. A principal limitação desse método é o fato de ocorrer uma ligeira turvação e, quando a concentração de bilirrubina é muito baixa, o desenvolvimento de cor é mínimo. Várias modificações foram propostas, sendo que a apresentada por Watanabe et al. parece ser a mais adequada para uso em laboratório clínico.

Dentre os métodos que não usam álcool como acelerador, destaca-se o proposto por Jendrassik e

Grof, com cafeína e benzoato de sódio. Também esse procedimento recebeu várias modificações, inclusive adaptação para equipamentos automatizados.

Até recentemente, considerava-se que a bilirrubina presente em circulação era uma mistura da conjugada e da não-conjugada. A aplicação de cromatografia líquida de alta pressão possibilitou a identificação de uma fração de bilirrubina que se mantém mais tempo em circulação ligada covalentemente à albumina. Esta fração pode representar de 5 a 90% da bilirrubina total. Wu et al. demonstraram que este complexo albumina-bilirrubina é constituído, principalmente, por bilirrubina não-conjugada, mas que reage diretamente com o ácido sulfanílico, comportando-se, portanto, como bilirrubina conjugada. Esta fração tem sido referida como bilirrubina delta.

INTERVALOS DE REFERÊNCIA

Pelo exposto anteriormente, observa-se que o valor de referência das bilirrubinas deve ser correlacionado com a idade do paciente. Ainda que possa haver discretas variações, de uma maneira geral, são aceitos os intervalos para bilirrubina total citados na Tabela III-3.

Para indivíduos adultos, os intervalos são os seguintes: bilirrubina total de 0,2 a 1,0mg/dL, bilirrubina direta de 0,1 a 0,3mg/dL.

INTERPRETAÇÃO CLÍNICA

O principal objetivo da determinação das bilirrubinas, em recém-nascidos, é diferençar as hiperbilirrubinemias consideradas fisiológicas daquelas não-fisiológicas, para que nestas seja instituída terapêutica precoce e adequada, no sentido de se prevenir a ocorrência de encefalopatia. Os critérios habitualmente adotados para se considerar uma icterícia como não-fisiológica incluem:

Tabela III-3 – Intervalos para bilirrubina total.

	De termo (mg/dL)	Prematuros (mg/dL)
Recém-nascidos (24 horas)	2-6	1-8
Recém-nascidos (48 horas)	6-7	6-12
3-5 dias	4-6	10-14
Acima de 1 mês	0,2-1	

a) aparecimento nas primeiras 24 horas após o nascimento;

b) elevação da bilirrubina total maior do que 5mg/dL/dia;

c) bilirrubina total maior do que 12mg/dL em recém-nascidos de termo;

d) bilirrubina total maior do que 15mg/dL em prematuros;

e) persistência da icterícia após o quinto dia de vida;

f) bilirrubina direta maior do que 1,5mg/dL.

A icterícia fisiológica no recém-nascido é decorrente do aumento da concentração de bilirrubina indireta, como resultado de excessiva produção, menor captação ou ambos. A imaturidade funcional hepática é um dos fatores condicionantes dessa situação.

O reconhecimento da nova fração da bilirrubina ligada covalentemente à albumina tem possibilitado algumas informações úteis no estudo da icterícia não-fisiológica do recém-nascido. Dentre estas, destacam-se as apresentadas por Brett et al. que, resumidamente, compreendem:

• crianças com icterícia não-fisiológica e com menos de 21 dias de vida, a bilirrubina delta é maior do que 10% da bilirrubina total (nível de adulto);

• crianças com icterícia fisiológica, com doença hemolítica ou com outras causas não-hepáticas de icterícia apresentam concentrações extremamente baixas de bilirrubina delta (menos de 5%);

• crianças com citomegalovírus ou com atresia biliar apresentam elevação precoce da bilirrubina delta, atingindo até 60% da total.

Esses dados parecem indicar que a determinação seriada da bilirrubina e suas frações, principalmente da covalentemente ligada à albumina, poderão ser de importância diagnóstica e prognóstica em Pediatria.

CREATININA

Creatinina é o produto final da degradação da creatina que, por sua vez, é a forma de reserva energética do músculo e outros tecidos, por atuar como aceptora de fosfato, formando fosfocreatina. Quando há necessidade de energia para o metabolismo celular, a enzima creatinoquinase (CK) transfere o fosfato presente na fosfocreatina para a adenosina disfosfato (ADP), gerando ATP e creatina.

Ainda que a principal função da creatina seja na célula muscular, sua síntese é iniciada no rim, no intestino delgado, no pâncreas e no fígado a partir dos aminoácidos arginina, glicina e metionina, e se completa no fígado, sendo, então, distribuída para todo o organismo, principalmente para as células musculares estriadas e cardíacas, nas quais se torna fosforilada.

O conteúdo de creatina corporal é relativamente constante e proporcional à massa muscular. A conversão de creatina em creatinina também é considerada constante, correspondendo a cerca de 2% da creatina total, a cada 24 horas.

A creatinina é livremente filtrada pelos glomérulos renais normais, não ocorrendo, em condições fisiológicas, significativa secreção ou reabsorção tubular.

Diferentemente do que ocorre com a uréia, a velocidade do fluxo urinário não interfere, de forma significativa, no nível sérico de creatinina. Dessa forma, sendo constantes a massa muscular e a velocidade de conversão da creatina em creatinina, o maior determinante do nível sérico dessa última é a função de filtração glomerular.

METODOLOGIA

Não há diferenças significativas entre os níveis de creatinina obtidos em soro ou plasma e, como a concentração não é influenciada pela dieta, não há um rigor quanto ao jejum prévio à coleta do sangue, mas devem se evitar amostras obtidas no período pós-prandial para que a eventual turbidez do soro não interfira na determinação.

A creatinina é bastante estável mesmo à temperatura ambiente, mas, se as dosagens não forem realizadas no mesmo dia, as amostras devem ser refrigeradas ou mesmo congeladas.

A reação de Jaffé, descrita em 1886, ainda é o método mais amplamente utilizado para a dosagem de creatinina em fluidos biológicos na maioria dos laboratórios clínicos. No entanto, um número cada vez maior de laboratórios tem começado a utilizar métodos enzimáticos.

Os levantamentos realizados pelo Colégio Americano de Patologistas oferecem dados que permitem concluir que, em materiais utilizados para controle, livres de substâncias interferentes, os resultados obtidos pelos diferentes métodos são bastante comparáveis. Desses levantamentos foi possível, também, obter a confirmação de que a precisão das determinações, independentemente do método utilizado, é melhor para valores elevados do que para os que se encontram dentro dos intervalos de referência. Em termos gerais, pode-se assumir que, para a creatinina de 1mg/dL, o coeficiente de variação é da ordem de 10%, enquanto para a creatinina de 4mg/dL reduz-se para 4,5%.

PRINCÍPIOS DOS DIFERENTES MÉTODOS DE DOSAGEM DA CREATININA

O tratamento da creatinina com uma solução de picrato alcalino produz um composto de cor alaranjada, reação descrita por Jaffé em 1886. Essa reação é considerada como o método padrão para a dosagem de creatinina em líquidos biológicos e tem como base o fato de que, quando a creatinina reage como ácido pícrico em meio alcalino, forma-se um complexo de cor vermelha. A intensidade da cor é diretamente proporcional à quantidade de creatinina presente.

Outras substâncias, porém, possuem a mesma propriedade, fazendo com que esse procedimento tenha especificidade reduzida. No sentido de melhorar a especificidade, várias modificações foram sugeridas, como a adição de absorventes, tais como caulim ou silicato de alumínio, extração com éter e cromatografia prévia. Os métodos colorimétricos, baseados na reação de Jaffé em especial, podem sofrer, adicionalmente, a interferência de corpos cetônicos, glicose, proteínas e alguns compostos exógenos, tais como barbitúricos, penicilinas e cefalosporinas.

A reação da creatinina com o ácido 3,5-dinitrobenzóico em solução alcalina produz composto de cor rosa-púrpura, descrita por Benedict e Behre, em 1936; a conversão da creatinina em metilguanidina pelo o-nitrobenzaldeído, reação descrita por Van Pilsum et al., em 1956, e reação da creatinina com sulfonato de 1,4-naftoquinona-2-potássio, descrita por Sullivan e Irreverre, em 1958, são outros métodos colorimétricos disponíveis, mas pouco utilizados em nosso meio.

Métodos enzimáticos específicos, com hidrólise da creatinina em creatina pela enzima creatinina amido-hidrolase e dosagem da creatina pela reação com creatinoquinase ou com hidrólise em N-metil-hidantoína e amônia pela enzima creatinina imino-hidrolase e dosagem da amônia pela reação com glutamato dehidrogenase, são mais específicos e, potencialmente, adaptáveis à automação.

A separação da creatinina dos outros componentes urinários pode ser obtida por cromatografia em coluna, gasosa ou líquida de alta pressão, com detecção por espectrofotometria ultravioleta ou de massa.

O método atualmente considerado como definitivo é o de espectrometria de massa com diluição isotópica, evidentemente, sem aplicação clínica. Os procedimentos que se utilizam da cromatografia líquida de alta pressão são considerados adequados para a dosagem de creatinina em soro e urina por serem rápidos, específicos e poderem ser adaptados ao uso rotineiro. A determinação é realizada por leitura do eluato em 236nm. O método é considerado como de referência secundário e possui índices de recuperação de 98 a 105%.

Recentemente, foi descrito um sistema biossensor para a determinação amperométrica da creatinina na urina que utiliza uma seqüência de três enzimas imobilizadas em fase sólida. Na ordem, estas enzimas são: creatinina deiminase, glutamato-desidrogenase e glutamato-oxidase. A creatinina presente na urina é inicialmente convertida à N-metil-hidantoína e amônia pela creatinina deiminase. A amônia é acoplada a alfa-cetoglutarato e NADPH (forma reduzida da nicotinamida adenina dinucleotídeo) na presença da enzima glutamato-desidrogenase, gerando glutamato e NADP. O glutamato assim formado é medido pelo consumo de oxigênio em presença da terceira enzima, glutamato-oxidase, por um eletrodo específico para oxigênio.

A possível interferência da amônia e do glutamato endógenos é minimizada pela existência de uma derivação do fluxo logo após a introdução da amostra em dois canais. Um destes canais passa pelas três enzimas citadas, enquanto o segundo canal é desviado, não passando pela enzima creatinina deiminase, mas apenas pelas outras duas enzimas. Este fluxo possui um trajeto mais longo, defasando um pouco do primeiro fluxo.

Com esse sistema observam-se dois picos de consumo de oxigênio, sendo o primeiro a medida acumulativa da creatinina, da amônia e do gluta-mato endógenos e o segundo, a medida exclusiva da amônia e do glutamato.

Este método apresenta boa correlação com os procedimentos que utilizam a reação de Jaffé, com inclinação da reta de correlação menor do que um, refletindo a retirada de interferentes.

DEPURAÇÃO DE CREATININA COMO MEDIDA DA FILTRAÇÃO GLOMERULAR

As limitações do uso da depuração de creatinina endógena com a finalidade de medir a filtração glomerular incluem o fato de existir contínua secreção tubular de creatinina e reabsorção parcial de creatinina pelas células tubulares quando o fluxo urinário for baixo.

Essas duas características fazem com que a depuração de creatinina seja apenas uma aproximação da taxa de filtração glomerular que será sempre superestimada, seja em indivíduos normais, seja em pacientes com diferentes graus de insuficiência renal.

Várias fórmulas têm sido propostas para permitir a previsão da depuração de creatinina, sendo que a proposta por Cockcroft e Gault, incluindo idade, peso corporal e concentração da creatinina plasmática, com correção para a superfície corporal, tem-se mostrado ser de utilidade na avaliação da taxa de filtração glomerular, dispensando a coleta de urina por longos períodos.

As fórmulas e os nomogramas são baseados na suposição de que a excreção da creatinina é constante e igual à velocidade de formação, a qual é dependente da massa muscular e que a função renal é estável. Dessa forma, apenas sexo, idade e peso corporal são as variáveis que devem ser incluídas. Por outro lado, é importante observar que nomogramas e fórmulas usadas para a previsão da depuração da creatinina partem de algumas assertivas que podem não ser válidas em certas condições clínicas. Por exemplo, situações nas quais exista perda de massa muscular, edema ou obesidade, a estimativa da depuração da creatinina pode superestimar a filtração glomerular.

Uma estimativa da taxa de filtração glomerular mais precisa pode ser obtida com o uso de marcadores radioativos, tais como ácido etileno-diaminotetra-acético (EDTA) marcado com cromo-51 ou iotalamato de sódio marcado com iodo-125 ou não-radioativos como iotalamato e diatrizoato-meglumina (Hypaque).

FEITO DO pH E ARMAZENAMENTO DA URINA NA DOSAGEM DE CREATININA

A dosagem de creatinina na urina pode ser influenciada pelo pH da amostra e da temperatura de armazenamento, uma vez que essas duas variáveis influenciam a interconversão de creatinina e creatina.

Ainda que em pH fisiológico e em temperatura ambiente menos de 5% da creatina e da creatinina sejam interconversíveis, em pH 4 e em temperatura de 37°C até 25% de creatina pode ser convertida em creatinina em 24 horas e 5% de creatinina pode ser convertida em creatina nestas mesmas condições.

INTERFERÊNCIAS NAS DOSAGENS DE CREATININA

Substâncias interferentes podem comprometer os resultados não apenas nos testes que se baseiam na clássica reação de Jaffé, mas também nos enzimáticos. Por exemplo, um metabólito da lidocaína, o N-etilglicina interfere com a dosagem nos testes que utilizam a reação com a enzima sarcosina-oxidase. Estruturalmente, o N-etilglicina é similar à sarcosina ou N-metilglicina.

Bilirrubina, creatina, dopamina e sarcosina também interferem com os métodos enzimáticos. A interferência das cefalosporinas restringe-se aos procedimentos que utilizam a reação de Jaffé.

DOSAGEM DE CREATININA EM LÍQUIDOS DE DIÁLISE

Há interesse em se dosar creatinina em líquidos de diálise peritoneal com a finalidade de avaliar a permeabilidade da membrana dialisadora e a eficiência do procedimento dialítico. Altas concentrações de glicose no líquido de diálise interferem com a dosagem de creatinina quando a reação de Jaffé é utilizada, fornecendo resultados mais elevados do que os obtidos por metodologia enzimática. Cloreto de cálcio, que também pode estar presente no líquido de diálise, interfere de forma aleatória nos resultados obtidos com a reação de Jaffé.

INTERVALOS DE REFERÊNCIA

A idade e o sexo são parâmetros importantes para a correta interpretação dos resultados da determinação da creatinina sérica, especialmente nas populações pediátrica e geriátrica. A creatinina sérica eleva-se gradualmente na infância e na adolescência, atingindo os valores do adulto ao final da puberdade. Com o envelhecimento há redução, também gradual, principalmente após a quarta década de vida.

Mulheres possuem níveis de creatinina mais baixos do que os homens, usualmente cerca de 10 a 15%, provavelmente pela diferença da massa muscular.

A Tabela III-4 apresenta os intervalos de referência da creatinina sérica para crianças brasileiras, de 0 a 16 anos de idade, utilizando-se método colorimétrico direto, conforme referido por Hirono et al.

Para indivíduos adultos, consideram-se normais os intervalos de 0,9 a 1,5mg/dL para o sexo masculino e de 0,8 a 1,2mg/dL para o sexo feminino.

INTERPRETAÇÃO CLÍNICA

A dosagem dos níveis séricos da creatinina é, com grande freqüência, utilizada para a avaliação da função renal. Dadas as capacidades adaptativas glomerular e tubular, porém, valores séricos dentro dos intervalos de referência podem ser observados em situações nas quais cerca de 50% dos néfrons se encontram não-funcionantes.

Níveis reduzidos de creatinina, inferiores a 0,7mg/dL no adulto, são mais freqüentemente observados quando ocorre redução da massa muscular. Em crianças, nas quais a massa muscular é primariamente reduzida, esses valores possuem pouca significância.

Doença renal é a causa mais freqüente e importante de elevação dos níveis séricos de creati-

Tabela III-4 – Intervalos de referência para a creatinina sérica em diferentes faixas etárias (segundo Hirono et al.).

Idade	n	Média	DP	Percentil 95
0-1 ano	22	0,44	0,05	0,52
1-2 anos	29	0,44	0,10	0,60
2-3 anos	33	0,49	0,11	0,67
3-4 anos	34	0,51	0,08	0,64
4-8 anos	108	0,54	0,08	0,70
8-10 anos	62	0,58	0,10	0,75
10-12 anos	61	0,61	0,10	0,80
12-16 anos	96	0,68	0,13	0,87

n = número de indivíduos, DP = desvio-padrão.

nina, podendo, porém, ocorrer discretos aumentos nos processos urêmicos pré e pós-renais.

O Quadro III-4 apresenta as causas mais freqüentemente associadas a valores de creatinina sérica anormais.

Quadro III-4 – Causas mais comuns de valores anormais de creatinina sérica.

Hipocreatininemia (inferior a 0,7mg/dL no adulto)
Redução de massa muscular
Baixa estatura
Doença muscular em estágio final
Hipercreatininemia (superior da 1,5mg/dL no adulto)
Disfunção renal: doença glomerular, necrose
tubular aguda
Endógena: traumatismo muscular

BIBLIOGRAFIA

ANDRIOLO A. Ocorrência de hipouricemia em pacientes com nefrolitíase. J Bras Nefrol, 1995;17:159, 1995.

BENEDICT SR, BEHRE JA. Some applications of a new color reaction for creatinine. Biol Chem, 1936;114:515.

COE FL Uric acid and calcium oxalate nephrolithiasis. Kidney Int, 1983;24:392.

DIAZ J, TORNEL PL, MARTINEZ P. Reference intervals for blood ammonia in healthy subjects, determined by microdiffusion. Clin Chem, 1995;41:1048.

GERRON GG, AUSLEY JD, ISAACS JW et al. Technical pitfalls in measurement of venous plasma NH3 concentration. Clin Chem, 1976;22:663.

GREE A. When and how should we measure plasma ammonia? Ann Clin Biochem, 1988;25:199.

GUTMAN AB. Uric acid nephrolithiasis. Am J Med, 1968; 45:756.

HIRONO IU et al. Valores de creatinina sérica para crianças. XIX Congresso Brasileiro de Patologia Clínica, 1985.

JAFFÉ M. Über den Niederschlag welchen Pichrinsaure in normalen Harn erzeugt und über eine neue Reaction des Kreatinins. Z Physiol Chem, 1886;10:391.

JENDRASSIK L, GROF P. Vereinfachte photometrische Methoden zur Bestimmung des Blutbilirubins. Biochem Ztschr., 297:81, 1938.

LARSEN K. Creatinine assay by a reaction-kinetic principle. Clin Chim Acta, 1972;41:209.

LOCKITCH G, HALSTEAD AC, ALBERSHEIM S et al. Age and sex specific pediatric reference intervals for biochemistry analytes as measured with the Ektachem 700 analyzer. Clin Chem, 1988;34:1622.

MALLOY HT, EVELYN KA. Determination of bilirubin with the photoeletric colorimeter. J Biol Chem, 1937;119:481-490.

MARSHALL S. Urea-creatinine ratio in obstrutive uropathy and renal hypertension. JAMA, 1984;190:719.

MITCHELL RA, PARTIN JC, PARTIN JS et al. Hepatic and encephalopathic components of Reye syndrome. Factor analysis of admission data from 209 patients. Neurology, 1985;35:1236.

MOE O. Kidney stones: pathophysiology and medical management. Lancet, 2006;367:333.

RUI C-S, SONOMOTO K, OGAWA HI et al. A flow injection biosensor system for the amperometric determination of creatinine: simultaneous compensation of endogenous interferents. Anal Biochem, 1993;210:163.

SINHA SN, GABRIELI ER. A new specific assay for urinary creatinine. Clin Chem, 1969;15:879.

SOLDIN SJ, BAILEY J, BEATEY J et al. Pediatric reference ranges for uric acid. Clin Chem, 1996;42:S308.

TANGANELLI E, PRENCIPE L, BASSI D et al. Enzymic assay of creatinine in serum and urine with creatinine iminohydrolase and glutamate dehydrogenase. Clin Chem, 1982;28:1461.

WATANABE F et al. Determination of total and direct bilirubin in serum with sodium dodecyl sulfate as an accelerator. Clin Chim Acta, 1978;88:149.

WHITE D, HAIDAR AG, REINHOLD JG. Spectrophotometric measurement of bilirubin concentrations in serum of newborn by use of a microcapillary method. Clin Chem, 1958;4:211.

YAMANOUCHI I, YAMAMOUCHI Y, IGARARASHI I. Transcucateous bilirubinometry: preliminary studies of noninvasive transcutaneous bilirubin meter in the Okayama National Hospital. Pediatrics, 1980;62:195.

Capítulo 13

Lipídeos – Considerações Fisiológicas e Laboratoriais

ADAGMAR ANDRIOLO

INTRODUÇÃO

O termo lipídeo é aplicado de uma forma geral a numerosos compostos de origem vegetal e animal que apresentam, caracteristicamente, baixa solubilidade em água e demais solventes polares e alta solubilidade em solventes não-polares, tais como acetonitrila, clorofórmio, éter e benzeno.

Os lipídeos presentes nos líquidos biológicos e tecidos estão, em grande parte, associados a proteínas, constituindo complexos denominados lipoproteínas. Esses complexos podem ser apenas formas de transporte, uma vez que a presença da proteína confere certa solubilidade em água ou pode se constituir em componentes estruturais ou mesmo funcionais das células.

ÁCIDOS GRAXOS

Os ácidos graxos representam as unidades estruturais dos lipídeos. São as formas moleculares mais simples dessa classe de compostos, constituindo-se em cadeias lineares, contendo de 12 a 24 átomos de carbono.

Podem ser classificados em ácidos graxos saturados ou insaturados, dependendo da existência ou não de duplas ligações entre os átomos de carbono. Os insaturados são aqueles que contêm uma ou mais duplas ligações (insaturados e poliinsaturados, respectivamente).

Ácidos graxos de cadeia longa provenientes da dieta são absorvidos pela mucosa intestinal e convertidos em triglicerídeos no enterócito. Os menores, não-esterificados, são liberados para a circulação entérica ligados à albumina e, em menor quantidade, a algumas lipoproteínas. Quando em circulação, os ácidos graxos podem ser captados pelas células musculares ou hepáticas, sendo que seu uso dependerá das necessidades energéticas do momento, podendo ser oxidados para produção de energia ou incorporados aos processos de síntese de novos compostos, principalmente triglicerídeos.

TRIGLICERÍDEOS

Os triglicerídeos são constituídos a partir da esterificação de três ácidos graxos com o glicerol e contribuem para a maior parte da massa do tecido adiposo do organismo humano.

Os triglicerídeos provenientes da dieta são cindidos na luz do intestino pela ação das lipases pancreática e intestinal, sendo reduzidos aos ácidos graxos e aos monoglicerídeos que os compõem e daí absorvidos pelos enterócitos. Na mucosa intestinal, são recompostos e incorporados aos quilomícrons. Essas partículas são transferidas para os vasos linfáticos e ganham a circulação sistêmica a partir do ducto torácico, na veia cava superior.

A contribuição efetiva dos níveis séricos de triglicerídeos, isoladamente, para os riscos de doença arterial ainda é controversa. Alguns trabalhos recentes sugerem a existência de uma correlação significante entre hipertrigliceridemia e doença coronariana e cerebrovascular. Os estudos de Framingham e de Helsinki estabelecem que triglicerídeos acima de 200mg/dL, em associação com a relação LDL-colesterol / HDL-colesterol acima de 5, constitui-se em fator de risco. Outros trabalhos sugerem que os níveis críticos seriam acima de 250mg/dL.

Ainda que a dosagem de triglicerídeos após 12 a 14 horas de jejum alimentar continue sendo o referencial, atenção especial tem sido dispensada à trigliceridemia pós-prandial, a partir da demonstração da existência de um retardo na remoção de lipoproteínas após teste de sobrecarga oral em pacientes portadores de coronariopatia.

A provável etiopatogenia dos triglicerídeos no processo aterosclerótico não está totalmente esclarecida, sendo plausível que sua participação seja indireta ao interferir no transporte reverso do colesterol esterificado que seria deslocado da lipoproteína HDL para partículas mais ricas em triglicerídeos e, com isso, mantendo-se maior tempo em circulação.

É importante ressaltar, no entanto, que ainda não há nenhum estudo demonstrando benefício na prevenção de doença aterosclerótica pela redução dos níveis de triglicerídeos.

Para a dosagem de triglicerídeos, todos os cuidados pré-analíticos devem ser respeitados, ou seja, manutenção dos hábitos alimentares, abstinência de ingestão de bebidas alcoólicas nos três dias que antecedem ao exame e jejum de 12 a 14 horas para a coleta de sangue. Os valores de referência definidos pelo 2º Consenso Brasileiro sobre dislipidemias nas diferentes faixas etárias estão apresentados na Tabela III-5.

COLESTEROL

A molécula de colesterol possui estrutura complexa denominada "ciclopentanoper-hidrofenantremo" e fórmula molecular $C_{27}H_{46}O$. Sua síntese é obtida a partir de unidades relativamente simples, sendo que carboidratos, aminoácidos e ácidos graxos podem ser utilizados.

A síntese ocorre, predominantemente, no fígado, perfazendo, aproximadamente, 1,5g ao dia, mas tem lugar também na pele, nas glândulas adrenais e na mucosa intestinal. Dependendo de certas condições do organismo, estes últimos sítios podem contribuir com até um terço da produção diária. Em condições habituais, o colesterol da dieta acrescenta pouco aos níveis séricos.

O colesterol é um esterol encontrado em praticamente todos os tecidos animais e desempenha importantes funções fisiológicas, incluindo a formação de membranas celulares, síntese de hormônios esteróides e de ácidos biliares.

A via de eliminação é hepática após conversão dos ácidos biliares em sais, quando são excretados para a luz intestinal, compondo a bile. No intestino, os sais biliares contribuem para a emulsificação das gorduras ingeridas, facilitando-lhes a digestão. Cerca de 90% dos sais biliares são reabsorvidos, retornando ao fígado pela circulação êntero-hepática. Esse processo, no seu todo, favorece a excreção de esteróis em geral, a digestão de gorduras da dieta e a absorção de vitaminas lipossolúveis.

Os valores de referência definidos pelo 2º Consenso Brasileiro sobre dislipidemias nas diferentes faixas etárias estão apresentados na Tabela III-6.

LIPOPROTEÍNAS

Os lipídeos, quando em circulação, acham-se ligados a proteínas. Os ácidos graxos, em especial, ligam-se predominantemente à albumina, enquanto os outros podem combinar-se com proteínas específicas, formando os complexos denominados lipoproteínas.

Tabela III-5 – Valores de referência para triglicerídeos.

Idade	Valor (mg/dL)
Inferior a 10 anos	Até 100
Entre 10 e 19 anos	Até 130
Superior a 20 anos	Até 200

Tabela III-6 – Valores de referência para colesterol total.

Idade	Valor (mg/dL)		
	Desejável	*Limítrofe*	*Elevado*
Inferior a 20 anos	Inferior a 170	170-199	Acima de 200
Superior a 20 anos	Inferior a 200	200-239	Acima de 240

Os diferentes conteúdos relativos de proteína e lipídeo das diversas lipoproteínas propiciam características de mobilidade eletroforética e de flutuação em gradiente de densidade própria a cada lipoproteína, possibilitando que sejam separadas tanto por eletroforese como por ultracentrifugação. Adicionalmente, pela presença de determinantes antigênicos específicos nas proteínas, métodos imunológicos podem ser utilizados para sua caracterização e quantificação.

As lipoproteínas podem ser classificadas em: quilomícrons (CHY), lipoproteínas de muito baixa densidade (VLDL), lipoproteínas de baixa densidade (LDL) e lipoproteínas de alta densidade (HDL). As siglas correspondem às iniciais em inglês e serão aqui mantidas por ser esta a nomenclatura internacionalmente adotada.

Os resultados das pesquisas iniciais sobre as lipoproteínas circulantes em pacientes com doenças ateroscleróticas têm estimulado o interesse no fracionamento do colesterol total e na quantificação de cada uma delas, assumindo sua utilidade para o diagnóstico diferencial das lipidemias e para a avaliação do risco de doença aterosclerótica coronariana e cerebral.

Quilomícrons (Chylomicrons) – são sintetizados nas células epiteliais do intestino e transportam, principalmente, os triglicerídeos provenientes da dieta para os tecidos periféricos e para o fígado. São as maiores partículas normalmente presentes no sangue, possuindo, relativamente, baixo teor protéico. A principal apoproteína presente é a B-48, uma variante da lipoproteína B. O fígado depura os quilomícrons remanescentes da circulação, transferindo alguns dos componentes lipídicos para outra lipoproteína, a VLDL, liberando-a, então, para a circulação sistêmica.

VLDL (Very Low Density Lipoprotein) – lipoproteína de muito baixa densidade, de síntese hepática, transporta os triglicerídeos do fígado para os tecidos periféricos, ou seja, para as células adiposas, com a finalidade de reserva ou para os tecidos musculares, por exemplo, onde participam do metabolismo celular. A apoproteína predominante é a B-100.

Tanto os quilomícrons quanto as lipoproteínas VLDL, quando em circulação, sofrem a ação da lipase lipoprotéica, presente no endotélio, promovendo a hidrólise parcial do seu conteúdo de triglicerídeos, gerando ácidos graxos que são captados pelas células. Esta enzima requer, para atuar, a presença da apolipoproteína C-II e é fortemente inibida pela presença de ácidos graxos, o que tem sido entendido como um mecanismo de retroalimentação negativo.

Uma outra enzima com atividade semelhante à da lipase lipoprotéica é a lipase hepática (HTGL), que se localiza exclusivamente no fígado, córtex adrenal e ovários e não é dependente da apolipoproteína C-II. Essa enzima atua sobre lipoproteínas menores, de maior densidade, tais como quilomícrons e lipoproteína VLDL remanescentes, lipoproteínas LDL, IDL e HDL. Sua ação é regulada, primariamente, por hormônios esteróides.

Cerca de 35% dos quilomícrons remanescentes são metabolizados pela mesma via que a VLDL remanescente, ou seja, pelos receptores para apoproteína B-100. O restante é metabolizado via receptor LDL.

LDL (Low Density Lipoprotein) – lipoproteína de baixa densidade, também de síntese hepática, é responsável pelo transporte do colesterol a partir do fígado para a periferia do organismo, onde é internalizado nas células que o utilizarão como matéria-prima de produtos específicos ou para incorporar à estrutura celular. Essa internalização ocorre pela ligação aos receptores apo B/E. A apolipoproteína mais importante desta fração é a apo B-100. Considera-se, atualmente, que o conteúdo de colesterol internalizado regula a atividade da 3-hidroxi-3-metilglutaril-CoA-redutase, enzima responsável pela síntese do colesterol e pela avidez dos receptores B/E.

A relação entre LDL-colesterol em concentrações plasmáticas elevadas e maior risco de doença aterosclerótica está bem estabelecida. Mais recentemente, tem se tornado evidente que esta lipoproteína se apresenta em uma família de subclasses, com diferenças significativas no tamanho e na densidade, como decorrência de variações na composição química.

Os mecanismos da ação aterogênica ainda não estão definitivamente estabelecidos, mas há evidências de que eles incluem a maior suscetibilidade à oxidação, uma baixa afinidade das partículas menores aos receptores, talvez devido às modificações conformacionais da apolipoproteína e ao aumento na ligação aos proteinoglicanos presentes na parede arterial.

Da mesma forma que o HDL-colesterol, há várias possibilidades metodológicas para a avaliação dos níveis de LDL-colesterol. Na prática diária, a maioria dos laboratórios faz essa avaliação a partir da aplicação da fórmula de Friedewald que correlaciona a quantidade de colesterol das diferentes partículas, obedecendo à seguinte relação:

LDL-colesterol = colesterol total – (HDL-colesterol + VLDL-colesterol)

Tanto o colesterol total quanto o HDL-colesterol são dosados por métodos enzimáticos e o VLDL-colesterol é avaliado a partir da concentração de triglicerídeos, considerando-se a relação:

VLDL-colesterol = Triglicerídeos x 0,20

quando os resultados são expressos em mg/dL. Esta relação atende razoavelmente aos propósitos clínicos apenas quando os triglicerídeos estiverem abaixo de 400mg/dL.

Uma vez que esta avaliação inclui a dosagem de triglicerídeos, todos os cuidados pré-analíticos necessários para a dosagem desse parâmetro devem ser respeitados, ou seja: manutenção dos hábitos alimentares, abstinência de ingestão de bebidas alcoólicas nos três dias que antecedem ao exame e jejum de 12 a 14 horas para a coleta de sangue. Os valores de referência definidos pelo 2º Consenso Brasileiro sobre Dislipidemias nas diferentes faixas etárias estão apresentados na Tabela III-7.

HDL (High Density Lipoprotein) – lipoproteína de alta densidade que transporta o colesterol residual da periferia para o fígado, onde é depurado e eliminado para a luz intestinal, compondo a bile. Esta lipoproteína é de síntese hepática e intestinal e possui, proporcionalmente, o maior conteúdo de proteínas quando comparada às demais, chegando o teor protéico a ser mais de 50% de sua massa. A proteína predominante é a apolipoproteína A-I, seguida da apo A-II e pequenas quantidades das apolipoproteínas C, E e D. A composição lipídica aproximada é a apresentada na Tabela III-8.

O HDL-colesterol, geralmente, é quantificado pela dosagem do colesterol no sobrenadante,

Tabela III-7 – Valores de referência para lipoproteína de baixa densidade (LDL) expressos em teor de colesterol total.

Idade	Valor (mg/dL)		
	Desejável	*Limítrofe*	*Elevado*
Inferior a 20 anos	Inferior a 110	110-130	Acima de 130
Superior a 20 anos	Inferior a 130	130-160	Acima de 160

Tabela III-8 – Composição lipídica média da partícula HDL.

Lipídeo	Porcentagem do total
Fosfolipídeos	50
Colesterol esterificado	30
Colesterol livre	10
Triglicerídeos	10

após precipitação das lipoproteínas que contêm a apoproteína B (LDL e VLDL). Essa precipitação seletiva pode ser obtida pela adição de solução de fosfotungstato de sódio, cloreto de manganês e heparina, dextram e magnésio ou de polietilenoglicol, entre outras. Recentemente, foram desenvolvidos métodos enzimáticos mais seletivos, denominados homogêneos, que permitem a dosagem direta da fração HDL-colesterol.

Estudos epidemiológicos têm demonstrado correlação inversa entre os níveis séricos de HDL-colesterol e doença arterial coronariana. A evidência de que mulheres pré-menopausadas possuem níveis de HDL-colesterol mais elevado e menor incidência de doença coronariana, quando comparadas com homens e mulheres após a menopausa, suporta a ação protetora dessa lipoproteína. Atualmente, considera-se que baixos níveis de HDL-colesterol se constituem em fator de risco de maior significado que o colesterol total e LDL-colesterol elevados.

A função depuradora de colesterol, atribuída à lipoproteína HDL, foi inicialmente responsabilizada por sua ação protetora, caracterizando o transporte reverso do colesterol. Outros mecanismos, porém, podem ser até de maior importância, tais como a ação antioxidante sobre a lipoproteína LDL e sua participação na anticoagulação sangüínea.

HDL-colesterol baixo está, com freqüência, associado aos triglicerídeos de jejum elevados e à presença de LDL menor e mais oxidada, portanto, mais aterogênica.

Do ponto de vista laboratorial, a avaliação de HDL-colesterol pode ser realizada por várias metodologias, tais como ultracentrifugação, eletroforese, precipitação seletiva e, mais recentemente, por método homogêneo. Alguns destes métodos permitem a determinação específica dos componentes protéicos, enquanto outros se baseiam na dosagem do colesterol presente no complexo lipoprotéico.

Na prática, para a avaliação de risco, é quantificada a quantidade de colesterol ligado à lipoproteína de alta densidade. Os valores de referência definidos pelo 2º Consenso Brasileiro sobre Dislipidemias nas diferentes faixas etárias estão apresentados na Tabela III-9.

Lipoproteína (a) – Lp(a) – foi descoberta por Berg em 1963 e rotulada como uma variante da lipoproteína LDL-colesterol. À medida que novos estudos foram realizados, descobriu-se uma homologia com o plasminogênio. Sua importância atual reside no fato de que muitos investigadores têm relatado aumento de seus níveis séricos em indivíduos portadores de doença arterial coronariana, independentemente dos níveis de colesterol total ou frações e de triglicerídeos.

Esse complexo é formado por dois elementos estruturais, uma lipoproteína e um derivado do sistema de coagulação. O componente lipoprotéico contém apoproteína B-100 (APO-B-100) com propriedades equivalentes às da LDL-colesterol. O componente derivado da coagulação é uma glicoproteína hidrófila chamada de apoproteína-a (apo-a), cuja seqüência de aminoácidos e configuração espacial são homólogas ao plasminogênio. O plasminogênio é formado por cadeias polipeptídicas que são cinco estruturas curvadas, ligadas por três pontes dissulfeto chamadas "kringle", numeradas de 1-5. A apo(a) é composta por uma cópia do "kringle" 5 e 37 cópias do "kringle" 4. A apo(a) liga-se à APO-B-100 por uma ponte dissulfeto formando a Lp(a). O número de cópias do "kringle" 4 da apo(a) é variável, o que lhe confere um caráter polimórfico, com suas isoformas variando de 420-840kDa, tornando esta lipoproteína heterogênea em tamanho e densidade. A herança genética desse polimorfismo obedece a um caráter autossômico dominante.

Apesar da homologia existente, a apo(a) não é ativada pelo ativador tecidual do plasminogênio nem pela uroquinase. Isso se deve ao fato, de o aminoácido arginina, existente na região de ativação do plasminogênio, ser substituído por serina na apo(a). A homologia também explica a reativi-

Tabela III-9 – Valores de referência para lipoproteína de alta densidade (HDL) expressos em teor de colesterol total.

Idade	Valor (mg/dL)
Inferior a 10 anos	Acima de 40
Superior a 10 anos	Acima de 35

dade cruzada dos anticorpos contra Lp(a) e plasminogênio.

A Lp(a) comporta-se como proteína de fase aguda, logo seus níveis podem estar elevados na vigência de processos inflamatórios. O conhecimento dos fatores reguladores de sua síntese, secreção e metabolismo ainda é limitado.

O nível plasmático da Lp(a) está sob controle genético, não dependendo, portanto, da idade, do sexo ou dos hábitos alimentares. Os exercícios físicos aeróbios podem diminuir seu nível em até 25%. Medicamentos como as vastatinas e as resinas não são eficazes, mas os fibratos de última geração parecem ser eficientes na diminuição dos níveis de Lp(a).

Estudos populacionais mostraram que, nos indivíduos da raça branca, os níveis séricos de lipoproteína(a) são inferiores a 20mg/dL. Na raça negra, podem chegar a duas vezes mais elevados, sem nenhuma correlação com doença arterial coronariana. A Lp(a) pode estar elevada em várias doenças, tais como aterosclerose, *diabetes mellitus*, insuficiência renal e síndrome nefrótica. As mulheres, na menopausa, também podem apresentar níveis mais elevados.

Os métodos mais usados para a dosagem são nefelometria e enzima imunoensaio (ELISA). O valor a partir do qual se considera existência de risco para doença arterial coronariana é acima de 30mg/dL.

Aterogênese – a Lp(a) pode migrar do espaço intravascular para o subendotelial, alojando-se nas células espumosas. Além disso, por transportar muito colesterol, favorece a formação da placa de ateroma.

Trombogênese – a Lp(a) inibe, por competição, a ligação entre o plasminogênio e seu ativador tecidual, dificultando sua transformação em plasmina, criando um estado pró-trombótico que agrava a aterosclerose, já que a Lp(a) compromete a dissolução do coágulo pela plasmina.

INTERPRETAÇÃO CLÍNICA

Os níveis séricos de colesterol e de triglicerídeos estão associados à doença aterosclerótica. Ainda que as concentrações desses dois lipídeos possam variar de forma independente, a avaliação dos estados hiperlipidêmicos deve incluir a determinação de ambos e, ocasionalmente, das frações do colesterol. Apenas em situações muito particulares está indicado o fracionamento eletroforético das lipoproteínas.

HIPERLIPIDEMIAS

As hiperlipidemias podem ser primárias (familiares) ou secundárias (adquiridas) a uma variedade de doenças, incluindo *diabetes mellitus*, nefrose e obstrução biliar.

As hiperlipidemias primárias constituem-se em um grupo de enfermidades nas quais a presença de elevadas concentrações de algumas lipoproteínas e respectivos lipídeos no soro são as manifestações primárias da doença. Foram classificadas por Fredrickson, Levy e Lees, em 1967, sendo que, posteriormente, Beaumont et al. introduziram algumas modificações. Ainda que apresente algumas inconveniências, essa classificação tem sido utilizada correntemente e mostrado ser útil na elucidação diagnóstica e na abordagem terapêutica.

É importante que se mantenha em mente, porém, que essa classificação não individualiza entidades patológicas, mas apenas identifica grupos de anomalias que se manifestam de modo semelhante no que se refere ao perfil lipídico e lipoproteíco. Sempre que possível, o diagnóstico genético específico deve ser estabelecido.

HIPERCOLESTEROLEMIA FAMILIAR

Apenas 4% das hipercolesterolemias preenchem os critérios para serem consideradas como de origem familiar. Essa doença decorre de defeito genético nos receptores para lipoproteínas de baixa densidade (LDL), normalmente presentes na superfície celular, o que dificulta a captação e posterior degradação dessas lipoproteínas e, portanto, a remoção do colesterol.

As características principais dessa moléstia são:

a) elevação seletiva da concentração plasmática de LDL-colesterol, e

b) depósito do colesterol em tecido não-adiposo, especialmente tendões e artérias.

Considera-se que a incidência dos heterozigóticos seja igual a 1:500. Nesses pacientes, a concentração sérica do colesterol total é maior que 350mg/dL e, caracteristicamente, eles ou parentes em primeiro grau apresentam xantomas tendíneos. Esses xantomas são formados pelo depósito de ésteres de colesterol derivados das LDL no metabolismo dos macrófagos teciduais (histiócitos) que se apresentam intumescidos, com gotículas lipídicas, formando as chamadas células espumosas ("foam cells").

Ainda que seja menos específico, esses pacientes podem apresentar xantelasma palpebral e arco lipoídico corneal, também por depósito de ésteres de colesterol em pálpebra e córnea, respectivamente.

Calcula-se que a incidência dos pacientes homozigóticos seja de 1:1 milhão. É um quadro clínico mais grave do que o apresentado pelos heterozigóticos, com valores de colesterol total sérico acima de 600mg/dL. Além dos xantomas nos locais já descritos, podem ocorrer xantomas planares, especialmente nas dobras digitais, e tuberosos. O desenvolvimento de doença aterosclerótica é mais precoce e mais grave, envolvendo inclusive artérias pulmonares e válvulas cardíacas.

DOENÇAS DE DEPÓSITO DE LIPÍDEOS

As tesauroses gordurosas, ou seja, as doenças de depósito envolvendo lipídeos, são caracterizadas pelo acúmulo de grande quantidade de substâncias lipídicas específicas em vários tecidos, provocando distúrbios funcionais nos órgãos envolvidos.

A causa das doenças de depósito é, em geral, um distúrbio metabólico envolvendo a atividade de enzimas específicas. O Quadro III-5, adaptado dos trabalhos de Brady e de Rapim, relaciona algumas doenças metabólicas caracterizadas por defeito enzimático que condiciona a incapacidade do organismo em degradar esfingolipídeos.

Quadro III-5 – Doenças caracterizadas por incapacidade de degradar esfingolipídeos (esfingolipidoses).

Doenças	Defeito enzimático
Gaucher	Beta-glicosidase
Niemann-Pick	Esfingomielinase
Krabbe	Beta-galactosidase
Leucodistrofia metacromática	Arilsufatidase A
Lipidose ceramida-lactosida	Beta-galactosidase
Fabry	Alfa-galactosidase
Tay-Sachs	Hexosaminidase A
Tay-Sachs (variante)	Hexosaminidases A e B
Gangliosidose generalizada	Beta-galactosidase
Farber	Ceramidase

Excetuando-se a doença de Fabry, todas as demais relacionadas são de transmissão autossômica recessiva e estão associadas a retardo mental e lesão progressiva do sistema nervoso central. A doença de Fabry é de herança ligada ao sexo.

DIAGNÓSTICO LABORATORIAL

Os estados hiperlipêmicos são confirmados laboratorialmente pela determinação dos níveis séricos do colesterol total e dos triglicerídeos.

Os candidatos potenciais para uma avaliação mais detalhada em relação ao metabolismo de lipídeos são aqueles indivíduos com evidências familiares, clínicas e/ou laboratoriais prévias de hiperlipidemia. Entre essas evidências, destacam-se:

Familiares – crianças com parentes em primeiro grau apresentando xantomas, lipemia retinal, gota, doenças cardiocirculatórias, estenose aórtica ou enfermidade isquêmica.

Clínicas – portadores de xantomas, xantelasmas ou dislipidemia.

Laboratoriais – pacientes com dosagens prévias alteradas de colesterol, triglicerídeos, glicose ou ácido úrico.

METODOLOGIA

Colesterol total, HDL-colesterol, LDL-colesterol e triglicerídeos podem ser dosados no soro ou no plasma obtido pela adição de etilenidiaminotetracético (EDTA) que, além da anticoagulação, estabiliza as lipoproteínas sem alterar sua mobilidade eletroforética.

Para a dosagem isolada de colesterol e/ou triglicerídeos, a amostra deve ser refrigerada ou congelada, mas, se for necessária a análise das lipoproteínas, não é adequado o congelamento.

O tempo de jejum anterior à coleta de sangue para a dosagem de colesterol e triglicerídeos varia com a idade do paciente. Para indivíduos adultos, preconiza-se um jejum de 12 a 14 horas, sendo que para crianças esse prazo pode ser reduzido para 4 ou 6 horas.

O procedimento proposto por Abell et al. é considerado o mais adequado e tido como o de referência para a dosagem de colesterol total, com a vantagem de poder ser automatizado.

A introdução de técnicas enzimáticas, em 1973, representou grande avanço no sentido de se obter ensaios mais sensíveis e específicos. Os trabalhos precursores de Flegg, utilizando as enzimas colesterol-desidrogenase e colesterol-oxidase, respectivamente, permitiam a numerosos pesquisadores desenvolver métodos alternativos para a dosagem de colesterol total em líquidos biológicos. As determinações enzimáticas do colesterol total são, sem dúvida, os procedimentos de escolha, pela simplicidade e especificidade que oferecem.

Para a dosagem de triglicerídeos podem ser utilizados métodos químicos ou enzimáticos. Os procedimentos enzimáticos possuem em comum o passo inicial da hidrólise dos triglicerídeos, o que pode ser obtido por saponificação ou pela atuação de uma lipase, como mostrado abaixo:

$$\text{Triglicerídeos} + 3H_2O \xrightarrow{\text{lipase}} \text{glicerol} + 3 \text{ ácidos graxos livres}$$

O glicerol assim produzido, após conversão em glicerol-3-fosfato pela enzima glicerolquinase, pode ser quantificado por meio de diferentes sistemas enzimáticos, como por exemplo o apresentado a seguir:

$$\text{Glicerol-3-fosfato} + NAD \xrightarrow[\text{desidrogenase}]{\text{glicerolfostato}} \text{fosfato de diidroxiacetona} + NADH + H$$

A velocidade de aparecimento de NADH pode ser monitorizada a 340nm.

INTERVALOS DE REFERÊNCIA

O conceito atual sobre os valores de referência para lipídeos constitui-se em uma exceção aos princípios habitualmente utilizados em Medicina Laboratorial. Basicamente, o objetivo em se definir os limites pressupõe a necessidade de se discriminar indivíduos com elevados níveis de lipídeos no soro dos "normais". A regra geral preconiza o uso do percentil 95, obtido de uma população aparentemente normal, como limite superior.

O acompanhamento de casos individuais, porém, tem indicado que um valor dentro do intervalo "normal" assim definido pode não ser "saudável". Por exemplo, ainda que o nível de colesterol de 310mg/dL esteja dentro do percentil 95 de uma população "normal" constituída de homens com idade entre 51 e 59 anos, cerca de 50% das pessoas que mantiverem esse nível de colesterolemia desenvolverão doença aterosclerótica coronariana.

Os níveis séricos de colesterol total aumentam progressivamente com a idade, ocorrendo pequena depressão durante a adolescência, voltando a se elevar na vida adulta. Ao nascimento, a concentração sérica está entre 45 e 100mg/dL, elevando-se para 135mg/dL, em média, no primeiro ano de vida. Entre 2 e 11 anos o intervalo normal situa-se entre 125 e 204mg/dL.

BIBLIOGRAFIA

ABELL LL et al. A simplified method of stimation of total cholesterol in serum and demonstration of its specificity. J Biol Chem, 1952;195:357.

BEUAMONT JL et al. Classification of hyperlipidemias and hyperlipoproteinaemias. Bull Wld Hlth Org, 1970; 43:891.

BRADY RO. Biochemical and metabolic basis of familial sphingolipidosis. Semin Hematol, 1972;9:273.

DAHLEN G. Incidence of Lp(a) lipoprotein among populations. In: SCANU AM (ed.). Lp(a). San Diego: Academic Press, 1990, p. 151.

FLEGG HM. An investigation of the determination of serum cholesterol by an enzymatic method. Ann Clin Biochem, 1973; 10:79.

FREDRICKSON DS, LEVY RI, LEES RS. Fat transport in lipoproteins an integrated approach to mechanisms and disorders. N Engl J Med, 1967;276:94.

RAPIM I. Progressive genetic-metabolic diseases of the central nervous system in children. Pediatr Ann, 1976;5:313, 1976.

RIFAI N, WARNICK GR, DOMINICZAK MH, Handbook of Lipoprotein Testing. AACC Press, 1997.

SEGUNDO Consenso Brasileiro Sobre Dislipidemias. Arq Bras Cardiol, 1996;67:1.

THIRD Report of the National Cholesterol Education Program (NECP) Expert Panel on Detection, Evaluation, and Treatment of High Blood Cholesterol in Adults (Adult Treatment Panel III) final report. Circulation, 2002;106:3143-421.

WARNICK GR, BENDERSON J, ALBERS JJ. In Cooper GR (ed.). Selected Methods of Clinical Chemistry. Washington: American Association of Clinical Chemistry, 1983, vol. 10, p. 91.

Capítulo 14

DISLIPIDEMIA NA INFÂNCIA
E NA ADOLESCÊNCIA

LÍSIA MARCÍLIO RABELO
MAURO FISBERG
HELENA MARIA DO NASCIMENTO
SIDNEY CARVALHO FERNANDES
TANIA LEME DA ROCHA MARTINEZ

Apesar dos avanços realizados na área da Medicina Cardiovascular, a doença aterosclerótica (DA) permanece como uma das principais causas de morbidade e mortalidade na população adulta, inclusive em nosso meio.

Tradicionalmente, considera-se a DA como uma doença típica da meia idade. A doença arterial coronariana (DAC), sua forma mais freqüente e letal, atinge um índice significante de incidência a partir dos 45 anos em homens e dos 55 anos em mulheres. Porém, o processo aterosclerótico inicia-se décadas antes do surgimento das manifestações clínicas (infarto do miocárdio, acidente vascular cerebral e doença vascular periférica).

Dados obtidos a partir de estudos de necropsia demonstram com clareza que a DA tem início na infância. Holman et al., ao examinarem a aorta de 526 indivíduos necropsiados, com idade entre 1 e 40 anos, relataram a presença de estrias gordurosas em todos os indivíduos com idade igual ou superior a 3 anos. Nas artérias coronárias, estrias gordurosas foram identificadas a partir da segunda década de vida. Apesar de tal tipo de lesão ser considerado inofensivo, e provavelmente reversível, lesões mais avançadas parecem se desenvolver nas mesmas áreas onde as estrias gordurosas foram identificadas anteriormente.

Os resultados do estudo realizado, em 1993, pelo PDAY ("Pathobiological Determinants of Atherosclerosis in Youth") Research Group, confirmam o desenvolvimento precoce das lesões ateroscleróticas. Esse estudo analisou artérias coronárias direitas, aortas torácicas e abdominais em 1.532 indivíduos, com idade entre 15 e 34 anos. Os dados obtidos revelaram a presença de lesão (estrias gordurosas ou lesões mais avançadas) em todas as aortas e em cerca da metade das coronárias estudadas no grupo de 15 a 19 anos de idade. Além disso, foi demonstrado aumento na prevalência das lesões nas artérias coronárias em aproximadamente 75% no grupo de 30 a 34 anos.

Nas necropsias de indivíduos de 3 a 31 anos, participantes do Bogalusa Heart Study, foi observada associação estatisticamente significante entre a presença de estrias gordurosas na aorta e artérias coronárias e níveis séricos de colesterol total (CT), lipoproteínas de baixa densidade (LDL-c) e lipoproteínas de alta densidade (HDL-c). Enquanto a associação com os níveis de CT e LDL-c foi positiva, a com os níveis de HDL-c foi negativa. Além disso, o nível extracelular de lipídeos revelou-se como um dos melhores indicadores de progressão da placa aterosclerótica nos estudos de microscopia do PDAY.

Existem evidências que fatores de risco para DA presentes na infância persistem na vida adulta. Variáveis antropométricas, como peso e altura, apresentam o maior grau de correlação com os observados na vida adulta. Níveis de CT e LDL-c também tendem a persistir. Evidências demonstram que crianças que cursam com níveis elevados de CT na faixa mais elevada da curva de distribuição

normal tendem a se tornar adultos hipercolestero-
lêmicos.

Há uma longa fase assintomática precedendo
as manifestações clínicas da aterosclerose. Geralmente, são necessários mais de 20 anos para a
instalação de lesões ateroscleróticas avançadas. O
período de maior progressão das estrias gordurosas para placas fibrosas ocorre a partir dos 15 anos
de idade. O ritmo de progressão é variável, dependendo do grau de exposição a uma série de fatores
de risco já identificados.

Nesse sentido, vale lembrar que a maioria dos
fatores de risco para DA tem início ou é adquirida
na infância, tendendo a persistir na vida adulta.
Apesar da importância da predisposição genética
para o desenvolvimento do processo aterosclerótico, ela parece exercer um papel mais permissivo
que determinante.

Atualmente, sabemos que é possível obter
uma redução na incidência de complicações da
aterosclerose com a adoção de um estilo de vida
saudável e com o tratamento medicamentoso.
Não há consenso, entretanto, em que fase da vida
e de que forma a prevenção deve ser implantada.
Na medida em que foram sendo compreendidos
os mecanismos de origem e desenvolvimento da
doença aterosclerótica, foi se formando o conceito
de que este tratamento deve começar na infância.

Objetivando ressaltar a importância da avaliação dos fatores de risco, em especial das dislipidemias, nessa faixa etária, seguem dados epidemiológicos nacionais:

HIPERTENSÃO

Os estudos epidemiológicos sobre hipertensão (HAS) primária na infância e adolescência realizados no Brasil demonstraram uma prevalência
que variou de 0,8 a 8,2%. A exemplo do que foi
observado em adultos, muitos desses trabalhos
demonstraram uma freqüente associação de HAS
com sobrepeso ou obesidade.

SOBREPESO E OBESIDADE

Nos últimos 30 anos, foi observado um rápido
declínio da prevalência de desnutrição em crianças e adolescentes e uma elevação, num ritmo mais
acelerado, da prevalência de sobrepeso/obesidade
em adultos. A análise dos dados de crianças e adolescentes de 2 a 17 anos, da Pesquisa sobre Padrão

de Vida (PPV), coletados no Brasil em 1997 pelo
IBGE, demonstrou que a prevalência de obesidade
foi de 10,1%, sendo maior no Sudeste (11,9%) do
que no Nordeste (8,2%); a prevalência de sobrepeso em adolescentes foi de 8,5% (10,4% no Sudeste
e 6,6% no Nordeste) e a prevalência de obesidade
em adolescentes foi de 3,0% (1,7% no Nordeste
e 4,2% no Sudeste). A prevalência de excesso de
peso foi maior nas famílias de maior renda, exceto
em Porto Alegre, onde meninas de escolas públi-
cas tinham Índice de Massa Corporal (IMC) maior
que as de escolas privadas. Há uma associação positiva entre a incidência obesidade e dislipidemia
em crianças. Foram encontradas prevalências de
cerca de 50% de dislipidemia em crianças com
IMC acima de percentil 99 para a idade, sendo a
obesidade considerada um critério para triagem
de perfil lipídico em crianças e adolescentes. O
mecanismo que explica a associação talvez seja
a ativação da via da cinase AMP dependente, induzida pelo aumento da insulina e da leptina e
redução da ativação da adiponectina, que por sua
vez aumenta a oxidação dos ácidos graxos. Nessas
crianças, a adiponectina possui uma associação
positiva com a sensibilidade à insulina e com os
níveis de HDL-colesterol e negativa com os níveis
de triglicerídeos. Por outro lado, a dislipidemia na
infância pode estar associada ao desenvolvimento de obesidade na vida adulta, especialmente no
sexo feminino. Isto pode sugerir que haja algum
mecanismo geneticamente determinado que ex-
plique a associação dessas variáveis.

SEDENTARISMO

Há poucos estudos sobre a prevalência de sedentarismo em crianças e adolescentes no Brasil,
variando de 42 a 93,5%, dependendo do critério
utilizado.

DISLIPIDEMIAS

Moura et al. (1998-1999) estudaram em Campinas, SP, 1.600 escolares com idades de 7 a 14
anos, identificando níveis médios de colesterol
total, triglicerídeos, LDL-colesterol e HDL-colesterol, respectivamente, de 160, 79, 96 e 49mg/dL.
Considerando os valores acima de 170mg/dL, os
autores encontraram a prevalência de hipercolesterolemia de 35%. Em amostra populacional do
município de Florianópolis, em 2001, Giuliano

identificou, em 1.053 escolares de 7 a 18 anos, valores médios de colesterol total, triglicerídeos, LDL-colesterol e HDL-colesterol, respectivamente, de 162, 93, 92 e 53mg/dL. Nesse estudo, 10% dos indivíduos apresentaram hipercolesterolemia, 22% hipertrigliceridemia, 6% LDL-colesterol elevado e 5% HDL-colesterol baixo.

Pereira et al., no município de Itapetininga, SP, descreveram o perfil alimentar, o estado nutricional e os níveis séricos de CT de 340 crianças e adolescentes entre 2 e 19 anos. Considerou-se CT normal inferior a 170mg/dL, limítrofe de 170 a 200mg/dL e alto acima de 200mg/dL. Os resultados mostraram que 4% eram desnutridos, 73% eutróficos, 9% sobrepeso e 14% obesos. No grupo de desnutridos 43% apresentaram CT limítrofe e 21% CT alto; no de eutróficos, 73% CT limítrofe e 12% CT alto e no grupo acima do peso 44% de CT limítrofe e 22% de CT alto, concluindo que um quinto das crianças e adolescentes estavam acima do peso desejável com alto consumo de colesterol pela dieta e níveis elevados de CT sérico.

TABAGISMO

No Brasil, até a década de 1980, o hábito de fumar entre estudantes dos níveis fundamental e médio estava presente em 1 a 34% dos jovens entrevistados. Trabalhos mais recentes demonstram que o tabagismo continua presente em 3 a 12,1% dos adolescentes. Entretanto, vale ressaltar que investigações realizadas em 10 capitais brasileiras, envolvendo 24.000 alunos de Ensino Fundamental e Médio, nos anos de 1987, 1989, 1993 e 1997, revelaram um aumento progressivo na experimentação de cigarros pelos jovens em todas as capitais. Outra conclusão importante da pesquisa de 1997 diz respeito à tendência de equilíbrio no consumo entre estudantes de ambos os gêneros, diferentemente do que ocorria no ano de 1987, quando o predomínio era do gênero masculino.

Deve ser lembrada, ainda, a síndrome metabólica. Não existe consenso sobre os critérios de definição da síndrome metabólica para crianças e adolescentes, embora alguns estudos já utilizem o termo também para este grupo populacional.

Fatores de risco para a doença cardiovascular aterosclerótica estão presentes desde o útero e continuam ao longo de todo o curso da vida. Quando o ambiente intra-uterino é desfavorável, o feto pode apresentar retardo de crescimento intra-uterino ou macrossomia. Estas condições clínicas foram associadas ao desenvolvimento tardio de diabetes, doença cardiovascular, dislipidemia e hipertensão arterial. Observações epidemiológicas realizadas nas duas últimas décadas demonstraram existir uma relação inversa entre peso ao nascimento e o desenvolvimento da doença cardiovascular na vida adulta. Estas observações levaram Barker et al. a formularem a hipótese de uma programação intra-uterina para estas. Ao nascer, estas crianças apresentam níveis mais elevados de pressão arterial, de ACTH, de endotelina plasmática e seu número de néfrons é inferior ao do RN adequado para a idade gestacional. Embora a maior ênfase tenha sido dada à nutrição fetal, outros fatores como infecções, estação do ano, fumo e o tamanho da mãe também podem estar relacionados ao desenvolvimento do organismo.

Os níveis séricos de lipídeos e lipoproteínas são superiores nas crianças e adolescentes do sexo feminino, sendo esta diferença mais expressiva durante a adolescência. Em média, as meninas apresentam níveis superiores de colesterol total, HDL colesterol e LDL colesterol. As variações decorrentes da maturação sexual ocorrem em ambos os sexos. Nas meninas, observa-se um aumento progressivo do HDL colesterol a partir dos 10 anos, sendo este marcadamente superior ao dos meninos no final da adolescência. Também o LDL colesterol e o colesterol total elevam-se progressivamente a partir dos 14-15 anos nas meninas, sendo superiores aos dos meninos por volta dos 17-18 anos. Talvez a menarca seja importante no desencadeamento deste fenômeno na adolescência. Nos meninos, a maturação sexual acarreta diminuição progressiva do colesterol total, LDL e HDL-colesterol em função da evolução dos estágios puberais de Tanner.

Dados baseados no censo de 2000 mostram as projeções de crescimento populacional brasileiro para 2050, com uma população estimada em 259,8 milhões de habitantes e mudanças na conformação da pirâmide populacional à custa de um aumento da expectativa de vida e menor taxa de fecundidade das mulheres, refletindo uma população envelhecida. Para contextualizar essas incidências no cenário mundial, um grupo internacional, recentemente, completou revisão de dados de mortalidade em vários países populosos em desenvolvimento (Rússia, China, Índia e África do Sul), utilizando dados do Estado do Rio Grande do Sul, para representar Brasil. Esses autores demonstraram que a taxa de doenças cardiovasculares no Brasil é menor do que em países como os EUA e Portugal, mas quando essas análises consideram que a população do Brasil é mais jovem, o quadro muda. Extrapolando dados atuais de mortalidade por faixa etária, para a distribuição da população em 2040, o Brasil é o país que apresenta o maior aumento relativo das taxas de mortalidade entre todos os países avaliados.

A urbanização que ocorreu no século XX no Brasil e no mundo trouxe consigo sedentarismo, alteração nos hábitos alimentares com maior consumo de gorduras, ácidos graxos e de açúcares, redução da ingestão de alimentos ricos em fibras, tabagismo e estresse. Outra mudança de comportamento observada foi a preferência das famílias por refeições fora de casa, indicando a necessidade da promoção de uma alimentação saudável.

Que crianças devem ser rastreadas?

A análise do perfil lipídico deve ser feita em crianças que:

- tenham pais ou avós com história de aterosclerose com idade menor que 55 anos;
- tenham pais com colesterol total acima de 240mg/dL;
- apresentem outros fatores de risco, como hipertensão arterial, obesidade, tabagismo ou dieta rica em gorduras saturadas e/ou ácidos graxos *trans*;
- utilizem drogas ou sejam portadoras de doenças que cursam com dislipidemia;
- possuam manifestações clínicas de dislipidemias (xantomas, xantelasmas, arco corneal, dores abdominais recorrentes, pancreatites).

Toda criança, a partir de 10 anos de idade, deve ter uma determinação do CT por meio de exame em sangue capilar da polpa digital. As crianças que apresentarem CT igual ou superior a 150mg/dL e inferior a 170mg/dL deverão ter seus pais orientados em relação a medidas de mudança de estilo de vida, devendo ter este exame repetido anualmente; as crianças com CT igual ou superior a 170mg/dL deverão ser submetidas à análise completa de lipídeos, após jejum de 12 horas.

Valores de referência

A avaliação do perfil lipídico completo é a melhor forma de se realizar o rastreamento de crianças e adolescentes dislipidêmicos. Os valores de referência do perfil lipídico para indivíduos de 2 a 19 anos podem ser na Tabela III-10.

Na presença dos outros fatores (diabetes, hipertensão, obesidade, tabagismo e sedentarismo), podem-se obter, inicialmente, apenas os valores do colesterol total plasmático. Os pré-requisitos para a coleta de lipídeos em crianças e adolescentes estão bem definidos:

- estado metabólico estável;
- a dieta habitual e o peso devem ser mantidos por pelo menos duas semanas;
- intervalo de pelo menos oito semanas entre procedimento cirúrgico e a coleta;
- nenhuma atividade física vigorosa nas 24 horas que antecedem o exame;
- realizar jejum prévio de 12 a 14 horas; se necessário, pode ingerir água;
- realizar as dosagens seriadas sempre que possível no mesmo laboratório.

O diagnóstico e o tratamento das hipercolesterolemias são baseados na avaliação dos níveis plasmáticos do colesterol total e da fração LDL-c. Em crianças, pode-se utilizar a determinação de CT em estudos populacionais, por método capilar, pois este não depende do jejum para ser coletado. Na prática clínica, utilizando método não capilar, quando os níveis de colesterol total plasmático são maiores que 200mg/dL, deve-se proceder à análise das lipoproteínas no jejum.

Quando necessária, a determinação do perfil lipídico na infância, a fração LDL-c deve ser avaliada, utilizando-se a fórmula de Friedewald:

$$LDL\text{-}c = CT - HDL\text{-}c - Triglicerídeos/5$$

Esta fórmula é válida para concentrações plasmáticas de triglicerídeos inferior a 400mg/dL, pois acima destes, os valores de LDL-c são subestimados. O jejum interfere na determinação tanto do LDL como do triglicerídeos.

Tabela III-10 – Valores de referência do perfil lipídico para a faixa etária de 2 e 19 anos de idade.

Lipídeos	Valores (mg/dL)		
	Desejáveis	*Limítrofes*	*Aumentados*
CT	< 150	150-169	> 170
LDL-c	< 100	110-129	>130
HDL-c	> 45	–	–
Triglicerídeos	< 100	100-129	> 130

Em relação à hipertrigliceridemia na infância, um nível de triglicerídeos entre 100 e 200mg/dL geralmente está relacionado à obesidade e acima de 200mg/dL, geralmente relacionado a alterações genéticas.

Não se recomenda iniciar a avaliação do perfil lipídico antes do segundo ano de vida. Ao nascimento, o perfil lipídico apresenta níveis séricos de aproximadamente 70mg/dL de CT, 30mg/dL de LDL-c e de 35mg/dL de HDL-c. Com a introdução de um maior teor de gordura na dieta, esses valores tendem a aumentar rapidamente, estabilizando-se por volta do segundo ano de vida, quando a criança já acompanha os hábitos alimentares da família.

Dislipidemias genéticas

A suspeita de hipercolesterolemia familiar (HF) em crianças e adolescentes tem por base os critérios estabelecidos pelo programa de rastreamento familiar "Make Early Diagnosis and Prevent Early Deaths" (MEDPED): valor de colesterol total acima de 270mg/dL ou LDL-c acima de 200mg/dL e parentes de primeiro grau com colesterol total acima de 220mg/dL ou LDL-c acima de 155mg/dL.

Para um diagnóstico preciso das dislipidemias genéticas, devem ser realizadas provas funcionais, tais como o estudo do receptor de LDL em HF em modelos de culturas de células ou a atividade da lipase lipoprotéica (LLP) após heparina nos defeitos da LLP ou Apo CII que se associam à síndrome da quilomicronemia. Algumas doenças, como a HF, são determinadas por uma grande série de mutações (mais de 700 descritas) e requerem rastreamento do gene de interesse por seqüenciamento.

Finalmente, é possível testar uma mutação conhecida por meio de reação em cadeia da polimerase seguida de técnicas de restrição enzimática.

Devido ao crescente e elevado custo do tratamento das doenças cardiovasculares decorrentes do processo aterosclerótico, investimentos em programas preventivos têm-se tornado uma prioridade. Com o início da DA na infância e adolescência, a adoção de medidas preventivas nessa faixa etária não só é benéfica, como também necessária. No intuito de assegurar uma infância saudável e evitar futuras doenças cardiovasculares, cinco áreas de intervenção foram identificadas: dislipidemias, hipertensão arterial, tabagismo, obesidade e sedentarismo.

A redução tanto da incidência como da gravidade da DA está diretamente relacionada à diminuição dos fatores de risco. A avaliação da dislipidemia na infância e adolescência permite sua detecção precoce e possibilita maior sucesso das medidas terapêuticas. No entanto, deve ficar claro que um estilo de vida saudável que vise a adoção de uma dieta saudável, prática regular de atividade física e manutenção do peso ideal é benéfico a todos os jovens e deve ser estimulado.

BIBLIOGRAFIA

BERENSON GS. Prevention of heart disease beginning in childhood through comprehensive school health: the Heart Smart Program. Prev Med, 1993;22:507.

BERENSON GS, SRINIVASAN SR, FREEDMAN DS. et al. Review: atherosclerosis and its evolution in childhood. Am J Med Sci, 1987;30:429.

BERENSON GS, WATTIGNEY WA, BAO W et al. Rationale to study the early natural history of heart disease: the Bogalusa Heart Study. Am J Med Scienc, 1995;310(Suppl. 1):s22-28.

BERLIN JA, COLDITZ GA. A meta-analysis of physical activity in the prevention of coronary heart disease. Am J Epidemiol, 1990;132:612.

BROFIN DR, URBINA EM. The role of the pediatrician in the promotion of cardiovascular health. Am J Med Scienc, 1995;310(Suppl. 1):842.

CAUNER PL, BERGE KG, WENGER NK et al. For the Coronary Drug Program Research Group – Fifteen year mortality in Coronary Drug Program patients: long-term benefit with niacin. J Am Coll Cardiol, 1986;8:1245.

CETTA F, DRISCOLL DJ, LUCAS AR et al. Growth patterns of hyperlipidemic children enrolled in a preventive cardiovascular health clinic. Klin Pediatr, 1994;33(10):588.

CONSIGNY PM. Pathogenesis of atherosclerosis. AJR, 1995; 164:553.

I Diretriz de Prevenção da Aterosclerose na Infância e Adolescência. Editores: GIULIANO ICB(SC), CARAMELLI B(SP), PELLANDA L(RS), DUNCAN B(RS), MATTOS S(PE), FONSECA FAH(SP). 2005. www.cardiol.br.

EINHORN PT, RIFKIND BM. Cholesterol measurements in children. AJDC, 1993;147:373.

FARAH Jr, KWITEROVICH Jr PO, NEIL CA. Dose effects relation of cholestyramine in children and young adults with familial hypercholesterolemia. Lancet, 1977;1:59.

FRERISCHS RR, WEBBER LS, VOORS AW et al. Cardiovascular disease risk factors variables at two succession years: the Bogalusa Heart Study. J Chronic Dis, 1979;32:251.

GRUNDY SM, MOK HYI, ZECH L et al. Influence of nicotinic acid on metabolism of cholesterol and triglycerides in man. J Lipid Res, 1981; 22:24.

GRUPO DE ESTUDOS E PESQUISA EM ATEROSCLEROSE (GEPA) – Segundo consenso brasileiro sobre dislipidemias: detecção, avaliação e tratamento. Arq Bras Cardiol, 1996;63(Supl.):1.

HARTUNG GH. Physical activity and high density lipoprotein cholesterol. J Sports Med Physiol Fitness, 1995;35:1.

HELMRICH SP, RAGLAND DR, LEUNG RW. Physical activity and reduced occurrence of non-insulin-dependent diabetes mellitus. N Engl J Med, 1991;325:147.

HOLMAN RL, McGILL HC, STRONG JP et al. The natural history of atherosclerosis – the early aortic lesions as seen in New Orleans in the middle of the 20th century. Am J Pathol, 1958;34(2):209.

KANNEL WB, D'AGOSTINO RB, BELANGER AJ. Concep of bringing the gap from youth to adulthood. Am J Med Scienc, 1995;310(Suppl. 1):s15.

KOMATSU A, SAKURI I. Pathobiological Determinants of Atherosclerosis in youth (PDAY) Research Group – A study of the development of atherosclerosis in childhood and young adults: risk factors and prevention of progression in Japan and the USA. Pathol Intern, 1996;46:541.

KREISBERG RA. Niacin: a therapeutic dilemma "one man's drink is another's poison". Am J Med, 1994;97:313.

KWITEROVICH Jr PO, LEVY RI, FREDERICKSON DS. Neonatal diagnosis of familiae type II hyperlipoproteinemia. Lancet, 1973;1:118.

LAPINLEIMU H, VIIKARI J, JOKINEN E et al. Prospective randomized trial in 1062 infants on diet low in saturated fat and cholesterol. Lancet, 1995;345:471.

LEFANT C, SAVAGE PJ. The early natural history of atherosclerosis and hypertension in the young: National Institute of Health Perspectives. Am J Med Scienc, 1995;310(Suppl. 1):s3.

MARTIN JE, DUBBERT PM, CUSHMAN WC. Controlled trial of aerobic exercise in hypertension. Circulation,1990; 81:1560.

MIETUS-SNYDER M, BAKER AL, NEUFELD EJ et al. Effects of nutritional counseling on lipoprotein levels in a pediatric lipid clinic. AJDC, 1993;147:378.

MINISTÉRIO DA SAÚDE, DNDCD, SNPES – Controle das Doenças Não Transmissíveis no Brasil, 1986, p. 19.

PATHOBIOLOGICAL Determinants of Atherosclerosis in youth (PDAY) Research Group – Natural history of aortic and coronary atherosclerotic lesions in youth: Findings from PDAY Study. Arterioscler Thromb, 1993;13:1291.

PEREIRA A, MARTINEZ TLR, VIEIRA LP, BEZERRA CEG. Níveis séricos de colesterol em crianças e adolescentes e suas correlações com o perfil alimentar, estado nutricional e ingestão calórica. Arq Bras Cardiol, 2005;85(Suppl 4), 171-173.

STRONG WB, DECKELLBAUM RJ, GIDDING SS. Integrated cardiovascular health promotion in childhood: a statement for health professional of the council on cardiovascular disease in young. Circulation, 1992;58:1638.

SUCKLING KE. Drugs working on the intestine. Curr Opin Lipidol, 1991;2:31.

THE DIETARY INTERVENTION STUDY IN CHILDREN (DISC) Collaborative Research Group. A cholesterol-lowering diet is effective and safe in children with elevated low density lipoprotein cholesterol: three year results of the Dietary Intervention Study in Children (DISC). Circulation, 1994;90:1.

THE EXPERT Panel on Blood Cholesterol Levels in Children and Adolescents – National Cholesterol Education Program (NCEP). Pediatrics, 1992;89(Suppl. 3):525.

TRACY RE, NEWMAN WP, WATTIGNEY WA et al. Risk factors and atherosclerosis in Youth Autopsy Findings of the Bogalusa HEART STUDY. Am J Med Scienc, 1995;310(Suppl. 1):s37.

United States Department of Health and Human Services. Healthy People 2000: National Health Promotion and Disease Prevention Objetives. DHHS publication 91-50212. Washington, D.C.: U.S. Department of Health Human Service, 1991.

WIDHALM K. Paediatric guidelines for lipid reduction. Eur Heart J, 1987;8:65.

WISSLER RW. Pathobiological determinants of atherosclerosis in youth (PDAY) Research Group – an overview of the quantitative influence of several risk factors on progression of atherosclerosis in young people in the United States. Am J Med Scienc, 1995;310(Suppl. 1):s29.

WISSLER RW. PDAY Collaborating Investigators – new insights into the patogenesis of atherosclerosis as revealed by PDAY. Atherosclerosis, 1994;108(Suppl.):3.

Capítulo **15**

ENZIMOLOGIA CLÍNICA

DURVAL ROSA BORGES
ALBERTINA DA ROSA BORGES

ASPECTOS BÁSICOS

INTRODUÇÃO

Enzimas são fundamentais para a vida. Praticamente todas as reações que ocorrem na célula são catalisadas por enzimas. Enzimas são proteínas, exceto por pequeno grupo de moléculas de RNA com função catalítica (ribozimas). Reações enzimaticamente catalisadas são de 10^6 a 10^{12} vezes mais rápidas do que o seriam na ausência de enzima. Uma célula animal pode conter até 4.000 tipos diferentes de enzimas, sendo que cada uma catalisa uma única reação ou um grupo de reações correlatas. Certas enzimas intracelulares catalisam reações comuns e estão presentes em quase todos os tipos de célula; por outro lado, algumas enzimas catalisam reações específicas que ocorrem apenas em determinado tipo celular. Uma enzima completa é denominada holoenzima e sua parte protéica recebe o nome de apoenzima. Algumas enzimas para exercer suas atividades necessitam da participação de componente químico adicional, denominado co-fator. Co-fatores podem ser íons (como Zn^{2+} ou Fe^{2+}) ou molécula mais complexa, denominada coenzima. Algumas enzimas necessitam de ambos, co-fator e coenzima, para plena atividade. Coenzima, ou íon metal, quando firmemente ligado à enzima (ligação covalente), é chamado grupo prostético. Algumas vitaminas são precursoras de coenzimas.

A molécula sobre a qual a enzima age para formar produto(s) é denominada substrato. Uma propriedade importante das enzimas é sua especificidade, isto é, sua capacidade de distinguir entre substratos semelhantes. A seqüência primária de aminoácidos e a configuração espacial da enzima determinam sua especificidade. Cada enzima possui duas regiões importantes para sua atividade: sítio de ligação ao substrato e sítio catalítico. Em conjunto, estas duas regiões formam o sítio ativo da enzima. Inibidores de enzimas geralmente atuam nestas regiões.

Isoenzimas são enzimas que catalisam a mesma reação, mas podem ser separadas por métodos bioquímicos, imunológicos ou com o uso de inibidores seletivos. Esta separação é útil no diagnóstico de doenças nas quais o aumento da atividade de determinada isoenzima no plasma indica, especificamente, o tecido acometido.

CLASSIFICAÇÃO E NOMENCLATURA

As enzimas são classificadas com base no tipo de reação que catalisam (Quadro III-6). O nome de cada enzima tem três componentes: o nome do substrato é seguido pelo tipo de reação catalisada e finalizado pelo sufixo ase. Por exemplo, a álcool-NAD$^+$ oxidorredutase catalisa reação de oxidorredução na qual um álcool cede, e o NAD$^+$ recebe, um elétron. Muitas enzimas são mais conhecidas por seu nome comum, como tripsina ou

Quadro III-6 – As seis classes principais de enzimas.

Classe	Tipo de reação	Exemplo
1. Oxidorredutases	Óxido-redução	Lactato desidrogenase (LDH)
2. Transferases	Transferência de grupo funcional	Aminotransferases (ALT, AST), γGT
3. Hidrolases	Hidrólise	Enzima conversora da angiotensina (ECA)
4. Liases	Eliminação de grupo para formar ligação dupla	Fumarase
5. Isomerases	Isomerização	Triose fosfato isomerase
6. Ligases	Formação de ligação pelo acoplamento com hidrolise de ATP	Aminoacil-RNAt sintetase

aldolase. Cada enzima é também identificada por um número, sempre precedido das letras EC ("Enzyme Commission"): cada número é composto de quatro blocos de dois algarismos cada: o primeiro bloco define uma das seis classes, o segundo a subclasse, o terceiro a sub-subclasse e o último o número de série da enzima.

DISTRIBUIÇÃO E QUANTIFICAÇÃO

A maioria das enzimas é de localização intracelular, porém algumas são secretadas para o espaço extracelular e atuam no plasma ou no trato digestivo, por exemplo. No plasma são encontradas enzimas de dois tipos:

a) enzimas presentes em alta concentração, específicas do plasma e que aí desempenham seu papel funcional. São exemplos a trombina (sistema da coagulação), a plasmina (sistema da fibrinólise) e a lipoproteinolipase (processamento de quilomícrons);

b) enzimas sem função no plasma e presentes normalmente em níveis muito baixos. Na prática clínica a determinação da atividade plasmática destas enzimas tem finalidade diagnóstica, pois reflete alterações que ocorreram no órgão ou no tecido que as produzem (Quadro III-7).

Algumas doenças podem ser diagnosticadas pela avaliação da atividade de enzimas encontradas em eritrócitos ou leucócitos (Quadro III-8).

A atividade de uma enzima é medida pela velocidade com que ela hidrolisa o substrato na unidade de tempo. O método laboratorial usado pode basear-se na velocidade com que o substrato é hidrolisado ou na velocidade com que o produto é formado. A unidade do Sistema Internacional de Unidades (SI) prevê que a atividade catalítica (antigamente denominada atividade enzimática) deva ser expressa em mol por segundo, isto é, quantos moles do substrato foram transformados por segundo (mol/s); essa unidade é denominada katal (símbolo kat). Mas a unidade catalítica de uso corrente ainda é a unidade enzimática (símbolo U)

Quadro III-7 – Enzimas de utilidade clínica quando dosadas no soro.

Enzima	Atividade sérica	Principal utilidade em Pediatria
Amilase	Até 2 anos < adulto	Pancreatite, parotidite
Lipase	Igual adulto	Pancreatite
Alanina-aminotransferase	Igual adulto	Teste hepático
Aspartato-aminotransferase	Igual adulto	Teste hepático
γ-Glutamiltransferase	Igual adulto após 7 meses de idade	Teste hepático (ver Quadro III-9)
Fosfatase alcalina	No crescimento até 7 LSN	Doenças hepáticas, ósseas e neoplásicas
Desidrogenase láctica	Até 3 anos até 2 LSN	Neoplasias, anemias, hepatopatias
Colinesterase		Intoxicações; teste hepático
Creatinoquinase		Distrofia muscular de Duchenne
Aldolase	De 2 a 4 LSN	Doenças musculares

LSN = valor do limite superior do intervalo de referência do adulto.

Quadro III-8 – Doenças sistêmicas que podem ser diagnosticadas pela determinação de atividade enzimática em célula do sangue.

Doença	Célula	Enzima a ser ensaiada
Genética Meta-hemoglobinemia	Eritrócito	NADH – meta-hemoglobina redutase
Acatalasemia	Eritrócito	Catalase
Glicogenose tipo III	Eritrócito	Amilo-1,6-glicosidase
Glicogenose tipo IV	Leucócito	Fosforilase
Glicogenose tipo VII	Eritrócito	Fosfofrutoquinase
Hipofosfatasia	Leucócito	Fosfatase alcalina
De depósito lipídico Doença de Gaucher	Leucócito	β-glucosidase
Doença de Niemann-Pick	Leucócito	Esfingomielinase
Leucodistrofia de Krabbe	Leucócito	β-galactosidase
Leucodistrofia metacromática	Leucócito	Sulfatidase
Doença de Fabry	Leucócito	α-galactosidase
Doença de Tay-Sachs	Leucócito	Hexosaminidase
Adquirida Deficiência de tiamina	Eritrócito	Transquetolase
Deficiência de piridoxina	Eritrócito	ALT
Hipertiroidismo	Eritrócito	Anidrase carbônica
Leucemia	Leucócito	Fosfatase alcalina
Intoxicação pelo chumbo	Eritrócito	Desidrase do ácido δ-aminolevulínico

que equivale a 16,67nkat (nano katal). Uma unidade (U) equivale ao número de micromoles de substratos hidrolisados (ou de produto formado) em 1 minuto (μmol/min). Os resultados são então expressos em U/L (ou mU/mL).

A atividade catalítica de uma enzima depende das condições de ensaio, isto é, varia com o substrato usado, com o pH, com a temperatura da reação, etc. Isso significa que a mesma quantidade de enzima pode fornecer resultados numericamente diferentes, dependendo das condições do ensaio. Desse modo, os valores de referência variam de acordo com o método usado. Para facilitar o entendimento deste texto, vamos nos referir não ao valor absoluto da atividade de cada enzima (expressos em U/L), mas sim a um valor relativo (LSN), que é o valor do limite superior do intervalo de referência para o método usado.

ALGUMAS ENZIMAS DE UTILIDADE CLÍNICA

ALDOLASE

A aldolase catalisa a clivagem da D-frutose-1,6-difosfato, reação de importância fundamental na glicólise intracelular. Sua maior atividade é observada em células musculares esqueléticas, podendo ser também encontrada no coração, fígado, cérebro, pulmões, rins, intestino delgado, eritrócitos e plaquetas. Habitualmente, a determinação da atividade de aldolase é realizada no soro. Devido à sua presença em eritrócitos, amostras hemolisadas não devem ser utilizadas. O soro deve ser armazenado a −20°C até o momento da análise.

Em adultos, os valores encontrados nos homens são 50% superiores aos verificados nas mulheres; essa diferença pode estar relacionada com a variação de massa muscular. Recém-nascidos normais apresentam atividade sérica cerca de quatro vezes mais elevada do que a observada em adultos, talvez pela ocorrência de hemólise fisiológica ou lesão muscular durante o trabalho de parto. Crianças pré-púberes apresentam valores duas vezes maiores que o adulto.

Elevação considerável da aldolase sérica (10 a 15 LSN) ocorre em doenças do músculo esquelético (como distrofia muscular progressiva de Duchenne, polimiosite, triquinose e dermatomiosite), mas não em doenças de origem neurogênica (poliomielite, esclerose múltipla e *miastenia gra-*

vis). Aumento de aldolase sérica não é específico de doença muscular, pois pode também ocorrer nas hepatites (elevação paralela à da alanina-aminotransferase – ALT), em outras hepatopatias, na pancreatite hemorrágica, em algumas neoplasias, na gangrena e, fora da área pediátrica, no infarto do miocárdio e no *delirium tremens*. Em situação de acentuada diminuição de massa muscular, a aldolase sérica diminui. A creatinoquinase (CK) é mais específica no diagnóstico de degeneração do músculo esquelético. Nas miopatias inflamatórias (dermatomiosite, por exemplo) a aldolase (assim como a CK) pode ser útil na monitorização da esteroideterapia. A aspartato-aminotransferase (AST) e a LDH também refletem dano muscular, mas são inespecíficas.

AMILASE

A amilase hidrolisa polissacarídeos complexos, como glicogênio e amido. São classificadas em tipo P (origem pancreática) ou tipo S (origem salivar). As isoenzimas (P ou S) podem ser separadas por métodos eletroréticos, imunológicos (anticorpos específicos) ou com o uso de inibidor específico. No soro estocado, a amilase é estável por uma semana a 25°C ou 2 meses a 4°C.

A amilase pancreática tem ação fisiológica no extracelular (na luz do intestino delgado) e, em caso de doença, regurgita para o sangue. A depuração da amilase sérica ocorre por filtração glomerular simples e por mecanismos extra-renais ainda não bem conhecidos. A amilase do tipo P é depurada mais rapidamente que a do tipo S, possuindo meia-vida sérica de aproximadamente 2 horas.

No recém-nascido é baixo o nível da amilase sérica, sendo quase toda de origem salivar. Até os 2 anos, as crianças têm pouca ou nenhuma isoamilase pancreática em circulação; após esta idade, os valores são comparáveis aos dos adultos. Considera-se significativo de doença aumento superior a 3 LSN.

A determinação da atividade sérica da amilase é de grande importância no diagnóstico diferencial das causas de abdome agudo. Na pancreatite aguda, a atividade sérica da amilase eleva-se, em geral, acima de 5 LSN. Os níveis mais elevados ocorrem nas primeiras 48 horas de quadro clínico e, habitualmente, normalizam-se 5 a 7 dias após episódio isolado, com evolução para a cura. Na urina,

o pico tende a ocorrer um pouco mais tardiamente e a excreção de enzima permanece elevada por vários dias após a remissão do quadro clínico. Quadros de pancreatite podem ser laboratorialmente caracterizados por atividade sérica normal e amilasúria aumentada. A determinação da depuração renal de amilase (expressa como a relação entre as depurações renais de creatinina e amilase) pode ser utilizada como critério diagnóstico e de cura ou, ainda, auxiliar no diagnóstico diferencial de outras causas de hiperamilasemia. Esta relação é expressa em porcentagem: normalmente é inferior a 5%, sendo que valores superiores a 10% são fortemente sugestivos de pancreatite aguda. Cerca de 30% dos pacientes com diagnóstico comprovado de pancreatite apresentam esta relação dentro dos limites da normalidade (resultado falso-negativo). Além da pancreatite aguda, outros processos patológicos podem aumentar a liberação de amilase pancreática para o soro, tais como traumatismo ou neoplasia do pâncreas. Outras situações podem causar hiperamilasemia, como a cetoacidose diabética, a obstrução intestinal e as doenças da glândula salivar (parotidites).

Aumento de amilase sérica pode ser conseqüência da **macroamilasemia**, condição crônica benigna, secundária à formação de complexos circulantes entre amilase e certas imunoglobulinas. Este complexo é grande o suficiente para não ser filtrado no glomérulo renal, permanecendo na circulação por tempo maior. Estima-se que ocorra em 1 a 2% da população.

AMINOTRANSFERASES

São enzimas que catalisam a transferência de grupo alfa-amino de um aminoácido para um alfacetoácido; o nome trivial e ainda usado é transaminase. Em soro armazenado a 4°C, a ALT (alanina-aminotransferase) é estável por 3 dias e a AST (aspartato-aminotransferase) por uma semana. Amostras hemolisadas não devem ser usadas.

AST é encontrada com elevada atividade nos músculos esquelético e cardíaco, parênquimas hepático e renal, pâncreas, eritrócitos e sistema nervoso central. Demonstrou-se elevação significativa da atividade sérica desta enzima no infarto agudo do miocárdio; porém sua utilização neste diagnóstico tem sido progressivamente abandonada pelo uso de marcadores mais sensíveis e mais específicos.

ALT está presente em diversos tecidos, como músculo esquelético, rins, cérebro e pâncreas. Sua alta concentração no parênquima hepático a torna útil para o diagnóstico de agressão hepática.

A ALT está presente apenas em microssomos, em contraste com a AST que se localiza em microssomos (70%) e também em mitocôndrias (30%). Esta característica repercute na liberação dessas enzimas para o plasma, sendo a ALT mais facilmente liberada na ocorrência de agressão hepática. A relação AST/ALT é inferior a 1 na hepatite viral, mas a relação pode inverter-se em hepatopatias crônicas.

COLINESTERASE

O termo colinesterase denomina um grupo de duas enzimas: acetilcolinesterase (ou colinesterase verdadeira, presente em eritrócitos, pulmão e cérebro) e colinesterase (pseudocolinesterase, presente no plasma e de origem hepática). Ambas têm como função hidrolisar a acetilcolina. A colinesterase é estável por 3 meses no soro estocado à temperatura ambiente e por 3 anos a −20°C.

A determinação da atividade da colinesterase está indicada em pacientes com intoxicação exógena por compostos organofosforados: inseticidas contendo estes compostos inibem a colinesterase eritrocitária e diminuem a sérica. Sua dosagem pode ser utilizada para diagnóstico e acompanhamento de pacientes intoxicados, mas apresenta maior valor no diagnóstico diferencial, quando não há dados que indiquem contato com estes compostos. Geralmente, a intoxicação por organofosforados em crianças é acidental, podendo ocorrer pela ingestão de inseticidas domésticos, quando a criança acompanha os pais em plantações ou mesmo trabalha na lavoura.

A determinação da colinesterase pode ser usada para triagem pré-operatória de indivíduos hereditariamente sensíveis à succinilcolina. A pseudocolinesterase sérica diminui em doenças hepáticas.

CREATINOQUINASE

A creatinoquinase (CK) catalisa a transferência reversível de fosfato entre a fosfocreatina e a adenina difosfato (ADP), gerando adenosina trifosfato (ATP) e creatina. A reação é intracelular e gera energia para o metabolismo muscular. A CK é enzima predominantemente muscular, mas é também encontrada no tecido cerebral. É um dímero composto por subunidades do tipo B ou M, sendo três as combinações possíveis e que correspondem às isoenzimas BB (cérebro e musculatura lisa), MB (10% da CK em músculo esquelético e 40% em músculo cardíaco) e MM (90% da CK em músculo esquelético e 60% em músculo cardíaco).

A atividade da CK no sangue do cordão é duas a quatro vezes mais elevada que a do adulto. No recém-nascido a atividade sérica de CK é mais elevada que no adulto (valores máximos alcançados 5 a 8 horas após o parto). A atividade sérica é mais elevada em crianças nascidas por via vaginal do que por cesariana, sugerindo sofrimento muscular no parto normal. As isoenzimas BB e MB, liberadas durante o parto, são de origem placentária e uterina.

No adulto, a CK é usada no diagnóstico de infarto do miocárdio (CK total e isoenzimas) e em crianças é útil no diagnóstico de doenças neuromusculares (ver aldolase). Em alguns indivíduos pode elevar-se no mixedema (hipotiroidismo) e na síndrome da hipertermia maligna. A CK é marcador da distrofia muscular de Duchenne, com elevação sérica de 20 até 200 vezes o LSN. Nesta doença, ligada ao cromossomo X, a enzima pode estar elevada em portadoras do sexo feminino. A CK sérica eleva-se, também, na polimiosite, na dermatomiosite, no traumatismo muscular e na miocardite. Valores muito elevados são encontrados por vezes na miosite e após crises convulsivas. A CK eleva-se com a rabdomiólise. Injeções intramusculares, traumatismo muscular, cirurgia e exercício físico podem também elevar a CK total, mas não a isoenzima CK-MB. Valores diminuídos da CK ocorrem quando há perda importante da massa muscular.

DESIDROGENASE LÁCTICA

A desidrogenase láctica (DHL) catalisa a oxidação do L-lactato a piruvato pela transferência de um próton para a NAD, gerando NADH. Esta reação é o passo inicial da via metabólica glicolítica em organismos vegetais e animais. No fígado, esta enzima está envolvida na gliconeogênese e na síntese de glicogênio a partir de lactato. No coração, a DHL possibilita a entrada de lactato no ciclo do ácido cítrico para a produção de ATP e NAD.

A forma ativa da enzima é a união de quatro monômeros que podem ser do tipo H (miocárdio) ou M (músculo esquelético), o que resulta na possibilidade de formação de cinco isoenzimas. Cada tecido produz quantidades específicas das isoenzimas (Quadro III-9).

A determinação da atividade da DHL deve ser feita no soro, e amostras com hemólise não devem ser usadas. Em exames de rotina, a coleta de sangue deve ser feita em jejum, pois há aumento variável da atividade sérica da enzima no período pós-prandial. No soro, a DHL é estável por três dias à temperatura ambiente.

Na infância, os valores séricos são maiores (até 2 LSN, dependendo da idade) do que os encontrados no adulto.

A atividade da DHL pode variar de 2 a 3 LSN na cirrose, na icterícia obstrutiva e na hepatite viral aguda. Nessa última ocorre aumento desproporcional da isoenzima DHL-5, o que poderia ser útil no diagnóstico diferencial; porém, a determinação da atividade das aminotransferases já é suficiente para este fim. A relação ALT/DHL é tipicamente superior a 4 na hepatite viral (ambas expressas em LSN).

Aumentos de 5 a 10 LSN podem ser observados em processos neoplásicos com metástase hepática. Em doenças decorrentes de erros inatos do metabolismo, como doença de McArdle, Gaucher, hemocromatose e Dubin-Johnson, podem ser observados grandes aumentos na atividade sérica da DHL.

Elevações moderadas (2 a 3 LSN) são observadas em anemias decorrentes da destruição aumentada dos eritrócitos, como na esferocitose e na eliptocitose hereditárias, na anemia hemolítica auto-imune e na hemoglobinúria paroxística noturna. Anemia falciforme e talassemia *major* estão relacionadas a elevações mais acentuadas, de 3 a 5 LSN. Em doenças hematológicas, os maiores aumentos são observados nas anemias megaloblásticas, incluindo a anemia perniciosa.

Diferentes doenças neoplásicas, como leucemias, linfomas podem apresentar aumento moderado da atividade sérica da DHL. Aumentos mais significativos são observados na doença metastática extensa.

O uso de drogas, como esteróides anabolizantes, anestésicos, aspirina e sulfametoxazol, pode explicar a elevação da atividade sérica da DHL.

FOSFATASE ÁCIDA

Fosfatase ácida é o nome de um grupo de enzimas de origem e estruturas variadas, mas que possuem a capacidade de hidrolisar diferentes monoésteres a álcool e fosfato inorgânico em meio ácido. Fosfatase ácida está presente em tecidos prostático, mamário e ósseo, em eritrócitos, tubo digestivo, plasma e urina. Em crianças, a determinação da atividade sérica da fosfatase ácida contribui para o diagnóstico laboratorial da doença de Gaucher e outras tesauroses, ou ainda para a avaliação de tumores ósseos. Leucemia mielocítica, trombocitopatias e osteogênese imperfeita também podem cursar com aumento da atividade sérica da fosfatase ácida. Em períodos de crescimento ósseo rápido, crianças normais podem apresentar aumento fisiológico da atividade da fosfatase ácida sérica.

FOSFATASE ALCALINA

A fosfatase alcalina (FA) é membro de uma família de metaloproteínas zinco-dependente. A função principal destas enzimas é hidrolisar fosfato terminal de éster orgânico, em meio alcalino (pH ótimo de 10). Em condições normais, o fra-

Quadro III-9 – Isoenzimas da desidrogenase láctica (DHL): distribuição tecidual.

DHL	Monômeros	Miocárdio	Fígado	Músculo	Cérebro	Rim	Eritrócito
1	HHHH	++++	±	±	++	+	+++
2	HHHM	++++	±	±	++	+	+++
3	HHMM	+	+	+	++	++	+
4	HMMM	±	++	++	++	++	±
5	MMMM	±	++++	++++	±	++	±

± = pouca ou nenhuma atividade; ++++ = atividade máxima.

cionamento eletroforético do soro identifica três frações da enzima: hepática (50%), óssea (40%) e intestinal (10%). A fração intestinal ocorre apenas em indivíduos dos grupos sangüíneos A ou O. A fosfatase alcalina é excretada na bile. Na grávida, há produção de isoenzima placentária.

Para a determinação da atividade sérica da enzima, a coleta de sangue deve ser feita após período de jejum. A amostra deve ser livre de hemólise e a lipemia pode interferir na determinação. Como a atividade da FA aumenta durante armazenagem, deve ser ensaiada no dia da coleta.

Os níveis de atividade da fosfatase alcalina variam consideravelmente com a idade e pouco com o sexo. Durante períodos de crescimento ósseo acelerado, o componente ósseo da FA eleva-se fisiologicamente para valores de 5 a 10 LSN. Esta elevação caracteriza a atividade osteoblástica aumentada. No adulto, a fração circulante é em sua maior parte de origem hepática.

Doenças ósseas ou processos patológicos que afetem a estrutura óssea são acompanhados de elevações significativas da atividade sérica da enzima, como raquitismo, osteomalacia, consolidação de fratura, acromegalia, osteossarcoma ou hiperparatiroidismo.

Doenças hepáticas e, mais raramente, intestinais podem causar aumento da atividade sérica da FA. A enzima é indicador sensível de colestase, tanto intra como extra-hepática. A atividade sérica eleva-se na síndrome de Gilbert.

Em quadros de obstrução biliar grave, como observado na atresia biliar primária, os valores séricos podem chegar a 15 LSN. Este aumento deve-se à elevação da síntese da fosfatase alcalina pelas células canaliculares submetidas ao aumento da pressão intracanalicular e ao retorno da enzima, presente na bile, para a circulação. Para confirmar anormalidade biliar, é útil a determinação da gama-glutamiltransferase (γGT), pois esta se eleva na colestase, mas não se altera em doenças ósseas.

GAMA-GLUTAMILTRANSFERASE

A gama-glutamiltransferase (γGT; EC 2.3.2.2) é enzima microssomal envolvida em processos secretórios e absortivos. A maior parte de sua atividade sérica origina-se do sistema hepatobiliar, sendo útil na propedêutica de doenças hepáticas (Quadro III-10). A γGT não se altera durante a gra-

Quadro III-10 – Atividade sérica da γGT em doenças hepáticas pediátricas.

Doença	Valores (× LSN)
Atresia biliar extra-hepática	↑ (× 10)
Síndrome de Alagille	↑ (× 3-20)
Colangite esclerosante	↑ (× 50-100)
Colestase intra-hepática familiar progressiva 1 e 2	Normal/↓
Colestase intra-hepática familiar progressiva 3	↑
Disfunções dos ácidos biliares	Normal

LSN – limite superior da normalidade.

videz, mas sua atividade sérica é idade-dependente. No recém-nascido sua atividade sérica é de 6-7 vezes o valor do adulto, diminuindo a seguir para igualar-se aos valores encontrados no adulto aos 5-7 meses de idade. Como a fosfatase alcalina, a γGT é parte do grupo de enzimas ditas "colestáticas". Como marcador de colestase pode substituir o teste do BSP em algumas, mas não em todas as situações. A γGT é estável no soro armazenado por um mês a 4°C ou um ano a –20°C.

Além de elevar-se no soro em resposta à obstrução na árvore biliar, é sensível ao consumo de bebidas alcoólicas e ao uso de alguns medicamentos. Nas doenças colestáticas, aumenta de 5 a 50 LSN, sendo muito mais sensível para este diagnóstico do que as aminotransferases. É útil para a interpretação de elevação da FA, pois, ao contrário desta, não tem isoenzima de origem óssea.

LIPASE

A lipase é produzida no pâncreas e, à semelhança da amilase, age no intestino delgado (digestão de triglicerídeos) e extravasa para o sangue em situação de doença. Seu nível sérico aumenta na pancreatite aguda e, para este diagnóstico, é mais sensível e mais específica do que a amilase. Diferentemente da amilase não é determinada na urina (sua ausência na urina possivelmente deva-se à inativação). A lipase é estável no soro mantido a 25°C por uma semana e por três semanas a 4°C.

Na pancreatite permanece por mais tempo elevada no soro do que a amilase. Pode, assim como a amilase, aumentar em pacientes com insuficiência renal crônica, sendo sua determinação influenciada pela hemodiálise, possivelmente pelo efeito lipolítico da heparina. Pode aumentar em pacientes com cirrose biliar primária.

A lipase está normal em situações nas quais a amilase está aumentada, mas que não são pancreatite aguda: úlcera péptica, parotidite, doença inflamatória intestinal, obstrução intestinal e macroamilasemia. Ambas (amilase e lipase) podem elevar-se no soro de pacientes com hemorragia intracraniana.

ENZIMAS EM HEPATOPATIAS

AGRESSÃO HEPÁTICA

A confirmação de agressão ao fígado é baseada em testes bioquímicos. A determinação da atividade sérica de quatro enzimas é rotineiramente usada: de duas aminotransferases (ALT e AST), da fosfatase alcalina (FA) e da γGT. São enzimas presentes em vários tecidos (não apenas no tecido hepático) e sua presença no sangue é conseqüência de liberação para a circulação. Elevação das aminotransferases no soro pode ocorrer mesmo após agressão celular mínima: são marcadores sensíveis de agressão/lesão hepática, mas não são órgão-específicas. As enzimas "colestáticas" (FA e γGT) podem aumentar no soro paralelamente (sugerindo nesse caso que é a isoenzima hepática da FA que está aumentada e não a fração óssea). Aumento predominante da γGT pode também sugerir uso continuado de alguns medicamentos. Durante a gravidez normal, as aminotransferases não se alteram de modo relevante. A FA aumenta no terceiro trimestre, devido à produção da isoenzima placentária. A γGT diminui no segundo e terceiro trimestres.

Consenso internacional estabeleceu que o termo "agressão hepática" deve ser usado quando ocorrer:

1. aumento superior a 2 LSN da ALT sérica ou da bilirrubinemia conjugada, ou
2. aumento combinado de AST, FA e bilirrubina total, desde que o resultado de pelo menos uma destas determinações seja superior a 2 LSN.

A agressão é denominada "hepatocelular" quando há aumento superior a 2 LSN da ALT, mas não da FA, ou R superior a 5, sendo R a razão ALT/FA, ambas expressas como múltiplos de LSN.

A agressão hepática é denominada "colestática" quando o aumento da FA supera o da ALT. A agressão hepática é denominada "mista" quando ambas, ALT e FA, estão aumentadas. A agressão hepática é considerada aguda quando estas alterações bioquímicas têm duração inferior a 3 meses e é considerada crônica quando superior a 3 meses. O termo "agressão hepática grave" é usado na presença de (em ordem crescente de gravidade): icterícia, tempo de protrombina superior a 1,4 (INR) e encefalopatia. O termo "agressão hepática fulminante" é usado para designar o desenvolvimento rápido (dias/semanas) de encefalopatia e coagulopatia. Na insuficiência hepática fulminante observa-se elevação inicial importante das aminotransferases e moderada da γGT e da FA. Durante a progressão da doença ocorre queda brusca dos níveis séricos das aminotransferases, de até 60% no período de 12 a 72 horas, com predomínio da AST sobre a ALT; as bilirrubinas elevam-se continuamente, chegando a níveis de 30mg/dL. As curvas ascendente de bilirrubinemia e descendente de aminotransferases constituem sinal de mau prognóstico e o transplante hepático deve ser considerado.

O termo "lesão hepática" deve ser utilizado somente após estudo histológico do fígado (fragmento de biópsia ou após realização de necropsia), quando a lesão será, então, denominada de acordo com o achado histológico.

HEPATOPATIA DROGA-INDUZIDA

Doença hepática droga-induzida é complicação potencial de quase toda medicação, pois o fígado é órgão central na metabolização da grande maioria dos fármacos. Centenas de substâncias podem causar reações tóxicas hepáticas, de modo previsível ou não (reação idiossincrásica). Medicamentos já descritos como hepatotóxicos são de uso corriqueiro na prática médica como analgésicos, antiinflamatórios não-hormonais, anti-hipertensivos, antiarrítmicos, antimicrobianos e psicotrópicos. As reações às drogas podem ser classificadas como hepatocelular (necrose hepatocítica), colestática (lesão de ductos ou canalículos biliares) ou mistas. Sendo o hepatócito o principal componente metabólico do fígado, a maioria das reações adversas causa, primariamente, necrose hepatocítica (Quadro III-11 e Fig. III-1).

O diagnóstico de hepatopatia droga-induzida é de exclusão: em crianças, devem ser excluídas principalmente as hepatites virais ou auto-imunes. Sendo de ocorrência rara, considerando-se o número de pessoas que usam medicamentos, a pergunta clinicamente relevante a ser formulada é se determinada hepatopatia pode ser fármaco-induzida, e não se determinado medicamento pode ser a causa da doença hepática presente. Evidentemente deve ser considerado que algumas drogas praticamente não se associam à agressão hepática (digoxina, teofilina), enquanto outras são comumente implicadas (antiinflamatórios não-esteróides e antibióticos). Na reação colestática, o aparecimento da icterícia é precoce, associa-se ao prurido, mas o estado geral do paciente não é significativamente afetado.

Não obstante a reexposição ao fármaco possa confirmar o diagnóstico, sua prática intencional é obviamente inaceitável devido ao risco de reações graves ou mesmo óbito; é valiosa a informação de anamnese de uso repetido por automedicação.

O uso prolongado de drogas sabidamente hepatotóxicas (isoniazida, diclofenac, etc.) requer a

Quadro III-11 – Classificação de reações tóxicas no fígado droga-dependentes.

Tipo de reação	Drogas (exemplos)
Reação direta	Acetaminofeno, tetracloreto de carbono, cogumelos, fósforo
Reação idiossincrásica	Isoniazida, dissulfiram, propiltiouracil e centenas de outras drogas
Reação tóxico-alérgica	Halotano, isoflurano
Hepatite alérgica	Fenitoína, amoxicilina-ácido clavulânico, sulfonamidas
Reação colestática	Clorpromazina, eritromicina, estradiol, captopril, sulfonamidas
Reação granulomatosa	Diltiazem, quinidina, fenitoína, procainamida
Hepatite crônica	Nitrofurantoína, metildopa, isoniazida
Reação hepatite-símile	Amiodarona, ácido valpróico
Esteatose microvesicular	Tetraciclinas, aspirina, zidovudina
Fibrose ou cirrose	Metotrexato, vitamina A, metildopa
Doença venoclusiva	Ciclofosfamida, outros quimioterápicos, chás de "ervas medicinais"
Lesão isquêmica	Cocaína, ácido nicotínico, metilenodioxianfetamina

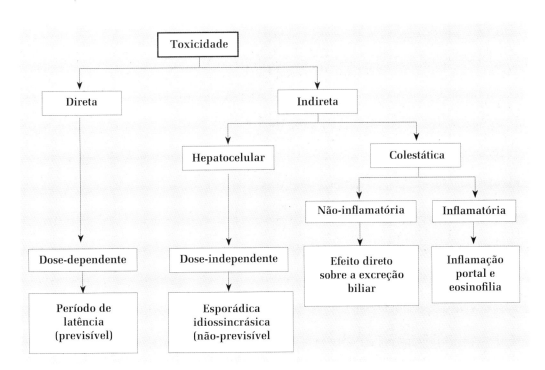

Figura III-1 – Hepatotoxicidade droga-induzida.

monitorização mensal das aminotransferases e o de drogas, potencialmente colestáticas a monitorização da FA e/ou da γGT durante os primeiros seis meses de tratamento. Nos demais casos, estas dosagens só são justificadas na presença de icterícia ou síndrome hepatite-símile (Fig. III-2).

HEPATOTOXICIDADE DE ERVAS MEDICINAIS

O uso de ervas medicinais, aparentemente inócuas, vem aumentando de forma significativa. Existe, entretanto, o risco de hepatotoxicidade, principalmente quando da composição dos preparados fazem parte diferentes tipos de plantas. São particularmente hepatotóxicas mais de 350 espécies de plantas contendo alcalóides pirrolizidínicos, como *Crotalaria*, *Senecio*, *Heliotropium* e *Symphytum officinale* (comfrey); são também hepatotóxicas: *Atractylis gummifera L.*, *Callilepsis laureola*, *Teucrium chamaedrys* (usada como colerético, antisséptico ou no controle da obesidade), *Larrea tridentata* (chaparral, usada como antiviral até mesmo em pacientes com AIDS), *Cassia angustifolia* (*Senna*, usada como laxativo) e ervas chinesas como o Jin Bu Huan (*Lycopodium serratum*, usada como analgésico e sedativo). São fatores adicionais de risco: classificação botânica errada no momento da colheita, seleção da parte errada da planta para a formulação, armazenamento e manipulação inadequados, contaminação da planta com substâncias químicas, metais pesados ou microrganismos. É evidente, pois, que chás supostamente medicinais devam ser testados quanto à sua real eficácia terapêutica e ausência de efeitos tóxicos antes de serem usados.

DOENÇA HEPÁTICA GORDUROSA NÃO-ALCOÓLICA

A doença hepática gordurosa não-alcoólica (NASH do inglês "nonalcoholic steatohepatitis"), inicialmente descrita em adultos, é hoje reconhecida como importante também em crianças. É doença de amplo espectro variando da simples esteatose à esteatose macro e/ou microvesicular com quadro inflamatório que pode evoluir até a

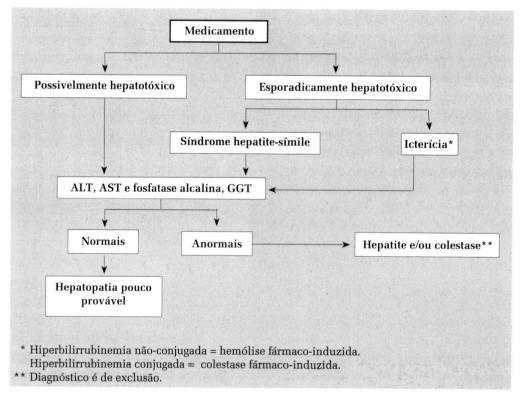

* Hiperbilirrubinemia não-conjugada = hemólise fármaco-induzida.
   Hiperbilirrubinemia conjugada = colestase fármaco-induzida.
** Diagnóstico é de exclusão.

Figura III-2 – Algoritmo diagnóstico da hepatopatia droga-induzida.

cirrose. A ALT é marcador da doença em crianças obesas, excluídas outras causas identificáveis de hepatopatia (Quadro III-10). A NASH em crianças obesas pode ser assintomática e o diagnóstico é sugerido por achados ultra-sonogáficos associados à elevação da atividade da ALT sérica. Esta, em crianças, está sempre aumentada, desde valores próximos ao LSN até 10 vezes o LSN. A ALT geralmente aumenta mais do que a AST (relação média de 1,7:1).

BIBLIOGRAFIA

CABRERA-ABREU JC, GREEN A. γ-Glutamiltransferase: value of its measurement in paediatrics. Ann Clin Biochem 2002; 39: 22-25.

DUFOUR DR, LOTT JA, HENRY JB. Clinical enzimology. In: Henry, J.B. (ed.). Clinical Diagnosis and Management by Laborathory Methods. 20th ed., Philadelphia: W.B. Saunders, 2001, p. 281.

JACOBS DS, DEMOTTM WR, GRADY HJ et al. Laboratory Test Handbook. 4th ed., Hudson: Lexi-Comp Inc, 1996.

LAVINE JE, SCHWIMMER JB. Nonalcoholic fatty liver disease in the pediatric population. Clin Liver Dis 2004; 8: 549-558.

MEITES S. Pediatric Clinical Chemistry: Reference (normal) Values. American Association for Clinical Chemistry. 3rd ed., Washington: AACC Press, 1989.

Capítulo 16

EQUILÍBRIO ÁCIDO-BÁSICO

FRANCISCO R. CARRAZZA
ARTUR FIGUEIREDO DELGADO

ASPECTOS QUÍMICOS

QUÍMICA

Os conceitos de ácido e base utilizados neste capítulo são os utilizados atualmente em Biologia e Medicina. Em soluções aquosas, os prótons reagem com a água. A água protonada denomina-se H^+ e H_3O^+.

As definições seguintes de ácido e base, sugeridas por Bernsted e Lowry, fundamentam-se na teoria de transferência de íons hidrogênio. Denomina-se ácido a qualquer substância doadora de prótons; base é qualquer substância receptora de prótons.

Em 1909, Sörensen chamou de pH o logaritmo negativo da concentração de íons hidrogênio (mol/L) em uma determinada solução.

$$pH = -\log [H^+] \qquad (1)$$

A escala de pH varia entre 0 e 14, o que simplifica a conotação numérica da ampla margem de concentração de H^+, que varia entre 1 e 10^{-14} mol/L. A relação entre o pH e a concentração de H^+ em nanoequivalentes/litro que se encontra nos líquidos orgânicos é:

pH	[H⁺] mEq/L
7,10	80
7,40	40

O pH varia dentro de estreitas margens, enquanto a concentração do H^+ ocorre em uma enorme amplitude. Por exemplo, quando o pH varia em apenas 0,3U de 7,40 a 7,10, a concentração de H^+ passa de 40 a 80mEq/L, ou seja, multiplica-se por dois seu valor inicial.

TAMPÕES

Certas substâncias têm a capacidade de tamponar as trocas na combinação de íons hidrogênio em uma solução, quando se adiciona a elas um ácido ou uma base. Estas substâncias chamam-se tampões.

Os sistemas-tampão estão formados por uma mistura de um ácido fraco e sua base e uma base conjugada. O princípio de tamponamento está baseado nas seguintes reações:

Tamponamento de um ácido forte:

$$H^+X^- \; + \; A^- \; \rightleftharpoons \; HA \; + \; X^-$$

ácido   base   ácido   ânion
forte   conjugada fraco

Nesta reação, o H^+ reage com uma base conjugada do par tampão; como conseqüência, a concentração de H^+ diluída na solução aumenta muito, o que previne a queda do pH. A capacidade-tampão é o número de moles de um ácido ou de uma base forte necessário para aumentar ou diminuir em uma unidade o pH de uma solução-tampão.

SISTEMAS-TAMPÃO NOS LÍQUIDOS ORGÂNICOS

Os três principais sistemas-tampão nos líquidos orgânicos são o bicarbonato, o fostato e as proteínas. Estes se distribuem tanto nos líquidos intra como no extracelular (sangue e líquido intersticial). O sistema do bicarbonato é o principal sistema-tampão do plasma. As proteínas plasmáticas e os fosfatos inorgânicos contribuem para o equilíbrio ácido-básico em menor grau que o bicarbonato. A hemoglobina e a oxi-hemoglobina são o principal tampão dos glóbulos vermelhos, com contribuições menores que os fosfatos orgânicos e o bicarbonato/ácido carbônico. A concentração de fosfato inorgânico e de proteína intersticial é baixa, enquanto a de HCO_3^- é aproximadamente 5% maior no plasma devido ao efeito Donnan. Como o volume total do líquido intersticial é 3 a 4 vezes maior que no plasma, a capacidade do primeiro de tamponar ácidos fixos excede ao volume sangüíneo total.

O ácido carbônico e os ácidos fixos produzidos pelo metabolismo são excretados no líquido intersticial. O bicarbonato não serve como tampão para o ácido carbônico, neste caso, são as proteínas e o fosfato que servem como tampões.

A Tabela III-11 mostra a importância quantitativa de cada sistema-tampão no sangue. O tampão bicarbonato representa a metade da capacidade tamponadora do sangue; no sangue, o segundo sistema em importância é constituído pela hemoglobina/oxi-hemoglobina dos glóbulos vermelhos.

EQUAÇÃO DE HENDERSON-HASSELBALCH

Todos os tampões incluem um componente ácido e um básico:

Tabela III-11 – Importância quantitativa (% da capacidade de tamponamento) dos tampões bicarbonato e não-bicarbonato que atuam no plasma (modificado de Winters).

Tampão bicarbonato	
No plasma	35
Nos eritrócitos	18
Total	53
Tampão não-bicarbonato	
Nos eritrócitos – hemoglobina/ oxi-hemoglobina e	35
fosfato orgânico	3
No plasma – fosfatos inorgânicos e	22
proteínas	7
Total	47

$$[HA] \rightleftharpoons [H^+] + [A^-]$$

$$\text{ácido} \qquad \text{próton} \qquad \text{base} \qquad (2)$$

Os tampões caracterizam-se por uma constante de dissociação, K, definida pela concentração dos diferentes componentes em equilíbrio:

$$K = \frac{[H^+][A^-]}{[HA]} \qquad (3)$$

Reordenando a equação (3) obtém-se:

$$[H^+] = \frac{K[HA^-]}{[A]} \qquad (4)$$

Chega-se à equação geral de Henderson-Hasselbalch aplicando o logaritmo negativo a ambos os membros da equação (4):

$$pH = pK + \log \frac{[A^-]}{[HA]} \qquad (5)$$

A equação (5) tem muitas aplicações. A Figura III-3, por exemplo, apresenta a curva de titulação do fosfato monobásico/fosfato dibásico por um ácido e uma base fortes. O pH 6,8 produz uma mistura equimolar em ambas as substâncias. Quando a concentração dos componentes de um tampão é idêntica, o pH é igual a pK. A resistência à variação de pH causado pela adição de um ácido ou de uma base na solução, o chamado poder tamponador do sistema-tampão, é máximo quando o pH é igual a pK. Conhecendo-se o pK do plasma e as concentrações de fosfato mono e dibásico, pode-se calcular o pH.

Nos pontos extremos de curva de titulação, na qual a concentração dos componentes HA ou A é muito grande, a medição do pH é menos exata.

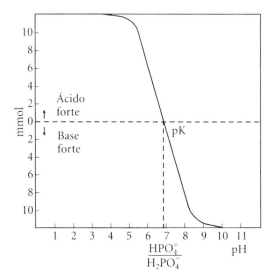

Figura III-3 – Curva de titulação do sistema-tampão fosfato monobásico/fosfato dibásico.

Quando o par tampão é ácido carbônico/bicarbonato, a equação (5) transforma-se em:

$$pH = pK + \log \frac{[HCO_3^-]}{[H_2CO_3]} \qquad (6)$$

onde: (H_2CO_3) pode ser substituído por $\alpha \times paCO_2$; α é coeficiente de solubilidade de CO_2, equivalente a 0,0301mmol/L/mmHg e $paCO_2$ é a pressão parcial de CO_2 em mmHg. Portanto, a equação (6) pode ser expressa:

$$pH = pK + \log \frac{[HCO_3^-]}{0,0301 \times paCO_2} \qquad (7)$$

Como o ácido carbônico (H_2CO_3) é a diferença entre o CO_2 total no plasma (tCO_2) e o bicarbonato (HCO_3^-), a partir da equação (6) também pode-se deduzir a seguinte equação:

$$pH = pK + \log \frac{[HCO_3^-]}{tCO_2 - [HCO_3^-]} \qquad (8)$$

O valor do pK do bicarbonato no plasma normal é de 6,1. Medindo-se o pH sangüíneo e o CO_2 total no plasma, pode-se calcular facilmente $[HCO_3^-]$ a partir da equação (8). Esta equação se usa rotineiramente para fins práticos.

pH INTRACELULAR E TAMPÕES

O pH intracelular (5,9-6,1) é mais baixo que o do extracelular circundante (6,9-7,3). Sem dúvida, o interior das células é mais ácido, o que se poderia prever com base no equilíbrio eletroquímico. Portanto, o pH celular é mantido por processos que transportam ativamente íons de hidrogênio ou bicarbonato através da membrana celular.

Os tampões celulares incluem o bicarbonato, as proteínas, os polipeptídeos e fosfatos orgânicos. A concentração de bicarbonato é de aproximadamente 10mEq/L. A capacidade-tampão das proteínas, os fosfatos e os bicarbonatos constituem um mecanismo importante para a manutenção do pH intracelular. Outros mecanismos importantes neste sentido são o transporte ativo do H^+ até o exterior das células e as trocas no metabolismo celular, tais como a diminuição da produção dos ácidos orgânicos.

SISTEMA-TAMPÃO ÁCIDO CARBÔNICO/BICARBONATO

Este par tampão exerce mais de 50% da capacidade tamponadora do sangue. É representada pela reação:

$$CO_2 + H_2O \overset{\text{anidrase carbônica}}{\underset{}{\rightleftharpoons}} H_2CO_3^- \rightleftharpoons HCO_3^- + H^+ \qquad (9)$$

onde: H_2CO_3 é um ácido fraco. A equação (9) mostra sua dissociação em HCO_3^- e H^+. H_2CO_3 também se mantém em equilíbrio com o CO_2 diluído em água.

Em solução, há quase 500 moléculas de CO_2 para cada molécula de ácido carbônico. Uma característica importante do CO_2 é sua rápida difusão através das membranas celulares. O CO_2 presente como gás nos alvéolos pulmonares está permanentemente em equilíbrio com o CO_2 diluído no sangue. Como CO_2 e H_2CO_3 diluídos estão em equilíbrio, ambos podem ser considerados como um reservatório volumoso, o "pool de ácido carbônico".

O "pool de ácido carbônico" é o componente fraco do sistema-tampão de bicarbonato e o $H_2CO_3^-$, a base conjugada. Substituindo na equação (7) os valores normais do pH arterial (7,40), o pK do bicarbonato (6,1) e a $paCO_2$ (40mmHg), pode-se calcular a concentração de bicarbonato plasmático: 24mmol/L. O tampão bicarbonato mantém o pH do plasma devido às suas características fisiológicas e às propriedades químicas do CO_2. O CO_2 difunde livremente até as células, nas quais a anidrase carbônica assegura sua rápida hidratação a H_2CO_3, produzindo como resultado o fluxo da equação (9). Como a concentração de H_2CO_3 aumentada produz mais bicarbonato, portanto, o sistema-tampão bicarbonato atua nos compartimentos intra e extracelular. Além disso, o $[H_2CO_3^-]$ pode ser produzido, reabsorvido e excretado no organismo. Isto permite uma fácil adaptação das alterações do balanço ácido-básico. A característica mais importante deste tampão é sua propriedade de funcionar como sistema aberto. Essa característica do sistema-tampão do bicarbonato deve ser tomada em consideração quando se avaliam as alterações do metabolismo ácido-básico. Quando a ventilação alveolar está diminuída, o tratamento com bicarbonato pode causar aumento não desejado da $paCO_2$.

OUTROS SISTEMAS-TAMPÃO

Além do sistema-tampão do bicarbonato, o mais importante do organismo, existem outros sistemas nos compartimentos extra e intracelular.

Esses tampões respondem pela metade da capacidade de tamponamento presente no sangue. Os tampões mais importantes, além do bicarbonato, são as proteínas (proteínas plasmáticas e celulares e hemoglobina), os fosfatos e a amônia.

Proteínas

As proteínas atuam como tampões devido à presença de um grupo imidazólico da histidina e dos grupos N α-aminoterminais. O pK dos grupos imidazólicos varia entre 6,4 e 7 e o dos grupos α-amino, entre 7,4 e 7,9.

A albumina plasmática tem maior capacidade-tampão que as globulinas devido à presença de 16 resíduos de histidina em cada molécula da primeira. A hemoglobina é o principal tampão no bicarbonato dos glóbulos vermelhos. A captação e a dissociação do oxigênio mudam a capacidade de tamponamento da hemoglobina. Assim, a oxi-hemoglobina (HbO_2) funciona como um ácido, enquanto a hemoglobina reduzida (Hb) pode ser considerada como sua base conjugada. A capacidade-tampão de Hb é atribuída em forma quase exclusiva aos 36 resíduos de histidina presentes em suas cadeias polipeptídicas. Na circulação periférica, a hemoglobina reduz-se e aceita íons hidrogênio, o que tampona o ácido carbônico formado pelo metabolismo celular. O bicarbonato que se forma no interior dos glóbulos vermelhos é trocado por Cl⁻ no plasma. Nos pulmões, a hemoglobina carrega-se de oxigênio e este diminui sua afinidade pelo H⁺. A anidrase carbônica intra-eritrocitária combina hidrogênio livre com bicarbonato produzindo água e CO_2. Este é eliminado rapidamente pelos pulmões. Para manter o pH dos glóbulos vermelhos, troca outro íon bicarbonato por Cl⁻ que se dirige ao plasma.

Fosfato

No pH dos líquidos orgânicos, só o par $HPO_4^=$/ $H_2PO_4^-$ (fosfato dibásico/monobásico) é um sistema tamponado importante. No pH 7,4 a relação entre o $HPO_4^=$ e o $H_2PO_4^-$ é 4:1; por outro lado, a concentração normal do fosfato no plasma varia entre 1 e 2mmol/L. Entretanto, a combinação que efetua este sistema-tampão, para a estabilidade do pH do líquido extracelular é marginal. Em contraste a este, os fosfatos orgânicos exercem um importante efeito tamponador. Os mais importantes são o 2,3-difosfoglicerato (2,3-DPG), a glicose-1-fosfato, a adenosina monofosfato (AMP), difosfato (ADP) e trifosfato (ATP). O pK dessas moléculas varia entre 6 e 7,5.

O tampão mais importante nos rins é o formado pelos fosfatos inorgânicos. O fosfato dibásico é transformado após ser filtrado em fosfato monobásico. Como conseqüência desta reação, o organismo excreta H⁺. Quando os fosfatos são excretados em forma monobásica, o pH urinário é inferior a 5. A capacidade de excretar H⁺ livre é limitada porque o néfron não pode baixar o pH urinário além de 4,5.

Amônio

O amônio (NH_4^+) é um ácido fraco da amônia (NH_3), que é uma base forte. O pK do par tampão NH_4^+/NH_3 é em torno de 9. Entretanto, não serve como tamponador dos rins que regulam o balanço ácido-básico do organismo através de sua capacidade de excretar amônio. O amônio é produzido nas células dos túbulos por mecanismos enzimáticos e difunde passivamente o lúmen tubular. Devido à grande afinidade do NH_3 pelo H⁺, transforma-se em NH_4^+, que é excretado pela urina.

BASE-TAMPÃO CORPORAL TOTAL

Entre o bicarbonato e outros tampões (Tamp⁻) existem interações diretas. Estas relações são representadas pela equação:

$$CO_{2\,diluído} + H_2O \rightleftharpoons H_2CO_3 + Tamp^- \rightleftharpoons Htamp + HCO_3^-$$

Essa equação demonstra que ambos os sistemas atuam nas situações em que se produz ganho ou perda de CO_2 e/ou HCO_3^-, de maneira que a adição de hidrogênio ou de íons hidróxilo causa uma reação com os ácidos fracos (H_2CO_3 e Htamp) com as bases conjugadas (Tamp⁻ e HCO_3^-) para gerar as correspondentes bases conjugadas (HCO_3^- e Tamp⁻) ou ácidos fracos (Htamp e H_2CO_3). Em 1948, Singer e Hastings definiram o conceito da base-tampão sangüínea (BTS), que é a soma de todas as bases conjugadas em um litro de sangue.

$$BTS = (HCO_3^-) + (Tamp^-)\ em\ mEq/L$$

O valor normal é de aproximadamente 48mEq/L (quando a concentração de hemoglobina é 15g/dL) e varia principalmente em função das concentrações de HCO_3^- e da hemoglobina.

Em condições normais, a hemoglobina representa 75% do par tampão não-bicarbonato (ver Tabela III-11).

Siggaard-Andersen propôs o conceito de "excesso de base" (EB), que é o desvio das bases conjugadas ou da base sangüínea total com relação aos valores normais.

$$\Delta BTS = EB = BTS \text{ observada} - BTS \text{ normal}$$

Por definição, o valor normal do EB em adultos é 0mEq/L. Como não existe uma equação simples para definir a relação entre o sistema bicarbonato do plasma e as bases dos tampões do sangue total, Siggaard-Andersen desenhou um nomograma que permite obter níveis de HCO_3^-, bem como o EB quando se conhece o pH, e o conteúdo de CO_2 total e a pCO_2 e a concentração de hemoglobina.

TECIDO ÓSSEO COMO TAMPÃO

Nas crianças em fase de crescimento, há produção de um depósito de minerais no tecido ósseo e geração de íon hidrogênio.

$$Ca_9(PO_4)_6 + Ca^{2+} + 2H_2O \longrightarrow Ca_{10}(PO_4)_6(OH)_2 + 2H^+ \quad (10)$$
$$\text{Hidroxiapatita}$$

Durante a acidose prolongada, a hidroxiapatita óssea é diluída por ácidos fixos e forma-se $Ca_3(PO_4)_2$. Os íons hidrogênio também reagem com o osso. Dessa maneira, o tecido ósseo tampona os ácidos que atuam dissolvendo os minerais que estão depositados na matriz óssea. É um fato conhecido que a acidose crônica se associa a calciúria e osteoporose.

AVALIAÇÃO

Na prática clínica, é importante contar com técnicas adequadas, tanto para obter amostras de sangue, como para sua posterior manipulação, a fim de avaliar de forma confiável o equilíbrio ácido-básico. Os micrométodos utilizados em clínicas pediátricas devem proporcionar resultados dignos de confiança. As medições mais acertadas e mais úteis para a avaliação do balanço ácido-básico são as do pH do sangue arterial, da $paCO_2$ e a concentração "standard" do bicarbonato e o EB. As amostras de sangue arterial são obtidas geralmente com seringas heparinizadas e devem ser mantidas sem contato com o ar. Também pode ser usado sangue capilar, especialmente em lactentes: este se obtém pela punção do calcanhar, dedo ou lobo da orelha previamente aquecido. Nesses casos, é sumariamente importante arterializar o san-gue aquecendo por vários minutos a área onde vai ser extraída a amostra.

pH

O pH sangüíneo é medido geralmente com um eletrodo específico de vidro. A determinação deve efetuar-se o mais rápido possível. Se a medição vai atrasar mais 15 ou 20 minutos, a amostra deve ser mantida sobre gelo ou a 4°C. À temperatura ambiente, o pH pode diminuir devido à glicólise anaeróbia que ocorre nas células sangüíneas, liberando ácidos orgânicos que podem difundir dos leucócitos e dos glóbulos vermelhos. Como os aparelhos para medir pH estão calibrados para expressar resultados a 37°C, as leituras devem ser corrigidas com relação aos desvios de temperatura acima de 0 ou abaixo da referida cifra à razão de +0,01 (0-0,01) unidade de pH para cada grau centígrado de diferença.

$paCO_2$

Nos laboratórios clínicos tem sido adotada como método de rotina para medir a pressão de CO_2, a medição direta empregando eletrodos pCO_2.

Bicarbonato

Não há uma técnica para medir diretamente a concentração plasmática de HCO_3^-. Este valor deve ser calculado a partir do conteúdo total de CO_2 e do pH ou medidas de $paCO_2$ e pH.

O bicarbonato "standard" reflete o componente metabólico do balanço ácido-básico. É definido como a concentração plasmática do bicarbonato, cujo sangue deve ser oxigenado e mantido a uma temperatura de 37°C, após o equilíbrio com uma pCO_2 de 40mmHg, como mostrado na Figura III-4.

O tampão total sangüíneo e o excesso ou o déficit de base são calculados a partir da determinação do bicarbonato "standard", assumindo que a concentração de proteínas e da hemoglobina do sangue são normais.

Conteúdo de CO_2 total

O CO_2 total (tCO_2) inclui o bicarbonato (95%), o ácido carbônico, o CO_2 dissolvido e os compostos carbamínicos. Como o CO_2 total é uma aproximação do conteúdo total do plasma, do ponto de vista clínico, o tCO_2 e o HCO_3^- são usados em

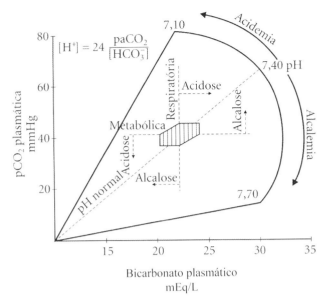

Figura III-4 – Relação entre os componentes metabólicos (concentração de bicarbonato no plasma) e respiratório (paCO$_2$ do plasma) que estabelecem o equilíbrio ácido-básico em condições normais.

Tabela III-12 – Valores de referência dos parâmetros ácido-básicos em crianças do nascimento aos 15 anos de idade.

Idade	pH	paCO$_2$ (mmHg)	HCO$_3^-$ (mEq/L)
Nascimento	7,26 ± 0,01	53 ± 3	
24 horas	7,4 ± 0,04	37 ± 4	21,7 ± 1,9
72 horas	7,42 ± 0,04	36 ± 5	22,2 ± 3,1
3 meses – 1 ano	7,40 ± 0,03	34 ± 4	20,1 ± 1,9
1-3 anos	7,38 ± 0,03	34 ± 4	19,5 ± 1,4
3-15 anos	7,41 ± 0,03	37 ± 3	22,7 ± 1,4

forma simultânea {ver as equações (7) e (8) para calcular o [HCO$_3^-$] a partir do CO$_2$}. O CO$_2$ total é medido como CO$_2$ gasoso pelas técnicas de Van Slyke ou de Natelson.

Valores normais

A Tabela III-12 mostra os valores do pH sangüíneo, a pCO$_2$ plasmática e a concentração do bicarbonato entre o nascimento e 15 anos de idade. Embora não haja diferenças nos valores normais do pH em crianças pequenas e adultos, os valores da pCO$_2$ e a concentração de bicarbonato são um pouco menores entre o nascimento e os 3 anos de idade.

ASPECTOS FISIOLÓGICOS

PRODUÇÃO DO ANIDRO CARBÔNICO

Algumas reações de transformação de energia que ocorrem no organismo produzem CO$_2$ como resultado de descarboxilações (ciclo do ácido tricarboxílico). Para cada mmol de O$_2$ que se utiliza diariamente, produz-se 1mmol de CO$_2$. Nos lactentes normais são gerados em condições basais cerca de 400mmol de CO$_2$ por kg/dia. Se todo este CO$_2$ for hidratado nos tecidos, produzirá uma enorme quantidade de ácido carbônico. Sem dúvida, este ácido não se acumula porque os pulmões excretam todo o CO$_2$ produzido. Em condições normais, a produção e o transporte do CO$_2$ não alteram significativamente o pH sangüíneo, porque o ácido carbônico é tamponado pelos tampões não-bicarbonato. A pressão de CO$_2$ e a concentração de ácido carbônico no plasma estão determinadas pelo balanço entre a produção tecidual e a excreção pulmonar do anidro carbônico.

$$CO_{2\ eliminado} = P_{alv} \times \text{ventilação alveolar} \qquad (11)$$

A concentração normal de CO$_2$ dissolvido no plasma arterial é de aproximadamente 1,2mmol/L e igual à da paCO$_2$ porque a concentração de CO$_2$ é a mesma em ambos os lados da parede dos capilares alveolares, já que sua difusão é extremamente rápida, de maneira que as velocidades de produção e eliminação são iguais:

$$paCO_2 = \frac{\text{Produção de } CO_2}{\text{Ventilação alveolar}} \qquad (12)$$

Da equação precedente deduz-se que, a uma certa velocidade da produção de CO$_2$, a paCO$_2$ relaciona-se em forma inversa com a ventilação alveolar. Dessa forma, a paCO$_2$ é uma medida que permite avaliar satisfatoriamente a ventilação alveolar. A paCO$_2$ baixa indica que está produzindo hiperventilação e, pelo contrário, paCO$_2$ elevada é indício de hipoventilação. Estas alterações do metabolismo ácido-básico, de origem respiratória, denominam-se alcalose e acidose respiratórias, respectivamente.

TRANSPORTE DO ANIDRO CARBÔNICO

A presença de CO$_2$ no plasma durante seu transporte desde o local da produção até os pulmões só causa um pequeno aumento da pCO$_2$ venosa. Na prática, o gradiente calculado da pCO$_2$ entre os alvéolos e os tecidos periféricos é de aproximadamente 6mmHg, o que requer dizer que só uma pequena porção de CO$_2$ produzido (menos de 8%) está dissolvido no plasma. A maior parte do transporte deste gás nos pulmões ocorre em forma de bicarbonato e como compostos carbamínicos. O mecanismo físico-químico envolvido pode ser descrito de forma reduzida da seguinte maneira: o CO_2 produzido nos tecidos difunde ao leito capilar, adjacente aos glóbulos vermelhos, no qual a anidrase carbônica catalisa sua hidratação. Como produto dessa reação, forma-se o ácido carbônico, que é tamponado imediatamente pela hemoglobina gerando bicarbonato que difunde no plasma e troca íons cloro que penetram nos eritrócitos. Além disso, uma pequena quantidade de CO_2 reage com grupos amino de hemoglobina não-oxigenada formando carbaminos compostos.

EXCREÇÃO DO ANIDRO CARBÔNICO

A capacidade do aparelho respiratório de eliminar CO_2 produzido nos tecidos confere aos pulmões um papel importante na manutenção do equilíbrio ácido-básico. As alterações primárias de ventilação alveolar podem produzir transtornos no equilíbrio ácido-básico: o aumento da ventilação alveolar causa diminuição da pCO_2 arterial e da concentração de CO_2 (alcalose respiratória), enquanto a diminuição da ventilação alveolar levará ao aumento da pCO_2 e da concentração de CO_2 no sangue arterial (alcalose respiratória).

O homem e os animais possuem mecanismos muito precisos que regulam a ventilação pulmonar e controlam indiretamente a pressão parcial de CO_2 no gás alveolar e, por conseguinte, o sangue arterial.

Entre os componentes importantes desse sistema de controle estão os centros específicos do sistema nervoso central e os quimiorreceptores. Os efeitos sobre o ritmo respiratório manifestam-se com um retardo de tempo variável que vai de minutos a horas. A razão básica desse retardo na lentidão do transporte do bicarbonato através da barreira hematoencefálica contrasta com o rápido transporte de CO_2. Esse peculiar equilíbrio ácido-básico do líquido cefalorraquidiano é a causa da resposta paradoxal que se observa em certas formas de acidose.

PRODUÇÃO E BALANÇO DOS ÍONS HIDROGÊNIO

Estima-se que a produção de íons hidrogênio é de aproximadamente 1 a 3mEq/kg de H⁺ de peso

corpóreo por dia. A concentração normal deste íon nos líquidos orgânicos é de aproximadamente 40×10^{-6}mEq/L. Todo o hidrogênio produzido no organismo deve ser tamponado e excretado.

Fontes dietéticas e endógenas de hidrogênio

O metabolismo dos nutrientes pode conduzir à formação de ácidos ou bases. As fontes destes ácidos são:

1. Compostos orgânicos neutros metabolizados parcialmente até ácidos.
2. Aminoácidos sulfurados que dão lugar à formação de ácido sulfúrico:

$$2C_5H_{11}NO_2S + 15 O_2 \rightarrow 2H_2SO_4 + (NH_2)_2CO + 7 H_2O$$
Metionina   Uréia
$$+ 9 CO_2$$

3. Fosfoproteínas e fosfolipídeos que liberam ácido fosfórico durante sua hidrólise.
4. Cátion orgânico cuja oxidação produz H⁺.

Os ânions orgânicos tais como lactato, acetato e citrato, etc., cuja oxidação dá lugar a uma formação de bicarbonato e fosfoésteres que liberam bicarbonato durante sua hidrólise, são fontes potenciais de álcali da dieta. Em condições fisiológicas, a produção endógena do ácido é determinada principalmente pela ingestão de alimentos habituais, mas existem outras fontes de produção de ácidos fixos. Por exemplo, durante um jejum prolongado, a produção de ácido orgânico aumenta consideravelmente porque os depósitos de gordura do organismo são utilizados como fonte importante de energia em substituição aos carboidratos que novamente são ingeridos com a dieta. Durante o jejum, o aumento da produção de ácidos orgânicos está representado principalmente pela síntese do ácido β-hidroxibutírico e o ácido acetoacético. Esta acidose metabólica persiste enquanto se mantém o jejum.

O catabolismo causado pelo exercício vigoroso, hipoxia, febre, traumatismos, queimaduras ou intervenções cirúrgicas, acidose láctica, cetoacidose diabética e pela ação de certas drogas (como corticosteróides) pode aumentar a produção endógena de ácido como conseqüência da degradação da proteína muscular e do conteúdo de depósitos de gorduras.

Ao contrário, em estados anabólicos, como por exemplo o que ocorre durante o crescimento, a produção de ácido é negativa, já que deposita base no esqueleto e nos novos tecidos moles que o organismo sintetiza. Em análises de carcaças de ratas, tem se confirmado que 87% da base pura do organismo estão depositadas no esqueleto e que são encontradas quantidades menores no músculo estriado. Calculou-se que durante a gestação o depósito médio de base foi de aproximadamente 2mmol/dia. Crianças com baixo peso de nascimento, entre 1 e 1,2kg de peso corpóreo, retêm 1mmol/dia de base pura.

Balanço externo ácido

Em indivíduos alimentados com dieta normal, o balanço externo de ácido pode ser calculado levando-se em conta a contribuição de ânions não determinados ou não medidos (AND) que aportam dos alimentos ou perdido pelas fezes. O balanço externo ácido (BEA) pode ser definido como a diferença entre a produção do ácido (PA) e a excreção renal do ácido (ERA). A PA endógena pode ser calculada de forma quantitativa por meio da soma da excreção urinária diária de sulfato (SO_4^-) e de sais de ácidos orgânicos (SAO), subtraídos dos AND absorvidos.

$$PA = (SO_4^-) \text{ urina} + (SAO) \text{ urina} - AND \text{ absorvidos} \quad (13)$$

Os AND absorvidos são calculados como a diferença entre o AND da dieta e o das fezes. Os AND são calculados como a diferença entre a soma de cátions e ânions.

$$AND \text{ absorvidos} = AND \text{ da dieta} - AND \text{ das fezes} \quad (14)$$

$$AND = (Na^+ + K^+ + Ca^{2+} + Mg^{2+}) - (Cl^- + 1,8P) \quad (15)$$

onde: 1,8P representa a valência média do fósforo.

A ERA é definida como a excreção urinária diária da acidez titulável calculada (ATC), mais a amônia (NH_4^+), menos o bicarbonato (HCO_3^-).

$$ERA = ATC + NH_4^+ - HCO_3^- \quad (16)$$

Do ponto de vista conceitual, o excesso de cátions na dieta representa base potencial de ganho no organismo, enquanto o excesso de cátions nas fezes representa a base potencial de perda no organismo.

Aplicando esta metodologia, Kildeberg et al. estudaram em 1969 a ERA em prematuros que cresciam normalmente e que eram alimentados com fórmulas a base de leite de vaca. Determinaram que os SAO urinários desses pacientes eram o principal componente da PA e que o SO_4^- era um fator menos

importante (crescimento dos depósitos de proteínas). Quando incluíram em seus cálculos o balanço de cálcio, chegaram a uma melhor aproximação a BEA, o que indica ser necessário levar em consideração o depósito de cálcio nos ossos. Com base na reação na qual se forma hidroxiapatita (equação 10), deve-se introduzir um fator 0,4 na equação para ter em conta o papel do cálcio. A PA de lactentes que crescem se transforma em:

$$PA = (SO_4^-) \text{ urina} + (SAO) \text{ urina} + 0,4 \text{ Bal. Ca} - AND \text{ absorvidos} \quad (17)$$

Tamponamento dos íons hidrogênio no organismo

Todo o cálcio de origem endógena ou exógena presente no organismo deve ser tamponado. Parte dos íons hidrogênio produzidos nos tecidos é tamponado por sistemas intracelulares (proteínas, fosfatos, etc.). Uma quantidade semelhante de H^+ é liberada para o líquido extracelular, onde é tamponado pelo bicarbonato. O bicarbonato plasmático está presente em concentrações cerca de 23mEq/L nos préescolares sadios e aproximadamente a 20mEq/L em lactentes. Quando há produção de íons hidrogênio, pode-se observar que os níveis plasmáticos de bicarbonato estão relativamente baixos.

O ácido láctico produzido em condições anaeróbias durante o exercício é tamponado principalmente por tampões extracelulares. Este mecanismo funciona em alta velocidade.

Outra fonte de íons hidrogênio são os corpos cetônicos (ácidos acetoacético e β-hidroxibutírico) tamponados pelo sistemas-tampão intracelulares nos hepatócitos. Estes ácidos orgânicos são liberados para a continuação do líquido extracelular, onde são tamponados pelo bicarbonato. Essa é a razão pela qual os pacientes cetoacidóticos (por exemplo, os que sofrem de *diabetes mellitus*) têm níveis baixos de bicarbonato plasmático.

Os íons tamponadores que o oganismo usa para manter o equilíbrio ácido-básico normal são recuperados pelo rim. Esse mecanismo, junto com a excreção renal de íon hidrogênio, protege o organismo do acúmulo de ácidos.

Excreção de íons hidrogênio

Os íons hidrogênio produzidos no organismo são eliminados pelo rim, a menos que se metabolizem a CO_2 e água. O rim regula o balanço ácidobásico por duas vias: a) reabsorvendo o bicarbonato filtrado; e b) excretando ácido puro em forma de acidez titulável e de amônia. Ambos os mecanismos funcionam por meio de secreção tubular de H⁺. Os íons hidrogênio secretados no túbulo são tamponados por HCO_3^- ou fosfatos ou reagem com amônia (NH_3) para formar amônio (NH_4^+) que é excretado.

As células do túbulo proximal reabsorvem bicarbonato por meio de dois mecanismos: a) do transporte de HCO_3^- desde o lúmen tubular até os capilares peritubulares; e b) da reabsorção indireta, que requer a secreção de hidrogênio pelas células tubulares.

A reabsorção de HCO_3^- no túbulo proximal é quase completa até sua concentração plasmática atingir 22-24mEq/L. Quando o bicarbonato começa a aparecer na urina, sua concentração está 3 a 5% abaixo do limiar renal.

No túbulo distal, além de fornecer H⁺ para o intercâmbio com o HCO_3^-, o hidrogênio secretado serve de base para a titulação de algumas das bases conjugadas como o fosfato. O HPO_4^- é acidificado a $H_2PO_4^-$ (acidez titulável), que é eliminado pela urina. Isto ocorre ao mesmo tempo em que o bicarbonato é absorvido. Esta acidificação ocorre tanto no túbulo proximal como no distal. Sem dúvida, a anidrase carbônica está presente na membrana luminal do túbulo proximal, enquanto no túbulo distal é intracelular.

Aproximadamente 25% da excreção total do hidrogênio urinário ocorre em forma de acidez titulável e o restante em forma de amônia (NH_4^+). Exceto em algumas situações patológicas, tais como acidose metabólica descompensada do *diabetes mellitus*, no qual são excretadas grandes quantidades de acetoacetato e de β-hidroxibutírico, excretam-se quantidades insignificantes de ácidos fixos pela urina.

BIBLIOGRAFIA

ALBERT MS, WINTERS RW. Acid-base equilibrium of blood in normal infants. Pediatrics, 1966; 37:728.

BERGER AJ, MITCHELL RA, SEVERINGHAUS JW. Regulation of respiration. N Engl J Med, 1977;297:92.

BERLINER RW, KENNEDY Jr TJ, ORLOFF J. Relationship between acidification of the urine and potassium metabolism. Effect of carbonic anhydrase inhibition on potassium excretion. Am J Med, 1951;11:274.

CARRAZZA FR, GOPALAKRISHNA, GS, SPEROTTO G, NICHOLS BL. Net acid balance in infants with diarrhea and carbohydrate intolerance. In: Lebenthal E. (ed.). Chronic Diarrhea in Children. New York: Raven Press, 1984, p. 163.

CHOW EL, CRANDALL ED, FORSTER RE. Kinetics of bicarbonate-chloride exchange across the human red blood cell membrane. J Gen Physiol, 1976;68:633.

COMROE Jr. JH. Physiology of Respiration. 2nd ed., Chicago: Year Book Med. Publ., 1974.

COOKE RE, SEGAR WE, CHEEK DB, COVILLE FE, DARROW, DC. The extrarenal correction of alkalosis associated with potassium deficiency. J Clin Invest, 1952;31:798.

DELL RB. Normal acid-base regulation. In: Winters RW (ed.). The Body Fluids in Pediatrics. Boston: Little, Brown, 1973.

DELL RB, WINTERS RW. Capillary blood sampling for acid-base determinations. Technique and validity. Copenhagen, Radiometer Publ, 1965;48:1.

EDELMAN CM, SORIANO JR, BOICHIS H, GRUSKIN AB, ACOSTA MI. Renal bicarbonate reabsorption and hydrogen ion excretion in normal infants. J Clin Invest, 1967;46:1309.

EMMETT M, NARINS RG. Clinical use of the anion gap. Medicine (Balt) 1977;156:38.

GAMBINO SR. Collection of capillary blood for simultaneous determinations of arterial pH, CO2 content, PCO2 and oxygen saturation. Am J Clin Pathol, 1961;35:175.

GENNARI FJ, COHEN JJ, KASSIRER JP. Normal acid-base values. In: Cohen JJ, Kassirer JP. (eds.). Acid/base. Boston, Little, Brown, 1982, p. 107.

GENNARI FJ, KASSIRER JP. Respiratory alkalosis. In: Cohen JJ, Kassirer JP (eds.). Acid/base. Boston, Little, Brown, 1982, p. 49.

HARRINGTON JT, COHEN JJ. Metabolic acidosis. In: Cohen JJ, Kassirer JP. (eds.). Acid/base. Boston: Little, Brown, 1982, p. 121.

HARRINGTON JT, KASSIRER JP. Metabolic alkalosis. In: Cohen JJ, Kassirer JP. (eds.). Acid/base. Boston: Little, Brown, 1982, p. 227.

HEALY CE. Acidosis and FTT in infants fed Nutramigen. Pediatrics, 1972;49:910.

HULTER HN, SEBASTIAN A, SIGALA JF. et al. Pathogenesis of renal hyperchloremic acidosis resulting from dietary potassium restriction in the dog. Role of aldosterone. Am J Physiol, 1980;238:F79.

JEHLE D, HARCHELROAD F. Bicarbonate. Emerg Med Clin North Am, 1986;4:145.

KAPPY MS, MORROW G. A diagnostic approach to metabolic acidosis in children. Pediatrics, 1980;65:351.

KILDEBERG P. Late metabolic acidosis of premature infants. In: Winters RW (ed.). The Body Fluids in Pediatrics. Boston: Little, Brown, 1973, p. 338.

KILDEBERG P, ENGEL K, WINTERS RW. Balance of net acid in growing infants. Acta Paediatr Scand, 1969;58:321.

KILDEBERG P, WINTERS RW. Balance of net acid: concept, measurement and applications. Adv Pediatr., 1978;25:349.

KOHAUT EC, KLISH WJ, BEACHLER CW, WILL LL. Reduced renal acid excretion in malnutrition: a result of phosphate depletion. Am J Clin Nutr, 1977;30:861.

LEMANN Jr. J, LITZOW JK, LENNON EJ. The effects of chronic acid loads in normal man: further evidence for the participation of bone mineral in the defense against chronic metabolic acidosis. J Clin Invest, 1966;45:1608.

LENNON EJ, LEMANN J, LITZOW JR. The effects of diet and stool composition on the net external acid balance of normal subjects. J Clin Invest, 1966; 45:1601.

LONNERHOLM G. Histochemical demonstration of carbonic anhydrase activity in the human kidney. Acta Physiol Scand, 1972;88:455.

MADIAS NE, COHEN JJ. Determinants of arterial carbon dioxide tension and carbon dioxide balance. In: Cohen JJ, Kassirer JP (eds.). Acid/base. Boston: Little, Brown, 1982, p. 48.

MADIAS NE, COHEN JJ. Respiratory acidosis. In: Cohen JJ, Kassirer JP (eds.). Acid/base. Boston: Little, Brown, 1982, p. 307.

MAHALANABIS D, WALLACE CK, KALLENS RJ, MONDAL A, PIERCE NF. Water and electrolyte losses due to cholera in infants and small children: a recovery balance study. Pediatrics, 1970;45:374.

MALAN AF, EVANS A, HEESE HS. Serial acid-base infants during the first 72 hours of life. Arch Dis Child, 1965;40:645.

MARCONDES E, CARRAZZA FR, RUIZ Jr. G et al. Desidratação. São Paulo: Sarvier, 1976, p. 187.

NARINS RG, EMMETT M. Simple and mixed acid-base disorders: a practical approach. Medicine, 1980;59:161.

PITTS RF. Physiology of the Kidney and Body Fluids. Chicago: Year Book Med. Publ., 1966, p. 146.

PITTS RF. The role of ammonia production and excretion in-regulation of acid-base balance. N Engl J Med, 1971;284:32.

REARDON HS, BAUMANN ML, HADDAD EJ. Chemical stimuli of respiration in the early neonatal period. J Pediatr, 1960;57:151.

ROSSI L, ROUGHTON FJW. The difference of pH between reduced human haemoglobin and oxyhaemoglobin when equilibrated with the same pressure of carbon dioxide. J Physiol (Lond), 1962;162:17.

SACK DA, RHOADS M, MOLLA A, et al. Carbohydrate malabsorption in infants with rotavirus diarrhea. Am J Clin Nutr, 1982;36:1112.

SIGGAARD-ANDERSEN O. Blood acid-base alignment nomogram. Scales for pH, PCO2, base excess of whole blood of different hemoglobin concentrations, plasma bicarbonate, and plasma total-CO2. Scand. J Clin Lab Inves, 1963;15:211.

SIGGAARD-ANDERSEN O. The Acid-Base Status of the Blood. 4th ed., Baltimore, Williams & Wilkins, 1974.

SINGER RB, HASTINGS AB. An improved clinical method for the estimation of disturbances of the acid-base balance of human blood. Medicine, 1948;27:233.

SÖRENSEN SPL. Enzymstudien. II. Über die Messung und die Bedeutung der Wasserstoffionkonzentration bei enzymatischen Prozessen. Biochem Z, 1909;22:352.

SPEROTTO G, CARRAZZA FR, MARCONDES E, ABDALLA RA. Renal excretion of acid in dehydrated infants with acidosis (abstr.). J Pediatr, 1972; 81:401.

VAVROVA V, MRZENA B, VOKAC Z. Ph, PCO2 et composant non respiratoire de L'équilibre acido-basique du sang cutané artérialisé chez 97 enfants sains agés de 3 mois à 15 ans. Poumon. Coeur, 1969;25:1121.

VENTRIGLIA WJ. Arterial blood gases. Emerg Med Clin North Am, 1986;4:235.

WARNOCK DG, RECTOR FC. Proton secretion by the kidney. Ann Rev Pysiol, 1979;41:197.

WINTERS RW. Physiology of acid-base disorders. In: Winters RW (ed.). The Body Fluids in Pediatrics. Boston: Little, Brown, 1973, p. 46.

Capítulo 17

Distúrbios do Equilíbrio Ácido-Básico

FRANCISCO R. CARRAZZA
ARTUR FIGUEIREDO DELGADO

Os distúrbios ácido-básicos podem ser de cinco tipos: acidose metabólica, alcalose metabólica, acidose respiratória, alcalose respiratória e misto.

ACIDOSE METABÓLICA

É o resultado de perdas de bicarbonato ou ganho de íons hidrogênio no líquido extracelular. O Quadro III-12 mostra as principais causas de acidose metabólica na criança.

Nos países em via de desenvolvimento, a acidose metabólica está associada freqüentemente com episódios de diarréia e desidratação, caracterizados por hipercloremia, baixa de bicarbonato plasmático e "anion-gap" (AG) normal. Esta alteração do metabolismo ácido-básico (AMAB) pode ser o resultado de:

a) perda de bicarbonato pelas fezes, como ocorre nas diarréias do tipo secretora (cólera, diarréia associada à *Escherichia coli* enterotoxigênica – ETEC);

b) perda de bicarbonato secretado no cólon em troca por íons cloro para tamponar ácidos graxos voláteis e orgânicos produzidos por fermentação bacteriana, como se obser-

Quadro III-12 – Causas da acidose metabólica.

Causas	Mecanismos	Quadros clínicos

Perda de HCO_3^-	Por meio do aparelho digestivo
	  – Por secreção
	  – Por perdas excessivas
	Por meio do rim
		Drenagem, fístulas, etc.
		Diarréias secretoras
		Diarréias por fermentação
		Acidose tubular renal proximal
		Hiperplasia supra-renal congênita
		Ureterossigmoidostomia
		Inibidores da anidrase carbônica

Superprodução de ácidos	Adição de HCl
	Erros inatos do metabolismo
	  – Aminoácidos
	
	  – Ácidos orgânicos
	  – Hidratos de carbono
	
	Tóxicos (ingestão excessiva de proteínas)
		Ingestão NH_3Cl, cloridratos de lisina ou arginina
		
		  – Produção do metabolismo dos aminoácidos ramificados
		  – Acidemia propiônica e metilmalônica
		  – Glicogenólise, intolerância à frutose, diabetes, hipoglicemia cetótica, acidose láctica
		  – Acidose metabólica do prematuro

Excreção diminuída	Alterações da excreção renal Alteração da função tubular	Insuficiência renal Desnutrição, acidose tubular renal distal

va nas diarréias associadas à má absorção ou do tipo fermentativa;

c) eliminação do conteúdo intestinal e fístulas são outros quadros associados à acidose, causada por perda de bicarbonato através do trato gastrintestinal.

Também as perdas de bicarbonato podem ser através do rim, como por exemplo na acidose tubular renal (ATR), na hiperplasia supra-renal congênita e na ureterossigmoidostomia. Dois são os mecanismos responsáveis pelas perdas renais de HCO_3^-: as perdas diretas, como conseqüência de defeitos da absorção de bicarbonato na parte proximal do néfron, e as perdas indiretas, secundárias à incapacidade do túbulo distal de secretar H^+ para regenerar bicarbonato. As alterações mais importantes associadas à disfunção do túbulo proximal ou a espoliação do bicarbonato são a acidose tubular tipo II, os tratamentos com inibidores da anidrase carbônica e o hiperparatiroidismo.

Em alguns erros inatos do metabolismo ocorre superprodução de ácidos. Essa AMAB caracteriza-se por acidose metabólica com aumento de "anion-gap", tal como se observa na cetose hipoglicêmica, no *diabetes mellitus*, nas acidemias propiônica e metilmalônica e na acidose láctica. Nos recém-nascidos de baixo peso, diversos mecanismos levam à superprodução de ácidos após a ingestão de grande quantidade de proteínas do leite de vaca e após a ingestão de uma fórmula infantil comercial que contenha excesso de ácido potencial. Em 1959, Kildeberg mostrou estudos referentes à contribuição do catabolismo excessivo de proteínas ingeridas e de depósito de cálcio nos ossos como fatores que levam ao aumento anormal da produção de ácidos endógenos. A ingestão de cloreto de amônio em algumas dietas ou como droga e a oferta de cloridrato de lisina e arginina durante a alimentação parenteral também podem causar acidose metabólica.

A insuficiência renal pode provocar acidose acompanhada do aumento da concentração da uréia no sangue. Lactentes desnutridos que sofrem de episódios de diarréia prolongada podem apresentar acidose metabólica associada à alteração da bicarbonatúria e à diminuição da excreção renal de ácidos.

TAMPONAMENTO

Qualquer que seja a etiologia da acidose metabólica descompensada, sua principal caracte-

rística é a queda do pH e a diminuição tanto do bicarbonato como da pCO_2 plasmáticos. A queda do bicarbonato plasmático depende da intensidade da causa primária da AMAB, entretanto o grau da acidemia depende da integridade dos mecanismos compensatórios. Os sistemas-tampão intra e extracelulares constituem a primeira linha de defesa do equilíbrio ácido-básico, já que previnem as variações abruptas do pH.

Os mecanismos intracelulares de tamponamento começam a atuar simultaneamente com o tamponamento extracelular. Os principais mecanismos envolvidos são a difusão de H^+ até o interior das células, o refluxo de Na^+ e K^+ das células e o tamponamento pelo tecido ósseo. A quantidade de ácido tamponada no interior das células é maior que a tamponada no espaço extracelular.

COMPENSAÇÃO RESPIRATÓRIA

A acidemia estimula os centros respiratórios que elevam a ventilação e baixam a pCO_2. Se a pCO_2 não diminui paralelamente com a baixa da concentração de HCO_3^-, é sinal da presença de alterações respiratórias.

Quando a relação $paCO_2$ se aproxima dos valores normais, o pH volta a cifras normais. Em adultos, a compensação respiratória pode diminuir a pCO_2 até valores tão baixos como 10mmHg. Em lactentes e pré-escolares, a compensação respiratória faz descer a $paCO_2$ abaixo de 20-25mmHg somente em caso excepcional.

CORREÇÃO RENAL

O mecanismo defensivo final para a correção da acidose metabólica fica por conta do rim. A excreção urinária de ácido pode alcançar sua capacidade máxima em 3 a 5 dias, aumentando a excreção diária de ácido a valores 5 a 10 vezes superiores aos usuais.

MANIFESTAÇÕES CLÍNICAS

A sintomatologia da acidose está geralmente mascarada pelas alterações subjacentes. A hiperventilação persistente (respiração de Kussmaul), fadiga, palidez e vômitos são manifestações agudas da acidose metabólica. Ao contrário, na acidose metabólica crônica esses estão presentes. Outras manifestações de acidose avançada incluem alterações do estado de consciência, convulsões e hipertonia. Estes sintomas indicam um grau avançado de acidose.

A acidose crônica causa retardo de crescimento e desmineralização óssea com hipercalciúria.

A acidemia intensa (pH inferior a 7,20) induz a arritmias ventriculares, vasoconstrição pulmonar, depressão da contratilidade miocárdica, perda de capacidade de resposta às catecolaminas e alterações de todas as vias enzimáticas celulares.

O Quadro III-13 resume os principais dados laboratoriais etiológicos e diagnósticos no paciente com acidose metabólica.

ALCALOSE METABÓLICA

A alcalose metabólica é o resultado do acúmulo primário de HCO_3^- ou de perdas de ácidos (Quadro III-14).

O ganho de bicarbonato exógeno ou da base potencial é sempre iatrogênica e pouco freqüente em crianças. As causas mais freqüentes da alcalose em lactentes são a estenose hipertrófica do pi-

Quadro III-13 – Resumo dos principais exames na criança com acidose metabólica (AM).

Exame	Resultado	Interpretação
HCO_3^-	Baixo	Presença de acidose
pH	Baixo	AM descompensada ou parcialmente compensada
pCO_2	Baixo	Acidose com compensação respiratória
pO_2	Baixo	Hipoxia e acidose láctica provável
Cloro	Normal Aumentado	AM com AG aumentado AM com AG normal
Uréia e creatinina	Aumentados	Doença renal?
Glicemia	Aumentada Baixa	*Diabetes mellitus?* Erros inatos
Ácido láctico	Aumentado	Acidose láctica
pH urinário	Alto (acidose sistêmica) Baixo	Acidose tubular Excreção adequada
Cetonúria	Positiva	Cetoacidose diabética, intoxicação por salicilato
Glicosúria	Positiva	Cetoacidose diabética

Quadro III-14 – Causas da alcalose metabólica.

Causas	Mecanismos	Quadros clínicos
Ganho de HCO_3^-	Administração exógena Oxidação de sais orgânicos	Ingestão de bicarbonato Ingestão de lactato, citrato, acetato
Perda de ácidos	Perda de HCl Perda renal de H^+	Vômito (estenose pilórica) Depleção de potássio Tratamento com diuréticos

loro e a depleção de potássio associada à desnutrição e aos episódios de diarréia com desidratação. No primeiro caso, a alcalose deve-se aos vômitos recorrentes (com perda de ácido) e, no segundo, à perda renal de H^+ que ocorre na depleção de potássio. O balanço ácido-básico é alterado pela diminuição adicional da concentração plasmática de H^+ (por captação celular de H^+).

TAMPONAMENTO

O aumento da concentração plasmática de bicarbonato é causado pelo acúmulo de HCO_3^- ou pela perda de H^+. Esse excesso de bicarbonato é tamponado por ácidos conjugados pelos pares tampões, formando uma nova base conjugada, que aumenta tanto o bicarbonato plasmático como o pH sangüíneo.

MECANISMO DE COMPENSAÇÃO

A alcalemia que se produz induz hipoventilação compensatória que aumenta a $paCO_2$ em 6mmHg por cada 10mEq que aumenta o bicarbonato plasmático. Observações clínicas têm demonstrado que a hipoventilação compensatória pode aumentar a $paCO_2$ até o máximo de 55mmHg. Portanto, a resposta pulmonar à alcalose metabólica é muito limitada.

CORREÇÃO RENAL

Do ponto de vista teórico, a correção final da alcalose metabólica consiste na excreção urinária do excesso de bicarbonato. Esse processo requer sódio, potássio e cloro para acompanhar ou intercambiar-se por meio do HCO$_3^-$ no túbulo renal. Alguns déficits de eletrólitos limitam consideravelmente a capacidade do rim para fazer funcionar os mecanismos compensatórios.

Quando existe alcalose metabólica e depleção de eletrólitos, o rim pode adotar uma ou duas respostas alternativas:

1. Em situações nas quais existe déficit de volume e de cloro, a hipovolemia estimula o rim a manter o volume circulante à custa da correção da AMAB ("alteração sensível a sais ou cloro"). Nesse caso, o sódio é reabsorvido com o HCO$_3^-$ porque não existe cloro disponível; também, a urina será ácida porque o rim excreta H$^+$ que se intercambia por sódio (acidúria paradoxal).
2. A situação alternativa que se observa em casos de depleção de potássio denomina-se "alteração resistente à administração de soluções salinas ou ao cloro". Nesses casos, a alcalose metabólica mantém-se devido à secreção de ácido no túbulo distal estimulado pela aldosterona ou pela hipocalemia intensa (K menor que 2mEq/L).

MANIFESTAÇÕES CLÍNICAS

A sintomatologia é inespecífica e está associada à disfunção neurológica e distúrbios metabólicos; estes incluem hipocalemia (debilidade ou paralisia muscular, repercussões sobre a função cardíaca e renal, presença de onda U no ECG) e hipocalcemia (câimbras musculares, tremores, tetania, arritmias cardíacas, prolongamento do intervalo QT no ECG).

Pacientes alcalóticos, cuja função respiratória era normal antes da doença, podem apresentar depressão respiratória intensa e diminuição da oxigenação. As causas da alcalose metabólica podem ser divididas em três grupos:

1. Acidose devido à administração de quantidades excessivas de álcalis.
2. Acidose sensível à administração de soluções salinas ou cloro, como, por exemplo, a produzida devido às perdas gastrintestinais por vômitos, cloridorréia congênita, adenomas vilosos e tratamento com diuréticos.
3. Alcalose resistente à administração de soluções salinas ou cloro: aldosteronismo primário, síndrome de Bartter, síndrome de Cushing e hipocalemia.

ACIDOSE RESPIRATÓRIA

A acidose respiratória caracteriza-se pelo acúmulo primário de CO$_2$ causado por hipoventilação.

As causas da acidose respiratória podem atuar:
a) no sistema nervoso central ou por meio da depressão do centro respiratório;
b) no pulmão, por meio de enfermidades intrínsecas; e
c) nos músculos respiratórios e/ou na parede óssea do tórax.

Todas estas causas provocam hipoventilação e acúmulo de CO$_2$ no sangue.

TAMPONAMENTO

O aumento de CO$_2$ leva à produção de ácido carbônico, o qual é tamponado imediatamente por bases conjugadas produzindo HCO$_3^-$ e aumentando as quantidades de outros sistemas-tampão, tais como o proteinato. Assim, nessas circunstâncias, a produção da base tampão sangüínea total permanece constante.

COMPENSAÇÃO METABÓLICA

A compensação metabólica das alterações do metabolismo ácido-básico de origem respiratória se faz por meio do rim. A conseqüência da reabsorção de bicarbonato e de excreção de H$^+$ produz elevação secundária da concentração de bicarbonato no plasma. A compensação renal máxima ocorre vários dias após a hipoventilação. A compensação da acidose respiratória aguda não chega a exceder concentrações plasmáticas de bicarbonato no plasma ao redor de 30mEq/L; na acidose respiratória crônica, em troca, os níveis de bicarbonato no plasma podem chegar a 45mEq/L.

COMPENSAÇÃO RESPIRATÓRIA

A correção desse tipo de acidose é respiratória, mas só ocorre se o paciente estiver afetado por uma doença pulmonar ou por meio da ventilação assistida.

MANIFESTAÇÕES CLÍNICAS

A hipercapnia e a hipoxemia provocam vasodilatação cerebral acompanhada, às vezes, do aumento da pressão intracraniana e edema de papila.

Outros sintomas podem aparecer, como cefaléia, confusão (que pode ir da sonolência ao coma), manifestações neurológicas e cardiovasculares.

ALCALOSE RESPIRATÓRIA

A alcalose respiratória é o resultado do aumento primário da ventilação, com a conseqüente queda de pCO_2 plasmática e aumento do pH.

Entre as causas da alcalose respiratória estão todas as situações em que se produz estimulação do centro respiratório, por efeito do drogas (por exemplo, na intoxicação por salicilatos), a hipoxia devido à altura, algumas alterações localizadas no tórax, a febre, a sepses e a dor.

Como conseqüência na diminuição da pCO_2 plasmática, o bicarbonato reage com os ácidos fracos. A compensação é renal por meio da excreção de bicarbonato. A correção respiratória depende da possibilidade de diminuir a estimulação do centro respiratório.

MANIFESTAÇÕES CLÍNICAS

As manifestações clínicas dependem das alterações metabólicas, especialmente durante a fase aguda. A alcalose e a hipocalcemia (diminuição da concentração do cálcio ionizado) causam hiperexcitabilidade neuromuscular (parestesia, câimbras, tetania, convulsões). A vasoconstrição, devido à hipocapnia, causa alterações do estado de consciência.

ALTERAÇÕES DO EQUILÍBRIO ÁCIDO-BÁSICO MISTO

As alterações do equilíbrio ácido-básico misto são causadas por dois ou mais fatores etiológicos primários que ocorrem simultaneamente. Os componentes metabólicos e respiratórios são afetados por diferentes fatores no mesmo paciente.

Quando há suspeita de alteração mista, é imprescindível confirmação por meio do laboratório. É possível ocorrer uma grande variedade de associações entre alterações simples.

BIBLIOGRAFIA

BERLINER RW, KENNEDY Jr. TJ, ORLOFF J. Relationship between acidification of the urine and potassium metabolism. Effect of carbonic anhydrase inhibition on potassium excretion. Am J Med, 1951; 11:274.

CARRAZZA FR, GOPALAKRISHNA GS, SPEROTO G, NICHOLS BL. Net acid balance in infants with diarrhea and carbohydrate intolerance. In: Lebenthal E. (ed.) Chronic diarrhea in children. New York: Raven Press, 1984, p. 163.

COOKE RE, SEGAR WE, CHEEK DB, COVILLE FE, DARROW DC. The extrarenal correction of alkalosis associated with potassium deficiency. J Clin Invest, 1952; 31:798.

GENNARI FJ, KASSIRER JP. Respiratory alkalosis. In: Cohen JJ, Kassirer JP. (eds.). Acid/base. Boston: Little, Brown, 1982, p. 349.

HARRINGTON JT, COHEN JJ. Metabolic acidosis. In: Cohen JJ, Kassirer JP. (eds.). Acid/Base. Boston: Little, Brown, 1982, p. 121.

HARRINGTON JT, KASSIRER JP. Metabolic alkalosis. In: Cohen JJ, Kassirer JP. (eds.). Acid/Base. Boston: Little, Brown, 1982, p. 227.

HULTER HN, SEBASTIAN A, SIGALA JF. et al. Pathogenesis of renal hyperchloremic acidosis resulting from dietary potassium restriction in the dog. Role of aldosterone. Am J Physiol, 1980;238:F79.

JEHLE D, HARCHELROAD F. Bicarbonate. Emerg Med Clin North Am, 1986; 4:145.

KILDEBERG P, ENGEL K, WINTERS RW. Balance of net acid in growing infants. Acta Paediatr Sacand, 1969;58:321.

MADIAS NE, COHEN JJ. Repiratory acidosis. In: Cohen JJ, Kassirer JP. (eds.) Acid/Base. Boston: Little, Brown, 1982, p. 307.

MAHALANABIS D, WALLACE CK, KALLENS RJ, MONDAL A, PIERCE NF. Water and electrolyte losses due to cholera in infants and small children: a recovery balance study. Pediatrics, 1970;45:374.

MARCONDES E, CARRAZZA FR, RUIZ Jr G. et al. Desidratação. São Paulo: Sarvier, 1976, p.187.

MIZOCK BA, FALK JL. Lactic acidosis in critical ilness. Crit Care Med, 1992;20:80.

NARINS RG, EMMETT M. Simple and mixed acid-base disorders: a pratical approach. Medicine, 1980;59:161.

PITTS RF. Physiology of the Kidney and Body Fluids. Chicago: Year Book Med Publ, 1996, p.146.

SACK DA, RHOADS M, MOLLA A, MOLLA AM. Carbohydrate malabsorption in infants with rotavirus diarrhea. Am J Clin Nutr, 1982;36: 1112.

SAGY M, BARZILAY Z, BOICHIS H. The diagnosis and management of acid-base imbalance. Pediatr Emerg Care, 1988;4:259.

SPEROTTO G, CARRAZZA FR, MARCONDES E, ABDALLA RA. Renal excretion of acid in dehydrateds infants with acidosis (abstr.). J Pediatr, 1972;81:401.

VELÁSQUEZ-JONES L. Alteraciones hidroelectrolíticas y ácido-base. Acidosis metabólica. Bol Med Hosp Infant Mex, 1990;47:186.

WINTERS RW. Physiology of acid-base disorders. In: Winters RW (ed.).The Body Fluids in Pediatrics. Boston: Little, Brown, 1973, p. 46.

Capítulo 18

ÁGUA, ELETRÓLITOS E MINERAIS

FRANCISCO R. CARRAZZA
ARTUR FIGUEIREDO DELGADO

CONSIDERAÇÕES FISIOLÓGICAS

O corpo pode ser considerado como uma solução de eletrólitos distribuída nos compartimentos extra e intracelular. A composição típica de cada compartimento é mantida constante, graças a mecanismos homeostáticos que regulam a passagem de água e eletrólitos através das membranas celulares. Esta regulação depende dos gradientes osmótico e hidrostático e da atividade da membrana celular (bomba de sódio ativada pela Na-K-ATPase) que mantém a eletroneutralidade entre os dois compartimentos.

Caracteristicamente, a água extra e intracelular varia com o crescimento, mas suas concentrações eletrolíticas são mais ou menos constantes (Tabelas III-13 e III-14). Água e eletrólitos difundem-se através do epitélio vascular, estabelecendo o equilíbrio com maior concentração de cátions do lado vascular e maior concentração de ânions do lado intersticial, de acordo com o equilíbrio de Gibbs-Donnan (Tabela III-15).

As alterações normais da composição corporal durante o crescimento são: diminuição da água total e extracelular (Fig. III-5), diminuição do sódio e do cloro, aumento dos eletrólitos celulares (potássio, magnésio, fosfato, zinco, etc.) e aumento dos teores de cálcio, proteína e gordura (Tabela III-15).

Tabela III-14 – Conteúdos de água e eletrólitos comparativamente de lactente e de adulto (segundo Bergstrom).

Constituintes		Lactentes	Adultos
		(por kg de peso)	
Água total	mL	780	540
Água extracelular	mL	360	230
Água intracelular	mL	420	310
Sódio	mEq	75	50
Cloro	mEq	52	29
Potássio	mEq	43	48
Magnésio	mEq	15	27
Cálcio	mM	210	500
Fósforo	mM	170	320
Zinco	mM	0,3	0,43
Proteína	%	15	20
Gordura	%	25	30

Tabela III-13 – Comparação entre os compartimentos aquosos na criança durante o crescimento (porcentagem do peso corporal).

Compartimentos	Idades			
	15 dias (%)	3 anos (%)	10 anos (%)	20 anos (%)
Água total	75	65	62	60
Água extracelular	40	27	23	20
Água intracelular	35	38	39	40

Tabela III-15 – Composição eletrolítica dos fluidos corporais.

Eletrólitos	Plasma (mEq/L)	Líquido intersticial (mEq/L)	Compartimento intracelular (músculo) (mEq/kg)
Cátions			
Na^+	142	144	±10
K^+	4	4	155
Ca^{++}	5	2,5	3
Mg^{++}	2	1,5	30
Total	153	152	198
Ânions			
Cl^-	104	114	±2
HCO_3^-	27	30	±8
$HPO_4^=$	2	2	100
SO_4	1	1	20
Ácidos orgânicos	6	5	–
Proteínas	13	0	60
Total	153	152	190

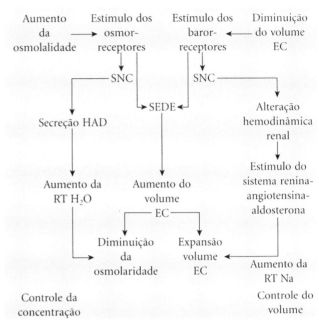

Figura III-6 – Controle da concentração e do volume do compartimento extracelular (EC) do organismo. RT = reabsorção tubular; SNC = sistema nervoso central; HAD = hormônio antidiurético.

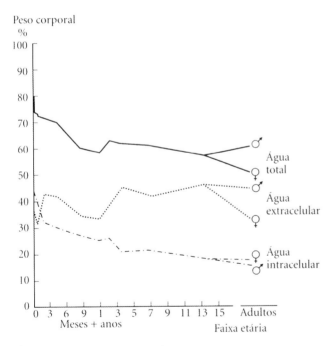

Figura III-5 – Representação dos compartimentos aquosos em relação ao peso corporal durante o crescimento.

REGULAÇÃO DOS COMPARTIMENTOS EXTRA E INTRACELULAR

Vários mecanismos integrados regulam o volume e a tonicidade do extracelular, conforme demonstrado na Figura III-6. A regulação do volume é efetuada por meio da conservação renal de sódio (pelo aumento da sua reabsorção tubular ativa), condicionada pela ação do sistema renina-angiotensina-aldosterona. A regulação da osmolaridade inicia-se pela captação de variações da pressão osmótica por receptores osmóticos na região da carótida interna. A seguir, centros integrativos do hipotálamo são acionados e estimula-se a secreção do hormônio antidiurético (HAD) pela hipófise posterior. O HAD age nas porções distais do néfron, aumentando a permeabilidade à água e, conseqüentemente, uma maior retenção de água pelo rim. A osmolaridade do extracelular influencia a expansão e o volume do intracelular através do equilíbrio osmóstico entre os dois compartimentos.

SÓDIO

O sódio é o principal cátion do compartimento extracelular, cuja concentração determina seu volume e osmolaridade. No plasma, admite-se como variação normal a concentração de 135 a 145mEq/L. O conteúdo corporal de sódio é cerca de 50mEq/kg de peso corporal. Deste total, 70% é livremente permutável e ao redor de 40% está depositado no osso. Há pouco sódio dentro das células, menos do que 3% do total, cuja concentração não excede 10mEq/L. Em situações de acidose, o sódio é rapidamente mobilizado das células e do osso.

A regulação do balanço de sódio é efetuada principalmente pelo rim, por meio da ação da aldosterona. Para a regulação do Na total, receptores de volume EC desencadeiam ações diretas e integram-se com fatores indiretos com finalidade de homeostasia renal (fator natriurético, renina-angiotensina-aldosterona, prostaglandinas).

O sódio é excretado na urina em quantidades diárias variáveis de 1 a 150mEq, dependendo da ingestão e do sódio corporal total. Nas fezes normais, excretam-se quantidades diárias de menos de 1mEq a mais de 10mEq. Uma outra via importante de excreção de sódio é através da sudorese e da descamação da pele, variando de 15 a 70mEq/L de suor.

Funções

O sódio é responsável pela regulação do volume e tonicidade do compartimento extracelular. Seu bombeamento contínuo para fora da célula cria uma distribuição iônica ao longo da membrana celular e condiciona propriedades elétricas na célula, responsáveis pela excitabilidade neuromuscular e pela condução de impulsos nervosos.

Necessidades e fontes dietéticas

As necessidades basais de sódio são ao redor de 2 a 3mEq/100kcal metabolizadas (1 a 2mEq/kg/dia). Esta quantidade é facilmente ultrapassada pelas dietas habituais ou fórmulas. O leite humano fornece ingestões médias de 1mEq/kg/dia, enquanto o leite de vaca, mais de 3mEq/kg/dia. Carnes e peixes são fontes adequadas de sódio, enquanto vegetais e grãos são pobres. O cloreto de sódio é utilizado como condimento e preservativo de alimentos. Baixas ingestões de sódio levam a situações de hiperaldosteronismo, o que pode condicionar deficiência de potássio. Altas ingestões não são recomendadas devido à provável relação entre alta ingestão de sal e hipertensão arterial na idade adulta.

Distúrbios

Deficiência primária (causas dietéticas) de sódio não existe na prática. A maioria dos distúrbios de sódio é ocasionada por perdas e/ou por ganhos agudos. Têm sido descritas perdas agudas renais (diabetes, hiperaldosteronismo, diuréticos, alcoolismo), intestinais (diarréia, vômitos, fístulas, etc.) e sudorese profusa, envolvendo risco de vida.

Determinação laboratorial do sódio

Uma amostra adequada de sangue deve ser obtida para a dosagem laboratorial do sódio. Sangue capilar, venoso ou arterial pode ser utilizado; no último caso, aproveita-se para a determinação de gases arteriais. Soro ou plasma fornece as mesmas condições, quer se utilize fotometria de chama, quer eletrodos seletivos (2% mais elevado).

Possíveis causas de erros de dosagens incluem: pseudo-hiponatremia (artificial) que ocorre nas hiperlipidemias e hiperproteinemias, apesar do sódio corporal total normal. Na fotometria de chama, o sódio é medido sempre em relação a um volume constante e a fração lipídica desloca o sódio e a água na amostra, acarretando uma medida baixa de sódio. Eletrodos seletivos não sofrem influência desses artefatos. O mesmo raciocínio presta-se para explicar a baixa concentração de sódio nos casos de hiperproteinemia. Uma evidência da concentração diminuída de sódio artificialmente é a osmolaridade normal.

Síndromes hiponatrêmicas

Hiponatremia é definida como uma concentração plasmática de sódio menor do que 130mEq/L. Para adultos e crianças maiores, o limite inferior de 135mEq/L pode ser adotado.

Além da hiponatremia artificial ou da pseudo-hiponatremia, existem: a) hiponatremia dilucional (sódio corporal total aumentado com hipervolemia e com hipervolemia/edema); b) hiponatremia por deficiência de sódio (sódio corporal total diminuído e hipovolemia); e c) hiponatremia de depósito (seqüestração do sódio).

As causas da hiponatremia dilucional estão listadas no Quadro III-15. A hiponatremia dilucional pode ser diferenciada da deficiência de sódio pela presença do edema. O excesso de água nunca é encontrado como resultado de ingestão aumentada de água, mesmo na ingestão compulsiva de

Quadro III-15 – Causas de hiponatremia dilucional.

Insuficiência cardíaca congestiva	Ingestão compulsiva de água
Cirrose hepática com ascite	Administração de fluidos hipotônicos
Síndrome nefrótica	Síndrome de secreção
Desnutrição protéica	inadequada de HAD
Síndromes de má absorção	

água. Nas situações hipertônicas, o HAD é secretado para uma maior reabsorção de água. Às vezes, o HAD é inibido devido à diluição plasmática. Se o HAD é secretado inadequadamente (osmolaridade plasmática inferior a 280mOsm/kg), a síndrome de secreção inadequada de HAD (SIHAD) pode estar presente. Os seguintes sintomas são importantes: hiposmolaridade sérica, excreção urinária elevada de sódio, hiperosmolaridade da urina, melhora da diluição após restrição hídrica. O Quadro III-16 mostra as principais causas de SIHAD.

A hiponatremia por deficiência de sódio pode ocorrer por perdas renais e extra-renais. O sódio pode ser perdido através do trato gastrintestinal (secreção nasogástrica de longa duração, vômitos, diarréia secretora, ileostomia, fístulas, adenoma)

Quadro III-16 – Causas de secreção inadequada do hormônio antidiurético (SIHAD).

Conseqüente à "hipovolemia regional"
- Asma
- Pneumotórax
- Pressão de ventilação positiva
- Insuficiência cardíaca direita
- Pneumonias bacterianas, virais
- Poliomielite

Ausência de estímulos osmolar e de volume
- Distúrbios do SNC
- Hipotiroidismo
- Estresse cirúrgico ou anestésico
- Dor intensa, medo, etc.
- Uso de drogas (barbitúrico, morfina)

Secreção ectópica de HAD
- Carcinomas, linfossarcoma, adenossarcoma
- Tuberculose
- Abscesso pulmonar

ou através da pele (exposição prolongada ao calor, sudorese intensa). As maiores causas de perda de sódio pela urina são: utilização de diuréticos, glicosúrias, hipercalciúrias, doenças renais crônicas, acidose tubular renal, rim policístico, etc.).

A Tabela III-16 apresenta as possibilidades diagnósticas das hiponatremias, levando-se em conta as combinações de alguns exames laboratoriais com certos achados clínicos.

Síndromes hipernatrêmicas

Hipernatremia é definida por uma concentração de sódio plasmático superior a 150mEq/L. Pode ser devido a um déficit de água ou a um excesso de sódio, sem capacidade de excreção. A última eventualidade é rara, ocorrendo sempre devido a ingestões altas (intoxicações) de sódio. O déficit de água resulta de perdas aumentadas de água ou de inadequada ingestão. A hipernatremia da desidratação por diarréia é explicada pela "perda resultante" de mais de 5% de um fluido diluído em sódio (ou de ganho com alto conteúdo de sódio).

O Quadro III-17 mostra as etiologias mais comuns da hipernatremia e a Tabela III-17, as condições clínicas e laboratoriais para o diagnóstico diferencial das hipernatremias.

POTÁSSIO

O potássio é o principal cátion intracelular do organismo. Seu conteúdo total em um adulto de

Tabela III-16 – Diagnóstico diferencial de hiponatremia.

Sódio corporal total	Nitrogênio uréico	Hematócrito	Sódio urinário (mEq/L)	Osmolaridade urinária (mOsm/L)
Diminuído (hipovolemia)				
Extra-renal	↑↑	↑↑	< 10	Hipertônica
Renal	↑	N ou ↑	> 20	Variável
Normal				
Secreção inadequada de HDA	< 10	N ou ↓	> 20	Hipertônica
Intoxicação aquosa	N ou ↓	N ou ↓	Variável	< 100
Elevado (edema)				
Cirrose, ICC, nefrose	↑ N ↓	N	< 10	Hipertônica
Insuficiência renal	↑↑	N ou ↓	> 20	Isostenúrica

Quadro III-17 – Causas de hipernatremia.

Sódio corporal total baixo	Sódio corporal total normal
Perda de fluidos hipotônicos	Perda de fluidos diluídos
Intestinal	Renal
Sudorese profusa	Deficiência de HAD
Respiração insensível	Diabetes nefrogênico
Renal (diurese osmótica)	Sódio corporal total elevado
	Ingestão de bicarbonato de
	Na e NaCl
	Insuficiência adrenal

70kg é cerca de 3.500mEq ou 50mEq/kg. Noventa e oito por cento se encontram dentro das células, e 2%, no espaço extracelular. Aproximadamente dois terços do conteúdo total estão nos músculos, cuja concentração é de 150mEq/L de água. A concentração plasmática normal de potássio varia de 3,5 a 5mEq/L. Esse enorme gradiente entre os dois compartimentos é de fundamental importância para a função neuromuscular. Além disso, regula o volume e a tonicidade intracelular, onde sua concentração intracelular é mantida à custa de um mecanismo bastante complexo (bomba de Na-K ativada pela enzima Na-K-ATPase). Regula o pH intracelular, é essencial à síntese protéica e do DNA, além de modular o crescimento celular.

A regulação do potássio corporal é feita, inicialmente, por meio da redistribuição do K entre os espaços EC e IC, para depois a regulação final ser efetuada por mecanismos renais, mediada por hormônios.

Fontes e necessidades diárias

Todos os alimentos de origem vegetal ou animal são boas fontes de potássio. Por isso, a deficiência dietética de potássio é rara. Sua depleção tem sido relatada associada à desnutrição primária. De um modo geral, ocorre deficiência de potássio, na prática, agudamente, conseqüente às perdas renais (diabetes, hiperaldosteronismo), gastrintestinais (diarréia, vômitos) e por perdas cutâneas.

Nos primeiros anos de vida, as necessidades diárias de K são ao redor de 2mEq/100kcal metabolizadas (1mEq/kg/dia). Levando-se em conta as perdas obrigatórias de K e a absorção intestinal, recomenda-se uma ingestão de 6 a 8mEq/kg.

Distúrbios do potássio

Concentrações menores do que 3,5mEq/L de potássio no plasma são indicativas de depleção. Se menores do que 2,5mEq/L, uma deficiência grave de potássio deve estar presente. Tendo-se diagnosticada a hipocalemia, há necessidade de se medir a excreção deste íon na urina. Quando a excreção for maior do que 10mEq/L, a hipocalemia é causada por problemas renais; se menor do que 10mEq/L, as causas são extra-renais. A avaliação do distúrbio ácido-básico associado é de grande utilidade.

As principais causas de hipocalemia estão listadas no Quadro III-18.

Concentrações elevadas de potássio plasmático (superior a 5,5mEq/L) são sugestivas de hiper-

Quadro III-18 – Causas de hipocalemia.

Oferta inadequada
Anorexia, pobreza
Alcoolismo
Solução parenteral sem K
Perdas gastrintestinais
Vômitos, diarréia
Má absorção
Fístulas, drenagens gastrintestinais
Perdas renais
Hiperaldosteronismo
Primário, hiperplasia adrenal
Síndrome de Bartter
Alterações renais
Acidose tubular renal, síndrome de Fanconi
Uso de diuréticos
Síndrome adrenogenital
Alcalose

Tabela III-17 – Diagnóstico diferencial das hipernatremias.

Sódio corporal total	Nitrogênio uréico	Sódio urinário (mEq/L)	Osmolaridade urinária	Hematócrito
Baixo (hipovolemia)				
Extra-renal	↑	<10	Hipertônica	↑
Renal	↑	>20	Iso/hipotônica	↑
Normal				
Diabetes insipidus	↑	>20	Variável, hipotônica	↑
Elevado (hipervolemia)				
Iatrogênico	N ou ↑	>>20	Variável	N ou ↓

calemia. Inicialmente, é importante afastar falsas hipercalemias, devido à hemólise e à liberação de potássio muscular na hora da colheita da amostra. O Quadro III-19 apresenta as causas mais comuns de hipercalemias. Em crianças, a causa mais freqüente é a insuficiência renal aguda e o hipoaldosteronismo. Lembrar que sangue estocado possui alta concentração de potássio. Outra causa que deve ser sempre lembrada é nas associações com acidose, por causa do mecanismo de fluxo de potássio para fora da célula.

CLORO

O cloro é o ânion de maior concentração no compartimento extracelular. Seu intervalo de referência normal no plasma é de 98 a 106mEq/L. Sua principal função é ser o componente do cloreto de sódio, regulando o volume e a tonicidade extracelular. O conteúdo total de cloro em lactentes é ao redor de 52mEq/kg. O cloro é um importante componente do suco gástrico, no qual sua concentração é superior a 120mEq/L.

O mecanismo de regulação do cloro no organismo é o mesmo que controla o sódio. A reabsorção tubular de cloro é quase completa (cerca de 1% é excretado na urina), dependendo das condições do organismo.

As necessidades basais diárias de cloro é de 2 a 3mEq/100kcal metabolizadas (1 a 2mEq/kg/dia).

Distúrbios de cloro

Hipocloremia isolada é sempre conseqüente à alcalose metabólica. Esta pode ser devido a ganhos de base ou perdas de ácido. Freqüentemente

está associada à conservação renal de sódio e potássio, obrigando a secreção de H^+ e K^+. As causas de hipocloremia associada à alcalose metabólica estão listadas no Quadro III-20. Quando a excreção urinária de cloro é menor do que 10mEq/L, afasta-se uma causa renal e aventa-se a posssibilidade de deficiência de Cl ou perdas intestinais ou cutâneas. Caso a excreção seja superior a 10mEq/L, a hipocloremia é devido a problemas renais influenciados por um defeito tubular ou a um distúrbio endócrino/metabólico.

Hipocloremias são confirmadas com concentrações plasmáticas maiores do que 110mEq/L. Podem ocorrer de forma isolada em caso de acidose tubular renal, cuja elevação é conseqüente à diminuição do bicarbonato plasmático (Quadro III-21).

CÁLCIO

O cálcio é o cátion mais abundante do organismo, constituindo cerca de 2% do peso de um

Quadro III-20 – Causas de hipocloremia à alcalose metabólica.

Sensível ao NaCl (Cl urinário inferior a 80mEq/L)	Resistente ao NaCl (Cl urinário superior a 20mEq/L)
Perdas gastrintestinais	Hiperaldosteronismo
Vômitos	Síndrome de Cushing
Diuréticos	Síndrome de Bartter
Mucoviscidose	Depleção de potássio
Diarréia perdedora de cloro	Alta atividade mineralocorticóide
Não classificáveis	
Transfusão sangüínea	
Administração alcalinizante	
Síndrome leite-álcali	
Hipercalcemia não devido ao paratormônio	

Quadro III-19 – Causas de hipercalemia.

Oferta excessiva	Alteração de fluxo transcelular
Oral	Acidose
EV	Destruição celular
Sangue hemolisado	Sangramento gastrintestinal
Excreção diminuída	Paralisia periódica familiar
Insuficiência renal aguda e crônica	Drogas (digitálico)
Transplante renal	Pseudo-hipercalemia
Hipoaldosteronismo	Hemólise
Doença de Addison	Erro laboratorial
Lúpus	Venopuntura
Anemia falciforme	Leucocitose
Uropatia obstrutiva	Trombocitose
Amiloidose	Alterações dos eritrócitos

Quadro III-21 – Causas de hipercloremia.

Condições cujo AG é baixo	Perda gastrintestinal de bicarbonato
Hipoalbuminemia	Diarréia
Intoxicação por brometos	Secreção pancreática e biliar
Acidose metabólica com AG normal	Ingestão de colestiramina
Perda renal de bicarbonato	Ingestão de $MgCl_2$
Acidose tubular renal	Miscelânea
Hipoaldosteronismo	Acidose dilucional
Hiperparatiroidismo	Ingestão de enxofre e cloro
Inibidores da anidrase carbônica	Acidose associada à nutrição parenteral
	Compensação da alcalose respiratória

AG = "anion gap".

adulto. Essa quantidade equivale a 1.300g de cálcio, dos quais 99% se localizam no esqueleto e o 1% restante se distribui no compartimento extracelular e dentro das células dos tecidos moles, em que participa de inúmeros processos metabólicos (Tabela III-18).

No osso, o cálcio está depositado sob a forma de cristais de hidroxiapatita na matriz protéica. Elevada vascularização desta matriz facilita o depósito e a reabsorção de cálcio do osso, de acordo com as necessidades do organismo.

Na circulação, 40 a 45% do cálcio está ligado a proteínas plasmáticas (albumina), 5 a 10%, complexada a fosfatos e citratos e o restante, 40 a 50%, sob a forma livre ionizada. Essa é a fração fisiologicamente ativa e está envolvida na regulação corporal, na osteogênese e na osteólise.

A concentração sérica ou plasmática normal de cálcio em crianças varia de 8 a 11mg/dL. Para cada alteração de 1g/dL das proteínas séricas, há necessidade de se corrigir a concentração de cálcio de 0,8mg/dL. O cálcio ionizado varia de 4 a 5mg/dL. Alterações do equilíbrio ácido-básico influenciam a relação do cálcio ionizável com o cálcio ligado às proteínas. A acidemia tende a aumentar a fração ionizada do cálcio.

A ingestão de cálcio em lactente menor do que 1 ano de idade é ao redor de 60mg/kg/dia. Para as demais idades, o Comitê da FAO/OMS recomenda ingestão diária de 400 a 500mg. A absorção de 30 a 40% do cálcio da dieta faz-se por um processo ativo no intestino delgado, principalmente no duodeno, com participação da vitamina D. A excreção urinária de cálcio depende das necessidades corporais. A reabsorção tubular proximal é ao redor de 60% e predominantemente passiva no contornado e ativa no reto proximal. Na alça ascendente de Henle são reabsorvidos 20%, cuja reabsorção na sua parte cortical e no túbulo distal é dependente do paratormônio (PTH) e da vitamina D.

A regulação do metabolismo do cálcio está apresentada na Figura III-7, na qual se resume o controle hormonal. Quando há diminuição do Ca++

plasmático, a secreção do PTH é estimulada. Sua ação sobre a 1-alfa-hidroxilase estimula a formação de 1,25-DHCC (diidroxicolecalciferol), que é o metabólico ativo da vitamina D. Agindo sinergicamente no osso com o PTH, no intestino e no rim, aumentará a reabsorção de cálcio, fazendo com que haja elevação do nível extracelular de cálcio. A vitamina D é fornecida por meio da dieta de alimentos fortificados ou produzida na pele por ação de raio ultravioleta sobre o 7-diidrocolesterol.

A homeostasia do cálcio resulta da ação integrada entre o paratormônio, os metabólitos da vitamina D e a calcitonina. A calcitonina é produzida na tiróide e influenciada pela elevação dos níveis de cálcio, epinefrina, glucagon e gastrina. Sua ação é inibir a atividade osteoclástica do osso, diminuindo a liberação de cálcio do osso.

Funções

A maior parte do cálcio (99%) tem a função de sustentação do corpo, além de manter os ossos e os dentes mineralizados. O restante 1% regula a condução dos impulsos neuromusculares por meio da liberação de neurotransmissores das junções sinápticas, modula os batimentos cardíacos, é essencial para a atividade de certas enzimas como ATP e AMP-cíclico, atua na coagulação sangüínea e no transporte das membranas celulares.

Fontes alimentares

São excelentes fontes de cálcio o leite e seus derivados. Outros alimentos com quantidades adequadas de cálcio são ovos, feijão, marisco, sardinha, amendoim, castanhas e vegetais de folhas verde-escuras como o espinafre.

Tabela III-18 – Distribuição do cálcio em um adulto.

Local	Conteúdo (g)	Porcentagem
Esqueleto	1.300	98,9
Tecidos moles	7	0,5
Dentes	7	0,5
Extracelular	1,05	0,1

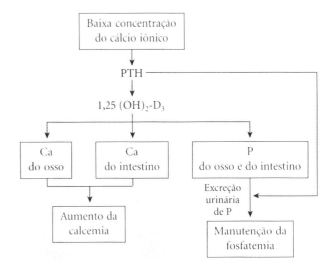

Figura III-7 – Homeostasia da calcemia.

Mesmo com baixas ingestões de cálcio, sua deficiência é infreqüente devido à grande capacidade de adaptação do intestino, aumentando a absorção intestinal de cálcio em até 75%. A absorção aumenta na presença de lactose, em meio ácido, na presença de certos aminoácidos; a absorção diminui na presença de gorduras, ácidos graxos, filatos, oxalatos e em meio alcalino.

Métodos para a determinação do cálcio

A dosagem do cálcio total é efetuada em soro ou em plasma, colhidos em jejum. O método de espectroscopia de massa é o de referência. O método de espectroscopia de absorção atômica é um método com precisão mais do que adequada (2%). Métodos colorimétricos sempre foram utilizados com bastante freqüência: receberam contínuas modificações e adaptações a novos sistemas, analisadores e procedimentos diretos para abreviar os métodos utilizados. Técnicas gasométrica, nefelométrica, EDTA, fotometria de chama, palarografia, espectroscopia por emissão de raios X são atualmente empregadas.

A técnica de medida do cálcio ionizado é particular e fisiologicamente importante. O método atualmente aceitável para essa determinação baseia-se na utilização de eletrodos seletivos de cálcio. A precisão é ao redor de 2%.

Distúrbios do cálcio

Considera-se hipocalcemia quando a concentração de cálcio plasmático ou sérico for inferior a 8mg/dL. O Quadro III-22 lista as principais causas de hipocalcemia. Hipoparatiroidismo é causa

Quadro III-22 – Causas de hipocalcemia.

Hipoparatiroidismo	Distúrbios gastrintestinais
Primário	Má absorção
Pós-cirúrgico	Pancreatite
Auto-imune	Deficiência de vitamina D
Familiar	Doenças renais
Metástases	Insuficiências aguda e crônica
Doenças congênitas	Acidose tubular renal
Síndrome de Di George	Neonatais
Hipoparatiroidismo	Precoce
materno	Tardia
Pseudo-hipoparatiroidismo	Miscelânea
Hiperfosfatemia	Deficiência de Mg
Drogas	Nutrição parenteral prolongada
Fosfato	Alcalose respiratória
Magnésio	
Anticonvulsivantes	
EDTA	
Furosemida	

rara de deficiência de cálcio. Ocorre secundariamente à cirurgia das tiróides, após irradiação local ou idiopática (auto-imune). Pseudo-hipoparatiroidismo caracteriza-se por falta de resposta dos órgãos-alvos ao PTH. Além da hipocalcemia, existem hiperfosfatemia e altos níveis de PTH. Os pacientes que possuem baixa estatura, face arredondada, braquicefalia, curto segmento cervical, hipoplasia do quarto e quinto metacarpianos apresentam, caracteristicamente, baixa excreção do AMP-cíclico. A deficiência de vitamina D é uma condição bastante comum de hipocalcemia em crianças, principalmente naquelas com deficiente exposição ao sol. O raquitismo na criança e a osteomalacia no adulto ocorrem mais comumente em pessoas do sexo masculino e durante os meses frios. O raquitismo caracteriza-se por alterações ósseas e por manifestações de hiperexcitabilidade neuromuscular. Craniotabes ocorre no lactente de pouca idade; bossa frontal ou fronte olímpica, rosário raquítico e sulco de Harrison (cintura diafragmática) ocorrem entre o quarto e o décimo meses de vida; deformidade de membros inferiores, após o primeiro ano. Fraturas, fraqueza muscular e sinais de tetania podem ocorrer em diferentes idades, dependendo da intensidade do raquitismo. As alterações radiográficas incluem imagem em taça e alargamento das metáfises dos ossos longos, desmineralização, espessamento do periósteo e aspecto de alargamento articular. Hipofosfatemia e aumento da atividade da fosfatase alcalina e excreção baixa de cálcio e elevada de fósforo também fazem parte do quadro laboratorial. Na insuficiência renal também pode haver hipocalcemia por deficiência de produção do 1,25-DHCC. Na necrose tubular aguda, a hipocalcemia pode resultar de excreção urinária aumentada de cálcio. Hipocalcemia neonatal costuma ser precoce ou tardia. A precoce, que aparece nos primeiros dois ou três dias de vida, é comum no pré-termo de baixo peso, no RN de mãe diabética e em RN asfixiados ao nascer. A tardia ocorre após a primeira semana e até os 21 dias de vida, secundária à ingestão excessiva de fosfatos e hiperfosfatemia (alta concentração de fosfato no leite e fórmulas). Hipomagnesemia condiciona hipocalcemia devido à baixa secreção de PTH.

A hipercalcemia pode ser definida quando a concentração sérica ou plasmática de cálcio é maior que 11mg/dL. O Quadro III-23 mostra as principais etiologias de hipercalcemia.

Quadro III-23 – Causas de hipercalcemia.

Causas endócrinas	Causas renais
Hiperparatiroidismo primário, familiar, secundário	Insuficiências aguda e crônica
	Pós-transplante
Hipertiroidismo	Condições neonatais
Insuficiência adrenal	Fisiológicas
Acromegalia	Idiopáticas
Doenças granulomatosas	Síndrome de Williams
Sarcoidose	Necrose subcutânea
Tuberculose	Miscelânea
Histoplasmose	Imobilização
Coccidioidomicose	Nutrição parenteral prolongada
Drogas	
Hipervitaminoses A e D	
Diuréticos	
Ingestão de cálcio	
Síndrome do leite-álcali	

A causa mais freqüente é o hiperparatiroidismo primário causado por adenoma em 80% dos casos e hiperplasia e carcinoma da paratiróides. Hiperparatiroidismo causa hiperfosfatúria, hipofosfatemia, hipercalcemia e aumento do cálcio ionizado, qualquer que seja a causa.

Em certas doenças malignas há produção ectópica do PTH, secreção de prostaglandinas e liberação de fatores ativadores da função osteoclástica causando hipercalcemia.

Doenças granulomatosas podem causar hipercalcemia por hipersensibilidade do intestino à vitamina D ou formação extra-renal de 1,25-DHCC.

Diuréticos podem condicionar hipercalcemia por indução de reabsorção tubular aumentada de cálcio.

FÓSFORO

O fósforo é o segundo mineral mais abundante do organismo. Representa pouco mais do que 1% do peso de um adulto e 30% dos minerais totais do corpo. Dessa quantidade, 80 a 85% do fósforo total constitui parte da estrutura óssea, depositado sob a forma de cristais de fosfato de cálcio insolúvel (apatita). Os restantes 15 a 20% do total representam a fração metabolicamente ativa, distribuídos nas células dos tecidos moles e espaço extracelular. O fosfato desta fração encontra-se complexado como fosfolipídeos, fosfoproteínas e fosfocarboidratos. A concentração normal de fósforo no plasma varia com a idade. Em adultos, vai de 3 a 4,5mg/dL e em crianças varia de 4 a 7mg/dL. Recém-nascidos e lactentes apresentam concentrações plasmáticas mais elevadas. Fatores dietéticos e trocas entre os diferentes compartimentos promovem variações cíclicas diárias. Certos hormônios, como glucagon, insulina, epinefrina e condições de alcalose, alteram a concentração do extracelular porque condicionam a entrada do fosfato para dentro da célula.

Funções

O fósforo participa nos processos fisiológicos e metabólicos do organismo como moléculas de fosfato e não como fósforo. Por isso, as duas palavras serão usadas como sinônimos. No plasma, 50% do fosfato está sob a forma iônica, 35% complexada e 15% ligado às proteínas.

Além do papel estrutural de sustentação do organismo, o fósforo participa em numerosos processos metabólicos. É um componente essencial dos ácidos nucléicos, dos fosfolipídeos que formam as membranas celulares, além de participar de várias enzimas. Atua nos processos de fosforilação e está relacionado ao armanezamento a ao transporte de energia (ATP). É o principal tampão urinário de excreção ácida. Faz parte do composto 2,3-difosfoglicerato (2,3-DPG) que regula a afinidade do oxigênio na hemoglobina.

Fontes alimentares e necessidades diárias

De um modo geral, as boas fontes de proteínas são excelentes fontes de fósforo. Os principais alimentos com alto conteúdo de fósforo são carnes, aves, ovos e peixes, cujo conteúdo de fosfato orgânico é 15 a 20 vezes maior do que o do cálcio. Ovos, grãos e feijão apresentam Ca:P = 0,5. Leite e seus derivados, legumes e sementes apresentam bom conteúdo de fósforo, assim como cereais e grãos. Estes últimos, conforme o conteúdo de fitatos, podem prejudicar a absorção de cálcio, ferro, zinco e cobre.

As dietas habituais fornecem quantidades adequadas. Para o lactente, recomenda-se ingestão de 350mg/dia, e para a criança maior, 800mg/dia. A relação Ca:P para lactentes deve ser superior a 1.

Quase todo o fosfato da dieta é absorvido no intestino (acima de 70%). Facilitam a absorção de PO_4 a vitamina D, as baixas concentrações luminais de PO_4 e suas formas inorgânicas. Interferem com a absorção de fosfato formas orgânicas (éster que reage com o Ca da dieta formando sais insolúveis), ácidos graxos, ferro, magnésio e alumínio.

O metabolismo de P é regulado pela integração das vias metabólicas da vitamina D com o PTH. A excreção urinária de P inorgânico depende da absorção intestinal. No filtrado glomerular, o fosfato existe nas formas HPO_4/H_2PO_4 na relação 4:1. A reabsorção tubular de fosfato (RTP) é muito eficiente, acima de 85%, e depende de certos fatores; aumentam a RTP o hormônio de crescimento e os corticóides; o hormônio tiroideano, os estrógenos e o PTH diminuem a reabsorção tubular. A reabsorção tubular de PO_4 em termos percentuais pode ser calculada pela fórmula:

$$RTP\% = 1 - \frac{PO_4u \times creat.pl}{creat.u \times PO_4pl} \times 100$$

onde:
u = urinária
pl = plasmática

que fornece importantes informações. Por exemplo, RTP inferior a 80% significa defeito de reabsorção tubular, seja isolado (hipofosfatemia familiar), seja associado (síndrome de Fanconi) ou pela ação do PTH (ação fosfatúrica).

Distúrbios do fosfato

Como o fósforo está presente em quase todos os alimentos, na prática é muito rara a deficiência dietética de fósforo. Depleção de fosfato e hipofosfatemia são sempre conseqüentes à falta de ingestão ou perdas aumentadas pelo rim ou pelo trato gastrintestinal. Suas principais causas são: uso excessivo de antiácidos, baixa administração de fósforo em pacientes recebendo nutrição parenteral total, hiperparatiroidismo, raquitismo carencial e hipofosfatêmico familiar, síndromes de Fanconi e de Albright, desnutrição protéica e síndromes de má absorção.

Hipofosfatemia leve não causa transtornos clínicos e bioquímicos importantes. Os sintomas são semelhantes aos que ocorrem nas encefalopatias metabólicas com confusão mental, delírio e convulsões. Em deficiências mais graves há fraqueza muscular, rarefações ósseas (raquitismo), fraturas, alterações hematológicas (desvio da curva de dissociação da oxi-hemoglobina para a esquerda), hemólise, diminuição da atividade fagocitária dos granulócitos.

As principais causas e os mecanismos de hipo e hiperfosfatemias estão listados nos Quadros III-24 e III-25.

Quadro III-24 – Mecanismos de hipofosfatemia.

Diminuição da oferta
  Dietas com baixo conteúdo de P
  Nutrição parenteral prolongada, administração de solução sem PO_4
  Uso de antiácidos

Distribuição anormal
  Administração de glicose, frutose, insulina
  Alcalose respiratória e metabólica

Aumento da excreção renal
  Acidose
  Hiperparatiroidismo
  Defeitos tubulares
    (hipofosfatemia familiar, síndrome de Fanconi)

Distúrbios do metabolismo da vitamina D
  Deficiência (raquitismo carencial)
  Dependência (raquitismo pseudodeficiente)
  Resistência (raquitismos renais)

Quadro III-25 – Causas de hiperfosfatemia.

Diminuição do ritmo de filtração glomerular
  Insuficiências renais aguda e crônica

Sobrecarga de fosfatos
  Enteral: ingestão, intoxicação pela vitamina D, enemas
  Parenteral: sangue estocado, solução NPP, alta concentração
  Distribuição anormal: acidoses respiratória, láctica e diabética, isquemia tecidual
  Destruição celular: terapia de neoplasias, hiperpirexia maligna, hemólise, etc.

Aumento do T_m de fosfato/RFG
  Hipoparatiroidismo
  Pseudo-hipoparatiroidismo
  Hipertiroidismo
  Acromegalia
  Pós-menopausa

Miscelânea
  Deficiência de Mg
  Calcinose tumoral
  Contração de volume
  Hiperfosfatemia familiar
  Hiperostose cortical

MAGNÉSIO

O magnésio é um cátion predominantemente intracelular e participa de várias funções enzimáticas. No adulto, seu conteúdo total corporal médio é de 2.000mEq (ou 24g). Ao redor de 60% está contido no esqueleto e o restante, 40%, nos tecidos moles e extracelular (Tabela III-19). A concentração normal do magnésio plasmático em crianças varia de 1,5 a 2mEq/L. Setenta por cento do magnésio sangüíneo circula na forma livre ionizada e 30% encontra-se ligado às proteínas.

Tabela III-19 – Distribuição do magnésio em adulto.

Local	Quantidade (g)	Porcentagem
Esqueleto	17	61
Músculo	8	28
Outros tecidos	2,7	10
Compartimento extracelular	0,3	1

O comportamento do magnésio no organismo assemelha-se ao cálcio pela função de sustentação, absorção intestinal baixa e pela pequena proporção existente no extracelular; ao fosfato e ao potássio devido à sua localização intracelular e importantes funções celulares; e ao sódio devido à sua eficiente conservação renal.

O magnésio sempre apresentou dificuldades técnicas de dosagem, mas atualmente a espectrofotometria de absorção atômica tem-se revelado bastante precisa.

A hipomagnesemia tem sido aceita como um índice de deficiência de magnésio, mas depleção de magnésio pode coexistir com níveis normais ou elevados de magnésio no sangue.

A deficiência de magnésio tem sido relatada como um possível fator de arteriosclerose, hipertensão, arritmias, miocardiopatias e nefrocalcinose.

Em recente levantamento nos Estados Unidos verificou-se que grande parte da população não recebe as quantidades diárias recomendadas de magnésio. Por várias décadas, a grande quantidade de alimentos refinados e preparados (resultando em dietas inadequadas) tem sido apresentada como fatores dessa baixa ingestão.

Funções

Além da participação na estrutura cristalina do osso, no qual o íon Mg funciona como reserva de rápida e lenta mobilização, ele participa em mais de 300 reações enzimáticas do metabolismo intermediário. Atua na hidrólise e na transferência de grupos fosfato (fosfoquinases), estimula a atividade da fosfatase alcalina, auxilia na degradação de ácidos graxos, regula a síntese de proteínas, influencia a síntese e a degradação do DNA, regula a contratilidade muscular cardíaca e esquelética (em harmonia com o íon Ca++), modula o sistema adenilciclase, etc.

Fontes alimentares e necessidades

Os alimentos tanto de origem animal como vegetal são boas fontes de magnésio. Desse modo, carnes, leite, ovos, verduras, legumes e cereais fornecem quantidades adequadas para cobrir as necessidades diárias. Por estudos de balanços, as necessidades diárias de magnésio foram determinadas em diferentes condições. Em indivíduos normais, essa quantidade é ao redor de 6mg/kg de peso. As dietas ocidentais habituais de adultos fornecem, em média, 350mg/dia. Para lactentes, baseado no conteúdo de magnésio do leite humano, deduz-se que as necessidades diárias são cerca de 30mg. Para lactentes no final do primeiro ano de vida, estas quantidades variam de 40 a 70mg/dia. Crianças maiores devem receber 120 a 150mg/dia.

Regulação do metabolismo do magnésio

A homeostasia do magnésio é o resultado do balanço adequado entre sua ingestão e excreção. Este balanço depende de vários parâmetros: da ingestão que, em última análise, depende da quantidade absorvida no intestino, da excreção fecal que é mais ou menos constante e da excreção renal que tem a função reguladora final dos estoques e do "pool" de magnésio. A Figura III-8 mostra esta regulação no organismo de um lactente com 12 meses de vida.

A absorção intestinal do magnésio é, em condições normais, aproximadamente 30% da ingestão. No intestino proximal existem dois mecanismos de absorção: o transporte ativo saturado por concentrações acima de 4mEq/L e o passivo, por simples difusão que passa a operar em concentra-

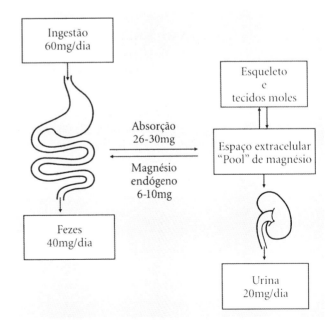

Figura III-8 – Regulação do metabolismo do magnésio no organismo de um lactente com cerca de 1 ano de idade.

ções superiores a 20mEq/L. Favorecem a absorção intestinal de magnésio a lactose, certos aminoácidos na luz intestinal e a vitamina D; diminuem a absorção: presença de cálcio, fosfato e potássio, assim como filatos e gordura no lúmen intestinal.

A regulação renal do magnésio é muito eficiente. O local de maior reabsorção tubular é na porção ascendente da alça de Henle, na qual mais de 60% do magnésio filtrado é reabsorvido. Excretam-se normalmente quantidades iguais às absorvidas. Em casos de hipomagnesemia, a conservação renal é tão eficaz que apenas quantidades virtuais de magnésio são detectadas na urina. Nas hipermagnesemias, a reabsorção na alça de Henle é abolida, devido às altas concentrações peritubulares de magnésio e, conseqüentemente, pode-se excretar a urina com elevada concentração de magnésio.

Devido à eficiente regulação renal do magnésio, em face das suas diferentes condições corporais no organismo, utiliza-se um teste de sobrecarga de magnésio para avaliar seu estado no organismo.

Administra-se 0,5mEq/kg de peso de magnésio e determina-se sua porcentagem excretada nas seguintes 24 horas. Se nas primeiras 8 horas houver excreção urinária maior do que 40% da dose administrada, um déficit de magnésio é pouco provável.

Inter-relações do magnésio com cálcio, fósforo e paratormônio

O magnésio extracelular apresenta inter-relações estreitas e importantes com o cálcio e o fósforo, cujas concentrações são reguladas pelo PTH e vitamina D.

O íon Mg^{++} em altas taxas suprime a secreção do PTH, *in vivo* e *in vitro*, apesar de o estímulo da concentração do cálcio ionizado ser duas a três vezes mais potente. Há necessidade da presença do magnésio para a secreção do PTH.

Todas as evidências falam contra a regulação do magnésio pelos metabólitos da vitamina D. No entanto, a vitamina concorre para a elevação dos níveis plasmáticos de magnésio em algumas condições.

Como os dois cátions possuem vias de absorção comuns, a maior concentração de um deles pode facilitar sua absorção e dificultar a do outro, condicionando déficits a longo prazo.

A Figura III-9 ilustra as inter-relações do cálcio, fósforo e magnésio, apresentando os respec-

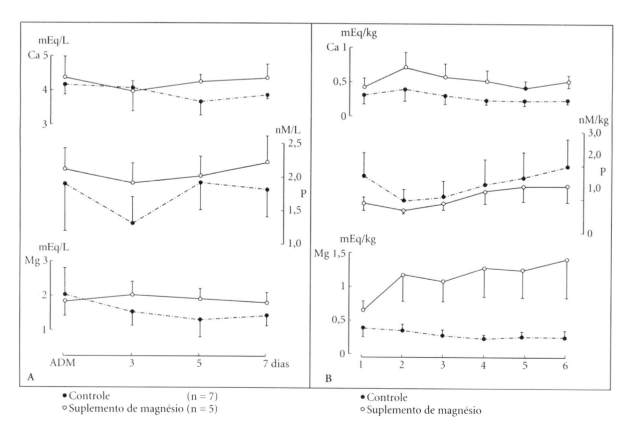

Figura III-9 – Inter-relações entre as concentrações plasmáticas (**A**) e urinárias (**B**) de cálcio, fósforo e magnésio, comparando-se dois grupos de lactentes desnutridos, dos quais um dos grupos recebeu magnésio parenteral.

tivos níveis plasmáticos e excreções urinárias em um estudo que mostra a evolução de dois grupos de lactentes desnutridos durante seis dias consecutivos de recuperação de diarréia, nos quais um dos grupos recebeu suplementação parenteral de magnésio.

Distúrbios do magnésio

Deficiência de magnésio significa sua diminuição corporal no organismo. Se houver hipomagnesemia associada, o diagnóstico do déficit corporal é muito provável. Mas, normomagnesemia assim como hipermagnesemia (insuficiência renal) podem ocorrer na vigência de depleção celular de magnésio. Por isso, como os níveis sangüíneos de magnésio podem não refletir o estado do magnésio corporal, sua determinação na urina ou em outros tecidos do corpo assume grande importância diagnóstica. Por exemplo, a dosagem de magnésio nos eritrócitos, nos músculos, nas vísceras, assim como estudos de balanço devem ser utilizados quando houver necessidade diagnóstica. O teste de sobrecarga de magnésio já referido também é extremamente útil para a confirmação diagnóstica.

Depleção de magnésio ocorre sempre devido a uma oferta deficiente, seja devido à baixa ingestão ou por defeitos de absorção intestinal. Perdas urinárias e fecais de magnésio (diarréia, fístulas) são as causas clínicas mais importantes.

O Quadro III-26 lista as causas ou os mecanismos mais comuns de hipomagnesemia.

Elevados níveis plasmáticos de magnésio são vistos em pacientes com insuficiência renal aguda ou crônica ou em indivíduos que receberam doses farmacológicas de magnésio. Há relatos de altas concentrações de magnésio em eritrócitos, pele e osso de pacientes urêmicos, mas suas concentrações musculares são significativamente baixas.

O Quadro III-27 apresenta as principais causas de hipermagnesemia.

Quadro III-27 – Causas de hipermagnesemia.

Aumento da oferta
Intoxicação por medicamentos que contêm magnésio (antiácidos, purgativos, enemas)
Excesso de administração parenteral
Nos estados de depleção
Tetania neonatal
Eclâmpsia (mães e filhas recém-nascidas)
Diminuição da excreção
Insuficiências renais aguda e crônica
Insuficiência adrenal
Má distribuição entre os compartimentos
Acidose metabólica
Hemodiálise
Alteração da permeabilidade celular

BILBLIOGRAFIA

AVIOLI LV. Calcium and phosphorus. In: Shils ME. Young, V.R. (eds.). Modern Nutrition in Health Disease. 7th ed. Philadelphia: Lea & Febiger, 1988, p. 142.

BATOROWICH L. Chloride. Emerg Med Clin North Am, 1986;4:175.

BECK LH. Symposium on body fluids and electrolyte disorders. Med Clin North Am, 1981;65:251.

BENABE JE, MARTINEZ-MALDONADO CR. Disorders of calcium metabolism. In: Maxwell MH, Kleeman CR, Narins RG (eds.). Clinical Disorders of Fluid and Electrolyte Metabolism. 4th ed., New York: MacGraw-Hill, 1987, p. 759.

BRAUTBAR N, KLEEMAN CR. Hypophosphatemia and hiperphosphastemia: clinical and pathophysiologic aspects. In: Maxwell MH, Kleeman CR, Narins RG (eds.). Clinical Disorders of Fluid and Electrolyte Metabolism. 4th ed. New York: MacGraw-Hill, 1987, p. 789.

BRAUTBAR N, MASSRY SC. Disorders of magnesium metabolism. In: Maxwell MH, Kleeman CR, Narins RG. (eds.) Clinical Disorders of Fluid and Electrolyte Metabolism. 4th ed., New York: MacGraw-Hill, 1987, p. 831.

DE CRISTOFORO JD, TSANG RC. Calcium. Emerg Med Clin North Am, 1986;4:201.

JANZ T. Sodium. Emerg Med Clin North Am, 1986;4:115.

KLIGER AS, HAYSLETT JP. Disorders of potassium balance. In: Brenner BM, Stein JH. (eds.). Acid-base and Potassium Homeostasis. New York, Churchill Livingstone, 1978, p. 168.

MARTIN ML, HAMILTON R, WEST M. Potassium. Emerg Med Clin North Am, 1986;4:131.

RANDALL HT. Water, eletrolyte and acid-base balance. In: Shils ME, Young VR. (eds.). Modern Nutrition in Health and Disease. 7th ed., Philadelphia: Lea & Febiger, 1988, p. 108.

SHILS ME. Magnesium. In Shils ME, Young VR. (eds.) Modern Nutrition in Health and Disease. 7th ed., Philadelphia: Lea & Febiger, 1988, p. 159.

Quadro III-26 – Causas de hipomagnesemia.

Oferta deficiente	Perdas urinárias
Desnutrição, jejum	Diuréticos
Fluidoterapia prolongada sem magnésio	Insuficiência renal aguda
Má absorção ou perdas intestinais	Acidose tubular renal
	Alcoolismo
Desnutrição	Diabetes
Hipomagnesemia primária	Hipercalcemia
Diarréia	Hipertiroidismo
Fístulas	Defeito tubular primário
Ressecções	Miscelânea
	Transfusão de sangue citratado
	Pancreatite idiopática

SEÇÃO IV

Microbiologia

Procedimentos em Microbiologia

Diagnóstico Laboratorial Microbiológico

Capítulo 19

PROCEDIMENTOS EM MICROBIOLOGIA

CAIO M. F. MENDES
WALDEMAR FRANCISCO

Para se obter um resultado laboratorial totalmente confiável, nada é mais importante que uma adequada seleção, coleta e transporte do material clínico. Quando a coleta das amostras e seu processamento inicial não são realizados de modo eficiente, a contribuição do laboratório torna-se pequena e, muitas vezes, até prejudicial ao diagnóstico e eventual tratamento do paciente. Conseqüentemente, todos os integrantes da equipe médica e de enfermagem devem estar envolvidos neste processo, de modo a entender perfeitamente todas as etapas necessárias para se obter a melhor qualidade da amostra clínica a ser analisada. É de responsabilidade do laboratório de Microbiologia fornecer todas as informações necessárias para o manuseio das amostras, desde as condições de sua aceitabilidade, coleta, transporte até processamento inicial.

SELEÇÃO, COLETA E TRANSPORTE DAS AMOSTRAS

1. A amostra deve ser coletada, sempre que possível, antes do uso de antimicrobianos ou antifúngicos, seja de uso tópico ou sistêmico. O prazo ideal sem uso é variável, dependendo, fundamentalmente, do agente utilizado. Entretanto, há situações em que o exame deve ser realizado na vigência de tratamento e o laboratório deve ser informado qual é o antimicrobiano em uso, para processar o exame em meios de cultivo especial com resinas de ação inibidora ou por metodologias que possam minimizar este fato.

2. Evitar contaminação com microbiota normal do local da coleta, de modo a se obter material significativo do processo infeccioso.

3. Selecionar o local anatômico mais indicado para se obter a amostra, usando-se técnicas e equipamentos adequados. O material deve ser coletado no local onde o microrganismo tenha maior probabilidade de ser encontrado; assim, o reconhecimento pela enfermagem das diferentes áreas anatômicas é muito importante.

4. Especial atenção para pesquisa de microrganismos anaeróbios e seleção de amostras realmente significativas, lembrando que biópsias e aspirados são os materiais de escolha, podendo ser utilizados "swabs" anaeróbios especialmente desenvolvidos para esta finalidade em situações especiais. Estas amostras não devem ser refrigeradas, devendo ser transportadas em temperatura ambiente.

5. Coletar, sempre que possível, um volume adequado, dependendo da amostra a ser analisada. Materiais insuficientes podem levar a resultados falso-negativos.

6. Identificar todas as amostras de modo completo, inclusive com horário da coleta.

7. Sempre transportar a amostra até o laboratório em recipientes que mantenham a viabilidade dos microrganismos ou usar meios de transporte

especiais quando houver maior demora em seu envio. Todas as amostras, respeitando-se o tipo de material clínico, devem ser coletadas em frascos, meios de transporte ou "swabs" apropriados e ser enviadas ao laboratório o mais rápido possível, principalmente aquelas coletadas sem preservativos ou meios adequados de cultura.

8. Na impossibilidade de envio imediato, contatar o laboratório para providenciar meios e condições especiais de transporte, os quais variam de acordo com o material clínico e com a suspeita diagnóstica.

9. Na ficha de solicitação do exame, devem constar os dados principais do paciente e, sempre que possível, a suspeita diagnóstica. Isto é muito importante para que o laboratório possa direcionar o exame por meio do uso de metodologias ou meios de cultura mais indicados para a detecção daquele agente.

Em determinadas situações, materiais clínicos inadequadamente selecionados, coletados sem uma supervisão eficiente, são enviados ao laboratório. O processamento e o relato dos resultados obtidos destas amostras podem levar a uma informação errônea, proporcionando falso diagnóstico e até terapia imprópria. Assim, o laboratório deve ter como princípio o estabelecimento de normas rígidas para aceitar e rejeitar as amostras inadequadas. Inúmeras são as situações em que podemos observar irregularidades e este é o momento em que o laboratório deve posicionar-se no intuito de manter sua qualidade e confiabilidade.

CRITÉRIOS PARA REJEIÇÃO DE AMOSTRAS ENVIADAS

1. *Amostras enviadas sem identificação.* Nunca processar. Entrar em contato com a enfermagem ou o médico solicitante. Para amostras não-invasivas (urina, escarro, orofaringe, fezes, etc.), solicitar nova amostra. Para outras amostras (aspirados, sangue, líquidos orgânicos, etc.) só receber após confirmação por parte da equipe médica atendente. Na liberação do resultado, anotar o ocorrido.

2. *Tempo de transporte prolongado.* Não processar. Alertar os responsáveis pelo envio da amostra sobre o risco da realização do exame. Só aceitar em condições extremas e com ciência do médico solicitante. Anotar o fato na liberação do resultado.

3. *Envio da amostra em meio de transporte inadequado.* Não aceitar. Esta situação ocorre mais freqüentemente na solicitação de cultura para anaeróbios e a amostra é enviada em meio de transporte aeróbio. Contatar responsáveis pela coleta e solicitar nova amostra.

4. *Amostras do mesmo material clínico, recebidas em duplicata, com a mesma solicitação de exame, no mesmo dia e com pouco tempo de intervalo.* Não receber, a não ser que seja hemocultura. Contatar a equipe de coleta e esclarecer o motivo da duplicidade. No caso de aceitação, especificar no resultado o ocorrido.

Como podemos observar, o resultado final do exame microbiológico depende fundamentalmente da qualidade da amostra analisada. É claro que se espera do laboratório de Microbiologia a utilização de metodologias de ponta, manuais e/ ou automatizadas, da maior sensibilidade e especificidade, no sentido que a qualidade técnica do exame seja a melhor possível. Para isso, também é fundamental que a equipe técnica envolvida seja altamente treinada e atualizada, pois muitas vezes o direcionamento diagnóstico é feito dentro do laboratório, complementando uma solicitação médica parcial.

Em Pediatria, principalmente, todos esses cuidados devem ser atentamente levados em consideração, pois as amostras clínicas geralmente apresentam maior dificuldade de coleta que em pacientes adultos.

PRINCIPAIS CONSIDERAÇÕES RELACIONADAS À COLETA DE DETERMINADOS MATERIAIS CLÍNICOS MAIS COMUNS

AMOSTRAS DE URINA PARA CULTURA

Embora a urina seja normalmente estéril ou somente colonizada por pequeno número de microrganismos, sua contaminação por microrganismos presentes na uretra ou áreas periuretrais pode levar a uma interpretação errônea do resultado de uma cultura.

Em recém-nascidos e em crianças de pouca idade, usar saco coletor apropriado, higienização prévia com água e sabão e troca do coletor a cada 30 minutos. A coleta de urina utilizando este procedimento está associada em cerca de 5 a 10% das vezes com resultados falso-positivos, decorrentes de contaminação com microbiota presente na área onde o saco coletor estava em contato. É muito importante que resultados de cultura de urina em que se utilizou este procedimento sejam muito bem avaliados.

Em crianças maiores, coletar jato médio da urina em frasco estéril, não hidratar exageradamente antes da coleta da amostra e, sempre que possível, estar pelo menos há 2 horas sem urinar. A coleta da urina deve ser supervisionada por enfermeira treinada.

A coleta por meio de punção suprapúbica pode ser aplicada em situações especiais, sendo atualmente muito pouco utilizada. Esta técnica evita a contaminação da urina com microrganismos da uretra ou de sua proximidade. É o método indicado para o diagnóstico de infecções do trato urinário causadas por anaeróbios, embora essas infecções sejam muito raras, ou em casos em que exames repetidos positivos de cultura de urina em pacientes assintomáticos necessitem ser comprovados.

HEMOCULTURA

A anti-sepsia da pele deve ser cuidadosa no sentido de se evitar contaminação por ocasião da venopunção. Fazer a coleta durante a ascensão da temperatura e nunca coletar no pico febril. Em alguns pacientes a hemocultura pode ser coletada em pacientes afebris.

Recomenda-se o uso de álcool a 70% de forma circular e de dentro para fora, seguida da aplicação de clorexidina alcoólica a 0,5% ou solução de PVPI a 10%. Após 1 a 2 minutos proceder à punção. Atualmente, as metodologias automatizadas deram um grande impulso à melhoria desse exame, devido a uma maior sensibilidade, maior rapidez e uso de meios de cultura mais enriquecidos, inclusive com resinas inibidoras da ação de antimicrobianos. Para laboratórios que dispõem dessas metodologias, há frascos pediátricos especiais para crianças até 3 anos de idade, cujo volume de sangue a ser coletado é de 1 a 3mL. Para uma maior positividade, recomenda-se sempre a coleta de no mínimo dois frascos, sem intervalo de tempo ou com intervalo de 15 minutos e em dois locais diferentes de punção. No caso de crianças com mais de 5 anos de idade, podemos utilizar os mesmos frascos indicados para a coleta em adultos e, assim, volumes maiores são coletados, em geral 8 a 10mL em cada frasco (aeróbio e anae-

róbio), recomendando-se também duas punções seqüenciais em locais diferentes ou com intervalo de 15 minutos. Para laboratórios que ainda utilizam metodologias manuais, o volume de sangue a ser coletado dependerá do tipo de frasco e meio de cultura utilizado. Lembramos que a qualidade dos meios, sua composição e o volume de sangue são fatores muito importantes para se obter maior positividade. Devido ao grande valor diagnóstico desse exame, as metodologias automatizadas em laboratórios que possuam uma equipe técnica eficiente podem, muitas vezes, em poucas horas, fornecer a identificação do agente infeccioso e seu padrão de sensibilidade aos antimicrobianos.

AMOSTRAS DE FEZES PARA CULTURA

Utilizar frasco próprio, com meio de cultura para o transporte (Cary Blair, por exemplo), o qual preserva os microrganismos patogênicos por até 24 horas. Amostras coletadas em fralda ou em saco coletor devem ser transferidas para o frasco com o conservante. Nunca coletar fezes para exame, quando estas estiverem misturadas com urina. Na eventualidade de a amostra não puder ser enviada em um prazo de até 3 horas, deixar em temperatura ambiente ou em geladeira, dentro do frasco com conservante. É importante lembrar que nem todos os laboratórios pesquisam de rotina os principais agentes patogênicos causadores de quadros diarréicos, assim, torna-se importante que na requisição seja colocada a suspeita diagnóstica para o direcionamento do exame. Em Pediatria, é fundamental a pesquisa de *E. coli* enteropatogênica até os 2 anos de idade. Outros agentes são também causa comum de diarréia, entre eles *Salmonella* spp., *Shigella* spp., *Campylobacter* e *Rotavirus*. Menos freqüentemente, *Yersinia* e *Clostridium difficile* podem também ser agentes significativos. Dependendo da situação, a pesquisa de outros grupos de *E. coli* é também importante, principalmente o grupo das enterotoxigênicas, êntero-invasivas e êntero-hemorrágicas. Sempre que possível, realizar o exame microscópico direto das fezes para pesquisa de leucócitos e eritrócitos; este procedimento é rápido e pode, em muitas situações, ajudar na suspeita diagnóstica e tratamento. A coleta de fezes com o uso de "swabs" retais, previamente umedecidos em solução salina, pode ser utilizada em algumas situações, devendo-se, entretanto, colocá-los na solução conservante caso haja demora no seu envio.

AMOSTRAS DO TRATO RESPIRATÓRIO INFERIOR

Estas amostras são, em geral, de difícil coleta em Pediatria. Cuidados especiais devem ser feitos para se evitar contaminação com microbiota da orofaringe. No caso de crianças maiores que conseguem expectorar, o escarro só poderá ser utilizado se ao exame microscópico direto ou após coloração mostrar grande número de leucócitos e raras células epiteliais. Este deverá ser coletado em frasco estéril de boca larga e imediatamente enviado ao laboratório (prazo máximo de 3 horas). Lembramos que o escarro não é a amostra ideal para o diagnóstico das infecções do trato respiratório inferior, devendo, sempre que possível, ser utilizado lavado brônquico, aspirado transtraqueal ou até mesmo hemocultura.

AMOSTRAS DO TRATO RESPIRATÓRIO SUPERIOR

Estas amostras devem ser coletadas com o uso de "swabs" adequados, de dacron ou alginato de cálcio. Após a coleta, estes são introduzidos em meio de transporte adequado para a preservação dos agentes mais importantes, como *H. influenzae*, *S. pneumoniae*, *S. aureus*, *M. catarrhalis*, *S. pyogenes* e outros. Atualmente é muita utilizada a pesquisa de *S. pyogenes* (*Streptococcus* beta-hemolítico do grupo A) por meio da pesquisa direta de seus antígenos, usando-se prova rápida imunoenzimática, sendo o material coletado diretamente das amígdalas e da faringe posterior. Tanto para a cultura como para a pesquisa de *S. pyogenes* por esta metodologia, coletar o material das áreas com hiperemia, próximo aos pontos de supuração, e pus. Evitar sempre a contaminação com saliva. Lembrar que um resultado negativo da prova rápida para pesquisa de *S. pyogenes* não é certeza absoluta de ausência deste microrganismo, sendo a cultura o padrão ouro.

AMOSTRAS DE LÍQUOR

A coleta deve ser precedida dos mesmos cuidados utilizados para a realização de hemocultura. O material coletado deve ser colocado em tubo estéril (1mL é suficiente) e encaminhado o mais rapidamente possível ao laboratório, em temperatura ambiente. Dependendo da suspeita diagnóstica, deve ser semeado nos meios de cultura mais indicados. Lembramos que é recomendável a realização de provas imunológicas rápidas para a detecção de antígenos bacterianos mais comuns, como por exemplo de *Haemophilus influenzae*, *Neisseria meningitidis*, *Streptococcus pneumoniae*, entre outros, além do exame bacterioscópico pelo método de Gram.

AMOSTRAS DE RASPADO DE PELE PARA EXAME MICOLÓGICO

Raspar as bordas das lesões com lâmina de bisturi ou de vidro. Remover, com auxílio de uma pinça, escamas ou crostas secas de lesões epidérmicas. Os raspados do centro da lesão levam a resultados falso-negativos, pois como o fungo apresenta crescimento centrífugo, nas bordas teremos o fungo em atividade, facilitando sua visualização ao exame microscópico direto e seu isolamento em cultivo. No caso de vesículas, coletar o "teto" das lesões e também o material líquido interno. Procurar coletar sempre a maior quantidade possível. O material coletado poderá ser colocado entre duas lâminas de microscopia, em placas de Petri ou em frascos adequados com pequena quantidade de solução fisiológica. A realização de cultura em meios adequados é sempre indicada por apresentar maior sensibilidade que o exame direto. Nunca coletar raspado de pele para exame micológico com "swabs" de algodão.

AMOSTRAS DE ABSCESSOS, EXSUDATOS E FÍSTULAS

No caso de materiais não-drenados, coletar por punção com seringa estéril e enviar imediatamente ao laboratório (prazo de 2 a 3 horas). No caso de abscessos abertos e fístulas, coletar o mais profundamente possível, com auxílio de "swabs" apropriados que tenham meio de transporte para preservar os microrganismos. É aconselhável a cultura para microrganismos aeróbios e anaeróbios.

Assim, a qualidade do material clínico submetido ao exame microbiológico depende da coleta e do treinamento da equipe atendente, correta identificação das amostras, preservação durante o transporte e de um laboratório tecnicamente competente, cuja equipe esteja capacitada e atualizada. A complexidade tecnológica dos modernos laboratórios de Microbiologia não é suficiente para garantir a qualidade dos resultados, pois estes dependem da representatividade da amostra analisada.

Capítulo 20

DIAGNÓSTICO LABORATORIAL MICROBIOLÓGICO

CAIO M. F. MENDES
WALDEMAR FRANCISCO

HEMOCULTURAS

A hemocultura é, sem dúvida, um dos mais importantes exames em microbiologia pediátrica. Pacientes com meningite, artrite, pneumonia ou outras infecções podem apresentar o microrganismo envolvido no próprio local comprometido, mas, em muitos desses casos, recorre-se à hemocultura, a qual é freqüentemente positiva. Em muitos pacientes, especialmente aqueles imunodeprimidos, a hemocultura é exame de grande valia para identificar a causa de uma determinada infecção, principalmente quando ocorre em locais de difícil acesso ou em casos de febre indeterminada.

Devemos lembrar alguns pontos muito importantes para a maior positividade do exame, entre eles a indicação médica, anti-sepsia rigorosa por ocasião da coleta do sangue, volume de sangue coletado e número de amostras. Entende-se por amostra o volume de sangue retirado em uma única punção, o qual pode ser inoculado em um ou mais frascos de cultura. Geralmente cada amostra de hemocultura no paciente adulto é inoculada em dois frascos de hemocultura, sendo um frasco aeróbio e outro anaeróbio. Em crianças pequenas, é utilizado um frasco aeróbio pediátrico especial e o volume de sangue a ser coletado é menor, variando de 1 a 3mL de sangue.

INDICAÇÕES PARA SE DISTINGUIR CONTAMINANTES DE UMA BACTERIEMIA VERDADEIRA

Qualquer microrganismo pode ser causador de uma bacteriemia, mesmo microrganismos considerados como pertencentes à "microbiota normal" da pele, principalmente quando este microrganismo for isolado em várias amostras de hemocultura.

Assim, bactérias como *Staphylococcus* coagulase-negativos e bacilos Gram-positivos do tipo difteróide podem ser causadoras de infecções importantes. Dependendo das condições do paciente (imunodeprimidos e transplantados) e do número de amostras positivas (frascos positivos), a princípio qualquer microrganismo deve ser considerado significativo.

Cuidado especial deve-se ter com os bacilos Gram-positivos confundidos muitas vezes com difteróides contaminantes; entre esses bacilos, algumas bactérias são de grande importância: *Corynebacterium jeikeium* (do grupo JK), *Corynebacteruim amycolatum* (mais freqüente em cateteres e feridas cirúrgicas) e *Listeria monocytogenes*, esta última sendo uma importante causa de sepse no recém-nascido.

Alguns outros aspectos valorizam o resultado da hemocultura, tais como o tipo do microrganismo isolado (isto é, se ele é um patógeno comum em Pediatria), se foi também isolado de algum outro material clínico do paciente, se o paciente foi submetido a alguma conduta clínica ou diagnóstica invasiva ou se o estado imunológico do paciente está de algum modo comprometido.

BACTÉRIAS MAIS FREQÜENTEMENTE ISOLADAS

Algumas bactérias são isoladas em hemoculturas mais freqüentemente em Pediatria, principalmente o *Haemophilus influenzae* e o *Streptococcus pneumoniae*; outros agentes também freqüentemente isolados são as bactérias da família *Enterobacteriaceae*, *Staphylococcus aureus*, *Streptococcus agalactiae* (grupo B), outros *Streptococcus* spp. e *Neisseria meningitidis*.

O Quadro IV-1 mostra as principais bactérias isoladas em crianças de diferentes faixas etárias na cidade de São Paulo.

Outro aspecto importante a ser considerado é a importância da informação rápida dos resultados das hemoculturas, no intuito de se manter a terapia eventualmente já iniciada, iniciar a terapia nos casos que ainda estavam em observação, alterar o antimicrobiano prescrito, modificar a dose dos antimicrobianos que estavam sendo administrados, enfim, condutas agora dirigidas especificamente ao tratamento da infecção já diagnosticada.

Quadro IV-1 – Faixas etárias e principais bactérias isoladas em hemoculturas.

Microorganismo	Idades			
	1 a 30 dias	1 mês a 3 anos	4 a 6 anos	Mais de 7 anos
Haemophilus influenzae		+ + +	+ +	+
Streptococcus pneumoniae		+ + +	+ +	+
Neisseria meningitidis		+		
Salmonella spp.		+		
Staphylococcus aureus	+	+	+	+
Staphylococcus epidermidis	+			
Streptococcus spp.	++	+	+	
Enterobacteriaceae	++	+	+	+
Pseudomonas spp.	+			+
Bacteroides spp.			+	

METODOLOGIAS DISPONÍVEIS

Atualmente, podemos recorrer aos métodos automatizados para a detecção do crescimento bacteriano e sem dúvida esta metodologia é a mais indicada. Vários são os equipamentos automatizados utilizados na rotina de hemoculturas. Em nossa experiência, o sistema Bactec 9240, que utiliza frascos contendo sensor de CO_2 e leitura por raios infravermelhos, proporciona resultados excelentes. Se houver microrganismos presentes no material clínico, este, pelo seu metabolismo, produzirá CO_2 que alterará o sensor. Nesta metodologia utilizamos frascos aeróbios, anaeróbios e pediátricos para volumes menores de sangue. Alguns frascos possuem ainda resinas de troca iônica, para inibir o efeito de determinados antibióticos eventualmente presentes na amostra.

Esta metodologia automatizada apresenta grande sensibilidade e pode detectar em algumas horas a presença de microrganismos em determinada amostra, pois o aparelho processa automaticamente as leituras dos frascos a cada 10 minutos, dispensando a necessidade dos sucessivos subcultivos dos métodos manuais de cultura. Atualmente, devido à importância do exame de hemocultura, recomenda-se, sempre que possível, a realização da metodologia automatizada e não mais a metodologia manual, devido à sua maior sensibilidade e rapidez de informação. A grande maioria dos resultados positivos é obtida nas primeiras 24 horas e o prazo final de observação é de 5 dias para se liberar o exame como negativo. É importante salientar que as infecções por *Candida albicans* e outras espécies de *Candida* são atualmente freqüentes, principalmente em pacientes imunodeprimidos e o frasco aeróbio adulto e o frasco pediátrico utilizados no sistema automatizado detectam esta levedura, não havendo necessidade de meios adicionais.

A partir da leitura positiva dos frascos é que se procede à identificação da amostra e respectiva prova de avaliação da sensibilidade aos antimicrobianos. Recomenda-se que na liberação dos resultados positivos seja colocado o tempo de detecção da positividade, pois esta informação auxilia o clínico na melhor valorização e interpretação dos resultados.

Para o isolamento de micobactérias, uma das metodologias atuais mais sofisticada e moderna é o sistema Bactec 960 (MGIT) e não mais o sistema radiométrico (Bactec 460), que utiliza substratos marcados com ^{14}C presentes no meio de cultura. Este sistema MGIT apresenta grande sensibilidade, podendo detectar a presença de micobactérias na amostra em poucos dias. Além disso, a identificação e o antibiograma de bactérias do complexo *M. tuberculosis* podem também ser realizados neste equipamento, com resultados muito mais rápidos e precisos que a metodologia tradicional.

Alguns procedimentos são básicos na execução da hemocultura, independentemente dos meios de cultura utilizados pelo laboratório:

- em crianças acima de 12 anos e adultos, coleta de 16 a 20mL de sangue por amostra, distribuída em dois frascos (aeróbio e anaeróbio); apesar do isolamento de anaeróbios estritos ser muito baixo (menos de 1% dos casos), o frasco anaeróbio permite também o isolamento de bactérias microaerófilas. Alternativa a ser aplicada é a coleta simultânea de dois frascos aeróbios, principalmente em unidades hospitalares, onde há maior prevalência de infecções fúngicas ou de bacilos Gram-negativos não-fermentadores da glicose (*Pseudomonas* e *Acinetobacter*, por exemplo);
- para crianças pequenas, volumes menores de sangue em frascos pediátricos (1 a 3mL);
- incubação de no mínimo cinco dias antes de se considerar o resultado negativo;
- realização de exame microscópico (Gram) após crescimento ser detectado no aparelho automatizado (é importante a informação de resultados parciais ao médico).

Se pequenos volumes de sangue são cultivados, muitas bacteriemias poderão não ser diagnosticadas; quanto maior o número de amostras realizadas, maior é a probabilidade de isolamento bacteriano (consideramos duas amostras seqüenciais ou em até 24 horas, um número razoável). Dependendo da suspeita diagnóstica, certos meios de cultura e condições de incubação podem ser fundamentais para o isolamento primário.

DIAGNÓSTICO DAS INFECÇÕES URINÁRIAS

A infecção do trato urinário é uma das doenças bacterianas mais comuns em Pediatria, sendo que, para seu diagnóstico e mesmo para o controle terapêutico, torna-se importante uma avaliação conjunta do microrganismo envolvido, sua quantidade na amostra analisada e um exame cuidadoso do sedimento urinário.

Sendo assim, torna-se obrigatório que a cultura de urina seja sempre quantitativa para que possamos julgar se é uma infecção verdadeira do trato urinário ou se trata de eventual contaminação com microrganismos presentes na região genital por ocasião da coleta da amostra, fato este que ocorre em cerca de 5% dos exames.

A interpretação conjunta do microrganismo isolado, sua quantidade e o sedimento urinário (pesquisando-se principalmente leucocitúria e bacteriúria), é de fundamental importância na avaliação do resultado.

A maioria das infecções urinárias (ITU) em Pediatria é causada por um número limitado de microrganismos. *Escherichia coli* uropatogênica (UPEC) causa cerca de 80 a 90% dos casos primários e 70 a 80% dos episódios recorrentes. Estas amostras formam um grupo geneticamente heterogêneo, que difere significativamente entre si quanto à capacidade de colonizar e de persistir no interior da bexiga ou a nível renal. As UPEC atuam como patógenos intracelulares oportunistas. A entrada da UPEC nas células uroepiteliais aumenta a sobrevivência da bactéria, fornecendo um mecanismo de proteção contra as defesas do sistema imune do hospedeiro, permitindo que o patógeno tenha maior sobrevida. As cepas capsuladas de *E. coli*, bem como as produtoras de fímbrias, são mais comumente isoladas da urina de crianças com infecções do trato urinário superior, inclusive casos de pielonefrite. *Klebsiella* spp., *Enterobacter* spp., *Pseudomonas* spp. e *Proteus* spp. são mais freqüentemente isoladas de ITU recorrentes ou ITU resultante de instrumentação. Entre as bactérias Gram-positivas, enterococos, estreptococo do grupo B e *Staphylococcus* spp. são menos freqüentes como agentes de ITU em paciente pediátrico.

Em pacientes hospitalizados, com ITU adquirida no hospital, enterobactérias, *Pseudomonas* spp. e enterococos são os mais freqüentemente encontrados. Neste segmento, *Staphylococcus* coagulase-negativo e *Candida* spp. são responsáveis por infecções em cerca de 20% das crianças.

Com relação à magnitude da bacteriúria associada com ITU significativa em crianças, existem várias opiniões registradas na literatura. Assim, para alguns autores, contagens de 10^5 unidades formadoras de colônias/mL (UFC/mL) de um único patógeno são consideradas significativas de processo infeccioso; contagens entre 5 x 10^3 e 10^5, em duas amostras consecutivas, são também significativas. Outros autores estabelecem os seguintes limites para valores significativos: para punção suprapúbica: igual ou superior a 10^2 UFC/mL; para urinas cateterizadas: igual ou superior a 10^3 UFC/mL e para urinas emitidas, colhidas com assepsia: igual ou superior a 10^4 UFC/mL.

Assim sendo, conceitos mais antigos, segundo os quais somente contagens iguais ou maiores a 10^5 UFC/mL em urina de jato médio eram significativas, estão ultrapassados.

Existem vários fatores que podem favorecer uma contagem bacteriana inferior a 10^5 UFC/mL, sendo que os dois mais comuns são o uso prévio de alguma medicação antibacteriana pelo paciente (geralmente até dois dias antes da coleta da urina) ou uma pequena população bacteriana presente na amostra por ocasião da coleta, devido principalmente ao fato de a criança estar há pouco tempo (geralmente menos de 2 horas) sem urinar.

Portanto, recomenda-se, sempre que possível, que a coleta de urina para cultura seja realizada em condições ótimas, ou seja, no próprio laboratório, com todas as exigências de boa assepsia, estar sem uso de antibiótico pelo menos há 2 dias e apresentar retenção urinária de pelo menos 2 horas, a qual equivale em nossa experiência à primeira urina colhida pela manhã. Em crianças pequenas não há necessidade desta retenção urinária antes da coleta da amostra de urina.

Métodos rápidos

Além dos métodos já descritos (análise do sedimento urinário e cultura), existem outros que são utilizados como triagem de bactérias e piúria. Aqui podemos incluir métodos químicos e automatizados.

Métodos químicos – os mais usados para a detecção de bacteriúria e piúria são as provas de catalase, glicose-oxidase, nitrato-redutase e esterase de leucócitos. São métodos rápidos, porém nem sempre apresentam alta sensibilidade (70-85%) e especificidade (70-92%). A maioria dos autores conclui que um único teste de triagem ou combinações deles não possuem nível de sensibilidade suficiente para substituir a cultura quantitativa no diagnóstico de ITU em crianças.

Métodos automatizados – vários métodos automatizados podem ser utilizados, como triagem de infecção urinária. São métodos utilizados principalmente como triagem, possibilitando ao laboratório resultados em algumas horas. A principal vantagem destes métodos automatizados para a detecção de bactérias é sua capacidade de definir e eliminar amostras negativas rapidamente, pois com resultados positivos as amostras de urina devem ser semeadas em meios de cultura para identificação e antibiograma. Estes métodos são muito pouco utilizados atualmente, sendo nossa recomendação a realização de cultura que é o método "padrão ouro" para diagnóstico de ITU.

Preparo, coleta, transporte e comentários gerais

Colher a urina para exame, sempre que possível no próprio laboratório, após rigorosa assepsia dos genitais externos com sabão neutro e água estéril. Em crianças maiores, exigir um intervalo mínimo de 2 horas, da última micção, para se coletar a amostra, a qual é recolhida em frasco estéril após se desprezar o jato inicial da urina e evitar também uma hidratação exagerada antes da coleta. Em crianças pequenas, pode-se recorrer ao uso de coletores plásticos apropriados que devem ser trocados a cada 30 minutos após repetição da assepsia. Em nossa experiência e de alguns outros autores, a coleta de urina com coletor pode levar a um número elevado de resultados falso-positivos e, assim sendo, exame de cultura de urina em crianças, cuja coleta de urina foi realizada com coletores plásticos, tem alto valor preditivo negativo, mas em casos de resultados positivos necessita de criteriosa análise.

Os outros métodos de coleta de urina incluem a punção suprapúbica e o cateterismo vesical, técnicas estas que só devem ser realizadas quando houver indicação médica para tal.

Para o exame bacteriológico completo, incluindo-se análise do sedimento urinário, 10mL de urina são suficientes.

A amostra coletada deverá ser prontamente semeada nos meios recomendados, caso contrário, deverá ser refrigerada (4ºC) por cerca de 6 a 8 horas, até que se iniciem os procedimentos técnicos.

DIAGNÓSTICO DAS INFECÇÕES GASTRINTESTINAIS

As gastrenterites podem ser causadas por vários agentes infecciosos ou tóxicos. A grande maioria de surtos de origem microbiana, em que a causa específica consegue ser determinada, é causada por bactérias. Em geral, duas variedades são reconhecidas: intoxicação causada pela ingestão de toxinas pré-formadas produzidas por microrganismos que cresceram em alimentos contaminados e infecção, pela ingestão e proliferação de microrganismos enteropatogênicos. As conseqüências de diarréias são muito maiores na criança que no adulto. Assim, um mesmo microrganismo que origina uma gastrenterite desconfortável no adulto pode levar a uma rápida e intensa desidratação na criança.

Como procedimento básico e inicial, uma amostra de fezes deve ser prontamente examinada para verificar a presença de leucócitos, muco e eritrócitos e, dessa maneira, separar a diarréia não-inflamatória da diarréia inflamatória infecciosa. Enquanto é mantida a terapia de reposição de fluidos e eletrólitos, um diagnóstico rápido, para apontar o patógeno responsável, deve ser feito para que o clínico possa decidir sobre a antibioticoterapia para reduzir a gravidade ou encurtar o período de sintomatologia.

Até recentemente, a maioria das crianças com gastrenterites permanecia sem diagnóstico. Esta situação está mudando rapidamente. Métodos rápidos e sensíveis têm sido desenvolvidos para o diagnóstico de gastrenterites virais. Bactérias patogênicas importantes como *Campylobacter* e *Yersinia* são isoladas rotineiramente na maioria dos laboratórios clínicos. A rápida proliferação de processos diagnósticos, baseados em técnicas de biologia molecular, tem forçado os clínicos a dar importância maior na avaliação microbiológica da criança com diarréia.

Os principais agentes de gastrenterites em crianças incluem: rotavírus, adenovírus, seis categorias de *Escherichia coli* diarreicogênica, *Salmonella*, *Shigella*, *Yersinia* e *Campylobacter*.

Rotavírus

A incidência exata de gastrenterites causadas por rotavírus não é conhecida entre nós, entretanto, a mais alta taxa de doença diarréica ocorre nas crianças com menos de 5 anos de idade. Em crianças menores de 1 ano de idade, com quadros de diarréia, cerca de 25% dos casos são positivos para rotavírus, porcentagem que pode atingir valores até 90% entre 1 e 3 anos de idade. Para crianças entre 4 e 6 anos, o percentual é cerca de 30%. Sua distribuição é mundial, determinando quadros de gastrenterite infantil aguda de ocorrência epidêmica em regiões de clima temperado e de caráter endêmico em áreas tropicais. A transmissão fecal-oral é importante e o pico de incidência ocorre nos meses de inverno.

Recentemente foi introduzida, entre nós, no calendário básico de imunização infantil, a vacina contra o rotavírus. Ela é preparada com vírus humanos atenuados e a proteção conferida é da ordem de 85%. Devem ser administradas duas doses da vacina via oral, aos 2 meses e aos 4 meses de idade.

O diagnóstico laboratorial de rotina inclui a pesquisa do vírus nas fezes por reação imunoenzimática e por meio de provas de aglutinação com partículas de látex previamente sensibilizadas com anticorpos específicos. Existem conjuntos diagnósticos que podem pesquisar, simultaneamente, a presença de rotavírus e adenovírus, pois existem casos em que a diarréia é causada por este agente.

A microscopia eletrônica é reconhecida como método referencial dos rotavírus e a imunomicroscopia eletrônica confere especificidade aos achados, pois promove agregação das partículas virais, mas não são utilizados na rotina laboratorial.

Métodos baseados em biologia molecular têm sido introduzidos como recurso de diagnóstico. Assim, métodos como a hibridização ("dot blot") e a reação da polimerase em cadeia (PCR), por sua elevada sensibilidade e especificidade, embora atualmente mais utilizados em pesquisa, constituirão certamente métodos de reconhecido valor na rotina diagnóstica.

Escherichia coli

Esta bactéria, descrita pelo pediatra Theodore Escherich em 1885, emergiu gradualmente como causa de diarréia infantil. Atualmente, seis categorias de *E. coli* patogênica intestinal são reconhecidas: enteropatogênica (EPEC), enterotoxigênica (ETEC), enteroinvasiva (EIEC), êntero-hemorrágica (EHEC), enteroaderente (EAEC) e enteroagregativa (EAggEC). Destas, a EPEC e a ETEC são importantes como causas de diarréia em crianças, especialmente nos países em desenvolvimento (Quadro IV-2).

***Escherichia coli* enteropatogênica (EPEC)** – desde há muitos anos, as EPEC estão associa-

Quadro IV-2 – Principais sorogrupos de *E. coli* associados à infecção intestinal.

Categoria patogênica	Sorogrupos O
EPEC	55, 86, 111, 119, 127, 142
ETEC	6, 8, 25, 63, 78, 115, 128ac, 148
EIEC	28ac, 29, 112ac, 121, 124, 136, 143, 144, 152, 164, 167, 173
EHEC	26, 103, 111, 118, 145, 157
EAEC	Ainda não definidos
EAggEC	111, 126

das com casos esporádicos ou surtos epidêmicos de diarréia em crianças e têm sido incriminadas como patogênicas, com base em estudos epidemiológicos. No Brasil, são os agentes bacterianos mais freqüentes de diarréia infantil, predominando, sobretudo, nos 6 primeiros meses de vida. Mais recentemente, demonstrou-se que as EPEC são capazes de causar diarréia em voluntários adultos.

Os sorogrupos mais freqüentemente encontrados são: O55, O86, O111, O119 e O127. Em nosso meio, os sorogrupos mais comuns são o O111 e o O119. Os mecanismos de patogenicidade desse grupo de bactérias envolvem aderência à mucosa intestinal e, provavelmente, produção de citotoxinas que ativariam mediadores intracelulares do transporte de íons. A infecção parece localizar-se, de preferência, no intestino delgado. A razão da grande prevalência das EPEC em crianças com alguns meses de vida ainda permanece desconhecida. O reservatório das EPEC parece ser o próprio homem e as crianças com diarréia representam a principal fonte de infecção.

***Escherichia coli* enterotoxigênica (ETEC)** – na década de 60, as ETEC foram reconhecidas como agentes etiológicos, com distribuição mundial, de diarréia no homem e têm sido incriminadas como causa comum de diarréia em crianças. Esta bactéria representa ainda uma das principais causas da diarréia dos viajantes.

O mecanismo de patogenicidade envolve a presença de fímbrias ou fator de colonização, por meio dos quais a bactéria se fixa à mucosa intestinal. Uma vez fixada, começa a proliferar e a produzir suas toxinas: enterotoxinas termolábil (LT) e termoestável (ST). A toxina ou as toxinas formadas determinam, então, a diarréia aquosa. Esta bactéria não invade a mucosa intestinal e, portanto, as fezes dos pacientes afetados não apresentam leucócitos, sangue ou muco.

O homem é o principal reservatório das ETEC e a infecção transmite-se pela ingestão de água e

alimentos contaminados. Em berçários e enfermarias, pode ser transmitida pelo contato direto. Atualmente, correspondem a um número pequeno de sorotipos, alguns produzindo somente LT, outros somente ST e, ainda, outros produzindo ambas as toxinas.

***Escherichia coli* enteroinvasiva (EIEC)** – em 1967, Sakazaki et al. demonstraram que algumas cepas de *E. coli* que causavam diarréia em crianças e adultos eram muito semelhantes às *Shigella*, não só do ponto de vista clínico, mas também do bioquímico e da presença de antígeno de superfície. Foram denominadas de *E. coli* enteroinvasivas (EIEC), e a presença de um plasmídeo condiciona os determinantes genéticos responsáveis pela penetração das EIEC na célula epitelial. A patogenicidade das EIEC, semelhante às das *Shigella*, é representada pela capacidade de invadir e se espalhar nas células do cólon, levando à necrose e à morte celular.

***Escherichia coli* êntero-hemorrágica (EHEC)** – esta bactéria, que produz grande quantidade de toxina com propriedades citotóxicas e enterotóxicas, foi descrita recentemente nos Estados Unidos da América e no Canadá como responsável por surtos epidêmicos de colite hemorrágica. Existem atualmente cerca de 50 sorotipos de EHEC, sendo os mais freqüentes O157, O111 e O26, causando surtos de intoxicação alimentar, principalmente pela ingestão de hambúrgueres contaminados. A transmissão interpessoal pode também ocorrer por via fecal-oral. Em nosso meio, essas bactérias são muito pouco encontradas causando diarréia em crianças.

***Escherichia coli* enteroaderente (EAEC)** – esta categoria, ainda não bem definida, causa diarréia sem a presença de leucócitos ou sangue nas fezes. Evidências preliminares sugerem que esta *E. coli* é identificada pelo seu padrão particular de aderência em células Hep-2, na qual aderem difusamente à superfície das células.

***Escherichia coli* enteroagregativa (EAggEC)** – forma um padrão agregativo de adesão em presença de células Hep-2 ou HeLa. São encontradas com relativa freqüência em crianças normais e com diarréia. Alguns trabalhos têm demonstrado sua presença em casos de diarréia com duração superior a 7 dias. As EAggEC produzem fímbrias como fator de colonização e duas toxinas, uma termoestável e outra relacionada antigenicamente com uma hemolisina de *E. coli* que aumenta o cálcio intracelular e a fosforilação de proteínas na célula hospedeira.

Shigella

As *Shigella* spp. não possuem hospedeiro intermediário e a transmissão é inter-humanos, por meio da água e de alimentos contaminados. A shiguelose é primariamente uma doença de transmissão fecal-oral e, mais raramente, por meio de contatos pessoais. A maior incidência de shiguelose ocorre nas crianças com idade entre 1 e 4 anos; durante o primeiro ano de vida, a infecção é menos freqüente. Cerca de 30% dos casos ocorrem em adultos. O gênero é formado por quatro espécies: *S. dysenteriae, S. boydii, S. flexneri* e *S. sonnei*. As duas últimas são as espécies mais freqüentes em nosso meio.

A *Shigella* localiza-se no íleo terminal e no colo, com invasão e destruição da camada epitelial da mucosa, ocasionando intensa reação inflamatória com o aparecimento de leucócitos, muco e sangue nas fezes e odor característico e intenso. A *Shigella* e as EIEC são extremamente parecidas no que diz respeito aos seus mecanismos de virulência, nos quais a capacidade de penetração no epitélio é mediada por plasmídeos e as demais fases do processo por genes cromossômicos. Essa bactéria pode ser encontrada causando infecções extra-intestinais em indivíduos imunodeprimidos.

A causa mais freqüente de morte entre crianças hospitalizadas durante a infecção por *Shigella* é a sepse, principalmente em crianças mal nutridas e com hipoglicemia. As amostras septicêmicas não são necessariamente do gênero *Shigella* e sim outros Gram-negativos, em função da ruptura da barreira intestinal.

Salmonella

A classificação e a nomenclatura das salmonelas sofreram muitas modificações nos últimos anos e os taxonomistas ainda não as definiram completamente. Atualmente, o gênero é dividido em duas espécies, baseadas em estudos moleculares: *S. enterica*, subdividida em seis subespécies, e *S. bongori*. A *S. enterica* apresenta cerca de 2.300 sorotipos. Esta nova nomenclatura tem pouca importância prática para o clínico. Na rotina laboratorial, utiliza-se um esquema de identificação denominado esquema de Kaufmann & White, que divide as salmonelas em sorotipos, tendo por base a composição antigênica de seus antígenos somático (O), flagelar (H) e capsular (Vi).

A *S. enterica* causa no adulto normal apenas uma enterocolite que evolui sem complicações. Quando o hospedeiro é uma criança no primeiro ano de vida, particularmente recém-nascido, a infecção causada pode evoluir de maneira diferente e bastante grave. Nas crianças, as salmonelas freqüentemente invadem a circulação provocando infecção em outros órgãos. Em São Paulo, o sorotipo *typhimurium* é causa muito comum de meningite em crianças. As crianças também têm facilidade em adquirir a infecção em contato com portadores. A transmissão se dá pela ingestão de água e alimentos contaminados. A grande fonte de salmonelose é o vasto reservatório de salmonelas nos animais, principalmente aves e seus produtos para consumo humano.

Yersinia

Dentre as várias espécies de gênero, a *Y. enterocolitica* pode, ocasionalmente, causar enterocolite e mesenterite semelhantes a uma apendicite aguda. A transmissão se dá por contato com animais, água e alimentos contaminados. O mecanismo de patogenicidade parece ser mediado por um plasmídeo que coordena invasão tecidual e pela produção de enterotoxina termoestável.

A ocorrência desta bactéria em nosso meio é baixa, com predominância dos sorotipos O3 e O5, variando de 0,8 a 1,2% nas crianças com diarréia.

Campylobacter

Existem várias espécies deste gênero, mas o *C. jejuni* e o *C. coli* são os responsáveis pela gastrenterite, principalmente em crianças. O *C. jejuni* é muito mais freqüente neste tipo de infecção e a diferença entre eles é apenas de interesse epidemiológico.

A contaminação do homem pode ocorrer pela ingestão de carne de aves, leite ou água contaminada. A maioria dos casos observados ocorre no final da primavera, no verão e no começo do outono. A epidemiologia da campilobacteriose não está completamente resolvida, mas a transmissão inter-humanos parece não ser essencial para a manutenção do *Campylobacter*. A doença pode ocorrer em qualquer idade, mas é predominante em crianças até 5 anos e sua incidência, entre nós, é maior que a da *Salmonella* e *Shigella*.

A enterotoxina termoestável elaborada pelo *C. jejuni* possui atividade similar à da *E. coli* enterotoxigênica. Em alguns pacientes, o *C. jejuni* invade a mucosa intestinal, determinando ulceração e diarréia mucossanguinolenta. A diarréia causada pode, portanto, ser decorrente tanto da produção de toxina como da invasão.

Outros agentes

Vários outros agentes bacterianos podem ser incriminados em casos de diarréia. Se houve uso recente de antibióticos, o *Clostridium difficile*, agente da colite pseudomembranosa, deve ser pesquisado nas fezes. A metodologia mais indicada é a pesquisa nas fezes das toxinas A e B de *C. difficile*. Se a diarréia aquosa permanece inexplicada, deve-se pesquisar a presença de *Aeromonas hydrophila* e *Plesiomonas* spp. principalmente em pacientes imunodeprimidos. O *Vibrio parahaemolyticus* não tem sido regularmente pesquisado em nosso meio, mas sabe-se que é causador de infecção intestinal.

Toxinas pré-formadas

Vários microrganismos têm sido implicados como agentes de toxiinfecção alimentar. O *Staphylococcus aureus*, produtor de enterotoxinas, é o agente mais comumente encontrado nos alimentos contaminados. *Bacillus cereus, Clostridium perfringens, Enterococcus* e *Clostridium botulinum* também produzem toxinas nos alimentos contaminados que, depois de ingeridos, vão originar quadros de toxiinfecção alimentar. O diagnóstico é basicamente clínico, embora possa ser pesquisada a presença da toxina nas sobras alimentares ou no vômito do paciente.

Diagnóstico laboratorial

Para o diagnóstico laboratorial das gastrenterites, a coleta e o transporte das fezes devem ser realizados em condições adequadas. Uma porção de fezes evacuada ou obtida com "swab" deve ser prontamente colocada em meio de transporte, para a manutenção do pH e conseqüente viabilidade dos microrganismos patogênicos. Amostras enviadas em fraldas dão resultados pouco satisfatórios, pois substâncias inibidoras presentes podem afetar os microrganismos, principalmente os patogênicos. As provas laboratoriais incluem isolamento do agente em meios seletivos e diferenciais, após o uso de meios de enriquecimento, e sua identificação por meio de provas bioquímicas e provas de soroaglutinação. As técnicas de biologia molecular permitem a rápida pesquisa dos patógenos por meio de sondas de DNA ou PCR. No caso de suspeita das ETEC, a pesquisa das toxinas LT e ST deve ser realizada; para o *Clostridium difficile*, a pesquisa de toxinas A e B pode ser realizada por meio de provas imunoenzimáticas. Quando a antibioticoterapia for necessária, o antibiótico deve ser selecionado pelo antibiograma.

DIAGNÓSTICO DAS INFECÇÕES RESPIRATÓRIAS

As infecções do trato respiratório podem ser causadas por diversos agentes, como bactérias, fungos e vírus. Embora grande parte dessas infecções seja de etiologia viral, existe um grande número causado por bactérias e que, portanto, pode necessitar de tratamento antimicrobiano.

O tipo de microrganismo responsável pode, em alguns casos, ser sugerido pelo quadro clínico do paciente, idade, outras doenças concomitantes e história pregressa. Outros fatores a serem considerados são: se a infecção é hospitalar ou não, se houve uso prévio de antimicrobianos, corticosteróides, drogas citotóxicas ou radioterapia, os quais predispõem os pacientes a infecções oportunistas. No entanto, para um melhor diagnóstico, necessita-se de exames laboratoriais mais específicos.

A interpretação dos resultados das culturas de materiais clínicos de pacientes com infecções do trato respiratório inferior depende do tipo de material clínico, do microrganismo isolado e sua quantidade (UFC/mL).

Para um melhor diagnóstico microbiológico dessas infecções, precisamos, sem dúvida alguma, valorizar, em alguns casos, determinado microrganismo que pode ser responsável pelas manifestações clínicas apresentadas, pois sabemos que a colonização microbiana destes locais é intensa, mesmo em indivíduos perfeitamente normais.

Outro fato a ser considerado é que, às vezes, o isolamento de um determinado agente "supostamente patogênico" não indica obrigatoriamente seu envolvimento no processo infeccioso, pois existem portadores sadios de determinados microrganismos, como, por exemplo, portadores assintomáticos de *Streptococcus pyogenes, Pseudomonas aeruginosa, Acinetobacter* spp. e ainda muito raramente, mas já descrito em literatura, de portadores de *Corynebacterium diphtheriae*.

Alguns microrganismos são sempre considerados patogênicos, independentemente de sua fonte; estes incluem *Mycobacterium tuberculosis*, *Mycoplasma pneumoniae, Legionella* spp., alguns fungos e vírus. Outros, como por exemplo pneumococos e *S. aureus* podem fazer parte da "flora normal" e a interpretação do seu significado depende da sua quantificação e confirmação que sua origem é realmente do trato respiratório inferior. É muito importante a qualidade do material clínico para se diagnosticar infecções do trato respiratório inferior. Assim, muitas vezes amostras de escarro são enviadas para cultura e só devemos aceitá-las quando forem de boa qualidade, isto é, apresentarem grande número de leucócitos e raras células epiteliais. Amostras de escarro de boa qualidade são difíceis de serem obtidas em crianças e, muitas vezes, não são aconselháveis outros procedimentos diagnósticos para coleta de lavado brônquico por exemplo.

Entre os microrganismos que devemos estar atentos devido à sua patogenicidade, citamos o *S. pneumoniae, Moraxella catarrhalis* e *Haemophilus influenzae*. Atenção especial deve ser dada aos pneumococos resistentes à penicilina e ao *H. influenzae* produtores de beta-lactamases cada vez mais comuns em nosso meio. No que se refere à *M. catarrhalis*, quase todas as amostras são produtoras de beta-lactamase e alguns laboratórios têm dificuldade no isolamento deste agente e na sua correta identificação.

Outros microrganismos são difíceis de serem isolados e algumas vezes necessitamos realizar aspiração transtraqueal, broncoscopia ou biópsias, como acontece, por exemplo, na doença dos legionários (causada por várias espécies de *Legionella*), alguns fungos oportunistas, *Nocardia asteroides* e *Pneumocystis carinii*.

Principalmente nas regiões nasais e de orofaringe, existe intensa flora bacteriana mista, de bactérias aeróbias, facultativamente anaeróbias e anaeróbias estritas. Em geral, esta microbiota inclui mais freqüentemente a presença de estreptococos alfa-hemolíticos e não-hemolíticos, *Neisseria* spp., *Haemophilus* spp., *Corynebacterium* spp. (bacilos difteróides), *Staphylococcus* spp., *Bacteroides* spp., *Fusobacterium* spp., *Veilonella* spp., *Peptostreptococcus* spp. e outros.

Entretanto, quando ocorre o isolamento de outros agentes, tais como *Streptococcus pneumoniae, Streptococcus pyogenes*, outras espécies de estreptococos beta-hemolíticos, *Haemophilus influenzae, Neisseria meningitidis, Moraxella catarrhalis, Candida* spp. e membros da família *Enterobacteriaceae*, a interpretação dos resultados deve ser mais cautelosa, pois, conforme já salientamos, estes agentes podem ser causadores de determinados processos infecciosos, mas, por outro lado, podem ser encontrados em alguns casos em crianças normais.

Outro fato a ser lembrado é que o trato respiratório de pacientes hospitalizados freqüentemente se torna colonizado por *Pseudomonas aeruginosa, Klebsiella pneumoniae* e outras enterobactérias, não significando, portanto, seu isolamento em culturas uma conduta terapêutica imediata.

Já a realização de culturas de nasofaringe, para se verificar a presença de meningococo, geralmente é feita em inquéritos epidemiológicos.

Entre todos os agentes, sem dúvida alguma, o *Streptococcus pyogenes* é o principal causador de infecção do trato respiratório superior de crianças, juntamente com diferentes vírus.

Os estreptococos beta-hemolíticos do grupo A são responsáveis por grande parte das faringites agudas. Outros grupos beta-hemolíticos têm sido isolados de pacientes com faringite e podem ter um papel patogênico.

Como é recomendado que as faringites causadas por estreptococos do grupo A sejam tratadas por penicilina para se prevenir seqüelas de glomerulonefrite aguda e febre reumática, é muito importante a correta identificação dos estreptococos beta-hemolíticos, por meio da cultura do material ou de métodos que irão detectar antígenos específicos da bactéria diretamente do material clínico. Alguns laboratórios clínicos permitem a verificação, em poucos minutos, da presença ou não de estreptococos do grupo A (provas rápidas), geralmente utilizando técnicas imunoenzimáticas com o uso de anticorpos monoclonais. Esta metodologia é aplicada após extração dos antígenos específicos do estreptococo diretamente no "swab" utilizado para a coleta do material clínico e baseia-se na detecção do carboidrato C específico do grupo A de Lancefield, presente na parede celular dessa espécie bacteriana. Considerando que grande parte das faringites é de etiologia viral e que o *S. pyogenes* é o agente bacteriano mais importante dessas faringites, a prova rápida representa uma ferramenta essencial para a racionalização do uso de antimicrobianos. Tem demonstrado boa sensibilidade (95%) e especificidade (98%) quando comparada à cultura tradicional, detectando a presença da bactéria mesmo quando presente em quantidades pequenas ou então inviáveis. Lembramos que a cultura é ainda o "gold standard" ou seja, uma prova rápida negativa para *S. pyogenes* não é totalmente conclusiva.

Em alguns casos, o diagnóstico de determinadas infecções pode ser realizado pelo exame bacterioscópico (Gram) do exsudato de orofaringe ou amigdaliano, como ocorre na angina de Paul-Vincent, causada por associação fuso-espirilar característica, muitas vezes associada à mononucleose infecciosa.

TESTES DE SENSIBILIDADE AOS AGENTES ANTIMICROBIANOS

A principal finalidade do antibiograma originou-se da necessidade de detectar resistências não previsíveis para efetuar a escolha do antimicrobiano mais adequado para o tratamento; o grande número de variáveis que podem interferir no resultado do antibiograma pode afetar sua utilidade como guia terapêutico, portanto a padronização rigorosa das técnicas é imprescindível para assegurar a reprodutibilidade do teste intra e interlaboratorial. No Brasil, as normas seguidas são as estabelecidas pelo CLSI ("Clinical Laboratory Standards Institute"), pois não temos comitê local.

A avaliação da sensibilidade aos agentes antimicrobianos dos microrganismos isolados dos mais diversos materiais clínicos constitui-se em uma das tarefas mais importantes do laboratório de microbiologia clínica. O objetivo principal destes testes de avaliação da sensibilidade *in vitro* é verificar o grau de atividade de um agente antimicrobiano diante de um patógeno específico, independentemente das numerosas variáveis que podem afetar a resposta clínica do paciente. Pelo uso dessas metodologias podemos prever a probabilidade de sucesso terapêutico do uso das drogas testadas por meio de resultados confiáveis, precisos e sempre que possíveis rápidos, porém a interpretação do antibiograma deve sempre estar dentro do contexto da situação clínica. A seleção adequada dos antimicrobianos a serem testados é fundamental, porém depende de vários fatores, principalmente do material clínico e do microrganismo isolado. Tendo-se em vista o

grande número de agentes antimicrobianos disponíveis, a complexidade de certas infecções, especialmente em pacientes imunodeprimidos, e os diversos mecanismos de resistência desenvolvidos pelos microrganismos, tornou-se também mais complexa a correta avaliação da sensibilidade aos agentes antimicrobianos. Assim, há necessidade de um aprimoramento constante nas metodologias empregadas para a avaliação da sensibilidade aos antimicrobianos, principalmente para se poder detectar corretamente os diversos mecanismos de resistência desenvolvidos pelos microrganismos.

Os testes de sensibilidade são importantes praticamente frente a quase totalidade dos microrganismos responsáveis por infecções humanas, como é o que ocorre nas infecções causadas por estafilococos, enterococos, pneumococos, enterobactérias, *Pseudomonas* spp., hemófilos, *Neisseria* spp., micobactérias e inclusive nas infecções causadas por fungos. Todos estes microrganismos podem ser resistentes aos agentes antimicrobianos de uso comuns devido aos diversos mecanismos de resistência adquiridos ou desenvolvidos. O aumento nas taxas de resistência a antimicrobianos é ainda mais importante no ambiente hospitalar, onde o aparecimento de vários microrganismos multirresistentes é bem mais comum. Entre estes podemos citar o aparecimento de enterococos resistentes a agentes beta-lactâmicos, aminoglicosídeos (alto grau de resistência) e glicopeptídeos, isolamento de cepas de *Acinetobacter baumannii* sensíveis somente à polimixina (colistina), *Pseudomonas aeruginosa* multirresistente, *S. aureus* resistentes à oxacilina e algumas cepas com sensibilidade diminuída à vancomicina e outros microrganismos de importância clínica resistentes a múltiplos antimicrobianos.

O sucesso no tratamento de uma infecção depende também da capacidade do agente antimicrobiano em atingir, no local da infecção, concentrações suficientes para inibir o crescimento do microrganismo, sem causar toxicidade ao paciente. Vários fatores modulam a interação entre o antimicrobiano, o microrganismo e o paciente, sendo muito importante a análise conjunta, quando necessária, entre o microbiologista e o médico do paciente na decisão da terapêutica mais adequada em cada situação.

SELEÇÃO DA METODOLOGIA PARA AVALIAÇÃO DA SENSIBILIDADE AOS ANTIMICROBIANOS

Os laboratórios de microbiologia clínica podem escolher diversos métodos, desde os convencionais até mesmo metodologias mais modernas para a realização dos testes de sensibilidade. Entre as metodologias disponíveis podemos citar os métodos da difusão do disco, microdiluição em caldo, diluição em ágar, metodologia do "E-test" e métodos automatizados. A grande maioria dos laboratórios utiliza somente o método de disco difusão, mas esta metodologia não pode ser aplicada a algumas espécies bacterianas.

Nos últimos anos tem havido um maior uso dos métodos que determinam a concentração inibitória mínima (CIM), como a microdiluição em caldo e o método do "E-test" e também dos métodos automatizados, apesar de que o método da difusão dos discos é ainda o mais utilizado. Esta última metodologia tem como vantagem sua grande flexibilidade na escolha dos antimicrobianos, seu baixo custo, sua constante padronização metodológica pelo CLSI ("Clinical Laboratory Standards Institute", antigo NCCLS – "National Committee for Clinical Laboratory Standards") e sua mais fácil interpretação pelos clínicos. Sua maior limitação é que seus resultados são qualitativos, ou seja, o microrganismo é avaliado como sensível, intermediário ou resistente aos diversos antimicrobianos testados e para algumas espécies bacterianas ainda não há padronização. A vantagem das outras metodologias é o fornecimento de resultados quantitativos, ou seja, informação da CIM dos agentes antimicrobianos diante do microrganismo testado, além de serem os métodos padronizados e aceitos para a avaliação da sensibilidade de microrganismos anaeróbios e algumas espécies fastidiosas que não podem ser corretamente avaliadas pela metodologia da difusão do disco.

Entretanto, as metodologias que proporcionam resultados da CIM devem ser as escolhidas em situações clínicas especiais ou na detecção mais precisa de resistência de certos microrganismos. Um outro aspecto muito importante que os microbiologistas clínicos devem estar sempre atentos é a informação precisa e rápida dos resultados desses testes de sensibilidade, o que pode ser obtido muitas vezes com o uso de sistemas automatizados. Lembramos, porém, que os sistemas automatizados atualmente disponíveis para avaliação da sensibilidade aos antimicrobianos apresentam limitações para a detecção de certos mecanismos induzidos de resistência bacteriana ou detecção de resistência de certas espécies bacterianas diante de determinados antimicrobianos, em que se necessita de maior tempo de incubação, temperaturas inferiores a 36°C e suplementação do meio de cultura.

Os aparelhos mais modernos apresentam melhor performance na detecção de mecanismos de resistência, por exemplo, quanto ao principal mecanismo de resistência a beta-lactâmicos em enterobactérias, a produção de beta-lactamases de espectro ampliado (ESBL), mostram uma sensibilidade de 99 a 100% e especificidade de 98 a 100%, quando testados frente a amostras de *Klebsiella* spp. e *E. coli*. A despeito desses valores de sensibilidade, há casos nos quais a quantidade de enzima produzida é tão elevada que o teste de sensibilidade mostra resistência à ceftazidima, mas o teste específico para ESBL é negativo. Daí a importância dos controles de qualidade pós-analíticos. Quanto à detecção de ESBL em amostras de enterobactérias produtoras de AmpC, os sistemas de automação ainda não têm desempenho adequado. A comercialização de testes rápidos capazes de detectar PBP2a, a proteína que medeia a resistência a oxacilina em *Staphylococcus aureus* é uma alternativa mais interessante que a metodologia automatizada para testes de sensibilidade desta espécie bacteriana.

SELEÇÃO DOS AGENTES ANTIMICROBIANOS PARA OS TESTES DE SENSIBILIDADE

O laboratório de microbiologia tem a responsabilidade de testar e reportar os resultados dos agentes antimicrobianos mais apropriados para o microrganismo isolado e local da infecção. A bateria dos antimicrobianos testados em cada situação dependerá das características do paciente, do material clínico no qual houve o isolamento e em casos de pacientes hospitalizados, de uma padronização muitas vezes planejada conjuntamente com a Comissão de Controle de Infecção Hospitalar (CCIH). A seleção dos antimicrobianos para a realização dos antibiogramas de rotina deve seguir alguns princípios. Recomenda-se o teste de no máximo

12 antimicrobianos por placa, quando se utiliza o método da difusão dos discos. Uma das estratégias adotadas é o reconhecimento de que alguns agentes antimicrobianos podem ser agrupados em classes, baseando-se no seu espectro de atividade e, assim, um só representante de classe necessita ser testado, a não ser quando dentro da mesma classe de antimicrobianos não existe essa possibilidade de equivalência. Outro fato importante a ser considerado é que, em determinadas situações, certos antimicrobianos não devem ser testados diante de alguns microrganismos, pois isto levaria a uma interpretação errônea dos resultados.

INTERPRETAÇÃO E RELATO DOS RESULTADOS DOS TESTES DE SENSIBILIDADE

De um modo geral, os resultados dos testes de avaliação de sensibilidade aos antimicrobianos podem ser divididos em três categorias interpretativas:

1. Sensível, o que em geral significa que a infecção devido ao microrganismo estudado pode ser adequadamente tratada com a dosagem habitual do antimicrobiano testado e recomendado para esse tipo de infecção.

2. Intermediário, significa que o microrganismo pode ser inibido por concentrações atingíveis de certas drogas se doses maiores puderem ser administradas ou se a infecção ocorre em local onde o antimicrobiano é fisiologicamente concentrado (trato urinário, por exemplo).

3. Resistente, quando o agente isolado não é inibido pela concentração do antimicrobiano obtida no local da infecção ou quando o microrganismo patogênico apresenta mecanismos específicos de resistência.

O laboratório de microbiologia clínica deve estar sempre atento ao aparecimento de padrões não-habituais de resultados de sensibilidade, entre os quais podemos ressaltar:

• Estafilococos resistentes à vancomicina.
• Estreptococos beta-hemolíticos resistentes à penicilina.
• Estreptococos do grupo *viridans* resistentes à vancomicina ou apresentando alto nível de resistência aos aminoglicosídeos.
• *Neisseria gonorrhoeae* resistente à ceftriaxona.

• *Neisseria meningitidis* resistente à penicilina.
• Enterobactérias resistentes ao imipeném ou meropeném.

Um outro ponto importante a ser considerado é a emergência de cepas produtoras de beta-lactamases de espectro ampliado (ESBL), especialmente em *Escherichia coli* e *Klebsiella* spp., o que em certas situações tem dificultado a interpretação e o relato dos resultados dos testes com cefalosporinas e aztreonam. Dependendo da enzima produzida, uma cepa pode apresentar sensibilidade à cefoxitina e à ceftriaxona, mas resistência à ceftazidima e ao aztreonam. Como nessa situação o uso de qualquer cefalosporina pode ser questionável, o simples relato desses resultados pode ser inadequado. Quando detectamos a presença de uma cepa com essas características, o laboratório de microbiologia clínica deve contatar o médico do paciente, no sentido de explicar este fato e discutir a melhor terapia. Embora esses testes sejam utilizados para se detectar resistência *in vitro* e intencionados para se prever eventual falha terapêutica com o uso dessas drogas, nem sempre conseguimos este objetivo principal.

MÉTODO DA DIFUSÃO DO DISCO

Esta metodologia proporciona a avaliação qualitativa da sensibilidade, caracterizando os microrganismos testados em "sensíveis", "intermediários" ou "resistentes" aos antimicrobianos testados. Para a realização destes testes, discos comerciais de papel de filtro impregnados com quantidades específicas dos diversos antimicrobianos são aplicados sobre a superfície de uma placa de ágar (em geral meio de Mueller-Hinton) previamente semeada com o inóculo padronizado do microrganismo a ser testado. A droga presente nos discos difunde-se no meio de cultura, de modo que a concentração do antimicrobiano decresce à medida que se distancia do disco, formando-se assim uma espécie de gradiente de concentração da droga ao redor dos discos. Conjuntamente com a difusão do antimicrobiano, o microrganismo inoculado na superfície desse meio de cultura e não inibido pela concentração da droga continua a se multiplicar de modo que seu crescimento torna-se visível. Nas áreas nas quais a concentração do antimicrobiano é inibitória, não ocorre crescimento do microrganismo, formando-se então uma zona de inibição ao redor dos discos. Trata-se de metodologia muito bem normatizada por comitês oficiais internacionais ("Clinical Laboratory Standards Institute"), porém é metodologia indicada somente para microrganismos aeróbios de crescimento rápido. O diâmetro da zona de inibição é inversamente proporcional à CIM e influenciado pela velocidade da difusão do antimicrobiano no ágar, a qual varia de acordo com o antimicrobiano, assim como pelo inóculo bacteriano. O método da difusão dos discos apresenta as seguintes vantagens: simplicidade de execução, boa reprodutibilidade, baixo custo, não necessita de equipamento especial, proporciona resultados qualitativos de fácil interpretação pelos clínicos e ótima flexibilidade para a seleção dos antimicrobianos a serem testados. Sua maior limitação é que não pode ser utilizado para algumas espécies bacterianas, não fornece a CIM e pode não ser adequado para a detecção de estafilococos heterorresistentes à oxacilina, enterococos com baixos níveis de resistência à vancomicina e não detectar resistência a certos antimicrobianos, dependendo da espécie bacteriana testada e de seu mecanismo de resistência.

MÉTODOS DE DILUIÇÃO (CIM)

São utilizados para se determinar a menor concentração do agente antimicrobiano, geralmente expressa em microgramas/mL (µg/mL), necessária para inibir ou matar determinado microrganismo. Os agentes antimicrobianos são testados em diluições seriadas (log^2) e a menor concentração que inibe o crescimento visível do microrganismo testado é relatada como sendo a CIM. A escolha do número de concentrações a serem testadas varia de acordo com o antimicrobiano, com a espécie do microrganismo e eventualmente com o local da infecção. A CIM de cada agente antimicrobiano geralmente é relatada em µg/mL, e estes resultados quantitativos são mostrados também em três categorias de sensibilidade, de acordo com os padrões do CLSI. *Sensível* indica que a infecção causada pelo microrganismo testado pode ser apropriadamente tratada pela dose usualmente recomendada do antimicrobiano. *Intermediário* indica que o agente isolado pode ser inibido por concentrações eventualmente obtidas por certas drogas, por exemplo beta-lactâmicos, se maiores

dosagens puderem ser usadas ou se no local da infecção a droga é fisiologicamente concentrada, como ocorre por exemplo em infecções urinárias. *Resistente* indica que o microrganismo não é inibido pela concentração do antimicrobiano obtida com a dose usual recomendada.

METODOLOGIA DO "E-TEST"

O "E-test" é um novo conceito para testes quantitativos de sensibilidade, baseado em um gradiente pré-definido do antimicrobiano incorporado em fita plástica. É usado para determinar a CIM de antimicrobianos diante de diversas espécies de microrganismos, inclusive anaeróbios, micobactérias e fungos. A concentração dos diversos antimicrobianos disponíveis no "E-test" varia de 0,002 a 256µg/mL, valores estes que permitem avaliar mais precisamente a CIM dos antimicrobianos em estudo, pois, ao contrário das outras metodologias de diluição descritas anteriormente, o "E-test" fornece valores intermediários entre cada diluição, proporcionando assim um valor muito mais real da CIM. A realização do "E-test" é muito semelhante ao método da difusão do disco em ágar, porém, ao invés de aplicarmos os discos de papel de filtro sobre a placa de meio de cultura inoculada com o microrganismo, colocamos as fitas de "E-test", obtendo-se assim o valor da CIM do agente testado. Trata-se de metodologia de simples execução que não necessita de equipamento especial, sendo sua utilização importante e útil a todos os laboratórios de microbiologia, principalmente a laboratórios que não dispõem de sistemas automatizados e também para casos em que se necessita da precisa avaliação de resistência a certos antimicrobianos, como por exemplo detecção de pneumococos resistentes à penicilina, enterococos resistentes à vancomicina, bacilos Gram-negativos produtores de beta-lactamases de espectro ampliado, entre outros.

TESTES DE AVALIAÇÃO DE SENSIBILIDADE A FUNGOS

O uso de testes de avaliação de sensibilidade a antifúngicos como elemento de auxílio na definição terapêutica de micoses superficiais e sistêmicas ainda é assunto polêmico. A realização destes testes tem-se tornado muito importante nos laboratórios de microbiologia clínica, apesar da necessidade de desenvolvimento de maiores estudos que correlacionem seus resultados *in vitro* com a clínica.

As evidências científicas são maiores na utilização clínica de testes de sensibilidade de *Candida* spp. a azólicos, particularmente a fluconazol, situação na qual a correlação *in vitro versus in vivo* de seus resultados é mais consistente.

As principais indicações destes testes *in vitro* de leveduras a antifúngicos são:

1. estudos epidemiológicos para caracterização de perfis de sensibilidade em amostras de *Candida* spp. isoladas de pacientes com infecções invasivas;
2. avaliação de alternativas terapêuticas em portadores de AIDS e candidíase de orofaringe recorrente com má resposta ao fluconazol;
3. avaliação de sensibilidade a outros antifúngicos em pacientes com má resposta terapêutica;
4. avaliação do perfil de sensibilidade de amostras de *Candida glabrata* cujo risco de resistência ao fluconazol e ao itraconazol é maior, antes de iniciar terapia com azólicos.

Vários fatores contribuem para a importância da realização destes testes: aumento nos últimos anos da incidência de infecções fúngicas, uso mais freqüente e prolongado de agentes antifúngicos e aumento do número de cepas resistentes a estes agentes. Os testes de sensibilidade a antifúngicos seguem os mesmos princípios daqueles utilizados para agentes antibacterianos e podem proporcionar resultados quantitativos (CIM). Embora a *Candida albicans* seja a espécie mais freqüentemente associada com candidíase, outras espécies são atualmente consideradas como importantes agentes etiológicos de infecção. O aumento na freqüência e na gravidade das infecções fúngicas em Pediatria tem favorecido o desenvolvimento e o maior uso de agentes antifúngicos. Atualmente há vários novos agentes antifúngicos em estudo e seis liberados para uso nos Estados Unidos: anfotericina B, fluconazol, 5-fluorocitosina, cetoconazol, itraconazol e voriconazol. A aplicação clínica dos testes *in vitro* com antifúngicos é ainda um pouco limitada devido a problemas de reprodutibilidade e dúvidas na sua correlação clínica. Como resultado de vários trabalhos colaborativos, o NCCLS

no documento M27-T propôs a padronização dos métodos de determinação de sensibilidade para fungos. Recentemente, a metodologia do "E-test" foi também adaptada para avaliação de sensibilidade de fungos, existindo fitas disponíveis para os cinco antifúngicos citados e uma das principais vantagens seria a facilidade de execução e expressão dos resultados em CIM do agente testado.

TESTES DE AVALIAÇÃO DE SENSIBILIDADE A BACTÉRIAS ANAERÓBIAS

Os testes de avaliação de sensibilidade a microrganismos anaeróbios são importantes, tendo-se em vista o significado clínico desses patógenos e a impossibilidade de se prever os padrões de sensibilidade dessas bactérias. Em algumas situações, o estado imunológico do paciente e uma apropriada manipulação cirúrgica podem favorecer a melhora clínica, independentemente da terapia administrada. Há atualmente consenso geral entre os clínicos de que resultados dos testes de sensibilidade desses microrganismos contribuem fortemente para a resposta clínica adequada. Esses testes tornam-se mais importantes quando o microrganismo anaeróbio foi isolado de infecções graves, como por exemplo abscesso cerebral, endocardite, osteomielite, infecções articulares, bacteremias, entre outras. Dentre os anaeróbios, os gêneros mais prevalentes em infecções são: gênero *Bacteroides* e principalmente a espécie *B. fragilis, Clostridium, Prevotella, Porphyromonas* e *Fusobacterium* e podem ser resistentes a vários agentes antimicrobianos. O principal mecanismo de resistência é a produção de beta-lactamases, assim, penicilina, ampicilina, ticarcilina e piperacilina são ativas diante do grupo *Bacteroides fragilis* em aproximadamente 5 a 20% dos casos. Por outro lado, a associação de beta-lactâmico e inibidor de beta-lactamase é muito eficiente diante dessa espécie. Outros agentes antimicrobianos geralmente ativos diante destas bactérias são os carbapenêmicos (imipeném e meropeném), o cloranfenicol e o metronidazol, cefoxitina, cefalosporinas de espectro ampliado e clindamicina são ativos em aproximadamente 70 a 80%, frente a bactérias do grupo *B. fragilis*. Amostras do gênero *Bacteroides* resistentes a metronidazol e amoxicilina/ácido clavulânico foram recentemente descritas. Os anaeróbios são naturalmente resistentes aos aminoglicosídeos, pois não transportam essa classe de antimicrobiano para o interior da célula bacteriana. *Clostridium difficile*, apesar de ser uma causa relativamente freqüente de diarréia associada ao uso de antimicrobianos, não representa um problema emergente em resistência, sendo usualmente sensível ao metronidazol.

Como método laboratorial para avaliação de resistência em anaeróbios, a metodologia do "E-test" tem-se demonstrado de grande utilidade e seus resultados têm apresentado ótima correlação com as outras metodologias descritas anteriormente. A grande vantagem dessa metodologia é sua flexibilidade, facilidade de execução e fornecimento do resultado em CIM. Como metodologia para a detecção de produção de beta-lactamase pelos microrganismos anaeróbios, é recomendado o uso do teste do disco de nitrocefin (cefalosporina cromogênica). É importante lembrar que a resistência a agentes beta-lactâmicos nem sempre é mediada por beta-lactamases, podendo outros mecanismos estar envolvidos.

MÉTODOS AUTOMATIZADOS PARA AVALIAÇÃO DA SENSIBILIDADE AOS ANTIMICROBIANOS

Nos últimos anos houve um grande avanço no desenvolvimento de sistemas automatizados para a realização de antibiogramas, tendo como principal objetivo a redução do tempo de execução e liberação dos resultados. Atualmente, existem vários aparelhos com essa finalidade, destacando-se entre eles o sistema Vitek (bioMérieux Vitek, USA), MicroScan Walkaway (Dade, USA), ATB-plus (bioMérieux, France) e Sensititre ARIS (Radiometer America, USA). Outra vantagem destas metodologias automatizadas é a possibilidade de fornecimento de resultados aproximados da CIM dos diversos antimicrobianos testados, pois cada droga é geralmente testada em duas ou três diluições, dentro de "*breakpoints*" pré-estabelecidos. Estes sistemas utilizam diversos cartões com uma variedade de combinações de antimicrobianos, específicos para o tipo de bactéria e geralmente cada cartão possibilita o teste com cerca de 10 a 12 diferentes drogas. Além disso, estes sistemas proporcionam o armazenamento de resultados e informações relativas às cepas testadas e aos pacientes, facilitando assim estudos epidemiológicos de resistência. Por outro lado, estes sistemas apresentam algumas desvantagens, entre as quais citamos: necessidade de um adequado preparo do inóculo, painéis de antibióticos com combinações de drogas pré-estabelecidas, dificultando a flexibilidade de se testar outros antimicrobianos, não aplicabilidade a certas espécies bacterianas, falha em se detectar certos mecanismos de resistência que necessitam de um tempo maior de incubação, fornecimento em algumas situações de falsos resultados de sensibilidade ou resistência a determinados antimicrobianos e custo relativamente maior, tanto do aparelho como dos testes individuais.

AVALIAÇÃO DE SENSIBILIDADE EM MICOBACTÉRIAS

O primeiro passo para se determinar quais drogas devem ser testadas é a adequada identificação das espécies de micobactérias, preferencialmente com utilização de sondas ou seqüenciamento de DNA.

O teste de sensibilidade do complexo *M. tuberculosis* está indicado nos casos de retratamento de tuberculose, falha terapêutica, pacientes com história de contato com paciente com doença pulmonar ativa por *M. tuberculosis* resistente aos tuberculostáticos, em isolados cultivados de amostras obtidas por procedimentos invasivos ou de hemoculturas e em isolados de profissionais de saúde. Em isolados de *M. kansasii* testar as mesmas drogas preconizadas para *M. tuberculosis*. Nos isolados resistentes testar claritromicina, ciprofloxacina e amicacina. O método radiométrico, até então considerado padrão ouro para o teste de sensibilidade de espécies do complexo *M. tuberculosis*, teve sua comercialização descontinuada no Brasil a partir de junho de 2006, sendo substituído pelo sistema Bactec960. Há, portanto, dois métodos comerciais disponíveis no Brasil para a determinação da susceptibilidade das espécies do complexo *M. tuberculosis*: Bactec960 e MBBact. Ambos são baseados no conceito do método das proporções, que define crescimento superior a 1% como indicativo de resistência antimicrobiana. Nos dois sistemas a velocidade de crescimento de 1% de uma determinada população crescida em meio sem antimicrobiano é comparado àquele de 100% da população em meio contendo concentração crítica do antimicrobiano a ser testado. As drogas a serem testadas em isolados de paciente sem histórico de tratamento ou suspeita de infecção por isolados resistentes a múltiplas drogas são: rifampicina, etambutol, isoniazida e pirazinamida. Em caso de resistência à rifampicina e/ou demais drogas, podem ser testadas: ofloxacina, etionamida, capreomicina, kanamicina e estreptomicina. Os isolados do complexo *M. avium/intracellulare* (MAI) devem ser testados frente à claritromicina apenas nos casos em que o paciente já tenha feito uso desta medicação. *M. kansasii* e MAI podem ser testados pelos métodos das proporções ou microdiluição em caldo 7H9. As micobactérias de crescimento rápido devem ser testadas frente a claritromicina, ciprofloxacina, amicacina e doxiciclina, sendo a metodologia recomendada a microdiluição em caldo Mueller-Hinton.

TESTES PARA DETECÇÃO DE PNEUMOCOCOS RESISTENTES À PENICILINA

Atualmente, a resistência à penicilina em amostras de *S. pneumoniae* é fator de grande preocupação mundial. No Brasil as taxas de resistência variam de 3 a 15% (resistência total ou intermediária), porém em certos países essas taxas chegam a níveis superiores a 50%.

O método mais utilizado é o da difusão do disco de oxacilina de 1µg, o qual tem-se mostrado efetivo para a triagem, devendo as amostras suspeitas ser testadas diante da penicilina por meio de metodologias que determinam a CIM, como por exemplo a do "E-test". Assim, todo resultado do teste da difusão com disco de oxacilina de 1µg que apresentar halo de inibição igual ou superior a 20mm significa que a amostra é sensível (CIM igual ou inferior a 0,06µg/mL). Em resultados de halos inferiores a 19mm, devemos efetuar o teste da determinação da CIM com penicilina e, por facilidade de execução, sugere-se a metodologia do "E-test". Neste caso, a leitura das fitas de "E-test" fornecerá a CIM da penicilina, e resultados no intervalo de 0,1 a 1µg/mL caracterizam sensibilidade intermediária, e CIM acima de 1µg/mL, as cepas resistentes à penicilina.

TESTES PARA DETECÇÃO DE ESTAFILO-COCOS RESISTENTES À OXACILINA

Alguns laboratórios têm dificuldade em detectar cepas de estafilococos resistentes à oxacilina, o

que torna importante que determinados procedimentos laboratoriais sejam seguidos.

A resistência dos estafilococos à oxacilina é mediada pelo gene *mecA*, que codifica a produção de uma PBP ("penicillin binding protein") com baixa afinidade para os beta-lactâmicos, a PBP2a ou PBP**2**. A expressão desta resistência pode se dar de forma homogênea ou heterogênea. Esta última ocorre quando apenas uma fração da população bacteriana expressa o fenótipo de resistência, apesar de toda a população ter o gene *mecA*. A expressão da resistência *in vitro* pode variar dependendo de alguns fatores, como a osmolalidade do meio e a temperatura de incubação, o que pode dificultar seu diagnóstico.

Existem vários métodos para detecção da resistência à oxacilina nos estafilococos. Os testes de disco-difusão são os mais utilizados para triagem, sendo que o teste com disco de cefoxitina (30µg) deve ser o preferido para predizer a presença do gene *mecA* (e, portanto, a resistência à oxacilina) tanto para estafilococos coagulase-positivos como coagulase-negativos.

Para os *Staphylococcus aureus*, o teste com disco de cefoxitina é comparável em acurácia ao teste com disco de oxacilina (1µg), porém em geral o primeiro tem leitura mais fácil. Para *Staphylococcus lugdunensis*, somente o disco de cefoxitina deve ser utilizado, já que cepas resistentes à oxacilina desta espécie não são adequadamente diagnosticadas pelo disco de oxacilina. Quanto ao restante dos estafilococos coagulase-negativos, apesar do teste com disco de oxacilina ter boa correlação com a presença ou ausência do gene *mecA* nos *Staphylococcus epidermidis*, em outras espécies o teste pode ter resultados falso-positivos. Nestas espécies, o teste com disco de cefoxitina tem maior especificidade, com sensibilidade semelhante a do teste com disco de oxacilina. É importante lembrar que nestes casos o teste com disco de cefoxitina tem a finalidade de detectar resistência à oxacilina e não à cefoxitina.

Os testes de disco-difusão devem ser realizados em placas com ágar Mueller-Hinton semeadas, por meio de "swab", com inóculo equivalente à escala 0,5 de McFarland, de uma suspensão direta de colônias em solução salina ou caldo, e então, após colocação dos discos, incubadas por 24 horas em temperatura de 33-35ºC (testes em temperaturas acima destas podem não detectar resistência).

Halo de inibição menor ou igual a 10mm, indica resistência à oxacilina para *S. aureus* e *S.*

lugdunensis. Halo de inibição menor ou igual a 17mm indica resistência à oxacilina para isolados de *Staphylococcus* coagulase-negativos.

Atualmente, teste com disco de cefoxitina 30µg é o método de preferência para testar resistência às penicilinas penicilinase-estáveis de *S. aureus, S. lugdunensis* e *Staphylococcus* coagulase-negativo (CLSI M100 S-16). Cefoxitina é usado como substituto para detecção de resistência à oxacilina; reportar oxacilina sensível ou resistente de acordo com o resultado da cefoxitina.

O documento CLSI M100-S16 sugere não liberar o resultado do antibiograma com resultado intermediário à oxacilina para *S. aureus*, mas realizar, antes, os seguintes testes: teste para detecção do gene *mecA* ou PBP2a, ou teste com disco de cefoxitina, ou CIM de oxacilina ou *screening* com ágar Mueller-Hinton suplementado com NaCl 4%.

Para *Staphylococcus* coagulase-negativo, os critérios interpretativos da oxacilina correlacionam bem com a presença ou ausência do gene *mecA* em *S. epidermidis*, exceto para *S. saprophyticus*. No documento CLSI M100-S16 recomendam também a utilização do disco de cefoxitina para detecção de resistência à oxacilina para *Staphylococcus* coagulase-negativo, por apresentar alta especificidade e sensibilidade igual ao disco de oxacilina.

Outro teste que pode ser utilizado para detecção da resistência é o teste de *screening* com placa contendo ágar Mueller-Hinton suplementado com 4% de NaCl e com 6µg de oxacilina por mL. Inóculo também equivalente à 0,5 de McFarland deve ser semeado através de "swab" ou alça calibrada de 1µL na placa, e qualquer crescimento após 24 horas de incubação em temperatura de 33-35ºC indica resistência à oxacilina.

Há também testes para determinação da CIM de oxacilina para os estafilococos, incluindo métodos de diluição em ágar e em caldo (macrodiluição e microdiluição). No entanto, estes testes, apesar de estabelecerem o grau de susceptibilidade, têm acurácia para a detecção da resistência à oxacilina semelhante à do teste com disco de cefoxitina. Para algumas espécies de estafilococos coagulase-negativos, a especificidade do teste com disco de cefoxitina é até superior a dos testes para determinação de CIM.

Os estafilococos diagnosticados como resistentes à oxacilina pelo teste de difusão com disco de cefoxitina ou oxacilina devem ser relatados como também resistentes aos outros beta-lactâmicos (penicilinas, carbapenêmicos, cefalosporinas, combinações de beta-lactâmicos com inibidores de beta-lactamases), independente dos resultados dos testes *in vitro* com estes antimicrobianos.

Testes que determinam a presença de PBP2a ou do gene *mecA* são os mais sensíveis e específicos para a detecção da resistência à oxacilina nos estafilococos, e podem ser utilizados para confirmar resultados em isolados de estafilococos provenientes de pacientes com infecções graves. Isolados que sejam *mecA*-positivos (ou PBP2a-positivos) devem ser relatados como resistentes à oxacilina. Isolados *mecA*-negativos (ou PBP2a-negativos) devem ser relatados como sensíveis se a CIM para oxacilina for igual ou inferior a 2µg/mL, devido a rara ocorrência de outros mecanismos de resistência (como a hiperprodução de beta-lactamases), além do mediado pelo *mecA*. Assim, isolados *mecA*-negativos (ou PBP2a-negativos), porém com CIM igual ou superior a 4µg/mL, devem ser relatadas como resistentes.

TESTES PARA DETECÇÃO DE CEPAS PRODUTORAS DE BETA-LACTAMASES

As beta-lactamases representam o principal mecanismo de resistência aos beta-lactâmicos nas bactérias Gram-negativas. São enzimas bacterianas que catalizam a hidrólise do anel beta-lactâmico, impossibilitando assim sua atividade antimicrobiana. A resistência irá depender da quantidade de enzima produzida, da habilidade dessa enzima em hidrolizar o antimicrobiano e da velocidade de penetração do antimicrobiano na membrana externa.

Os testes para detecção dessa enzima só devem ser realizados quando seu resultado proporcionar uma informação que tenha valor clínico. No teste direto para detecção de beta-lactamase, uma reação positiva indica que a amostra é resistente aos agentes beta-lactâmicos, mas uma reação negativa é inconclusiva. Por exemplo, a maioria das cepas de *H. influenzae* resistentes à ampicilina produzem beta-lactamase, a qual pode ser detectada por este teste; entretanto, raras cepas podem ser resistentes à ampicilina e apresentam teste negativo para detecção de beta-lactamase. As três principais provas rápidas para detecção de produção de beta-lactamases são os métodos acidométrico, iodométrico e cromogênico. São provas rápidas de no máximo 60 minutos de duração, sendo porém aquela que utiliza a cefalosporina cromogênica (nitrocefin) a mais indicada, havendo a facilidade de sua execução com o uso do disco de cefinase (Becton Dickinson Microbiology Systems, Cockeysville, Md).

O teste rápido para detecção de beta-lactamases é importante porque proporciona resultados mais rápidos do que os testes da difusão do disco e da CIM, sendo extremamente prático para *Haemophilus* spp., *N. gonorrhoeae* e *Moraxella catarrhalis*, além de ser o único teste confiável para detecção de enterococos produtores de beta-lactamases. Um teste positivo pode prognosticar resistência a penicilina, ampicilina e amoxicilina para *Haemophilus* spp., *N. gonorrhoeae* e *M. catarrhalis*, além de resistência a penicilina, carboxi e ureído-penicilinas para estafilococos e enterococos. Um teste negativo não descarta a possibilidade de resistência devido a outros mecanismos. Não deve ser aplicado em enterobactérias, *Pseudomonas* spp. e em outros bacilos Gram-negativos aeróbios.

Convém lembrarmos que algumas bactérias como por exemplo *H. influenzae*, *N. gonorrhoeae* e enterococos, constitutivamente produzem beta-lactamases, e outras bactérias como os estafilococos só produzem quantidades detectáveis dessa enzima após exposição a um agente indutor, o qual geralmente é beta-lactâmico. Assim, se uma amostra de estafilococo produz um resultado positivo no teste de beta-lactamase sem indução, o resultado pode ser relatado. Porém, se o teste é negativo, antes que esse resultado seja liberado é necessário que o teste seja repetido após a exposição da cepa a um agente indutor. Isso pode ser feito testando-se uma amostra do estafilococo retirada da margem ao redor de um disco de oxacilina e posterior incubação com disco de nitrocefin por 1 hora.

É importante lembrar a existência de outros tipos de beta-lactamases como aquelas que pertencem à classe molecular C e ao grupo funcional 1, conhecidas como AmpC e que são produzidas em algum grau por todas as bactérias Gram-negativas (enterobactérias e bacilos Gram-negativos não fermentadores da glicose). Essas beta-lactamases são de origem cromossômica, podendo ser induzíveis ou constitutivas (não reprimidas). Alguns beta-lactâmicos são potentes indutores de produção de AmpC, como cefoxitina e imipeném. Dessa maneira, infecções em que inicialmente a bactéria isolada (Gram-negativo) era sensível às cefalosporinas de terceira geração, tem grande probabilidade de

desenvolver resistência durante o tratamento, ocasionando assim falha terapêutica.

Outras beta-lactamases importantes são as carbapenases, enzimas que hidrolizam imipeném e/ou meropeném.

TESTES PARA DETECÇÃO DE BETA-LACTAMASES DE ESPECTRO AMPLIADO (ESBL)

Essas beta-lactamases são novas enzimas provenientes de mutações em genes de beta-lactamases mediadas por plasmídios, como TEM-1, TEM-2 e SHV-1. Estas ESBL podem conferir resistência a cefotaxima, ceftazidima, aztreonam, penicilinas de espectro ampliado e outros beta-lactâmicos, principalmente em *E. coli*, *K. pneumoniae*, *K. oxytoca* e em outras enterobactérias.

Os métodos rotineiros de avaliação da sensibilidade aos antimicrobianos podem falhar na detecção de amostras produtoras de ESBL, sendo recomendado a utilização dos *breakpoints* para *screening* de ESBL e não os critérios interpretativos listados para enterobactérias em geral (CLSI M100-S16, tabela 2ª). Para *E. coli*, *K. pneumoniae*, *K. oxytoca* e *P. mirabilis*, halos de inibição menores ou iguais a 17mm para cefpodoxima, 22mm para ceftazidima, 27mm para aztreonam, 27mm para cefotaxima e 25mm para ceftriaxona, sugere a presença de ESBL. Halos de inibição menores ou iguais aos halos listados acima com uma cefalosporina de espectro ampliado como cefpodoxima, ceftazidima, cefotaxima ou ceftriaxona, e mesmo ao aztreonam, pode ser sinal para a presença de ESBL, o que pode ser considerado um marcador para a identificação destas amostras ESBL positivas e testes confirmatórios devem ser realizados. As ESBL são inibidas por beta-lactamases e esta propriedade tem sido utilizada para a identificação de cepas produtoras de ESBL. Assim, em uma placa de antibiograma é colocado um disco do substrato a ser analisado (cefotaxima, por exemplo) a uma distância de 30mm de um outro disco contendo um inibidor de beta-lactamase (ácido clavulânico, por exemplo). Após incubação por 18 a 24 horas, se é verificado aumento da zona de inibição maior ou igual a 5mm no disco contendo cefotaxima e ácido clavulânico em relação ao disco de cefotaxima sem o inibidor de beta-lactamase, sugere a presença de ESBL.

Infecções por bactérias produtoras de ESBL podem causar dificuldades terapêuticas importantes, também devido ao fato que dificilmente nos próximos 5 anos novas opções terapêuticas estarão disponíveis. Torna-se cada vez mais importante que sejam feitas alterações nos pontos de corte ("*breakpoints*") atualmente preconizados pelo CLSI para interpretação dos resultados dos testes de avaliação de resistência aos antimicrobianos, impedindo assim a liberação de resultados com falsa sensibilidade a alguns antimicrobianos.

MÉTODOS MOLECULARES PARA DETECÇÃO DE RESISTÊNCIA AOS ANTIMICROBIANOS

Métodos genéticos, incluindo sondas de DNA e metodologias de amplificação (PCR), podem ser utilizados para se detectar genes que codificam resistência aos antimicrobianos. As dificuldades de implementação desses métodos moleculares na rotina de diagnóstico microbiológico residem em seu alto custo e na variedade de genes que codificam esses mecanismos, seja por alteração do alvo (por exemplo gene *mecA*), inativação (por exemplo beta-lactamases), ou transporte ativo da droga para o exterior da célula (por exemplo sistemas de efluxo). Alguns exemplos de aplicações práticas dos métodos moleculares para detecção de resistência são:

1. A PCR em tempo real, em função da rapidez de disponibilidade de resultados – cerca de 2 horas – tem sido utilizada para detecção de uma seqüência específica de *Staphylococcus aureus* no gene *orfX* e, simultaneamente, o gene *mecA*. A reação permite estimar a quantidade inicial de cópias de DNA, possibilitando diferenciar misturas de *Staphylococcus* spp. Esta metodologia tem sido aplicada à detecção de pacientes colonizados por MRSA e para a análise de hemoculturas positivas para cocos Gram-positivos, visando minimizar o uso de vancomicina em instituições com prevalência significativa de MRSA.

2. Outra aplicabilidade no laboratório hospitalar é quanto à caracterização da resistência à vancomicina, mediada pelos genes *vanA* ou *vanB*. Neste caso há um relevante impacto epidemiológico, pois os mesmos usualmente estão localizados em elementos genéticos móveis, transferíveis entre espécies e gêneros bacterianos.

3. Em regiões em que há prevalência significativa de resistência primária aos tuberculostáticos nas espécies do complexo *M. tuberculosis*, é justificável o uso do sistema INNO-LiPA Rif.TB, que, utilizando PCR com iniciadores biotinilados e detecção com sondas específicas para o complexo *M. tuberculosis* e as substituições no gene *rpoB* mais freqüentemente observadas, resultam em resistência à rifampicina. O sistema comercial permite realizar o teste diretamente de amostras de escarro com baciloscopia positiva.

BIBLIOGRAFIA

AUCKENTHALER R, HERMANS PE, WASHINGTON II JA. Group C streptococcal bacteriemia: clinical study and review of the literature. Rev Infect Dis, 1983;5:196.

CHADWICK D, GOODE JA. (eds) Gastroenteritis viruses. Novartis Foundation Symposium 238. New York: John Wiley & Sons Inc., 2001.

CHRISTENSEN GD et al. Nosocomial septicemia due to multiple antibiotic-resistant. *Staphylococcus epidermidis.* Ann Intern Med, 1982;96:1.

CLSI (NCCLS) Susceptibility Testing of Mycobacteria, Nocardiae, and Other Aerobic Actinomycetes; Approved Standard. CLSI (NCCLS) document M24-A. 2003. CLSI, Wayne, PA, USA, 2003.

_____ Performance standards for antimicrobial susceptibility testing: fifteenth informational supplement. M100-S15, Wayne, Pa., 2005.

_____ Performance standards for antimicrobial susceptibility testing: sixteenth informational supplement. M100-S15, Wayne, Pa., 2006.

_____ Methods for dilution antimicrobial susceptibility tests for bacteria that grow aerobically. Approved Standard. M7-A6, Wayne, Pa., 2005.

COSTERTON JW et al. Structure and function of the cell envelope of gram-negative bacteria. Bacteriol Rev, 1976;38:87.

DEPARDIEU F, PERICHON B, COURVALIN P. Detection of the van alphabet and identification of enterococci and staphylococci at the species level by multiplex PCR. J Clin Microbiol, 2004; 42(12):5857-60.

DIXON JMS, LIPINSKI AE, GRAHAM MEP. Detection and prevalence of pneumococci with increased resistance to penicillin. Can Med Assoc J, 1977;117:1159.

DOERN GV, JORGENSEN JH, THORNSBERRY C. et al. National collaborative study of the prevalence of antimicrobial resistance among clinical isolates of *H. influenzae.* Antimicrob. Agents Chemother, 1988;32:180.

GALES AC, SADER H, SINTO S et al. In vitro activity of ampicillin-sulbactam against multiresistant Acinetobacter baumannii strains. J Chemother, 1996;8:416.

GALLGHER DJ et al. Acute infections of the urinary tract and the urethral syndrome in general practice. Br Med J, 1965;1:622.

GUERRANT RL, SHIELDS DS, THARSON SM. Evaluation and diagnosis of acute infections diarrhea. Am J Med, 1985; 78:91.

HANDE KR et al. Sepsis with a new species of Corynebacterium. Ann Intern Med, 1976; 85:423.

HOFER E. Primeiro isolamento e identificação de *Vibrio parahaemolyticus* no Brasil, de infecção gastrointestinal humana Rev Microbiol (S. Paulo), 1983;14:174.

HULETSKY A, GIROUX R, ROSSBACH V et al. New real-time PCR assay for rapid detection of methicillin-resistant Staphylococcus aureus directly from specimens containing a mixture of staphylococci. J Clin Microbiol, 2004; 42(5):1875-84.

JORGENSEN JH. Selection of antimicrobial agents for routine testing in a clinical microbiology laboratory. Diagn Microbiol Infect Dis, 1993;16:245.

KASS EH. Chemotherapeutic and antibiotic drugs in the management of infections of the urinary tract. Amer J Med, 1955;18:764.

KASS EH, FINLAND M. Asymptomatic infections of the urinary tract. Trans Assoc Am Physicians, 1956; 69:56.

KATSANIS GP, SPARGO J, FERRARO MJ, SUTTON L, JACOBY GA. Detection of Klebsiella pneumoniae and *E. coli* strains producing extended-spectrum beta-lactamases. J Clin Microbiol, 1994; 32:691.

LECLERCQ R, DUTKA-MALEN S, BRISSON-NOEL A et al. – Resistance of enterococci to aminoglycosides and glycopeptides. Clin Infect Dis, 1992; 15:495.

LIPTAK GS et al. *Screening* for urinary tract infection in children with neurogenic bladders. Am J Phys Med Rehabil, 1992; 72:309.

LOHR JA et al. Hospital acquired urinary tract infections in the pediatric patient: a prospective study. Pediatr Infect Dis J, 11994;3:8.

MENDES CH, GOOSSENS S, MALHOTRA-KUMAR H et al. Results of two worldwide surveys into physician awareness and perceptions of extended-spectrum beta-lactamases. Clinical Microbiology and Infection, 2004;10(8):760-765.

MENDES C, OPLUSTIL C, HONDA H et al. Avaliação do "E test", um novo método para a determinação da concentração inibitória mínima de antimicrobianos. Rev Bras Patol Clin, 1993;29:135.

MENDES E. Immunopathology of Tropical Diseases. São Paulo: Sarvier, 1980.

MOND NC et al. Presentation diagnosis and treatment urinary tract infection in general practice. Lancet, 1965; 1:514.

MULVEY M A. Adhesion and entry of uropathogenic *Escherichia coli*. Cell Microbiol, 2002;4:257-271.

NEBIGIL I, TUMER N. Asymptomatic urinary tract infection in children. Eur J Pediatr, 1992; 151:308.

O'CALLAGHAN CH, MORRIS A, KIRBY SM, SHINGLER, AH. Novel method for detection of beta-lactamase by using a chromogenic cephalosporin substrate. Antimicrob Agents Chemother, 1972; 1:283.

PETERSON PK et al. Inhibition of the alternative complement patway opsonization by group A streptoccocal M protein. J Infect Dis, 1979; 139:575.

SAHM DF, KISSIGER J, GILMORE MS et al. In vitro susceptibility studies of vancomycin resistant *E. faecalis*. Antimicrob Agents Chemother, 1989;33:1588.

SANTOS RL, TSOLIS RM, BAMLER AJ et al. Pathogenesis of Salmonella-induced enteritis. Braz. J Med Biol Res, 2003;36: 3-12.

SMITH SM, ENG RHK. In vitro evaluation of the bactec resin – containing blood culture bottle. J Clin Microbiol, 1983; 17:1120.

STAMM AM, COBBS CG. Group C streptococcal pneumonia: report of a fatal case and review of the literature. Rev Infect Dis, 1980; 2:889.

VIVEIROS M, LEANDRO C, RODRIGUES L et al. Direct application of the INNO-LiPA Rif.TB line-probe assay for rapid identification of *Mycobacterium tuberculosis* complex strains and detection of rifampin resistance in 360 smear-positive respiratory specimens from an area of high incidence of multidrug-resistant tuberculosis. J Clin Microbiol, 2005;43(9):4880-4.

SEÇÃO V

Imunologia

Princípios da Imunologia e dos Testes Imunológicos
Avaliação da Competência Imunológica
Diagnóstico Laboratorial das Doenças Infecciosas

Capítulo 21

Princípios da Imunologia e dos Testes Imunológicos

CHLOÉ CAMBA MUSATTI

MECANISMOS DA RESPOSTA IMUNOLÓGICA

As respostas imunitárias têm como funções básicas a defesa contra microrganismos, a manutenção da homeostase e a vigilância contra células tumorais. Para exercer essas funções, o organismo lança mão de uma série de mecanismos humorais e celulares, específicos e inespecíficos que atuam em conjunto, a fim de conferir proteção máxima ao hospedeiro. Os mecanismos inespecíficos, constituídos por substâncias líticas, complemento, células fagocitárias e células "natural killer" (NK) não são intrinsecamente afetados pela reexposição ao antígeno. Entretanto, são indiretamente potencializados pelo estabelecimento dos mecanismos de resistência adquirida, representados pelos anticorpos e pelos produtos dos linfócitos T sensibilizados. Por outro lado, são os componentes da imunidade inata que propiciam as condições para o estabelecimento dos mecanismos da imunidade adquirida. A resposta inata é iniciada pelo reconhecimento de padrões moleculares associados a patógenos (PAMPS) por parte de receptores expressos nas células fagocitárias. Em decorrência dessa interação, são desencadeados sinais intracelulares que culminam com a produção de citocinas pró-inflamatórias, quimiocinas e interferons tipo I. Concomitantemente, ocorre a maturação das células dendríticas, as quais promovem a ativação da resposta adaptativa. Esta, por sua vez, confere maior capacidade de resposta ao organismo e deixa células de memória.

Os receptores tipo Toll (*TLRs= "toll like receptors"*) são a principal família de receptores para o reconhecimento de padrões moleculares de patógenos. Essa família é composta por uma dezena de diferentes receptores, o que permite que uma grande variedade de microrganismos seja reconhecida. Todos os TLRs possuem na porção amino-terminal repetições de leucinas que são responsáveis pelo reconhecimento dos PAMP e na porção carboxi-terminal um domínio sinalizador, semelhante ao da IL-1, que usa MyD88 como molécula adaptadora para levar à transcrição de NK-kb.

O reconhecimento dos patógenos pelos TLRs orquestra o recrutamento de leucócitos para o sítio de infecção. Esse infiltrado inflamatório é composto por células da imunidade inata como: monócitos, polimorfonucleares e células NK. Neutrófilos dispõe de um elenco quase completo de TLRs que os capacitam a reconhecer e destruir microrganismos patogênicos. Células NK são fundamentais para a destruição de células infectadas. Além disso, secretam interferon-γ (IFN-γ) que aumenta a capacidade microbicida dos macrófagos e contribui para a ativação de linfócitos T. Os monócitos que infiltram a área inflamada, tanto podem se diferenciar em macrófagos efetores como podem evoluir para células dendríticas que funcionarão como células apresentadoras de antígeno para os linfócitos T.

SUBPOPULAÇÕES DE LINFÓCITOS

O sistema linfóide é constituído por órgãos centrais ou informadores que, no homem, são o timo e a medula óssea, e por órgãos periféricos ou efetores, representados pelos linfonodos, baço e aglomerados linfóides estrategicamente localizados para conferir imunidade local aos tratos respiratório, digestivo e geniturinário. As células do sistema imune provêm de células primordiais da medula e diferenciam-se em duas grandes linhagens: mielóide, constituída por fagócitos e outras células acessórias e linfóide, compreendendo linfócitos B, linfócitos T e células NK.

Os linfócitos B são lançados da medula para o sistema linfóide periférico suficientemente maduros para reagir com o antígeno específico. Em resposta ao estímulo antigênico, transformam-se em plasmócitos produtores de imunoglobulinas. Os linfócitos T dependem do timo para completar seu processo de maturação. No microambiente tímico tem lugar um processo de geração de diversidade e seleção do repertório dos receptores específicos dos linfócitos T (TCR). Os linfócitos T maduros (CD3$^+$), liberados pelo timo, são constituídos por cerca de dois terços de células CD4$^+$ (Th = auxiliadoras) e um terço de células CD8$^+$ (Tc = citotóxicas). Essas células recirculam e, quando ativadas, passam a produzir linfocinas ou a atuar como células citotóxicas. Linfócitos B e T são as únicas células do organismo dotadas de receptores clonotípicos capazes de discriminar um determinante antigênico de outro. São as responsáveis, portanto, pela especificidade e memória que caracterizam a imunidade adaptativa. Entretanto, divergem significativamente na forma como cada uma dessas populações celulares vêem e são ativadas pelos antígenos.

Os receptores específicos dos linfócitos B (BCR) ligam-se a proteínas, carboidratos, lipídeos ou produtos químicos sintéticos, tanto em forma solúvel como ligados a células. Ou seja, os linfócitos B reconhecem diretamente componentes dos microrganismos, ou outros antígenos, e passam a produzir imunoglobulinas séricas, que nada mais são do que formas solúveis de receptores específicos. Já os linfócitos T exigem um processamento prévio pelas células apresentadoras de antígeno (APC). Essas células T convencionais apresentam TCR-αβ e correspondem a 90-95% dos linfócitos T presentes no sangue e órgãos linfóides periféri-

cos; mas existem outras populações minoritárias de células CD3$^+$.

As células γ δ possuem TCR constituídos por cadeias γ e δ muito pouco variáveis. O fato de não dependerem necessariamente de seleção no timo e de serem, em geral, duplo-negativas para CD4 e CD8, já pressupõe que estejam envolvidas com outras formas de reconhecimento antigênico. Têm propriedades semelhantes às células Tc e NK e reconhecem como alvos proteínas de choque térmico e outros antígenos filogeneticamente conservados. Embora minoritárias na circulação, estas células são freqüentemente encontradas fixas entre células epiteliais, contribuindo para a manutenção da integridade da pele e das mucosas.

Outra população de linfócitos T não-convencionais é constituída por células com TCR-αβ (provavelmente truncados) de variabilidade restrita e portadoras de moléculas características de células NK. As células NK-T correspondem a apenas 1 a 2% dos linfócitos circulantes, mas são bastante freqüentes no sistema imune de mucosas, no fígado e na medula óssea. Diferentemente dos linfócitos T convencionais, respondem a antígenos não protéicos, como lipopolissacarídeos bacterianos, apresentados no contexto de moléculas classe I não-clássicas ou por moléculas CD1, que são semelhantes às moléculas classe I, mas codificadas fora do MHC. Uma importante característica dessas células "T-NK" é a rápida e elevada produção de citocinas.

RESPOSTA MEDIADA POR ANTICORPOS

Imunoglobulinas (Ig)

Em sua forma monomérica são constituídas por duas cadeias pesadas (H) e duas leves (L), ligadas por pontes dissulfídricas (S-S), constituindo uma macromolécula com três pontos de interação. Dois deles (Fab) são idênticos e contêm os sítios de combinação com os determinantes antigênicos. Os sítios de combinação contêm os *idiótipos* responsáveis pela especificidade desse anticorpo. O terceiro, designado Fc, é responsável pelas propriedades biológicas de cada classe e subclasse de anticorpo.

Na cristalografia de radiografia simples, a molécula de anticorpo apresenta-se como uma estrutura simétrica, subdividida em regiões globulares, denominadas domínios. Cada domínio é constituído por cerca de 110 aminoácidos, delimitados por uma ponte S-S intracadeia. Cada domínio está associado ao desempenho de uma ou mais propriedades biológicas. Algumas funções, entretanto, dependem da interação entre mais de um domínio, conforme pode ser visto no exemplo da IgG1 (Fig. V-1).

As nove diferentes seqüências de aminoácidos que compõem as regiões constantes das cadeias H constituem os isótipos das Ig: IgM, IgG_1, IgG_2, IgG_3, IgG_4, IgA_1, IgA_2, IgD e IgE. As subclasses de IgG são numeradas segundo a ordem decrescente de sua concentração no soro. Como conseqüência das diferentes propriedades biológicas, determinadas pelas diferentes cadeias H, o organismo é capaz de montar uma ampla gama de respostas humorais.

A IgM é o primeiro anticorpo a ser produzido, tanto na filogenia como na ontogenia, ou em qualquer resposta humoral primária. Na circulação, apresenta-se sob a forma de pentâmero, o que lhe confere condições ideais para fixação de complemento e aglutinação de bactérias. Na membrana dos linfócitos B, apresenta-se na forma monomérica, atuando como receptor específico para antígenos. Outra Ig a exercer função de receptor de membrana é a IgD, que aparentemente não tem função como anticorpo circulante. A IgG é o anticorpo mais amplamente distribuído nos espaços intra e extravasculares. Por atravessar a barreira placentária, confere proteção ao recém-nascido. O grande número de células com receptores para Fc de IgG dá uma medida de sua importância biológica. A IgA, em sua forma secretora, funciona como importante barreira de defesa nas mucosas. A IgE tem como função biológica a resistência a parasitas intestinais. Devido à sua propriedade de sensibilizar mastócitos e basófilos, desempenha papel relevante no controle de inflamações e no desencadeamento de reações alérgicas.

O efeito protetor dos anticorpos pode ser exercido por ligação de seus sítios de combinação diretamente com os determinantes antigênicos levando, por exemplo, à neutralização de vírus e toxinas. Entretanto, seu papel principal reside em ampliar, extraordinariamente, a eficiência dos elementos da imunidade inata, tais como fagocitose e reações decorrentes da fixação do complemento (C). Por outro lado, esses mesmos mecanismos podem ser responsáveis por uma série de situações patológicas conhecidas como hipersensibilidade mediada por anticorpos.

Complemento

O sistema complemento é um dos principais componentes da imunidade inata e participa de

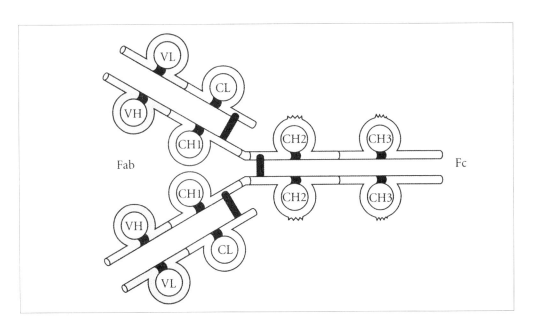

Figura V-1 – Funções dos domínios da IgG_1.
VH + VL = Sítio de combinação com o antígeno.
CH1 = Ligação com C4b do sistema complemento.
CH2 = Fixação do complemento (Clq) – controle da taxa de catabolismo.
CH3 = Ligação com monócitos e macrófagos.
CH2 + CH3 = Ligação à proteína A de *Staphylococcus*. Interação com receptor para Fc em: neutrófilos e células K. Passagem transplacentária.

múltiplas interações que conectam a imunidade inata com a adaptativa. É representado por mais de 30 proteínas séricas e receptores celulares. O complemento pode ser ativado por três diferentes vias: a clássica, a da lectina e a alternativa. A via clássica foi a primeira a ser reconhecida, embora evolutivamente seja a mais recente. Participa desta via um conjunto de nove proteínas plasmáticas, várias delas sendo enzimas. A fixação dos elementos iniciais leva à fixação dos elementos seguintes, na seguinte ordem: C1 (q-r-s), C4, C2, C3, C5, C6, C7, C8 e C9. Essa reação em cascata pode ser esquematicamente subdividida em três etapas: a primeira tem início quando anticorpos fixadores de complemento (IgM ou IgG1 e IgG3) ligam-se à membrana celular do microrganismo pela porção Fab, deixando expostas as porções Fc. Quando dois fragmentos Fc estão suficientemente próximos para encaixar a molécula Clq, tem início a fixação e a ativação dos elementos seguintes. C1r e C1s, complexados a C1q, promovem a quebra de C4 e C2. Enquanto C4a e C2b são liberados, C4b liga-se à membrana e complexado com C2a, forma o complexo enzimático C3 convertase. A etapa intermediária correspondente à quebra de C3, pela C3 convertase e está relacionada com opsonização para fagocitose e instalação de uma resposta inflamatória. O fragmento solúvel C3a tem propriedades de anafilatoxina e atrai células fagocitárias. A presença de C3b na membrana de microrganismos, de células alogênicas ou mesmo de células próprias é um evento importante porque promove imunoaderência dos fagócitos portadores de receptores para C3b. Caso o microrganismo ou outra célula-alvo não sejam fagocitados nessa etapa, o processo de fixação de complemento prossegue, até que o complexo lítico C5-C9 acarrete a formação de microorifícios na membrana que levam à morte celular. Essa via de ativação também pode ser desencadeada pela proteína C reativa complexada a seu ligante que, da mesma forma que o complexo antígeno-anticorpo, fixa o elemento C1 da cascata do complemento.

A via da lectina é evolutivamente mais antiga, mas apresenta muitas semelhanças com a via clássica. É desencadeada por uma proteína plasmática chamada lectina ligadora de manose (MBL) que reconhece grupos terminais de manose das glicoproteínas e glicolípides de vários microrganismos, especialmente bactérias. A MBL é estruturalmente semelhante à C1q, e interage com duas serino-proteases (MASP1 e MASP2). Semelhantemente a C1s, MASP2 cliva e ativa C4 e C2 gerando C3 convertase; enquanto MASP1 pode clivar C3 diretamente. Finalmente, a via alternativa contrasta com as anteriores por estar relacionada à quebra direta de C3 sem participação dos elementos inicias da cascata. A ativação constante promovida pelo reconhecimento direto de estruturas de bactérias, fungos, vírus e células tumorais, normalmente é contrabalançada por proteínas reguladoras do sistema complemento que protegem as células autólogas de ataques indevidos. Qualquer que seja a via, a clivagem de C3 é o evento mais importante de todo o sistema complemento, razão pela qual esse componente é encontrado em concentração elevada no soro (1.300µg/mL).

Células fagocitárias

São dotadas de notável potencial para a destruição de microrganismos, daí sua importância na resistência natural. Esse potencial só atinge eficiência máxima na vigência de uma resposta imune específica. Além dos receptores para C3d, apresentam receptores para Fc de IgG o que facilita notavelmente o processo de fagocitose e possibilita a destruição de células-alvo por um mecanismo de citotoxicidade celular dependente de anticorpo (ADCC). O processo de ADCC é especialmente importante no caso de alvos muito grandes para serem fagocitados, como células tumorais e ovos de parasitas. Nesses casos, o anticorpo funciona como ponte entre a célula-alvo e a célula citotóxica, que pode ser uma célula NK, eosinófilo, macrófago, ou outra célula lítica com receptores para a imunoglobulina em questão. Os neutrófilos polimorfonucleares (PMN) são células fagocitárias por excelência. Eosinófilos são fagócitos pouco eficientes, mas têm atuação relevante via ADCC. Os fagócitos mononucleares, além de exercerem fagocitose e citotoxicidade, desempenham o importante papel de processar e apresentar antígenos para os linfócitos T.

RESPOSTAS PRIMÁRIA E SECUNDÁRIA

A resposta humoral pode ser acompanhada pela dosagem seriada de anticorpos específicos no sangue. Quando um antígeno é introduzido pela primeira vez, decorre um período de latência de 1 a 2 semanas, até que os anticorpos comecem a ser detectados numa curva exponencial. Após um curto período de platô, a produção de anticorpos decresce até atingir níveis basais. Se o mesmo antígeno for inoculado pela segunda vez, o período de latência será mais curto, a produção de anticorpos mais elevada e se manterá estável por período mais prolongado. Além disso, na resposta primária o anticorpo produzido é em grande parte IgM, enquanto na secundária ocorre rápida passagem para a produção de IgG. O que distingue a resposta primária da secundária é a geração de *células de memória*. Essas células são linfócitos pós-mitóticos que já passaram pelo processo de "switching" mas não completaram a maturação até plasmócitos.

Entende-se por "switching", uma série de eventos que possibilitam que uma mesma região variável das Ig (VDJ) se combine com várias seqüências constantes de cadeias H. No homem, as cadeias H são codificadas por um conjunto de genes localizado no cromossomo 14, na seguinte seqüência:

VDJ – Cμ, Cδ, Cγ3, Cγ1, Cα1, Cγ2, Cγ4, Cε, Cα2.

Essa seqüência está relacionada com a ordem de aparecimento das Ig, quer na membrana, quer na secreção. O fato de o linfócito B imaturo passar a expressar moléculas de IgM na membrana significa que já ocorreu o rearranjo gênico que definirá a especificidade daquele clone celular. Na etapa seguinte, o linfócito expressará, simultaneamente, IgM e IgD, com a mesma especificidade. O aparecimento da IgD na membrana coincide com o fim do período no qual a tolerância é facilmente induzida e faz parte de um programa ontogenético que independe de exposição ao antígeno. Conseqüentemente, a grande maioria das células B primárias são IgM⁺ IgD⁺ e pluripotentes em relação aos isótipos capazes de originar. As células resultantes de sua expansão clonal passarão, ou não, a produzir IgG, IgA, IgE, na dependência de fatores atuantes no momento da estimulação, que incluem a natureza do antígeno e das citocinas presentes no microambiente.

É bem conhecida a divisão dos antígenos em T dependentes e T independentes. Estes últimos, aparentemente, independem de auxílio por parte dos linfócitos T e induzem, em certas células B (CD5⁺), a produção quase que exclusiva de IgM. Para esses antígenos praticamente não são geradas células de memória. Um exemplo clássico de antígeno T independente é oferecido pelos lipopolissacarídeos (LPS) de paredes bacterianas. Para antígenos protéicos (T dependentes) é necessária a colaboração dos linfócitos T para que a resposta anticórpica não fique restrita à produção de IgM de baixa afinidade e se estabeleça uma resposta de tipo secundário. Os linfócitos T que se dirigem aos centros germinativos (CCR5⁺) interagem com os linfócitos B por meio das ligações CD40-CD40L e ICOS-ICOSL e produzem IL-4, IL-10 e IL-21, que são as citocinas mais relevantes para a ativação dos linfócitos B. Dependendo do conjunto de citocinas presentes no meio no qual o linfócito está sendo ativado, ocorrerá mudança de classe para IgG, IgA ou IgE.

MOLÉCULAS DE RECONHECIMENTO, ADESÃO E ATIVAÇÃO

As imunoglobulinas, os receptores específicos dos linfócitos T (TCRs) e as moléculas classe I e II codificadas pelo complexo principal de histocompatibilidade (MHC = "major histocompatibility complex") são os principais elementos envolvidos no reconhecimento e no desencadeamento das respostas imuno-específicas. Além delas, o sistema imune emprega muitas outras moléculas acessórias, a maioria das quais participa tanto da imunidade adaptativa quanto da resistência natural (Quadro V-1). Essas moléculas medeiam contato entre células, transmitem mensagens e participam do ataque a elementos estranhos. De uma forma bastante geral, podem ser agrupadas, segundo padrões estruturais, em famílias de moléculas afins.

Superfamília das imunoglobulinas
É a principal família envolvida no reconhecimento antigênico, na interação entre os linfócitos e as APC, entre os anticorpos e os receptores para Fc. Além de elementos extremamente polimórficos como moléculas do MHC, TCR e BCR, compreende uma série de outras moléculas relevantes para a ativação dos linfócitos T (CD1, CD2, CD3, CD4, CD8, CD28, CD80), receptores para Fc das imunoglobulinas e ligantes para integrinas (ICAM, VCAM).

Superfamília das integrinas
É a principal família envolvida na adesão e na migração celular. As integrinas são heterodímeros constituídos por uma cadeia β e uma cadeia α. A cadeia β de uma subfamília associa-se a diversas cadeias α, ampliando a gama de moléculas com as

Quadro V-1 – Moléculas de membrana e respectivos CDS.

Receptor	Expressão	Propriedades mais relevantes
CD1*	Timócitos, APC	Apresentação de antígenos lipídicos para T CD4-CD8-
CD2*	Células T, NK	Molécula de adesão para leucócitos, liga LFA-3
CD3*	Linfócitos T	Molécula sinalizadora para o complexo TCR
CD4*	Subpopulação T	Ligante de classe II do MHC, marcador de Th
CD5	Células T e B1	Células B1 = resposta aos antígenos timo-independentes
CD8*	Subpopulação T	Ligante de classe I do MHC, marcador para Tc
CD11a	Leucócitos	Cadeia α da integrina LFA-1, liga-se a ICAM
CD11b	MØ, NK, PMN	Cadeia α de Mac-1, liga-se a ICAM-1 (CD54)
CD11c	Leucócitos	Receptor para iC3b (CR4) e fibrinogênio
CD16*	MØ, NK, PMN	Receptor para IgG, intermediador de ADCC
CD18	MØ, NK, PMN	Cadeia β das β2-integrinas: LFA-1, Mac-1, CR4
CD19*	Linfócitos B	Associa-se a CD21 em CR2, marcador de B
CD21	Linfócitos B	Receptor para C3d (CR2), vírus EB e CD23
CD23	B ativada	IgE-R de baixa afinidade, associa-se a CD21
CD25	T ativada, NK	Receptor para IL-2, cadeia α (Tac)
CD28*	Linfócitos T	Molécula co-estimuladora, ligante de B7 (CD80, 86)
CD29	Leucócitos	Integrina β1, liga colágeno, laminina e fibronectina
CD40	APC	Co-estimulador da família TNFR, liga T ativada (CD40L)
CD45	Leucócitos	Tirosina fosfatase marcador da célula de memória (CD45RO)
CD79*	Linfócitos B	Componente do BCR, equivalente ao CD3 em T
CD80, 86*	APC	Molécula co-estimuladora = B7, liga-se a CD28 e CD152
CD152*	Linfócitos T	CTLA-4, ligante de CD80, 86 = sinalização negativa

* Superfamília das imunoglobulinas; CD = "Cluster" de diferenciação; APC = células dendríticas, macrófagos e linfócitos B ativados; MØ = linhagem monócito-macrófago; CR = receptor para complemento.

quais a célula pode interagir. As integrinas β1 estão preferencialmente envolvidas em interações com componentes da matriz extracelular. As β2 (LFA-1, Mac-1 e CR4) constituem os principais ligantes das moléculas de adesão intercelular (ICAM).

A migração dos leucócitos é determinada por uma série de interações com o endotélio. A primeira etapa, que consiste na rolagem dos leucócitos pela parede dos vasos, é dependente da interação entre selectinas das células endoteliais e mucinas dos leucócitos. As etapas seguintes, ativação, adesão e transmigração, dependem da interação entre integrinas e seus ligantes. A migração preferencial de um ou outro tipo celular será decorrente do estado de ativação das integrinas presentes na membrana dos leucócitos, das moléculas de adesão expressas no endotélio e dos fatores quimiotáticos presentes no local.

Família do receptor para TNF e do CD40

Essa família é responsável pelo destino dos linfócitos após a expansão clonal, morte ou prosseguimento na fase efetora. A porção extracitoplasmática é constituída por receptores para ligantes que podem estar associados à membrana celular ou sob forma solúvel. Seu protótipo é o receptor para TNF, mas dela também fazem parte: CD40, CD95 (promotor de apoptose = Fas), etc. Enquanto TNF e CD95 estão relacionados com morte celular, as ligações de CD40, OX40 ou 41BB a seus ligantes resgatam as células da apoptose. Isso porque a porção intracitoplasmática dos primeiros contém domínios de morte, ausentes nas moléculas co-estimuladoras.

A primeira situação em que ficou bem evidenciada a importância da interação entre CD40 e seu ligante foi na cooperação entre linfócitos T e B para a produção de anticorpos. A interação entre CD40, constitutivamente expresso nos linfócitos B, e seu ligante, que se expressa nos linfócitos T ativados, propicia a maturação final das células B efetoras. As citocinas liberadas pelas células T fornecem os sinais essenciais para a última etapa de diferenciação dos linfócitos B (caracterizada por hipermutação e "switching" de classe das imunoglobulinas) e geração de células B de memória.

A expressão de CD40L pode ser considerada um importante marcador de linfócitos T ativados. Nessas condições, o linfócito T estará mais capacitado para interagir, não só com linfócitos B mas também com outras células portadoras de CD40, como macrófagos e células endoteliais. Na fase efetora e de memória, OX40 tem o importante papel de assegurar a viabilidade das células Th, enquanto que 41BB é importante como co-estimulador de células citotóxicas.

RESPOSTA MEDIADA POR CÉLULAS

Diferentemente dos linfócitos B, os linfócitos T não interagem diretamente com agentes infecciosos ou antígenos naturais. Isso porque o repertório dos receptores específicos dos TCR está voltado exclusivamente para o reconhecimento de peptídeos apresentados por moléculas codificadas pelo complexo principal de histocompatibilidade (MHC). Os TCR clássicos são constituídos por um heterodímero, composto por uma cadeia α e uma cadeia β ligadas por pontes S-S. A interação entre as duas cadeias forma um domínio variável, equivalente a um sítio de combinação para o peptídeo + MHC, e um domínio constante, próximo à membrana, pelo qual se dá a ligação com as moléculas do complexo CD3. A porção intracitoplasmática do TCR é muito curta e incapaz de sinalizar para o núcleo da célula. São as moléculas de CD3 que, quando o TCR é ocupado, desencadeiam o primeiro sinal ativador. Fato semelhante ocorre com o BCR: a região de inserção da molécula de IgM na membrana está associada a duas moléculas acessórias sinalizadoras: Igα e Igβ.

As moléculas codificadas pelo MHC humano (HLA = "human leukocyte antigens") foram inicialmente reconhecidas por evocarem o processo de rejeição de transplantes. Posteriormente, ficou evidente que, no hospedeiro original, desempenham o papel de apresentadoras de peptídeos antigênicos para os linfócitos T. O complexo HLA está localizado no braço curto do cromossomo 6 e, além dos genes que codificam para as moléculas classes I e II, há genes para componentes do complemento C2, C4, Bf e para a produção de fator de necrose tumoral (TNF). O polimorfismo das moléculas classes I e II na população é enorme, o que torna praticamente impossível encontrar dois indivíduos não aparentados, portando, o mesmo lote de moléculas MHC.

Entende-se por *processamento do antígeno* o conjunto de eventos que tem lugar na superfície e no interior da APC, pelos quais a molécula do antígeno natural é fisicamente alterada e os peptídeos resultantes são expressos na membrana da APC. De uma forma geral, os exoantígenos são fagocitados, processados e apresentados por moléculas classe II para células T CD4+ (Th), enquanto peptídeos endógenos, presentes no citosol, ligam-se a moléculas classe I e são reconhecidos por células T CD8+ (Tc). Uma APC profissional é aquela que, além da capacidade de processar e apresentar peptídeos + MHC, expressa moléculas co-estimulatórias (B7 = CD80, CD86) e, eventualmente, libera citocinas ativadoras. Células dendríticas são sempre APC eficientes, macrófagos na maioria das vezes, e células B, só quando previamente ativadas. No caso de um linfócito T primário ("naive") receber apenas o sinal advindo da ligação do TCR, sem o reforço de um segundo sinal gerado pela APC, torna-se anérgico ou caminha para apoptose, que é uma morte programada. Na presença de um sinal co-estimulatório, como CD28-B7, os linfócitos T entram em proliferação e, simultaneamente, passam a produzir linfocinas e a responder aos estímulos que promovem sua diferenciação final em células efetoras (Fig. V-2).

As respostas mediadas pelos linfócitos T consistem em várias etapas. Inicia-se pelo reconhecimento de antígenos apresentados pela APC nos órgãos linfóides periféricos, onde se dá a expansão clonal e polarização. Posteriormente, ocorre a migração das células T efetoras para o local de reação. No sítio efetor, passam a recrutar e ativar as células recrutadas, principalmente os macrófagos, as quais promovem a destruição do antígeno. A proliferação e diferenciação são dependentes de co-estimulação e citocinas principalmente IL-12, produzida pela APC. Migração das células T para os locais de reação é mediada por moléculas de adesão ao endotélio inflamado e a ativação das células efetoras é mediada por IFN-γ e CD40-CD40L.

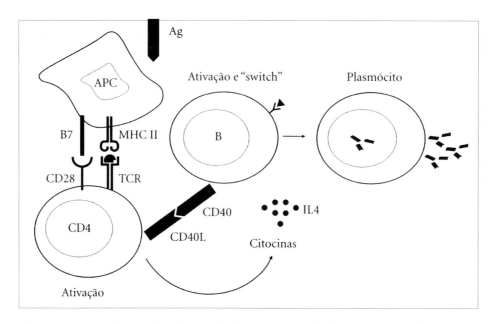

Figura V-2 – Principais moléculas envolvidas na ativação dos linfócitos T auxiliares (CD4). O primeiro sinal é dado pela interação do receptor específico da célula T (TCR) com o peptídeo apresentado por moléculas classe II do complexo principal de histocompatibilidade (MHC). O segundo sinal é fornecido pela ligação de moléculas co-estimuladoras (B7 = CD80, CD86) da APC com ligantes na célula T (= CD28). O primeiro sinal ativador da célula B é dado pela interação do receptor de membrana (BCR) com o Ag. O segundo sinal para a progressão até plasmócitos produtores de IgG, IgA e IgE é fornecido pela ligação CD40-CD40L na presença de citocinas produzidas pela célula T.

Se a infecção não é resolvida, os macrófagos ativados podem causar lesão tissular e fibrose.

A fase efetora da imunidade mediada por células compreende dois ramos distintos. Um consiste na ativação de macrófagos por citocinas produzidas pelos linfócitos T ativados, o que permite que microrganismos fagocitados não sobrevivam nem se multipliquem no interior dos fagócitos. As células responsáveis pela ativação de macrófagos são os linfócitos que compõe o padrão Th1 de produção de citocinas e todas as células produtoras de IFN-γ. As células com padrão Th2 notabilizam-se pela inibição da produção de IFN-γ e, portanto, regulam negativamente esse tipo de reação. No segundo caso, linfócitos CD8 citotóxicos atacam diretamente qualquer célula nucleada que apresente na membrana peptídeos virais ou tumorais associados com moléculas classe I do MHC. A imunidade mediada por células também é importante para a eliminação de células que expressam MHC não próprio, como no caso dos transplantes alogênicos.

CÉLULAS CITOTÓXICAS

A destruição de células "indesejáveis" pode ocorrer por vários mecanismos. Por ação do complexo lítico do sistema complemento, por citotoxicidade mediada por célula e dependente de anticorpo (ADCC) e por citotoxicidade direta, independente de anticorpos, exercida por células T e NK.

Células T CD8 (CTL) que reconhecem células infectadas, tumorais ou transplantadas como alvo, sofrem uma transformação de pequenos linfócitos pré-citotóxicos para grandes linfócitos ricos em grânulos citotóxicos. Para esse processo de maturação, além do reconhecimento de peptídeos +MHC classe I, são necessários sinais co-estimulatórios fornecidos pela APC e citocinas produzidas pelas células CD4, mormente IL-2 e IFN-γ. Na fase efetora formam-se conjugados entre CTL e célula-alvo, o que possibilita a ação dos grânulos citotóxicos constituídos por perforinas e granzimas. A perforina, que é homóloga ao elemento C9 do complemento, forma poros na membrana da célula-alvo e facilita a introdução das granzimas. As granzimas ativam a cascata das caspases que levam à desintegração do material nuclear e morte por apoptose. Alternativamente, pode ocorrer um segundo mecanismo de apoptose mediado pela ligação entre moléculas ligantes de Fas da membrana das células CD8 com o Fas (CD95) presente em muitos tipos celulares. As caspases que são ativadas na célula-alvo, tanto por granzinas como por Fas-L, clivam muitos substratos, incluindo nucleoproteínas e ativam enzimas que degradam o DNA. O mecanismo mediado por granzimas é o mais importante para a destruição de células infectadas. O mediado por Fas-FasL parece ser mais importante para o controle da auto-imunidade e manutenção da homeostase.

As células NK são morfologicamente caracterizadas como grandes linfócitos granulares, o que só ocorre com as células T após sensibilização. Além de não dependerem de sensibilização prévia, diferem das Tc-CD8 pela maneira como reconhecem o alvo e são ativadas. Enquanto células T são ativadas pelo sinal produzido pelo TCR somado ao de moléculas co-estimulatórias, as NK são ativadas quando o balanço entre sinais ativadores ultrapassa os sinais recebidos pelos receptores inibitórios. Existem duas famílias de receptores NK, ambas com receptores ativadores e inibidores. Uma delas pertence à superfamília das imunoglobulinas (KIRs), cujos ligantes são algumas moléculas de classe I do MHC (no homem, HLA-C, HLA-G). A outra pertence à família das lectinas e reconhece produtos de estresse celular, como MIC-A e MIC-B. Entretanto, uma vez desencadeados, os mecanismos de citotoxicidade são os mesmos descritos para T-CD8.

Além de seu efeito citotóxico contra determinados tipos de células hematopoéticas, infectadas e tumorais, as células NK exercem importante função reguladora. A produção de IFN-γ, pelas células NK é muito mais rápida, pode ser induzida por imunocomplexos e vários estímulos inespecíficos e envolve grande número de células NK simultaneamente. Daí seu importante papel na magnitude da resposta natural e no direcionamento da resposta adquirida.

CITOCINAS

Ao contrário dos anticorpos encontrados em quantidades consideráveis no soro, a maioria das citocinas são produzidas em quantidades muito reduzidas, o que dificultou sua caracterização. Só mais recentemente, com o advento de avanços tecnológicos no campo da biologia molecular, os produtos solúveis dos linfócitos (linfocinas) e dos macrófagos (monocinas) passaram a ser caracterizados e disponíveis em forma recombinante.

O termo interleucina (IL) foi cunhado para designar mediadores envolvidos na comunicação entre leucócitos. Para que uma citocina seja habilitada para receber essa denominação e uma numeração, pelo Comitê Internacional, vários requisitos são exigidos atestando sua caracterização, sendo a clonagem do gene (DNAc) considerada condição *sine qua non*. Até o momento, cerca de duas dezenas de mediadores receberam a denominação IL. Entretanto, várias citocinas, que preenchem todos os requisitos para serem denominadas IL, continuam a ser referidas por seus nomes tradicionais como: IFN (interferons), TNF (fatores de necrose tumoral), CSF (fatores estimuladores de colônia), etc. Dessa forma, o número de citocinas atualmente bem caracterizadas passa a ser, praticamente, o dobro.

Todas as citocinas agem por meio de receptores de alta afinidade expressos na membrana celular. A distribuição dos receptores pelos diferentes tipos celulares reflete o raio de ação de cada citocina. Alguns receptores estão constitutivamente expressos, outros se expressam transitoriamente em resposta à ativação, como é o caso de receptor para IL-2. A interação entre receptor e respectiva citocina emite sinais intracelulares que ativam determinados genes e bloqueiam outros. Em resposta à estimulação, a célula pode entrar em proliferação, pode passar a produzir outras citocinas ou se diferenciar em célula efetora.

À medida que as várias citocinas foram sendo caracterizadas, foi emergindo uma complicada rede de interações, caracterizada por pleiotropismo, redundância, sinergismo, antagonismo e produção seqüencial. Dessa forma, uma mesma citocina é capaz de induzir variados efeitos e um mesmo efeito pode ser exercido por mais de uma citocina. A IL-1, por exemplo, além de contribuir para a ativação dos linfócitos T e B, atua sobre fibroblastos, macrófagos, hepatócitos, ossos e cartilagens, participando de todos os níveis de ativação da resposta inflamatória. Agindo sobre o sistema nervoso central, provoca febre, sonolência e anorexia. A maioria desses efeitos, por outro lado, são superponíveis aos do TNF-α, da IL-6 e de outras citocinas pró-inflamatórias produzidas principalmente por células da linhagem monócito-macrófago.

A IL-2 foi a primeira das linfocinas a ser totalmente caracterizada. Por se constituir no principal fator de proliferação dos linfócitos T, permitiu que linfócitos T pudessem ser mantidos em culturas contínuas, o que proporcionou notável avanço no entendimento dos mecanismos da resposta imunocelular. Os linfócitos colhidos do sangue periférico encontram-se na fase G0 do ciclo celular, que corresponde à baixa atividade metabólica e à ausência de síntese de DNA, de IL-2 e de receptores para IL-2 (IL-2R). Quando estimuladas por antígenos ou mitógenos, as células CD4$^+$ passam a produzir IL-2. Simultaneamente, ocorre a expressão de IL-2R na membrana dos linfócitos (mais em T do que em B) e das células NK. Esses eventos ocorrem durante a fase G1 e essas células poderão, ou não, evoluir até a fase de síntese. Se um número suficiente de IL-2R, de alta afinidade, acumulou-se na membrana e, se existir IL-2 disponível, a célula entra em proliferação. Concomitantemente à produção de IL-2, ocorre produção de IFN-γ, que tem o poder de amplificar os dois braços da resposta imune mediada por células: ativação de macrófagos e citotoxicidade.

A disponibilidade de IL-2, sob forma recombinante, permitiu que se estabelecesse a tecnologia de clonagem in vitro de células T. A partir dos resultados obtidos em um grande número de clonagens de células de camundongos, Mosmann e Coffman, em 1989, propuseram que as células T CD4$^+$ poderiam ser subdivididas em duas populações majoritárias, mutuamente excludentes as Th1 e Th2. As células Th1 seriam aquelas produtoras de IL-2 e IFN-γ, mas não de IL-4, e as Th2, as produtoras de IL-4 e IL-5, mas não de IFN-γ.

Na verdade, células Th1 e Th2 são exemplos polares de células geradas por exposição antigênica repetida, como ocorre com animais imunizados, indivíduos atópicos ou pacientes com doenças crônicas. Quando um linfócito T é ativado pela primeira vez, produz apenas IL-2 para ampliar o clone celular reativo ao antígeno. A seguir, as células passam a produzir todo o repertório de citocinas (padrão Th0). Só mais tarde, dependendo da re-exposição a determinados antígenos, em determinadas situações, passa a ocorrer a dicotomia em Th1 e Th2. Essa dicotomia é determinada não só pelas linfocinas produzidas, mas também pela expressão de receptores nos linfócitos. As células Th1 apresentam, preferencialmente, receptores para IL-12 e as Th2, para IL-4.

Outro ponto que necessita ser esclarecido é que a produção de linfocinas não é exclusividade das células CD4$^+$. As células CD8$^+$, por exemplo,

são dependentes das CD4$^+$ para o suprimento de IL-2, mas são auto-suficientes para a produção das citocinas Th1 necessárias para citotoxicidade, como IFN-γ e TNF-α. Dessa forma, é importante que fique firmado o conceito de que Th1 e Th2 são padrões de respostas que, além das células CD4$^+$, incluem todos os participantes da imunidade natural e adquirida.

O padrão Th1 estabelece-se quando o antígeno é um microrganismo intracelular, como vírus, fungos e micobactérias. Esses microrganismos apresentam PAMPS característicos para grupos de microrganismos que são percebidos como sinais de alarme pelas APC. Vários TLR são indutores de respostas inflamatórias com padrão Th1, sendo TLR4 o mais conhecido. Assim ativadas, as APC além de apresentar os peptídeos antigênicos ao TCR (primeiro sinal) em conjunto com moléculas co-estimulatórias (segundo sinal) emitem um sinal polarizador (terceiro sinal) representado pela IL-12. A IL-12 é indutora da produção de IFN-γ, por células NK e linfócitos CD4$^+$ e CD8$^+$. Os linfócitos T ativados em um microambiente rico em IFN tendem a fixar um padrão de resposta do tipo Th1. Conseqüentemente, a resposta efetora será predominantemente do tipo celular, com intensa ativação de macrófagos e de células citotóxicas (CTL e NK) e produção de anticorpos IgG fixadores de complemento (43,44). Recentemente outros membros da família IL6-IL-12 foram caracterizados. Enquanto a IL-12 atua na fase de ativação da célula T induzindo a produção de IFN-γ, a IL-23 atua na célula T ativada ou de memória induzindo produção de IL-17.

O IFN-γ, é a citocina paradigmática que define o padrão Th1 e desempenha numerosas funções moduladoras sobre a resposta imunecelular. Através da ativação do metabolismo oxidativo exerce efeito ativador sobre macrófagos. Aumenta a expressão de moléculas de classe II do MHC em macrófagos e células B, favorecendo a apresentação de antígenos para os linfócitos T CD4$^+$. Incrementando a expressão de moléculas classe I torna as células infectadas por vírus mais suscetíveis à destruição e, induzindo a expressão de receptores de IL-2 potencializa a ativação linfocitária. Estimulando a expressão de receptores de fragmento Fc de imunoglobulina o IFN-γ pode favorecer a citotoxicidade celular dependente de anticorpo (ADCC). Atuando sobre linfócitos B o IFN-γ, estimula a produção de imunoglobulinas da subclasse de IgG1 humana (IgG2a em camundongos). Em suma, os dois mecanismos efetores da imunidade do tipo celular: fagocitose de microrganismos por macrófagos e citólise de células infectadas são potencializadas pelo IFN-γ.

O TNF-α é estruturalmente relacionado à linfotoxina (LT), também conhecida como TNF-β. A principal fonte produtora de TNF são os macrófagos, mas também são secretados por células NK e T ativadas. Em conjunto com o IFN-γ, são citocinas que promovem inflamação e a sua secreção é responsável pela associação das células Th1 ao processo inflamatório conhecido como hipersensibilidade tardia (DTH).

O *padrão Th2* é predominantemente humoral e estabelece-se quando o antígeno é um microrganismo extracelular, sendo preferencialmente desencadeado por parasitas intestinais e por alérgenos. Nesse caso, os sinais percebidos pela APC não levam à produção de IFN nem de IL-12, e sim de IL-4. As células T ativadas num meio pobre em IFN, rico em prostaglandina-E2 e na presença de IL-4 passa a adotar o padrão Th2, que se caracteriza pela produção de IL-4, IL-5, IL-9 e IL-13. Dessa forma, a resposta humoral será ampla, com produção característica de IgE. O componente celular será representado pelo eosinófilo, importante na destruição de óvulos de parasitas, mas indesejavelmente lesivo nas reações alérgicas.

REGULAÇÃO CRUZADA ENTRE Th1 E Th2

O estudo das citocinas com padrão Th1 e Th2 oferece um exemplo claro de sinergismo que se estabelece entre citocinas produzidas coordenadamente por um grupo celular para execução de uma mesma tarefa e o antagonismo contra as citocinas de padrão oposto. A população Th2, por exemplo, produz o conjunto de citocinas necessário e suficiente para desencadear os elemento humorais (IgE) e celulares (eosinófilos) envolvidos na proteção a parasitas ou na resposta a alérgenos. Por outro lado, tanto IL-4 como IL-13 tem a capacidade de inibir a produção de IFN-γ. Da mesma forma o IFN-γ, paralelamente a seu papel central nos mecanismos de imunidade celular, funciona como inibidor de IL-4. Essa inibição cruzada confere maior grau de eficiência aos mecanismos imunológicos envolvidos, uma vez que concentra

os mediadores mais adequados para cada situação, ao mesmo tempo em que bloqueia os que lhe fazem oposição.

Inúmeras associações foram estabelecidas entre situações clínicas e os padrões Th1 e Th2 de resposta. A grosso modo, doenças auto-imunes e rejeição de órgãos transplantados são consideradas situações em que respostas do tipo Th1 são indesejáveis; enquanto que no câncer e na AIDS o desejável seria uma resposta Th1 o mais vigorosa possível. Da mesma forma, um padrão Th2 é considerado adequado para o sucesso gestacional e lesivo no caso de doenças atópicas como asma e outras.

O reconhecimento do balanço Th1/Th2 ocorreu num momento em que a existência de células supressoras tinha entrado em descrédito. Dessa forma, durante duas décadas tentou-se explicar todas as formas de reações imunes indesejáveis por um desequilíbrio a favor de um dos dois pólos: o inflamatório (Th1) ou o alérgico (Th2). Tentativas no sentido de restaurar a normalidade por meio de ativação do padrão oposto tiveram resultados parciais e algumas vezes ocorreu a troca de uma forma de hipersensibilidade por outra. Vinte e cinco anos após o estabelecimento do conceito Th1/Th2, as células T reguladoras passaram a ser reconhecidas como as responsáveis pelo controle de ambas as respostas Th1 e Th2.

TOLERÂNCIA E CÉLULAS REGULADORAS

O estabelecimento da tolerância aos antígenos próprios se dá em dois níveis central e periférico. A tolerância central se estabelece no timo, onde células cujos TCR reagem com alta intensidade aos antígenos próprios são eliminadas. Apesar dessa seleção negativa, células com capacidade de reconhecer antígenos próprios são liberadas para o sistema linfóide periférico. Mas o organismo tem mecanismos de controle para evitar a ocorrência de autoimunidade. A tolerância periférica pode ser mantida por ignorância, indução de anergia, apoptose ou pelaa imunossupressão ativa exercida pelas células reguladoras. As células reguladoras podem ser constitutivas ou geradas na periferia.

As células reguladoras constitutivas são geradas no timo e podem ser caracterizadas pelo fenótipo CD4+CD25+FOXP3+ CTLA⁺. Essa célula provém de células T que interagem com antígenos próprios com alta intensidade, mas ao invés de sofrerem destruição no timo, adquirem fenótipo regulador e vão para periferia. Na periferia exercem estreita vigilância sobre células com potencial auto-imune. Aparentemente atuam apenas por contato direto, por meio de CTLA-4 ou outra molécula co-supressora, incluindo TGF-β ligado à membrana.

Além dessas células reguladoras liberadas pelo timo, existem células supressoras induzidas na periferia a partir de linfócitos CD4+CD25 – estimulados em condições especiais. Recentemente ficou bem estabelecido que além dos perfis efetores Th1 e Th2, mencionados anteriormente e resumidos na Figura V-3, existe a via antiinflamatória representada pelas células T reguladoras, cuja função é modular as respostas Th1 e Th2 para que não se tornem demasiadamente agressoras. O perfil de citocinas, neste caso, é constituído pela produção de IL-10 e TGF-β.

A IL-10 foi originalmente descrita como constituinte do padrão Th2 de produção de citocinas. Posteriormente, ficou comprovado que pode ser produzida por uma grande variedade de células, inclusive Th1, e que inibe os dois tipos de resposta por atuar ao nível de APC. Quando as células dendríticas imaturas são ativadas em presença de IL-10, não evoluem para APCs profissionais porque não aumentam a expressão de moléculas classe II do MHC nem de moléculas co-estimulatórias. De longa data, utilizam-se métodos de imunoterapia com a finalidade de dissensibilizar indivíduos atópicos contra alérgenos ambientais e venenos de insetos. Os estudos mais recentes revelam que o sucesso da dissensibilização está diretamente vinculado à produção de IL-10. E que esta citocina está diretamente associada com a produção de IgG_4 e IgA em detrimento da produção de IgE.

A função reguladora do TGF-β sobre as células do sistema imunológico manifesta-se a vários níveis. Após ingestão de células apoptóticas, macrófagos produzem TGF-β e sob seu efeito tornam-se desativados. Além de ter efeito inibidor sobre a resposta proliferativa dos linfócitos, TGF-β impede a maturação das células pré-citotóxicas em citotóxicas. Bloqueia também a polarização para

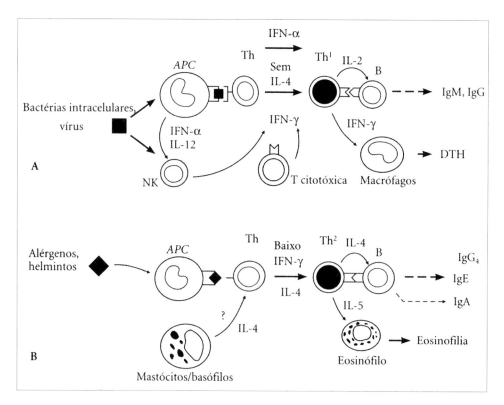

Figura V-3 – A) Determinação do padrão de resposta Th1 a microrganismos intracelulares pela indução da produção de IL-12 e IFN-γ pela célula apresentadora de antígeno (APC), e produção de IFN-γ e hipersensibilidade tipo tardio (DTH) na fase efetora. **B)** Padrão de resposta Th2 a alérgenos e microrganismos extracelulares ocorre na presença de IL-4 e baixos níveis de IFN. A resposta efetora é predominantemente humoral, com pouca participação de macrófagos (adaptado de Romagnani, 1992).

Th1 e Th2, pelo bloqueio de T-BET e GATA-3 e da ativação de FOX-P3. TGF-β pode atuar diretamente sobre os linfócitos, indiretamente via inibição da APC ou pela geração de células T regulatórias. Por outro lado, é preciso lembrar que o TGF-β também atua sobre fibroblastos e células epiteliais produzindo fibrose e remodelamento tissular. E a fibrose muitas vezes representa uma complicação que acompanha doenças crônicas.

TESTES IMUNOLÓGICOS

A extraordinária capacidade discriminatória dos anticorpos os torna os mais refinados reagentes laboratoriais para a detecção, purificação e quantificação de antígenos. Os métodos sorológicos tradicionais baseados na detecção de imunecomplexos por aglutinação, precipitação e provas de fixação de complemento, vem sendo substituídos por outros muito mais sensíveis e precisos. Os métodos atuais baseiam-se na disponibilidade de anticorpos monoclonais contra antígenos purificados. Os testes mais sensíveis baseiam-se na marcação das moléculas indicadoras por isótopos radiativos (RIA = "radioimmunoassay") ou por enzimas (ELISA = "enzyme-linked immunosorbent assay"). Esse último método vem se tornando o mais utilizado por sua versatilidade e por prescindir do uso de material radioativo.

Na versão mais usual (ELISA – "sandwich"), uma quantidade fixa de anticorpo é imobilizada na placa e serve para a captura do antígeno. Posteriormente, é adicionado um segundo anticorpo marcado por uma enzima (peroxidase ou fosfatase) dirigido a outro determinante do antígeno. Dessa forma, a quantidade de antígeno capturado pelo primeiro anticorpo é que vai determinar a quantidade de anticorpo marcado fixado. A reação é visualizada com a adição de cromogem que em contato com a enzima desenvolve uma coloração que é decifrada num leitor de ELISA. Por antígeno podemos entender não apenas os produtos microbianos, mas também inúmeros componentes encontrados no soro e em sobrenadantes de culturas de linfócitos. Elementos do complemento, citocinas e quimiocinas podem ser dosados muito mais facilmente por ELISA do que pelos testes biológicos tradicionais. Alternativamente, a placa pode conter um antígeno fixado, ao qual se adiciona o soro no qual se pretende dosar anticorpos específicos para esse antígeno. Nesse caso, o segundo anticorpo será uma anti-imunoglobulina humana marcada.

Além da marcação com radioisótopos e enzimas, os anticorpos podem ser ligados a substâncias fluorescentes sem prejuízo de sua capacidade de ligação com os antígenos. *Imunofluorescência* é um método comumente utilizado para a identificação de antígenos em cortes histológicos e células em suspensão. Os anticorpos marcados, que aderirem aos antígenos das células fixadas à lâmina, são visualizados em microscópio de fluorescência. Quando a marcação é enzimática aplica-se o termo imunoistoquímica mas o princípio é o mesmo com a vantagem de utilizar microscópio convencional. Em ambos os casos, geralmente se utiliza a técnica de "sandwich", que emprega dois anticorpos: um específico para o antígeno em questão e outro dirigido para a molécula de Ig humana. Dessa forma, a sinalização é amplificada e a mesma anti-Ig marcada pode ser empregada para qualquer tipo de antígeno.

Atualmente um grande número de marcadores de linhagem celular, estágio de maturação e nível de ativação podem ser detectados tanto na membrana dos leucócitos como a nível intracelular. Essa técnica geralmente utiliza preparações celulares incubadas com dois anticorpos, de especificidade diferente, marcados com dois diferentes fluorocromos (fluoresceína e rodamina, por exemplo). A leitura é realizada por *citometria de fluxo*. O princípio do método é passar uma célula de cada vez por um feixe de laser que detecta a emissão de fluorescência de cada um dos corantes. Os resultados detectados e processados são transmitidos para um computador que revela o número de células marcadas por um dos fluorocromos, por ambos, ou por nenhum deles. Dessa forma, é possível correlacionar determinada subpopulação celular com a expressão de moléculas relevantes para a resposta imune como: moléculas co-estimulatórias e de adesão, receptores para citocinas e quimiocinas e tantas outras exemplificadas no Quadro V-1. Alternativamente, é possível tornar as células permeáveis à entrada do anticorpo e determinar marcadores intracelulares. Uma adaptação de citômetro de fluxo conhecida por FACS ("Fluorescent Activated Cell Sorter") permite a separação de subpopulações celulares de acordo com a emissão de fluorescência.

Um campo da imunologia que sofreu notável progresso nos últimos anos refere-se à análise da estrutura e da expressão gênica. Para essa finalidade, a técnica de PCR ("polymerase chain reaction") tem importância fundamental, tanto que rendeu o premio Nobel de 1993 ao seu elaborador (Kary Mullis). A reação em cadeia da polimerase é essencial para amplificar seqüências específicas de DNA presentes em níveis muito baixos em misturas heterogêneas de células. Essa técnica necessita que as seqüências que flanqueiam o DNA desejado sejam conhecidas, de forma a permitir a síntese de oligonucleotídeos para funcionar como "primers". A mistura de DNA é primeiramente desnaturada em fitas simples pelo calor e a seguir resfriada na presença de excesso de primers para que ocorra a hibridização. Uma polimerase resistente ao calor, denominada Taq polimerase, é adicionada juntamente com os desoxirribonucletídeos e cada fita é copiada. O DNA dupla fita recém-sintetizado é novamente desnaturado, hibridizado com os *primers* e o ciclo é repetido. A cada ciclo ocorre uma duplicação da seqüência de DNA desejado, de tal forma que após 25 ciclos a seqüência selecionada pode chegar a um aumento de um milhão de vezes.

O DNA amplificado através da PCR é posteriormente caracterizado por "Southern blotting", mapeado por enzima de restrição ou seqüenciado diretamente. A PCR possibilitou aos imunologistas amplificar genes que codificam para um sem número de moléculas importantes para a resposta imune, inclusive aqueles envolvidos com a geração de moléculas extremamente polimórficas como imunoglobulinas, TCRs e moléculas do MHC.

BIBLIOGRAFIA

ABBAS AK, LICHTMAN AH, in Cellular and Molecular Immunology. Philadelphia: Saunders, 5th. ed. 2003. Laboratory Techniques Commonly Used in Immunology. Appendix III, pp 522-534.

AGGARWAL BB. Signalling pathways of the TNF superfamily: a double-edged sword. Nat Rev Immunol. 2003; 3:745- 56.

AKIRA S, TAKEDA K. Toll-like receptor signaling. Nat Rev Immunol. 2004; 4:499-511.

BARRY M, BLEACKLEY RC. Cytotoxic T lymphocytes: all roads lead to death. Nat Rev Immunol. 2002;2:401-9.

BORN WK, REARDON CL, O'BRIEN RL. The function of gd T cells in innate immunity. Curr Opin Immunol 2006; 18:31-8

CERWENKA A, LANIER LL. Natural killer cells, viruses, and cancer. Nat Rev Immunol, 2001;1:41-9.

CHEN W, WAHL SM. TGF-b: the missing link in CD4+CD25+ regulatory T cell-mediated immunosuppression. Cytokine Growth Factor Reviews, 2003; 14:85-9.

DE LIBERO G, MORI L. Recognition of lipid antigens by T cells. Nat Rev Immunol, 2005;5:485-96.

FAGARASAN S, HONJO T. Intestinal IgA synthesis: regulation of front-line body defenses. Nat Rev Immunol, 2003; 3:63-72.

FLAJNIK MF. Comparative analyses of immunoglobulin genes: surprises and portents. Nat Rev Immunol, 2002; 2 :688-98

FRIEDL P, DEN BOER AT, GUNZER M. Tuning immune responses: diversity and adaptation of the immunological synapse. Nat Rev Immunol, 2005;5:532-45.

GEHA RS, JABARA HH, BRODEUR S. The regulation of immunoglobulin E class-switch recombination. Nat Rev Immunol, 2003; 3:721-32.

HAWRYLOWICZ CM, O'GARRA A. Potential role of interleukin-10-secreting regulatory T cells in allergy and asthma. Nat Rev Immunol, 2005;5:271-83.

HOEBE K, JANSSEN E, BEUTLER B. The interface between innate and adaptive immunity. Nat Immunol, 2004;10:971-4.

HUNTER CA. New IL-12-family members: IL-23 and IL-27, cytokines with divergent functions. Nat Rev Immunol, 2005; 5:521-31.

IMHOF BA, AURRANDS-LIONS M. Adhesion mechanisms regulating the migration of monocytes. Nat Rev Immunol, 2004; 4: 432-44.

IWASAKI A, MEDZHITOV R. Toll-like receptor control of the adaptive immune responses. Nat Immunol, 2004;10:987-95.

KALINSKI P, MOSER M. Conse   nol, 2002; 2:354-63.

MALEK TR, BAYER AL. Tolerance, not immunity, crucially depends on IL-2. Nat Rev Immunol. 2004;4:665-74.

PARHAM P. MHC class I molecules and KIRs in human history, health and survival. Nat Rev Immunol. 2005;5:201-14.

SCHMIDT-WEBER CB, BLASER K. Regulation and role of transforming growth factor-β in immune tolerance induction and inflammation. Curr Opin Immunol, 2004; 16:709-16.

SCHUNS KS, LEFRANÇOIS L. Cytokine control of memory T-cell development and survival. Nat Rev Immunol, 2003;3:269-79.

SHARPE AH, FREEMAN G. The B7-CD28 superfamily. Nat Rev Immunol, 2002; 2: 116-26.

SHUAI K, LIU B. Regulation of Jak-Stat signaling in immune response. Nat Rev Immunol, 2003;3:900-11.

THELIGAARD-MÖNCH K, PORSE BT, BORREGAARD. Systems biology of neutrophil differentiation and immune response. Curr Opin Immunol, 2006; 18:54-60.

TRINCHIERI G. Interleukin-12 and the regulation of innate resistance and adaptive immunity. Nat Rev Immunol, 200; 3:133-46.

TRONWSDALE J. Genetic and functional relationship between MHC and NK receptors. Immunity, 2001;15:363-74.

WALPORT MJ. Complement. N Engl J Med, 2001; 344: 1058-66.

Capítulo 22

AVALIAÇÃO DA COMPETÊNCIA IMUNOLÓGICA

CHLOÉ CAMBA MUSATTI
BEATRIZ TAVARES COSTA CARVALHO

CONSIDERAÇÕES FISIOLÓGICAS

O sistema imunológico é dividido didaticamente em inespecífico, representado pelos sistemas de fagócitos e complemento (C), e específico, representado pela imunidade mediada por linfócitos B (humoral) e linfócitos T (celular). Entretanto, o que ocorre é uma ampla interação entre os diversos componentes da resposta imunológica, que permite prevenir e debelar as infecções de forma mais eficiente. Esse assunto está apresentado no capítulo anterior. Aqui serão enfatizadas algumas particularidades da resposta imunitária na infância e as provas laboratoriais mais utilizadas na avaliação imunológica de pacientes com infecções de repetição.

O padrão de suscetibilidade para diferentes patógenos nos primeiros anos de vida é, em grande parte, decorrente da seqüência do desenvolvimento do sistema imunológico. Infecções persistentes ou graves, causadas por microrganismos intracelulares, são raras em crianças saudáveis independentemente da idade, o que demonstra que a imunidade mediada por linfócito T já está bem desenvolvida desde o nascimento. Ambas as subpopulações de linfócitos T (CD4$^+$ e CD8$^+$) estão presentes em número elevado durante os primeiros anos de vida, o qual, gradualmente, declina na idade adulta. Entretanto, apresentam um repertório antígeno-específico bastante limitado, uma vez que ainda não tiveram contato com antígenos.

Durante a gestação, existe uma passagem transplacentária de anticorpos da classe IgG da mãe para o feto. Esse transporte ocorre pela presença de receptores para IgG materna no trofoblasto. A transferência ocorre de modo mais acentuado à medida que a gestação se aproxima do termo, de modo que recém-nascidos (RN) prematuros apresentam, ao nascimento, níveis de IgG inferiores aos RN de termo. Dentre as quatro subclasses de IgG, a IgG$_1$ e a IgG$_3$ apresentam transferência placentária de modo semelhante, e, desta forma, RN de termo apresentam concentrações dessas subclasses semelhantes às maternas. Entretanto, comportamento diferente observa-se com a IgG$_2$ de forma que, mesmo ao termo, o RN apresenta níveis mais baixos em relação ao materno. Esses anticorpos maternos vão sendo naturalmente catabolizados pelo RN e, por volta do sexto mês de vida, estão praticamente ausentes. Anticorpos da classe IgG refletem a experiência antigênica materna e protegem o RN contra infecções.

A maior suscetibilidade a infecções bacterianas sistêmicas e graves nos primeiros meses de vida provavelmente reflete uma imaturidade funcional dos sistemas complemento e fagocítico, principalmente se não houver anticorpos maternos específicos para o agente infectante. Muito poucas infecções bacterianas sistêmicas ocorrem após a maturação funcional dos sistemas complemento e fagocítico, que se dá por volta dos 6 meses de vida. No entanto, infecções bacterianas localizadas podem ser freqüentes em algumas crianças. Por outro lado, as infecções virais aumentam conforme decresce o nível de IgG materno, sendo considerado normal crianças de até 5 anos de idade apresentarem cerca de um resfriado por mês na cidade de São Paulo. Após essa idade, pode-se esperar uma a duas infecções virais por ano, enquanto são raras as infecções bacterianas sem causa predisponente do hospedeiro.

Embora o sistema imunológico, assim como outros sistemas do nosso organismo, amadureça com o crescimento, alguns distúrbios podem ocorrer, resultando em "defeitos" deste sistema, acarretando maior suscetibilidade a infecções. Quando isso ocorre, temos uma inunodeficiência.

As *imunodeficiências* (ID) podem ser primárias ou secundárias. O termo primária significa que a criança nasceu com um defeito no sistema imunológico conseqüente a uma alteração genética, a uma ausência ou disfunção de uma enzima, ou mesmo outro defeito ainda não identificado. Crianças com ID primária apresentam, usualmente, infecções de repetição, infecções graves de curso prolongado ou seguidas de complicações importantes e/ou infecções por microrganismo de baixa patogenicidade. A história familiar revela, às vezes, consangüinidade, doença auto-imune, morte de lactentes ou malformação congênita.

As deficiências predominantemente humorais representam cerca de 60% das imunodeficiências primárias, em seguida temos as deficiências celulares e de fagócitos responsáveis por cerca de 20 e 18%, respectivamente. As mais raras são as do sistema complemento. No Quadro V-2 encontra-se a classificação das ID, segundo WHO.

A avaliação da competência imunológica geralmente requer laboratório especializado e o custo financeiro é elevado. Tratando-se de pacientes pediátricos, outro aspecto a ser considerado é a escolha de métodos passíveis de serem executados com a menor quantidade possível de sangue. Por esses motivos, na suspeita de uma imunodeficiência, deve-se solicitar os exames que vão dar mais informações de acordo com a história clínica do paciente. Por exemplo, infecções de repetição por bactérias extracelulares sugerem deficiência predominantemente de anticorpos ou de proteínas do sistema complemento. Por outro lado, infecções por bactérias intracelulares e germes oportunistas sugerem deficiência da imunidade celular. Nas deficiências de fagócitos é comum a história de abscessos de repetição, tendo, principalmente, o *Staphylococcus aureus* como agente etiológico.

O diagnóstico de algumas ID pode ser afastado, com pequeno custo, se forem utilizadas provas de triagem bem selecionadas. Um hemograma completo é certamente um dos exames mais informativos e de maior relação custo-benefício. Estando a contagem de neutrófilos normal, pode-se afastar a hipótese de neutropenias congênitas ou adquiridas e defeitos graves de quimiotaxia. Número de linfócitos normal para a idade exclui a ID grave combinada e defeitos graves de células T. Na síndrome de Wiskott-Aldrich, tem-se a presença de plaquetopenia. Na suspeita de deficiência de anticorpos, as dosagens das imunoglobulinas séricas (A, G, M) fornecem informações úteis. O método mais barato e ao mesmo tempo eficiente, para se avaliar a resposta imunocelular é a realização de testes cutâneos de hipersensibilidade tardia com o maior número possível de antígenos. Uma boa bateria de antígenos deve incluir PPD, SK-SD (varidase), tétano e candidina, por serem antígenos contra os quais a maioria da população está sensibilizada. Dessa forma, torna-se altamente improvável que um indivíduo normal seja negativo a todos esses antígenos por falta de contato prévio. Tratando-se de crianças, entretanto, essa chance é muito elevada e, nesse caso, o teste com a candidina é o que tem maior probabilidade de dar resultado positivo. No Brasil, devido à obrigatoriedade de vacinação precoce com BCG, o teste com o PPD é a melhor escolha. Se o teste for positivo, caracterizado por eritema e nódulo após 24-48 horas, estarão praticamente afastadas as suspeitas de deficiências graves de células T. O tamanho do nódulo não tem importância, e sim a presença dele, que significa linfócitos T de memória.

Na suspeita de ID, independente do setor que possa estar acometido, os exames iniciais a serem solicitados estão no Quadro V-3. De acordo com a suspeita diagnóstica, devem ser solicitados exames mais específicos detalhados no Quadro V-4.

AVALIAÇÃO DA IMUNIDADE HUMORAL

As ID humorais são as mais freqüentes. A história clínica de infecções bacterianas de repetição como pneumonia, otite média aguda, meningite ou sinusite nos leva a suspeitar de uma deficiência de anticorpo. Ao exame físico é importante que se

Quadro V-2 – Classificação das imunodeficiências (Adaptado do WHO Scientific Group, 1997).

AS IMUNODEFICIÊNCIAS PRIMÁRIAS SÃO CLASSIFICADAS EM:	IMUNODEFICIÊNCIAS ASSOCIADAS COM OU SECUNDÁRIAS A OUTRAS DOENÇAS:

Deficiências predominantes de anticorpos
Defeitos predominantes de linfócitos T
Deficiências predominantes de anticorpos
  Agamaglobulinemia
  Imunodeficiência comum variável
  Deficiência de IgA
  Síndrome de hiper-IgM não ligada ao X
  Deficiência de subclasse de IgG
  Deficiência de anticorpos com imunoglobulinas normais
  Hipogamaglobulinemia transitória da infância
  Deficiência de cadeia *kappa*
  Deficiência de cadeia pesada
Imunodeficiência grave combinada
  Deficiência de adenosina deaminase (ADA)
  Deficiência da fosforilase do nucleosídeo purina (PNP)
  Síndrome de hiper-IgM ligada ao X
  Disgenesia reticular
  Deficiências do complexo principal de histocompatibilidade classe II
  Deficiências de CD3g
  Deficiência do receptor gc
  Deficiência da Jak3
  Deficiência de RAG 1 e 2
  Deficiência da ZAP-70
  Deficiência de TAP-2
Imunodeficiências associadas a outros defeitos maiores
  Síndrome de Wiskott-Aldrich
  Ataxia-telangiectasia
  Síndrome de Di George
  Deficiência de complemento
  Deficiência dos componentes: C1q, C1r e C1s, C4, C2, C3, C5, C6, C7, C8, C9, properdina, fator D, inibidor de C1, fator I e fator H
Deficiências de fagócitos
  Neutropenia congênita
  Neutropenia cíclica
  Doença granulomatosa crônica
  Defeitos de adesão leucocitária
  Deficiência de G-6-PD de neutrófilos
  Deficiência de mieloperoxidase
  Deficiência de grânulos secundários
  Síndrome de Chediak-Higashi
  Síndrome de Schwachman
	Instabilidade cromossômica ou defeitos de reparação
	  Síndrome de Bloom
	  Anemia de Fanconi
	  Síndrome ICF (imunodeficiência, instabilidade centromérica, fácies anormal)
	  Síndrome de Nijmegen
	  Síndrome de Seckel
	  Xeroderma pigmentosa
	Defeitos cromossômicos
	  Síndrome de Down
	  Síndrome de Turner
	  Deleções do cromossomo 18
	  Anormalidades esqueléticas
	  Displasia esquelética com membros curtos
	  Hipoplasia cartilagem-cabelo
	Imunodeficiência com retardo de crescimento generalizado
	  Displasia imunóssea de Schimke
	  Imunodeficiência com ausência de polegares
	  Síndrome de Dubowitz
	  Retardo de crescimento, anomalias faciais e imunodeficiência
	  Progeria (síndrome de Hutchinson-Gilford)
	Imunodeficiência com defeitos dermatológicos
	  Albinismo parcial
	  Disqueratose congênita
	  Síndrome de Netherton
	  Acrodermatite enteropática
	  Displasia ectodérmica anidrótica
	  Síndrome de Papillon-Lefevre
	Defeitos metabólicos hereditários
	  Deficiência de transcobalamina 2
	  Acidemia metilmalônica
	  Acidúria orótica hereditária tipo I
	  Deficiência de carboxilase dependente de biotina
	  Manosidose
	  Glicogenose tipo Ib
	Hipercatabolismo de imunoglobulinas
	  Hipercatabolismo familiar
	  Linfangiectasia intestinal
	Outras
	  Síndrome de hiper-IgE
	  Candidíase mucocutânea crônica
	  Asplenia ou hiposplenia congênita ou hereditária
	  Síndrome de Ivemark

Quadro V-3 – Exames iniciais na suspeita de imunodeficiência.

- Hemograma
- Níveis séricos de imunoglobulinas: IgG, IgA e IgM
- Teste cutâneo de hipersensibilidade tardia (PPD)

verifique a presença de órgãos linfóides que podem estar reduzidos ou ausentes nesses pacientes. A ausência de adenóide, comprovada pela radiologia de cavo, em crianças com infecções de repetição sugere, fortemente, agamaglobulinemia.

Na suspeita de ID predominantemente humoral os exames iniciais a serem solicitados são:

DOSAGEM DAS IMUNOGLOBULINAS SÉRICAS (IgA, IgM, IgG)

É o primeiro exame a ser solicitado na suspeita de deficiência de anticorpo. Atualmente, esse exame é realizado por um grande número de laboratórios em nosso meio. Por serem proteínas que

Quadro V-4 – Avaliação da imunidade humoral.

Exames iniciais
Dosagem de IgG, IgA, IgM séricas
Dosagem de iso-hemaglutininas
Dosagem de anticorpos vacinais: por exemplo, rubéola,
  poliovírus, sarampo
Exames complementares
Subclasses de IgG
Níveis de anticorpos após vacinas com antígenos
  polissacarídeos (pneumococos)
Quantificação de linfócitos B (CD19)

existem em grande quantidade em nosso organismo, podem ser utilizados os métodos de imunodifusão radial ou nefelometria. Entretanto, alguns serviços utilizam um método mais sensível como o imunoenzimático (ELISA). A sensibilidade e a especificidade dos três métodos são adequadas. A interpretação dos exames deve ser cautelosa, devendo-se sempre comparar os resultados encontrados com valores de normalidade para a mesma faixa etária.

A IgG é a imunoglobulina de maior concentração plasmática, correspondendo a cerca de 80% das imunoglobulinas séricas, sendo a classe principal das defesas sorológicas do nosso organismo. Possui atividade antibacteriana, antiviral e antiprotozoários. Em condições de normalidade, a velocidade de síntese da IgG é de 35mg/kg/dia, o que equivale a 2g/dia de IgG sintetizada por um adulto com peso de 70kg. A meia-vida plasmática da IgG é de 23 dias.

A IgM é a que alcança valores de adulto mais precocemente, e a IgA, mais tardiamente. Níveis de IgM acima de 20mg/dL em sangue de cordão são sugestivos de infecção intra-uterina e a determinação de IgM específica (por exemplo rubéola, toxoplasmose, sífilis, doença citomegálica) a confirma. Ao contrário das células B produtoras de IgG, as de IgM estão em número normal no RN e quando adequadamente estimuladas *in vitro* são capazes de sintetizar IgM. É a classe de anticorpo que predomina na resposta imune primária. A IgM tem potente ação ativadora do sistema complemento, contudo, por causa do seu tamanho (pentâmero), fica restrita ao compartimento intravascular.

Nos dois primeiros anos de vida, os níveis de IgA são, geralmente, bem reduzidos. Valores de adultos são somente alcançados por volta dos 8 anos de idade. A avaliação quantitativa da IgA secretora (IgAS) em saliva, por métodos extremamente sensíveis, tem demonstrado sua presença

na mucosa a partir da segunda semana de vida. Entretanto, também só atinge níveis semelhantes aos de adulto por volta de 7 a 8 anos de idade. Na deficiência de IgA, a concentração sérica dessa imunoglobulina é sempre menor que 10mg/dL (Fig. V-4).

De acordo com os níveis de imunoglobulinas séricas, podemos formular as seguintes hipóteses diagnósticas:

a) IgM e IgG normais e IgA diminuída = deficiência de IgA.

b) IgG e IgA normais e IgM diminuída = deficiência de IgM.

c) IgG e IgA diminuídas e IgM elevada = síndrome de hiper-IgM.

d) IgM, IgG e IgA diminuídas = hipogamaglobulinemia (agamaglobulinemia, hipogamaglobulinemia transitória da infância ou imunodeficiência comum variável).

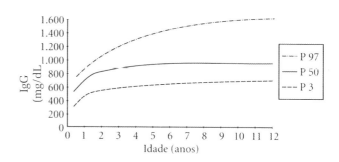

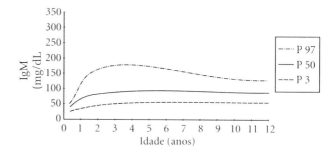

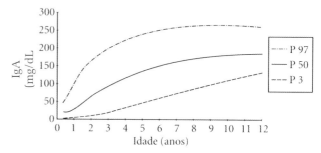

Figura V-4 – Distribuição dos níveis séricos de IgG, IgM e IgA em crianças normais. Percentil 3, 50, 97.

SUBCLASSES DE IGG

Todas as subclasses de IgG podem fixar complemento, exceto a IgG$_4$. A IgG$_1$, a IgG$_2$ e a IgG$_3$ podem promover a fagocitose, iniciar a quimiotaxia, induzir a liberação de anafilatoxinas e lisar células-alvo. Embora todos os quatro isotipos de subclasse de IgG, quando ligados ao antígeno (Ag), possam mediar a ligação com fagócitos, apenas a IgG$_1$ e a IgG$_3$ são capazes de ativar a via clássica do sistema complemento.

Os anticorpos da subclasse IgG$_1$ e IgG$_3$ são, na maioria das vezes, timo-dependentes e direcionados a antígenos protéicos. Atingem níveis semelhantes aos do adulto por volta dos 2 anos de idade. A IgG$_1$ corresponde a cerca de 60-70% da IgG sérica total, enquanto a IgG$_3$, cerca de 4-8% do total. A IgG$_2$ tem importante participação na resposta humoral contra antígenos de paredes bacterianas (carboidratos e polissacarídeos) que são timo-independentes. É a que mais demora a alcançar nível de adulto, por volta da adolescência. Contribui com cerca de 14 a 30% dos níveis de IgG total.

A curva de normalidade para as quatro subclasses deve ser feita por cada laboratório, levando-se em conta os diferentes anticorpos monoclonais utilizados para suas dosagens. A falta de entidade clínica caracterizada pela deficiência de IgG4 nos leva a ter critério na interpretação dos níveis dessa imunoglobulina quando se encontra abaixo do esperado para idade ou não detectável pelo método utilizado pelo laboratório. Entretanto, a dosagem das subclasses de IgG é um exame de custo elevado e menos informativo que a determinação de anticorpos específicos. Dessa forma, a avaliação funcional dos anticorpos deve ser solicitada, uma vez que antígenos protéicos estimulam, preferencialmente, a produção das subclasses IgG$_1$ e IgG$_3$, enquanto antígenos polissacarídeos, estimulam a produção de IgG$_1$ e IgG$_2$.

AVALIAÇÃO FUNCIONAL DAS IMUNOGLOBULINAS

Uma resposta adequada a antígenos vacinais nos leva a crer que a apresentação do antígeno a células imunoespecíficas, a interação entre os linfócitos T e B e a produção de anticorpos estejam funcionando sem anormalidades. A resposta antígeno-específica para IgM pode ser avaliada pela pesquisa de anticorpos aos antígenos do grupo sangüíneo ABO. Lactentes com mais de 6 meses de idade são capazes de produzir esses anticorpos. Esse exame não é válido para paciente do grupo sangüíneo AB.

A avaliação funcional dos anticorpos das classes IgG pode ser realizada pela pesquisa de IgG específica a antígenos vacinais como tétano, sarampo, pólio e rubéola. Em imunodeficiências como agamaglobulinemia ou imunodeficiência comum variável, além de níveis reduzidos das concentrações das imunoglobulinas, a produção de anticorpos está prejudicada.

Estando os exames acima normais e mantendo-se a suspeita de imunodeficiência humoral pelo quadro de infecções bacterianas de repetição apresentadas pelo paciente, pode-se solicitar a determinação de anticorpos a antígenos polissacarídeos. Caso a avaliação laboratorial resulte em diagnóstico de hipogamaglobulinemia, deve-se solicitar a determinação dos linfócitos B.

DOSAGEM DE ANTICORPOS CONTRA ANTÍGENOS POLISSACARÍDEOS

Os antígenos polissacarídeos estão presentes em bactérias encapsuladas como *Haemophilus influenzae* tipo b (Hib) e *Streptococcus pneumoniae*.

Lactentes, na maioria das vezes, respondem de forma inadequada a esses antígenos, sem significar deficiência do sistema imunológico, devendo a resposta a estes antígenos ser avaliada após 2 anos de idade. Atualmente, a vacina anti-Hib conjugada a antígenos protéicos tem sido utilizada de rotina em lactentes; dessa forma, a verificação de produção de anticorpos a antígenos polissacarídeos não é válida nos indivíduos que utilizaram essa vacina. A avaliação pode ser realizada dosando-se anticorpos pré e pós-imunização ao *Streptococcus pneumoniae*. É importante que os níveis de anticorpos sejam dosados antes e cerca de 4 a 8 semanas após a imunização. Os valores pré e pós-imunização para cada sorotipo são comparados e verifica-se se houve resposta adequada a essa bactéria. Em nosso Serviço, temos dosado anticorpos aos sorotipos 1, 3, 5, 6B, 9V, e 14 do *Streptococcus pneumoniae* e consideramos resposta adequada ao sorotipo quando os níveis de anticorpos são maiores ou iguais a 1,3mg/mL ou ocorre um aumento de quatro vezes do valor pós em relação ao pré-imunização.

AVALIAÇÃO DOS LINFÓCITOS B

Os linfócitos B são responsáveis pela produção das imunoglobulinas. Defeitos de maturação podem-se manifestar por redução acentuada dos níveis de imunoglobulinas, entretanto defeitos menores na diferenciação desses linfócitos podem levar à produção em níveis adequados de imunoglobulinas, mas com função alterada.

A identificação de linfócitos B tem sido tradicionalmente realizada pela demonstração de imunoglobulinas de membrana. É um método que continua válido, desde que se adotem medidas que controlem a fixação de imunoglobulina exógena aderida aos receptores Fc. Atualmente, a citometria de fluxo tem sido o método mais utilizado. Os anticorpos monoclonais anti-CD19 e CD20 identificam células pré-B e B. O CD21 é outra importante molécula funcional de linfócitos B maduros. A molécula CD5, embora seja um marcador "pan" T, identifica a subpopulação B1 envolvida na resposta a antígenos T independentes.

Os linfócitos B encontram-se em maior quantidade no lactente que no adulto. Seu número deve ser comparado a controle de mesma idade. Esses linfócitos encontram-se ausentes ou muito reduzidos em sangue periférico de pacientes portadores de agamaglobulinemia. Entretanto, estão em número normal ou levemente reduzido nas outras ID predominantemente humorais.

AVALIAÇÃO DA IMUNIDADE CELULAR

As ID celulares são, sem dúvida, as mais graves, muitas vezes vindo acompanhadas de deficiência de anticorpos, sendo, então, denominadas ID combinadas. Infecções por fungos ou germes oportunistas são freqüentes, assim como infecções virais graves. Devido à gravidade do quadro clínico, o diagnóstico deve ser realizado o mais precocemente possível e o tratamento recomendado em algumas dessas ID é o transplante de medula óssea.

Na suspeita de deficiência da imunidade celular, devem ser realizados os exames descritos no Quadro V-5.

Quadro V-5 – Avaliação da imunidade celular.

Exames iniciais
Hemograma: morfologia e número de linfócitos
Radiografia de tórax: imagem tímica
Testes cutâneos de hipersensibilidade tardia: PPD, candidina, SK-SD, tétano
Exames complementares
Quantificação de linfócitos T: CD3, CD4 e CD8
Resposta linfoproliferativa à fito-hemaglutinina (PHA)

HEMOGRAMA

Para a verificação de número de linfócitos. No primeiro ano de vida, o número de linfócitos situa-se por volta de 4.000/mm³, o qual tende a reduzir com a idade, atingindo uma média de 1.500/mm³ na idade adulta. Lactente com 1.000 a 1.500 linfócitos/mm³ é portador de linfopenia.

RADIOGRAFIA DE TÓRAX

É útil para a visualização da imagem tímica e de cavo e de tecido adenoideano.

TESTES CUTÂNEOS DE HIPERSENSIBILIDADE TARDIA

A reação cutânea de hipersensibilidade tardia (DTH – "delayed test hypersensitivity") é uma resposta inflamatória caracterizada por infiltrado de células mononucleares, constituído por linfócitos T de memória que, em presença do antígeno específico, liberam citocinas recrutadoras de macrófagos. Conforme referido nas provas de triagem, é o método mais simples e eficaz para a avaliação da imunidade mediada por células.

A prova consiste em inocular 0,1mL da preparação antigênica por via intradérmica. Nenhuma reação costuma ser observada até 5-10 horas, após o que começa a se desenvolver uma reação eritematosa e formação de um nódulo que aumenta, progressivamente, até atingir o máximo 24-48 horas após a inoculação. Reações de DTH guardam boa correlação com outras provas de avaliação de imunidade celular.

A principal limitação para a interpretação dos resultados negativos é que o teste pressupõe sensibilização prévia e, em crianças, a possibilidade de que ainda não tenha havido contato é muito grande. A utilização de vários antígenos comuns, para os quais mais de 90% da população responde a pelo menos dois, minimiza o problema. Dependendo da faixa etária, as dúvidas podem persistir. Lactentes com menos de 6 semanas de vida raramente apresentam DTH positiva. A partir dessa idade, podem apresentar resposta, se forem previamente sensibilizados. Em nosso meio, os antígenos mais utilizados são: PPD, candidina, tétano, difteria e SK-SD.

Anergia cutânea está associada a uma série de condições como: infecções sistêmicas agudas ou crônicas, imunodeficiência de linfócito T, doenças auto-imunes, desnutrição grave e condições que levam à imunossupressão: câncer, medicação imunossupressora e doenças renais.

QUANTIFICAÇÃO DE LINFÓCITOS T
IN VITRO

A identificação e a quantificação de linfócitos no sangue periférico ou em tecidos tornaram-se testes laboratoriais relativamente comuns. É de grande aplicabilidade para a caracterização de alterações linfoproliferativas, acompanhamento de infecção por HIV e identificação de possíveis deficiências imunológicas.

Uma tentativa de classificar e prover uma nomenclatura uniforme aos vários marcadores de superfície iniciou em 1980 quando um esforço foi realizado no sentido de se criar um sistema e codificar diferentes antígenos leucocitários. Foi criado o termo "cluster of differentiation" (CD) e um número específico foi dado para identificar esses marcadores celulares. Cada CD refere-se a uma determinada molécula de superfície celular caracterizada por um conjunto de anticorpos monoclonais padronizado pelos comitês internacionais.

O grande número de monoclonais gerados contra moléculas presentes em linfócitos T permite identificar, atualmente, subpopulações de células efetoras, assim como diferentes estágios de ativação e maturação. Dessa forma, o antigo método de caracterização de linfócitos T por formação de rosáceas com eritrócitos de carneiro for praticamente abandonado, até porque a molécula responsável por essa ligação (= CD2) também se encontra presente em células "natural killer" (NK). O melhor marcador para linfócitos T totais é, sem dúvida, o CD3, uma vez que se refere a um complexo molecular associado aos receptores específicos (TCR). Além de exclusivo de linfócitos T, encontra-se presente em todas as subpopulações de células T

maduras. A caracterização de linfócitos CD3$^+$ geralmente inclui a quantificação das subpopulações CD4$^+$, comumente referida como auxiliadora (Th = T helper), e CD8$^+$, que apresenta propriedades citotóxicas (Tc). Essas subpopulações ainda podem ser subdivididas com base em outros marcadores menos utilizados (CD45, CD25, etc.).

A quantificação de células NK faz-se pela identificação de CD16 e CD56. O CD16 é um receptor para IgG, por meio do qual a célula NK exerce citotoxicidade dependente de anticorpo (ADCC), e CD56 é uma molécula de adesão (NCAM) que também ocorre em uma subpopulação de células T. A presença de um ou dois destes marcadores em células CD3 negativas caracteriza a população NK.

O método mais utilizado atualmente para fenotipagem de linfócitos é a citometria de fluxo. Baseia-se na incubação do sangue periférico com um ou mais anticorpos monoclonais (anti-CD) conjugados à fluoresceína e/ou outro fluorocromo. A quantificação das células positivas para o respectivo CD processa-se em microscópio de fluorescência ou, preferencialmente, por citometria de fluxo. A utilização de dois fluorocromos, simultaneamente, permite identificar, de uma só vez, até quatro populações celulares: duplo-negativas, duplo-positivas, positivas apenas para o primeiro ou para o segundo marcador.

RESPOSTA LINFOPROLIFERATIVA
CONTRA MITÓGENOS *IN VITRO*

Uma vez que números normais não significam, necessariamente, função normal, existem situações nas quais a avaliação qualitativa de imunidade celular está indicada. A melhor forma de se avaliar funcionalmente os linfócitos T é pela resposta proliferativa contra mitógenos *in vitro*. O estímulo mais amplamente utilizado é a fito-hemaglutinina (PHA) que ativa, inespecificamente, a totalidade das células T. Essa técnica consiste na realização de culturas de células mononucleares do sangue periférico, em meio de cultura contendo soro e um mitógeno. No decorrer da cultura, os pequenos linfócitos transformam-se em células blásticas e entram em mitose. A resposta proliferativa comumente é avaliada pela incorporação de timidina tritiada adicionada à cultura na fase de síntese do novo DNA. A leitura é feita num contador de cintilações e o resultado é dado em contagens por minuto (cpm).

Uma resposta linfoproliferativa em padrões normais significa que etapas fundamentais da resposta mediada por linfócitos T estão preservadas. Primeiro porque a capacidade de sofrer blastogênese antecede as etapas subseqüentes da resposta efetora dos linfócitos T. Além disso, uma resposta proliferativa normal pressupõe células acessórias (monócitos) funcionantes, linfócitos T produzindo interleucina-2 (IL-2 = fator de proliferação de linfócitos T) e expressando receptores para IL-2 adequadamente e, finalmente, ausência de fatores inibidores no soro do paciente. No caso de uma resposta linfoproliferativa deficiente, testes adicionais poderão estabelecer qual o ponto responsável por esta resposta insatisfatória.

Infelizmente, as provas de avaliação funcional de linfócitos *in vitro* requerem volumes razoáveis de sangue para a obtenção de células e plasma. No caso de crianças muito pequenas ou da necessidade de vários exames simultâneos, pode-se optar por uma adaptação do método. Nessa variante, pequena quantidade de sangue é colocada diretamente em cultura, dispensando a separação de células e adição de soro.

Nas imunodeficiências primárias de células T ou combinadas, o número dessas células e a resposta proliferativa encontram se reduzidos.

DOSAGEM DE CITOCINAS

A capacidade de produção de linfocinas costumava ser medida pelo teste de inibição de migração de macrófagos (MIF), mas esta prova deixou de ser utilizada em função do notável avanço ocorrido no campo da caracterização das citocinas. Atualmente, há provas biológicas discriminatórias para a avaliação das principais citocinas liberadas para o sobrenadante de cultura de linfócitos. A produção de IL-2, por exemplo, pode ser avaliada pela capacidade de o sobrenadante de uma cultura celular promover proliferação de determinadas linhagens celulares dependentes de IL-2. A produção de interferons (IFN) pode ser avaliada por aumento de citotoxicidade ou interferência na replicação viral. Mas esses métodos são muito trabalhosos e exigem pessoal e equipamentos especializados.

Uma maneira mais simples é a utilização do método ELISA, empregando placas sensibilizadas com anticorpos monoclonais dirigidos contra a citocina que se quer medir. Extremo cuidado deve ser tomado na utilização de "kits" importados, que perdem a atividade com relativa facilidade.

AVALIAÇÃO DE FAGÓCITOS

Neutrófilos são células de vida curta que agem como células efetoras contra muitos tipos de bactérias e fungos. Após opsonização do antígeno, pelos anticorpos ou proteínas do sistema complemento, uma quantidade considerável de fagócitos é recrutada ao local de inflamação para que ocorra a fagocitose. A fagocitose induz a um metabolismo oxidativo conhecido como "burst" respiratório, sendo produzida uma série de substâncias, como peróxido de hidrogênio (H_2O_2), radicais de hidrogênio (OH^-), ânion superóxido (O_2^-), oxigênio (O_2), que juntas vão ser tóxicas, resultando na morte do microrganismo fagocitado. Um defeito no recrutamento dos neutrófilos ou em qualquer uma das etapas de fagocitose ou da capacidade bactericida pode ser responsável pela ID, resultando em maior suscetibilidade do hospedeiro a infecções. Nas deficiências de fagócitos, infecções supurativas são freqüentes: adenites, abscessos cutâneos e pulmonares, osteomielite, etc. O *Staphylococcus aureus* é agente etiológico freqüente nessas infecções.

As deficiências de neutrófilos podem ser quantitativas ou qualitativas. Os testes para avaliação funcional, por demandarem bastante tempo e não serem solicitados com freqüência, geralmente só são realizados em laboratórios especializados (Quadro V-6).

AVALIAÇÃO QUANTITATIVA DE NEUTRÓFILOS

Hemograma – neutropenia tem sido definida como uma contagem de granulócitos menor do que 1.500/mm³. Entretanto, deve-se levar em conta a idade e as características raciais do paciente.

ANÁLISE QUALITATIVA DOS NEUTRÓFILOS

Morfologia dos neutrófilos circulantes – deve ser cuidadosamente avaliada, uma vez que na síndrome de Chediak-Higashi são encontradas inclusões gigantes intracelulares.

Quadro V-6 – Avaliação dos fagócitos.

Exames iniciais
  Hemograma: número e morfologia dos neutrófilos
    monócitos
  Teste do NBT

Teste do NBT ("nitroblue tetrazolium") – é o mais utilizado para a triagem de *doença granulomatosa crônica* (CGD – "chronic granulomatous disease"). É um exame de fácil execução e baixo custo que reflete a geração de superóxido do "burst" respiratório após a fagocitose. O NBT é um corante amarelo que passa a azul-escuro após sofrer redução. O teste consiste em incubar as células com o NBT e estimulá-las com PMA ("phorbol myristate acetate") que age como ativador celular. Células normais reduzem o corante e esse fica azul-escuro. Quando não há redução, o corante permanece claro. Indivíduos normais apresentam redução em mais de 90% dos neutrófilos.

Capacidade bactericida – a morte do microrganismo intracelular é a etapa final do fagócito. Em algumas ID, essa etapa está comprometida como na CGD, síndrome de Chediak-Higashi, deficiência de molécula de adesão (LAD – "leukocyte adhesion defect"), deficiência de mieloperoxidase, deficiência de glicose-6-fosfato desidrogenase (G-6-PD). A avaliação da capacidade bactericida do fagócito *in vitro* pode ser feita utilizando-se bactérias ou fungos. Os granulócitos do paciente são incubados com cepas das bactérias opsonizadas e, após incubação, é contado o número de bactérias vivas. Geralmente, após 30 minutos, cerca de 90% das bactérias estão mortas quando em presença de granulócitos normais.

Quimiotaxia – avaliação da quimiotaxia pode ser realizada utilizando-se a câmara de Boyden, que consiste em dois compartimentos separados por filtro milipore, sendo que em um deles é colocada uma substância quimioatraente. Essa atrairá as células que migrarão pelo filtro em sua direção. O filtro é removido e corado para contagem do número de células que migraram. Sempre que avaliar a quimiotaxia, utilizar um controle normal. Defeitos de quimiotaxia estão presentes na síndrome de hiper-IgE, síndrome de Chediak-Higashi e em algumas deficiências do sistema complemento.

Moléculas de adesão – para avaliar a presença de moléculas de adesão na superfície de leucócitos pode-se utilizar a citometria de fluxo. Na deficiência de LAD, há redução da expressão do complemento CD18/CD11 devido a um defeito intrínseco na síntese da cadeia β da molécula CD18.

Mieloperoxidase – é a enzima responsável pela atividade da peroxidase dos grânulos azurófilos dos neutrófilos e responsáveis pela cor verde do pus. Essa enzima é importante na morte do microrganismo, pois gera produtos tóxicos após reagir com o H_2O_2 na presença de hálides. A deficiência desta enzima leva a uma maior suscetibilidade a infecções por fungos e estafilococos.

O diagnóstico pode ser facilmente dado utilizando uma coloração para peroxidase em sangue periférico.

Nível sérico de IgE – é importante na suspeita da síndrome da hiper-IgE. Nesta síndrome, os pacientes apresentam dermatite seborréica e atópica graves, abscessos de repetição, principalmente pelo *Staphylococcus aureus*.

AVALIAÇÃO DO SISTEMA COMPLEMENTO

As proteínas do sistema complemento são um grupo de proteínas plasmáticas termossensíveis que interagem seqüencialmente após ativação, mediando processos inflamatórios, realizando a depuração de imunocomplexos, destruindo bactérias por meio da lesão da membrana e neutralizando vírus. Há duas vias de ativação deste sistema: clássica e alternativa.

As concentrações dos diferentes componentes do sistema complemento no sangue do RN de termo atingem valores entre 50 e 70% dos observados em adultos normais, com exceção de C9, cujos níveis são de 16%. Ao final do primeiro ano de idade, todos os componentes atingem valores semelhantes aos de adultos normais. Esses baixos níveis séricos dos componentes do sistema complemento em relação aos de adultos são parcialmente responsáveis pela atividade opsônica reduzida do soro do RN, menor capacidade em lisar bactérias gram-negativas e alguns vírus, menor geração de processo inflamatório, assim como quimiotaxia diminuída de polimorfonucleares e monócitos.

A triagem para avaliação da via clássica do sistema complemento inclui a medida funcional do sistema por meio da dosagem do complemento hemolítico total, que nos dá uma idéia da integridade funcional da cascata.

A dosagem do CH50 mede a atividade hemolítica de diluições séricas do soro do paciente incubado com uma preparação-padrão de hemácias de carneiro sensibilizadas. O CH50 é a diluição do soro que produz 50% de lise destas hemácias em condições preestabelecidas e é expresso como a recíproca da diluição que dá 50% de hemólise.

Deficiência dos fatores B, D ou properdina não afetam o CH50. Dessa maneira, deve-se verificar a atividade da via alternativa (AP50).

Na presença de CH50 baixo, deve-se realizar as dosagens individuais das proteínas para se saber qual é deficiente (Quadro V-7).

DIAGNÓSTICOS MOLECULARES

Avanços importantes têm sido dados no conhecimento do sistema imune humano nos últimos anos. Em parte, este avanço é o resultado do desenvolvimento de técnicas de anticorpos monoclonais derivadas de hibridoma e, mais recentemente, da técnica de clonagem de gene. Ambas têm sido empregadas para o estudo das ID.

Utilizando técnicas de coloração especial que revelam bandas de cromossomo com DNA condensado, aproximadamente 2.000 bandas diferentes podem ser visualizadas nos 46 cromossomos humanos. Estas bandas servem como mapas de estradas onde se localiza o processo. Cada cromossomo tem um centrômero e normalmente um braço longo "q" e um braço curto "p". Estas bandas são subdivididas e recebem números. Os genes são mapeados destas bandas utilizando a técnica "restriction fragment length polymorphism" (RFLP). Em estágio final, o gene responsável pela doença pode ser localizado e isolado (clonado).

Na agamaglobulinemia ligada ao sexo, sabe-se que o defeito está na deficiência da enzima tirosinoquinase (BTK) localizada entre as bandas 21 e 22 do braço longo do cromossomo X. Na síndrome de hiper-IgM ligada ao X, há um defeito na ligação dos linfócitos B e T devido à falta de expressão do ligante do CD40 no linfócito T. Este se liga ao CD40 no linfócito B e, dessa interação, ocorre o "switch" de classe. Esse defeito se encontra nas bandas 24-27 do braço longo do cromossomo X. Em outras ID também já foram encontrados genes "defeituosos" como síndrome de Wiskott-Aldrich (Xp11.22-11.3), ataxia-telangiectasia (11q22-23), síndrome de Di George (22q11.2), deficiência de adenosina deaminase (20q13.11) e outras mais. O conhecimento de defeito genético nos leva a acreditar em provável correção dessas doenças por meio da terapia gênica.

BIBLIOGRAFIA

BELLANTI JA. Clinical immunology. Pediatr Clin North Am, 1994;41(4).

COSTA-CARVALHO BT, NUDELMAN V, CARNERIO-SAMPAIO MMS. Mecanismo de defesa contra infecção. Jornal de Pediatria, 1198;1(Supl.):S3-S11.

FLEISHER TA, TOMAR RH. Introducion to diagnostic laboratory immunology. JAMA, 1997;278(22):1823-1834.

FUJIMURA MD. Níveis séricos das subclasses de IgG em crianças normais e nefróticas. São Paulo, 1991 – Tese de Doutorado – Universidade de São Paulo.

HANNET I, ERKELLER-YUKSEL F, LYDYARD P, DENEYS V, DEBRUYÈRE M. Developmental and maturational changes in human blood lymphocyte subpopulations. Immunol. Today, 1992; 13(6):215-218.

HUSTON DP. Diagnostic laboratory immunology. Immunol Allergy Clin North Am, 1994;14(2).

PRIMARY IMMUNODEFICIENCY DISEASES – REPORT OF A WHO SCIENTIFIC GROUP. Clinical Experimental Immunology, 109, 1997;1(Suppl.):1-28.

RICH RR. Clinical Immunology – Principles and Practice. New York: Mosby-Year Book, 1996.

STIEHM ER. Immunologic Disorders of Infants and Children. 4th ed. Philadelphia: W.B. Saunders, 1996, p.1084.

Quadro V-7 – Avaliação do sistema complemento.

Exames iniciais
Complemento hemolítico total (CH50)
Determinação dos níveis de C3
Determinação dos níveis de C4

Capítulo 23

DIAGNÓSTICO LABORATORIAL DAS DOENÇAS INFECCIOSAS

CELSO F. H. GRANATO
PAULO GUILHERME LESER

A abordagem que o laboratório clínico pode oferecer para o esclarecimento do diagnóstico das doenças infecciosas é bastante variada e inclui desde exames considerados "inespecíficos", na medida em que, embora não sejam típicos ou indicativos de apenas uma situação nosológica, orientam o diagnóstico não apenas no sentido de uma doença infecciosa como, por vezes, no sentido de uma doença de etiologia viral ou bacteriana. Não trataremos desse tópico nesse momento, embora seja importante ressaltar a relevância prática que esse tipo de abordagem representa, seja pela rapidez da informação, seja pela maior disponibilidade desses tipos de ensaio, seja ainda pela economia que esse enfoque permite no processo diagnóstico como um todo.

Regra geral pode-se afirmar que o diagnóstico específico das doenças infecciosas se baseia:

1. na detecção de anticorpos dirigidos contra antígenos relacionados ao agente em questão, que podem ser da classe IgM ou na soroconversão ou ascensão nos títulos ou na concentração de anticorpos da classe IgG entre duas amostras pareadas, colhidas com intervalo de 7 a 10 dias. Essa abordagem é chamada de indireta;
2. na detecção de componentes da estrutura do agente infeccioso, ou seja, de antígenos ou ácidos nucléicos desse agente. Essa abordagem é chamada de direta.

Com base nesse tipo de enfoque, vamos descrever o processo pelo qual é feito o diagnóstico de algumas síndromes/doenças infecciosas selecionadas pela sua freqüência ou importância e que podem facilitar e agilizar o apoio ao clínico.

MONONUCLEOSE INFECCIOSA

A entidade denominada síndrome da mononucleose pode ser desencadeada por alguns agentes, infecciosos ou não. Mais freqüentemente, ela é associada à infecção pelo vírus do grupo Herpes (família *Herpesviridae*) mais conhecido como o vírus Epstein-Barr (EBV). Uma das características da infecção é o aparecimento de anticorpos heterófilos, isto é, anticorpo que não ssão dirigidos contra componentes da partícula viral, mas que reagem cruzadamente contra eles e que podem aglutinar hemácias de carneiro e de cavalo.

O Monotest é uma reação de aglutinação que utiliza hemácias de cavalo para detectar anticorpos heterófilos da mononucleose, e é muito utilizado por laboratórios de análises clínicas, de pequeno porte, como teste de triagem.

A propriedade dos anticorpos heterófilos que surgem na mononucleose de serem absorvidos pela hemácia de boi, mas não por rim de cobaia, é o princípio em que se baseia a clássica reação de Paul-Bunnell-Davidsohn. Todavia, como 10% dos adultos e a quase totalidade das crianças podem não produzir anticorpos heterófilos na vigência de uma mononucleose causada pelo EBV, a reação de

Paul-Bunnell tem sido abandonada e substituída pela pesquisa de anticorpos específicos contra antígenos do EBV.

Anticorpos contra o antígeno precoce ou inicial (EA), de curta duração, anticorpos IgG e IgM contra o capsídeo do vírus (VCA) e contra antígenos nucleares (EBNA) podem ser detectados, mas é a pesquisa de anticorpos IgM contra antígenos do capsídeo do vírus a mais utilizada e pode ser realizada pela técnica de imunofluorescência indireta ou por ELISA. Pesquisa positiva para IgM indica infecção aguda ou recente, pois estes anticorpos podem persistir por até 6 meses do início da infecção. A única utilidade da pesquisa de anticorpos IgG, independente do título, é para se saber se o paciente já teve contato prévio com o vírus ou não. Alguns trabalhos tentam correlacionar altos títulos de anticorpos IgG com a síndrome da fadiga crônica, mas faltam maiores evidências para corroborar tal hipótese. Existem situações nas quais o paciente apresenta quadro clínico sugestivo, série branca com linfocitose, com mais de 50% deles atípicos, e pesquisa de IgM negativa. Esta negatividade pode ser decorrente de o sangue ter sido colhido muito precocemente e de a concentração de IgM estar muito baixa, não sendo detectada naquele momento pela sensibilidade do método. Se nova amostra for colhida poucos dias depois, constata-se a positividade da reação e o diagnóstico é confirmado. Existem relatos de pacientes com quadro clínico e outros comemorativos de mononucleose nos quais o DNA do EBV foi detectado e a pesquisa de IgM repetidamente negativa. Isto demonstra que a ausência de IgM para VCA pode não excluir o diagnóstico. Por se tratar de um fenômeno biológico, é difícil formular uma explicação, mas a mais provável seria relacionada com a sensibilidade do teste.

A pesquisa do DNA viral pela técnica de PCR em tempo real (RT-PCR) tem sido empregada particularmente em indivíduos imunodeficientes, com dificuldades para produção de anticorpos ou que apresentam reativação de uma infecção latente. Nesses casos, tem sido possível se fazer o diagnóstico e estabelecer níveis de carga viral que podem ser monitorizadas ao longo do tempo.

CITOMEGALOVIROSE

Os citomegalovírus são também membros da família *Herpesviridae* e ubíquos nas populações de todo o globo. Uma das principais características da infecção pelo citomegalovírus é que o hospedeiro torna-se latentemente infectado após a primeira infecção. Uma infecção primária pode ser assintomática ou resultar em várias síndromes, incluindo aquela semelhante à mononucleose, mas também está associada a hepatites e pneumonites, entre outras formas de expressão clínica. Nos pacientes imunocomprometidos, como no caso dos transplantados, uma infecção primária ou latente reativada pode ser causa de rejeição aguda do órgão. Infecção ativa desencadeada por infecção primária ou latente reativada, ocorrendo durante a gestação, pode ocasionar a transmissão do vírus ao feto durante esse período ou por ocasião do parto e ser responsável por seqüelas com graus variáveis de gravidade que dependem do período em que a infecção ocorreu. A presença de infecção ativa pode ser inferida por resultados obtidos de reações sorológicas, mas em algumas situações, deve ser confirmada pelo isolamento do vírus ou por identificação dos antígenos ou ácidos nucléicos do vírus. Destes métodos, o mais utilizado é a pesquisa de anticorpos IgG e IgM por técnica imunoenzimática, sendo que uma reação positiva para IgM em criança com algumas semanas de vida ou em recém-nascido confirma o diagnóstico de infecção congênita. Entretanto, cabe ressaltar que uma reação negativa não exclui o diagnóstico porque anticorpos IgM podem não ser detectados em cerca de 10 a 15% das crianças infectadas por produção inadequada e, conseqüentemente, não atingir a concentração detectável pelos métodos convencionais. A pesquisa de IgM pode ser feita no sangue de cordão umbilical obtido a partir da 22ª semana de gestação com resultados poucos satisfatórios e, por esta razão, preferência tem sido dada para a pesquisa do DNA do vírus, pela técnica de polimerização em cadeia (PCR) no líquido amniótico, obtido por amniocentese, que pode ser realizada a partir da 13ª ou 14ª semanas de gestação. Por apresentar alta sensibilidade, um resultado positivo confirma a infecção fetal, um negativo, a elimina. A pesquisa de IgG é de pouca utilidade no diagnóstico da infecção congênita, desde que a IgG materna, atravessando a barreira placentária, persiste na circulação do recém-nascido por períodos de 6 a 12 meses. No adulto, nos quais os anticorpos IgM são ausentes, o aumento na concentração de IgG entre duas amostras pareadas, uma colhida na fase aguda, e outra, 7 a 10 dias após, pode ajudar no diagnóstico, quando existe um quadro clínico sugestivo de infecção, principalmente nos imunocomprometidos que, em geral, por apresentarem uma reativação, anticorpos IgM nem sempre são produzidos ou detectados.

Outra possibilidade para o diagnóstico em tais situações é pesquisar a antigenemia, isto é, a presença do vírus nos leucócitos do sangue periférico. Anticorpos monoclonais marcados pela peroxidase ou isotiocianato de fluoresceína, contra a proteína principal da matriz inferior do tegumento viral (pp65), antígeno estrutural do citomegalovírus, são usados para detectar estes antígenos dentro dos leucócitos. Este ensaio é rápido, apresentando sensibilidade da ordem de 91% e especificidade de 99,4%, podendo detectar infecção mais precocemente que pela técnica de "shell vial" em cultura de fibroblastos e é muito mais específica e sensível que os testes imunoenzimáticos, pois pode detectar o vírus antes da formação do anticorpo. Além disso, por ser quantitativa, permite a monitorização dos níveis de vírus circulantes e, portanto, a avaliação da reposta terapêutica

Uma característica da infecção congênita pelo citomegalovírus é a excreção do vírus pela urina por período prolongado e pode ser detectado na urina pela técnica de "shell vial". A urina é inoculada em cultura de fibroblastos humanos e a presença do vírus detectada pela técnica de imunofluorescência, utilizando anticorpo monoclonal contra um "pool" de antígenos. Quando a infecção ocorre durante o nascimento, não se recomenda solicitar este exame, pois a viruria não se inicia antes do período entre a 3ª e a 12ª semanas do início da infecção.

O teste considerado como "gold standard" ou padrão-ouro para o diagnóstico da citomegalovirose é a cultura para a detecção de efeito citopático nas células e posterior identificação do vírus com o uso de anticorpos monoclonais específicos. Todavia, a necessidade de o laboratório ter uma estrutura especializada para cultura de vírus, aliada à demora para a ocorrência do efeito citopático, que pode variar de muitos dias até semanas, limita o emprego desta metodologia.

Sem dúvida, o ensaio mais sensível para o diagnóstico da infecção congênita ou primária é a pesquisa do DNA do citomegalovírus pela técnica do PCR, detectando o vírus mais precocemente que o teste da antigenemia e do "shell vial". Resultados obtidos pela técnica do PCR-DNA empregando como material biológico os leucócitos devem ser valorizados com cautela, pois resultados de infecções latentes no passado podem ser falsamente interpretados como de doença aguda. Por apresentar um custo elevado, esta técnica não está sendo tão solicitada como deveria.

TOXOPLASMOSE

Toxoplasma gondii é um parasita protozoário intracelular que infecta tanto humanos como animais. A infecção humana é mais comumente adquirida pela ingestão de oocistos presentes em alimentos crus ou mal cozidos e mesmo em água não-potável. Na maioria dos casos, a infecção é assintomática, em alguns pacientes apresentando um quadro clínico semelhante ao da síndrome da mononucleose, mas infecção grave disseminada, muitas vezes fatal, pode ocorrer nos pacientes imunocomprometidos, como naqueles infectados pelo HIV e nos transplantados de órgãos.

Todavia, a infecção mais importante é aquela que acomete a gestante, pela possibilidade de o feto ser infectado e poder causar desde aborto até lesões, principalmente cerebrais e oculares, de graus variáveis, dependendo em qual período da gestação a infecção ocorreu.

Diferentes metodologias foram desenvolvidas para o diagnóstico da infecção pelo toxoplasma. A primeira foi a clássica reação de Sabin-Feldman, considerada como "gold standard", foi abandonada e substituída por métodos que permitiam a pesquisa dos anticorpos da classe IgM, além dos anticorpos IgG específicos, como as reações de imunofluorescência indireta, reações de hemaglutinação passiva com e sem tratamento do soro com 2-mercaptoetanol. A introdução da técnica imunoenzimática de captura para IgM eliminou a possibilidade de reações falso-positivas e falso-negativas, mas todas estas reações foram substituídas pela técnica do "sanduíche" – imunoenzimática, para a pesquisa e dosagem de anticorpos IgG, IgM e IgA antitoxoplasma, em equipamentos automatizados.

Basicamente, o diagnóstico da infecção pelo toxoplasma é feito pela detecção de anticorpos IgM ou quando a soroconversão é observada entre duas amostras analisadas para a pesquisa de IgG antitoxoplasma. Com a introdução da nova metodologia, que apresenta especificidade igual aos métodos anteriores, mas mais sensível, um paradoxo tornou-se evidente. A presença de uma reação positiva para IgM deixou de ser considerada marcador de doença aguda, pois, pela maior sensibilidade do método, anticorpos da classe IgM passaram a ser detectados por períodos de 12 ou mais meses (por vezes alguns anos) do início da infecção.

Acreditou-se que a dosagem de anticorpos antitoxoplasma da classe IgA pudesse fornecer resultados mais específicos quanto ao início da infecção, mas os resultados obtidos mostraram que anticorpos IgA são detectáveis também por longos períodos e, dessa forma, não são úteis para definir o período em que a infecção ocorreu.

Para tentar definir qual o período mais provável em que a infecção aguda ocorreu, foi introduzida a avaliação da avidez dos anticorpos da classe IgG. Baseia-se no princípio de que, no início de uma resposta imunológica, os anticorpos apresentam baixa avidez na ligação com o antígeno e, à medida que o tempo passa os anticorpos produzidos por células B já maturadas vão apresentando maior avidez. Se durante uma reação imunoenzimática for previamente adicionado ao soro um agente desnaturante, por exemplo uréia, os anticorpos de baixa avidez deixarão de se fixar ao antígeno e, ao se adicionar o conjugado enzimático, a densidade óptica da leitura será menor do que aquela obtida na reação sem o tratamento prévio do soro. A relação obtida entre a densidade óptica (DO) do soro tratado sobre a DO do soro não tratado fornecerá um índice. Por conceito estabelecido em nosso serviço, índices de avidez menor que 30% sugerem que a infecção tenha ocorrido num período não maior de três meses, enquanto índices de avidez maiores que 60% sinalizam que a infecção tenha ocorrido em um período superior a três meses. Índices entre 30 e 60% não permitem uma conclusão quanto ao período de quando a infecção ocorreu. O teste de avidez não tem poder decisório, mas, em vários casos, permite que uma orientação mais segura possa ser dada principalmente aos obstetras.

O teste mais indicado para eliminar ou confirmar o diagnóstico de infecção fetal pelo toxoplasma é a pesquisa do toxoplasma no líquido amniótico pela técnica do PCR. A amniocentese pode ser realizada a partir da 13ª ou 14ª semana de gestação e, como a técnica do PCR é muito sensível e específica, o resultado obtido pode ser considerado como definitivo para orientação diagnóstica.

A pesquisa de IgM no sangue de cordão umbilical apresenta a desvantagem de poder ser feita somente a partir da 22ª semana de gestação e de um resultado negativo não eliminar a possibilidade da infecção, provavelmente em decorrência da produção, por alguns fetos, de IgM em quantidade mínima que não é detectável pelos diferentes métodos.

Em recém-nascidos, o diagnóstico de infecção congênita apresenta, algumas vezes, certa dificuldade. O diagnóstico é confirmado pela detecção de anticorpos IgM, mas, como os recém-nascidos podem produzir anticorpos IgM tardiamente e a dosagem de IgG, em qualquer título ou dosagem, não pode ser valorizada pela presença de IgG materna que pode persistir por aproximadamente 6 a 18 meses, o diagnóstico pode ser feito pela pesquisa do toxoplasma no sangue periférico ou no sangue de cordão, pela técnica do PCR.

RUBÉOLA

O vírus da rubéola é um vírus RNA que pertence ao gênero *Rubivirus* dentro da família *Togaviridae* que, a despeito das campanhas de vacinação, continua a circular na população. O risco de adquirir rubéola, atualmente, é 99% menor em relação àquele do período pré-vacinação. Inquéritos sorológicos recentes realizados nos Estados Unidos têm mostrado que de 10 a 20% dos adultos jovens são suscetíveis a adquirir infecção devido, provavelmente, a uma falha no esquema de vacinação e não por perda da imunidade nas pessoas imunizadas. No Brasil, o número de suscetíveis pode ser maior, principalmente na população de baixo poder aquisitivo, por não aderirem ao esquema vacinal ou não receberem a vacina na infância.

A infecção pelo vírus da rubéola pode ser assintomática em 25 a 50% dos indivíduos; pode provocar doença com manifestações clínicas discretas, mas, quando acomete uma gestante suscetível, existe a possibilidade de infecção fetal e, dependendo do período no qual a infecção ocorre, pode ser a causa de aborto, lesões cardíacas, oculares, auditivas e do sistema nervoso central no feto.

Anticorpos contra o vírus da rubéola são detectados quando o rash cutâneo desaparece; inicialmente, anticorpos IgM e, horas após, IgG. Anticorpos da classe IgM geralmente persistem por 4 ou 5 semanas após o início da infecção ou vacinação mas, com o aumento da sensibilidade dos testes, estes anticorpos podem ser detectados por 6 ou mais meses, à semelhança do que é observado no diagnóstico sorológico da toxoplasmose. Anticorpos da classe IgM podem também ser detectados meses após a vacinação com vírus vivos atenuados.

Após infecção natural ou vacinação, anticorpos da classe IgG usualmente persistem pelo resto da vida e, quando detectados isoladamente, indicam imunidade prévia. Reinfecção com o vírus pode eventualmente ocorrer, particularmente nos indivíduos vacinados, e ser detectado pelo aumento da concentração de anticorpos da classe IgG e, mais raramente, pela detecção de anticorpos da classe IgM.

O diagnóstico laboratorial da infecção pelo vírus da rubéola é realizado principalmente pelas diferentes técnicas imunoenzimáticas que quantificam as concentrações dos anticorpos IgG e IgM anti-rubéola. Soroconversão, observada em qualquer paciente, é conclusiva de infecção aguda; ascensão de quatro vezes ou mais nos títulos de IgG entre amostras pareadas é uma possibilidade também de infecção recente, mas não absoluta, pois indivíduos previamente imunizados contra o vírus da rubéola podem apresentar ascensão rápida nos anticorpos quando reexpostos ao vírus – resposta secundária.

Uma pesquisa ou dosagem de IgM positiva ou em níveis elevados pode indicar infecção aguda, mas, na grande maioria dos casos em que se encontra uma reação para IgM positiva durante os testes do pré-natal, por exemplo, é provável que seja IgM residual, resultante de infecção que ocorreu, ou de vacinação, antes do início da gestação. Nesta situação, o teste de avidez para IgG pode ajudar no diagnóstico; se a porcentagem de avidez da IgG for maior que 60%, é provável que a infecção tenha ocorrido há mais de três meses. Se a avidez for menor que 30%, é bastante provável que a infecção tenha ocorrido nos últimos três meses. Para confirmar ou eliminar a suspeita de infecção fetal, a pesquisa do RNA do vírus da rubéola pela técnica do PCR no líquido amniótico é o exame mais indicado.

No recém-nascido, o diagnóstico de rubéola congênita é feito pela detecção de anticorpos IgM, mas um resultado negativo, na vigência de forte suspeita clínica, não exclui a possibilidade de infecção em virtude de uma produção inadequada de IgM por parte de alguns recém-nascidos infectados. O isolamento do vírus na urina poderia ajudar no diagnóstico pela visualização do efeito citopático nas células de cultura e posterior identificação do vírus pelo emprego de teste de neutralização, utilizando anticorpos específicos, mas são raros os laboratórios que dispõem dessa metodologia.

Como anticorpos da classe IgG maternos cruzam a placenta e podem ser detectados no recém-nascido até mais tardiamente (6º ao 9º mês), a pesquisa de anticorpos IgG não tem utilidade clínica. Somente após esse período é que a presença e persistência de IgG em níveis elevados poderia estar traduzindo infecção congênita.

SÍFILIS

O diagnóstico laboratorial da sífilis, doença decorrente da infecção por uma espiroqueta, o *Treponema pallidum*, pode ser realizado por três tipos de testes: pesquisa direta do treponema, não-treponêmicos e treponêmicos. Cada um deles tem um papel no diagnóstico da sífilis.

A pesquisa direta tem emprego limitado, mas específico: a pesquisa do treponema pode ser feita nas lesões, cancro duro, nos órgãos genitais e na cavidade oral, que são uma característica da sífilis primária; pode ainda ser feita nas lesões cutâneas, roséolas sifilíticas, que surgem na sífilis secundária e no líquido amniótico, material obtido de placenta, muco nasal, exsudato e lesões cutâneas de recém-nascidos com suspeita de sífilis congênita. Pode ser realizada pela técnica de microscopia de campo escuro, por coloração de material pela técnica de Fontana-Triboudau (coloração pela prata) e por imunofluorescência direta utilizando anticorpo monoclonal.

Os testes não-treponêmicos não são específicos para o diagnóstico e baseiam-se, principalmente, nos testes de floculação – VDRL e RPR – e são utilizados para triagem. Títulos iguais ou maiores que 16 são fortemente sugestivos de infecção pelo treponema e menores que 16, podem ser encontrados em outras doenças como lúpus eritematoso sistêmico ou ser expressão de anticorpos residuais de sífilis tratada.

Assim, o achado isolado de uma reação positiva com antígenos treponêmicos pode ser decorrente da presença de anticorpos que persistem após a terapêutica e é rotulada como "cicatriz sorológica" ou, mais raramente, ser uma reação falso-positiva.

Confirmado o diagnóstico de sífilis, os testes com antígenos não-treponêmicos são os mais indicados para o seguimento terapêutico.

Os testes treponêmicos são considerados como testes confirmatórios. Além da clássica reação de imunofluorescência indireta, conhecida como FTA-ABS, são empregadas técnicas de micro-hemaglutinação passiva (MHA-TP) e, mais recentemente, técnicas imunoenzimáticas. Apesar de os testes treponêmicos serem bastante específicos (99%), a possibilidade de resultados falso-positivos deve ser considerada em casos específicos.

O diagnóstico laboratorial de sífilis congênita é baseado na detecção de anticorpos IgM, mas resultado negativo não exclui a infecção porque a pesquisa é positiva somente em 60-80% dos infectados. Persistência de reações RPR ou VDRL e treponêmicas positivas após o sexto mês de vida podem também ser indicativas de sífilis congênita.

SARAMPO E CAXUMBA

Sarampo e caxumba são causados por vírus da mesma família *Paramyxoviridae* e ambos são altamente infecciosos pela via oral e tanto as cepas selvagens quanto as vacinais promovem imunidade duradoura.

O diagnóstico laboratorial de infecção aguda para ambos os vírus é feito pela pesquisa de anticorpos da classe IgM contra proteínas específicas dos respectivos vírus, pela técnica imunoenzimática. Quando a pesquisa de IgM não é disponível, a pesquisa de anticorpos IgG pode ser útil, comparando-se seus títulos ou concentrações entre duas amostras, uma colhida na fase aguda e a outra 7 a 14 dias após. Um aumento de título ou concentração na segunda amostra pode ser útil, mas não é indicador infalível de infecção.

Em pessoas que já foram expostas aos vírus, a simples reexposição desencadeia resposta imunológica secundária, com conseqüente aumento de anticorpos da classe IgG na circulação. Mais freqüentemente, a dosagem de IgG é solicitada para avaliação do estado imune, para avaliação da resposta imunológica pós-vacinação ou para avaliar se a criança está imune ou não, para fins de vacinação profilática.

SÍNDROME DA IMUNODEFICIÊNCIA ADQUIRIDA – HIV

Com o avanço das medidas profiláticas da transmissão materno-fetal do HIV, tornou-se mais importante a definição do estado de infecção de um recém-nascido de mãe infectada pelo HIV. Essas crianças invariavelmente nascem com anticorpos maternos e, portanto, têm sorologia positiva para esse agente viral e, na maior parte dos casos, não estão infectadas.

Com as medidas atualmente em uso, cerca de 1 a 5 % das crianças soropositivas ao nascer realmente estarão contaminadas, enquanto as demais serão apenas soro-positivas.

Para se saber se um recém-nascido foi infectado durante a gestação, diferentes procedimentos laboratoriais podem ser utilizados. Como já foi ressaltado, a pesquisa de anticorpos IgG por técnica imunoenzimática ou imunofluorescência não traz nenhum auxílio, porque anticorpos maternos transferidos passivamente podem persistir por anos. A pesquisa de anticorpos IgM ou IgA, quando positiva, confirmam o diagnóstico, mas como a sensibilidade dos métodos, ELISA e imunofluorescência, é aproximadamente de 60-80%, a pesquisa de IgM é de pouca valia quando o resultado é negativo.

Os testes considerados mais sensíveis são os diretos, que pesquisam o antígeno: pesquisa do antígeno p24 e pesquisa de ácidos nucléicos virais.

A pesquisa do antígeno p24 do HIV-1 no soro é realizada pela técnica imunoenzimática de captura e positiva em somente 60 a 80% dos casos nos primeiros meses de infecção, pois está relacionada aos níveis de antigenemia e da sensibilidade do método.

A técnica do PCR apresenta sensibilidade elevada, desde que realizada entre 15 e 30 dias após o nascimento, podendo detectar um mínimo de 10 partículas virais; possui especificidade próxima a 100%. A pesquisa do DNA complementar do HIV, após a transcrição reversa, a partir do RNA viral, é feita em leucócitos do sangue periférico de recém-nascidos. O ideal é realizá-la a partir do primeiro mês de vida, de forma a evitar a contaminação do sangue do recém-nascido com células maternas do cordão ou mesmo com aquelas células, também maternas, que foram transferidas ao feto e continuam circulando durante esse período. Sem dúvida, a técnica do PCR é a mais indicada para afastar ou confirmar se o recém-nascido está infectado e o fator limitante ainda é a necessidade de o laboratório estar habilitado a executá-la em decorrência da necessidade de instalações adequadas e pessoal altamente qualificado e, como conseqüência, ser um exame com custo e preço muito elevados.

BIBLIOGRAFIA

JENSON HB, ENCH Y, SUMAYA CV. Epstein-Barr virus. In: Rose NR, de Macario CE, Folds JD, Lane HC, Nakamura R (eds.). Manual of Clinical Laboratory Immunology. 5th ed., Washington, D.C.: ASM Press, 1997, p. 634.

MAHONY JB, CHERNESKY MA. Rubella viruses. In: Rose NR, de Macario EC, Folds JD, Lane HC, Nakamura R. (eds.). Manual of Clinical Laboratory Immunology. 5th ed., Washington, D.C.: ASM Press, 1997, p. 693.

VASUDEVACHARI MB, DANEY Jr. RT, METCALF JA, LANE HC. Principles and procedures of human imunodeficiency virus serodiagnosis. In: Rose NR, de Macario EC, Folds JD Lane HC, Nakamura R. (eds.). Manual of Clinical Laboratory Immunology. 5th ed., Washington, D.C.: ASM Press, 1997, p. 788.

WANER JL, STEWART JA. Cytomegalovirus. In: Rose NR, de Macario EC, Folds JD, Lane HC, Nakamura R. (eds.). Manual of Clinical Laboratory Immunology. 5th ed., Washington, D.C.: ASM Press, 1997, p. 644.

WILSON M, SCHANTZ PM, TZANG VCW. Clinical Immunoparasitology. In: Rose NR, de Macario EC, Folds JD Lane HC, Nakamura R. (eds.). Manual of Clinical Laboratory Immunology. 5th ed., Washington, D.C.: ASM Press, 1997, p. 581.

Reumatologia

Capítulo 24

TESTES LABORATORIAIS REUMATOLÓGICOS

PROVAS DE FASE AGUDA

MARIA HELENA B. KISS
CARLOS HENRIQUE MARTINS DA SILVA

O conjunto de exames laboratoriais designados como provas de fase aguda (PFA) é solicitado com bastante freqüência na prática pediátrica, tanto na avaliação inicial de crianças com quadros clínicos sugestivos de processos inflamatórios/infecciosos, como no controle evolutivo de muitas doenças.

Horas ou dias após uma agressão tecidual (estímulo inflamatório), a concentração de vários constituintes do plasma altera-se de maneira significativa, constituindo a chamada reação de fase aguda, na qual se destaca o aumento de algumas proteínas plasmáticas denominadas de fase aguda (Tabela VI-1).

As agressões teciduais agudas incluem traumatismos físicos ou químicos, infecções, alterações imunológicas, cirúrgicas, intoxicações, infartos e outras, todas acarretando reações inflamatórias como parte da resposta geral do organismo aos agravos.

Em processos inflamatórios crônicos, como os associados às infecções crônicas, doenças reumáticas, neoplasias e outras, as PFA, habitualmente, apresentam alterações que refletem a atividade da doença.

As PFA caracterizam-se por elevada sensibilidade, o que confere a esses testes grande valor na detecção de alterações orgânicas, quaisquer que sejam suas origens. Por outro lado, falta especificidade a essas provas, ou seja, as alterações observadas não permitem, em geral, conclusões sobre o tipo de processo envolvido: infeccioso, neoplásico, traumático, etc.

A baixa especificidade constitui provavelmente a crítica mais importante às tentativas de associar esses exames a um grupo definido de doenças, como acontece, por exemplo, com as doenças reumáticas. Esse tipo de associação pode levar a diagnósticos errôneos ou mesmo inexistentes, como o chamado "reumatismo no sangue", realizado a partir de quadros clínicos inespecíficos associados a alteração das PFA. É fundamental, para o raciocínio clínico, serem consideradas todas as possibilidades diagnósticas que podem estar envolvidas diante das alterações desses exames.

As elevações das concentrações das PFA resultam dos aumentos de suas respectivas sínteses realizadas principalmente pelos hepatócitos. É possível que substâncias liberadas no local da lesão tecidual atuem como mediadores dos hepatócitos, estimulando a produção dessas proteínas.

Tabela VI-1 – Perfil de proteínas plasmáticas nas reações da fase aguda (segundo Carr).

Proteínas	Aumentadas	Aumento	Mobilidade eletroforética	Concentração plasmática normal (mg/dL)
Coagulação	Fibrinogênio Protrombina Fator VIII Plasminogênio	2 a 4×	Globulina	200 a 450
Inibidores	Alfa-1-antitripsina	2 a 4×	Alfa-1-globulina	200 a 400
Protease	Alfa-1-antiquimiotripsina	2 a 4×	Alfa-1-globulina	30 a 60
Proteínas	Haptoglobina	2 a 4×	Alfa-2-globulina	40 a 180
Transporte	Hemopexina Ceruloplasmina	0,5 a 1×	Alfa-2-globulina	15 a 60
Complemento	C1s C2, fator B C3, C4, C5	0,5 a 1×	Beta-globulina	
Miscelânea	Proteína C reativa Alfa-1-glicoproteína ácida Amilóide sérico A	100 a 1.000× 2 a 4× 100 a 1.000×	Gamaglobulina Alfa-1-globulina Alfa-1-globulina	Inferior a 0,5 55 a 140 Inferior a 10

Apesar das especulações sobre o papel dessas substâncias, acredita-se que a função das PFA poderia estar ligada à proteção do organismo contra as conseqüências da lesão tecidual ou inflamação.

Os exames mais usados como indicadores da resposta de fase aguda são: velocidade de hemossedimentação, proteína C reativa e a alfa-1-glicoproteína. A mucoproteína, pouco utilizada em outros países, ainda é solicitada em nosso meio.

VELOCIDADE DE HEMOSSEDIMENTAÇÃO

A velocidade de hemossedimentação (VHS) não representa a dosagem de uma substância específica, refletindo as alterações de várias proteínas de fase aguda, dentre as quais se destaca o fibrinogênio.

Vários mecanismos estão envolvidos no aumento da velocidade de sedimentação das hemácias observado na presença de agressão tecidual.

MECANISMOS ENVOLVIDOS NO AUMENTO DA VHS

Normalmente, as forças envolvidas no movimento de queda das hemácias são contrabalançadas por forças oponentes, exercidas pelo plasma, de tal forma que ocorre pouca sedimentação.

Na vigência de estímulos inflamatórios, verifica-se a ocorrência de maior agregação eritrocitária, as hemácias unem-se formando verdadeiras pilhas ("rouleaux"), fato que favorece o movimento de queda, determinando maior sedimentação, cuja velocidade é proporcional ao número de hemácias nesses agregados.

Assim, a VHS depende diretamente da capacidade de agregação eritrocitária, fenômeno no qual estão envolvidos três fatores (Fig. VI-1):

Energia livre da superfície dos eritrócitos – força de coesão que tende a manter as hemácias agregadas.

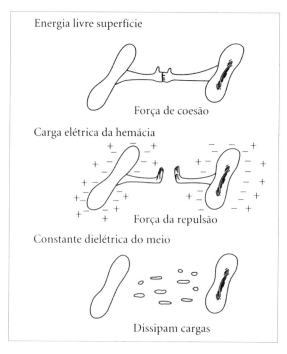

Figura VI-1 – Fatores envolvidos na agregação e na sedimentação das hemácias (Kushner, 1985).

Carga dos eritrócitos – cuja resultante é uma força repulsiva que mantém as hemácias afastadas entre si. Em condições normais, é a força que predomina.

Constante dielétrica do plasma – cuja função é a de atenuar o efeito das forças repulsivas. Suas variações são proporcionais à concentração e ao grau de assimetria das moléculas dissolvidas no plasma.

Aumento moderado de proteínas plasmáticas extremamente assimétricas (fibrinogênio) ou grandes aumentos de proteínas moderadamente assimétricas (imunoglobulinas) elevam a constante dielétrica e, portanto, a dissipação de cargas (forças repulsivas), levando ao predomínio das forças de coesão entre as hemácias e, conseqüentemente, permitindo a formação de "rouleaux" e maior velocidade de sedimentação. O fibrinogênio é uma PFA cuja concentração aumenta de forma importante nos processos agudos, sendo o principal responsável pela elevação da VHS nessas situações. Nos processos crônicos, as variações da VHS são, geralmente, devido a elevações das imunoglobulinas.

Proteínas anômalas (mielomas, crioglobulinemias), variações da forma e/ou tamanho das hemácias, medicamentos são alguns dos fatores que podem alterar os valores da VHS, independentemente dos aumentos das proteínas de fase aguda.

DETERMINAÇÃO DA VHS

O método mais utilizado para medir a VHS é o de Westergreen, que emprega citrato de sódio como anticoagulante. Por esta técnica, 200mm de sangue com anticoagulante são colocados em um tubo cilíndrico, posicionado verticalmente. Após 1 hora, a altura da coluna de plasma livre acima das hemácias sedimentadas é medida, sendo esse valor representativo da velocidade de queda, que é expressa em mm na primeira hora.

Em crianças, os valores normais situam-se entre 0 e 10mm na primeira hora.

Outro método usado é o de Wintrobe, semelhante ao Westergreen, apresentando como variações apenas a altura da coluna de sangue (100mm) e o anticoagulante (oxalato seco). Não oferece vantagens e tem o inconveniente de não permitir leituras de VHS elevadas, devido à pequena altura da coluna de sangue.

Valores normais em crianças variam de 0 a 20mm na primeira hora.

SIGNIFICADO CLÍNICO DA VHS

Conforme já referido, apesar da elevada sensibilidade, a VHS tem baixa especificidade e aumentos importantes podem ser encontrados em inúmeras situações (Quadro VI-1 e Tabela VI-2).

É importante ressaltar que eventualmente crianças sem nenhuma evidência de processos patológicos podem apresentar elevações de VHS mantidas por períodos prolongados.

Em algumas situações, apesar do aumento das proteínas de fase aguda, a VHS pode permanecer paradoxalmente baixa (Quadro VI-2).

Quadro VI-1 – Condições clínicas associadas à elevação da VHS (segundo Lascari).

Infecções	Renais
Bacterianas	Glomerulonefrite aguda
Hepatite infecciosa	Pielonefrite
Tuberculose	Síndrome nefrótica
Leptospirose	**Doenças gastrintestinais**
Infecções sistêmicas por fungos	Colite ulcerativa
Doença do tecido conjuntivo	Ileítes regionais
Febre reumática	Pancreatites
Artrite reumatóide juvenil	Hepatopatia crônica
Lúpus eritematoso sistêmico	Peritonite
Dermatomiosite	**Outras condições**
Vasculites	Hipotiroidismo
Doenças hematológicas e neoplásicas	Tiroidite
Anemias graves	Cirurgias, queimaduras
Leucemias – linfomas	Disproteinemias: mieloma, crioglobulinemia, macroglobulinemia
Metástases tumorais	
Doença granulomatosa crônica de infância	Drogas: heparina

Tabela VI-2 – Condições associadas à elevação de VHS iguais ou superiores a 100mm na primeira hora.

Condições	Incidência (%) VHS ≥ 100mm na primeira hora		
	Payne	Cheah et al.	Zacharski et al.
Infecções	53	44	–
Doenças do tecido conjuntivo	33	24	25
Neoplasias	14	12	58
Doenças renais	–	6	8
Indeterminada	–	–	6

Em resumo, várias críticas podem ser feitas à VHS:

- Ausência de correção adequada para tamanho, forma e concentração de hemoglobina das hemácias.
- Possibilidade da VHS se alterar pela presença de outros fatores que não inflamação ou lesões teciduais, por exemplo: proteínas estranhas, drogas.
- É um método indireto de medir as PFA, que podem ser mensuradas diretamente.
- Outros métodos indiretos, como a viscosidade sangüínea, correlacionam-se muito bem com as variações das proteínas de fase aguda e não sofrem influência de alterações ligadas às hemácias.
- Variações da VHS com idade e sexo são incertas.
- A dosagem quantitativa de proteína C reativa é considerada mais sensível que a VHS.

Quadro VI-2 – Condições associadas à VHS baixa em vigência de processo inflamatório (segundo Pepys).

Anormalidades da hemácia
Policitemia – anemia
Hemoglobinopatias (falciforme)
Esferocitose congênita
Deficiência de piruvatoquinase
Microcitose, acantocitose, anisocitose, poiquilocitose

Anormalidade plasmática
Hipofibrinogenemia

Insuficiência cardíaca
Congestiva
Cardiopatia congênita cianótica

Miscelânea
Desnutrição grave
Concentração sérica elevada de sais biliares
Terapêutica antiinflamatória

Contudo, apesar disso, a simplicidade técnica e o baixo custo garantem a VHS, uma posição extremamente privilegiada, dentre as provas de fase aguda, sendo, ainda atualmente, o exame mais utilizado como indicador de doenças orgânicas e na monitorização de processos inflamatórios.

ALFA-1-GLICOPROTEÍNA ÁCIDA

É uma proteína normalmente presente no plasma em baixas quantidades, representando menos de 1% das proteínas séricas e 8 a 9% dos polissacarídeos ligados às proteínas.

A alfa-1-glicoproteína ácida pode ser determinada especificamente por método imunoquímico e sua dosagem, tecnicamente mais fidedigna, praticamente substituiu a das mucoproteínas, ressaltando-se que as indicações e as interpretações de ambos os exames são semelhantes.

Após um estímulo inflamatório agudo, os níveis de mucoproteínas e alfa-1-glicoproteína ácida elevam-se rapidamente (8 horas), guardando relativa proporcionalidade com a gravidade do processo. A exemplo das outras proteínas de fase aguda, a manutenção de valores elevados sugere persistência da inflamação e a volta a valores normais, regressão e cura.

Os valores normais da alfa-1-glicoproteína ácida, determinados por imunonefelometria ou imunoturbidimetria, variam de 47 a 125mg/dL, referindo-se que estes níveis são atingidos por volta dos 10 meses de idade.

A exemplo da velocidade de hemossedimentação e da proteína C reativa, a alfa-1-glicoproteína ácida eleva-se em várias situações clínicas (Quadro VI-3).

Em relação às doenças do tecido conjuntivo, alguns autores enfatizam o valor da dosagem da alfa-1-glicoproteína ácida como um importante índice na avaliação da atividade da febre reumática, ressaltando:

1. a relação dos níveis com a atividade da doença;
2. a manutenção de valores elevados com a presença de atividade;
3. a pequena interferência dos antiinflamatórios não-esteróides.

Outros trabalhos, contudo, acreditam que a alfa-1-glicoproteína ácida e a velocidade de he-

Quadro VI-3 – Processos inflamatórios que se acompanham de elevação das mucoproteínas e alfa-1-glicoproteína ácida.

- Infecções agudas e crônicas
- Neoplasias
- Doenças do tecido conjuntivo
- Nefropatias – glomerulonefrites, pielonefrites
- Infarto do miocárdio

mossedimentação são equivalentes nesse aspecto, sendo inexistentes as comparações com a PCR.

Níveis reduzidos de alfa-1-glicoproteína ácida têm sido observados em indivíduos com hepatopatias crônicas, endocrinopatias, nas doenças intestinais perdedoras de proteínas e síndrome nefrótica.

FATORES REUMATÓIDES

CARLOS HENRIQUE MARTINS DA SILVA

Fatores reumatóides são auto-anticorpos (imunoglobulinas) que reagem contra determinantes antigênicos do fragmento Fc de moléculas de imunoglobulina G (IgG).

Waaler (1937) observou que soros de pacientes portadores de artrite reumatóide eram capazes de aglutinar hemácias de carneiro sensibilizadas. Esta substância com capacidade de aglutinação foi denominada fator reumatóide e posteriormente identificada como uma imunoglobulina da classe IgM (fator reumatóide clássico). Os fatores reumatóides relacionados com a artrite reumatóide e com a artrite reumatóide juvenil são geralmente específicos para IgG humana, apresentam alta afinidade e incluem, além da IgM, os isotipos IgG, IgA e IgE.

Além das doenças do tecido conjuntivo, os fatores reumatóides são detectados em outras doenças (Quadro VI-4) que se caracterizam pelo estímulo antigênico crônico e em indivíduos normais (cerca de 5% dos doadores de sangue).

MÉTODOS DE DETECÇÃO

Os fatores reumatóides podem ser detectados por meio das técnicas de aglutinação (teste de fixação do látex e Waaler-Rose), precipitação, fixação de complemento, imunofluorescência, radioimunoensaio, imunoturbidimetria, nefelometria e ensaio imunoenzimático (ELISA). Os últimos três

Quadro VI-4 – Doenças associadas com a presença de fatores reumatóides.

Doenças reumáticas
Artrite reumatóide juvenil, lúpus eritematoso sistêmico, esclerodermia, síndrome de Sjögren
Infecções virais
Mononucleose, hepatite, influenza, AIDS, pós-vacinais
Infecções parasitárias
Tripanossomíase, calazar, malária, esquistossomose, filariose, toxocaríase
Infecções bacterianas crônicas
Tuberculose, moléstia de Hansen, sífilis, endocardite bacteriana subaguda, salmonelose, brucelose
Neoplasias
Após radioterapia ou quimioterapia
Outras
Crioglobulinemia, doença hepática ou pulmonar crônica, sarcoidose

são capazes de quantificar os isotipos dos fatores reumatóides.

AGLUTINAÇÃO

Os métodos de aglutinação são os mais utilizados na rotina laboratorial para a detecção do fator reumatóide pela facilidade de execução e baixo custo. São testes semiquantitativos e detectam apenas o fator reumatóide IgM (clássico). Existe variabilidade de resultados intra e interlaboratoriais, pois estes métodos apresentam diferentes graus de especificidade e sensibilidade de acordo com os reagentes comerciais disponíveis.

TESTE DO LÁTEX

Adicionam-se, em uma lâmina de fundo escuro, partes iguais de soro do paciente e suspensão de partículas de látex, recobertas por IgG (fração F-II de Cohn). No caso de reação positiva, observa-se floculação em alguns segundos. Título maior ou igual a 1/80 ou valores equivalentes acima de 20UI/mL são considerados positivos em pacientes adultos com doenças do tecido conjuntivo. Esses critérios são também utilizados para crianças.

HEMAGLUTINAÇÃO – WAALER-ROSE

Hemácias de carneiro (Waaler-Rose clássico) ou humanas (Waaler-Rose modificado) recobertas por IgG humana (anticorpos anti-Rh) ou IgG de coelho aglutinam-se na presença do fator reumatóide. A hemaglutinação positiva é mais específica que o teste do látex, pois este pode detectar anticorpos inespecíficos (transfusionais ou transplacentários), assim como outros auto-anticorpos.

ELISA, IMUNOTURBIDIMETRIA E IMUNONEFELOMETRIA

Em geral, estes métodos ainda não são utilizados na rotina laboratorial por dificuldades técnicas de execução e alto custo. Entretanto, este panorama deverá mudar com a progressiva disponibilidade nos laboratórios do ensaio imunoenzimático, imunoturbidimetria e nefelometria para a detecção de anticorpos em geral. Com efeito, estas técnicas são mais sensíveis, determinam quantitativamente os isotipos do fator reumatóide e certamente contribuirão para melhor entender o papel do fator reumatóide nas doenças do tecido conjuntivo.

FATORES REUMATÓIDES NA INFÂNCIA

É comum na prática pediátrica a solicitação do fator reumatóide para auxílio no diagnóstico diferencial das artrites agudas (febre reumática, artrites virais e reativas), doenças musculoesqueléticas (miosites, fibrosites, osteocondrites) e dores osteoarticulares inespecíficas (dores do crescimento, fibromialgia, síndromes de amplificação da dor). Cabe ressaltar que a positividade do fator reumatóide nestas situações é excepcional e, portanto, é desnecessário incluí-los nas fases iniciais da investigação clínica, no chamado "perfil laboratorial para doenças reumáticas".

Os fatores reumatóides devem ser solicitados na investigação laboratorial das artropatias crônicas (doenças do tecido conjuntivo), embora seu valor diagnóstico seja limitado. Na artrite reumatóide juvenil, por exemplo, a presença do fator reumatóide IgM detectado pelas técnicas de aglutinação ocorre apenas em 5 a10% dos casos. Nesta doença, ele determina um subgrupo de pacientes chamado de artrite reumatóide juvenil fator reumatóide positivo, caracterizado pelas seguintes associações: início tardio da doença (crianças maiores de 7 anos de idade), predomínio no sexo feminino, nódulos subcutâneos, anticorpos antinucleares e evolução para doença articular erosiva e deformante. Desconhece-se o valor dos outros isotipos do fator reumatóide em crianças com doenças do tecido conjuntivo.

ANTICORPOS ANTINUCLEARES

PAULO GUILHERME LESER

A denominação pesquisa de anticorpos antinucleares (AAN) pode ser considerada incorreta na acepção da definição e deveria ser anticorpos contra constituintes intracelulares, pois auto-anticorpos contra constituintes antigênicos citoplasmáticos podem também ser detectados em indivíduos portadores de doenças reumáticas auto-imunes.

Apesar destas considerações, a denominação anticorpos antinucleares está consagrada, e sua detecção é muito útil na investigação das doenças reumáticas auto-imunes. Entre elas, podem ser citadas o lúpus eritematoso sistêmico (LES), a esclerose sistêmica progressiva ou escleroderma, a doença mista do tecido conjuntivo, a síndrome de Sjögren, a polimiosite e a dermatomiosite. Elas podem surgir como entidades clínicas isoladas e bem definidas ou como superposição de doenças.

Como uma reação positiva para AAN ou para a identificação de auto-anticorpos definidos como marcadores sorológicos é considerada como critério para o diagnóstico de determinada doença reumática auto-imune, o conhecimento da sensibilidade e da especificidade dos testes utilizados é de fundamental importância para a interpretação correta do resultado.

Quanto ao teste da pesquisa da célula LE, ele foi abandonado por não ser considerado mais um dos critérios para o diagnóstico de LES, em razão de não fornecer nenhum elemento adicional para o diagnóstico em relação à reação de imunofluorescência indireta (IFI), às pesquisas de anti-DNA e anti-Sm. Soma-se a isto a dificuldade técnica e a qualificação necessária de quem realiza a pesquisa da célula LE.

A pesquisa de AAN ou identificação de auto-anticorpos pode ser feita pelas seguintes técnicas:

IMUNOFLUORESCÊNCIA INDIRETA

Até o presente momento, é o teste mais utilizado para a pesquisa de AAN. Apresenta as vantagens de ser sensível, reprodutível, econômico e de fácil execução, e por estas razões é o melhor teste para a triagem de AAN.

A capacidade de se realizar uma pesquisa de AAN pela IFI, confiável, é dependente de diversos fatores técnicos, sendo um dos mais importantes a qualidade do substrato utilizado. Cortes de fígado ou de rim de camundongo estão sendo substituídos por células obtidas de cultura de células de carcinoma epitelial de laringe humana – células HEp-2. Estas apresentam a vantagem de possuir um núcleo grande, citoplasma bem visível, células em divisão, uniformidade morfológica e sendo o mais importante a expressão de antígenos não detectados nas células de roedores. Todavia, por apresentar menor especificidade, resultados falso-positivos são mais freqüentes, obrigando o clínico a valorizá-los com mais cautela.

Segundo Tan, em indivíduos normais, na faixa etária de 20-60 anos, anticorpos antinucleares podem ser detectados nas seguintes diluições e respectivas porcentagens: 1:80 – 13,3%; 1:160 – 5%; e 1:320 – 3,3%, o que reforça a nossa observação, apesar de não existirem dados na literatura quanto à presença de anticorpos naturais antinucleares em crianças.

Os resultados são expressos em títulos; alguns laboratórios utilizam como diluição de corte 1:40, de maior sensibilidade, enquanto outros preferem a diluição de 1:80, maior especificidade, para diminuir o número de reações falso-positivas. Geralmente, para fins diagnósticos, são valorizadas as reações com títulos iguais ou superiores a 1:160.

As reações positivas, além de expressar o título, vêm acompanhadas do padrão ou padrões observados que, indiretamente, podem traduzir a presença de um auto-anticorpo contra o respectivo auto-antígeno e, em algumas situações, até predizer qual a provável doença. Nos pacientes com LES em atividade, é freqüente a detecção de mais de um auto-anticorpo traduzido pela descrição de mais de um padrão de fluorescência.

Mais recentemente, a identificação de um auto-antígeno, contra o qual o auto-anticorpo é dirigido, permitiu, algumas vezes, associar o padrão de fluorescência com determinado auto-anticorpo e também se suspeitar qual a provável doença.

Desse modo, *padrões periférico, homogêneo e periférico-homogêneo* podem estar associados à presença de auto-anticorpos contra DNA nativo ou de dupla hélice, DNA de hélice única, histona e ao complexo desoxirribonucleoproteína. Podemos inferir, também, que estes padrões são observados principalmente em pacientes com LES, sendo que o homogêneo pode ser detectado também em pacientes com artrite reumatóide e lúpus induzido por droga, mas os títulos da reação de IFI, nestes casos, não excedem 1:160; *padrão pontilhado grosso* contra antígenos extraíveis do núcleo como Sm e RNP; padrão pontilhado fino nuclear contra antígenos SS-A/Ro e SS-B/La extraíveis do núcleo; padrão nucleolar contra diferentes proteínas nucleolares e, quando os títulos da reação são maiores que 1:320, pode-se supor que o paciente seja portador de escleroderma; e *padrão centromérico* contra proteínas do centrômero, observado nas células em metáfase ou anáfase. É o único padrão que identifica a presença de auto-anticorpo com doença: a síndrome de CREST, uma variante da esclerose sistêmica progressiva.

Outros padrões, menos freqüentes, podem ser observados, como: *pontilhado grosso ou reticular no citoplasma*, que pode estar associado a anticorpos antimitocôndria detectados nos pacientes com cirrose biliar primária; citoplasmático homogêneo, que pode estar associado à proteína P ribossomal observado nos pacientes com LES; *pontilhado fino citoplasmático*, que pode estar associado a anticorpos anti-Jo1; *anti-PCNA* (antígeno nuclear de células em proliferação), detectado em pacientes com LES; *contra proteínas da membrana nuclear* (anti-lamins), detectado em pacientes com hepatopatias auto-imunes ou em doenças do tecido conjuntivo.

Quando existe suspeita clínica ou necessidade de se eliminar a hipótese de doença reumática auto-imune, a pesquisa de AAN pela técnica de IFI é ainda de extrema utilidade. Feito o diagnóstico, não existe mais necessidade de se solicitar este exame para seguimento clínico ou terapêutico. Para esta finalidade, existem outros testes laboratoriais que fornecem dados mais qualitativos e com menor custo para o paciente.

IDENTIFICAÇÃO DOS ANTICORPOS ANTINUCLEARES

Levando-se em consideração que nem sempre uma reação positiva para a pesquisa de AANs deva obrigatoriamente ser valorizada como um dos critérios para o diagnóstico de doença reumática auto-imune, principalmente nos casos clínicos mal definidos, a identificação de ANNs pode auxiliar na elaboração do diagnóstico.

ANTICORPO ANTI-DNA NATIVO OU DE DUPLA HÉLICE

Sua presença pode ser considerada como marcador diagnóstico do LES, sendo detectado em 50 a 70% dos pacientes com lúpus em atividade. É o único auto-anticorpo no qual o título obtido guarda relação com a atividade da doença. Por essa razão, é utilizado no seguimento terapêutico e também como um dos critérios para a reavaliação de reativação da doença, junto com a dosagem dos componentes C2, C3 ou C4 do complemento.

Metodologia: ***imunofluorescência indireta*** – é o método que acopla boa sensibilidade a alta especificidade, sendo, portanto, um dos métodos preferidos para a pesquisa de anti-DNA de dupla hélice. Utiliza-se como substrato *Crithidia luciliae*. O resultado é expresso em títulos, sendo considerados significativos títulos iguais ou maiores a 1:10. Quanto maior o título, maior é a atividade da doença. Algumas vezes, o anticorpo não é detectado, apesar das evidências clínicas ou laboratoriais (proteinúria, hematúria, CH50 em níveis baixos), suspeitando-se que estejam na forma de imunocomplexos. A técnica de radioimunoensaio, técnica de Farr, apresenta maior sensibilidade, mas, por utilizar isótopo radioativo, tem sido substituída pela técnica de IFI ou pela técnica de ELISA. A técnica imunoenzimática apresenta a vantagem de poder ser automatizada e, conseqüentemente, diminuir o custo do teste. A comparação entre os diferentes métodos mostra que o teste de ELISA é o mais sensível, uma vez que detecta anticorpos tanto de alta como de baixa avidez. Maior problema é em relação à especificidade, pois o DNA de dupla hélice tem que revestir os poços da placa de plástico, nos quais a reação é realizada e qualquer desnaturação poderá gerar DNA de hélice única que pode ligar-se a auto-anticorpos dirigidos contra esta estrutura, tanto presentes nos pacientes com lúpus, como em outras doenças reumáticas, não sendo, portanto, considerado marcador de doença. Existem dificuldades técnicas de se fixar o DNA de dupla hélice e há necessidade que esteja muito bem purificado ou que os recombinantes utilizados apresentem os epítopos específicos para ser reconhecidos pelos anticorpos anti-DNA nativo específico dos portadores de lúpus. Se o laboratório que utiliza "kits" comerciais não tiver um controle seguro da qualidade do substrato antigênico, corre o risco de fornecer resultados falso-positivos.

AUTO-ANTICORPOS CONTRA ANTÍGENOS EXTRAÍVES DE CÉLULAS

Inicialmente, foram identificados os anticorpos contra ribonucleoproteínas extraídas do núcleo (ENA) denominados de anti-Sm e anti-RNP. Anti-Sm é considerado marcador diagnóstico de LES e encontrado em cerca de 20 a 30% dos pacientes; anti-RNP em altos títulos é considerado marcador de doença mista do tecido conjuntivo (DMTC) e em baixos títulos, com freqüência pequena e variável, em pacientes com LES, esclerose sistêmica progressiva, síndrome de Sjögren, polimiosite e artrite reumatóide. Posteriormente, foram identificados os auto-anticorpos anti-Ro/SS-A, anti-La/SS-B, anti-Jo1 (anti-histidil-tRNA sintetase) e anti-Scl70 (anti-DNA topoisomerse I).

Anti-Jo1 é considerado marcador diagnóstico de polimiosite e encontrado em 25% dos pacientes, e anti-Scl70, marcador diagnóstico da esclerose sistêmica, forma difusa, encontrado em 70% dos pacientes.

Anti-Ro (SS-A) é encontrado em cerca de 60 a 75% dos pacientes com síndrome de Sjögren primária e em 40 a 50% dos pacientes com LES. Presente virtualmente em todas as mães que têm filhos com LE neonatal ou que apresentam bloqueio AV total e encontrado, também, em pacientes com LES que apresentam a forma cutânea subaguda.

Anti-La (SS-B) é encontrado em 10 a 40% dos pacientes com síndrome de Sjögren primária e em cerca de 6 a 15% dos pacientes com LES. Também é detectado em pacientes com LES cutâneo subagudo e em mães cujos filhos apresentam lúpus neonatal.

Metodologia: *imunodifusão dupla* – os principais auto-anticorpos contra antígenos extraíveis nucleares foram identificados por esta técnica. Como fonte para extração de antígenos, tem sido utilizado extrato de baço e timo de vitela: células Wil-2, HeLa e HEp-2, obtidas de cultura. Esta técnica apresenta grande especificidade, mas a sensibilidade é baixa, manual, necessita de pessoal qualificado para interpretar as leituras e os resultados levam 3 dias para ser obtidos.

Hemaglutinação passiva – hemácias humanas ou partículas de gelatina revestidas com o antígeno nuclear extraído e purificado. Esta técnica é muito utilizada para se quantificar anticorpos anti-RNP, mas pode ser empregada para a pesquisa de qualquer outro auto-anticorpo.

ELISA – os testes imunoenzimáticos, quer para fins de triagem, quer para identificar um auto-anticorpo, estão sendo cada vez mais utilizados nos laboratórios de análises clínicas comerciais. Apresentam a vantagem de poder ser automatizados e o resultado ser fornecido em algumas horas. Quando usados para fins de triagens, os resultados são confiáveis, mas, quando empregados para a identificação de auto-anticorpos, podem fornecer resultados falso-positivos, e os diferentes "kits" comerciais à disposição dos laboratórios ainda não foram aprovados pelo FDA. Os resultados falso-positivos podem ser decorrentes de maior sensibilidade do teste quando comparado com os demais ou do uso de antígenos não totalmente purificados para sensibilizar os poços das placas de polistireno. Provavelmente, neste ou no próximo ano, os fabricantes de tais "kits" procurarão, num "workshop" patrocinado pelo Colégio Americano de Reumatologia, estabelecer uma padronização para cada teste de identificação de um auto-anticorpo. Quando isso ocorrer e os "kits" forem aprovados pelo FDA, as reações imunoenzimáticas serão consideradas como o teste de excelência para pesquisa e identificação dos diferentes auto-anticorpos.

Imunoblot – a técnica de imunoblot pode ser útil em determinadas ocasiões, principalmente quando se procura identificar um auto-anticorpo pela determinação do seu peso molecular. Extrato de antígeno celular é cromatografado, e as diferentes proteínas são separadas pelo seu peso molecular. Incuba-se o soro sobre as tiras de nitrocelulose nas quais as proteínas (auto-antígenos) estão fixadas, o conjugado enzimático é posteriormente adicionado e, onde ocorreu reação antígeno-anticorpo, uma linha colorida é visualizada. Comparando-se a localização da linha obtida com as linhas de uma solução-padrão com diferentes pesos moleculares, pode-se estimar o peso molecular do auto-antígeno e, por conseqüência, identificar o auto-anticorpo.

FATOR REUMATÓIDE

Fatores reumatóides (FR) são auto-anticorpos principalmente da classe IgM, raramente dos isotipos IgG ou IgA, dirigidos contra a porção C terminal da região constante da cadeia pesada da IgG, o fragmento Fc da IgG. Eles reagem com a IgG nativa, mas, mais fortemente, com a IgG agregada ou desnaturada na forma de imunocomplexos.

Fatores reumatóides podem ser encontrados tanto em indivíduos normais como em pacientes com doenças infeciosas, parasitárias, virais, mas são detectados principalmente nos portadores de doenças auto-imunes nas seguintes porcentagens: 50 a 90% na artrite reumatóide; 75 a 95% na síndrome de Sjögren; 50 a 60% na doença mista do tecido conjuntivo; 20 a 30% na esclerose sistêmica progressiva; 15 a 35% no LES; 5 a 10% na polimiosite/dermatomiosite; e em 40 a 100% nos pacientes com crioglobulinemia.

Dosagem ou titulação de fator reumatóide em níveis elevados é incluída como um dos critérios para o diagnóstico de artrite reumatóide (AR), conforme o estabelecido pelo Colégio Americano de Reumatologia. Entretanto, reação positiva ou negativa para FR nem confirma nem exclui o diagnóstico de AR. Se, por outros critérios, um paciente é suspeito de ter AR, a reação positiva para FR reforça o diagnóstico e subclassifica o paciente como AR soropositivo. Uma reação para FR negativa não exclui AR; se os outros critérios adotados confirmam o diagnóstico de AR, o paciente é rotulado como AR soronegativo.

METODOLOGIA

O primeiro ensaio desenvolvido para a pesquisa do FR foi a reação de Waaler-Rose, que utiliza va como substrato da reação hemácias de carneiro sensibilizadas com IgG de coelho anti-hemácias de carneiro. Posteriormente, Singer e Plotz introduziram o teste de fixação do látex, no qual partículas de látex eram revestidas com gamaglobulina humana agregada. Este teste de aglutinação realizado em lâmina ou em tubo, tanto para triagem como para titulação semiquantitativa do FR, tornou-se tão consagrado e difundido que a pesquisa do FR ficou conhecida, de forma imprópria, como teste do látex. Os resultados são expressos em títulos, sendo que para a reação de Waaler-Rose são considerados como positivos títulos iguais ou maiores que 1:32; para a reação de aglutinação do látex, o nível de corte para discriminar entre reação negativa e positiva varia entre laboratórios, sendo os mais utilizados as diluições de 1:20 ou 1:40.

Nos grandes laboratórios de análises clínicas, os métodos tradicionais para a pesquisa de FR têm sido substituídos por análises quantitativas que empregam como metodologia a nefelometria ou turbidimetria, e como substrato da reação também partículas de látex sensibilizadas com gamaglobulina humana normal ou agregada. Com a introdução de calibradores baseados em preparações de referência internacional, os resultados são expressos em unidades internacionais (UI/mL) e, com isso, resultados entre diferentes laboratórios podem ser mais bem comparados. O limite de corte do título para estas metodologias, entre o que deve ser considerado positivo e negativo, deve ser estipulado pelo laboratório, analisando sua população de indivíduos normais. Em geral, são considerados significativos para fins diagnósticos de AR títulos iguais ou maiores que 160UI/mL.

ANÁLISE DO LÍQUIDO SINOVIAL

MARIA HELENA B. KISS

A punção articular para a coleta de líquido sinovial é pouco indicada em Pediatria, ficando restrita a situações nas quais a suspeita clínica de artrite séptica ou de hemartrose é importante. Entretanto, pelo grande auxílio diagnóstico que este procedimento pode representar, sua indicação deve fazer parte da avaliação inicial de crianças com queixas reumáticas acompanhadas de derrames articulares.

Não existem contra-indicações absolutas para a artrocentese e a única complicação importante desse procedimento é a infecção, evitável pela utilização de técnicas adequadas de assepsia.

Além do valor diagnóstico e conseqüentemente do valor prognóstico que justificam plenamente a punção articular, algumas vezes é usada com finalidades terapêuticas, nos casos de grandes derrames, para o alívio da dor e/ou inoculação de medicamentos.

LÍQUIDO SINOVIAL NORMAL

A quantidade de líquido sinovial em uma articulação normal varia de 0,13 a 3,5mL (média = 1,1mL). Em condições habituais é claro, transparente, viscoso, relativamente acelular e não coagula (Tabela VI-3).

Na produção do líquido sinovial participam dois mecanismos:

1. É um ultrafiltrado do plasma com equilíbrio na distribuição de substâncias eletrolíticas e não-eletrolíticas e com concentrações de globulinas, fibrinogênio e haptoglobinas inferiores às do plasma. A ausência de elementos do sistema de coagulação (fibrinogênio, protrombina, fatores V e VII, tromboplastina tecidual e antitrombina) torna o líquido sinovial normal resistente à coagulação.
2. Produção de ácido hialurônico pelas células sinoviais, responsável pela elevada viscosidade do líquido sinovial. A molécula de ácido hialurônico é grande e bastante assimétrica.

PRINCÍPIOS GERAIS

A articulação mais freqüente e facilmente aspirada é o joelho, por meio de uma agulha calibrosa inserida posteriormente à porção medial da patela e dirigida levemente para trás e para baixo, com o joelho completamente estendido. A punção deve ser feita após assepsia rigorosa e anestesia local.

Algumas vezes, dependendo da criança, é conveniente o uso de pomadas anestésicas locais previamente e/ou sedação leve para facilitar o

Tabela VI-3 – Características do líquido sinovial normal (segundo Cohen).

Características	Variação	Média
Leucócitos (por mm^3)	13-180	63
Mononucleares	–	75%
Polimorfonucleares	–	25%
Hemácias	Ausentes	–
Proteínas totais	–	1,8g/dL
Glicose	Semelhante à glicemia (jejum)	

procedimento e prevenir acidentes, como sangramentos, que podem dificultar a análise do líquido sinovial.

O exame do líquido sinovial inclui:
- descrição da cor, transparência, viscosidade e presença de coágulos;
- cultura;
- celularidade, principalmente leucócitos;
- exames especiais: fator reumatóide, fator antinúcleo, complemento, teste da mucina, etc.

Quando não for possível a obtenção de líquido sinovial pela punção articular e existir suspeita de artrite séptica, deve-se lavar a articulação com solução salina (1 a 2mL) e o líquido enviado para a cultura.

Se apenas pequenas quantidades forem obtidas, a cultura deverá ser priorizada.

Quantidades maiores de líquido sinovial deverão ser distribuídas da seguinte forma:
- 5 a 10mL em tubo estéril contendo heparina para bacterioscópico, cultura e antibiograma;
- 4mL em tubo não-estéril contendo heparina para contagem leucocitária e diferencial;
- o restante deverá ser colocado em tubo não-estéril, sem anticoagulante, para ser armazenado (4°C) e/ou utilizado para:
  - teste da mucina;
  - outros exames: fator reumatóide, fator antinúcleo, complemento AgHBs, etc.;
  - para determinação dos níveis de glicose, colocar o líquido sinovial em tubo com oxalato de potássio. Em crianças que receberam alimentação há menos de 6 horas, os resultados são de pouco valor, exceto se muito baixos (inferiores a 40mg/dL).

COR E TRANSPARÊNCIA

O líquido sinovial é claro, incolor ou levemente amarelado e transparente.

Presença de sangue no líquido sinovial pode ser devido a acidente de punção ou verdadeira hemartrose (Quadro VI-5).

No caso de acidente, a distribuição do sangue varia do início para o fim da colheita e pode haver formação de coágulo.

Os fatores que diminuem a transparência do líquido sinovial são: aumento do número de leu-

Quadro VI-5 – Causas de hemartrose verdadeira (segundo Platt).

Traumatismo	Alterações da coagulação
Sinovite vilonodular pigmentada	• hemofilia
Alterações vasculares	• trombocitopenia
• hemangioma	• anticoagulantes
• fístula arteriovenosa	Idiopática

cócitos, grande quantidade de cristais ou de fibrina ou ainda de cartilagem.

Corpúsculos denominados "rice bodies", devido à sua semelhança com grãos de arroz, são vistos em líquidos sinoviais inflamatórios: artrite reumatóide juvenil, artrite séptica, artrite tuberculosa.

VISCOSIDADE

Determinada basicamente pela quantidade e pelo grau de polimerização do ácido hialurônico do líquido sinovial. Pode ser avaliada pela queda do líquido da agulha de punção, difícil normalmente e semelhante à água quando a viscosidade está baixa, o que ocorre na vigência de processos inflamatórios.

O grau de polimerização do ácido hialurônico pode ser determinado por meio do teste de mucina, que consiste na adição de 4mL de ácido acético a 2% e 1mL de líquido sinovial. Quando a mucina (complexo ácido hialurônico-proteína) é normal, forma-se uma massa firme, compacta em solução clara (resultado bom). Resultados pobres mostram pequenas massas amolecidas dispersas em uma solução turva e são vistos nos processos inflamatórios.

FORMAÇÃO DE COÁGULO

O líquido sinovial normal não coagula; contudo, em situações patológicas, pode haver formação de coágulos, cujos tamanhos guardam proporcionalidade com a gravidade da inflamação.

CULTURAS

A fim de prevenir lesões articulares, a artrite séptica deve ser considerada uma emergência. Mesmo em crianças com diagnóstico definido, por exemplo, artrite reumatóide juvenil, anemia falciforme e outros, quando houver indicação de punção articular, a cultura sempre está indicada, pela possibilidade de infecção associada.

Níveis de antibiótico no líquido sinovial medidos em várias aspirações podem auxiliar em casos difíceis, de má evolução.

Lâminas coradas pelo método de Gram podem fornecer informações rápidas na suspeita de artrite séptica. Porém, somente os resultados positivos devem ser valorizados, uma vez que a ausência de bactérias não exclui infecção.

CITOLOGIA

Conforme já referido, o líquido sinovial normal é praticamente acelular, com predomínio de mononucleares.

A classificação do líquido sinovial em inflamatório e não-inflamatório, segundo a contagem leucocitária global e a porcentagem de polimorfonucleares, fornece indicações importantes sobre a magnitude e possíveis origens da inflamação:

Não-inflamatórios – 200 a 2.000 leucócitos/mm^3, com porcentagens de neutrófilos inferiores a 30%.

Inflamatórios – 2.000 a 50.000 leucócitos/mm^3, com porcentagens de neutrófilos de 30 a 60%.

Infecciosos – acima de 50.000 leucócitos/mm^3, com porcentagens de neutrófilos superiores a 60% e freqüentemente a 90% (Tabela VI-4).

Observa-se que, apesar de sugestivos, não existem níveis leucocitários característicos de determinada doença, já que se nota considerável superposição de valores nas várias situações clínicas.

O comportamento do líquido sinovial nas artrites de doenças virais como rubéola, varicela, hepatite B é ainda pouco conhecido, referindo-se número de leucócitos que varia de 5.000 a 40.000/mm^3, habitualmente com predomínio de mononucleares.

OUTROS EXAMES

Fator reumatóide, anticorpos antinucleares e citocinas podem ser demonstrados no líquido sinovial, mesmo quando ausentes no plasma, permanecendo ainda pouco claros os significados desses achados.

Baixos níveis de complemento no líquido sinovial têm sido observados em algumas situações clínicas: artrite séptica, artrite reumatóide, lúpus eritematoso, freqüentemente sem relação com os níveis séricos.

A presença de imunocomplexos no líquido sinovial ocorre em várias doenças, parecendo guardar relação com a atividade da doença.

Tabela VI-4 – Classificação das principais doenças articulares segundo os achados do líquido sinovial (segundo Cohen, Krey e Bailen e Schumacher).

Grupos	Normal	Não-inflamatória	Inflamatória	Séptica
Volume (joelho)	< 1mL	> 1mL	> 1mL	> 1mL
Cor	Incolor	Perolada	Amarela	Variável
Viscosidade	Alta	Alta	Baixa	Variável
Transparência	Transparente	Transparente	Translúcida	Opaca
Leucócitos/mm³	< 200	200-2.000	2.000-75.000	Em geral > 100.000*
Polimorfonucleares	< 25%	< 25%	Em geral > 50%	> 85%
Cultura	Negativa	Negativa	Negativa	Em geral positiva
Teste mucina	Firme	Firme	Friável	Friável
Glicose (jejum) em relação à glicemia	Semelhante	Semelhante	< 50mg/dL	> 50mg/dL

* Organismos menos "virulentos" acompanham-se de contagens leucocitárias menores.

Apesar de ter pouco interesse em Pediatria, uma das mais expressivas observações nos últimos anos está relacionada ao encontro de cristais livres ou no interior de células do líquido sinovial, que podem ser identificados especificamente pela microscopia de luz polarizada. Este fato abriu novas e excelentes perspectivas para o diagnóstico das artropatias induzidas por cristais.

PROTEÍNA C REATIVA

MARIA HELENA B. KISS
CARLOS HENRIQUE MARTINS DA SILVA

Dentre estas proteínas de fase aguda, a proteína C reativa vem adquirindo importância central no diagnóstico diferencial e no acompanhamento do tratamento das infecções tanto bacterianas quanto virais. Isto resulta da observação de que a proteína C reativa eleva-se precocemente, ou seja, entre 6 e 8 horas após o início de um processo infeccioso este aumento é da ordem de 10 a 1.000 vezes acima dos valores normais, sua vida média é curta e seu comportamento varia de acordo com a natureza da lesão tecidual. Assim, por exemplo, observam-se elevações maiores de proteína C reativa nas infecções bacterianas do que nas virais e processos inflamatórios e neoplásicos. Sua dosagem sérica pode ser realizada rapidamente de forma quantitativa e com custos relativamente baixos por meio de técnicas laboratoriais como ELISA, nefelometria ou imunodifusão radial. Destes, o mais utilizado é a nefelometria, pela sua alta sensibilidade, reprodutibilidade e rapidez na execução. Em geral, indivíduos normais (crianças e adultos) apresentam níveis de proteína C reativa abaixo de 10mg/dL). Entretanto, este valor-limite superior ("out-off") pode variar de acordo com a referência laboratorial. Vale ressaltar que os recentes trabalhos que mostram a importância clínica da proteína C reativa baseiam-se nos métodos quantitativos para sua detecção e não nos qualitativos ou semiquantitativos (aglutinação do látex) classicamente utilizados.

SIGNIFICADO CLÍNICO

Inúmeros trabalhos foram publicados na última década a respeito do potencial das possíveis aplicações clínicas das proteínas de fase aguda no diagnóstico e no tratamento de várias doenças em crianças e adolescentes. Isto foi possível por meio da melhoria dos métodos de detecção sérica dessas proteínas tanto do ponto de vista de sua precisão e quantificação quanto da rapidez com que os resultados são obtidos.

Como sua medida quantitativa parece ser um reflexo temporal valioso dos mecanismos das doenças infecciosas, a proteína C reativa pode ser um instrumento útil no acompanhamento do tratamento de infecções bacterianas invasivas, como septicemia, meningite, pneumonia, artrite séptica e osteomielite.

Vários autores têm mostrado sua utilidade na distinção entre infecções bacterianas invasivas com infecções virais ou processos inflamatórios. Este caráter discriminatório tem sido estudado em diversas situações clínicas relevantes como a diferenciação entre pneumonia ou meningites bacteriana e viral, entre infecção do trato urinário alto e baixo, entre inflamação e infecções bacterianas nas doenças do tecido conjuntivo e, sobretudo, no acompanhamento de recém-nascidos com risco de infecção e em crianças com câncer e neutropenia febril.

É comum na prática pediátrica o dilema da diferenciação clínica entre síndromes infecciosas que podem ser causadas por bactérias ou por vírus. A definição deste dilema implica propostas terapêuticas opostas. Em geral, infecções bacterianas invasivas tendem a elevar a proteína C reativa entre 150 e 300mg/L. Por outro lado, infecções virais associam-se a níveis mais baixos, inferior a 20 a 40mg/L. Evidentemente, essa distinção não pode ser considerada em termos absolutos, mas pode contribuir para o julgamento clínico. Assim, níveis mais elevados de proteína C reativa em pacientes com doença bacteriana invasiva parecem refletir maior destruição tecidual.

O potencial de distinção entre infecções bacterianas e virais ou fúngicas apresenta utilidade clínica no acompanhamento e no tratamento de crianças com câncer e, em especial, com neutropenia febril sem diagnóstico etiológico definido (cultura). Cabe lembrar que nesses pacientes a febre pode ser o único sinal clínico e sua resposta inflamatória costuma ser mínima. Assim, dados os elevados índices de mortalidade e morbidade associados a este grupo de doentes, marcadores laboratoriais dos processos infecciosos bacterianos invasivos são potencialmente úteis. Ao contrário do que ocorre com a velocidade de hemossedimentação, a proteína C reativa não se altera após transfusões sangüíneas e quimioterapia. Alguns autores sugerem que níveis séricos de proteína C reativa acima de 30mg/L e outros acima de 100mg/L são indicativos de doença bacteriana invasiva. Entretanto, as decisões para o início e a retirada de antimicrobianos em crianças com neutropenia febril devem ser submetidas ao critério clínico, embora seja inegável a importância da proteína C reativa no acompanhamento do tratamento das infecções nesses pacientes.

No período neonatal, a proteína C reativa é um importante parâmetro laboratorial para o diagnóstico precoce de sepse, principalmente quando associada a outros índices (número total de leucócitos e número de formas jovens de neutrófilos). Com efeito, é útil no acompanhamento do tratamento de recém-nascidos com infecções bacterianas graves.

BIBLIOGRAFIA

Provas de fase aguda
ANDERSON HC, Mc CARTNEY M. Determination of C reactive protein in the blood as a measure of activity of the disease process in acute rheumatic fever. Am J Med, 1950;8:445.
ANSELL B, BYWATERS EGL. The unexplained high erytrocyte sedimentation rate. Br Med J, 1958;1:372.
BECKER GJ et al. Value of serum C reactive protein measurement in the investigation of fever in systemic lupus erythematosus. Ann Rheum Dis, 1980;39:50.
CARR WP. Acute phase proteins. Clin Rheum Dis, 1983; 9:227.
CHEAH JS, RANSOME GA. Significance of very high erytrocyte sedimentation rates (100mm or above in one hour) in 360 cases in Singapore. J Trop Med Hyg, 1971;74:28, 1971.
DA SILVA PJA et al. CRP levels in systemic lupus erytematosus – classification criterion? Arth Rheum, 1980;23:770.
DE LA HUERGA et al. Studies of serum mucoprotein. I – A turbidimetric method. J Lab Clin Med, 1956;47:403.
DECOURT LV. Provas serológicas na doença reumática ativa. Estudo crítico. Arq Bras Cardiol, 1974;27:599.
GREENSPAN EM. Survey of clinical significance of serum mucoprotein level. Arch Intern Med, 1954;93:863.
GREENSPAN EM. Clinical significance of serum mucoprotein. Adv Intern Med, 1955;7:101.
HERSON LA, NILSSON LA. Studies on C reactive protein. 2. The presence of C reactive protein during the pre and neonatal period. Acta Pathol Microbiol Scand, 1962;56:409.
KELLEY VC, ADAMS IH, GOOD RA. Serum mucoprotein in patients with reumatic fever. Pediatrics, 1953;12:607.
KELLEY VC, GOOD RA, Mc QUENIE I. Serum mucoprotein in children in health and disease with special reference to rheumatic fever. Pediatrics, 1950;5:824.
KUSHNER I. The acute phase reactant. In: Kelley WN, Harris Jr. ED, Ruddy S, Ledge CB. (eds.). Textbook of Rheumatology. Philadelphia: W.B. Saunders, 1985, p. 653.
KUNNAMO I et al. Clinical signs and laboratory tests in the differential diagnosis of arthritis in children. Am J Dis Childh, 1987;141:34.
LANCET (editorial) – C-reactive protein or ESR? Lancet, 1977;2:1166.
LASCARI AD. The erythrocyte sedimentation rate. Pediatr Clin North Am, 1972;19:1113.
MORLEY JJ, KUSHNER I. Serum C reactive protein levels in disease. Ann NY Acad Sci, 1982;389:406.
PAYNE RW. Causes of grossly erythrocyte sedimentation rate. Practitioner, 1968;200:415.

PEPYS MB. Acute phase phenomen. In: Cohen AS. (ed.). Rheumatology and Immunology. New York, Grune & Stratton, 1982, p. 85.

SABEL KG, HANSEN T. The clinical usefulness of C-reactive protein (CRP) determinations in bacterial meningitis and septicaemia in infancy. Acta Pediatr Scand, 1974;68:381.

SABEL KG, WANDSWORTH CH. C-reactive protein (CRP) in early diagnosis of neonatal septicemia. Acta Paediatr Scand, 1979;68:825.

TALIBERTI BB. Velocidade de hemossedimentação e mucoproteínas séricas no seguimento de pacientes reumáticos com artrite reumatóide do adulto. Dissertação de Mestrado – Universidade Federal do Paraná, 1983.

YAMAMOTO MF. Correlación entre mucoproteinemia y velocidad de eritro-sedimentación en niños reumaticos. Clin Lab, 1964;77:103.

ZACHARSKI LR, KYLE RA. Significance of extrema elevation of erytrocyte sedimentation rate. JAMA, 1967;202:264.

Fatores reumatóides

ADEBAJO AO et al. Routine quantitation of rheumatoid factors: ELISA or nephelometry? Scand J Rheumatol, 1992;21:302.

ANDERSSON GÄRE B, FASTH A. The natural history of juvenile chronic arthritis: a population based cohort study. II. Ouctome. J Rheumatol, 1995;22:308.

EGELAND T, MUNTHE E. Rheumatoid factors. Clin Rheum Dis, 1983;9:135.

EICHENFIELD A et al. Utility of rheumatoid factor in the diagnosis of juvenile rheumatoid arthritis. Pediatrics, 1986; 78:480.

JARVIS JN. et al. Detection of IgM rheumatoid factors by enzyme-linked immunosorbent assay in children with juvenile rheumatoid arthritis: correlation with articular disease and laboratory abnormalities. Pediatrics, 1992;90:945.

KESHGEGIAN AA. et al. Rheumatoid factor measured with the QM300 nephelometer: clinical sensitivity and specificity. Clin Chem, 1994;40:943.

KUNNAMO I. et al. Clinical signs and laboratory tests in the differential diagnosis of arthritis in children. Am J Dis Child, 1987;141:34.

LAWRENCE III JM. et al. Autoantibody studies in juvenile rheumatoid arthritis. Semin Arthritis Rheum, 1993;22:265, 1993.

NYKÄNEN M. et al. Improved immunoturbidimetric method for rheumatoid factor testing. J Clin Pathol, 1993;46:1065.

SILVA CHM. Fator Reumatóide IgM Detectado pelo Teste de Fixação do Látex, Reação de Waaler-Rose e ELISA em Crianças com Artrite Reumatóide Juvenil. São Paulo, 1990. p. 129. Dissertação (Mestrado) – Faculdade de Medicina, Universidade de São Paulo.

SWEDLER W et al. Routine measurement of IgM, IgG, and IgA rheumatoid factors: high sensitivity, specificity, and predictive value for rheumatoid arthritis. J. Rheumatol., 24:1037, 1997.

TIGHE H, CARSON DA. Rheumatoid factors. In: Kelley WN, Harris Jr ED, Ruddy S, Sledge CB. (eds.). Textbook of Rheumatology. 5th ed., Philadelphia: W.B. Saunders, 1997, pp. 241-249.

WALKER SM et al. Prevalence and concentration of IgM rheumatoid factor in polyarticular onset disease as compared to systemic or pauciarticular onset disease in active juvenile rheumatoid arthritis as measureb by ELISA. J Rheumatol, 1990;17:936.

Anticorpos antinucleares

FRITZLER MJ. Immunoflourescent antinuclear antibody tests. In: Rose NR, de Macario EC, Folds JD, Lane HC, Nakamura R. (eds.). Manual of Clinical Laboratory Immunology. 5th ed., Washington, D.C., ASM Press, 1997, p. 920.

HOLLINNGSWORTH PN, PUMMER SC, DAWKINS RL. Antinuclear antibodies. In: Peter JB, Shoenfeld Y. (eds.). Autoantibodies. Amsterdan: Elsevier, 1996, p. 74.

von MÜHLEN CA, TAN EM. Autoantibodies in the diagnosis of systemic rheumatic diseases. Semin Arthrit Rheum, 1995;24:323.

Análise do líquido sinovial

COHEN AS, SKINNER M. Synovial fluid. In: Cohen AS. (ed.). Rheumatology and Immunology. New York: Grune & Stratton, 1984, p. 69.

KREY PR, BAILEN DA. Synovial fluid leucocytosis – a study of extremes. Am J Med, 1979;67:436.

MITCHELL WS et al. Septic arthritis in patients with rheumatoid disease – a still under diagnosed complication. J Rheumatol, 1976;3:124.

PLATT PN. Examination of synovial fluid. Clin Rheum Dis, 1983;9:51.

SCHUMACHER Jr. HR. Synovial fluid analysis and synovial biopsy. In: Kelley WN, Harris ED, Ruddy S, Sledge CB. (eds.). Textbook of Rheumatology. Philadelphia: W.B. Saunders Company, 1993, pp. 562-578.

Proteína C reativa

BARCLAY EA, COIA JE, KALE PCD, MASTERTON RG. Comparison of two automated quantitative immunoassays for the determination of C reactive protein concentrations. J Clin Pathol, 1994;47:1119.

CHIU C-H, LIN T-Y, BULLARD MJ. Identification of febrile neonates unlikely to have bacterial infections. Pediatr Infect Dis J, 1997;16:59.

GRONN M, SLORDAHL SH, SKREDE S, LIE SO. C-reactive protein as an indicator of infection in the immunosuppressed child. Eur J Pediatr, 1986;145:18, 1986.

JAYE DL, WAITES KB. Clinical applications of C-reactive protein in pediatrics. Pediatr Infect Dis J, 1997; 16:735.

KALLIO MJT, UNKILA-KALLIO L, AALTO K, PELTOLA H. Serum C-reactive protein, erythrocyte sedimentation rate and white blood cell count in septic arthritis of children. Pediatr Infect Dis J, 1997;16:411.

KATZ JA, MUSTAFA MM. Management of fever in granulocytopenic children with cancer. Pediatr Infect Dis J, 1993; 12:330.

MANIAN FA. A prospective study of daily measurement of C-reactive protein in serum of adults with neutropenia. Clin Infect Dis, 1995;21:114, 1995.

PELTOLA H, JAAKKOLA M. C-reactive protein in early detection of bacteremic versus viral infections in immunocompetent and compromised children. J Pediatr, 1988; 113:641.

PELTOLA H, JAAKKOLA M. Serious bacterial infections C-reactive protein as a serial index of severity. Clin Pediatr, 1988;27:532.

RIIKONEN P, JALANKO H, HOVI L, SAARINEN UM. Fever and neutropenia in children with cancer: diagnostic parameters at presentation. Acta Pediat, 1993;82:271, 1993.

SÁEZ-LLORENS X, LAGRUTTA F. The acute phase host reaction during bacterial infection and its clinical impact in children. Pediatr Infect Dis J, 1993;12:83.

SANTOLAYA ME, COFRE J, BERESI V. C-reactive protein: a valuable aid for the management of febrile children with cancer and neutropenia. Clin Infect Dis, 1994;18:589.

STEEL DM, WHITEHEAD AS. The major acute phase reactants: C-reactive protein, serum amyloid P component and serum amyloid A protein. Immunol Today, 1994;15:81.

Endocrinologia

Avaliação do Sistema Neuroendócrino
Glândula Supra-renal
Glândula Tiróide
Glândula Paratiróide
Gônadas

Capítulo 25

Avaliação do Sistema Neuroendócrino

NUVARTE SETIAN

INTRODUÇÃO

Os hormônios, de uma maneira geral, circulam no sangue em quantidades muito pequenas, da ordem de 10^{-7} a 10^{-12}M e sendo transportadas por um carregador, deixam apenas pequenas quantidades livres na circulação. A avaliação de sua produção é feita pela determinação da concentração de hormônio circulante no plasma, e ainda na urina e saliva, por meio de ensaios químicos, cromatográficos, biológicos e imunológicos. Os imunoensaios foram, sem dúvida, o grande marco na avaliação hormonal, permitindo que pequenas quantidades destes produtos pudessem ser determinadas. Essas avaliações tiveram, portanto, um auxiliar importante com o advento do radioimunoensaio (RIE).

Geralmente uma única dosagem hormonal basal é ineficaz para o objetivo de confirmação diagnóstica. Essas dosagens, quando revelam concentrações normais, não são de muita valia, quando o que se busca é um diagnóstico de produção hormonal insuficiente. Contudo, esses mesmos valores basais podem ter algum valor diagnóstico quando seus níveis são muito elevados e a suspeita recair sobre a existência de uma glândula hiperfuncionante ou tumoral.

Portanto, em crianças, o que tem valor diagnóstico em laboratório são os testes nos quais se injetam drogas que estimulam ou suprimem os valores hormonais na circulação. Esses testes são sempre desa-gradáveis para a criança pelo seu tempo de duração, pelo número de colheitas de sangue e, principalmente, pelos efeitos colaterais. Eis porque o profissional que cuida de crianças deve obrigatoriamente ter suficiente sensibilidade para entender esse desconforto e escolher o teste mais adequado e que provoque menor risco e mal-estar. São, em geral, realizados com a criança em jejum de 6 a 8 horas.

Na avaliação de uma disfunção hormonal, temos a preocupação de entender em que ponto da cadeia de reações da função de um determinado hormônio está a falha. Buscamos, assim, entender se a falha estaria no ato de produção glandular, se no carregador deste hormônio, se no seu receptor da célula-alvo ou se nos fatores de transcrição. Atualmente, a medida dos receptores hormonais ocupa lugar de importância na avaliação das funções hormonais e daí o destaque para os ensaios que avaliam a resposta dos órgãos-alvo. A medida do receptor hormonal é bastante útil na determinação de situações como as síndromes de resistência hormonal quando as doenças surgem diante de valores hormonais em níveis normais ou até elevados na circulação. Os tecidos utilizados para avaliação dos receptores podem ser: linfócitos, hemácias, material de biópsia de tecido ou cultura de fibroblastos.

Há que se destacar também a importância da genética, propiciando o entendimento das reações em nível molecular que tem fornecido informações relevantes sobre os locais de ocorrência de desarranjos moleculares que acabam por adulterar a normalidade funcional de um hormônio. Estudos genéticos podem identificar mutações no gene do receptor.

BASES FISIOLÓGICAS DO SISTEMA NEUROENDÓCRINO

Os sinais e os sintomas próprios de uma doença endocrinológica têm suas explicações fisiopatológicas num sistema complexo denominado neuroendócrino. Esta denominação vem do fato de que importantes setores do sistema nervoso central (SNC), principalmente hipotálamo, hipófise e pineal, são capazes de produzir substâncias consideradas como verdadeiros hormônios. O aparecimento de lesões nesses locais, como infecções, inflamações, calcificações ou mesmo tumores, é capaz de provocar anomalias de crescimento, puberdade precoce ou atrasada ou mesmo importantes anomalias metabólicas pondo em risco a saúde e a vida destas crianças e adolescentes. A neuroendocrinologia tem auxiliares diagnósticos importantes: a ultra-sonografia, a tomografia computadorizada e a ressonância magnética.

SÍNTESE E LIBERAÇÃO DOS HORMÔNIOS

Quimicamente os hormônios estão em três categorias: 1. os derivados de aminoácidos, as aminas, como a norepinefrina, epinefrina e dopamina que são derivados do aminoácido tirosina; e os hormônios tiroideanos: triiodotironina (T_3) e tetraiodotinonina (T_4) que derivam de duas tirosinas iodinadas. 2. Os compostos de peptídeos e proteínas, os hormônios peptídicos como o TRH, LF, FSH e GH. 3. Os derivados do colesterol, os hormônios esteróides, como os esteróides gonadais e hormônios da supra-renal que têm um núcleo esteróide intacto e a vitamina D cujo núcleo esteróide está fragmentado.

Os hormônios peptídicos e protéicos são sintetizados no retículo endoplásmico rugoso. Estes hormônios atuam por meio de receptores de membrana. Como acontece com todas as proteínas, a seqüência de aminoácidos dos hormônios protéicos é determinada por RNAm específicos que são sintetizados no núcleo e têm uma seqüência de nucleotídeos determinada pelo gene específico. A tradução deste RNAm leva, no ri-

bossomo, à síntese de uma proteína geralmente maior do que o hormônio ativo, chamado de próhormônio, o qual contém seqüências peptídicas sem atividade biológica conhecida. Como são hidrofóbicos e não podem atravessar livremente as membranas, elas são armazenadas em grânulos podendo, assim, atravessar as membranas num processo de exocitose que envolve a participação de microtúbulos e a mobilização de cálcio através da membrana.

Aminas e esteróides hormonais são sintetizados de modo diferente dos peptídicos. São originados da tirosina ou do colesterol que são levados para a célula sintetizadora, através da circulação. Como não são hidrofóbicas, não precisam ser envolvidas em pacotes e podem sofrer o processo de exocitose ativamente. Os hormônios esteróides, vitamina D e hormônios tiroideanos têm receptores nucleares.

Uma vez liberados, os hormônios hidrossolúveis circulam de maneira livre ou ligados a carregadores protéicos. As aminas, os peptídeos e as proteínas, geralmente, circulam livremente, enquanto que os esteróides e hormônios tiroideanos são ligados a transportadores protéicos. Algumas exceções ocorrem como os IGFs que, apesar de serem polipeptídeos, circulam ligados a transportadores protéicos. Assim a albumina e a pré-albumina podem funcionar como transportadores. Já as globulinas transportam hormônios específicos, é o caso da globulina carregadora do hormônio tiroideano (TBG), o carregador da testosterona (TeBG) e o carregador do cortisol (CBG). Estes transportadores têm impacto sobre a depuração desses hormônios. Quanto maior a capacidade e especificidade dos carregadores, menor a taxa de clareamento. Portanto, hormônios como o T_4 ligado ao carregador desaparece do plasma muito mais lentamente do que hormônios livres ou fracamente ligados aos seus carregadores. Estas situações mudam a vida média desses hormônios. Uma variedade de mecanismos enzimáticos (hidrólise, oxidação, hidroxilação, metilação, decarboxilação, sulfatação e glucuronidação), promovem a degradação destes hormônios após sua interação com seus receptores (de membrana ou nucleares) nos tecidos-alvo. O fígado e os rins são os dois grandes órgãos responsáveis por esta degradação hormonal e possibilitando, assim, a sua depuração.

HIPOTÁLAMO

O hipotálamo situa-se na base do cérebro, limitado anteriormente pela margem anterior do quiasma óptico e posteriormente pela margem posterior dos corpos mamilares. Demarcar sua topografia é tarefa quase impossível, porém, aproximadamente está delimitado, acima pelo sulco hipotalâmico e abaixo pelo túber cinéreo. Nessa região estão localizadas estruturas capazes de produzir neuro-hormônios, chamados liberadores ou inibidores que estimulam ou inibem a secreção de hormônios hipofisários. O centro regulador da secreção hormonal está localizado no complexo hipotálamo-hipófise. Na região hipotalâmica situam-se importantes núcleos como o arqueado e o centro-medial cujos corpos celulares são produtores dos hormônios liberadores e inibidores. São conhecidos os seguintes hormônios liberadores hipotalâmicos: do hormônio de crescimento (GRH), da corticotrofina (CRH), da tireotrofina (TRH), das gonadotrofinas (LHRH). São produzidos também hormônios inibidores como o do hormônio de crescimento (GIF) e da prolactina (PIF). Ainda no hipotálamo existe um grupo importante controlador de suas secreções, as aminas biogênicas: dopamina, norepinefrina e serotonina. Os hormônios produzidos nos corpos celulares dos núcleos hipotalâmicos, seguem pelos axônios e sistema vaso-portal que caminham através da haste hipotálamo-hipofisária e chegam até a adeno-hipófise onde estimulam a produção dos hormônios hipofisários.

As serotoninas facilitam a secreção do LH e FSH e inibem o ACTH e a prolactina (PRL). Bloqueadores alfa-adrenérgicos (fentolamina) e estimuladores beta (isoproterenol) inibem a liberação do hormônio de crescimento (HGH). No homem, a L-Dopa é capaz de aumentar a secreção do HGH, LH, FSH e PIF. Os neurônios que contêm norepinefrina inibem a secreção de CRH e estimulam a secreção de LHRH, GRH e TRH. Portanto, o hipotálamo atua como importante regulador de secreção hormonal e qualquer lesão nessas áreas poderá desencadear quadros clínicos danosos para o crescimento e desenvolvimento normal de uma criança.

HIPÓFISE

A glândula hipofisária está contida na sela túrcica do osso esfenóide e é envolvida pela duramáter, pesa 0,5g e mede $10 \times 13 \times 6$mm. O eixo hipotálamo-hipofisário liga a hipófise à eminência mediana. A hipófise é formada pelos lobos posterior ou neuro-hipófise e o anterior ou adeno-hipófise. A neuro-hipófise origina-se do infundíbulo do diencéfalo e tem conexões com os núcleos supra-óptico e paraventricular do hipotálamo. A hipófise anterior, que tem origem ectodermal, é oriunda da bolsa de Rathke, por evaginação do ectoderma da primitiva cavidade oral. A hipófise anterior corresponde a 75% do volume da glândula.

HIPÓFISE ANTERIOR

A hipófise anterior é regulada por: 1. pelos hormônios hipotalâmicos, 2. pela retroação dos hormônios circulantes e 3. pela secreção parácrina e autócrina da própria hipófise.

O lobo anterior da hipófise é formado por unidades funcionais independentes onde entram pelo menos seis tipos diferentes de células. Estas células secretam trofinas específicas, sob influência dos hormônios liberadores hipotalâmicos. São eles: GH, LH, FSH, TSH, ACTH e PRL.

Lesões como tumores, inflamações, infecções, cistos ou calcificações podem provocar hipo ou hipersecreção desses hormônios. A hipersecreção desses hormônios pode provocar uma série de anormalidades endócrinas, variáveis de acordo com o tipo de células lesadas, tais como: baixa e alta estaturas, puberdades precoce e atrasada, doença de Cushing, hipotiroidismo ou mesmo hipertiroidismo. O exame clínico da criança ou do adolescente nos leva a um diagnóstico clínico que deverá ser comprovado laboratorialmente por meio de radiografias, tomografia computadorizada, ressonância magnética, dosagens hormonais basais ou de testes específicos. Estes dados deverão ser avaliados por profissionais experientes na área, pois as dificuldades para interpretação desses resultados de laboratório são bastante grandes e muito variáveis, dependendo da idade de cada paciente.

Na formação da hipófise entram fatores de transcrição importantes como o Pit-1 e o Prop-1, entre outros. O Pit-1 é um fator de transcrição específico da hipófise, responsável pelo desenvolvimento da glândula e pela expressão hormonal em mamíferos. O gene do Pit-1 humano está localizado no braço curto do cromossomo 3. A expressão do Pit-1 inicia-se no dia 14,5 da vida embrionária do camundongo antes da expressão do GH e da prolactina (PRL), porém após a expressão do TSH em um pequeno núcleo de tirotrofos. O Pit-1 mantém expressão no núcleo de somatotrofos, lactotrofos e tirotrofos maduros. Mutações do gene do Pit-1 podem levar a deficiências combinadas dos hormônios hipofisários GH, PRL e TSH. O Prop-1 tem sua sigla oriunda de prophet-1, pois ele prenuncia a expressão do Pit-1 que para ser expresso precisa que haja primeiro a atuação do Prop-1. A expressão do Prop-1 é observada no camundongo no seu dia 10,5 de vida, diminui gradativamente no dia 14,5 e não mais se manifesta na hipófise madura. Suas mutações já foram descritas nas deficiências de GH, PRL e TSH.

TUMORES HIPOFISÁRIOS

Os tumores intracranianos na faixa etária pediátrica ocupam o segundo lugar entre as neoplasias mais freqüentes depois do sistema hematopoético. A literatura tem registrado incidência que varia de 1 a 5/10.000/ano, com distribuição igual em ambos os sexos. São considerados microadenomas quando seu tamanho é menor do que 10mm de diâmetro e macroadenomas quando ultrapassar esse valor. A grande maioria desses tumores é benigna, de crescimento lento e estão situados na sela túrcica. Contudo, alguns têm um crescimento mais rápido e extrapolam seus limites para fora da sela túrcica, invadindo tecidos adjacentes. São produtores de hormônios provocando várias doenças hormonais isoladamente ou associadas. Admite-se que os tumores "silenciosos" alcançam uma faixa de 20%. Podem, mais raramente, fazer parte de uma síndrome de neoplasia endócrina múltipla (MEN) tipo I, que é uma síndrome familial, de herança autossômica dominante, afetando a hipófise anterior, paratiróide, pâncreas endócrino e mais raramente outras glândulas.

As manifestações clínicas são variáveis e dependem do tipo de célula afetada. Uma das complicações mais temidas destes tumores refere-se à sua extensão extra-selar provocando seqüelas neuroftalmológicas com disfunções visuais que podem levar à cegueira irreversível mesmo após a retirada do tumor. Na faixa pediátrica, o tumor mais freqüente é o craniofaringeoma que deve ser lembrado sempre que ao lado de baixa estatura estiverem queixas de cefaléia, alterações visuais, náuseas, vômitos. Muitas vezes, uma simples radiografia de crânio pode levantar a suspeita de um tumor cerebral, mostrando sela disforme aumentada com áreas de calcificação. A tomografia computadorizada e a ressonância magnética são duas importantes ferramentas para o diagnóstico definitivo, podendo mostrar o comprometimento do quiasma óptico. Os diagnósticos tardios levam a um prognóstico sombrio com perda da visão ou até óbito. O teste combinado deve ser realizado antes e após a cirurgia para avaliarmos o grau de comprometimento endócrino. Na Tabela VII-1 são apresentados os hormônios secretados pela hipófise anterior.

DISTÚRBIOS DO CRESCIMENTO

As queixas relacionadas ao crescimento e à puberdade terão de ser avaliadas do ponto de vista pediátrico geral, pois nem sempre existe um comprometimento hormonal como o responsável pelas anomalias. Dois exames são considerados de rotina: radiografia de crânio com sela túrcica e de mão e punhos para avaliação da idade óssea. Em uma situação de baixa estatura com atraso de idade óssea, poderíamos acompanhar a triagem laboratorial citada no Quadro VII-1, com complementação de testes dependendo da tendência dos resultados.

AVALIAÇÃO DO HORMÔNIO DE CRESCIMENTO

Os testes para a avaliação de secreção de GH costumam ser classificados em fisiológicos e farmacológicos. Pelo menos dois testes devem ser realizados para confirmar a existência de deficiência de HGH. Os testes de exercício e sono são considerados fisiológicos. Os testes de tolerância à insulina (ITT), arginina, glucagon, L-Dopa, clonidina, metoclopramida e do fator liberador hipotalâmico do GH (GHRH) são considerados farmacológicos. Estes testes "dotps" farmacológicos são rotineiramente empregados e são comparáveis quanto a sensibilidade e especificidade. Eles são escolhidos de acordo com a experiência pessoal de cada profissional.

Para a avaliação laboratorial do GH recomenda-se que sejam utilizados anticorpos monoclonais específicos para determinação do GH 22-kDa. A referência é a do GH recombinante humano 22kDa (1mg = 3UI).

O ponto de corte para avaliação destes testes não tem um consenso universal. Inicialmente foi considerado como 5ng/mL, depois 7ng/mL e, finalmente, 10ng/mL.

Tabela VII-1 – Células, hormônios e porcentagem de células.

Células	Hormônios	Células (%)
Somatotrofos	Crescimento (GH) Lactogênio placentário humano	50
Lactotrofos	Prolactina (PRL) Polipeptídeo intestinal vasoativo (VIP)	15
Corticotrofos	Adrenocorticotrófico (ACTH) Beta-lipotrofina (beta-LPH) Gama-melanócito estimulante (gama-MSH)	15
Tirotrofos	Tiróide estimulante (TSH)	10
Gonadotrofos	Luteinizante (LH) Folículo estimulante (FSH) Dimorfina Peptídeo atrial natriurético	10
Desconhecidas	Proteína 7B2 Fator aldosterona estimulante Fator de crescimento transformador Imunorreatividade bombesina-símile	–

Quadro VII-1 – Testes diagnósticos de algumas doenças crônicas.

Doenças	Testes
Endocrinopatias Deficiência de GH Hipotiroidismo Síndrome de Cushing Hipogonadismo (após os 11 anos)	IGF-I, IGFBP3 TSH Cortisol LH, FSH
Doenças metabólicas	Eletrólitos
Doenças crônicas Anemia Gastrintestinal Hepática Renais	Hemograma Testes de má absorção Transaminases Uréia, creatinina
Desnutrição	T_3/T_3 reverso

Teste de exercício

É um teste que por fornecer um grande número de falso-positivos para deficiência de hormônio de crescimento (DGH) não tem sido mais empregado na prática clínica.

ITT

É injetada, na veia, 0,05 a 0,1U de insulina simples. Colhem-se amostras de sangue nos tempos 0, 15, 30, 45 e 60 minutos para dosagens de glicemias, cortisol, PRL e GH.

Normalmente, a glicemia diminui alcançando cerca de 50% dos níveis basais, ao redor dos 15 minutos do teste, quando podem ocorrer sudorese, palidez, sensação de fome, taquicardia, cefaléia e tonturas. Valores acima de 10ng/mL afastam deficiência de GH. Os valores entre 5 e 10ng/mL podem revelar formas parciais de deficiência de GH e os menores do 5ng/mL indicam deficiência de GH.

São contra-indicação para realização do ITT o *diabetes mellitus*, convulsões pregressas e episódios de hipoglicemias.

Teste do glucagon

Deve ser utilizado quando o ITT for contra-indicado ou a injeção endovenosa e colheitas de sangue forem impraticáveis. Alguns laboratórios usam propranolol na dose de 0,5mg/kg, VO, 2 horas antes do teste, para provocar aumento de secreção do GH; porém, este uso pode provocar hipoglicemia e bradicardia. Geralmente, é utilizado o glucagon apenas, injetando-se 0,03mg/kg de peso de glucagon (máximo de 1mg) por via IM e coletam-se amostras de sangue nos tempos 0, 30, 60, 90 e 120 minutos para dosagens de glicemias e GH.

Normalmente, a glicemia alcança níveis de duas a três vezes o basal. A interpretação dos valores de GH é a mesma do ITT. Como o glucagon, também estimula a liberação de insulina. Este pode ser um bom teste para averiguar a reserva das ilhotas do pâncreas.

Teste com GHRH

É utilizado para o diagnóstico diferencial de deficiência de HGH por alteração hipofisária ou hipotalâmica. Injetam-se 2µg/kg por via EV e coletam-se amostras de sangue nos tempos 0, 15, 30,

60 e 90 minutos. A interpretação dos valores é a mesma do ITT.

IGF-1 e IGFBP-3

Os valores de IGF-I não têm valor diagnóstico para o diagnóstico de deficiência de GH, uma vez que também podem estar diminuídos na desnutrição e no hipotiroidismo. Seus valores muito elevados têm importância no diagnóstico para os casos de tumor hipersecretante de GH. Os valores de IGF-1 e IGFBP-3 quando inferiores a 2 DP, sugerem deficiência de GH.

TESTE COMBINADO

Este teste avalia a reserva hipofisária e, de modo parcial, o eixo hipófise-tiróide-supra-renal-gônadas. É feita injeção endovenosa de 0,05 a 0,1U de insulina simples, 200µg de TRH e 100µg de LHRH. Colhem-se amostras de sangue nos tempos 0, 15, 30, 60 e 90 minutos para dosagens de glicemias, GH, TSH, LH, FSH, PRL e cortisol. Os valores máximos são atingidos entre os 30 e 60 minutos e variam segundo e estágio puberal da criança.

PUBERDADE

A puberdade compreende uma fase da vida caracterizada por grandes alterações biopsicossociais relacionadas com a maturação do eixo hipotálamo-hipófise-supra-renais-gônadas. Esta é, também, a fase do estirão pubertário, quando a velocidade de crescimento aumenta significativamente. Os estádios puberais são identificados pela clássica classificação de Tanner.

Os eventos puberais se sucedem dentro de um determinado tempo que pode se antecipar caracterizando uma puberdade precoce (antes dos oito anos na menina e antes dos 10 anos no menino) ou atrasada (no menino após 15 anos e na menina após 13 anos com menarca após 15 anos).

A pubarca precoce com ou sem sinais de virilização na menina deve merecer estudo laboratorial focalizando as supra-renais. Já a puberdade precoce completa nos leva a uma abordagem central.

O teste utilizado para avaliação hipofisária é feito com o LHRH (100mg endovenoso) nos tempos 0, 30 e 60 minutos com dosagens de LH e FSH. Os níveis basais de LH, FSH e estradiol (E2) em ensaio fluorométrico estão na Tabela VII-2.

Níveis de LH superiores a 8 UI/L, após estímulo, revelam uma puberdade precoce central, enquanto que níveis entre 4 e 8 sugerem início da puberdade. Níveis suprimidos, inferior a 0,1UI/L, na presença de sinais clínicos de puberdade precoce e esteróides gonadais detectáveis, sugerem uma foram periférica de puberdade. Níveis elevados de esteróides gonadais ou de supra-renais desviam o diagnóstico para estas glândulas. Os valores apontados na Tabela VII-2 referem-se ao início da puberdade tendo-se que considerar que estes valores mudam conforme o estádio puberal.

Na puberdade tardia, o teste com hCG (gonadotrofina coriônica humana) IM na dose de 1.000 unidades/dia durante 5 dias seguidos, com coleta de sangue antes do início das injeções e no dia seguinte ao da última aplicação, para dosagens de testosterona e diidrotestosterona podem testar a maturidade testicular.

Os testes laboratoriais devem ser acompanhados de imagens como ultra-sonografia ou ressonância nuclear magnética de pelve, abdome, supra-renais.

TIRÓIDE

A tiróide é uma glândula lisa, encapsulada, com forma de H com istmo e dois lobos laterais. Situa-se na região cervical anteriormente à traquéia.

A regulação da função tiroideana depende da integridade da glândula tiróide e dos mecanismos reguladores endógenos e exógenos. Os reguladores endógenos são TSH, auto-regulação, hormônios adrenais e idade. Entre os exógenos estão: ingestão de iodo ou compostos tiroideanos, dietas estimuladoras de bócio e estresse. Os principais hormônios produzidos pela tiróide são a tetraiodotironina (T_4) e a triiodotironina (T_3), passando pelas seguintes vias

Tabela VII-2 –

Estádio	LH (UI/L)	FSH (UI/L)	E2 (pg/mL)	Testosterona (ng/dL)
Pré-puberal	< 0,15-0,90	< 0,5-5,0	< 5-14	10 ± 7
Puberal	< 0,15-6,30	0,8-10,5	<5-90	> 40

metabólicas: bomba de iodo, oxidação do iodeto, organificação do iodeto, acoplamento e liberação dos hormônios a partir da tiroglobulina. A interrupção de uma destas passagens pode provocar um quadro de hipotiroidismo por defeito de síntese.

O *hipotiroidismo* reflete um conjunto de sinais e sintomas que surgem por insuficiente secreção de hormônios tiroideanos (HT), podendo ser congênito ou adquirido. O hipotiroidismo congênito indica deficientes produções de HT desde o nascimento, devendo portanto ser tratado precocemente para evitar lesões cerebrais. Ao nascimento, o recém-nascido deve ser submetido a um exame laboratorial ou triagem, com dosagens de T_4 e TSH. Nestas condições, lembramos o diagnóstico diferencial com hipotebegenemia, ou seja, diminuição da concentração de TBG (globulina transportadora de T_4), que pode estar presente na criança normal, ou seja eutireoideana, de sexo masculino. Nestas situações o TBG e o T_4 total são baixos, porém o TSH e o T_4 livre são normais.

O *hipertiroidismo* reflete um estado metabólico aumentado pela presença de elevados níveis de HT circulantes. Na criança, o quadro mais freqüente é o da doença de Graves com a tríade: bócio, exoftalmia e hipertiroidismo. Aqui os valores de T_3 e T_4 estão elevados, o TSH suprimido, e ainda valores altos de TRAb (anticorpo anti-receptor do TSH). A tiroidite de Hashimoto é uma doença auto-imune que afeta a glândula tiróide, principalmente após os 6 anos de idade, e apresenta uma evolução peculiar. O bócio surge em cerca de 80% dos casos. É mais freqüente no sexo feminino, com elevados níveis de anticorpos antitiroglobulina e antiperoxidase em cerca de 60% dos casos. Chamamos a atenção para o fato de que o quadro laboratorial inicial é o de hipertiroidismo, com HT elevados; a seguir, o quadro laboratorial é o de normalização destes hormônios, para finalmente entrar num quadro definitivo de hipotiroidismo. O tempo de permanência em cada uma dessas fases é variável, de semanas a meses. O quadro de hipotiroidismo, uma vez instalado, é definitivo, devendo ser medicado com HT. Alguns poucos autores relatam casos de processos autolimitantes da tiroidite de Hashimoto.

Os *carcinomas* de tiróide são raros na infância. A ultra-sonografia pode mostrar a presença de uma estrutura glandular alterada. O exame clínico pode revelar a presença de gânglios na região cervical, porém o diagnóstico deverá ser confirmado pela punção da glândula. O tratamento é cirúrgico, com retirada total da glândula e reposição futura do HT.

Os testes para avaliação da função tiroideana são considerados triadores e definitivos. A triagem é capaz de estabelecer um estado de hipo e/ou hipertiroidismo e os testes são capazes de indicar o diagnóstico etiológico.

A *triagem* é feita com os valores basais de T_3, T_4 livres e totais, TSH, TBG e anticorpos tiroideanos. Estes valores deverão ser rigorosamente interpretados de acordo com a faixa etária da criança e do adolescente, fornecidos pelo laboratório.

Valores baixos de T_4 elevados de TSH falam a favor de hipotiroidismo primário; valores baixos de T_4 e TSH, a favor de hipotiroidismo secundário; e finalmente T_4 e TSH baixos ao lado de teste de TRH com respostas normais de TSH, a favor de hipotiroidismo terciário.

Os *testes definitivos* referem-se a testes de estimulação e supressão, considerados dinâmicos de avaliação tiroideana. Um exame importante entre os testes definitivos é o do mapeamento e captação com ^{131}I ou ^{99}Tc. O teste do perclorato é capaz de informar sobre a existência de deficiência de peroxidase (defeito de organificação) ou de tiroidite de Hashimoto. Neste teste é administrada dose-padrão de iodeto de sódio radioativo por VO e faz-se captação da tiróide durante 1 hora. A seguir, é ingerida uma dose variável de perclorato de potássio, de acordo com a idade. Nos casos em que a organificação é normal, apenas até 10% do iodo é eliminado pela glândula após administração do perclorato. No erro inato de metabolismo (deficiência de peroxidase), estes valores devem ser maiores, às vezes atingindo 70% de eliminação do iodo marcado. Este teste é também positivo na tiroidite de Hashimoto.

A *punção aspirativa por agulha* da glândula tiróide tem fornecido informações diagnósticas importantes. Este procedimento é indicado na presença de nódulos.

PARATIRÓIDES

As paratiróides são pequenas glândulas, com diâmetros de 2 a 5mm por 3 a 8mm, em número variável de duas a seis glândulas. Situam-se geralmente sobre os lobos da tiróide. A função básica da paratiróide é a regulação do metabolismo do Ca e P, atuando para isso nos rins, intestinos e principalmente ossos. O hormônio da paratiróide ou paratormônio (PTH) é sintetizado como um polipeptídeo de 115 aminoácidos, um pré-pró-PTH. Nesta molécula o pré-peptídeo é uma seqüência de 25 aminoácidos, ligada ao aminoterminal do pró-PTH. Quando o pré-PTH é removido, resta o pró-PTH com 90 aminoácidos que contém seis aminoácidos ligados ao aminoterminal do PTH. Quando estes seis aminoácidos forem removidos, restará uma molécula com 84 aminoácidos que é armazenada em grânulos de secreção, pronta para ser excretada para a circulação. A porção terminal biologicamente ativa da molécula é exatamente este aminotermial do PTH ou aminoácido –1. O carboxiterminal do aminoácido –84 é biologicamente inativo. Na circulação, esta molécula é cindida, sendo que o fragmento com peso molecular 4.000 é a parte que contém o aminoterminal e, portanto, o fragmento biologicamente ativo. Deve-se prestar atenção para estes fatos, pois os métodos laboratoriais empregados para medir o PTH o fazem sob a forma de molécula total, não se avaliando a conversão na forma ativa.

O PTH atua sobre os ossos estimulando a reabsorção óssea. Sobre os rins, o PTH diminui a reabsorção tubular de fosfatos e, portanto, aumenta a fosfatúria, a reabsorção tubular de cálcio e, ainda, a excreção de bases, provocando acidose metabólica hiperclorêmica. No intestino, o PTH aumenta a absorção de cálcio e de fósforo.

O método laboratorial de dosagem do PTH é o radioimunoensaio. Os resultados da molécula total e do aminoterminal indicam possíveis alterações recentes ou agudas do PTH. A dosagem do fragmento carboxiterminal é útil na avaliação dos estados crônicos de hiperparatiroidismo.

A avaliação da função das paratiróides é feita, principalmente, com as dosagens de cálcio, fósforo, magnésio, fosfatase alcalina e PTH.

Nos quadros hipocalcêmicos, devem-se avaliar os níveis basais de cálcio, fósforo, fosfatase alcalina (AFA), magnésio, creatinina, gasometria, proteínas totais e frações e PTH no soro e AMP-cíclico urinário. O PTH deve ser interpretado em função de nomogramas fornecidos pelo laboratório. Os valores de cálcio devem ser interpretados em função da concentração protéica sangüínea.

Nos quadros de hipocalcemia e hipofosfatemia é útil avaliar a porcentagem de reabsorção tubular de fosfato (%RTP) a partir da fórmula:

$$\%RTP = 1 - \left[\frac{\text{creatinina plasmática} \times \text{fósforo urinário}}{\text{creatinina urinária} \times \text{fósforo plasmático}} \right] \times 100$$

Os valores normais da %RTP estão acima dos 90%. Pensar em hipoparatiroidismo quando o cálcio é baixo, o fósforo está elevado e o PTH é muito baixo ou indetectável.

Pensar em pseudo-hipoparatiroidismo quando o cálcio é baixo, o fósforo e o PTH estiverem elevados e o AMP-cíclico urinário ausente. Finalmente, pensar em raquitismo quando o cálcio é normal, o fóforo está baixo e a fosfatase alcalina está elevada.

SUPRA-RENAIS

A glândula supra-renal apresenta duas formações com individualidades próprias, a medular e o córtex supra-renal. O córtex é dividido histológica e fisiologicamente em três zonas: a) glomerular que secreta aldosterona; b) zonas fasciculada e reticulada que secretam glicocorticóides; e c) medular, responsável pela secreção das catecolaminas (Fig. VII-1).

A integridade do eixo SNC-supra-renal garante a função normal da glândula e sua capacidade de sintetizar hormônios esteróides sob a estimulação do ACTH hipofisário. A aldosterona, contudo, está sob o controle do sistema renina-angiotensina.

As doenças mais freqüentes estão em dois grandes grupos: hipofunção do córtex adrenal (hiperplasia congênita da supra-renal e doença de Addison) e hiperfunção do córtex (hipercortisolismo ou síndrome de Cushing, hiperandrogenismo, hiperaldosteronismo). As meninas portadoras de hiperplasia congênita da supra-renal são geralmente oneradas pela presença de anomalia de diferenciação sexual e, neste caso, a realização de cariótipo pode ajudar a elucidar o diagnóstico.

A supra-renal secreta três grupos diferentes de hormônios: glicocorticóides, mineralocorticóides e esteróides sexuais. A molécula básica para a síntese dos esteróides da supra-renal é o ciclo pentano-fenantreno do colesterol, composto de quatro anéis com 17 átomos de carbono. A adição de átomos de C às posições primárias do anel é que definirá a formação dos diferentes esteróides adrenais citados. Por exemplo, esteróide C-18 são estrógenos, C-19, andrógenos e C-21, glico e mineralocorticóides. Os valores basais destes hormônios podem fornecer alguns dados importantes. Os testes mais utilizados para se avaliar a função supra-renal são referidos a seguir.

Ritmo de cortisol – com dosagens de 8 a 16 horas. Às 16 horas, geralmente o valor é 50% menor do que o de 8 horas. Este ritmo pode não se manifestar em casos de tumores hipersecretantes

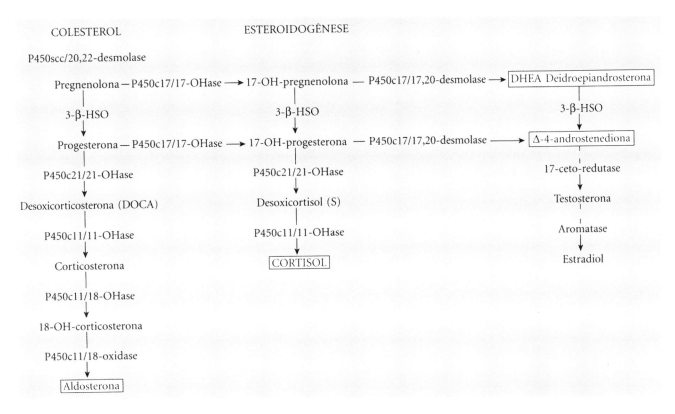

COLESTEROL — ESTEROIDOGÊNESE

Figura VII-1 – Cadeia da biossíntese dos esteróides.

de cortisol. Os valores de cortisol são elevados nos quadros de hipercortisolismo como na síndrome de Cushing, por exemplo.

Os valores de 17-alfa-hidroxiprogesterona são úteis nos defeitos de síntese. Por exemplo, seus valores são elevados nos casos de hiperplasia congênita de supra-renal por deficiência de 21-hidroxilase (Quadro VII-2).

Os valores de diidroepiandrosterona (DHEA) estarão sempre muito elevados nos casos de tumores virilizantes da supra-renal.

Teste de supressão com dexametasona – a dexametasona é um corticóide sintético potente (cerca de 25 vezes mais potente que a hidrocortisona e seis vezes mais que a prednisona) capaz de bloquear a secreção de ACTH hipofisário, com diminuição da produção de cortisol pela supra-renal e dos 17-OH urinário. Administra-se $1,2mg/m^2$ de superfície corpórea de dexametasona, dividida em quatro doses, durante dois dias. Se no segundo dia do teste o cortisol cair para 50% do valor basal, a criança não tem síndrome de Cushing. Se o corticóide não for suprimido, continua-se o teste por mais 2 dias com dose de $4,8mg/m^2$ de superfície corpórea, para diferenciar-se um tumor da hiperplasia adrenal. Se houver supressão com queda dos valores de cortisol, o diagnóstico será de hiperplasia e será tumor em caso contrário. Se o cortisol está discretamente elevado (15 a 20µg/dL) e pode ser suprimido com uma única dose de 1mg de dexametasona, a criança não tem síndrome de Cushing.

GÔNADAS

A diferenciação sexual é um processo que depende de múltiplos fatores, ou seja, genéticos, embriogênicos e hormonais. A gônada, uma vez definitiva e normalmente diferenciada, terá um papel importante no crescimento e no desenvolvimento do adolescente, realçando suas características puberais que culmina com a capacidade de reprodução.

A integridade do eixo hipotálamo-hipófise-gônada é importante para manter os hormônios gonadais em níveis normais. O LHRH hipotalâmico é capaz de estimular a produção hipofisária de LH e FSH. A ação do FSH no homem está relacionada à gametogênese e na mulher à estimulação e ao desenvolvimento de folículos ovarianos que secretarão estrógenos. O LH estimula o corpo lúteo ovariano, secretor de progesterona, e a ovulação. Nos testículos, o LH estimula a secreção de testosterona pelas células de Leydig. A diferenciação sexual depende também da integridade funcional

Quadro VII-2 – Características clínicas e bioquímicas das principais deficiências enzimáticas na biossíntese do cortisol (hiperplasia adrenal congênita).

| Deficiência de: | Principais características | | | | | | |
| | Clínicas | Bioquímicas | | | | | |
		Cortisol	17-α-OHP	"S"	Aldosterona	DOC	Renina
21-hidroxilase (forma parcial)	Virilização (pseudo-hermafroditismo feminino)	Normal ou ↓	↑↑	Normal ou ↓	Normal ou ↑	Normal ou ↑	Normal ou ↑
21-hidroxilase (forma total)	Virilização (pseudo-hermafroditismo feminino) Perda de sal	↓	↑↑↑	↓	↓	↓	↑↑
11-β-hidroxilase	Virilização (pseudo-hermafroditismo feminino) Hipertensão, hipocalcemia	Normal ou ↓	Normal ou ↑	↑↑↑	↓	↑↑↑	↓
17-α-hidroxilase	Ausência de virilização (pseudo-hermafroditismo masculino) Hipertensão, hipocalcemia	↓	↓	↓	↓	↑↑↑	↓
3-β-hidroxiesteróide desidrogenase	Discreta virilização (pseudo-hermafroditismo masculino), perda de sal	↓	↓	↓	Normal ou ↓	↓	↑↑↑

das supra-renais, pois a adrenarca depende dos andrógenos de origem adrenal.

As anomalias da função gonadal são devido a três alterações principais: anomalias da diferenciação sexual, puberdade atrasada por hipogonadismo e puberdade precoce por hiperfunção gonadal.

As anomalias da diferenciação sexual são preocupações de grande importância desde o berçário e envolvem estudo de cariótipo, genitograma, ultra-sonografia e principalmente dosagem de 17-alfa-hidroxiprogesterona que, em níveis elevados, aponta o diagnóstico de hiperplasia congênita de supra-renal na sua forma mais comum, que é a deficiência da 21-hidroxilase.

Os quadros de puberdade precoce de origem gonadal englobam os tumores produtores de hormônios sexuais. Aqui, os níveis de LH, FSH e PRL estão normais, ou seja, em níveis pré-puberais. Contudo, os níveis de esteróides gonadais, testosterona (no menino) e estrógenos (na menina) estão bastante elevados. A ultra-sonografia e a tomografia computadorizada poderão diagnosticar a presença de tumores sólidos (por exemplo, tecomas) ou cistos ovarianos nas meninas ou tumores testiculares nos meninos.

Os quadros de hipogonadismo ou puberdade tardia de origem gonadal podem englobar síndromes de Turner na menina ou Klinefelter no menino. Aqui, os níveis de esteróides gonadais estão baixos, ao lado de valores elevados de LH, FSH e PRL.

Os exames de ultra-sonografia e tomografia poderão ser bastante úteis. Na menina com suspeita de síndrome de Turner, o cariótipo poderá ser uma peça-chave para o diagnóstico.

Nos meninos com suspeita de hipogonadismo primário (ou testicular) recomenda-se o teste de gonadotrofina coriônica (HCG), que consiste na administração diária de 1.000 unidades de HCG, durante 5 dias seguidos. Dosa-se testosterona antes da primeira injeção e no dia seguinte ao da última injeção. Os valores basais de testosterona (antes da estimulação) aumentam em condições normais.

BIBLIOGRAFIA

BIERICH JR. Disorders on puberty. Clin Endocrinol Metabol, 1975;4:3.

HOLCOMBE JH, BRUCE SK, CLAYTON GW. Plasma 17 alfa-hydroxyprogesterone and aldosterone concentrations in infants and children with congenital adrenal hyperplasia. The role of salt-loosing hormones in salt wasting. J Pediatr, 1981;98:573.

KELLEY VC ed. Metabolic. Endocrine and Genetic Disorders of Children. Maryland: Harper & Row, 1974.

NEY RL ed. Investigations of endocrine disorders. Clin. Endocrinol Metab, 1985;14:1.

SETIAN N ed. Endocrinologia Pediátrica. Aspectos físicos e Metabólicos do Recém-nascido ao Adolescente. 2ª ed. São Paulo: Sarvier, 2002.

ZACHMANN M. Evaluation of gonadal function in childhood and adolescence. Helv Pediatr Acta, 1974;34(Suppl.):53.

Capítulo 26

GLÂNDULA SUPRA-RENAL

SUEMI MARUI
BERENICE BILHARINHO DE MENDONÇA

METABOLISMO DO CÓRTEX SUPRA-RENAL

As glândulas supra-renais são formadas por duas camadas de origem embrionária distinta, o córtex de origem mesodérmica e a medular de origem ectodérmica. O córtex, por sua vez, é constituído por três camadas: a camada glomerulosa mais externa produz os hormônios mineralocorticóides; a camada fasciculada que corresponde a 75% do córtex produz principalmente os hormônios glicocorticóides; e a camada reticulada que secreta os esteróides sexuais. As glândulas supra-renais secretam todos os tipos de esteróides ativos: progestágenos, glicocorticóides, mineralocorticóides, andrógenos e estrógenos. Os três primeiros contêm 21 átomos de carbono, os andrógenos, 19 e os estrógenos, 18. O substrato imediato da síntese dos esteróides é o colesterol obtido tanto pela ingestão como pela síntese em vários órgãos, inclusive a própria supra-renal. O colesterol ligado ao LDL é o substrato principal para a síntese dos esteróides e sua captação pelos receptores de LDL presentes nas células supra-renais é estimulada pelo hormônio corticotrófico (ACTH). A síntese dos esteróides a partir do colesterol depende da ação de várias enzimas, sendo quatro delas mitocondriais do grupo do citocromo P450. O colesterol é transportado até as mitocôndrias nas quais após clivagem da cadeia lateral do colesterol pela enzima citocromo P450scc é convertido em pregnenolo-

na, que por sua vez no retículo endoplasmático sofre 3-β-hidroxidesidrogenação produzindo a progesterona, que a seguir então é 21-hidroxilada pelo P450c21 formando a desoxicorticosterona (DOCA). A DOCA por sua vez é 17-hidroxilada pelo P450c17 formando a 17-OH-progesterona que retorna à mitocôndria, na qual ocorre a 11-β-hidroxilação pela enzima P450c11, produzindo o principal hormônio glicocorticóide, o cortisol. A aldosterona, o principal mineralocorticóide, é produzida exclusivamente na zona glomerular. As glândulas supra-renais secretam quatro andrógenos, a androstenediona, a testosterona, a deidroepiandrosterona (DHEA), que. por ação da enzima esteróide sulfotransferase, é convertida em sulfato de deidroepiandrosterona (DHEAS). O DHEAS é o andrógeno secretado em maior quantidade pelas supra-renais. A secreção de estrógenos pela supra-renal é pequena, correspondendo a menos que 4% da produção estrogênica normal, porém as supra-renais produzem os andrógenos, que são o principal substrato para a produção de estrógeno no tecido subcutâneo, tecido adiposo de glândula mamária e outros tecidos. A secreção dos esteróides supra-renais é regulada pelo ACTH que, ligando-se ao seu receptor na membrana celular, desencadeia aumento da concentração de AMP-cíclico. O controle da secreção dos glicocorticóides faz-se por um mecanismo de "feedback" negativo, isto é, níveis elevados de cortisol inibem a secreção do ACTH e níveis baixos de cortisol estimulam a secreção de ACTH. Embora o ACTH estimule a secreção de todos os esteróides supra-renais, incluindo os mineralocorticóides, o controle fisiológico da secreção dos mineralocorticóides é feito pelo sistema renina-angiotensina e pela concentração sérica de potássio.

As doenças das supra-renais, para fins didáticos, foram classificadas de acordo com a alteração da secreção de seus hormônios (Quadro VII-3).

HIPERSECREÇÃO DOS GLICOCORTICÓIDES

A hipersecreção dos glicocorticóides ou síndrome de Cushing pode ser ACTH-dependente, causada por secreção excessiva de ACTH pela glândula hipófise (doença de Cushing) ou por produção ectópica (tumor de pulmão, pâncreas, medula adrenal) ou ACTH-independente, causada pelo uso exógeno de corticosteróides ou por secreção autônoma de cortisol pelas supra-renais (tumor adrenal). A síndrome de Cushing é um evento raro em crianças. Sua causa mais freqüente é o uso exógeno de corticosteróides para o tratamento de asma brônquica ou processos alérgicos. A incidência da síndrome de Cushing endógena é de aproximadamente 2 a 5 casos novos/1milhão/ano.

Apresentação clínica

Os sintomas e os sinais mais típicos da síndrome de Cushing na infância são a obesidade aliada ao retardo de crescimento. Os demais sinais, como face em lua cheia, pletora facial, pseudopuberdade precoce ou atraso puberal, fraqueza muscular, fadiga, acne, estrias cutâneas violáceas, hipertensão e distúrbios de comportamento, podem estar associados. A associação clínica de obesidade e retardo de crescimento deve chamar a atenção para o diagnóstico de síndrome de Cushing, uma vez que crianças com obesidade exógena (ingestão alimentar aumentada), de maneira geral, apresentam estatura elevada para a idade cronológica. A hiperpigmentação é uma característica rara da doença de Cushing (hipofisária), porém é mais comum nos portadores de tumores com produção ectópica de ACTH. A rápida progressão do quadro clínico pode também apontar para o diagnóstico de secreção ectópica de ACTH. A associação de síndrome de Cushing com quadro de virilização, tais como clitoromegalia, aumento peniano e da pilificação, indica produção excessiva de andrógenos secretados por tumor do córtex supra-renal. Virilização grave com evolução rápida é freqüentemente causada por carcinoma do córtex da supra-renal produtor de andrógenos e cortisol. Observamos em nosso meio um predomínio alto de tumores adrenais como causa de síndrome de Cushing. Entretanto, a maioria dos tumores adrenais em crianças causa virilização, ao contrário dos indivíduos adultos em que a síndrome de Cushing é mais comum do que a virilização.

A primeira etapa no diagnóstico da síndrome de Cushing é afastar o uso exógeno de glicocorticóides e documentar o hipercortisolismo endógeno (Quadro VII-4). Essa fase é comumente realizada por meio de testes ambulatoriais. A utilização exógena de glicocorticóides pode resultar em valores suprimidos de cortisol sérico ou urinário no caso de uso de dexametasona ou em valores elevados nos casos de uso crônico de hidrocortisona, prednisona ou prednisolona, que apresentam reação cruzada com a maioria dos anti-soros disponíveis para a dosagem do cortisol. A dosagem do cortisol urinário de 24 horas (corrigida pela superfície corpórea) e o teste de depressão com dose única de dexametasona (em crianças 10µg/kg/peso às 00:00 hora com dosagem de cortisol as 8:00 horas) são os testes mais comumente utilizados no diagnóstico inicial de hipercortisolismo. Os valores normais de cortisol urinário livre em crianças variam de 25-75µg/m^2/24 horas. O teste de depressão com dexametasona é simples, com baixa incidência de falso-negativo (5%) e elevada incidência de falso-positivo (15-20%). O uso inadequado da dexametasona e de anticonvulsivantes pode estar associado a falso-positivos. Em nossa experiência, tanto o teste de depressão com baixas doses de dexametasona, como a medida do cortisol urinário total de 24 horas apresentam a mesma especificidade e sensibilidade no diag-

Quadro VII-3 – Classificação dos distúrbios da secreção hormonal da supra-renal.

Hiperfunção supra-renal
  Hipersecreção de glicocorticóides
  Hipersecreção de mineralocorticóides
  Hipersecreção dos andrógenos
  Hipersecreção dos estrógenos
Hipofunção supra-renal
  Deficiência de glicocorticóides
  Deficiência de mineralocorticóides
Síndromes de hipo e hiperfunção supra-renal
  Hiperplasia supra-renal congênita

nóstico do hipercortisolismo. Medidas isoladas de ACTH e cortisol plasmáticos não apresentam valor diagnóstico de hipercortisolismo, desde que esses hormônios sejam secretados de forma pulsátil e circadiana, e sua secreção é influenciada por condições de estresse. Entretanto, valores elevados de ACTH afastam o diagnóstico de secreção supra-renal autônoma. A maioria dos pacientes com síndrome de Cushing apresenta medidas de ACTH e cortisol plasmáticos às 8:00 horas dentro de valores normais. A determinação do ritmo de secreção do cortisol sérico (coletas às 8:00h, 16:00h e 00:00h) também identifica o estado de hipercortisolismo, porém sua realização exige internação do paciente, e é freqüente a obtenção de resultados falso-positivos na coleta de sangue à meia-noite. Como excelente alternativa, o cortisol salivar pode ser colhido facilmente à meia-noite. A coleta é simples, não-invasiva e apresenta boa correlação com o cortisol sérico. Nenhum paciente com obesidade exógena e depressão, que podem confundir o diagnóstico, apresentou cortisol salivar da meia-noite maior que 7,5µg/dL.

Após a confirmação diagnóstica do estado de hipercortisolismo, o diagnóstico diferencial da causa específica da síndrome de Cushing faz-se necessário. Os testes utilizados no diagnóstico diferencial da síndrome de Cushing podem ser classificados em dois grandes grupos: testes que visam à análise da integridade do "feedback" negativo dos glicocorticóides no eixo hipotálamo-hipófise e testes de imagem ou cateterismo que visam à localização e à caracterização dos tumores. O primeiro grupo inclui o teste de depressão com dexametasona, o teste da metapirona e os testes de estímulo com CRH ou DDAVP.

O teste clássico de depressão com altas doses de dexametasona foi descrito por Liddle: 20µg/kg/dia de dexametasona são administrados em quatro doses por 2 dias consecutivos, seguido de quadro doses de 80µg/kg/dia por mais 2 dias. Aproximadamente 85% dos pacientes com síndrome de Cushing apresentam queda de pelo menos 50% dos níveis de cortisol urinário ou 17-hidroxiesteróide na urina em relação aos valores basais.

A metapirona atua por meio do bloqueio enzimático da 11-β-hidroxilase com conseqüente queda dos níveis plasmáticos de cortisol e aumento secundário da secreção de ACTH pela hipófise anterior. O aumento dos níveis de ACTH estimula a produção de 11-desoxicortisol pela supra-renal. O teste da metapirona clássico caracteriza-se pela administração oral de 450mg/m^2 de metapirona a cada 4 horas por 24 horas, com coleta de sangue antes da medicação e às 8:00 horas da manhã seguinte para dosagem de cortisol e 11-desoxicortisol. Nos casos de síndrome de Cushing, uma elevação exagerada do 11-desoxicortisol (acima

Quadro VII-4 – Protocolo para diagnóstico da síndrome de Cushing na infância.

1. Afastar o uso exógeno de glicocorticóides por via intramuscular, oral, cutânea, ocular ou nasal (causa mais freqüente de Cushing)
2. Dosar cortisol não extraído ou livre em urina de 24 horas
3. Dosagem de cortisol salivar à meia-noite
4. Teste de depressão com dexametasona (10µg/kg às 24 horas): coleta de cortisol sérico às 8:00 horas após dexametasona.
   Interpretação: Se o cortisol urinário for normal, cortisol salivar <7,5µg/dL e o cortisol sérico após depressão <2µg/dL, está afastada a hipótese de síndrome de Cushing. Se o cortisol urinário e cortisol sérico após depressão forem baixos, suspeita-se de uso exógeno de dexametasona. Se o cortisol urinário e o cortisol sérico após depressão com dexametasona estiverem altos, o diagnóstico de síndrome de Cushing endógeno ou por uso exógeno de prednisona, prednisolona ou hidrocortisona se faz presente
   Para determinação da etiologia (ACTH dependente e independente)
5. Dosagem de ACTH basal: valores suprimidos sugerem secreção supra-renal autônoma (tumor adrenal). Realizar avaliação por imagem
6. Teste do DDAVP: aplicação de 10µg por via EV de DDAVP com coletas nòs seguintes tempos: – 30, 0, 15, 30, 45, 60 minutos para a dosagem de cortisol e ACTH
7. Depressão com dexametasona 80µg/kg dose única às 00:00 horas seguido do teste do DDAVP às 8:00h. Se houver uma resposta positiva ao DDAVP e depressão de 50% dos níveis de cortisol após dexametasona torna-se forte a suspeita de doença de Cushing (hipofisária)
8. Avaliação por imagem:
   Ultra-sonografia das supra-renais
   Tomografia computadorizada e ressonância magnética das supra-renais
   Ressonância magnética da hipófise
   Tomografia computadorizada ou ressonância magnética de tórax

de 70ng/mL) é comumente observada, enquanto a ausência de resposta é observada nos tumores primários da supra-renal, assim como na maioria dos tumores com produção ectópica de ACTH. Ultimamente substituímos o teste da metapirona pelo teste de depressão com dose única de dexametasona às 00:00h ("overnight") seguido do teste de estímulo com o DDAVP na avaliação da integridade do eixo hipotálamo-hipófise-adrenal. Este teste substitui com vantagens o teste do CRH, mais caro e de difícil disponibilidade em nosso meio. Os portadores de síndrome de Cushing apresentam liberação de ACTH e cortisol em 98% dos casos, enquanto a maioria dos tumores ectópicos e 100% dos tumores supra-renais primários não respondem com aumento da secreção de ACTH e cortisol ao estímulo com DDAVP. O teste do CRH consiste na administração de 100µg de CRH humano ou 1µg/kg de CRH ovino por via EV com dosagens de cortisol e ACTH nos tempos – 30, 0, 15, 30, 45, 60 minutos.

Nos casos ACTH-dependente, a localização do tumor hipofisário deverá ser realizada por meio da ressonância magnética (RM) de hipófise. Embora a secreção ectópica de ACTH seja bem mais rara na criança do que no adulto, é importante avaliar a TC de tórax nos pacientes com dinâmica hormonal de doença de Cushing, uma vez que alguns tumores produtores de ACTH apresentam comportamento semelhante ao da doença de Cushing. A acurácia diagnóstica da RM de hipófise no grupo infantil do estudo do NIH foi semelhante à obtida nos adultos (52%). Com o advento da RM, a TC de hipófise foi abandonada uma vez que a maioria dos adenomas hipofisários é menor que 10mm (microadenoma). Se a RM da hipófise for normal, há indicação do cateterismo de seios petrosos para a identificação da origem da produção de ACTH. A dosagem bilateral de ACTH do seio petroso inferior foi o melhor teste para o diagnóstico diferencial da síndrome de Cushing ACTH-dependente, com acurácia diagnóstica de 100%.

Se a dinâmica hormonal é sugestiva de secreção autônoma da supra-renal primária (ACTH-independente) utiliza-se TC e US de abdome para avaliar as adrenais. Em crianças, a supra-renal é algumas vezes mais visível na US do que na TC, devido à pequena quantidade de tecido adiposo periadrenal. A RM de abdome também não acrescenta informações adicionais quando comparada à TC, exceto na identificação de invasão da veia cava pelo tumor. Nestes casos, se o trombo tumoral está acima do diafragma, há necessidade de circulação extracorpórea e cirurgia torácica concomitante para a completa ressecção do tumor.

Hipersecreção de mineralocorticóides

O hipermineralocorticismo pode ser causado pelo excesso de produção de aldosterona (hiperaldosteronismo), seus precursores mineralocorticóides ou por um defeito na ação da aldosterona nos tecidos-alvo. O hiperaldosteronismo pode ser primário (autônomo) ou secundário (estenose de artéria renal em crianças), causando aumento na reabsorção de sódio e perda de potássio e hidrogênio e, conseqüentemente, hipertensão arterial. Quadro de cefaléia e "flushing" podem estar associados à hipertensão. Fraqueza, parestesias, câimbras, poliúria e polidipsia podem ser decorrentes da hipocalemia.

O hiperaldosteronismo primário é a causa mais freqüente de excesso de mineralocorticóides, porém é raro em crianças. Geralmente, é causado por um adenoma de supra-renal produtor de aldosterona ou por uma forma familiar de hiperaldosteronismo depressível com dexametasona (hiperplasia supra-renal). Em toda situação de hiperaldosteronismo há supressão da secreção de renina, o que diferencia das causas de hipertensão renovascular.

A associação de hipertensão arterial, hipocalemia, excreção urinária de potássio >30mEq/24h e alcalose metabólica é o quadro mais sugestivo de hiperaldosteronismo (Quadro VII-5). A secreção de aldosterona sofre influência da ingestão de sal na dieta, e assim como os níveis de renina variam com a postura, dieta e hidratação. Portanto, devem-se correlacionar os níveis de aldosterona com a excreção urinária de sódio e potássio do dia anterior. Discrepância entre esses valores já sugere hiperaldosteronismo primário.

Vinte a 25% de pacientes com hipertensão essencial podem apresentar atividade plasmática da renina (APR) suprimida, sendo necessários os testes diagnósticos. Níveis baixos de potássio podem diminuir por si só os níveis de aldosterona, portanto a reposição de potássio e a suspensão de medicações expoliadoras de potássio devem ser evitadas para o diagnóstico. Beta-bloqueadores e bloqueadores de canal de cálcio podem reproduzir resultados falso-negativos, assim como os inibidores da enzima de conversão e bloqueadores do

Quadro VII-5 – Avaliação da hipersecreção de mineralocorticóides.

Dosagem de Na e K séricos
Dosagem de potássio urinário
Dosagem basal de aldosterona sérica ou urinária
Relação aldosterona sérica e atividade plasmática de renina (APR)
Teste de sobrecarga salina
Dosagem de aldosterona e cortisol antes e após infusão de solução salina 0,9 % 1.140mL/m^2 por 4 horas
Dosagem de aldosterona e sódio urinário de 24 horas após NaCL 12g/1,7m^2 por 3 dias
Teste de estímulo da secreção de renina
Furosemida 1mg/kg (máximo de 40mg) por VO às 00:00h
Dosagem da atividade plasmática da renina (APR) às 8:00 horas
Duas horas de deambulação e nova dosagem de APR
Dosagem de aldosterona após estímulo postural
Dosagem de aldosterona e cortisol basal em repouso e após 2 horas de pé
Diagnóstico por imagem
Tomografia computadorizada das supra-renais
Ressonância magnética das supra-renais
Cateterismo simultâneo das supra-renais

receptor de angiotensina. O único anti-hipertensivo que poderia ser usado por curto período seria os bloqueadores alfa-adrenérgicos e alfametildopa por não afetarem os níveis de aldosterona e APR. A relação aldosterona-renina é fácil e rápida para o rastreamento de hiperaldosteronismo primário. As dosagens devem ser feitas após 2 horas em pé e em dieta hipossódica. Uma relação maior que 30 sugere a presença de hiperaldosteronismo primário. Os pacientes com hipertensão essencial, em geral apresentam uma relação abaixo de 10. A combinação desta relação com níveis de aldosterona maior que 20ng/dL aumenta a sensibilidade e especificidade do teste.

Quando há dúvida na autonomia da secreção de aldosterona pela adrenal, teste de supressão pode ser realizado. O teste com sobrecarga salina pode confirmar a autonomia da secreção de aldosterona. Infunde-se 1.140mL/m^2 de superfície corpórea solução salina a 0,9% por 4 horas. Aldosterona e cortisol são dosados antes e ao final da infusão. Os pacientes com hiperaldosteronismo primário apresentam valores de aldosterona superiores a 10ng/dL. A infusão salina pode ser substituída pela sobrecarga oral de NaCl 12g/1,7m^2 de SC e dieta livre por 3 dias, com dosagem de aldosterona urinária de 24 horas. Valores acima de 10 – 14µg/d com excreção urinária de sódio maior

que 250nmol/d são considerados diagnósticos de hiperaldosteronismo primário.

O teste de estímulo com furosemida mostrando manutenção da supressão da APR confirma este diagnóstico. A elevação dos níveis de aldosterona de duas e meia a três vezes o valor basal após 2 horas em pé, sugere o diagnóstico de hiperplasia, enquanto a não-resposta sugere o diagnóstico de adenoma produtor de aldosterona, geralmente não-responsivo ao aumento da angiotensina induzido pela postura. A dinâmica de hipermineralocorticismo com níveis suprimidos de aldosterona indica produção de DOCA por secreção da supra-renal com hiperplasia por deficiência da 17α-hidroxilase ou 11β-hidroxilase ou um tumor produtor de DOCA. A deficiência da 11β-hidroxiesteróide-desidrogenase causa a síndrome do excesso aparente de mineralocorticóide, isto é, apresenta todos os sinais e sintomas de excesso dos mineralocorticóides, porém todos os mineralocorticóides estão suprimidos. A etiologia desta síndrome foi recentemente esclarecida mostrando que a falta de conversão do cortisol em cortisona pela 11β-hidroxiesteróide-desidrogenase faz com que o cortisol se ligue ao receptor de mineralocorticóide agindo como tal. A relação dos metabólitos do cortisol (tetra-hidro F e alotetra-hidro F) sobre os metabólitos da cortisona (tetra-hidro E e alotetra-hidro E) maior que 2 indica alteração da metabolização de cortisol em cortisona por deficiência da 11β-hidroxiesteróide-desidrogenase.

Os carcinomas de supra-renal apresentam geralmente produção mista dos esteróides supra-renais e a secreção dos mineralocorticóides geralmente é decorrente da hipersecreção de DOCA. Diante do diagnóstico de hipermineralocorticismo não-responsível ao teste de postura, resta localizar a origem da secreção de aldosterona em uma das adrenais. Dos adenomas funcionais da adrenal, os produtores de aldosterona são os menores. Os métodos de imagem, como TC, RM ou mapeamento adrenal com iodocolesterol dão uma positividade em torno de 75% e, portanto, 25% não são identificados por estes métodos. Nesse caso, a cateterismo seletivo simultâneo das adrenais está indicada, colocando-se, através da veia femoral, um cateter na veia adrenal direita e outro na esquerda. Colhe-se amostra de sangue simultaneamente das duas veias adrenais e de uma veia periférica. É fundamental que a coleta seja simultânea e que a posição correta dos cateteres seja avaliada por meio da radioscopia e confirmada pela dosagem dos níveis de cortisol. Uma diferença de gradiente entre os níveis de aldosterona identifica a origem da hipersecreção hormonal.

Hipersecreção dos andrógenos da supra-renal

A hipersecreção dos andrógenos da supra-renal pode ser autônoma ou ACTH-dependente. A secreção androgênica dos tumores das supra-renais é autônoma, porém o estímulo com ACTH exógeno pode induzir o aumento da secreção androgênica. O andrógeno mais freqüentemente produzido pelos tumores virilizantes da supra-renal é o DHEAS. Níveis de DHEAS maiores que 5.000 ng/mL em crianças são, praticamente, diagnósticos de tumor de supra-renal virilizante. Os tumores virilizantes também podem produzir testosterona, DHEA, androstenediona e em alguns tumores há apenas produção de testosterona. Em nossa casuística, o melhor marcador de tumor supra-renal produtor de andrógeno foi a testosterona, uma vez que todos os casos apresentavam níveis elevados de testosterona, enquanto três casos apresentavam níveis discretamente elevados de DHEAS compatíveis com os níveis de adrenarca fisiológica. Os níveis androgênicos não são supressíveis com dexametasona, ao contrário do hiperandrogenismo ACTH-dependente encontrado nas hiperplasias congênitas da supra-renal, nas quais os níveis androgênicos deprimem a níveis normais 2 dias após o tratamento com 20µg/kg de dexametasona.

A associação com a mutação germinativa R337H do gene TP53 foi verificada em alta freqüência em crianças brasileiras com tumores adrenocorticais o que poderia justificar a elevada incidência de tumores adrenocorticais na região sudeste do Brasil.

HIPERSECREÇÃO DOS ESTRÓGENOS DA SUPRA-RENAL

É bastante rara e sempre encontrada associada aos tumores da supra-renal, geralmente de produção mista. O quadro clínico é a ginecomastia nos meninos e a telarca precoce nas meninas. Os níveis basais de estradiol encontram-se elevados nessa condição.

HIPOFUNÇÃO DA SUPRA-RENAL

Deficiência de glicocorticóides

A deficiência da produção de glicocorticóides pela supra-renal pode ser congênita ou adquirida. Entre as causas congênitas, temos a hipoplasia adrenal, a leucodistrofia e as mutações inativadoras do receptor de ACTH, além das causas secundárias a deficiências enzimáticas na síntese de glicocorticóides. Das causas adquiridas, a mais freqüente é a de origem auto-imune ou decorrente de doenças sistêmicas que infiltram as supra-renais, como tuberculose, blastomicose, sarcoidose, septicemia (meningococcemia) e metástases. Das etiologias auto-imunes, a mais comum na infância é a síndrome poliglandular auto-imune tipo 1, na qual ocorre candidíase mucocutânea, hipoparatiroidismo e insuficiência da supra-renal. A doença tem herança autossômica recessiva, afetando outros membros da mesma família. O quadro clínico consiste da perda de peso ou da falha em ganhar peso, adinamia, anorexia, vômitos, náuseas, hipotensão arterial e hiperpigmentação. A doença quase sempre é de instalação abrupta, caracterizando-se por quadro grave de desidratação, hipovolemia, hipotensão, hiponatremia, hiperpotassemia, arritmias e até óbito se não houver reposição de glico e mineralocorticóides.

O diagnóstico laboratorial da insuficiência supra-renal primária baseia-se nos níveis baixos de sódio e níveis elevados de potássio (Quadro VII-6). Hipoglicemia, linfocitose e eosinofilia são também encontradas. Os níveis de cortisol estão abaixo de 4µg/dL às 8:00 horas, com níveis basais de ACTH sempre elevados e freqüentemente valores de 800-1.000pg/mL são encontrados. Quando a deficiência de cortisol é parcial pode haver manutenção dos níveis normais de cortisol em condições basais, porém após estímulo com ACTH exógeno (250µg EV), o aumento do cortisol é menor que 20µg/dL. O teste de estímulo com ACTH exógeno em baixa dose (1µg) tem sido utilizado para o diagnóstico da deficiência de ACTH de longa duração uma vez que resultados falso-negativos podem ser observados com o teste com ACTH exógeno em alta dose (25µg). Portanto, o teste de tolerância à insulina (ITT) ainda é o de escolha para o diagnóstico da deficiência de ACTH. A resposta do cortisol deve ser superior a 20µg/dL após o teste do ITT (0,1U/kg de insulina regular) quando induzida hipoglicemia menor que 40mg/dL. Valores

Quadro VII-6 – Avaliação laboratorial.

> Dosagem basal de cortisol de ACTH
> Dosagem basal de hemograma, NA e K
> Teste de estímulo com cortrosina 250µg por via EV
> Teste de tolerância a insulina (0,1U/kg de insulina regular)
> Dosagem de anticorpos anti-21-hidroxilase

inferiores a este sugerem deficiência da secreção de ACTH. O teste com baixa dose de ACTH deve ser usado naqueles pacientes com contra-indicação ao ITT (convulsão, distúrbios cardíacos).

A determinação de auto-anticorpos anti-21-hidroxilase tem-se mostrado um excelente marcador da insuficiência supra-renal de origem auto-imune. A associação com outros anticorpos como anti-TPO também sugere a etiologia auto-imune. Na insuficiência supra-renal primária quase sempre há comprometimento da camada glomerular, enquanto na deficiência de CRH ou ACTH a secreção de mineralocorticóides está mantida pelo sistema renina angiotensina.

Deficiência de mineralocorticóides

A deficiência de mineralocorticóides está quase sempre associada à deficiência de glicocorticóides e andrógenos nas doenças que acometem as supra-renais difusamente como as doenças infecciosas e auto-imunes. A diminuição isolada de mineralocorticóides é rara e ocorre na deficiência das enzimas 18-hidroxilase e 18-oxidase.

Deficiência de andrógenos

A deficiência de secreção de andrógenos da supra-renal caracteriza-se clinicamente pela ausência de desenvolvimento de pêlos pubianos no sexo feminino. No sexo masculino, os andrógenos produzidos pelos testículos são suficientes para desenvolver a pubarca. Em ambos os sexos, os níveis de DHEAS e DHEA estão reduzidos.

SÍNDROMES DE HIPO E HIPERFUNÇÃO SUPRA-RENAL

As síndromes de hiper e hipofunção da supra-renal são representadas pelas hiperplasias congênitas da supra-renal (HCSR). A HCSR é um grupo de alterações hereditárias, com padrão autossômico recessivo que afeta a atividade das enzimas que catalisam a síntese dos esteróides no córtex adrenal. Para a síntese do cortisol a partir do colesterol são necessárias cinco enzimas: 20-22-colesterol-desmolase e (STAR), 3-β-hidroxiesteróide-desidrogenase (3-β-HSD), 17α-hidroxilase, 21-hidroxilase (21-OH) e 11-β-hidroxilase. A deficiência de cada uma delas leva à hiperplasia adrenal congênita, tendo sido descritas mutações nos respectivos genes. A deficiência enzimática resulta em diminuição da secreção dos hormônios a montante da ação enzimática e aumento da secreção dos hormônios acima do nível da deficiência em conseqüência da elevação do ACTH.

A deficiência da 21-OH é a causa mais freqüente de HCSR, sendo responsável por 90 a 95% dos casos. A forma clássica virilizante causa ambigüidade genital no sexo feminino em decorrência da virilização do feto pelos andrógenos produzidos em quantidade elevada pelas adrenais. As pacientes apresentam ao nascimento graus variáveis de virilização da genitália externa, que pode ir desde hipertrofia de clitóris com fusão posterior discreta de grandes lábios até fusão labioescrotal completa com uretra peniana. Os casos de virilização completa da genitália externa podem ser erroneamente confundidos com crianças do sexo masculino portadores de criptorquidia bilateral. Os genitais internos femininos são normais e quase sempre há persistência do seio urogenital. Na forma clássica virilizante com perda de sal, além do quadro de virilização similar ao descrito anteriormente, ocorre desidratação por perda de sal com hiponatremia e hipercalemia nas primeiras semanas de vida em decorrência de deficiência da produção de aldosterona. A elevação do ACTH pode promover hiperpigmentação da pele.

A forma não-clássica é caracterizada pela presença de deficiência leve da 21-OH que não causa ambigüidade genital na vida intra-útero e manifesta-se clinicamente por pubarca precoce acompanhada ou não por discreta hipertrofia de clitóris.

Diagnóstico

Em toda criança com genitália ambígua deve ser realizado o cariótipo ao nascimento. Os pacientes portadores da forma clássica de HAC por deficiência da 21-OH apresentam níveis séricos extremamente elevados de 17-OH-progesterona. Os andrógenos, DHEA e DHEAS, androstenediona e testosterona também se apresentam elevados. Os níveis de cortisol estão baixos ou no limite inferior da normalidade e não aumentam após estímulo com ACTH exógeno. Os níveis de ACTH estão sempre muito elevados.

Na forma virilizante pura, os níveis da APR estão sempre aumentados em decorrência do efeito natriurético da 17-OH-progesterona, o que induz a um quadro de hiperaldosteronismo secundário.

Na forma com perda de sal, os níveis de APR estão elevados e os de aldosterona são baixos. Entretanto, em nossa experiência, utilizando "kits" comerciais para dosagem de aldosterona, sem cromatografia prévia, os valores de aldosterona apresentam-se sempre muito elevados nos perdedores de sal por provável falta de especificidade dos anti-soros utilizados. O exame mais importante para identificar os perdedores de sal é a dosagem de sódio e potássio, que revelam hiponatremia e hipercalemia graves. Foram descritas cerca de 40 mutações de ponto responsáveis pela deficiência da 21-OH. Destas, nove são as mais freqüentes nas diversas populações estudadas e estão presentes normalmente no pseudogene, indicando que foram transferidas para o gene ativo por meio de microconversões devido ao emparelhamento desigual desses genes durante a meiose.

A HCSR por deficiência da 3-β-HSD é uma síndrome rara que afeta ambos os sexos; no sexo masculino, provoca sempre ambigüidade genital, enquanto no sexo feminino o fenótipo pode variar de genitália normal a discreta hipertrofia de clitóris associada à perda de sal. O diagnóstico bioquímico dessa deficiência são os níveis elevados de 17-OH-pregnenolona que geralmente estão acima de 40ng/mL nos indivíduos afetados. Mutações inativadoras foram localizadas no gene da 3-β-HSD2 que codifica a enzima nas gônadas e nas supra-renais nesses pacientes.

Na HSRC por deficiência do P450c17 e do P450c11 ocorre acúmulo de DOCA causando hipertensão mineralocorticóide associada à deficiência de cortisol. Na primeira ocorre também deficiência na secreção dos andrógenos e dos estrógenos, enquanto na deficiência do P450c11 ocorre hipersecreção androgênica. Recentemente identificamos os dois primeiros casos descritos de pseudo-hermafroditismo masculino com deficiência isolada da função 17,20-liase do P450c17. O diagnóstico bioquímico teve como base níveis elevados de progesterona, com níveis normais de cortisol e ACTH e reduzida capacidade de formar testosterona após estímulo com hCG.

CUIDADOS AO INTERPRETAR UM RESULTADO DE DOSAGEM HORMONAL

Ao se analisar um resultado hormonal é fundamental considerar o método de dosagem, uma vez que cada método tem seu valor normal dependendo do padrão de referência, anticorpo, matriz do anticorpo, método de separação, etc. O valor deve ser comparado com a faixa de referência de normalidade estabelecido para esse método em questão e infelizmente a grande maioria dos laboratórios não dispõe de valores normais, principalmente para os testes de estímulo em crianças. Com o advento de novos métodos mais sensíveis e específicos de dosagem hormonal, os valores normais tendem a ser mais baixos do que os valores dos métodos mais antigos. Outro aspecto importante é a condição de coleta da amostra. O estresse tem grande influência sobre os níveis basais de cortisol, prolactina e ACTH, e valores elevados desses hormônios podem ser encontrados nessa condição. O uso das medicações, como por exemplo anticoncepcionais, também altera os níveis hormonais como do cortisol que apresenta valores elevados por aumento da transcortina.

Os hormônios esteróides não tiveram a mesma evolução nesses últimos anos, com exceção de alguns (estradiol, progesterona, cortisol). Esses hormônios são de baixo peso molecular e de conformação compacta, o que dificulta sua capacidade antigênica. Assim sendo, ainda hoje se utiliza o método descrito por Abraham, com extração do soro antes de se processar o radioimunoensaio com o trício como marcador. Outros esteróides como diidrotestosterona (DHT) e a 17-OH-pregnenolona, além de sofrerem extração prévia, devem passar obrigatoriamente por cromatografia ou serem dosados por espectometria de massa, porque seus anticorpos apresentam reação cruzada importante com outros esteróides, o que eleva falsamente os valores obtidos.

METABOLISMO DAS CATECOLAMINAS

As catecolaminas, como adrenalina, noradrenalina e dopamina, agem como neurotransmissores e hormônios circulantes. Como os hormônios, as catecolaminas ligam-se a seus receptores de membrana celular nas células efetoras para atingir a maioria dos tecidos. Ao contrário da maioria dos efeitos hormonais, os efeitos das catecolaminas são imediatos e dissipam-se rapidamente.

A adrenalina ou epinefrina é a catecolamina predominante em mamíferos. É sintetizada e armazenada na medula adrenal e liberada na circulação sangüínea para atingir todos os tecidos do organismo. A noradrenalina ou norepinefrina é um neurotransmissor adrenérgico periférico. É sintetizada, armazenada e liberada a partir das terminações nervosas simpáticas para exercer efeitos fisiológicos localmente. A dopamina também é um neurotransmissor no sistema nervoso central e parece ter um papel fisiológico fora do SNC.

A medula adrenal e o sistema nervoso simpático formam uma unidade anatômica e fisiológica chamada de sistema simpático-adrenal. Os tratos descendentes da medula, ponte e hipotálamo fazem sinapses com os neurônios simpáticos pré-ganglionares na medula espinhal, que por sua vez inervam diretamente a medula adrenal ou fazem sinapses com neurônios simpáticos pós-ganglionares distribuídos amplamente em vasos sangüíneos e vísceras. A liberação de adrenalina e noradrenalina da medula adrenal ou das terminações nervosas simpáticas ocorre em resposta a um fluxo de impulsos nervosos vindos dos centros regulatórios do cérebro.

As células cromafins derivam do neuroectoderma, recebem inervação simpática pré-ganglionar e são as responsáveis pela síntese, armazenamento e secreção das catecolaminas. No adulto, a maioria das células cromafins está localizada na medula adrenal e em pequena quantidade ao longo da cadeia ganglionar simpática (paragânglios). No feto e no recém-nascido, os paragânglios são mais proeminentes, principalmente no órgão de Zuckerkandl, localizado ao longo da aorta e da artéria mesentérica inferior. As células cromafins extra-adrenais regridem no período pós-natal, mas remanescentes podem ser locais de formações tumorais (feocromocitomas extra-adrenais ou paragangliomas).

MEDULA ADRENAL

A medula adrenal é recoberta pelo córtex adrenal e corresponde a 10% do peso total da glândula. A medula adrenal é composta inteiramente por células cromafins com arranjo em poliedros e contém grande quantidade de grânulos das terminações nervosas simpáticas. Estes grânulos são importantes para o armazenamento e para a liberação das catecolaminas, constituindo 85% de adrenalina em estoque.

BIOSSÍNTESE E METABOLISMO DAS CATECOLAMINAS

A biossíntese das catecolaminas começa com a fenilalanina (aminoácido essencial na dieta), que é convertida em tirosina até a formação das catecolaminas por meio de hidroxilação e descarboxilação seqüenciais. A tirosina é hidroxilada em diidrofenilalanina (DOPA) que, por sua vez, é decarboxilada a dopamina. A dopamina é transportada até os grânulos de armazenamento e, então, é convertida a noradrenalina. Nos axônios simpáticos e em 15 a 20% das células cromafins, a noradrenalina é o produto final das catecolaminas. Em 80 a 85% das células cromafins ocorre a metilação da noradrenalina em adrenalina.

As catecolaminas nos axônios noradrenérgicos e nas células cromafins são armazenadas em vesículas, os grânulos cromafins. Estes grânulos contêm, além de catecolaminas, proteínas solúveis como a cromogranina A. As catecolaminas são secretadas das células cromafins e dos axônios simpáticos por meio de exocitose, quando todo o conteúdo do grânulo é liberado para a circulação.

Na corrente sangüínea, as catecolaminas têm uma meia-vida curta, cerca de 1 a 2 minutos. Podem ser inativadas por meio da recaptação neuronal, mas também estão sujeitas a excreção direta pelos rins, na forma de metanefrina e principalmente ácido vanilmandélico (VMA).

A recaptação neuronal é a principal via de remoção da noradrenalina das sinapses. Após a recaptação neuronal, as catecolaminas podem ser transportadas novamente para os grânulos de armazenamento ou sofrer processos de oxidação e metilação, até formarem metabólitos inativos. Existem duas vias de metabolização das catecolaminas (Fig. VII-2): a enzima monoaminoxidase (MAO) atua inicialmente originando o metabólito ácido diidroximandélico (DHMA), que a seguir sofre ação da catecolamina-O-metiltransferase (COMT) formando o VMA. Na outra via, a COMT age primeiramente sobre as catecolaminas, dando origem à metanefrina (MN) que, a seguir, sofre ação da MAO, dando origem ao VMA. Portanto, o VMA é o produto final do metabolismo das catecolaminas, independentemente da via utilizada.

AÇÃO DAS CATECOLAMINAS

Os receptores das catecolaminas são classificados nos tipos α e β. Os receptores α_1 medeiam uma

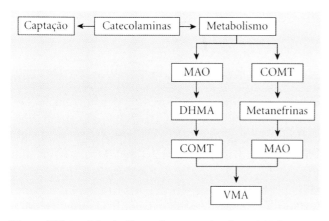

Figura VII-2 – Metabolismo das catecolaminas. MAO = monoaminoxidase; COMT = catecol-O-metiltransferase; VMA = ácido vanilmandélico; DHMA = ácido diidroximandélico.

grande variedade de efeitos, principalmente envolvendo a musculatura lisa. A noradrenalina e a adrenalina são potentes agonistas não-seletivos dos receptores α. A fentolamina e a fenoxibenzamina são antagonistas não-seletivos para os receptores α. Prazosin e a fenoxinbenzamina em baixas doses são antagonistas seletivos dos receptores α_1. Os receptores α_2 medeiam a inibição da liberação de noradrenalina secretada dos neurônios adrenérgicos, inibem a secreção de acetilcolina dos neurônios colinérgicos e potencializam a resposta dos barorreceptores. A clonidina e a α-metilnorepinefrina são agonistas relativamente seletivos para receptores α_2.

Os receptores β medeiam a estimulação cardíaca, broncodilatação e vasodilatação. A adrenalina, noradrenalina, isoproterenol propranolol e timolol são β-agonistas não-seletivos. Os receptores β_1 medeiam a estimulação cardíaca e a lipólise. Os receptores β_2 induzem a vasodilatação, broncodilatação e estimulam a liberação de noradrenalina dos neurônios simpáticos. A noradrenalina é o agonista mais potente dos receptores β_1, mas é um fraco agonista dos receptores β_2. A noradrenalina é um agonista mais potente que a adrenalina para os receptores β_3, mas a afinidade de todos os β-agonistas para os receptores β é bem menor do que para os receptores β_1 e β_2. A expressão dos receptores β_3 em humanos está limitada apenas ao tecido adiposo (gordura marrom), vesícula biliar e cólon.

EFEITOS FISIOLÓGICOS DAS CATECOLAMINAS

As catecolaminas influenciam diretamente ou por meio da regulação de outros hormônios todos os tecidos.

Efeito cardiovascular – a ação das catecolaminas no coração leva ao aumento da freqüência cardíaca, da contratilidade e da velocidade de condução, provocando o aumento do débito cardíaco. As catecolaminas também induzem a vasoconstrição, o que favorece o aumento da contração atrial e ventricular, resultando em maior consumo de oxigênio pelo miocárdio.

Efeito metabólico – as catecolaminas são as principais mediadoras da termogênese facultativa, isto é, a responsável pela produção de calor além da necessária para a manutenção do estado basal, como ocorre durante o exercício muscular. As catecolaminas, juntamente com o glucagon, têm efeito de inibição da secreção de insulina, sendo o resultado final nos efeitos metabólicos dependente da interação destes três reguladores. De maneira geral, as catecolaminas promovem a estimulação da neoglicogênese e a glicogenólise, aumentando a produção hepática de glicose e estimulação da lipólise e da formação de corpos cetônicos pelo fígado.

DISTÚRBIOS DA CAMADA MEDULAR DA SUPRA-RENAL

Feocromocitoma

É um tumor produtor de catecolaminas derivado das células cromafins da medula adrenal. Quando estes tumores se originam de células cromafins extra-adrenais são chamados de paragangliomas ou feocromocitoma extra-adrenal, ocorrendo em 10% dos casos. Os feocromocitomas geralmente secretam adrenalina e noradrenalina e, raramente, dopamina. Como as células cromafins originam-se do neuroectoderma e fazem parte do sistema adrenérgico, muitas vezes os feocromocitomas estão associados a outras doenças do neuroectoderma, como na síndrome de von Hippel-Lindau (VHL) e neoplasia endócrina múltipla (NEM). O feocromocitoma pode ser bilateral (10%) e raramente é maligno (10%). É uma doença rara na infância, com incidência de 0,95 por 100.000/ano e é estimado que 0,05 a 0,1% dos pacientes adultos com hipertensão apresente feocromocitoma. Em crianças com feocromocitoma, o risco de hipertensão sustentada é maior que em adultos (88-92% dos casos). Feocromocitomas extra-adrenal são mais comuns em crianças que adultos. O principal diagnóstico diferencial é com neuroblastomas e ganglioneuromas (entre outros), pois é o mais freqüente tumor adrenal em crianças. A incidência de hipertensão é baixa em neuroblastomas porque produz quantidades maiores de precursores inativos das catecolaminas.

A patogênese molecular do feocromocitoma ainda não foi completamente estabelecida. O gene supressor tumoral p16 geralmente se apresenta inativo em vários tumores malignos, inclusive de origem neuroectodérmica. Alguns trabalhos demonstraram que o p16 não está deletado em feocromocitomas esporádicos, hereditários, malignos ou benignos, portanto parece não ter um papel na patogênese tumoral. Quando o feocromocitoma está associado a NEM tipo 2, há uma associação com mutações no proto-oncogene RET, que codifica o receptor da tirosina-quinase. Na síndrome de von Hippel-Lindau, mutações em células germinativas do gene supressor tumoral VHL foram encontradas na maioria das famílias estudadas.

Aproximadamente 10% de todos os pacientes com feocromocitoma são crianças. Os sintomas mais freqüentes do feocromocitoma são cefaléia, sudorese excessiva e palpitações. Porém, na criança com feocromocitoma, náuseas associadas a cefaléia e sudorese são os sintomas mais comuns. Comparado aos adultos, a hipertensão arterial do feocromocitoma em crianças é muito mais contínua do que paroxística, e a freqüência de tumores múltiplos, bilateral e extra-adrenal é maior. Cerca de dois terços das crianças com feocromocitoma são meninos. Convulsões são muito mais freqüentes na faixa pediátrica. Algumas crianças podem apresentar cianose ou rubor em mãos, o que é raro ser encontrado em adultos.

Os principais diagnósticos diferenciais incluem estados ansiosos, síndrome do pânico, hipertiroidismo, arritmias e enxaqueca. Se os sintomas não são acompanhados de hipertensão, o diagnóstico de feocromocitoma é pouco provável.

O diagnóstico de feocromocitoma depende da comprovação de níveis elevados de catecolaminas no plasma ou na urina e da localização do tumor por métodos de imagem.

Como a hipertensão é uma doença com alta prevalência na população, não seria viável pesquisar todos os pacientes para feocromocitoma. As indicações de testes diagnósticos em crianças incluem:

1. pacientes com cefaléia, sudorese, náuseas e vômitos associados a hipertensão;
2. hipertensão resistente à terapêutica convencional;
3. hipertensão de evolução rápida ou maligna;
4. hipertensão paradoxal ao tratamento com β-bloqueadores;
5. hipertensão paroxística durante exercícios, intubação endotraqueal, indução de anestesia, manipulação abdominal ou angiografia;
6. membros de família com neoplasia endócrina múltipla, feocromocitoma familiar; ou outras doenças associadas, como síndrome de von Hippel-Lindau, NEM e síndrome de Cushing;
7. hipotensão ortostática associada ou não a hipertensão;
8. tumores adrenais encontrados incidentalmente por imagem.

A maioria dos feocromocitomas contém predominantemente noradrenalina, ao contrário da medula adrenal normal que contém 85% de adrenalina. Raramente os tumores produzem adrenalina exclusivamente, sendo em geral a excreção de dopamina normal em feocromocitomas benignos e quando aumentada sugere malignidade. Os feocromocitomas também podem sintetizar opióides, somatostatina, calcitonina, VIP, ACTH e neuropeptídeo Y.

Catecolaminas urinárias

A excreção aumentada das catecolaminas pode ser demonstrada pela dosagem das metanefrinas totais e catecolaminas livres.

Devem-se considerar coletas urinárias de 24 horas com dosagem de creatinina urinária para adequação da coleta. Como regra, devem ser evitados alimentos, drogas ou condições fisiopatológicas que possam interferir na dosagem das catecolaminas (Quadro VII-7). Há necessidade de suspender 2 a 3 semanas antes da realização da coleta. A urina deve ser acidificada (pH inferior a 3,0) e mantida à temperatura baixa durante e após a coleta. Embora os portadores de feocromocitoma excretam grandes quantidades de catecolaminas, a sensibilidade aumenta se o paciente coletar no início da crise paroxística.

Catecolaminas plasmáticas

As determinações das catecolaminas plasmáticas nunca devem ser feitas como teste de "*screening*", pois os níveis podem se sobrepor, principalmente na criança ansiosa. Caso os níveis urinários forem duvidosos, a determinação plasmática é muito útil. O paciente deve ser mantido em repouso,

Quadro VII-7 – Situações e drogas que interferem no diagnóstico bioquímico do feocromocitoma (Pereira e Halpern).

1. Estimulação da produção endógena de catecolaminas (determinação da catecolamina plasmática é mais sensível)
   Estresse emocional ou físico (hemorragia, isquemia coronariana, hipoglicemia, etc.)
   Cafeína, nicotina
   Diazóxido, teofilina
   Retirada abrupta de drogas (álcool, clonidina)
   Uso agudo de bloqueadores de canal de cálcio
2. Administração de catecolaminas
   Descongestionantes nasais, anorexígenos, broncodilatadores, antitussígenos
3. Drogas que alteram o metabolismo das catecolaminas
   a) Reduzem as catecolaminas no plasma e urina: agonistas α_2, bromocriptina
   b) Reduzem VMA e aumentam catecolaminas e metanefrinas: α-metildopa, inibidores da MAO
   c) Alterações variáveis em qualquer teste: fenotiazídicos, antidepressivos tricíclicos, levodopa
   d) Aumentam as catecolaminas plasmáticas e urinárias: bloqueadores α-adrenérgicos, β-bloqueadores e labetalol
4. Interferência específica no ensaio
   a) Reduzem metanefrinas: contraste radiológico (metilglucamida)
   b) Reduzem catecolaminas urinárias: mandelato, metinamida
   c) Reduz VMA: clofibrato
   d) Aumentam VMA: ácido nalidíxico, frutas (banana, abacaxi), baunilha, chocolate
   e) Labetalol: interfere com todos os testes

deitado, em jejum e ter sua veia puncionada meia hora antes da coleta do exame. Recomendamos a combinação de dois métodos disponíveis e que sejam repetidos pelo menos duas vezes para melhor acurácia do diagnóstico de feocromocitoma.

Quando as dosagens bioquímicas forem extremamente altas e diagnósticas (por exemplo, catecolaminas plasmáticas superior a 2.000pg/mL ou metanefrinas urinárias superior a 3mg/24 horas) em pacientes com sintomas típicos, deve ser realizado método de imagem. Se as dosagens forem altas, mas não diagnósticas (por exemplo, catecolaminas entre 400 e 2.000pg/mL ou metanefrinas urinárias entre 1,4 e 3mg/24 horas), sugerimos a realização de teste farmacológico. Lembramos que estes valores bioquímicos são preconizados para pacientes adultos. Os níveis diferenciais em crianças não são padronizados. Como as catecolaminas urinárias juntamente com as plasmáticas fazem diagnóstico em quase todos os casos, os testes farmacológicos são raramente indicados.

Uma vez estabelecido que os níveis de catecolaminas plasmáticas ou urinárias são altos, deve ser determinada a localização do tumor. Os métodos mais freqüentemente utilizados são US, TC e RM do abdome, pois o feocromocitoma em adrenal é mais freqüente (90%) e os extra-adrenais encontram-se em geral abaixo do diafragma, associados a cadeia ganglionar paravertebral ou ao órgão de Zuckerkandl. O exame de escolha para a localização do tumor é a RM, pois apresenta 100% de sensibilidade, não requer administração de contraste e detecta inclusive feocromocitomas cardíacos. Além disso, em imagens em T2 longo, um sinal brilhante distingue o feocromocitoma de outros tumores benignos e alguns tumores malignos. A desvantagem é o alto custo do exame comparado com TC e US.

Outro método de imagem é a cintilografia usando metaiodobenzilguanidina (MIBG-I[131]), um isótopo que se concentra especificamente em feocromocitomas e não em tecidos cromafins normais. Este método tem um custo alto, a meia-vida do isótopo é curta e não está disponível em todos os centros diagnósticos. A MIBG-I[131] é altamente específica, mas pouco sensível para feocromocitomas, principalmente para tumores de tamanho pequeno. A sensibilidade e a especificidade dos diferentes métodos de imagem estão na Tabela VII-3.

A cateterização venosa ao longo da veia cava superior e inferior deve ser feita somente se as catecolaminas estão elevadas e não foi possível a localização por meio de métodos de imagem. Como a secreção de catecolaminas pode ser esporádica, o método pode falhar.

A tomografia com emissão de positrons (PET) com flúor-2-deoxi-D-glicose (FDG) tem como base a captação aumentada de glicose vista em tumores malignos. Até o momento este método foi capaz de localizar feocromocitomas, porém ainda não há experiência suficiente para indicarmos este novo método. Estudos de receptor de somatostatina com

Tabela VII-3 – Propriedade das técnicas de imagem para localização e diagnóstico dos feocromocitomas (Bravo, 1991).

	TC (%)	RM (%)	MIBG (%)
Sensibilidade	98	100	78
Especificidade	70	67	100
Valor preditivo +	69	83	100
Valor preditivo –	98	100	87

TC = tomografia computadorizada.
RM = ressonância nuclear magnética.
MIBG = metaiodobenzilguanidina.

índio 111-pentetreotide e PET com hidroxiefedrina são experimentos novos que podem ser úteis no futuro.

BIBLIOGRAFIA

ABRAHAM G. Radioimmunoassay of steroids in biological materials. Acta Endocrinol. (Copenh.), 1974;75(Suppl. 183):1.

AGUIAR RC, DAHIA PL, SILL H. et al. Deletion analysis of p16 tumours suppresso gene in pheochromocytomas. Clin Endocrinol (Oxf.), 1996;45(1):93.

BRAUCH H, KISHIDA T, GLAVAC D et al. von Hippel-Lindau (VHL) disease with pheochromocytoma in the Black Forest region of Germany: evidence for a founder effect. Hum Genet., 1995;95:551.

BRAVO EL. Pheochromocytoma: current perspectives in the pathogenesis, diagnosis, and management. Arq Bras Endocrinol Metab. 2004;48 (5), 746.

CASTRO M, MOREIRA AC. Salivary cortisol on the evaluation of the hypothalamic-pituitary-adrenal axis. Arq Bras Endocrinol Metab, 2003;47(4):358.

CHEN S, SAWICKA J, PRENTICE L et al. Analysis of auto-antibody epitopes on steroid 21-hydroxylase using a panel of monoclonal antibodies. J Clin Endocrinol Metab, 1988; 83(8):2977.

CHROUSOS GP, SCHULTE HM, OLDFIELD EH et al. The corticotropin-releasing factor stimulation test: an aid in the evaluation of patients with Cushing's syndrome. N Engl J Med, 1984;310:622.

DOPPMAN JL, REINING JW, DWYER AJ et al. Differentian of adrenal masses by magnetic ressonance imaging. Surgery, 1987;102:1018.

EIN SH, PULLERITS J, CREIGHTON R et al. Pediatric pheochromocytoma. A 36-year review. Pediatr Surg Int, 1997; 12(8):595.

ENG C, CLAYTON D, SCHUFFENECKER I et al. The relationship between specific RET proto-oncogene mutations and disease phenotype in multiple endocrine neoplasia type 2-Internation RET mutation consortium analysis. JAMA, 1996;276:1575.

FIGUEIREDO BC, SANDRINI R, ZAMBETTI GP et al. Penetrance of adrenocortical tumours associated with the germline TP53 R337H mutation. J Med Genet. 2006;43:91-6.

FINKELSTEIN M, SHAEFER JM. Inborn errors of steroid biosynthesis. Physiol Rev, 1979;59:353.

GELLER DH, AUCHUS RJ, MENDONÇA BB et al. The genetic and functional basis of isolated 17,20-lyase deficiency. Nat Genet, 1997;17(2):201.

GIFFORD RW, MANGER WM, BRAVO EL. Endocrine hypertension. Edocrinol Metab Clin North Am, 1994;23(2):387.

GROSS DJ, AVISHAI N, MEINER V et al. Familial pheochromocytoma associated with a novel mutation in the von Hippel-Lindau gene. J Clin Endocrinol Metab,1996;81:147.

HOFFMAN BB, LEFKOWITZ RJ. Cathecolamines and sympathomimetic drugs. In: Gilman AG, Rall TW, Nies AS, Taylor O (ed.). The Pharmacological Basis of Therapeutics. New York: Pergamon Press, 1990, p. 187.

ILIAS I, PACAK K. Current Approaches and Recommended Algorithm for the Diagnostic Localization of Pheochromocytoma. J Clin Endocrinol Metab, 2004;89:479.

KATER CE, BIGLIERI EG. Stimulation and suppression of the mineralocorticoid hormones in normal subjects and adrenocortical disorders. Endocrinol Rev, 1989;11:149.

KATER, C.E. – Screening, Confirmation and Differential Diagnosis of Primary Aldosteronism. Arq Bras Endocrinol Metab., 2002;46 (1):106.

LATRONICO AC, PINTO EM, DOMENICE S et al. An inherited mutation outside the highly conserved DNA-binding domain of the p53 tumor suppressor protein in children and adults with sporadic adrenocortical tumors. J Clin Endocrinol Metab, 2001;86:4970-3.

LEFKOWITZ RJ, HOFFMAN BB, TAYLOR P. Neurohumoral transmission: the autonomic and somatic motor nervous system. In: Gilman AG, Rall TW, Nies AS, Taylor O (eds.). The Pharmacological Basis of Therapeutics. New York: Pergamon Press, 1990, p. 84.

LONGUI CA. Primary adrenal insufficiency in children. Arq Bras Endocrinol Metab, 2004;48(5):739.

LUCON AM, PEREIRA MAA, MENDONÇA BB. et al. Pheochromocytoma: study of 5 cases. J Urol, 1997;157:1208.

MAGHNIE M, UGA E, TEMPORINI F et al. Evaluation of adrenal function in patients with growth hormone deficiency and hypothalamic-pituitary disorders: comparison between insulin-induced hypoglycemia, low-dose ACTH, standard ACTH and CRH stimulation tests. Eur J Endocrinol, 2005;152(5):735.

MAGIAKOU MA, CHROUSOS GP. Diagnosis and treatment of Cushing's disease. In: Imura H (ed.). The Pituitary Gland. New York, 1994, p. 491.

MAGIAKOU MA, MASTORAKOS G, OLDFIELD EH et al. Cushing's syndrome in children and adolescentes. Presentation, diagnosis and therapy. N Engl J Med, 1994;331(10):629.

MALERBI DA, MENDONÇA BB, LIBERMAN B et al. The desmopressin stimulation test in the differential diagnosis of Cushing's syndrome. Clin Endocrinol, 1993;38:463.

MANGER WM, GIFFORD Jr., RW. Diagnosis. In: Clinical and Experimental Pheochromocytoma. Cambridge, M.A., Blackwell Science, 1996.

MARUI S, CASTRO M, LATRONICO AC. et al. Mutations in the type II 3beta-hydroxysteroid dehydrogenase (HSD3B2) gene can cause premature pubarche in girls. Clin Endocrinol (Oxf). 2000;52 (1):67.

MERMEJO LM, ELIAS LLK, MARUI S et al. Refining Hormonal Diagnosis of Type II 3ß-Hydroxysteroid Dehydrogenase Deficiency in Patients with Premature Pubarche and Hirsutism Based on HSD3B2 Genotyping. J Clin Endocrinol Metab 2004;90: 1287.

MENDONÇA BB, LUCON AM, MENEZES CAV et al. Clinical, hormonal and pathological findings in a comparative study of adrenocortical neoplasms in childhood and adulthood. J Urol, 1995;154:2004.

MENDONÇA BB, RUSSEL AJ, VASCONCELOS-LEITE M et al. Mutation in 3ß-hydroxysteroid dehydrogenase type II associated with pseudohermaphrodistism in males and premature pubarche or cryptic expression in females. J Mol Endocrinol, 1994;12(1):119.

MILLER WL. Congenital lipoid adrenal hyperplasia: the human gene knockout for the steroidogenic acute regulatory protein. J Mol Endocrinol, 1997;19(3):227.

MILLER WL, LEVINE LS. Molecular and clinical advances in congenital adrenal hyperplasia. J Pediatr, 1987;11:1.

MUSHOLT TJ, MUSHOLT PB, DEHDASHTI F et al. Evaluation of fluorodeoxyglucose-position emission tomographic scanning and its association with glucose transporte expression in medullary thyroid carcinoma and pheochromocytoma: a clinical and molecular study. Surgery, 1997;122:1049.

NELKIN BD, BALL DW; BAYLIN SB. Multiple endocrine neoplasia. Endocrinol Metab Clin North Am, 1994;23(1):187.

NEWBOULD RC, ROSS GA, DACIE JE et al. The use of venous catheterization in the diagnosis and localization of bilateral pheochromocytoma. Clin Endocrinol, 1991;35:55.

OLDFIELD EH, DOPPMAN JL, NIEMAN LK et al. Petrosal sinus sampling with and without corticotropin-releasing hormone for the differential diagnosis of Cushing's syndrome. N Engl J Med, 1992;326:1172.

PEREIRA MAA, HALPERN A. Sistema cromoafim. In: Wa-jchenberg BL (ed.). Tratado de Endocrinologia Clínica. São Paulo: Roca, 1992, p. 571.

PEREL Y, SCHLUMBERGER M, MARGUERITE G et al. Pheo-chromocytoma and paraganglioma in children: a report of 24 ca-ses of French Society of Pediatric Oncology. 1997;14(5):413.

RIBEIRO RC, SANDRINI F, FIGUEIREDO B et al. An inherited p53 mutation that contributes in a tissue-specific manner to pediatric adrenal cortical carcinoma. Proc Natl Acad Sci US A. 2001;98:9330-5.

RONGEN-WESTERLAKEN C, DROP SLS, Van den ANKER JN. Primary adrenocortical insufficiency in childhood. Acta En-docrinol, 1986;279:279.

SPEISER PW, DUPONT J, ZHU D et al. Disease expression and molecular genotype in congenital adrenal hyperplasia due to 21-hydroxylase deficiency. J Clin Invest, 1992;90:584.

STEWART PM. 11-beta-hydroxysteroid dehydrogenase: im-plications for clinical medicine. Clin Endocrinol (Oxf.), 1996; 44:493.

TENEMBAUM F, LUMBROSO J, SCHULUIMBERG M et al. Comparison of radiolabeled octreotide and meta-iodoben-zylguanidine (MIBG) scintigraphy in malignant pheochro-mocytoma. J Nucl Med, 31995;6(1):1.

WAJCHENBERG BL, MENDONÇA BB, LIBERMAN B et al. Ectopic adrenocorticotropic hormone syndrome. Endocr Rev, 1994;15(6):752.

WALKER IA. Selective venous catheterization and plasma ca-techolamine analysis in the diagnosis of pheochromocytoma. J R Soc Med, 1996;89:216p.

WHITE PC, NEW MI, DUPONT B. Congenital adrenal hyper-plasia. N Engl J Med, 1987;306:1519.

YANEVA M, MOSNIER-PUDAR H, DUGUE MA. et al. Mid-night salivary cortisol for the initial diagnosis of Cushing's syndrome of various causes. J Clin Endocrinol Metab, 2004; 89:3345-51.

YOUNG WF. Diagnostic evaluation update. Endocrinol Metab Clin North Am, 1997;26(4):80.

Capítulo 27

GLÂNDULA TIRÓIDE

MEYER KNOBEL
GERALDO MEDEIROS-NETO

A função da glândula tiróide é concentrar o iodeto circulante para liberá-lo aos tecidos periféricos na forma de hormônios tiróideos (HT). Os efeitos dos HT no metabolismo energético e no metabolismo dos nutrientes e íons inorgânicos são bem conhecidos e qualitativamente semelhantes nos adultos e crianças. Exercem, também, importantes efeitos no crescimento e desenvolvimento que, em contraste aos efeitos metabólicos, manifestam-se, singularmente durante as primeiras duas décadas de vida. Particularmente sobre a maturação do sistema nervoso central, esta ocorre desde o período pré-natal até o final do terceiro ano pós-natal. Em conseqüência, a ausência dos HT e/ou do iodo no início da vida intra-uterina provocará, além de hipometabolismo geral, alteração neurológica, expressa, clinicamente, por retardo mental irreversível. O excesso de HT durante o período crítico de desenvolvimento cerebral poderá afetar sua maturação. Neste capítulo, são revistos os processos da síntese e metabolismo dos HT, assim como os distúrbios congênitos e adquiridos da função tiróidea na idade pediátrica e sua correlação com os dados laboratoriais obtidos.

CONCEITOS DE FISIOLOGIA E BIOQUÍMICA TIRÓIDEAS

ASPECTOS GERAIS

Metabolismo do iodo

Cerca de 65% do peso molecular da tetraiodotironina ou tiroxina (T_4) e 58% da triiodotironina (T_3) são devidos ao iodo. Conseqüentemente, a quantidade de iodo disponível no meio ambiente é essencial para a formação dos hormônios tiróideos. Apesar de os mecanismos adaptativos não fisiológicos contribuírem para a manutenção da síntese hormonal, tanto a deficiência grave quanto o excesso de iodo podem resultar em insuficiência tiróidea e hipotiroidismo.

O iodo distribui-se, irregularmente, no meio ambiente. Sua concentração nos oceanos, por exemplo, é cerca de 5µg/L. No solo terrestre, a glaciação, a erosão e as enchentes contribuíram para a redução deste nível. Seu consumo diário recomendado é 150µg para os adultos, 90µg para as crianças e 200µg para as gestantes. Estas doses, intencionalmente generosas, evitam a variação na eficiência da utilização individual e na disponibilidade dietética da comunidade.

Praticamente todo o iodo que ingressa no organismo o faz por meio da alimentação; é transformado no intestino, principalmente no delgado, em iodeto, onde é virtual e totalmente absorvido. Aminoácidos halogenados, inclusive as iodotirosinas (MIT e DIT), T_4 e T_3, são transportados intactos através da parede intestinal. Os contrastes iodados radiográficos são absorvidos, também, sem desalogenação. A concentração do iodeto inorgânico no sangue é, usualmente, inferior a 1µg/dL. O iodeto absorvido tem um volume de distribuição igual à cerca de 38% do peso corporal em quilogramas. Sua meia-vida no soro é de apenas 8 horas, pois este iodeto extracelular é removido, constantemente, pelos rins de forma passiva e, ativamente, pela tiróide. O mecanismo de transporte ativo de iodeto pelas células tiróideas confere à glândula a habilidade de concentrá-lo em níveis, entre 20 e 40 vezes, superiores ao circulante em condições normais. Nestas condições, a depuração tiróidea de iodeto é de 10-35mL/min. Em adultos hígidos, a depuração renal é cerca de 35mL/min e não é influenciada pela oferta dietética de iodo. Normalmente, não há excreção fecal substancial deste halogênio. Em conseqüência, havendo acesso alimentar adequado, a excreção urinária de iodeto é igual à entrada de iodo e a oferta pode ser avaliada pela medida da excreção urinária diária de iodo. Em situação basal, pequena fração do iodeto inorgânico circulante (1-2%) pode ser excretada pelo suor; atinge cerca de 10% na sudorese intensa. O iodeto é, igualmente, removido e secretado pelas glândulas salivares e estômago, mas é reabsorvido no intestino delgado sem perda significativa. Durante a amamentação, grandes quantidades de iodeto podem aparecer no leite materno, principalmente durante as primeiras 24 horas após sua ingestão. Se a mãe receber

[131]I como meio diagnóstico ou para finalidade terapêutica, este iodeto poderá constituir risco para a criança lactente.

Hormonogênese tiróidea

Os passos da síntese e da liberação dos HT incluem (Fig. VII-3):

1. transporte tiróideo de iodeto;
2. síntese da tiroglobulina (TG);
3. oxidação e incorporação do iodeto às tirosinas, formando os precursores, hormonalmente inativos, monoiodotirosina (MIT) e diiodotirosina (DIT);
4. conjugação das iodotirosinas formando T_4 e T_3, que são armazenadas no colóide folicular;
5. endocitose de gotículas de colóide e hidrólise da TG liberando MIT, DIT, T_4 e T_3;
6. desalogenação da MIT e DIT e reciclagem intratiróidea do iodeto.

Mecanismo concentrador de iodeto

O transporte do iodeto através da membrana celular folicular é o primeiro passo e fator limitante do ritmo da síntese dos HT. Este transporte

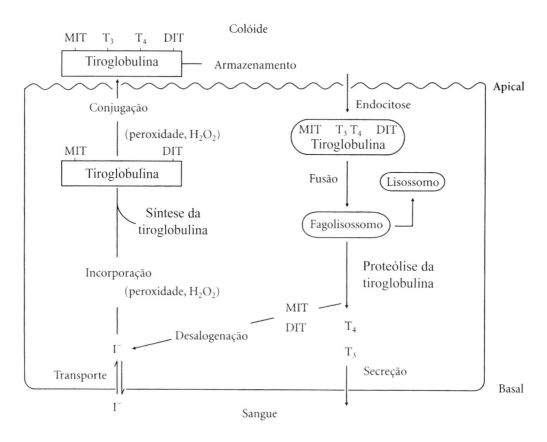

Figura VII-3 – Passos da síntese dos hormônios tiróideos na célula folicular.

é ativo, isto é, dependente de energia, saturável e requer metabolismo oxidativo. Está associado ao transporte de sódio e envolve um carregador protéico denominado simportador de sódio/iodeto (NIS). Normalmente, a célula folicular gera um gradiente de concentração tiróide/soro (razão T/S) de 30-40. Este gradiente aumenta quando estimulado por dieta com baixo teor de iodo, pelo TSH, por imunoglobulinas estimuladoras da tiróide ou por drogas que interferem na eficiência da síntese glandular. Conforme mencionado, glândulas salivares, mucosa gástrica, útero, glândulas mamárias, intestino delgado e placenta concentram iodeto, mas são incapazes de produzir HT. Ânions de tamanho, forma e carga similares, como perclorato, brometo, nitrito, tiocianato e tecnécio, podem servir como substratos e, portanto, atuar como inibidores competitivos ao sistema de transporte.

Síntese da tiroglobulina

A célula tiróidea sintetiza a TG, que é secretada no lúmen folicular por exocitose, onde se torna o substrato para várias reações complexas catalisadas pela tiroperoxidase (TPO) requerendo iodeto e água oxigenada e se constitui em cerca de 75% do conteúdo protéico da tiróide. A glândula contém, normalmente, 50-100mg de TG por grama de tecido. Trata-se de glicoproteína com 660 kDa composta por duas subunidades idênticas ligadas não-covalentemente e contém cerca de 10% de carboidrato; é codificada por RNA mensageiro (RNAm) com 8,5kb. Este RNAm é traduzido por polirribossomos do retículo endoplasmático rugoso (RER). Antes da liberação da TG do RER, tem início a adição de carboidratos e ocorre a combinação de subunidades, que continuam durante sua passagem pelo aparelho de Golgi, formação das vesículas exocitóticas e fusão com a membrana celular apical. Só então ocorrem a halogenação e a conjugação. A TG, totalmente glicosilada, iodada e portadora de iodotironinas, somente é encontrada no lúmen folicular.

O aspecto singular da TG favorecedor da conjugação das iodotirosinas é sua estrutura primária. Embora apresente conteúdo pequeno de iodotirosinas (134 resíduos), em comparação a outras proteínas, sua conjugação ocorre apenas na TG. Não é casual; T_4 e T_3 são formadas em domínios limitados, que exibem seqüências específicas de aminoácidos, localizados próximos aos términos de cada subunidade da molécula.

O conteúdo de iodoaminoácidos da TG depende da disponibilidade de iodeto. A molécula normal encerra cerca de 6 resíduos de MIT, 4 de DIT, 2 de T_4 e 0,2 de T_3. Os resíduos de tirosina, que são os aceptores de iodeto da TG, abrangem cerca de 3% do peso da proteína e cerca de dois terços deles estão espacialmente orientados e suscetíveis à halogenação.

Incorporação do iodeto e conjugação das iodotirosinas

Na tiróide, o iodeto é rapidamente oxidado e ligado, covalentemente, a alguns dos resíduos de tirosina da TG. Estas duas reações ocorrem nas vesículas exocitóticas fundidas à membrana celular apical na interface célula-lúmen folicular. Tanto a conjugação como a oxidação do iodeto são catalisadas pela TPO, enzima localizada nas paredes das vesículas, e aquela última reação ainda requer água oxigenada, provavelmente gerada pela redutase NADPH-citocromo c. Este processo resulta na mono ou diodação de cerca de 15 dos 134 resíduos tirosínicos.

Os eventos são muito rápidos; a meia-vida da incorporação do iodeto à TG é de, aproximadamente, 2 minutos. A TPO atua na molécula de TG para formar T_3 e T_4. DIT e MIT unem-se para gerar a T_3; DIT e DIT unem-se para gerar a T_4. As proporções relativas de T_3 e T_4 formadas dependem da quantidade de iodeto disponível, assim como da extensão da halogenação da TG. Na suficiência de iodo, cerca de 30% das iodoproteínas são iodotironinas com a relação T_4/T_3 de 10:1-20:1. Dieta com baixo teor de iodo eleva a razão MIT/DIT, a síntese de T_3 e a razão T_3/T_4. Dietas ricas em iodo diminuem a razão MIT/DIT e favorecem a síntese da T_4. A eficiência da conjugação é, também, dependente do TSH.

Endocitose do colóide e secreção dos HT

Além de ser o local de formação da T_3 e da T_4, a TG serve como depósito para os dois hormônios. O processo de secreção hormonal requer a recaptação da TG para o interior da célula folicular (endocitose), sob controle do TSH, e sua hidrólise enzimática. Antes da liberação dos HT, gotículas de colóide são incorporadas por extensões pinocitóticas das microvilosidades da membrana apical, formando vesículas endocitóticas. Estas se fundem com lisossomos para constituir os fagolissomos. À medida que estas partículas migram em direção à base da célula, a TG é, seletivamente, dividida por várias endo e exopeptidases, originando intermediários protéicos hormonais e, finalmente, HT, MIT e DIT. A T_3 e a T_4 difundem-se para o meio extracelular e entram na circulação. Durante este processo, parte da T_4 é desalogenada para formar a T_3.

Desalogenação das iodotirosinas e reciclagem intratiróidea de iodeto

As iodotirosinas liberadas pela hidrólise da TG são rapidamente desalogenadas por desiodase específica. A maior parte do iodeto deixado livre pelo processo é reutilizada na tiróide, mas um pouco é transferido para a circulação. Esta desalogenação fornece mais iodeto para nova hormonogênese, que o transporte ativo e, portanto, é de importância crucial na manutenção da síntese dos HT.

Metabolismo da tiroglobulina

Pequena quantidade de TG (cerca de 100µg) escapa da degradação intratiróidea e atinge a circulação, juntamente com os HT. A concentração sérica em adultos oscila de 2 a 25ng/mL. Em crianças normais, a TG circulante varia desde valores indetectáveis até 80ng/mL. Nos prematuros, pode estar mais elevada durante as primeiras semanas de vida, mas decresce com a idade no transcorrer da infância e adolescência (Tabela VII-4). A secreção tiróidea da TG, em parte, está submetida ao controle do TSH; seu nível se eleva após elevação do TSH e cai durante a administração do hormônio tiróideo. As concentrações sangüíneas podem estar aumentadas em portadores de hiperplasia tiróidea, a saber, bócio endêmico, tiroidite subaguda, doença de Graves e bócio multinodular. Estão também elevados, às vezes de forma marcante, nos portadores de adenoma e carcinoma folicular tiróideo, mas não naqueles com carcinoma anaplásico ou medular. Na tiroidite de Hashimoto, os anticorpos séricos anti-TG impedem sua medida de forma fidedigna. Em áreas deficientes de iodo, os valores séricos elevados encontrados nos adultos e recém-nascidos não decorrem de níveis elevados de TSH, mas correlacionam-se com a relação T_3/T_4, sugerindo que a disponibilidade de iodo, ao afetar o grau de iodação da TG, pode ser mais importante para sua secreção que a hiperestimulação pelo TSH. A meia-vida sérica da TG varia, segundo a literatura, desde 30 horas até 13,8 dias, indicando que o assunto ainda não está inteiramente esclarecido. Sua depuração, presumivelmente, ocorre no fígado. Existem evidências sugerindo que a TG também atinge a circulação geral através de linfáticos tiróideos. Entretanto, o mecanismo de sua secreção ou liberação permanece obscuro, assim como sua função no meio circulante não é conhecida.

Tabela VII-4 – Distribuição etária dos níveis séricos de T4, T3, T4 livre, T3 livre, TSH, TBG e TG.

Idade	TSH* (µU/mL)	T4[#] (µg/dL)	T4L[§] (ng/mL)	T3[@] (ng/dL)	T3L[§] (ng/dL)	rT3[@] (ng/dL)	TBG[#] (mg/dL)	TG[#] (ng/mL)
Cordão	10 (1-20)	10,8 (6,6-15,0)	1,4 ± 0,3	50 (14-86)	1,9 ± 1,1	224 (100-501)	3,0 (0,8-5,2)	24 (2-54)
1-3 dias	12 (1-20)	16,5 (11,0-21,5)	–	420 (100-740)	–	–	3,0 (0,8-5,2)	45 (1-110)
4-7 dias	5,6 (1-10)	14,1 (8,1-20,1)	2,2 ± 0,4	186 (36-316)	3,7 ± 1,2	146 (34-258)	2,8 (0,6-5,0)	42 (2-106)
Prematuros de 23-33 semanas	10,2 (1-20)	7,3 (1,0-13,4)	–	95 (10-178)	–	137 (60-210)	2,1 (1,1-3,1)	106 (6-230)
1-4 semanas	2,3 (0,5-6,5)	12,7 (8,2-17,2)	–	225 (105-345)	–	90 (26-290)	2,8 (0,6-5,0)	–
1-12 meses	2,3 (0,5-6,5)	11,1 (5,9-16,3)	–	175 (105-245)	–	40 (11-129)	2,6 (1,6-3,6)	–
1-5 anos	2,0 (0,6-6,3)	10,5 (7,3-15,0)	1,1 ± 0,2	168 (105-269)	4,9 ± 1,0	33 (15-71)	2,1 (1,4-2,8)	35 (2-65)
6-10 anos	1,9 (0,6-6,3)	9,3 (6,4-13,3)	1,1 ± 0,2	150 (94-241)	4,9 ± 1,0	36 (17-79)	2,1 (1,4-2,8)	35 (2-65)
10-12 anos	–	–	1,2 ± 0,1	–	4,8 ± 0,8	–	–	–
11-15 anos	1,9 (0,6-6,3)	8,1 (5,5-11,7)	1,0 ± 0,1	133 (83-213)	4,4 ± 0,9	41 (19-88)	2,1 (1,4-2,8)	18 (2-36)
16-20 anos	1,5 (0,5-6,0)	8,0 (4,2-11,8)	1,0 ± 0,1	130 (80-210)	3,8 ± 0,8	41 (25-80)	2,1 (1,4-2,8)	18 (2-36)
21-50 anos	1,5 (0,5-6,0)	7,3 (4,3-12,5)	1,0 ± 0,3	123 (70-204)	3,7 ± 0,6	42 (30-80)	1,9 (1,2-2,6)	4 (2-25)

* Média e verificação; # média ± 2DP; § média ± DP; @ média geométrica e variação.
Dados obtidos de Fisher, 1991; Fisher e Vanderschueren-Lodeweyckx, 1985; Walfish e Tseng, 1989; Delange et al., 1985; Pezzino et al., 1981; Delange, 1993 e Lucas et al., 1980.

Transporte dos HT

Proteínas séricas carreadoras

Muito pouco HT circula livre na corrente sangüínea; mais de 99,95% da T_4 e 99,5% da T_3 encontram-se ligadas às proteínas séricas em equilíbrio físico-químico reversível. Estas proteínas são: globulina de ligação à T_4 (TBG), transtiretina (TTR), pois auxiliam no transporte do retinol e, anteriormente, denominadas pré-albumina de ligação à T_4 ou TBPA, albumina e lipoproteínas. Em indivíduos normais, aproximadamente 75% da T_4 sérica está ligada à TBG, 10%, à TTR, 12%, à albumina e 3%, às lipoproteínas. Por outro lado, cerca de 80% da T_3 encontra-se ligada à TBG, 5%, à TTR e 15%, à albumina e lipoproteínas. Aproximadamente 0,05% da T_4 sérica total, ou próximo de 2ng/dL, circula livre; a concentração da T_3 livre está em torno de 0,5% da total, isto é, 0,4ng/dL. Como a maior parte dos HT séricos encontra-se ligada, alterações nas concentrações sangüíneas das proteínas trarão conseqüências nos níveis de T_3 e T_4 totais, mas não alterarão as concentrações dos hormônios livres. Aquelas proteínas ligam, também, outras iodotironinas, porém menos avidamente.

São as concentrações de T_3 e T_4 livres que determinam sua atividade biológica. O efeito global das proteínas transportadoras é manter as frações dos HT livres dentro de limites estreitos e permitir que aqueles hormônios estejam contínua e imediatamente disponíveis ao organismo. Portanto, desempenham funções de armazenagem e tamponamento. A armazenagem facilita a distribuição celular de HT aos tecidos, particularmente aos grandes órgãos. Por exemplo, quando o fígado é perfundido pela T_4, isoladamente, por meio da veia porta, o hormônio é captado apenas pelos hepatócitos periportais; a perfusão pela T_4 ligada a TBG, TTR ou albumina resulta na sua distribuição uniforme para todo o órgão. Além disso, se a secreção tiróidea cessa, a T_4 armazenada no sangue retarda o aparecimento da deficiência, enquanto se somente a T_4 livre estivesse disponível seu suprimento estaria esgotado em horas. Logo, protege o organismo dos efeitos das mudanças abruptas de secreção hormonal e da utilização metabólica.

Globulina de ligação à tiroxina

A TBG é glicoproteína com 54kDa sintetizada no fígado. Apesar de sua constante de afinidade pela T_4 ser alta (cerca de $10^{10}M^{-1}$), o ritmo de dissociação sérico é rápido (meia-vida de 5 dias). A T_3 liga-se à TBG menos avidamente que a T_4. Contém, aproximadamente, 20% de carboidratos por molécula-grama, mas o conteúdo individual das moléculas de TBG varia, primariamente, em função das diferenças nos resíduos de ácido siálico (normalmente, existem cerca de 10 resíduos de ácido siálico por molécula). Sua concentração sérica em indivíduos normais varia de 1,5-3mg/dL. Esta quantidade é capaz de ligar cerca de 20μg de T_4, mas, habitualmente, apenas um terço da TBG sérica contém T_4.

Os esteróides androgênicos e glicocorticóides reduzem seu nível circulante, assim como algumas doenças sistêmicas (Quadro VII-8). Os salicilatos, a fenitoína, a fenilbutazona e o diazepam podem ligar a TBG e deslocar os HT provocando hipo-TBGenemia. A heparina estimula a lipase lipoprotéica, liberando ácidos graxos livres, que também deslocam os HT da TBG. Este fenômeno pode ocorrer tanto *in vivo* como *in vitro*; nesta última situação, pequenas quantidades do anticoagulante elevam as medidas dos HT livres.

Transtiretina

A TTR é uma proteína tetramérica composta por quatro subunidades idênticas. É sintetizada no fígado, nas ilhotas pancreáticas e no plexo coróide. Cada molécula apresenta dois pontos de ligação para a T_4, mas, normalmente, apenas uma molécula de T_4 está ligada à TTR, pois a ocupação do primeiro sítio diminui bastante a afinidade de

Quadro VII-8 – Fatores que interferem na concentração das proteínas séricas transportadoras de HT.

Aumento na concentração de TBG
    Congênito
    Situações de hiperestrogenismo:
        gravidez, reposição estrogênica
    Doenças: hepatite aguda, hipotiroidismo
Diminuição na concentração de TBG
    Congênito
    Drogas: esteróides androgênicos, glicocorticóides
    Doenças sistêmicas: desnutrição protéico-calórica,
        síndrome nefrótica, cirrose hepática,
        hipertiroidismo
Drogas que afetam a ligação dos HT às proteínas transportadoras
    Fenitoína
    Salicilatos
    Fenilbutazona
    Mitotano (Lisodren®)
    Diazepam
    Ácidos graxos livres liberados pela
        heparinoestimulação da lipase lipoprotéica

ligação do segundo pela T_4. A constante de afinidade da TTR por este hormônio é de aproximadamente 7 x 10^7M^{-1}; pela T_3 é, consideravelmente, menor e os complexos TTR-T_4 dissociam-se muito rapidamente (meia-vida sérica de 2 dias). A concentração sérica de TTR é de 12-25mg/dL, quantidade capaz de ligar cerca de 200µg de T_4.

A TTR transporta, também, a proteína ligadora de retinol (RBP), que por sua vez liga o retinol (vitamina A). A T_4 e a RBP unem-se à TTR em locais independentes, de maneira que alterações nas concentrações de RBP não influenciam a relação T_4-TTR. Conforme mencionado, a meia-vida sérica da TTR é, consideravelmente, menor que a da TBG, e quando ocorre alteração no seu ritmo de produção, como na desnutrição, reflete-se, rapidamente, em sua concentração sérica.

Albumina

A albumina exibe um forte sítio de ligação de T_4 (constante de afinidade de 7 x 10^5M^{-1}) e vários outros mais fracos. Existem quatro isoformas de albumina, com afinidades relativas variáveis pelos HT. Como somente 12% da T_4 sérica está ligada a esta proteína, alteração eventual em sua concentração trará pouca conseqüência no nível circulante da T_4. O rápido ritmo de dissociação dos HT da albumina faz dela a fonte principal de hormônios livres. A hipoalbuminemia, presente na insuficiência renal ou na cirrose hepática, associa-se a níveis baixos de T_4 e T_3 totais, mas os dos hormônios livres permanecem normais.

Lipoproteínas

Pequenas porcentagens de HT séricos são transportadas pelas lipoproteínas. Entre elas, as de alta densidade, particularmente o componente apoproteína A-1, a apoproteína B-100 (componente de baixa densidade) e as lipoproteínas de densidade muito baixa fixam alguma T_4 e T_3. São transportadores menos importantes, apesar de suas propriedades ligantes.

Hormonogênese extratiróidea e metabolismo das iodotironinas

A atividade biológica dos HT depende da localização dos átomos de iodo. A maior parte da T_3 (3 a 8 vezes mais potente que a T_4) produzida, diariamente, decorre da 5'-desalogenação (desalogenação do anel externo) extratiróidea da T_4 (Fig. VII-4). Esta reação é catalisada, de forma predo-

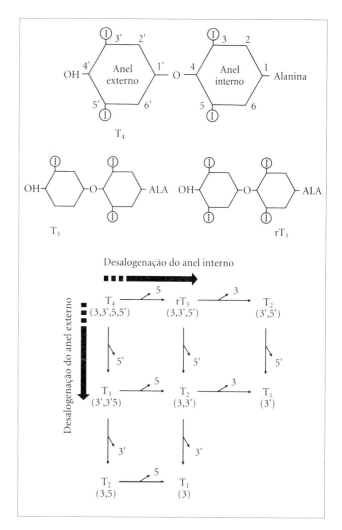

Figura VII-4 – Esquema da desalogenação da T_4 e seus metabólitos. A monodesalogenação da T_4 em T_3 implica o aumento da atividade biológica, enquanto a monodesalogenação da T_4 em rT_3 tem o efeito oposto. A progressão da desalogenação da T_3, essencialmente, abole sua atividade hormonal.

minante, pela enzima microssomal T_4-5'-desalogenase tipo 2. Por outro lado, a desalogenação do anel interno da T_4 (5-desalogenação) produz a T_3 reversa (rT_3), metabolicamente inerte. Portanto, a monodesalogenação do anel externo aumenta a atividade biológica do composto resultante, enquanto aquela do anel interno o inativa.

Pelo menos três enzimas catalisam estas reações de monodesalogenação: desalogenase 5' ou 5 tipo 1 (DIO1), desalogenase 5' tipo 2 (DIO2) e desalogenase 5 tipo 3 (DIO3). Diferem na localização tecidual, especificidade do substrato e quanto à influência das disfunções tiróideas. As propriedades das desalogenases estão resumidas no Quadro VII-9.

A *desalogenase 5' tipo 1 ou DIO1* é a mais abundante no organismo, cuja maior atividade por unidade de tecido está presente nos rins e no fíga-

Quadro VII-9 – Características das desalogenases das iodotironinas humanas.

Variável	DIO1	DIO2	DIO3
Reação catalisada	5' ou 5	5'	5
Função fisiológica	Prover T_3 circulante	Prover T_3 intracelular	Inativar T_4 e T_3
Localização tecidual	Fígado, rins, tiróide, hipófise anterior	Cérebro, hipófise anterior, tiróide, músculo esquelético, placenta	Placenta, cérebro, útero, pele e fígado fetais
Localização celular	Membrana celular	Reticulo endoplasmático	Membrana celular
Substrato preferencial	5': $rT_3 > T_3S > T_4$ 5: $T_4S > T_3S$	$T_4 > rT_3$	$T_3 > T_4$
Local de desalogenação	Anéis externo e interno	Anel externo	Anel interno
Sensibilidade ao PTU	Sensível	Resistente	Resistente
Sensibilidade ao ácido iopanóico	Inibe competitivamente	Inibe competitivamente	Inibe competitivamente
Local ativo	Selênio-cisteína	Selênio-cisteína	Selênio-cisteína
Atividade no hipotiroidismo	Diminuída (fígado, rins) Aumentada (tiróide)	Aumentada (todos tecidos)	Diminuída (cérebro)
Atividade no hipertiroidismo	Aumentada	Diminuída	Aumentada

rT_3: triiodotironina reversa; T_3S: sulfato de triiodotironina; T_4S: sulfato de tiroxina.

do, indicando que estes órgãos são, provavelmente, as maiores fontes da T_3 circulante. Pode catalizar tanto a desalogenação 5' ou 5, dependendo do substrato. Assim a rT_3 é desalogenada de forma eficiente apenas na posição 5'. Por outro lado, T_4 e T_3 são substratos pobres para a DIO1, a não ser que sejam previamente sulfatados. Esta última reação aumenta consideravelmente o grau de desalogenação 5 e reduz a suscetibilidade à desalogenação 5'. Embora seja, paradoxalmente, ineficiente na conversão de T_4 em T_3, catalisa, também, a desalogenação do anel interno da T_4 (produzindo rT_3), da T_3 (gerando T_2) e de seus sulfato-conjugados. Sua reprodução por meio de técnicas de engenharia genética mostrou que contém selênio-cisteína, provável local ativo de desalogenação. Sua atividade está aumentada no hipertiroidismo e diminuída no hipotiroidismo. Na primeira situação, o aumento de atividade explica, em parte, os níveis elevados de T_3. A enzima é inibida pelo propiltiouracil (PTU), mas não pelo metimazol (MMI), implicando que o PTU é mais efetivo que este último na redução da síntese hormonal no tratamento do hipertiroidismo grave. Várias condições clínicas e fisiológicas podem alterar esta desalogenação (Quadro VII-10). Convém salientar que somente o PTU, a amiodarona e o ácido iopanóico intervêm na conversão intracelular de T_4 em T_3; as demais condições modificam a razão T_4:T_3 sérica, influenciando a interpretação dos resultados dos testes laboratoriais, porém não afetam a produção tecidual da T_3. A deficiência dietética de selênio também prejudica a conversão. A repleção de selênio, em situação de deficiência de iodo, aumenta a atividade da DIO1, acelera o metabolismo da T_4 e piora o hipotiroidismo, pois a glândula deficiente é incapaz de compensar aquele acréscimo metabólico.

A *desalogenase 5' tipo 2 ou DIO2*, exclusiva do anel externo 5', converte de forma eficiente a T_4 em T_3, é relativamente insensível ao PTU e se expressa no cérebro, na hipófise, tiróide, coração e músculo esquelético. Sua função fisiológica é

Quadro VII-10 – Condições e fatores associados à diminuição da conversão da T_4 em T_3.

Fase fetal intra-uterina
Restrição calórica (jejum)
Doenças hepáticas e renais
Doenças sistêmicas graves
Drogas:
    PTU
    Glicocorticóides
    Propranolol
    Contrastes radiográficos iodatados
      (ácido iopanóico, ipodato de sódio)
    Amiodarona
    Prazosina
    Somatostatina
    Estrógenos
Deficiência de selênio

prover T_3 intracelular nestes tecidos, principalmente no SNC e na hipófise; cerca de 80% da T_3 no cérebro deriva dessa fonte. Demonstrou-se que a regulação da secreção do TSH pela T_4 circulante ocorre devido à capacidade do tirotrofócito de desalogenar, rapidamente, a T_4 por ação desta enzima. Difere da DIO1 presente no fígado e rins, porque sua atividade aumenta no hipotiroidismo pela redução no ritmo de degradação e inativação. Portanto, pode servir como mecanismo amplificador do suprimento local da T_3. No tecido adiposo marrom dos roedores essa desalogenase é estimulada por catecolaminas como adaptação precoce ao frio, facilitando a termogênese naquele tecido; presumivelmente, ocorre também no recém-nascido humano no momento do parto. Como é insensível ao PTU, provavelmente não contém selênio-cisteína, mas cisteína no centro ativo. Por outro lado, apesar da desalogenase 5' tipo 3 ser uma selênio-enzima, é igualmente não sensível ao PTU, indicando que o assunto ainda é objeto de debate.

A *desalogenase 5 tipo 3 ou DIO3* atua, exclusivamente, no anel interno da T_4, se expressa no cérebro, predominantemente nas células gliais maduras, pele fetal, fígado fetal e placenta. Sua função é converter a T_4 e T_3 para rT_3 e 3,3'-T2. Apesar de ser outra selênio-enzima, não é inibida pelo PTU. No hipotiroidismo, sua atividade está deprimida, especialmente no cérebro, enquanto está aumentada no hipertiroidismo, ajudando a proteger o feto e o cérebro da deficiência ou excesso de T_4. A presença da DIO3 na placenta impede a passagem de iodotironinas ativas da mãe ao feto, convertendo a T_4 em rT_3 e a T_3 em T2; a conseqüência clínica deste fato é a necessidade de aumentar a dose de reposição em 25 a 50% nas mulheres hipotiróideas durante a gravidez. Além disso, sua atuação na epiderme constitui barreira adicional para o acesso daquelas iodotironinas à circulação fetal.

Em resumo, a desalogenação ocorre em vários tecidos, especialmente no fígado, nos rins, no córtex cerebral e na hipófise. Aspecto particularmente importante é que a desalogenação intracelular da T_4 em T_3 varia de um tecido para outro e, em conseqüência, as quantidades circulantes relativas de T_4 e T_3 não correspondem, necessariamente, às proporções intracelulares dos hormônios nem aos seus efeitos biológicos. Por exemplo, na hipófise e no córtex cerebral, mais de 50% da T_3 intracelular deriva-se da desalogenação intracelular da T_4, que,

por sua vez, atua como um pró-hormônio da T_3; enquanto no fígado apenas 25% da T_3 intracelular é gerada a partir da T_4 e, virtualmente, toda T_3 nuclear origina-se do sangue. Este conceito explica a situação de eutiroidismo clínico e concentração sérica normal de TSH em pacientes com a síndrome da T_3 baixa, doenças crônicas, desnutrição e durante a vida fetal. Explica, também, o encontro do TSH persistemente elevado, apesar da T_3 alta, no hipotiroidismo congênito por ectopia glandular e na deficiência de iodo, em que o ritmo de produção da T_4 se apresenta diminuído. No córtex cerebral existe um mecanismo adaptativo celular às anomalias da função tiróidea. Em ratos hipotiróideos, a contribuição da T_3 nuclear derivada da T_4 diminui no fígado e nos rins, enquanto aumenta na hipófise, resultando em proteção parcial aos efeitos da hipotiroxinemia. De modo oposto, no hipertiroidismo, a conversão da T_4 em T_3 apresenta-se aumentada no fígado, mas diminuída na hipófise.

O ritmo de produção tiróidea total diária da T_4 varia entre 80 e 100µg. A maior parte de seu compartimento extratiróideo é extracelular e contém cerca de 800 a 1.000µg do hormônio (Fig. VII-5). O ritmo de renovação é de 10% ao dia. Portanto, na ausência de qualquer produção glandular, a T_4 permanece disponível por várias semanas.

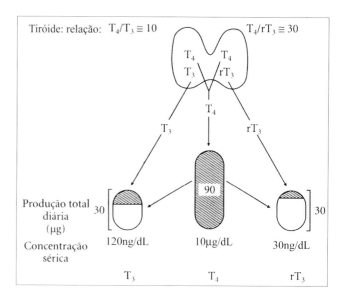

Figura VII-5 – Origens e ritmos de produção das T_4, T_3 e rT_3 circulantes no indivíduo normal. As áreas hachuradas em cada barra representam a produção glandular; as áreas claras referem-se à produção hormonal periférica a partir da T_4. Os ritmos de produção diária estão expressos em µg e as concentrações séricas em ng/dL ou µg/dL. As razões T_4/T_3 e T_4/rT_3 são as presentes na TG.

Aproximadamente 80% são metabolizados por desalogenação, em que 40% são convertidos em T_3 e o restante em rT_3. Os 20% remanescentes são metabolizados por conjugação a sulfatos e glicuronídeos, desaminação oxidativa e descarboxilação, dando origem ao ácido tetraiodotiroacético (TETRAC). A conversão extratiróidea da T_4 em T_3 é regulada por vários fatores, de maneira que a produção da T_3 pode alterar-se independentemente das mudanças na função hipófise-tiróide.

Conforme mencionado, a T_3 é produzida primariamente (80%) por desalogenação extratiróidea da T_4; o restante resulta da síntese tiróidea. A produção glandular total diária é de 30 a 40µg. A maior parte do compartimento extra tiróideo é intracelular e contém cerca de 75µg. A T_3 é mais rapidamente degradada que a T_4 e seu ritmo de renovação atinge 75% ao dia. Assim, as alterações na produção da T_3 influenciam prontamente sua disponibilidade. Após ser sulfatizada, algo mais que a metade da T_3 produzida diariamente é desalogenada a 3,3'-diiodotironina (3,3'-T_2) pela DIO3. Uma pequena porção é desalogenada a 3,5-diiodotironina e o restante (10%) é metabolizado, gerando o ácido triiodotiroacético (TRIAC).

O ritmo de produção diária da rT_3 situa-se entre 30 e 40µg e mais de 95% são gerados em locais extratiróideos. É removida da circulação, ainda, mais rapidamente que a T_3; a maior parte é desalogenada pela DIO1 formando a 3,3'-diiodotironina e 3',5'-diiodotironina; o que resta é metabolizado por outros processos.

As várias diiodotironinas são metabolizadas com rapidez dando origem às monoiodotironinas e, finalmente, tironinas, mas pouco se sabe sobre os locais e a regulação dessas conversões. O TETRAC, o TRIAC e os conjugados de T_4 e T_3 são, igualmente, transformados por desalogenação.

As mono e diiodotirosinas estão presentes na circulação em baixas concentrações. Originam-se tanto de fontes dietéticas, como da tiróide. As iodotirosinas (MIT e DIT) são degradadas pela tirosina-desalogenase nos tecidos periféricos (Fig. VII-6).

Ação dos HT

Os efeitos metabólicos dos HT iniciam-se pela união da T_3 a uma proteína nuclear denominada receptor do HT (RT) (Fig. VII-7). Existem dois RT nos seres humanos, RTα e RTβ, que exibem domínios funcionais DNA-ligantes e T_3-ligantes semelhantes, mas diferem na seqüência aminotermi-

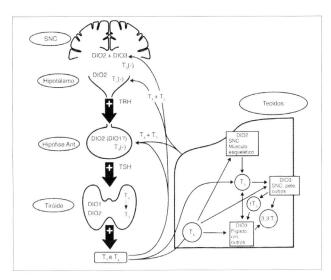

Figura VII-6 – Representação gráfica do eixo hipotálamo-hipófise-tiróide detalhando a função e provável localização tissular da DIO1, DIO2 e DIO3 na produção e inativação da T3 sérica., assim como na regulação da função tiróidea.

nal. As funções definidas destes dois receptores não estão totalmente elucidadas, mas a síndrome de resistência ao HT (RHT) caracteriza-se pela ocorrência exclusiva de mutações no domínio T_3-ligante do RTβ. Os genes responsivos ao HT exibem uma seqüência de DNA chamada de hemissítio (HS), que serve como local de ligação de alta afinidade pelos RT, provavelmente constituindo complexos com outras proteínas nucleares. Estes sítios de ligação consistem de duas seqüências nucleotídicas, provavelmente octaméricas, cada qual com uma estrutura genérica consensual representada por PyPuPuAGGTCA (Py = C ou T; Pu = A ou G; A = adenina; G = guanina; T = timidina; C = citosina). Usualmente, estão ordenadas como repetições diretas com dois nucleotídeos quaisquer separando as duas seqüências octaméricas. Estas sucessões gênicas de DNA, às quais se ligam os complexos T_3-RT específicos ou outros fatores, denominam-se elementos de resposta à T_3 (ERT). Quando os receptores não estão ocupados pela T_3, permanecem ligados aos ERT como monômeros suprimindo a transcrição dos genes responsivos à T_3. A cada HS, usualmente, une-se um RT (monômero) e a dois ligam-se dois RTs (dímeros) ou um RT e um co-fator nuclear (proteína auxiliar do RT ou PART). Após a união da T_3, forma-se um novo complexo T_3-RT:PART, denominado heterodímero. Acredita-se que tanto o complexo T_3-RT como o T_3-RT:PART interagem com outro conjunto de iniciação da transcrição, no gene-alvo, para acentuá-la. Como resultado ocorre aumento da expressão

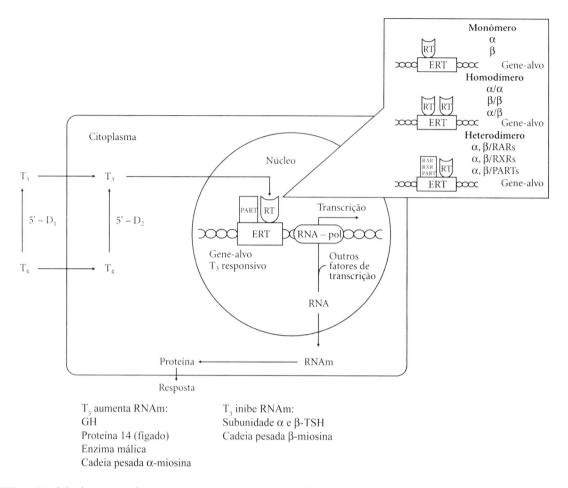

T₃ aumenta RNAm:
GH
Proteína 14 (fígado)
Enzima málica
Cadeia pesada α-miosina

T₃ inibe RNAm:
Subunidade α e β-TSH
Cadeia pesada β-miosina

Figura VII-7 – Modelo da atuação da T_3 nos receptores nucleares do HT. A T_3 proveniente da circulação ou produzida intracelularmente, pela ação da DIO2, atinge o núcleo, no qual interage com receptores (RT) e elemento de resposta ao HT (ERT), resultando no aumento ou na diminuição da atividade da RNA polimerase. Os RT atuam como monômeros, homodímeros ou heterodímeros, estes últimos formando complexos com proteínas auxiliares nucleares (PART) que incluem o ácido retinóico (RAR) e o ácido 9-cis-retinóico (RXR). O complexo RT:PART, na ausência da T_3, pode reprimir a transcrição basal; quando ativado pela T_3 promove o aumento ou a diminuição da expressão do gene alvo, interferindo na produção do RNAm e da proteína por ele codificada.

daquele gene e, portanto, do RNAm positivamente regulado, como o do GH, ou a atenuação daqueles RNAm negativamente regulados, como os das subunidades α e β do TSH. O tipo da resposta (estimulação ou inibição) vai depender da localização do ERT em relação ao local de iniciação da transcrição, da orientação e do espaçamento dos HS, da estrutura da seqüência de DNA adjacente àquele elemento e, possivelmente, da natureza dos co-fatores. A ocupação dos ERT pelos RT sem o hormônio provoca um efeito inibitório nos genes estimulados pela T_3 e um efeito estimulador nos genes usualmente inibidos pelo HT. Esse efeito antagônico é abrandado pela adição da T_3, que reduz a ocupação dos ERT pelos dímeros RT:RT e intensifica a ocupação pelos heterodímeros RT:PART. Apesar da existência de vários aspectos ainda desconhecidos, os ERT e o RT são elementos essenciais nesse processo.

Regulação da produção dos HT

O crescimento e a função da glândula são controlados por, pelo menos, três mecanismos: 1. o eixo hipotálamo-hipófise-tiróide, no qual o hormônio liberador do TSH (TRH) estimula a síntese e liberação do TSH, que regula o crescimento e a secreção hormonal tiróideos; 2. as desalogenases hipofisária e periférica, que modificam os efeitos dos HT; e 3. a auto-regulação da síntese hormonal conforme o suprimento de iodo.

Hormônio liberador do TSH

O TRH é um tripeptídeo sintetizado pelos neurônios dos núcleos hipotalâmicos supra-ópticos e, principalmente, paraventriculares. Fica estocado na eminência média no hipotálamo e daí é transportado, via sistema venoso portal pituitário, à hipófise anterior, na qual controla a síntese e liberação do TSH. O TRH é, também, encontrado em outros sítios do hipotálamo, cérebro e medula espinhal, nos quais pode atuar como neurotransmissor local. É sintetizado como uma proteína de 26kDa (pró-TRH), codificada por um gene localizado no cromossomo 3; estudos *in vitro* e *in vivo* demonstram que a produção do pró-TRH e de seu RNAm, nos núcleos paraventriculares, está aumentada em ratos hipotiróideos e deprimida após injeção local ou sistêmica de T_3 ou T_4, indicando que a T_3 inibe diretamente a transcrição genética do TRH e, portanto, sua síntese hipotalâmica. Como a T_4 é convertida em T_3 nos neurônios peptidérgicos, torna-se evidente que a T_3 é um efetivo inibidor da síntese e da secreção do TRH. Na hipófise anterior, o TRH une-se a receptores membranosos específicos nos tirotrofócitos e lactotrofócitos, estimulando a síntese e a liberação do TSH e prolactina, respectivamente. Os HT causam depleção dos receptores pituitários de TSH, diminuindo a resposta ao TRH; o estrógeno aumenta o número de receptores ao TRH, aumentando a sensibilidade hipofisária ao hormônio liberador.

A resposta do tirotrofócito ao TRH é bimodal; inicialmente, estimula a liberação do TSH estocado e, posteriormente, a atividade gênica, aumentando a síntese hormonal. O receptor do TRH (TRHR) pertence à família dos receptores peptídicos membranosos que se ligam à proteína G, como o TSH, o LH e o FSH; o gene codificador do TRHR encontra-se no cromossomo 14.

Após a união do TRH ao seu receptor, ocorre a ativação da proteína G, que por sua vez estimula a fosfolipase C. Os fosfatidilinositóis formados pela ação enzimática excitam a liberação de cálcio intracelular e provocam a exocitose do TSH estocado. Simultaneamente, ocorre a geração de um composto diacilglicerol, que ativa a quinase protéica C, provavelmente responsável pela segunda e tardia fase de atuação do TRH, incluindo a biossíntese de subunidades e glicosilação do TSH; esta última ação é necessária para que o TSH secretado apresente atividade biológica plena.

O TRH é rapidamente metabolizado; a meiavida do hormônio administrado endovenosamente é de cerca de 5 minutos. Os níveis circulantes de TRH em indivíduos normais são muito baixos e situam-se entre 25 e 100pg/mL. A secreção do TRH é, provavelmente, rítmica durante as 24 horas e, portanto, responsável pela pulsatilidade da secreção do TSH; consonante com este comportamento estão as elevações de TSH que ocorrem no récem-nascido e nas crianças expostas ao frio.

Exogenamente administrado a indivíduos hígidos, provoca incremento dose-dependente do TSH. A amplitude média dos pulsos é de 0,6µU/mL e a freqüência média é de um pulso cada 1,8 hora. Além disso, o ritmo dos pulsos é circadiano: o pico de TSH ocorre à noite, usualmente entre meia-noite e 4 horas. Este pico não guarda relação com o sono, a alimentação ou a secreção de outros hormônios hipofisários. Nos pacientes hipotiróideos, a amplitude dos pulsos e o pico noturno são maiores que o normal, enquanto nos portadores de hipertiroidismo são, notadamente, diminuídos.

Alguns hormônios e drogas podem interferir na síntese e na liberação do TRH. Aquela é estimulada pela diminuição dos HT (redução intraneuronal de T_3), por agonistas alfa-adrenérgicos e pela arginina-vasopressina. Por outro lado, a secreção é inibida pelo aumento dos HT (elevação intraneuronal de T_3) e bloqueio alfa-adrenérgico (Quadro VII-11).

A administração endovenosa de 200-500µg de TRH resulta no aumento rápido do TSH sérico, cujo nível máximo é atingido aos 15-30 minutos, declinando, a seguir, para voltar aos níveis basais em 2 a 4 horas. As respostas ao TRH variam conforme as situações clínicas. Em pacientes com hipotiroidismo primário, a estimulação do TSH é exagerada; nos portadores de hipertiroidismo, doença nodular com nódulos funcionantes autônomos e hipotiroidismo hipofisário, a resposta é suprimida.

O TRH e seu metabólito dipeptídeo ciclo (HisPro) são também encontrados nas células das ilhotas do pâncreas, no trato gastrintestinal, na placenta, no coração, na próstata, nos testículos e nos ovários. Nesses tecidos periféricos, o RNAm do TRH não é inibido pela T_3; a função local do hormônio liberador não está ainda determinada.

Hormônio estimulador da tiróide

O TSH, glicoproteína com 28kDa, é sintetizado e secretado pelos tirotrofócitos da hipófise anterior. Compõe-se de duas subunidades (SU) peptídicas, α e β, ligadas não-covalentemente e contém cerca de 15% de carboidratos na molécula. A SUα é comum a duas outras glicoproteínas hipofisárias, LH e FSH, e ao hormônio placentário hCG; a SUβ é singular e determina a especificidade biológica do TSH. A síntese de cada subunidade é dirigida por RNAm diferentes codificados por genes situados em cromossomos diversos; o gene da SUα no cromossomo 6 e o da SUβ no cromossomo 1. Após a síntese, as

Quadro VII-11 – Fatores controladores da secreção dos HT.

Nível hipotalâmico: síntese e liberação do TRH
Estimulação
   T_4 e T_3 circulantes e T_3 intraneuronal diminuídos
   Neurogênica: secreção pulsátil e ritmo circadiano
   Exposição ao frio: animais e recém-nascido humano
   Catecolaminas alfa-adrenérgicasArginina-vasopressina
Inibição
   T_4 e T_3 circulantes e T_3 intraneuronal aumentados
   Bloqueadores alfa-adrenérgicos
   Tumores hipotalâmicos
Nível hipofisário: síntese e liberação do TSH
Estimulação
   TRH
   T_4 e T_3 circulantes e T_3 intratirotrofócito diminuídos
   Atividade diminuída da desalogenase 5' tipo 2
   Estrógeno: aumento dos sítios de ligação do TRH
Inibição
   T_4 e T_3 circulantes e T_3 intratirotrofócito aumentados
   Atividade da desalogenase 5' tipo 2
   Estrógeno: aumento dos sítios de ligação do TRH
Inibição
   T_4 e T_3 circulantes e T_3 intratirotrofócito aumentados
   Atividade da desalogenase 5' tipo 2
   Somatostatina
   Dopamina e agonistas dopaminérgicos: bromocriptina
   Glicocorticóides
   Doenças crônicas
   Tumores hipofisários
Nível Tiróideo: síntese e liberação dos HT
Estimulação
   TSH
   Anticorpos estimuladores do TSH-R
Inibição
   Anticorpos bloqueadores do TSH-R
   Excesso de iodeto
   Tratamento com lítio

SU são glicosiladas e unidas em dímeros e a seguir empacotadas como grânulos no RER. Durante a dimerização e empacotamento, os carboidratos ricos em manose são convertidos em oligossacarídeos complexos contendo açúcares acetilados, ácido siálico e sulfato. A função destes resíduos carboidratos não está inteiramente esclarecida, mas acredita-se que aumentam a atividade biológica do TSH, assim como seu clareamento metabólico.

O ritmo de secreção do TSH estimado em normais varia de 75 a 150mU/dia (15 a 30µg/dia). O padrão de secreção é circadiano e pulsátil. A meia-vida sérica oscila entre 30 e 80 minutos e o ritmo de clareamento, variável, de 40 a 60mL/min. O nível sérico de TSH encontra-se entre 0,5 e 4,5mU/L. Normalmente, apenas a SUα e o TSH intacto estão presentes no sangue; a concentração da SUα é cerca de 0,5-2µg/L e encontra-se elevada nas mulheres em pós-menopausa e nos pacientes com tumor hipofisário secretante de TSH.

O TSH é fator primário no controle do crescimento da célula tiróidea e na síntese e na secreção dos HT. Inicia sua ação pela união com o receptor específico membranoso TSHR, ativando tanto os sistemas AMPc-adenilciclase-proteína G e fosfolipase C (Fig. VII-8). O TSHR, além de unir o TSH, exibe locais de ligação para auto-anticorpos estimuladores (TRAb estimulador), presentes em pacientes com hipertiroidismo auto-imune (doença

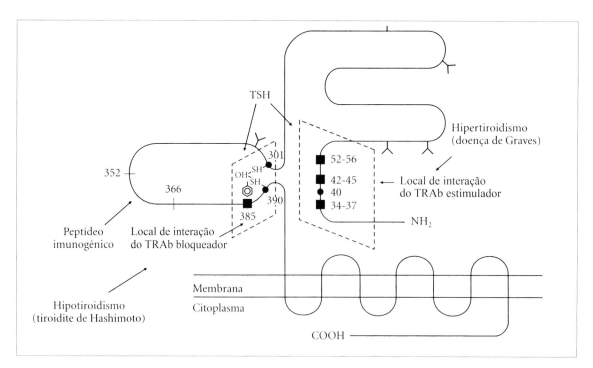

Figura VII-8 – Mecanismo de ação do TSH e outros fatores de crescimento na célula tiróidea.

de Graves), e para auto-anticorpos bloqueadores (TRAb bloqueador), encontrados no hipotiroidismo provocado pela tiroidite linfocitária crônica (Fig. VII-9). A interação dos auto-anticorpos ocorre em diferentes locais da porção extracelular do receptor, o que explicaria a diversidade clínica das duas síndromes. A estimulação da proteína G ativa a adenilciclase (aumentando a formação do AMPc) e a quinase protéica A. O TSH ativa a fosfolipase C elevando o fosfatidilinositol (PI), a concentração intracelular do íon cálcio e a atividade da quinase protéica C. Esta ação sobre a fosfolipase C é mais lenta e requer mais TSH que aquela via adenilciclase e sua importância fisiológica não está bem determinada.

Exerce várias ações na célula tiróidea. A maior parte é mediada por meio do sistema AMPc-adenilciclase-proteína G, mas a ativação do sistema PI pode estar, igualmente, envolvida. As principais ações do TSH incluem:

a) *Alterações na morfologia da célula tiróidea* – acelera a reabsorção da TG, induzindo a formação de pseudópodes na interface célula-colóide, estimula a formação intracelular de gotículas de colóide e aumenta a hidrólise da TG.

b) *Crescimento celular* – incrementa o tamanho individual das células foliculares, a vascularização e, após período de tempo de estimulação, pode induzir ao bócio. Este crescimento reflete a habilidade do TSH em estimular a síntese do DNA, do RNA e das proteínas estruturais.

c) *Metabolismo do iodo* – estimula todas as fases do metabolismo do iodo, desde o aumento da captação e transporte até a iodatação da TG e secreção dos HT. O estímulo do AMPc eleva o transporte de iodeto, enquanto a hidrólise do PI e o incremento do Ca^{2+} estimula a halogenação da TG. Seu

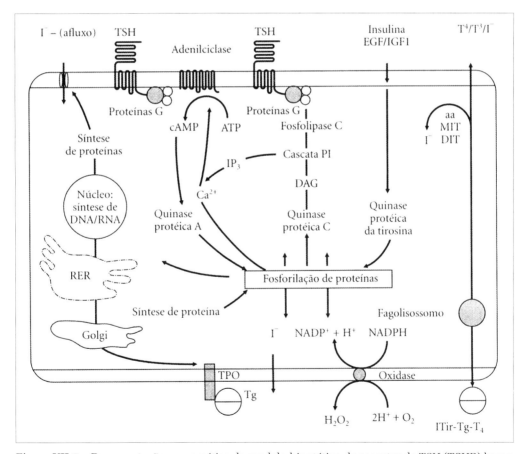

Figura VII-9 – Representação esquemática do modelo hipotético do receptor de TSH (TSHR) humano. O TSHR exibe sítios de ligação para o TSH, auto-anticorpos estimuladores do receptor de TSH (TRAb estimulador ou TSAb), encontrados nos portadores de hipertiroidismo por doença de Graves, e auto-anticorpos bloqueadores do receptor de TSH (TRAb bloqueador ou TBAb), encontrados nos casos de hipotiroidismo por tiroidite grave. Acredita-se que o TRAb estimulador interage com os resíduos 295-302 e 385-395, enquanto o TRAb bloqueador interage com os resíduos 30-56; o TSH liga-se a ambas as áreas.

efeito no transporte de iodeto é bifásico: inicialmente, o efluxo de iodeto é deprimido e, posteriormente, passadas algumas horas, a captação é acelerada. O efluxo decorre do extravasamento glandular de iodeto, conseqüente ao aumento na hidrólise da TG, e liberação hormonal.

d) *Aumento no RNAm da TG e na TPO* – com incremento na incorporação do iodeto para geração de MIT, DIT, T_3 e T_4.

e) *Aumento na atividade lisossômica* – com acréscimo da secreção glandular de T_3 e T_4. Ocorre, também, elevação da atividade da DIO1, conservando o iodo intratiróideo.

f) *Estímulo do consumo de oxigênio* – utilização da glicose e ácidos graxos, renovação de fosfolipídeos e do conteúdo de NADPH, utilizado na geração de H_2O_2 e na desalogenação das iodotirosinas e, talvez, das iodotironinas.

Outros fatores produzidos localmente (autócrinos) podem estar envolvidos no crescimento da tiróide, a saber: fator I de crescimento insulina-símile (EGF-I), fator epidérmico de crescimento (EGF), interleucinas-1 e 6 e fator de necrose tumoral. As células foliculares produzem e exibem receptores para o IGF-I, que aumenta o efeito estimulador do TSH na síntese do DNA. A interleucina-1 e o fator de necrose tumoral, que podem ser gerados pelas células mononucleares intratiróideas, igualmente, estimulam o crescimento celular, mas inibem a liberação do TSH. A interleucina-6 pode regular a liberação do TSH de forma parácrina.

Vários hormônios e neuropeptídeos influenciam a secreção do TSH (Quadro VII-12). Um deles é a somatostatina, inibidor agudo daquela secreção. A dopamina, outro importante inibidor fisiológico, parece atuar diretamente nos tirotrofócitos inibindo a adenilciclase. Os glicocorticóides podem impedir a liberação do TSH, diminuindo, principalmente, sua pulsatilidade, sugerindo que interferem no TRH; deprimem, também, a resposta do TSH ao TRH exógeno. Embora a secreção do TSH possa diminuir por eventuais elevações transitórias nos níveis endógenos de somatostatina, dopamina e glicocorticóides, aumentos permanentes não provocam hipotiroidismo no homem. Isto porque a conseqüente redução dos níveis dos HT estimula diretamente a secreção do TSH, superando a inibição induzida por aqueles agentes.

Quadro VII-12 – Efeitos predominantes de várias substâncias na secreção do TSH.

Estimulação	Inibição
TRH	HT e análogos
Prostaglandinas	Dopamina
Clorpromazina	Somatostatina
Haloperidol	Gastrina
	Colecistoquinina
	Serotonina
	Glicocorticóides
	Interleucina-1 e 6
	Fator α de necrose tumoral

Desalogenases hipofisária e periférica

A DIO2 converte a T_4 em T_3 no cérebro e na hipófise, caracterizando-se como a principal fonte local de T_3. No hipotiroidismo, o incremento de sua atividade ajuda a manter a T_3 intracelular perante a concentração sérica decrescente da T_4. Por outro lado, no hipertiroidismo, a diminuição da ação enzimática previne a sobrecarga de HT nas células neurais e hipofisárias. Contrariamente, a desalogenase DIO1 apresenta-se deprimida no hipotiroidismo, conservando a T_4, e ativada no hipertiroidismo, acelerando a metabolização da T_4 (ver Tabela VII-9).

Auto-regulação tiróidea

Os mecanismos de auto-regulação atribuem à tiróide a capacidade de modificar sua função, segundo a disponibilidade de iodo, independentemente da influência do TSH. Durante a carência de oferta de iodo, a principal adaptação glandular ocorre no incremento da síntese preferencial da T_3, em detrimento da T_4. Como a T_3 é metabolicamente mais eficiente, seria utilizada menor quantidade de iodo. Sua entrada excessiva deprime várias funções tiróideas, destacando-se o transporte de iodeto, a formação do AMPc, a geração da H_2O_2, a síntese e a secreção hormonal e a ligação do TSH e TRAb ao receptor; alguns destes efeitos podem ser mediados pela formação de ácidos graxos iodatados. A habilidade da tiróide em superar esta limitação de curta duração é conhecida como efeito Wolff-Chaikoff, fenômeno incompletamente explicado, que permite à glândula manter a secreção hormonal, apesar do afluxo elevado de iodo. Sua ação na síntese dos HT depende da quantidade do halogênio e da duração da oferta; incrementos agudos resultam no aumento da síntese hormonal por curto período.

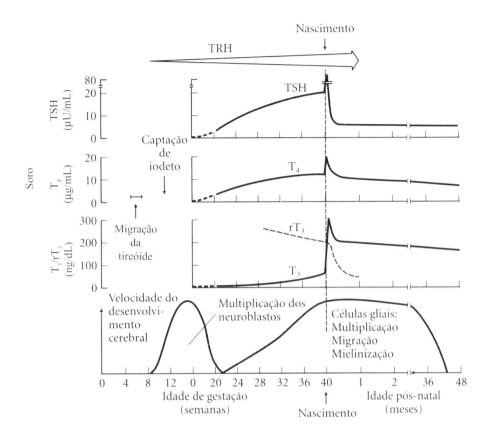

Figura VII-10 – Ontogênese da função e regulação tiróidea humana durante a vida fetal e pós-fetal inicial, em relação ao desenvolvimento cerebral (adaptado de Fisher, 1985; Dobbing e Sands, 1973).

À medida que a dose se eleva, intracelularmente, ocorre inibição do transporte do iodeto, bloqueio da incorporação do iodeto (por provável limitação na oxidação do iodeto pelo impedimento da função da H_2O_2), que se acumula e forma um composto intermediário ineficiente para a iodação da tirosina; conseqüentemente, há redução da formação dos HT. Com o decréscimo do transporte, a concentração tiróidea de iodeto torna-se insuficiente para manter aquele bloqueio e ocorre escape. Assim, a síntese das iodotironinas restabelece-se, apesar da administração continuada de iodeto. Convém ressaltar que esta resposta independe da influência do TSH e ocorre durante a administração prolongada do halogênio, quando, apesar do incremento intraglandular de iodo, não acontece secreção tiróidea aumentada de T_4. Nessa circunstância, a glândula gera e libera o halogênio na forma de iodocompostos não calorigênicos, causando perda de iodeto, cuja magnitude, em indivíduos normais, varia segundo a oferta dietética de iodo. O efeito terapêutico do iodeto no tratamento da doença de Graves ocorre de maneira diferente. Aqui, as concentrações elevadas inibem a endocitose da TG e a atividade lisossômica, diminuindo a liberação dos HT e reduzindo seus níveis circulantes. Além disso, a inibição da atividade dos TRAb estimuladores restringe a vascularização da glândula e beneficia a cirurgia. Este efeito também é transitório, com duração variável entre 10 dias e 2 semanas.

ASPECTOS PEDIÁTRICOS DA FISIOLOGIA E REGULAÇÃO DA FUNÇÃO TIRÓIDEA

Ontogênese da função fetal e regulação tiróidea

A tiróide do embrião humano forma-se a partir da invaginação e do espessamento do endoderma ventral mediano do assoalho da faringe primitiva, entre o 16º e o 17º dia da gestação. Além desse primórdio ímpar, colaboram no seu desenvolvimento os esboços epiteliais laterais derivados das quarta e quinta bolsas branquiais. A glândula migra caudalmente e atinge sua forma e posição definitivas, ao fim da 7ª semana de vida fetal, quando pesa 1 a 2mg. O TRH hipotalâmico e a captação ativa de iodeto são detectáveis em torno da 8ª e 12ª semana gestacional, respectivamente; daí em diante, a concentração de TRH aumenta progressivamente (Fig. VII-10).

O TSH encontra-se presente na hipófise por volta da 10-12ª semana. Entre a 18ª e 24ª semana, ocorre aumento progressivo nas suas concentrações hipofisária e sérica em paralelo ao incremento na captação tiróidea de radioiodo. Este estímulo na síntese e na secreção do TSH na metade da gestação correlaciona-se, provavelmente, com a maturação do suprimento sangüíneo hipotálamo-hipofisário portal e/ou maturação da produção hipotalâmica de TRH. Entre o meio e o termo da gestação, a concentração sérica fetal do TSH permanece, relativamente, alta e as concentrações de T_4 total e T_4 livre elevam-se progressivamente. Estes dados estão consonantes com o incremento gradual da secreção fetal de T_4.

A concentração sangüínea da T_3 permanece reduzida durante toda a gravidez devido ao ritmo deprimido de produção associado ao baixo nível de atividade da DIO1 no fígado fetal. Até a 20ª e 24ª semana, a concentração de rT_3 mantém-se elevada devido à sua produção predominante pelos tecidos fetais; a conversão da T_4 em rT_3 está bastante ati-

va no fígado e, provavelmente, é responsável pela maior parte da produção fetal da rT_3. Contudo, não pode ser descartada a contribuição da conversão placentária da T_4 em rT_3. Na presença da DIO2 (ver também hormonogênese extratiróidea) na pituitária fetal, o cérebro parece colaborar ativamente na produção local da T_3 a partir da T_4. Perto do final da gestação, o nível sérico fetal de T_3 aumenta modestamente de 20 para cerca de 50ng/dL. Evidências obtidas em ovelhas sugerem que esta elevação é mediada pelo incremento da secreção fetal de cortisol, que aumenta a capacidade da conversão hepática da T_4 em T_3. Após o parto (2 a 8 horas), ocorre elevação abrupta da T_3 circulante no recém-nascido devido ao acréscimo adicional naquela conversão. Além disso, ocorre um pico de secreção de TSH aos 30 minutos, com amplitude variável entre 70 e 100μU/mL, provavelmente estimulado pela temperatura inferior do meio extra-uterino. Em resposta, a secreção tiróidea da T_4 e da T_3 é estimulada e aumenta bruscamente.

Ao contrário, a concentração sérica da TBG permanece inalterada em torno de 2mg/dL, provocando elevação aguda dos níveis de T_4 e T_3 livres. A rT_3 declina gradualmente ao valor adulto, no decorrer de 2 a 3 semanas. Especula-se sobre o significado fisiológico dessa situação hipertiróidea neonatal, mas admite-se ser decorrente daquele aumento do TSH e pelo estímulo de catecolaminas.

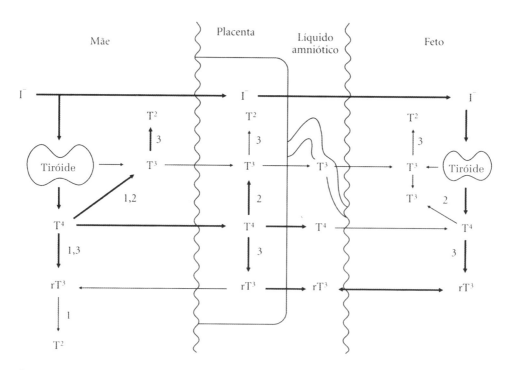

Figura VII-11 – Interrelações do metabolismo das iodotironinas materna, placentária e fetal. Os números 1, 2, 3 referem-se às desalogenases tipos 1, 2 e 3, respectivamente.

Metabolismo placentário das iodotironinas e transferência placentária de substâncias que afetam a função fetal e neonatal

Conforme mencionado, a DIO2 e DIO3 estão expressas na placenta. A atividade da primeira é maior nas membranas coriônica e decídua que na amniótica, enquanto a segunda se encontra principalmente nos trofoblastos. Suas atuações conjuntas promovem a conversão da T_4 em T_3 e da T_4 e T_3 para rT_3 e T2, respectivamente (Fig. VII-11).

Como nos outros tecidos, a atividade da DIO2 aumenta quando a disponibilidade de T_4 diminui. Isto indica que sua atuação traduz um mecanismo homeostático mantendo a produção placentária da T_3, quando as concentrações maternas circulantes de T_4 estão diminuídas, por exemplo, durante o hipotiroidismo ou na deficiência de iodo. A maior parte dos efeitos benéficos da T_3 gerada pela ação desta desalogenase, provavelmente, restringe-se às células placentárias, em virtude da presença ativa da DIO3. De fato, esta última está designada a manter baixa a concentração sérica fetal da T_3, além de proteger as células deciduais do hipotiroidismo.

Entre as substâncias, fácil ou ativamente, transferidas pela placenta, destacam-se: iodeto, TRH, somatostatina, agonistas e antagonistas dopaminérgicos, drogas antitiróideas e auto-anticorpos tiróideos (anti-TPO, TRAb estimuladores, TRAb bloqueadores, entre outras) (Fig. VII-12).

O iodo atravessa livremente a placenta. Esta transferência é particularmente importante porque o soro materno é a única fonte de iodeto para o desenvolvimento dos estoques de iodo da tiróide do feto, que aumentam progressivamente durante a vida fetal. Iodo fornecido à mãe em quantidades excessivas pode induzir ao hipotiroidismo fetal e ao bócio. Contudo, tem sido utilizado em pequenas doses em pacientes com hipertiroidismo moderado gestacional para controlar a doença materna sem provocar complicações no recém-nascido.

Existe cruzamento placentário de T_4, pois crianças portadoras de atirose ou de defeito completo de incorporação de iodeto, incapazes de sintetizar T_4, exibem, ao nascimento, níveis séricos de tiroxina variáveis entre 25 e 40% do normal. Isto permite alguma produção tecidual de T_3, principalmente no SNC, suficiente para minimizar os efeitos do hipotiroidismo fetal. A T_3 materna não atinge o feto em quantidades apreciáveis, presumivelmente devido ao alto nível de atividade placentária da DIO3.

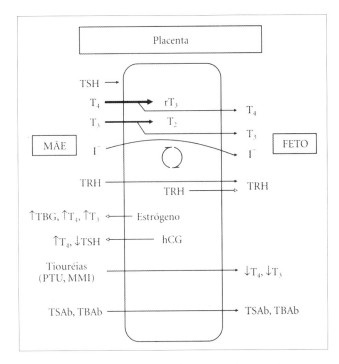

Figura VII-12 – Transferência placentária de substâncias que influenciam a função tiróidea fetal e neonatal. TSAb = auto-anticorpos estimuladores do TSHR; TBAb bloqueador = auto-anticorpos bloqueadores do TSHR; MMI = metimazol; PTU = propiltouracil.

O TSH não cruza a placenta, nem em animais ou humanos. Com pouquíssimas exceções, os níveis de TSH permanecem nos limites normais nas mães de crianças nascidas com hipotiroidismo congênito.

Por outro lado, o TRH cruza a placenta e quando administrado a grávidas produz aumento apreciável no TSH fetal. Apesar disso, o TRH materno parece ter pouca ou nenhuma função na regulação do eixo hipotálamo-hipófise-tiróideo fetal. Do ponto de vista farmacológico, o TRH exógeno tem sido utilizado em fetos prematuros para acelerar a maturação pulmonar.

Além da ligação pelo cordão umbilical, a mãe e o feto interagem pela cavidade amniótica e pelo fluido amniótico, criando um outro meio de troca molecular e de líquidos. O afluxo amniótico consiste de fluido pulmonar e urina fetal, enquanto o efluxo, de fluido materno-fetal transamniótico e deglutição fetal. O líquido amniótico contém pequenas quantidades de T_4, T_3 e TSH e grandes quantidades de rT_3, cujo padrão reflete os efeitos da DIO3 placentária e nos tecidos fetais. Suas concentrações variam bastante e as medidas não têm sido úteis no diagnóstico da doença tiróidea fetal (Tabela VII-5).

A injeção de T_4 na cavidade amniótica aumenta as concentrações dos HT no líquido e no soro

Tabela VII-5 – Concentrações de iodotironinas no soro materno e fetal e líquido amniótico durante e no final da gestação.

Iodotironina	Soro materno[#]	Líquido amniótico		Soro fetal	
		20ª semana	Termo	20ª semana	Termo
T$_4$	12.000	250	570	3.100	11.000
T$_3$	200	8,6	6,6	13	49
rT$_3$	24	130	69	250	270
3,3' T2	2,2	5,8	6,2	–	11

Adaptado de Burrow, Fisher e Larsen, 1994; # = meio da gestação; valores expressos em ng/dL.

fetal, mas não na circulação materna, indicando que o hipotiroidismo congênito pode ser tratado no período pré-natal com este procedimento. Ao final da gestação, a deglutição fetal parece ser a forma de transferência de HT do líquido à circulação do feto; no início da gestação, qualquer trânsito fluido-fetal de HT ocorreria, presumivelmente, pela via transdérmica, pois ainda não foi demonstrada.

Função tiróidea na infância e adolescência

Após o período fisiológico neonatal de hipertiroidismo, as concentrações séricas da T$_4$ e da T$_3$ declinam, significativamente, com a idade (ver Tabela VII-4). Em parte, isto decorre do decréscimo da TBG sérica, além de alterações na sua capacidade de ligação, associado ao aumento da TTR. Entretanto, no início da vida pós-natal, os estrógenos de origem materna influenciam, parcialmente, a elevação da TBG, enquanto os esteróides sexuais gonadais explicam os baixos níveis da proteína na puberdade. Consonante com aquela primeira situação, valores muito altos de T$_4$ (até 20µg/dL) são observados nos recém-nascidos; estes valores tendem a diminuir atingindo nível de até 15µg/dL em torno de 5 anos de idade. Adicionalmente, é conveniente ressaltar que, na primeira infância, valores de T$_3$ até 270ng/dL são absolutamente normais. Durante a infância e a adolescência, a concentração circulante de rT$_3$ permanece inalterada ou aumenta discretamente. Como a maior parte da

rT$_3$ deriva quase totalmente da monodesalogenação periférica da T$_4$, esta observação sugere que o grau de conversão da T$_4$ em rT$_3$ aumente com a idade. Concomitantemente, com o declínio progressivo da T$_4$ e da T$_3$ totais, há tendência ao decréscimo da T$_4$ e, especialmente, da T$_3$ livres.

A movimentação periférica da T$_4$ é relativamente alta nas crianças, mas diminui, progressivamente, com a idade (Tabela VII-6), indicando que a necessidade de T$_4$ é maior naquelas que nos adolescentes e adultos. Os compartimentos intra e extratiróideos de iodo orgânico aumentam com a idade. Portanto, o metabolismo dos HT durante a infância e a adolescência caracteriza-se pelo decréscimo progressivo da T$_4$ e T$_3$ e estabilização da rT$_3$. Esta diminuição é atribuída tanto ao declínio da concentração média da TBG quanto ao decréscimo na produção da T$_4$ e, principalmente, da T$_3$ com a idade. Por outro lado, aumenta o ritmo de produção da rT$_3$ a partir da T$_4$, sugerindo que o declínio no ritmo de produção da T$_3$ pode ser atribuído tanto à redução da secreção glandular como à diminuição da conversão periférica da T$_4$. O mecanismo desse decréscimo etário relativo da função tiróidea não está esclarecido. Os registros sobre o assunto têm sido conflitantes; após o evento fisiológico da hipertirotropinemia neonatal é referido que o TSH tanto permanece estável, como diminui com a idade. Quanto à TG, o declínio nos níveis circulantes pode ser explicado, em parte, pela redução etária do estímulo do TSH e da função tiróidea.

O conceito da queda da função tiróidea, segundo a idade, poderia ser responsável por duas constatações feitas em crianças portadoras de hipotiroidismo primário congênito permanente: a) a quantidade de T$_4$ por quilo requerida para a terapia substitutiva é maior na primeira infância que em crianças de mais idade e adolescentes; b) para consumar com êxito o crescimento normal, a maturação óssea e o desenvolvimento intelectual,

Tabela VII-6 – Alterações etárias no metabolismo periférico da T$_4$ (valores médios ± EPM).

Idade	Meia-vida (dias)	Ritmo de remoção sérica (%/dia)	Volume de distribuição (L/kg)	Compartimento de iodo extratiróideo (µg)	Movimentação da T$_4$ (µg/kg/dia^{-1})
Crianças (3-9 anos)	5,0 ± 0,1	13,9 ± 0,5	0,16 ± 0,008	145 ± 8	1,0 ± 0,9
Adolescentes (10-15 anos)	5,6 ± 0,4	12,5 ± 0,7	0,16 ± 0,014	418 ± 63	1,5 ± 0,07
Adultos (23-26 anos)	6,7 ± 0,3	10,5 ± 0,4	0,12 ± 0,005	548 ± 38	1,1 ± 0,06
Idosos (80-90 anos)	9,3 ± 0,9	7,6 ± 0,8	0,12	–	0,7

assim como reverter o TSH elevado e a resposta exagerada do TSH ao TRH, o T_4 livre sérico deve ser mantido no limite superior da faixa de variação normal de adultos.

Disfunção tiróidea transitória em crianças prematuras

Detectadas pelos programas de triagem neonatal precoce do hipotiroidismo, as seguintes anomalias transitórias da função tiróidea podem persistir por algum tempo durante o acompanhamento pós-natal (Quadro VII-13).

Hipotiroxinemia transitória

Todos os prematuros apresentam algum grau de hipotiroxinemia. A T_4L baixa está associada a valores normais ou baixos de TSH e respostas normais do TSH ao TRH. Esta situação reflete um estado de hipotiroidismo hipotalâmico e representa estágio normal do desenvolvimento do sistema tiróideo. Corrige-se espontaneamente em 4 a 8 semanas sem necessidade de tratamento.

Hipotiroidismo primário transitório

Em áreas deficientes em iodo, os prematuros podem exibir níveis séricos reduzidos de T_4L e valores elevados de TSH, conforme encontrado no hipotiroidismo neonatal. As concentrações de T_4L e TSH no cordão umbilical, habitualmente, estão na faixa da normalidade para a prematuridade. Esse hipotiroidismo primário induzido pela deficiência de iodo desenvolve-se durante as duas primeiras semanas de vida extra-uterina, sobreposto à hipotiroxinemia usual do prematuro. Embora transitório, o hipotiroidismo pode persistir por 2 ou 3 meses, quando é recomendado o tratamento temporário com T_4L.

Ocorre, também, em conseqüência da exposição exagerada ao iodo, medicações antitiróideas ou transferência placentária materno-fetal de TRAb bloqueadores. Nesta última situação, o hipotiroidismo persiste até que a imunoglobulina materna seja degradada. Como isto pode demorar vários meses, o hipotiroidismo neonatal pode tornar-se grave, necessitando instituir-se tratamento. Os recém-nascidos de mães com doença de Graves ou tiroidite de Hashimoto são os mais propensos ao distúrbio.

Hipertirotrofinemia idiopática transitória

A exposição intra-uterina a drogas antitiróideas, amiodarona ou excesso ou deficiência de iodo pode induzir a elevação das concentrações séricas de TSH, que persiste por 3 a 9 meses, até diminuir espontaneamente, acompanhada de parâmetros normais de função tiróidea. Tem sido considerada, igualmente, como artefato de ensaio do TSH. Os recém-nascidos afetados não requerem tratamento, mas é necessário acompanhá-los para excluir a possibilidade da existência de disgenesia tiróidea ou defeito da síntese hormonal. Foram registrados casos idiopáticos, mas têm sido prevalentes no Japão (1 em 16.000-19.000 nascimentos). O distúrbio é atribuído ao retardo na resposta de TSH e/ou no controle de regulação exercido pelo HT.

Síndrome da T_3 baixa em prematuros

É devido a intercorrências de morbidade neonatal provocada por acidentes respiratórios, traumatismo de parto, acidentes vasculares, hipóxia, hipoglicemia, hipocalcemia e infecções. Todos estes fatores tendem a inibir a conversão da T_4 em T_3 e agravar a situação de T_3 baixa, característica da prematuridade. Nesses recém-nascidos, os valores séricos da T_3 permanecem baixos por um a dois meses, ao lado de níveis normais ou baixos de T_4 e normais de T_4L para a prematuridade. As concentrações de TSH encontram-se preservadas.

Quadro VII-13 – Principais aspectos dos distúrbios funcionais tiróideos neonatais transitórios descritos em prematuros.

Distúrbios	Níveis séricos		Etiologia
	T_4 total	TSH	
Hipotiroxinemia transitória	↓	N	Imaturidade do eixo hipotálamo-hipófise-tiróide
Hipotiroidismo primário transitório	↓	↑	Terapia antitiróidea materna, deficiência de iodo, excesso de iodo, fatores imunológicos, idiopático
Hipertirotrofinemia transitória	N	↑	Artefatos nos ensaios de TSH, deficiência de iodo, excesso de iodo, idiopático
Síndrome da T_3 baixa em pematuros	N	N	Prematuridade, infecções, cirurgias, desnutrição

AVALIAÇÃO LABORATORIAL DA FUNÇÃO TIRÓIDEA

Nas últimas duas décadas, a tiroidologia clínica testemunhou a introdução de novas metodologias laboratoriais. A sensibilidade e a especificidade diagnósticas conseguidas permitiram intensificar a possibilidade da detecção precoce de doenças tiróideas ocultas exibindo poucas manifestações clínicas. Por outro lado, a ampla disponibilidade de testes complementares, às vezes superponíveis, indica que cada procedimento apresenta limitações inerentes. Portanto, os testes apresentados a seguir devem ser considerados para validar a impressão clínica e não, isoladamente, para fazer o diagnóstico.

Os testes tiróideos podem ser classificados em duas categorias, segundo a informação obtida: a) aqueles que servem para determinar a integridade da síntese hormonal; e b) os utilizados para determinar a causa do distúrbio (Quadro VII-14).

MEDIDA DOS NÍVEIS HORMONAIS CIRCULANTES

Recentemente, a "National Academy of Clinical Biochemistry" em associação com a "American Thyroid Association" e a "American Association for Clinical Chemistry" estabeleceram normas de classificação e utilização de testes diagnósticos para as doenças tiróideas, inclusive a dosagem de TSH. Concluíram que as dosagens do T_4 livre e do TSH são os métodos de triagem mais importantes para a avaliação da função tiróidea.

DOSAGEM SÉRICA DA T_4 TOTAL

Correntemente, existem ensaios isotópicos e não-isotópicos para a medida da T_4 total (T_4T) que utilizam anticorpos específicos anti-T_4. Aqueles últimos, que incluem marcadores enzimáticos, fluorescentes ou quimioluminescentes, apresentam potencial para automação e precisão maior, evitando alguns problemas relativos à manipulação de radioisótopos. Como a T_4 sérica circula, predominantemente, ligada à TBG (99,7%), alterações nas proteínas transportadoras por hereditariedade, gravidez, influência estrogênica e outros fatores podem, secundariamente, alterar os valores da T_4T (ver Quadro VII-8). É necessário liberar a T_4 dessas proteínas in vitro, adicionando-se

Quadro VII-14 – Procedimentos comumente utilizados na avaliação da função tiróidea.

Testes destinados a avaliar a integridade da síntese e secreção tiróideas
Medida dos níveis hormonais circulantes
T_4
total
livre
T_3
total
livre
Avaliação do eixo hipotálamo-hipófise-tiróide
TSH
Teste do TRH
Testes utilizados para determinar a causa da doença tiróidea
Testes imunológicos
Auto-anticorpos anti-TG
Auto-anticorpos anti-TPO
Auto-anticorpos anti-receptor de TSH (TRAb)
Tg sérica
Calcitonina sérica
Cintilograma + captação de radionuclídeos (^{123}I, ^{125}I, ^{131}I, ^{99m}pertecnetato)
Ultra-sonografia
Biópsia glandular
Aspirativa percutânea por agulha fina

agentes competitivos bloqueadores, como o ANSA (ácido aminonaftaleno sulfônico) ou salicilatos, para impedir a união T_4-TBG. Assim, a T_4 pode reagir com o anticorpo anti-T_4. Em sua maioria, estes vários testes imunométricos (IME) apresentam bom desempenho e fornecem resultados confiáveis. A faixa de referência, variável conforme o método, em adultos encontra-se ao redor de 4,5 a 12µg/dL (58-154nmol/L); os níveis em crianças e adolescentes estão apresentados na Tabela VII-4. As concentrações séricas da T_4 são determinadas primariamente pela secreção tiróidea e pelas concentrações séricas das proteínas transportadoras. Portanto, nos pacientes portadores de tirotoxicose e naqueles com concentrações elevadas de TBG ou de outras proteínas, a T_4 encontra-se aumentada. As causas raras de elevação da T_4 incluem a presença de auto-anticorpos séricos fixadores de T_4 e situações que diminuem seu clareamento induzido por doenças agudas, uso de agentes de contraste radiográfico ou amiodarona. Assim, a concentração da T_4 pode estar elevada em pacientes eutiróideos ou mesmo hipotiróideos.

Por outro lado, os valores da T_4 são geralmente baixos no hipotiroidismo, na diminuição sérica da TBG e outras proteínas transportadoras, nos usuários de drogas inibidoras da ligação da T_4 à TBG (ver Quadro VII-8) e naqueles com doenças sistêmicas graves não-tiróideas. Essa interpretação errônea pode ser evitada pela medida da T_4 livre.

ESTIMATIVA DA T_4 LIVRE SÉRICA

A maior parte dos métodos disponíveis para a avaliação da T_4L são indiretos, pois os diretos envolvem a separação física da fração livre da ligada por procedimentos técnicos (diálise ou ultrafiltração) de alto custo, exigência de mão-de-obra qualificada e tempo de execução prolongado, tornando-os inadequados para uso no laboratório clínico geral. Entretanto, a medida da T_4L pós-diálise é considerada de referência pela elevada sensibilidade diagnóstica e pouca interferência do compartimento da T_4 ligada às proteínas.

Presentemente, as estratégias básicas para a medida indireta da T_4L podem ser divididas em dois grupos principais: as de dois passos e as análogas ou de um passo. Nas primeiras, como sugere o nome, o método emprega duas incubações e duas lavagens executadas no mesmo tubo. Na primeira parte, a amostra de soro é incubada com o anti-T_4 em fase sólida para extrair, imunologicamente, porcentagem de T_4T proporcional à concentração da T_4L. Após decantação e remoção por lavagem dos constituintes séricos não ligados, os sítios de ligação não ocupados do anti-T_4 dessa fração são medidos por radioimunoensaio (RIE) ou outra técnica; isto é feito após adição de radioiodo ou traçador de T_4 não-isotópico seguida de outra lavagem e decantação. O valor obtido é proporcional ao valor absoluto da T_4L no soro. Nos métodos análogos, ao contrário, o procedimento é executado no mesmo tubo, no qual a incubação e a lavagem são feitas uma única vez. A discriminação entre a T_4T e a T_4L é feita empregando-se um análogo da T_4 marcado com ^{125}I ou T_4-conjugado, que não interage com a TBG, mas pode competir com a T_4L pelo anti-T_4. Apesar de tecnicamente mais simples que o método de dois passos, apresenta problemas na estimativa da T_4L quando ocorrem alterações substanciais nos níveis da TBG ou quando existem anormalidades qualitativas da TBG, como as existentes nas doenças não tiróideas. Os métodos de dois passos, apesar de mais trabalhosos, são nitidamente superiores e de utilidade clínica mais abrangente, sendo considerados aceitáveis e suficientes para o uso rotineiro. Os valores de referência oscilam entre 0,7 e 1,8ng/dL (9-23pmol/L).

DOSAGEM SÉRICA DA T_3 TOTAL

Os níveis séricos da T_3T são medidos por técnicas IME utilizando-se anticorpos anti-T_3 específicos. Apesar de 100 vezes inferiores às concentrações séricas de T_4T, aqueles procedimentos são capazes de determinar a T_3T com suficiente segurança, apesar de apresentar reatividade cruzada limitada com a T_4. Não exibe influência tão nítida dos efeitos do aumento de TBG como a T_4T, mas os ensaios, em geral, caracterizam-se pela baixa reprodutibilidade. As concentrações de T_3T são mais suscetíveis à ação de drogas e mais variáveis que os da T_4T segundo a faixa etária. Este último aspecto é particularmente importante nos idosos, nos quais valores de 50ng/dL são encontrados em indivíduos hígidos. Portanto, os resultados devem ser considerados segundo o normal para a idade. A faixa da normalidade é método dependente, com intervalos de referência entre 80 e 180ng/dL (1,2-2,7nmol/L), entre a faixa etária de 15 e 50 anos. Nos pacientes com tirotoxicose, os níveis da T_3T, usualmente, estão mais elevados que os da T_4T; no hipotiroidismo, encontram-se, freqüentemente, mais normais que os da T_4T. Na maioria dos casos de doenças sistêmicas não-tiróideas, as concentrações séricas da T_3T são baixas. A principal, se não a única, indicação para sua medida é a tirotoxicose, em que pacientes apresentam concentrações séricas de T_4T dentro do normal, mas aumentadas de T_3T.

ESTIMATIVA DA T_3 LIVRE SÉRICA

Os ensaios disponíveis para a estimativa da T_3L por métodos análogos obedecem aos mesmos princípios utilizados para a T_4L e apresentam as mesmas restrições técnicas. Parecem ser potencialmente mais sensíveis que as técnicas utilizadas na avaliação da T_4L e estão começando a entrar em rotina em outros países. O intervalo de referência normal aproxima-se de 0,2-0,5ng/dL (3,5-7,7pmol/L) para os métodos que utilizam separação física (ultrafiltração, diálise ou coluna de adsorção com resina.

AVALIAÇÃO DO EIXO HIPOTÁLAMO-HIPÓFISE-TIRÓIDE

Dosagem do TSH

A determinação do TSH sérico é a medida mais sensível e específica da ação biológica dos HT. Com sua introdução inicial na prática clínica em 1970, o RIE para TSH mostrou ser o melhor exame para estimar os valores elevados encontrados no hipotiroidismo. Entretanto, devido a sua inerente falta de sensibilidade, a primeira geração dos RIE TSH não discriminava os valores normais dos subnormais presentes no hipertiroidismo. Felizmente, este objetivo foi atingido em 1980 com a disponibilidade dos ensaios IME. O IME difere da tecnologia RIE porque emprega dois anticorpos contra o TSH ao invés de um. A maioria destes ensaios utiliza um anticorpo monoclonal murino, dirigido contra o epítopo da subunidade β do TSH, presente em excesso e fixado a uma fase sólida. O outro, dirigido contra o epítopo da SUα, é marcado e pode ser tanto mono como policlonal. Portanto, a molécula deve ter os dois epítopos presentes para ser detectada, tornando o procedimento bastante específico. Tal ensaio é, freqüentemente, descrito com ensaio tipo sanduíche, em que a molécula do TSH fica contida entre os dois anticorpos. Nesta configuração, a quantidade de anticorpo marcado ligado é diretamente proporcional à concentração de TSH na amostra de soro. O tipo de marcador empregado determina o nome do IME: ensaio imunorradiométrico (IRME), usando um isótopo radioativo (^{125}I); ensaio imunoenzimétrico (IEME), usando uma enzima, ensaio imunofluorimétrico (IFME), usando um marcador fluorescente (európio); ensaio quimioluminométrico (ICME), usando uma molécula quimioluminescente; e ensaio imunoeletroquimioluminométrico (IECME), usando dois marcadores.

A expressão "sensibilidade analítica" tem sido usada para descrever a menor concentração fidedignamente medida. Tradicionalmente, este limite tem sido definido como a média ± 2,5DP do resultado registrado com o calibrador zero do ensaio. Contudo, é um parâmetro clinicamente irrelevante, pois fornece apenas uma estimativa matemática da sensibilidade em um único ensaio, sem levar em consideração fatores entre-ensaios, como partidas de reagentes, precisão de pipetagem, instrumentação e temperatura ambiente. Assim, apesar de usada como atrativo comercial no mercado, fornece, na realidade, uma estimativa bem otimista da sensibilidade do ensaio. Na prática, a sensibilidade funcional determinada em múltiplos ensaios realizados em dias e com partidas de reagentes diferentes, usualmente, se encontra 5 a 10 vezes acima do limite da analítica.

A excitação provocada pela chegada dos TSH medidos pela técnica IME conduziu ao uso de termos como ultra-sensível e supersensível para distinguir a nova metodologia dos RIE de menor sensibilidade. Foi, então, normatizado, segundo a sensibilidade funcional, um sistema de nomenclatura generacional, no qual cada geração sucessiva de ensaios apresenta sensibilidade funcional 10 vezes superior em relação à precedente:

Ensaios de 1ª geração exibem:
sensibilidade funcional = 1-2μU/mL (mU/L)
Ensaios de 2ª geração exibem:
sensibilidade funcional = 0,1-0,2μU/mL (mU/L)
Ensaios de 3ª geração exibem:
sensibilidade funcional = 0,01-0,02μU/mL (mU/L)
Ensaios de 4ª geração exibem:
sensibilidade funcional = 0,001-0,002μU/mL (mU/L)

A maioria dos ensaios atualmente disponíveis comercialmente é de 2ª geração. Por essa metodologia, os valores de referência normais em populações iodo suficientes oscilam entre, aproximadamente, 0,3-0,5 e 3,5-4,0μU/mL (mU/L), com valor médio de cerca de 1,5μU/mL. Estão aumentados em pacientes com hipotiroidismo decorrente de doença tiróidea e normais ou baixos quando devido à doença hipotalâmica ou hipofisária (hipotiroidismo central). Encontram-se baixos ou indectáveis nos pacientes com hipertiroidismo. Mesmo dentro da normalidade, variações nas concentrações séricas da T_4 da ordem de 15-20%, decorrentes de alterações na secreção tiróidea, são suficientes para alterar os valores de TSH.

Apesar de ser o melhor teste de triagem para as doenças tiróideas, um nível anormal de TSH pode não ser suficiente para a constatação do diagnóstico clínico. Alguns indivíduos idosos, aparentemente, normais exibem níveis baixos transitórios, não atribuíveis à doença tiróidea. Além disso, existem outras situações nas quais o valor do TSH pode ser enganoso (Quadro VII-15).

A relação TSH/T_4L é log/linear, de forma que pequenas alterações nos níveis da T_4L produzem alterações significantes no TSH sérico. Cada indivíduo apresenta esta relação com "nível de ajuste" próprio determinado geneticamente. Assim, alguns com "ajuste alto" apresentam TSH normal, quando a T_4L se encontra no limite superior normal; outros com "ajuste baixo" exibem TSH normal, quando a T_4L sérica está no limite inferior da normalidade populacional.

Quadro VII-15 – Situações nas quais a estimativa do TSH sérico pode fornecer resultados anômalos.

> **TSH normal* – paciente hipo ou hipertiróideo**
> Doença hipotalâmica ou hipofisária
> Resistência hipofisária ao HT (bastante rara)
> **TSH elevado – paciente eutiróideo**
> Hipotiroidismo subclínico
> Anticorpos séricos reativos a imunoglobulinas
> murinas ou de outro animal**
> **TSH baixo – paciente eutiróideo**
> Hipertiroidismo tratado recentemente
> Doença de Graves oftálmica
> Bócio simples, especialmente em idosos
> Parentes de pacientes com doença de Graves

* Pacientes com hipertiroidismo secundário hipofisário (raro) podem exibir níveis elevados de TSH; no hipotiroidismo secundário, a secreção hipofisária de TSH pode estar diminuída.
** São elevações falsas muito raras, identificadas somente em pacientes com doença auto-imune ou expostos a animais.

TESTE DO TRH

No teste típico em indivíduos normais, após administração endovenosa de 200 a 500µg de TRH sintético, o nível sérico de TSH, medido por técnica IME de 2ª geração, eleva-se 2 a 20 vezes; atinge valores máximos de 5 a 25µU/mL aos 15 a 30 minutos e declina, a seguir, para voltar ao valor basal em 120 a 240 minutos. Este teste foi utilizado, em passado recente, para avaliar situações clínicas sutis de hiper ou hipotiroidismo, em que nas primeiras a resposta do TSH era suprimida e nas últimas exagerada. Entretanto, com o advento das técnicas IME, os valores basais puderam ser determinados com maior precisão e verificou-se que a resposta do TSH ao TRH era proporcional ao valor basal. Portanto, o uso do teste do TRH para aquela finalidade diagnóstica foi abandonado, pois não fornece informações adicionais além daquelas obtidas com as medidas basais, uma vez que a resposta é previsível. Atualmente, existem duas situações nas quais o teste pode ser clinicamente útil: a primeira relaciona-se aos pacientes com níveis subnormais (menor que 0,1µU/mL) decorrentes de doenças não-tiróideas. Nestes casos, o teste, usualmente, produz resposta detectável, em contraste com a ausência de resposta obtida em pacientes tirotóxicos. Portanto, permite diferenciar entre valores suprimidos de TSH secundários a doenças não-tiróideas daqueles do hipertiroidismo. A segunda situação refere-se ao hipotiroidismo central (hipotalâmico ou hipofisário), no qual, paradoxalmente, podem ser encontrados níveis basais normais de TSH associados a valores subnormais de T₄L coexistentes com hipotiroidismo clínico ou hipertiroidismo central, provocado por tumor hipofisário secretante de TSH. Nesta última situação, estudos anteriores mostram que o TSH imunologicamente detectável é biologicamente inativo, em que o teste do TRH produz resposta de TSH ausente ou deprimida (inferior a duas vezes o basal) em relação ao valor basal. Esta síndrome deve-se às mutações no gene da SUβ, transmitidas por herança autossômica recessiva.

OUTROS TESTES DA RESERVA DE TSH

O advento TSH humano recombinante (rhTSH, Thyrogen®), permitiu sua adoção para avaliação diagnóstica de pacientes com câncer tiróideo, pela capacidade de estimular restos glandulares. Entretanto, seu efeito pode ser utilizado para avaliar a tiróide intacta. Uma dose de 0,1mg de rhTSH (em comparação a 0,9mg fornecida aos pacientes com câncer) foi um potente estimulador para liberação de T₄, T₃ e TG em voluntários normais. Igualmente, sugeriu-se que a dose empregada de rhTSH deveria ser baseada na área da superfície corporal (BSA), pois foi relatada relação inversa entre a BSA e o pico sérico de TSH, após administração do rhTSH.

TESTES IMUNOLÓGICOS

A medida dos auto-anticorpos tiróideos séricos podem fornecer informações diagnósticas e, em algumas situações, funcionais sobre os processos auto-imunes que acometem a tiróide. Os testes mais comuns utilizados avaliam os anticorpos dirigidos contra a peroxidase (anti-TPO), antigo antimicrossomal, a tiroglobulina (anti-TG) e o receptor de TSH (TRAb). Os testes antimicrossomal e anti-TG eram pesquisados no passado por técnicas de hemaglutinação, mas, recentemente, foram introduzidos imunoensaios para quantificá-los diretamente. Clinicamente, a presença destes anticorpos em níveis séricos detectáveis fornece evidência deduzível da presença de processo tiróideo auto-imune (doença de Graves ou tiroidite de Hashimoto). Neste aspecto, a pesquisa de anti-TPO parece cobrir todo o espectro diagnóstico por ser mais sensível e específica. Assim, este anticorpo é encontrado na circulação da maioria dos portadores de hipotiroidismo auto-imune e em cerca de 80% dos portadores da doença de Graves. Contudo, proporção apreciável da população eutiróidea apresenta pesquisa positiva (10% das mulheres e 2% dos homens), mas em título baixo. Esta prevalência aumenta com a idade e provavelmente reflete a presença de tiroidite subclínica que não evoluiu para o hipotiroidismo auto-imune. Estudos têm constatado que a combinação de pesquisa positiva de auto-anticorpos tiróideos em pacientes com T_4 normal e TSH levemente elevado é indicativa de provável futuro hipotiroidismo, que poderá desenvolver-se em 5% deles ao ano. O risco do distúrbio é muito menor se a pesquisa do anticorpo ou o encontro de TSH elevado ocorrerem isoladamente. Os anticorpos podem ser detectados com alta freqüência em várias outras doenças (Tabela VII-7).

Os testes designados para a medida do TRAb surgiram em conseqüência dos estudos destinados a elucidar a etiologia da doença de Graves. Apesar de a maioria dos TRAb estimularem o TSHR (TRAb estimulador), alguns anticorpos podem, também, bloquear o TSHR (TRAb bloqueador) produzindo hipotiroidismo (ver Fig. VII-7). Existem dois tipos de ensaios disponíveis para a determinação do TRAb. O primeiro, denominado pesquisa de imunoglobulina inibidora da ligação do TSH (TBII), é

Tabela VII-7 – Condições nas quais ocorre prevalência aumentada de anticorpos anti-TG e anti-TPO.

Distúrbios tiróideos	
Tiroidite crônica, variante com bócio (Hashimoto)	>95%
Tiroidite crônica, variante atrófica	> 95%
Doença de Graves	80%
Tiroidite pós-parto	80%
Carcinoma tiróideo	25%*
Adenoma tiróideo	20%*
Tiroidite subaguda	10-20%
Bócio endêmico	7-13%
Distúrbios não-tiróideos	
Doenças do tecido conjuntivo	20%
Dermatite herpetiforme	20%
Síndrome de Sjögren	20
Artrite reumatóide	10%
Miastenia gravis	30%*
Vitiligo	1-2%
Doença celíaca	10%*
Indivíduos normais	
Mulheres	10%*
Homens	1-2%*
Ambos	5%

* Usualmente em títulos baixos.

um ensaio radiorreceptor, que mede a habilidade do anticorpo para inibir a ligação do TSH radiomarcado ao seu receptor. Portanto, o TBII não reflete a característica estimuladora ou inibidora do TRAb. O segundo é um bioensaio específico que mede o aumento na concentração do AMPc, como índice do efeito estimulador, e utiliza células tiróideas humanas ou funcionantes de rato ou porco em cultura. Este último se caracteriza pela realização técnica difícil e trabalhosa. O ensaio comercial disponível para o TBII em portadores de doença de Graves é menos custoso e correlaciona-se bem com o bioensaio, sendo por isso mais utilizado. Portanto, a pesquisa dos TRAb pode ser muito útil no seguimento dos pacientes com doença de Graves, para predição de remissão após uso de drogas antitiróideas, e no diagnóstico diferencial do hipertiroidismo. Na gravidez, a passagem transplacentária dos anticorpos estimuladores ou bloqueadores pode resultar em disfunção tiróidea fetal ou neonatal.

DOSAGEM DA TIROGLOBULINA SÉRICA

A medida da TG sérica é usada como marcadora tumoral e para a monitorização de portadores de neoplasias tiróideas diferenciadas. O intervalo sérico de referência para população eutiróidea, anti-TG negativa e com aporte adequado de iodo, varia de 3-40ng/mL(µg/L). Anticorpos anti-TG interferem na medida da TG, portanto, invalidam os resultados em porcentagem significante de pacientes.

As concentrações séricas de TG estão aumentadas nos pacientes com tirotoxicose, exceto naqueles com tirotoxicose factícia, isto é, devido à administração exógena de HT, no qual se encontram suprimidas. Assim, sua determinação pode ser útil no diagnóstico diferencial entre a tirotoxicose espontânea e a exógena. A TG pode elevar-se após biópsia aspirativa por agulha de nódulos tiróideos e apresenta-se aumentada em pacientes com bócio endêmico, multinodular, tumores tiróideos malignos e benignos e tiroidite subaguda. Nos hipotiróideos, a mensuração dos níveis de TG permite distinguir entre aqueles atiróticos dos portadores de disormonogênese, mas com tiróide presente.

A medida tem sua maior utilidade no seguimento de pacientes com carcinoma tiróideo submetidos à tiroidectomia e, usualmente, à ablação com radioiodo do tecido glandular remanescente. Um valor normal ou elevado neste paciente em uso de T$_4$ é forte evidência de recorrência tumoral, tecido tiróideo persistente ou presença de metástase.

As limitações de sensibilidade dos métodos radioimunológicos e da interferência dos auto-anticorpos anti-TG foram, em parte, contornadas com a introdução das técnicas IME e utilização de anticorpos monoclonais, menos influenciáveis por aqueles anticorpos endógenos. Contudo, permanecem alguns problemas capazes de interferir na determinação: a) inexistência de padrão internacional de TG; b) discrepância na sensibilidade funcional dos vários métodos disponíveis comercialmente; c) geração de resultados baixos nos ensaios IME pela influência de anti-TG; e d) ocorrência de resultados inadequadamente baixos nos ensaios IME em pacientes com níveis elevados de TG, pelo chamado efeito "gancho". Por estas razões é essencial empregar ensaio sensível e o mesmo método, quando interessa controlar as alterações séricas da TG no mesmo indivíduo no transcorrer do tempo.

DOSAGEM DA CALCITONINA SÉRICA

A calcitonina é um peptídeo com 32 aminoácidos secretado pelas células neuroendócrinas parafoliculares (células C) da tiróide, cuja função na fisiologia normal humana é ainda desconhecida. Estas células constituem cerca de 0,1% da massa glandular. Portanto, devido ao baixo número de células C produtoras do hormônio na tiróide, os indivíduos normais exibem níveis circulantes baixos de calcitonina – homens: 3-25pg/mL (ng/L); mulheres: 2-17pg/mL (ng/L). Apesar de ser assunto de intenso debate como medida rotineira, sua importância reside no possível emprego da dosagem nos portadores de nódulos tiróideos, visando ao diagnóstico precoce do carcinoma medular da tiróide (CMT), ainda que prevaleça em 1% dos casos de lesão uninodular. Os trabalhos evidenciam ser justificável a dosagem como rotina, mesmo considerando-se o aspecto custo-benefício.

A disponibilidade atual de ensaios IME específicos, baseados em anticorpos monoclonais, para a forma intacta da calcitonina, parece aumentar a sensibilidade da dosagem no diagnóstico precoce do CMT.

CAPTAÇÃO DE RADIOIODO (RAIU) E CINTILOGRAMA TIRÓIDEOS

A RAIU é o procedimento diagnóstico quantitativo no qual é feita uma medida percentual da quantidade de dose traçadora de radionuclídeo, seja radioiodo (^{131}I), seja tecnécio (^{99m}Tc), captada pela glândula, em comparação a um padrão de mesma atividade radioisotópica administrada ao paciente. Em nosso meio é realizada, geralmente, com o ^{131}I; a fração captada pela tiróide é determinada pela contagem externa precoce (2 horas) e tardia (24 horas) após administração oral da dose do traçador. Consideram-se normais os níveis de captação precoce entre 7 e 18% e tardia entre 14 e 35%; captação acima destes valores é indicativa de hiperfunção glandular, enquanto os inferiores, geralmente, refletem o inverso. Apesar de sua popularidade passada, atualmente é pouco utilizada como teste rotineiro. Encontra aplicação primária em certas circunstâncias, nas quais a suspeita de função tiróidea diminuída ocorre em concomitância com níveis circulantes elevados de HT. Este paradoxo clínico pode estar presente em condições como tiroidite subaguda, tiroidite pós-parto, tirotoxicose factícia, produção ectópica de HT (*struma ovarii*) e exposição prévia a fontes estáveis de iodo inorgânico orais, parenterais ou de uso tópico – iodeto de potássio, contrastes radiográficos, antisséptico (povidona). Nestas situações, é comum a obtenção de valor baixo ou indectável de RAIU.

O cintilograma emprega radioisótopos, como ^{125}I, ^{131}I ou ^{99m}Tc para obter imagens, funcionais e morfológicas, combinadas utilizando um detector especializado. A única informação funcional obtida refere-se à análise da habilidade concentradora de RAI das diferentes áreas da glândula, mas não sobre seu desempenho secretante. Uma área que não concentra o RAI, usualmente, é denominada "fria" e pode indicar a existência de um cisto ou crescimento neoplásico. A área que parece concentrar o RAIU, mais que o restante da glândula, é denominada "quente" e caracteriza os adenomas benignos funcionantes autônomos. O ^{99m}Tc pode ser igualmente utilizado como traçador, mas, em geral, fornece informações similares às obtidas com o RAI.

Embora usado para avaliar o tamanho do bócio mergulhante, localização de tecido tiróideo aberrante (por exemplo, tiróide sublingual) ou metástases, tradicionalmente, o cintilograma foi o procedimento mais utilizado na triagem dos nódulos tiróideos. Seu valor está na identificação dos nódulos frios, que exibem maior probabilidade de malignidade que os funcionantes. Aproximadamente 80 a 85% dos nódulos são frios, 10%, indeterminados ("mornos") e 5%, quentes. Apesar de sua maior predominância, a incidência de malignidade nos nódulos frios varia de 5 a 15%, indicando que a maior parte dessas lesões é benigna. Isto indica que este procedimento tem baixa especificidade diagnóstica.

ULTRA-SONOGRAFIA

A ultra-sonografia (US) de alta resolução é o método mais sensível para visualizar a tiróide, as paratiróides e os gânglios cervicais; uma de suas aplicações mais úteis é diferenciar as lesões sólidas das císticas. O equipamento em uso corrente exibe sensibilidade suficiente para identificar lesões sólidas com 2 a 3mm de tamanho, mas precisam ser maiores que 0,5cm para permitir a distinção entre sólidas e císticas. Consideram-se como sugestivas algumas características ultra-sonográficas típicas das lesões tiróideas benignas e malignas: as benignas exibem componente cístico significante, margens hiperecogênicas bem definidas em relação ao tecido adjacente, textura hiperecogênica e calcificação periférica. As indicativas de malignidade incluem: padrão hipoecogênico com margens irregulares mal definidas e microcalcificações, particularmente, no carcinoma papilífero. Além disso, a US atual tem mostrado que as lesões tiróideas císticas não são puramente císticas, pois, na maioria absoluta dos casos, exibem algum componente sólido. Consonante, alguns registros têm demonstrado prevalência váriável entre 12 e 33% de câncer em nódulos císticos.

Além de localizar a posição da lesão, a US permite definir sua profundidade e por isso tem sido usada para dirigir a agulha durante a realização de biópsia aspirativa. Adicionalmente, ajuda na obtenção de amostras da porção sólida das lesões nodulares mistas e pode ser utilizada na estimativa do volume glandular. Tem sido descrito o tratamento de lesões císticas com injeção de álcool etílico por meio da US.

Apesar das informações úteis obtidas pela US, este método propedêutico não permite distinguir de forma definitiva a lesão tiróidea benigna da maligna, nem pode ser utilizado na avaliação dos bócios subesternais pela interferência óssea sobrejacente.

PUNÇÃO ASPIRATIVA COM AGULHA FINA

A punção aspirativa com agulha fina (PAAF) tornou-se procedimento padrão na avaliação dos nódulos tiróideos e outros processos patológicos que envolvem a tiróide. É o único teste que permite excluir a malignidade com segurança. Contudo, é necessário obter-se espécime satisfatório para a análise e contar com um citopatologista experiente. Sob estas condições, a acurácia diagnóstica é superior a 90%. Os diagnósticos citopatológicos mais comuns estão divididos em quatro categorias: benigno, indeterminado, suspeito e positivo (Quadro VII-16).

Entretanto, mesmo sob condições ideais, cerca de 10 a 20% das amostras dão origem diagnóstica indeterminada (padrão folicular). A conduta nestes casos varia: alguns advogam a cirurgia, outros acompanham o paciente sob terapia com tiroxina e reaspiram a lesão após 3 a 6 meses.

Em geral, 10 a 20% das PAAF serão positivas ou suspeitas para malignidade. Os carcinomas anaplásico, papilífero e medular são exemplos de distúrbios diagnosticados com alta especificidade. Na maior parte dos tumores foliculares e com células de Hürthle, não se consegue a distinção entre adenoma e carcinoma mediante avaliação citológica. Nestas circunstâncias, justifica-se a remoção cirúrgica para o diagnóstico definitivo e o tratamento.

Grosseiramente, dois terços dos aspirados são considerados, citologicamente, como benignos. Nesses casos, os pacientes podem ser tratados com tiroxina ou apenas acompanhados clinicamente.

Quadro VII-16 – Categorias de diagnósticos citopatológicos obtidos por PAAF.

Benigno (negativo)
    Tiroidite linfocitária (Hashimoto)
    Tiroidite subaguda
    Nódulo tiróideo benigno (bócio nodular ou colóide)
    Cisto

Indeterminado
    Lesão celular folicular (padrão folicular)
    Somente fluido cístico
    Células foliculares escassas
    Somente sangue abundante

Suspeito
    Neoplasia folicular
    Neoplasia com células de Hürthle
    Outros achados sugestivos, mas não-diagnósticos
       de lesão maligna

Maligno (positivo)
    Carcinoma papilífero
    Carcinoma medular da tiróide
    Carcinoma anaplásico
    Linfoma

Nesta última situação, o crescimento da lesão ou o aparecimento de sintomatologia adicional podem indicar necessidade de intervenção cirúrgica.

A PAAF encerra risco de resultados falso-negativos em 5 a 10% das vezes, principalmente nas neoplasias císticas; os resultados falso-positivos ocorrem mais freqüentemente na tiroidite de Hashimoto. Em resumo, a PAAF é segura, eficiente e capaz de estabelecer um diagnóstico definitivo em 70% dos casos. Sua principal finalidade é identificar a maioria das lesões benignas, reduzindo a realização de cirurgias desnecessárias. Contudo, assim como outros recursos diagnósticos, exibe limitações.

DIAGNÓSTICO LABORATORIAL DOS DISTÚRBIOS TIRÓIDEOS

HIPOTIROIDISMO

Do ponto de vista clínico, a distinção etiológica entre o hipotiroidismo congênito, que está presente durante a vida fetal ou ao nascimento, e o hipotiroidismo adquirido equivale, genericamente, diferenciar entre o neonatal e o juvenil.

Com o advento da triagem para o diagnóstico precoce do hipotiroidismo congênito, incidente entre 1:3.500 e 4.000 nascimentos vivos, obteve-se um quadro mais preciso da prevalência e causas (Tabela VII-8).

Os vários centros mundiais utilizam políticas individuais de triagem baseadas em procedimentos metodológicos que envolvem a dosagem primária do TSH ou da T_4 em amostras de sangue total colhido em papel de filtro, obtidas do cordão umbilical ou por punção do calcanhar, entre o 3º e 5º dias de vida. O TSH é mais amplamente usado na Europa, no Japão, parte do Canadá e Estados Unidos como teste

inicial, enquanto o da T_4 é utilizado em outras regiões do Canadá e dos Estados Unidos. O nível de TSH acima do qual o hipotiroidismo é considerado suspeito varia entre 20 e 50μU/mL, conforme a oferta de iodo; em nosso meio, o limite de normalidade para o sangue obtido do cordão é de 40μU/mL e 30μU/mL para o sangue do calcanhar. A desvantagem desta estratégia é a impossibilidade de diagnosticar os casos de hipotiroidismo central, cuja incidência é rara (1:150.000); quando se suspeita desse distúrbio deve ser realizada a dosagem da T_4. A dosagem isolada da T_4 não deve ser empregada nos programas de triagem, pois apresenta 5% de resultados falso-negativos, em virtude da ocorrência da deficiência de TBG e dos valores da T_4, transitoriamente, diminuídos no período neonatal (ver Quadro VII-13).

Bócio e retardo do crescimento são as manifestações clínicas mais comuns de hipotiroidismo na adolescência. Outros sinais são: excesso de peso, discreto ou moderado, cansaço, pele seca, inchaço e intolerância ao frio. Não ocorre retardo mental no hipotiroidismo adquirido, apesar da presença eventual de lentidão do raciocínio. Em geral, na adolescência ocorre retardo puberal, mas não são incomuns o desenvolvimento de mamas ou o aumento testicular resultantes da estimulação do FSH. O TSH sérico encontra-se elevado e os HT estão baixos ou, ocasionalmente, normais (hipotiroidismo subclínico).

As causas de hipotiroidismo na adolescência estão expostas no Quadro VII-17.

Resumidamente, o diagrama para confirmação diagnóstica, em portadores de testes de triagem anormais ou com suspeita clínica de hipotiroidismo, é apresentado na Figura VII-13.

O passo inicial deve incluir a dosagem do TSH complementada pela medida da T_4L. Se a concentração de TSH é elevada e a da T_4L baixa, está confirmado o diagnóstico de hipotiroidismo primário. Se a medida do TSH for normal ou baixa

Tabela VII-8 – Classificação e prevalência do hipotiroidismo congênito esporádico e da deficiência de TBG.

	Nascidos vivos
Disgenesia tiróidea	1:4.000
Aplasia	
Hipoplasia com ectopia	
sem ectopia	
Erros inatos da hormonogênese	1:30.000
Hipotiroidismo transitório	1:38.000
Hipotiroidismo central	1:50.000-1:100.000
Deficiência de TBG	1:9.000

Quadro VII-17 – Causas de hipotiroidismo na adolescência. Disgenesia tiróidea com hipotiroidismo tardio.

Erro inato da disormonogênese parcialmente compensado
Resistência periférica ao HT
Hipotiroidismo induzido por drogas
   (MMI, PTU, lítio, iodeto de potássio, AAS)
Hipotiroidismo central adquirido
Tiroidite de Hashimoto
Bócio endêmico
Bócio iatrogênico

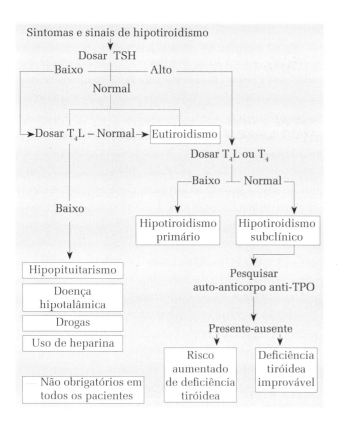

Figura VII-13 – Diagrama diagnóstico para a abordagem laboratorial de pacientes com suspeita clínica de hipotiroidismo.

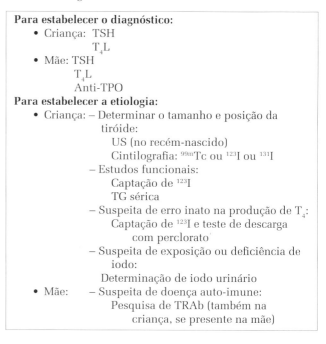

e o valor da T_4L baixa, o diagnóstico será de hipotiroidismo central ou adaptativo. No indivíduo portador de doença sistêmica, será impossível diferenciar de forma confiável estas duas últimas situações. A distinção deve considerar a presença ou a ausência de sinais e sintomas de hipotiroidismo e doença hipotálamo-hipofisária, os resultados da T_4L (baixa no hipotiroidismo, normal ou alta na doença sistêmica) e a lembrança de que o hipotiroidismo central é raro.

Testes para estabelecer a etiologia do hipotiroidismo congênito

Os testes que podem ser utilizados para estabelecer o diagnóstico de HC e investigar sua etiologia estão resumidos no Quadro VII-18.

A cintilografia é útil para documentar a presença e localização do tecido tiróideo, embora a medida da TG sérica é mais sensível que a cintilografia para a detecção de tecido tiróideo residual funcionante; esta poderá mostrar resultado positivo onde a cintilografia não demonstra captação. A presença da glândula tiróide é mais bem determinada pela ultra-sonografia, que pode ser realizada após o início da terapia, pois o ^{123}I não está disponível de for-

ma universal. Resposta acima de10% no teste com perclorato sugere erro inato da síntese de T_4 e indica a necessidade de exclusão de mutação genética específica. Como o HC pode ser transitório, como resultado da passagem transplacentária de anticorpos TRAb bloqueadores, recomenda-se reavaliar os casos suspeitos aos 2 anos de idade.

Foi proposto recentemente o uso do rhTSH para otimizar o diagnóstico do HC congênito, mediante avaliação a resposta da TG e captação do radiotraçador em pacientes portadores do distúrbio permanente. Os autores avaliaram oito pacientes adultos portadores de HC durante terapia com tiroxina, por meio de injeção de rhTSH (4µg/kg/dia IM) nos dias 1, 2 e 3. No 3º dia, administraram ^{123}I para captação de 2h e 24h. Os níveis séricos de TSH e TG foram medidos nos dias 1 e 4: o TSH atingiu valores acima de 20mU/L no dia 2 e permaneceu cima de 30mU/L nos dias 3 e 4. Os níveis estimulados de TG atingiram o pico no dia 4. Demonstraram tiróide lingual ao cintilograma em três pacientes TG responsivos, previamente diagnosticados como portadores de agenesia tiróidea. O rhTSH evita o indesejável hipotiroidismo conseqüente à suspensão da LT_4.

HIPERTIROIDISMO

Apesar de freqüentemente utilizados como sinônimos, os termos tirotoxicose e hipertiroidismo referem-se a condições clínicas diferentes. Define-se como tirotoxicose o complexo bioquímico e fisiológico resultante da influência de quantidades excessivas de HT circulantes sobre os tecidos. O hipertiroidismo diz respeito ao distúrbio no qual a tirotoxicose resulta do aumento da síntese e da secreção daqueles hormônios pela glândula hiperativa.

HIPERTIROIDISMO NEONATAL

A doença de Graves neonatal é rara e provavelmente decorre da baixa incidência de tirotoxicose gestacional (1 a 2 casos em cada 1.000 gravidezes) e do fato que a doença neonatal ocorre em menos de 1% das crianças nascidas de mães com doença de Graves. Na maioria das vezes, é devido ao cruzamento transplacentário de TRAb estimulador proveniente da mãe com doença de Graves, ativa ou inativa, ou tiroidite auto-imune. Apesar de poder manifestar-se no nascimento, em alguns recém-nascidos o início dos sinais e dos sintomas pode ocorrer 8 a 9 dias depois. Isto é devido à depleção pós-natal de drogas antitiróideas recebidas via placenta e ao aumento abrupto pós-natal na conversão da T_4 em T_3. O diagnóstico é confirmado pela dosagem no sangue de níveis elevados de T_4, T_4L e T_3. Os valores no cordão umbilical podem ser normais ou ligeiramente elevados; o TSH sérico é baixo. A doença neonatal resolve-se, espontaneamente, à medida que o TRAb materno degrada-se no recém-nascido; a meia-vida é de 12 dias. O curso clínico usual da doença de Graves neonatal estende-se por 3 a 12 semanas.

TIROTOXICOSE NA INFÂNCIA E NA ADOLESCÊNCIA

É geralmente provocada pela doença de Graves, distúrbio multissistêmico caracterizado por hipertiroidismo, manifestações oculares e dermopatia (Quadro VII-19).

A doença ocorre em crianças em idade pré-escolar e raramente se inicia na primeira infância, mas apresenta aumento de incidência com a aproximação da adolescência. As meninas são 6 a 8 vezes mais afetadas que os meninos e proporção significante de pacientes exibe história de bócio, hipo ou hipertiroidismo. A doença é auto-imune, como a tiroidite de Hashimoto, e ocorre na população geneticamente predisposta. Os testes labora-

Quadro VII-19 – Causas de tirotoxicose.

Bócio difuso tóxico (doença de Graves)
Bócio nodular tóxico
Tiroidite com hipertiroidismo
Tiroidite subaguda
Tiroidite linfocitária crônica (Hashimoto)
Hipertiroidismo induzido por TSH
Tumor hipofisário produtor de TSH (TSH-oma)
Secreção inapropriada de TSH
Hipertiroidismo exógeno

Adaptado de Malvaux, 1993.

toriais iniciais devem incluir as dosagens séricas da T_4L, da T_3 e do TSH, este último para excluir o hipertiroidismo dependente de TSH (adenoma hipofisário produtor de TSH ou TSH-oma) (Fig. VII-14). Se a T_4L é alta e o TSH baixo, está confirmado o diagnóstico da tirotoxicose e não serão necessários testes adicionais. Se o valor da T_4L for normal e a concentração sérica do TSH baixa, então o paciente pode estar apresentando tirotoxicose por T_3 ou subclínica; diferenciam-se estas situações pela medida da T_3. A ocorrência de medida elevada da T_4L e normal de TSH indica a presença de hipertiroxinemia disalbuminêmica familiar (FDH), TSH-oma ou resistência ao HT (RHT). Todas são raras, mas a FDH é, provavelmente, a mais comum delas, embora somente o TSH-oma provoque tirotoxicose. A FDH pode ser comprovada pelas concentrações séricas normais da T_3 e do TSH. Usualmente, o procedimento de captação de iodo radioativo não é necessário. As medidas de anticorpos TRAb e anti-TPO podem ser úteis na confirmação do diagnóstico. A concentração sérica da TG está aumentada na maioria dos portadores de tirotoxicose, exceto naqueles em que decorre da administração exógena de HT.

ALTERAÇÕES MORFOLÓGICAS TIRÓIDEAS

A terceira apresentação mais comum de distúrbio tiróideo é o aumento do volume glandular. Este pode envolver toda a glândula ou consistir de uma lesão isolada. Muitos pacientes, aparentemente portadores de lesão uninodular, na realidade exibem doença multinodular; portanto, a doença tiróidea nodular compreende os nódulos solitários e as glândulas multinodulares. A estratégia de investigação destes aumentos da tiróide está presente na Figura VII-15. Observa-se que a

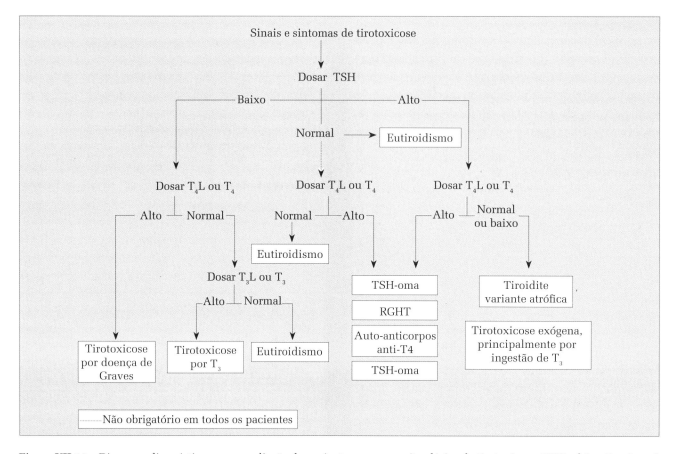

Figura VII-14 – Diagrama diagnóstico para a avaliação de pacientes com suspeita clínica de tirotoxicose. FDH = hipertiroxinemia disalbuminêmica familiar; RGHT = resistência generalizada ao HT.

história e o exame físico são essenciais na determinação da causa do problema; os testes laboratoriais são úteis na avaliação da função tiróidea, mas não confirmam o diagnóstico, principalmente naqueles portadores de nódulos solitários ou carcinoma tiróideo. Nestes casos, a PAAF fornecerá informações mais proveitosas. O valor da cintilografia e da US foi citado anteriormente.

BÓCIO SIMPLES DIFUSO DA INFÂNCIA E DA ADOLESCÊNCIA

A síndrome do bócio difuso eutiróideo da infância e da adolescência parece representar forma de tiroidite auto-imune na qual, exceto pela existência de história de bócio, os testes de função tiróidea nos familiares são, habitualmente, normais. Nesses adolescentes, o eutiroidismo laboratorial acompanha-se de PAAF sem evidência de infiltração linfocitária e o aumento da tiróide regride espontaneamente sem tratamento. Contudo, em alguns deles há aumento da incidência de doença

nodular na terceira, quarta ou quinta décadas de vida.

NÓDULO TIRÓIDEO SOLITÁRIO

O nódulo tiróideo é, simplesmente, uma protuberância glandular, freqüentemente assintomática, descoberta tanto pelo paciente como pelo exame médico palpatório cuidadoso. Vários processos patológicos podem dar origem a lesões nodulares que, na maioria das vezes, são benignas (Quadro VII-19).

Os nódulos tiróideos são mais comuns em adultos que em crianças; nestas exibem grande probabilidade de malignidade. A avaliação laboratorial, além dos testes funcionais, envolve os exames por imagem e a biópsia aspirativa. Esta última tem sido considerada confiável e bastante utilizada para diagnosticar e orientar o tratamento dos nódulos pediátricos. Recentemente, em 47 crianças com nódulos submetidas ao procedimento, constatou-se que 66% das lesões eram benignas

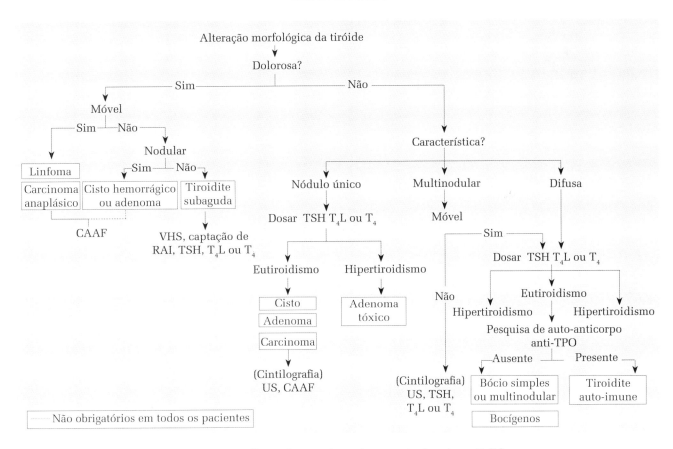

Figura VII-15 – Diagrama diagnóstico para avaliação de portadores de aumento de volume tiróideo.

(cistos ou adenomas), 15%, malignas, 13%, não-definidas e 6%, suspeitas; contudo, a freqüência de malignidade pode atingir 30 a 40%. O nódulo no sexo masculino é mais propenso à malignidade que no feminino, no qual é duas vezes mais freqüente que no primeiro; por isso, alguns autores advogam a cirurgia como tratamento eletivo.

NEOPLASIA TIRÓIDEA

As neoplasias tiróideas na infância estão classificadas conforme exposto no Quadro VII-20.

Quadro VII-20 – Tipos de neoplasias tiróideas prevalentes na infância.

> **Tumores do epitélio folicular**
> Adenoma folicular
> Carcinoma papilífero
> Carcinoma folicular
> Carcinoma anaplásico
> **Tumores de origem não-folicular**
> Carcinoma medular
> Tumores metastáticos
> Teratoma
> Linfoma
> Outros

Os adenomas hiperfuncionantes são raros nas primeiras duas décadas de vida. Nesta faixa etária, os carcinomas foliculares tiróideos bem diferenciados (papilífero, folicular, e variantes menos agressivas) são responsáveis por aproximadamente 90% das lesões malignas; a maioria delas exibindo padrão celular misto, isto é, folicular e papilífero. Outros tumores malignos tiróideos incidentes na infância incluem CMT, carcinomas pouco diferenciados (anaplástico, insular, Hürthle), linfoma e tumores metastáticos originários de outros tecidos, cujo prognóstico é pior que nos diferenciados. Daí a necessidade de estabelecer precocemente o diagnóstico citológico para instituir o tratamento adequado.

Como já citado, o CMT está associado à secreção excessiva de calcitonina. Pode ocorrer de forma esporádica ou como parte de uma síndrome tumoral com herança autossômica dominante, a neoplasia endócrina múltipla tipo 2 (MEN 2), quando o tumor pode também produzir outras substâncias incluindo ACTH, serotonina, prostaglandinas e somatostatina. A MEN 2 é provocada por mutações germinativas no protoncogene RET, que codifica para o receptor da tirosinaquinase. Apesar dos níveis invariavelmente elevados de calcitonina nos portadores de tumores palpáveis, nas crianças podem ser detectadas microlesões muito antes de o tumor se tornar evidente, pela medida sérica da calcitonina antes e/ou após testes estimulatórios. Estes são realizados pela administração seqüencial endovenosa de gluconato de cálcio (2,5mg/kg/30 segundos) e pentagastrina (0,5µg/kg/5 segundos). As amostras são colhidas antes e aos 1, 2, e 5 minutos após a infusão; geralmente, os valores-pico ocorrem entre 1 e 2 minutos. A literatura registra como anormais os valores-pico superior a 100pg/mL (ng/L).

Utilizando-se este teste estimulatório em crianças pré-púberes filhas de pais afetados, torna-se possível identificar o CMT *in situ* não-palpável e removê-lo cirurgicamente.

Resumindo, o carcinoma tiróideo apresenta-se, usualmente, como nódulo em glândula tiróide de volume preservado. O tumor tende a ser mais consistente e irregular que o bócio. Concomitantemente, pode acompanhar-se de sinais e sintomas decorrentes de invasão local ou metástases. Após cuidadosa avaliação clínica, em geral, a estratégia laboratorial envolve os exames de função tiróidea, PAAF da lesão, RAIU e cintilografia, ultra-sonografia e, quando indicado, tomografia computadorizada ou ressonância magnética.

BIBLIOGRAFIA

BARTALENA L. Recent achievements in studies on thyroid hormone-binding proteins. Endocr Rev, 1990; 11:47.

BECKETT GJ, ARTHUR JR. The iodothyronine deiodinases and 5' deiodination. Baillieres Clin Endocrinol Metab, 1994;8:285.

BERRY MJ, KIEFFER JD, LARSEN PR. Evidence that cysteine, not selenocysteine, is in the catalytic site of type II iodothyronine deiodinase. Endocrinology, 1991;129:550.

BIANCO AC, SALVATORE D, GEREBEN B et al. Biochemistry, cellular and mollecular biology and physiological roles of the iodothyronine selenodeiodinases. Endocr Rev, 2002;23:38.

BISI H, CAMARGO RYA, LONGATTO-FILHO A. Role of fine-needle aspiration cytology in the management of thyroid nodules: review of experience with 1,925 cases. Diag Cytol, 1992;8:504.

BRAVERMAN LE. Placental transfer of substances from mother to fetus affecting fetal-pituitary-thyroid function. In: Delange F, Fisher DA, Glinoer D. (eds.). Research in Congenital Hypothyroidism. New York, Plenum Press, 1989, p. 3.

BURROW GN, FISHER DA, LARSEN PR. Maternal and fetal thyroid function. N Engl J Med, 1994;331:1072.

CALVO R, OBREGON MJ, DE ONA CR et al. Congenital hypothyroidism, as studied in rats: crucial role of maternal thyroxine but not 3,5,3'-trriodothyronine in the protection of fetal brain. J Clin Invest, 1990;86:889.

CHOPRA IJ, HERSHMAN JM, HORNABROOK RW. Serum thyroid hormone and thyrotropin levels in subjects from endemic goiter regions of New Guinea. J Clin Endocrinol Metab, 1975;40:326.

DANIELS GH. Thyroid nodules and nodular thyroids: a clinical overview. Comp. Therapy, 1996;22:239.

De NAYER P, CORNETTE C, VANDERSCHUREN M et al. – Serum thyroglobulin levels in preterm neonates. Clin Endocrinol, 1984;21:149.

De ZEGHER F, SPITZ B, DEVLIEGER H. Prenatal treatment with thyrotropin releasing hormone to prevent neonatal respiratory distress. Arch Dis Child, 1992;67:450.

DeGROOT LJ. Kinetic analysis of iodine metabolism. J Clin Endocrinol Metab, 26:149, 1966.

DELANGE F. Relation of thyroid hormones to human brain development. In: Hetzel BS, Smith RM (eds.). Fetal Brain Disorders. Recent Approaches to the Problem of Mental Deficiency. Amsterdam, Elsevier/North-Holland, 1981, p. 285.

DELANGE F. Requirements of iodine in humans. In: Delange F, Dunn JT, Glinoer D. (eds.). Iodine Deficiency in Europe. A Continuing Concern. New York, Plenum Press, 1993, p. 5.

DELANGE F. The disorders induced by iodine deficiency. Thyroid, 1994;4:107.

DELANGE F. Thyroid hormones. Bochemistry and physiology. In: Bertrand J, Rappaport R, Sizonenko B (eds.). Pediatric Endocrinology. Baltimore, Williams & Wilkins, 1993, p. 242.

DELANGE F, BOURDOUX P, ERMANS AM. Transient disorders of thyroid function and regulation in preterm infants. In: Delange F, Fisher DA, Malvaux P. (eds.). Pediatric Thyroidology. Karger, Basel, 1985, p. 367.

DELANGE F, DALHEM A, BOURDOUX P et al. Increased risk of primary hypothyroidism in preterm infants. J Pediatr, 1984,105:462.

DEMERS LM. Standards of laboratory practice symposium on thyroid-function testing: introduction. Clin Chem, 1996; 42:118.

DOBBING J, SANDS J. Quantitative growth and development of human brain. Arch Dis Child, 1973;48:757.

DUNN JT. Thyroglobulin: chemistry and biosynthesis. In: Braverman LE, Utiger RD (eds.). The Thyroid: A Fundamental and Clinical Text. Philadelphia: J.B. Lippincott, 1991, p. 98.

DYESS EM, SEGERSON TP, LIPOSITS Z et al. Triiodothyronine exerts a direct cell-specific regulation of thyrotropin-releasing hormone gene expression in the hypothalamic paraventricular nucleus. Endocrinology, 1988;123:2291.

EKINS R. Measurement of free hormones in blood. Endocr Rev, 1990;11:5.

EKINS R. Validity of analog free thyroxin immunoassays. Clin Chem, 1987;33:2137.

ENG C, CLAYTON D, SCHUFFENECKER I et al. The relationship between specific RET proto-oncogene mutations and disease phenotype in multiple endocrine neoplasia type 2. JAMA, 1996;276:1575.

ENGLER D, BURGER AG. The deiodination of the iodothyronines and their derivatives in man. Endocr Rev, 1984;5:151.

FAGLIA G, BECK-PECCOZ P, BALLABIO M et al. Excess of b-subunit of thyrotropin (TSH) in patients with idiopathic central hypothyroidism due to the secretion of TSH with reduced bilogical activity. J Clin Endocrinol Metab, 1983;56:98.

FAGLIA G, BITENSKY L, PINCHERA A et al. Thyrotropin secretion in patients with central hypothyroidism: evidence for reduced biological activity of immunoreactive thyrotropin. J Clin Endocrinol Metab, 1979;48:989.

FISHER DA. Management of congenital hypothyroidism. J Clin Endocrinol Metab, 1991;72:523.

FISHER DA. Neonatal thyroid disease in the offspring of women with autoimmune thyroid disease. Thyroid Today, 1986;9:1.

FISHER DA. Ontogenesis of hypothalamic-pituitary-thyroid function in the human fetus. In: Delange F, Fisher DA, Malvaux P. (eds.). Pediatric Thyroidology. Basel, Karger, 1985, p. 19.

FISHER DA. Thyroid development and thyroid disorders in infancy. In: Van Middlesworth L (ed.). The Thyroid Gland, a Practical Clinical Treatise. Chicago: Year Book, 1986, p. 111.

FISHER DA. Thyroid disease in the neonate and in childhood. In: DeGroot LJ (ed.) Endocrinology. Philadelphia: W.B. Saunders, 1981, p. 733.

FISHER DA, KLEIN AH. Thyroid development and disorders of thyroid function in the newborn. N Engl J Med, 1981;304:702.

FISHER DA, VANDRESCHUEREN-LODEWEYCKX M. Laboratory tests for thyroid diagnosis in infants and children. In: Delange F, Fisher DA, Malvaux P. (eds.). Pediatric Thyroidology. Basel: Karger, 1985, p. 125.

FUGAZZOLA L, PERSANI L, MANNAVOLA D, et al. Recombinant human TSH testing is a valuable tool for differential diagnosis of congenital hypothyroidism during L-thyroxine replacement. Clin. Endocrinol. (Oxf), 59:230, 2003.

GESUNDHEIT N, PETRICK PA, NISSIM P et al. Thyrotropin secreting pituitary adenomas: clinical and biochemical heterogeneity. Ann Intern Med, 1989;111:827.

GHARIB H, GOELLNER JR. Fine-needle aspiration biopsy of the thyroid: an appraisal. Ann Intern Med, 1993;118:282.

GHARIB H, ZIMMERMAN D, GOELLNER JR et al. Fine-needle aspiration biopsy: use in diagnosis and management of pediatric thyroid disease. Endocr Pract, 1995;1:9.

GIUFFRIDA D, GHARIB H. Controversies in the management of cold, hot and occult thyroid nodules. Am J Med, 1995; 99:642.

HAY ID, BAYER MF, KAPLAN MM et al. American thyroid association assessment of current free thyroid hormone and thyrotropin measurements and guidelines for future clinical assays. Clin Chem, 1991;37:2002.

HETZEL BS, MABERLY GF. Iodine. In: Mertz W (ed.). Trace Elements in Human and Animal Nutrition. New York: Academic Press, 1985, p. 139.

HOLLINGSWORTH DR, MABRY CC. Congenital Graves' disease. Four familial cases with long-term follow-up and perspective. Am J Dis Child, 1976;130:148.

HORVIT PK, GAGEL RF. Editorial: the goitrous patient with an elevated serum calcitonin – what to do? J Clin Endocrinol Metab, 1997;82:335.

JACKSON IMD. Thyrotropin-releasing hormone. N Engl J Med, 1982;306:145.

KAHN BB, WEINTRAUB BD, CSAKO G et al. Factitious elevation of thyrotropin in a new ultrasensitive assay: implications for use of monoclonal antibodies in "sandwich" immunoassay. J Clin Endocrinol Metab, 1988;66:526.

KASAGI K, IIDA Y, HATABU H et al. Evaluation of TSH-receptor antibodies as prognostic markers after cessation of antithyroid drug treatment in patients with Graves' disease. Acta Endocrinol, 1988;117:173.

KAWABE Y, EGUCHI K, SHIMOMURA C et al. Interleukin-1 production and action in thyroid tissue. J Clin Endocrinol Metab, 1989;68:1174.

KEMPERS MJE, van TIJN DA, van TROTSENBURG ASP, et al. Central congenital hyperthyroidism due to gestational hyperthyroidism: detection where prevention failed. J Clin Endocrinol Metab, 2003;88:5851.

KLEE GG, HAY CD. Sensitive thyrotropin assays: analitic and clinical performance criteria. Mayo Clin Proc, 1988;63:1123.

KOEHRLE J, HESCH RD, LEONARD JL. Intracelular pathways of iodothyronine metabolism. In: Braverman LE, Utiger RD (eds.). The Thyroid: A Fundamental and Clinical Text. Philadelphia: J.B. Lippincott, 1991, p. 144.

LARSEN PR. Regulation of thyroid hormone metabolism in the brain. In: De Long, G.R.; Robbins, J.; Condliffe, P.G. (eds.). Iodine and the Brain. New York, Plenum Press, 1989, p. 5.

LING, S.M.; KAPLAN, S.A.; WEITZMAN, J.J. et al. – Euthyroid goiters in children: correlation of needle biopsy with other cli-nical and laboratory findings in chronic lymphocityc thyroiditis and simple goiter. Pediatrics, 1969;44:695.

LUCAS C, CARAYON P, BELLILCHI J et al. Evolution du taux d´hormones thyroidiennes libres chez L'enfant de 1 a 16 ans. Pédiatrie, 1980;35:197.

MacKENZIE JM, ZAKARIJA M. Fetal and neonatal hyperthyroidism and hypothyroidism due to maternal TSH receptor antibodies. Thyroid, 1992;2:155.

MacKENZIE JM, ZAKARIJA M. The clinical use of thyrotropin receptor antibody measurement. J Clin Endocrinol Metab, 1989;69:1093.

MAGNER JA. Thyroid-stimulating hormone: biosynthesis, cell biology and bioactivity. Endocr Rev, 1990;11:354.

MALVAUX P. Hyperthyroidism. In: Bertrand J, Rappaport R Sizonenko P (eds.). Pediatric Endocrinology. Baltimore: Williams & Wilkins, 1993, p. 264.

MAZZAFERRI EL. Management of a solitary thyroid nodule. N Engl J Med, 1993;328:553.

MEDEIROS-NETO G, BUNDUKI V, TOMIMORI E et al. Prenatal diagnosis and treatment of dyshormonogenetic fetal goiter due to defective thyroglobulin synthesis. J Clin Endocrinol Metab, 1997;82:4239.

MEDEIROS-NETO G, KNOBEL M. Fisiologia da Tiróide. In: Wajchenberg, B.L. (ed.). Tratado de Endocrinologia Clínica. São Paulo, Roca, 1992, p. 295.

MEDEIROS-NETO GA, RAJAN S, KOMMAREDDI S et al. Central hypothyroidism caused by a circulating form of mutant thyroid-stimulating hormone. J Clin Invest, 1996;97:1.

MIYAI K, AMINO N, NISHI K et al. Transient infantile hyperthyrotropinemia. Arch Dis Child, 1970;54:965.

MOMOTANI N, HISAOKA T, NOH J et al. Effects of iodine on thyroid status of fetus versus mothers in treatment of Graves' disease complicated by pregnancy. J Clin Endocrinol Metab, 1992;75:738.

MONZANI F, LIPPI F, GOLETTI O et al. Percutaneous aspiration and ethanol sclerotherapy for thyroid cysts. J Clin Endocrinol Metab, 1994;78:800.

NICOLOFF JT, SPENCER CA. The use and misuse of the sensitive thyrotropin assays. J Clin Endocrinol Metab, 1990;71:553.

NILSSON LR, PERSSON PS. Cytological aspiration biopsy in adolescent goitre. Acta Pediatr, 1964;53:333.

PARLE JV, FRANKLYN JA, CROSS KW et al. Prevalence and follow-up of abnormal thyrotropin (TSH) concentrations in the elderly in the United Kingdom. Clin Endocrinol (Oxf), 1991;34:77.

PEMBERTON HN, FRANKLYN JA, KILBY MD. Thyroid hormones and fetal brain development. Minerva Ginecol, 2005;57:367.

PEZZINO V, FILETTI S, BELFIORE A et al. Serum thyroglobulin levels in the newborn. J Clin Endocrinol Metab, 1981;52:364.

PEZZINO V, VIGNERI R, SQUATRITO S et al. Increased serum thyroglobulin levels in patients with nontoxic goiter. J.Clin Endocrinol Metab, 1978;46:653.

PISAREV MA. Thyroid autoregulation. J Endocrinol Invest, 1985;8:475.

POHLENZ J, MEDEIROS-NETO G, GROSS JL et al. Hypothyroidism in a brazilian kindred due to iodide trapping defect caused by a homozygous mutation in the sodium/iodide symporter gene. Biochem Biophys Res Comm, 1997;240:488.

PORTERFIELD SP, HEINDRICH CE. The role of thyroid hormones in prenatal and neonatal neurological development. Endocr Rev, 1993;14:94.

RIEU M, LAME MC, RICHARD A et al. Prevalence of sporadic medullary thyroid carcinoma: the importance of routine measurement of serum calcitonin in the diagnostic evaluation of thyroid nodules. Clin Endocrinol (Oxf), 1995;42:453.

RAMIREZ L, BRAVERMAN LE, WHITE B et al. Recombinant human thyrotropin is a potent stimulator of thyroid function in normal subjects. J Clin Endocrinol Metab, 1997; 82:2836.

ROBBINS J. Thyroid hormone transport proteins and the physiology of hormone binding. In: Braverman LE, Utiger RD (eds.). The Thyroid: A Fundamental and Clinical Text. Philadelphia: J.B. Lippincott, 1991, p. 111.

ROJESKI MT, GHARIB H. Nodular thyroid disease. Evaluation and management. N Engl J Med, 1985;313:428.

ROSEN IB, WALLACE C, STRAWBRIDGE HG et al. Re-evaluation of needle aspiration cytology in detection of thyroid cancer. Surgery, 1981;90:747.

ROTI E, GNUDI A, BRAVERMAN LE. The placental transport, synthesis and metabolism of hormones and drugs which affect thyroid function. Endocr Rev, 1983;4:121.

SANTINI F, CHIOVATO L, GHIRRI P et al. Serum iodothyronines in the human fetus and the newborn: evidence for an important role of placenta in fetal thyroid hormone homeostase. J Clin Endocrinol Metab, 1999;84:493.

SATO K, SATOH T, SHIZUME K et al. Inhibition of ^{125}I organification and thyroid hormone release by interleukin-1, tumor necrosis factor-α, and interferon-γ in human thyrocytes in suspension culture. J Clin Endocrinol Metab, 1990;70:1735.

SAVA L, TOMASELLI L, RUNELLO F et al. Serum thyroglobulin levels are elevated in newborns from iodine-deficient areas. J Clin Endocrinol Metab, 1986;62:429.

SCANLON MF. Neuroendocrine control of thyrotropin secretion. In: Braverman LE, Utiger RD (eds.) The Thyroid: A Fundamental and Clinical Text. Philadelphia: J.B. Lippincott, 1991, p. 230.

SCHRADER M, BECKER-ANDRE M, CARLBERG C. Thyroid hormone receptor functions as monomeric ligand-induced transcription factor on octameric half-sites. J Biol Chem, 1994;269:6444.

SCOTT MD, CRAWFORD JD. Solitary thyroid nodules in childhood: is the incidence of thyroid carcinoma declining? Pediatrics, 1976;58:521.

SHULKIN BL, SHAPIRO B. The role of imaging tests in the diagnosis of thyroid carcinoma. Endocrinol Metab Clin North Am, 1988;19:523.

SHUPNIK MA, RIDGEWAY EC, CHIN WW. Molecular biology of thyrotropin. Endocr Rev, 1989;4:459.

SOLOMON D. Fine needle aspiration of the thyroid: an update. Thyroid Today, 1993;16:1.

SPENCER CA, TAKEUCHI M, KAZAROSYAN M. Current status and performance goals for serum thyroglobulin assays. Clin Chem, 1996;42:164.

SPENCER CA, TAKEUCHI M, KAZAROSYN M. Current status and performance goals for serum thyrotropin (TSH) assays. Clin Chem, 1996;42:140.

SZEBENI A, BELEZNAY EJ. New simple method for thyroid volume determination by ultrasonography. Clin Ultrasound, 1992;20:329.

TAN GH, GHARIB H. Thyroid incidentalomas: management approaches to nonpalpable nodules discovered incidentally on thyroid imaging. Ann Intern Med, 1997;126: 226.

TAUROG A. Hormone synthesis. In: Braverman LE, Utiger, RD (eds.). The Thyroid: A Fundamental and Clinical Text. Philadelphia: J.B. Lippincott, 1991, p. 51.

TOFT AD. Use of sensitive immunoradiometric assay for thyrotropin in clinical practice. Mayo Clin Proc, 1988;63:1035.

TOMIMORI E, PEDRINOLA F, CAVALIERE H et al. Prevalence of incidental thyroid disease in a relatively low iodine intake area. Thyroid, 1995;5:273.

TORRENS JI, BURCH HB. Serum thyroglobulin measurement: utility in clinical practice. Endocrinologist, 1996;6:125.

Van HAASTEREN GA, Van der MEER MJ, HERMUS AR et al. Different effects of continuous infusion of interleukin-1 and interleukin-6 on the hypothalamic-hypophysial-thyroid axis. Endocrinology, 1994;135:1336.

Van HERLE AJ, VASSART G, DUMONT JE. Control of thyroglobulin synthesis and secretion. N Engl J Med, 1979;301:239; 307.

VASSART G, DUMONT JE. The thyrotropin receptor and the regulation of thyrocyte function and growth. Endocr Rev, 1992;13:596.

VERELST J, DELANGE F, BORDEAUX P et al. Circulating thyroid hormones in thyroid dysgenesis. In: Naruse H, Irie M (eds.). Neonatal *Screening*. Amsterdam: Excerpta Medica, 1983, p. 138.

VITALE G, LUPOLI GA, CICCARELLI A et al. Influence of body surface area on serum peak thyrotropin (TSH) levels after recombinant human TSH administration. J Clin Endocrinol Metab, 2003;88:1319.

VULSMA T, GONS MH, De VIJLDER JJM. Maternal-fetal transfer of thyroxine in congenital hypothyroidism due to a total organification defect or thyroid agenesis. N Engl J Med, 1989;321:13.

WALFISH PG, TSENG KH. Thyroid physiology and pathology. In: Collu R, Ducharme JR, Guyda H.J. (eds.). Pediatric Endocrinology. New York: Raven Press, 1989, p. 367.

WALKER P. Developmental action of thyroid hormones. In: Dussault JH, Walker P (eds.). Congenital Hypothyroidism. New York: Dekker, 1983, p. 63.

WEAVER JC, KAMM ML, DOBSON RL. Excretion of radioiodine in human milk. JAMA, 1960;173:872.

WEICHSEL ME. Thyroid hormone replacement therapy in the perinatal period: neurologic considerations. Pediatrics, 1978;92:1035.

WELLS Jr. SA New approaches to the patient with medullary carcinoma of the thyroid gland. Thyroid Today, 1994;17:1.

WOLFF J. Congenital goiter with defective iodine transport. Endocr Rev, 1983;4:240.

WOLFF J. Excess iodide inhibits the thyroid gland by multiple mechanisms. In: Reinwein R, Kohn LD, Wollman SH (eds.). Control of the Thyroid Gland. New York: Plenum Press, 1989.

WONDISFORD FE, MAGNER JA, WEINTRAUB BD Thyrotropin. In: Braverman LE, Utiger RD (eds.). The Thyroid. Philadelphia: J.B. Lippincott, 1991, p. 257.

YEN PM, DARLING DS, CARTER RL et al. Triiodothyronine (T$_3$) decreases binding to DNA by T$_3$-receptor homodimers but not receptor-auxiliary protein heterodimers. J Biol Chem, 1992;267:3565.

Capítulo 28

Glândula Paratiróide

AURÉLIO BORELLI

CÁLCIO

É um elemento essencial para a vida, tendo um papel importante em processos fisiológicos e bioquímicos, como excitabilidade neuromuscular, contração muscular e coagulação sangüínea. O balanço de cálcio é mantido em estreito controle por vários processos biológicos, sendo os mais importantes os que interferem especialmente na absorção intestinal. Por este motivo, fatores interferentes sobre a absorção de cálcio, em especial a vitamina D, acarretam síndromes clínicas condicionadas e mantidas pela absorção anormal de cálcio.

FISIOLOGIA DA ABSORÇÃO DO CÁLCIO

A absorção intestinal de cálcio é conseqüência de dois processos simultâneos: difusão passiva e absorção ativa. Assim, no adulto com até 1.000mg de cálcio na dieta, tem-se uma relação direta entre o cálcio dietético e o cálcio absorvido; além deste limite, a absorção intestinal de cálcio não alcança normalmente valores maiores do que 300mg/dia. Na puberdade, este valor pode alcançar 500mg/dia. Entre estes dois limites existe uma grande variação individual no transporte ativo do cálcio.

Um outro elemento importante na absorção de cálcio é o fato de que a eficiência absortiva intestinal é inversamente proporcional à ingestão, promovendo, até certo ponto, uma correção às ingestões baixas de cálcio.

O cálcio ganha normalmente a luz intestinal acompanhando as secreções, sendo apenas parcialmente reabsorvido, o que significa uma perda de 140 a 150mg/dia em mulheres adultas e, como existe perda pela pele de 60 a 80mg/dia, associada à reabsorção tubular renal de cálcio parcial, tem-se uma perda obrigatória, em adultos, de 500mg/dia. Esta deveria ser a quantidade mínima que, ingerida, manteria um balanço equilibrado de cálcio.

INGESTÃO DE CÁLCIO

A definição da quantidade normal de cálcio que deve ser ingerida tem sido uma constante preocupação dos pesquisadores e que ainda não foi estabelecida. Para o adulto, estabeleceu-se ingestão normal entre 1.200 e 1.500mg/dia. Recomenda-se uma ingestão de 800mg/dia para crianças de 6 a 10 anos.

Na menopausa, em indivíduos com mais de 65 anos de idade e durante a gravidez e lactação a ingestão de cálcio deve ser aumentada para valores ao redor de 1.500mg/dia. Em geral, o leite e seus derivados são os alimentos que mais fornecem cálcio dietético. Convém lembrar que o cálcio fornecido pela alimentação tem uma absorção variável, dependendo da solubilidade e da interferência com outros elementos ou medicamentos. O mesmo se diga de suplementos alimentares de cálcio. Assim, o carbonato de cálcio é pouco solúvel no pH neutro intestinal. O citrato de cálcio, ao contrário, tem solubilidade maior, sendo bem absorvido mesmo em indivíduos com acloridria gástrica.

MECANISMOS DA ABSORÇÃO INTESTINAL DE CÁLCIO

A absorção intestinal de cálcio faz-se por meio de dois mecanismos: ativo transcelular e dependente de energia, sendo seu local de ação o duodeno e dependente da vitamina D; e paracelular, passivo, não saturável, independente da ação da vitamina D e dependente do gradiente eletroquímico do cálcio por meio da mucosa intestinal e que atua em todo o intestino no espaço intracelular dos enterócitos, sendo mais eficiente às concentrações elevadas de cálcio ingerido, ao contrário da absorção ativa, que é mais eficiente às baixas concentrações de cálcio intestinal.

O processo ativo de absorção intestinal depende também de uma proteína intracelular (CaBP) que se liga ao cálcio e o transporta até a face em contato com o espaço extracelular.

MEDIDAS DA ABSORÇÃO DO CÁLCIO

A avaliação da absorção intestinal de cálcio, apesar dos muitos métodos existentes, é difícil e utilizada primariamente em pesquisa médica. A técnica baseia-se fundamentalmente no conhecimento exato da quantidade ingerida, devendo ser mantida constante a partir de 15 dias antes do estudo e na medida da quantidade total excretada na urina e nas fezes.

Com o uso de isótopos de cálcio, pode-se ter uma avaliação da absorção de cálcio que, no entanto, não é a quantitativa, mas expressa como fração de cálcio radioativa ingerido e que alcança a circulação. Para evitar um possível efeito acumulado de isótopo radioativo, o estrôncio tem sido utilizado com esta mesma indicação.

Para que estes estudos se aproximem o máximo possível do estado absortivo de cada paciente, têm-se usado para o estudo da absorção de cálcio isótopos estáveis, não-radioativos, misturados com o alimento, e isótopos radioativos injetados por via venosa, estudando-se a excreção fracional de ambos na urina. O custo, bem como a necessidade de aparelhagem dispendiosa têm limitado o uso desse método.

Uma alternativa simples, porém pouco precisa, para se avaliar a absorção intestinal de cálcio é estudar o aumento do cálcio urinário após a ingestão de uma carga de cálcio depois de um período de 12 horas de jejum.

FATORES INTERFERENTES NA ABSORÇÃO DE CÁLCIO

Hormônios

A absorção intestinal de cálcio pode sofrer aumento sob a influência de vários hormônios, como $1,25(OH)_2-D_3$, hormônio da paratiróide, hormônio de crescimento PTHrP, estrógeno e prolactina.

A vitamina D, por meio de seu metabólito mais importante, a $1,25(OH)_2-D_3$, altera várias etapas na absorção intestinal de cálcio. Um dos meios utilizados é aumentar a fluidez da membrana celular, facilitando a penetração para o interior da célula. Outro mecanismo é secundário à alteração da expressão da proteína carregadora (CaBP) intracelular.

A $1,25(OH)_2-D_3$, como outros esteróides, produz seus efeitos biológicos por meio de seus receptores intracelulares (VDR), que fazem parte de uma superfamília de fatores nucleares de transcrição. A $1,25(OH)_2-D_3$ regula a transcrição de mais de 60 genes, incluindo os do próprio VDR, calbindin (CaBP) e para a bomba de cálcio da membrana. Após a administração da vitamina D há aumento do VDR, calbindin, bomba de cálcio e, em conseqüência, elevação da absorção de cálcio. A vitamina D também pode acarretar absorção de cálcio, independente de alterações genômicas, abrindo os canais de cálcio, surgindo em segundos a chamada transcaltachia evidente somente em animais com quantidade normal de vitamina D.

A proteína relacionada ao hormônio da paratiróide (PTHrP) e que está aumentada na hipercalcemia da malignidade parece ter função na regulação da absorção de cálcio em mulheres grávidas, bem como na fisiologia neonatal. A conhecida influência desta proteína no transporte de cálcio faz acreditar na sua possível interferência na absorção intestinal do cálcio, ainda não bem esclarecida.

A influência do estrógeno na absorção de cálcio é indiretamente demonstrada por uma absorção intestinal de cálcio menos eficiente na osteoporose pós-menopausa e que pode ser corrigida com a administração de estrógeno. Duas possibilidades podem estar presentes neste efeito: ação direta do estrógeno na função intestinal e ação indireta por meio de sua influência sobre o aumento da síntese da 1,25(OH)$_2$-D$_3$. Sob a ação do estrógeno, a globulina carregadora de vitamina D também está aumentada, o que dificulta a interpretação dos resultados de medida da vitamina D circulante.

A prolactina, por meio do estímulo à formação da 1,25(OH)$_2$-D$_3$, também pode acarretar aumento da absorção da vitamina D, havendo, no entanto, evidências de que a prolactina pode agir diretamente nos enterócitos para aumentar a absorção de cálcio, o que é decorrente de um gradiente osmótico transepitelial secundário à absorção de sódio promovido pela prolactina.

Função gastrintestinal

A acidez gástrica é um elemento importante na absorção do cálcio intestinal. Assim, a menor absorção do carbonato de cálcio em indivíduos com acloridria é corrigida quando o carbonato de cálcio é ingerido junto com uma refeição. Também, a motricidade intestinal pode influenciar o esvaziamento duodenal e diminuir a absorção intestinal de cálcio; o mesmo se diga de refeições de alto poder calórico e que propiciam esvaziamento mais lento e, em conseqüência, absorção maior de cálcio.

Idade e função reprodutiva

A eficiência da absorção de cálcio varia durante a vida, diminuindo com a idade. O ponto mais alto de absorção intestinal de cálcio ocorre durante a puberdade, diminuindo, após a fase de consolidação, nos primeiros 5 anos após a menarca. A fração de cálcio absorvida é aproximadamente 35% em mulheres na menarca, sendo 45% mais elevada do que nas mulheres adultas ingerindo quantidade equivalente de cálcio. A ingestão de 1.200mg de cálcio em mulheres na adolescência parece ser suficiente para manter a retenção máxima; qualquer aumento de ingestão acima desta quantidade acarreta apenas pequeno aumento de retenção. Após a puberdade, a eficiência da absorção de cálcio diminui progressivamente, aproximadamente em uma proporção de 0,21% ao ano. Na menopausa, a absorção diminui ainda mais, alcançando eficiência entre 20 e 25% ao redor dos 50 anos. De um modo geral, porém, sabe-se que a eficiência da absorção intestinal de cálcio aumenta em dietas pobres em cálcio, diminuindo em dietas ricas.

FATORES QUE AUMENTAM A ABSORÇÃO DE CÁLCIO

1. Em decorrência da administração excessiva de cálcio associado a alcalinizantes para tratamento de úlcera péptica e provável incapacidade intrínseca para reduzir a fração absorvível do cálcio ingerido, pode surgir uma síndrome chamada na literatura de "milk alkali" (leite e alcalinos), caracterizada por hipercalcemia e depósito de sais de cálcio no parênquima renal. Esta síndrome é praticamente inexistente atualmente.

2. Atividade aumentada da sacarase intestinal que, aumentando a hidrólise dos sacarídeos, acarreta diminuição do pH e, em conseqüência, aumento do cálcio solúvel que é mais facilmente absorvido.

3. Intoxicação por vitamina D – o uso de vitamina D em doses altas acarreta aumento de formação da 25-OH-D. Embora exista regulação da formação do metabólito ativo, o 1,25(OH)$_2$-D$_3$, as altas concentrações de 25-OH-D encontradas, embora menos ativas, podem também causar absorção de cálcio aumentada. Pode-se ter, em conseqüência, hipercalcemia, aumento do cálcio urinário e formação de calculose urinária.

4. Citrato de cálcio – o citrato de cálcio que tem solubilidade aquosa elevada acarreta absorção aumentada de cálcio.

5. A sarcoidose e doenças granulomatosas e linfomas acarretam elevação da absorção de cálcio secundária a uma produção aumentada de 1,25(OH)$_2$-D$_3$ nos tecidos granulomatosos ou nos macrófagos que infiltram os linfomas não-Hodgkin. Os linfócitos de alguns tipos de leucemia podem também produzir 1,25(OH)$_2$-D$_3$ e ser causa de hipercalcemia nessas enfermidades.

6. Hiperparatiroidismo primário – o paratôrmonio aumentando a formação de 1,25(OH)$_2$-D$_3$, acarreta indiretamente maior absorção intestinal de cálcio.

7. Aumento da absorção intestinal de cálcio e hipercalcemia têm sido demonstrados em pacientes com acromegalia ou em uso de hormônio de crescimento, a qual inicia-se pela IGF-I que pode atuar diretamente ou por meio da síntese aumentada de 1,25(OH)$_2$-D$_3$.

8. Síndrome da produção aumentada de prostaglandina encontrada em crianças associada à produção elevada de aldosterona e renina, alterações eletrolíticas e hipercalcemia. O meca-

nismo patogenético nesta síndrome relaciona a produção aumentada de $1,25(OH)_2$-D_3 à maior produção da prostaglandina, podendo ser corrigida parcialmente com a ingestão de aspirina e indometacina.

9. Hipercalcemia renal é a decorrente de uma disfunção tubular renal que leva à menor reabsorção tubular de cálcio e, em conseqüência, à perda de cálcio corporal. O aumento do paratormônio secundário acarreta produção aumentada de $1,25(OH)_2$-D_3 e maior absorção intestinal de cálcio.

10. Hipercalciúria absortiva decorre de um aumento excessivo da absorção intestinal de cálcio associado a concentrações normais de paratormônio e fosfato. O fato de o $1,25(OH)_2$-D_3 ser normal nestas condições sugere a existência aumentada de receptores, já demonstrada em animais, porém, ainda não conhecida no homem.

11. No final da gravidez existe uma absorção aumentada de cálcio ao redor de 60%. O aumento da $1,25(OH)_2$-D_3 encontrado nessa relação decorre da elevação da proteína carregadora do $1,25(OH)_2$-D_3, conseqüência da ação estrogênica.

12. Na lactação também existe um importante aumento na absorção intestinal de cálcio para suprir as necessidades (210mg/d) da secreçao láctea.

FATORES QUE DIMINUEM A ABSORÇÃO INTESTINAL DE CÁLCIO

1. Deficiente ingestão.
2. Intolerância à lactase – a deficiência de lactase acarreta sintomatologia abdominal caracterizada por flatulência e diarréia, decorrente da fermentação bacteriana da lactose não-digerida pela lactase. A deficiência de cálcio nesta situação ocorre pela não-ingestão de leite e seus derivados para evitar a sintomatologia descrita.
3. Síndrome da má absorção intestinal, como observado na doença celíaca, na moléstia de Crohn ou na síndrome do intestino curto.
4. Deficiência de vitamina D – embora esta situação seja pouco comum na infância, sua presença tem sido notada em mulheres com quadro subclínico de deficiência de vitamina D, quando avaliadas metabolicamente com diagnóstico de osteoporose. Nos indivíduos idosos e com má nutrição ou pouca exposição ao sol, freqüentemente apresentam deficiência de vitamina D. Nas doenças hepatobiliares, a defi-

ciente produção de sais biliares acarreta menor absorção intestinal da vitamina D. Do mesmo modo, as doenças parenquimatosas hepáticas levam a uma menor formação da 25-OH-D. O uso de fenobarbital e fenantoínas reduz a atividade da enzima microssomal hepática P450 com menor hidroxilação do calciferol e, em conseqüência, menor formação da 25-OH-D. Também na insuficiência renal crônica a menor formação renal da $1,25(OH)_2$-D_3 acarreta menor absorção do cálcio. Na síndrome nefrótica, a proteinúria também acarreta menor secreção da proteína carregadora da vitamina D e de $1,25(OH)_2$-D_3 associada, ocasionando quadro de deficiência de vitamina D.

5. A imobilização pode levar a grande hipercalciúria motivada pela menor formação óssea acompanhada de reabsorção aumentada.
6. Na deficiência estrogênica da menopausa pode existir associada menor absorção de cálcio, independente da idade, provavelmente mediada pela vitamina D, podendo ser uma das causas da osteoporose pós-menopausa.
7. Corticóides acarretam menor absorção intestinal e perda aumentada de cálcio urinário e, em conseqüência, deficiente mineralização que, associada a outros fatores, causa osteoporose. O uso de $1,25(OH)_2$-D_3 pode corrigir a deficiente absorção de cálcio encontrada na síndrome de Cushing.
8. Outros fatores como hipomagnesemia, excesso de ingestão de álcool ou de café podem levar a uma menor absorção de cálcio.
9. Outros fatores – o uso de dieta rica em fibras e fitato pode diminuir a absorção de cálcio. O uso de fermento para a produção de pão, reduzindo o fitato, melhora a disponibilidade da dieta de fibras. Alguns vegetais, como espinafre, amendoim e ervilhas, ricos em cálcio, têm a disponibilidade de cálcio diminuída pela presença do oxalato. Os ácidos graxos de cadeia longa presentes na esteatorréia e os outros elementos acima apresentados formam complexos com o cálcio na luz intestinal, limitando sua absorção.

HOMEOSTASE DO CÁLCIO – CONSERVAÇÃO DA NORMOCALCEMIA

A homeostase do cálcio depende fundamentalmente da atividade das paratireóides que têm sensibilidade para indicar variações da calcemia, maior do que dos métodos laboratoriais atuais. O elemento responsável por esta sensibilidade é um receptor celular de cálcio recentemente descoberto.

A atividade reguladora do paratormônio na manutenção da calcemia iônica faz-se em uma ação integrada sobre vários órgãos e sistemas, como reabsorção tubular renal de cálcio, absorção intestinal de cálcio mediada pela $1,25(OH)_2$-D_3 e reabsorção óssea por meio da atividade dos osteoclastos. Destas atividades, o efeito do paratormônio sobre o túbulo distal, por sua magnitude, é o mais importante na regulação rápida da calcemia.

As respostas máximas à hipocalcemia aumentando a absorção intestinal de cálcio ou a movimentação óssea fazem-se lentamente e após um período de 24 a 48 horas.

Uma deficiência na ingestão de cálcio, por exemplo, acarreta hipocalcemias transitórias que estimulam as paratireóides. A ação hormonal faz-se por meio da maior absorção tubular de cálcio, aumento da mobilização do cálcio ósseo, bem como elevando a absorção intestinal de cálcio secundariamente à maior produção renal de $1,25(OH)_2$-D_3.

HIPERCALCEMIAS

As alterações da homeostase de cálcio podem ser causadas por vários fatores e acarretam variações da calcemia. No Quadro VII-21 estão apresentadas algumas causas mais importantes de hipercalcemia.

HIPOCALCEMIAS

As hipocalcemias, de acordo com sua etiologia, podem ser divididas em quatro grupos, sendo os dois primeiros os mais freqüentes:

Quadro VII-21 – Causas de hipercalcemia.

Mais comuns
Hiperparatireoidismo primário
Tumor produtor de PTHrP
Linfoma produtor de $1,25(OH)_2$-D3
Metástases ósseas líticas
Menos comuns
Tireotoxicose
Sarcoidose
Medicamentosa
Vitamina D
Tiazida
Lítio
Imobilização
Eventuais
Feocromocitoma
Hipercalcemia hipocalciúrica familiar
Doenças granulomatosas

1. Dependentes de hipoparatireoidismo:
   - auto-imune;
   - pós-paratireoidectomia;
   - deficiência de magnésio;
   - irradiação cérvica;
   - infiltrativas:
     hemocromatose,
     sarcoidose,
     amiloidose.
2. Não-dependente de hipoparatireoidismo:
   - deficiência de vitamina D;
   - deficiente ingestão;
   - má absorção;
   - uso de anticonvulsivantes;
   - raquitismo por deficiência de 1-hidroxilase (raquitismo dependente de vitamina D tipo I).
3. Resistência ao paratormônio:
   - pseudo-hipoparatireoidismo;
   - deficiência de magnésio;
   - raquitismo por resistência à $1,25(OH)_2$-D_3;
   - raquitismo dependente de vitamina D tipo II.
4. Outras causas:
   - bisfosfonatos;
   - calcitonina;
   - fosfatos;
   - medicações anticancerígenas;
   - transfusões com sangue citratado;
   - rabdomiólise aguda;
   - enfermidades agudas graves.

AVALIAÇÃO LABORATORIAL DA ATIVIDADE DAS PARATIRÓIDES

Na suspeita de hiperatividade da paratiróide, a caracterização de hipercalcemia total é um elemento importante a ser pesquisado. Ocasionalmente, podem-se encontrar valores normais de cálcio total com valores elevados de cálcio iônico. Ainda na hipoalbuminemia pode-se ter uma baixa de cálcio total secundário que pode dificultar a caracterização do desvio metabólico. Do mesmo modo, a acidose metabólica pode acarretar aumento do cálcio iônico dificultando a caracterização da hipercalcemia.

A oferta glomerular renal de cálcio, em conseqüência da hipercalcemia, apesar da reabsorção tubular aumentada do hiperparatiroidismo, leva freqüentemente à hipercalciúria.

A dosagem do paratormônio constituti valioso elemento de diagnóstico diferencial das hipercalcemias. Os métodos atuais de medida da concentração da molécula intacta do paratormônio são sensíveis e reprodutíveis. A demonstração de uma hipercalcemia associada a concentrações elevadas de paratormônio é praticamente diagnóstica de hiperparatiroidismo.

O hiperparatiroidismo familiar hipercalcêmico hipocalciúrico é uma enfermidade rara que pode apresentar concentrações pouco elevadas do paratormônio e do cálcio, porém, com cálcio urinário normal, devendo ser diferenciado do hiperparatiroidismo primário, especialmente porque o tratamento cirúrgico é ineficaz.

Como conseqüência da atividade aumentada do paratormônio sobre a reabsorção tubular de fósforo, pode-se ter hipofosfatemia associada à hipercalcemia em aproximadamente 50% dos pacientes com hiperparatiroidismo sem doença renal de retenção.

O paratormônio também aumenta a excreção de bicarbonato, o que acarreta acidose metabólica hiperclorêmica. A relação cloreto/fosfato apresenta-se aumentada no hiperparatiroidismo.

A fosfatase alcalina pode estar aumentada em pacientes com hiperparatiroidismo e doença óssea.

FÓSFORO

O fósforo corporal, aproximadamente 500 a 800g, está, em sua maior parte, presente no esqueleto, sendo o restante distribuído por todo o organismo.

Nos indivíduos adultos em balanço metabólico, 60% do fósforo diétetico (800 a 1.500mg) é absorvido, sendo igual à quantidade excretada diariamente na urina.

A absorção intestinal faz-se por meio de dois mecanismos: difusional (passivo), mais importante, independente da ingestão. Esta absorção se faz por vias paracelulares. Em condições de baixa ingestão de fósforo, a absorção é feita por um transporte (ativo) dependente do transporte de sódio. Nas dietas pobres em fósforo e na hipofosfatemia existe maior produção de $1,25(OH)_2\text{-}D_3$ que contribui na homeostase do fósforo aumentando sua absorção intestinal.

Nas situações de ingestão excessiva de fosfatos, as correções fazem-se em sentido inverso.

HOMEOSTASE DO FÓSFORO

O fósforo é um dos componentes mais abundantes do osso e tem função importante como mediador de transferência de energia, participando em grande número de processos metabólicos intracelulares. Nos líquidos orgânicos, o fósforo existe sob a forma inorgânica e sob a forma orgânica nos fosfolipídeos e moléculas energéticas como AMPc.

A concentração sérica de fósforo total é de 14mg/dL, dos quais 8mg/dL estão sob a forma orgânica e o restante sob a forma inorgânica, sendo esta usualmente determinada no laboratório clínico. Os termos fosfato e fósforo, embora usados sem distinção, têm, na verdade, funções diferentes, sendo o fosfato regulado pelos mecanismos homeostáticos.

O principal órgão que regula a homeostase do fosfato é o rim. O fosfato é totalmente infiltrado pelo glomérulo, sendo cerca de 80% reabsorvido nos túbulos. Elevando-se a concentração de fósforo plasmático, a quantidade reabsorvida aumenta progressivamente até alcançar um limite chamado de índice máximo de fósforo (TmP). O limiar teórico (TmP/GRF) representa a concentração plasmática de fósforo abaixo do qual todo ele é absorvido e acima do qual a maior parte do fósforo filtrado é excretada.

Vários são os fatores que influenciam a excreção urinária de fósforo. Assim, elevando-se a ingestão de fósforo tem-se um aumento do filtrado glomerular e menor reabsorção tubular; do mesmo modo, o hiperparatiroidismo que surge com a diminuição do filtrado glomerular da insuficiência renal consegue equilibrar a retenção glomerular diminuindo a reabsorção tubular. Quando a filtração glomerular alcança valores menores do que 25% do normal, há aumento de retenção e, em conseqüência, da fosfatemia.

FATORES QUE INTERFEREM NO METABOLISMO DO FÓSFORO

Vários hormônios afetam a regulação renal do fósforo. A paratireoidectomia diminui a excreção urinária de fosfato, o contrário acontecendo com a administração de paratormônio ou no hiperparatiroidismo.

O efeito maior do paratormônio faz-se no túbulo convoluto proximal, porém, o túbulo distal também é sensível a ele.

Embora existam algumas dúvidas quanto à ação da vitamina D sobre o transporte tubular de fósforo, sabe-se que a administração prolongada de vitamina D ocasiona aumento da absorção intestinal do fosfato.

Os glicocorticóides e a calcitonina têm ação fosfatúrica, provavelmente por diminuição da reabsorção tubular.

O hormônio de crescimento aumenta a reabsorção tubular de fósforo; assim, crianças em crescimento e na acromegalia existe elevação da fosfatemia, secundária a uma reabsorção tubular aumentada.

A ação do estrógeno na absorção intestinal do fosfato é de pequena importância e não bem esclarecida.

CAUSAS DE HIPOFOSFATEMIA

1. Excreção urinária aumentada:
   – hiperparatiroidismo primário;
   – hiperparatiroidismo secundário;
   – disfunção tubular renal;
   – fase diurética da necrose tubular aguda familiar;
   – familiar:
     hipofosfatemia ligada ao X,
     síndrome de McCune Albright.
2. Diminuição da absorção gastrintestinal:
   – má absorção;
   – má nutrição;
   – administração de medicação com alumínio;
   – raquitismo por deficiência de vitamina D;
   – raquitismo familiar:
     deficiência da α1-hidroxilase,
     hipofosfatemia ligada ao cromossomo X.
3. Outras causas:
   – *Diabetes mellitus* durante a fase de tratamento da cetoacidose;
   – alcalose respiratória grave;
   – síndrome do choque tóxico;
   – lucemia, linfomas;
   – queimaduras graves.

Em alguns tumores, pode-se ter diminuição da fosfatemia por ação tubular de substâncias de origem tumoral. A hipofosfatemia tumoral pode eventualmente ocasionar osteomalacia.

No raquitismo ligado ao cromossomo X existe também uma substância capaz de regular a reabsorção de fósforo, a qual foi denominada fosfatonina.

CAUSAS DE HIPERFOSFATEMIA

No Quadro VII-22 estão indicadas as causas mais comuns de hiperfosfatemia.

Quadro VII-22 – Causas de hiperfosfatemia.

Excreção urinária de fósforo diminuída
Hipoparatiroidismo
Pseudo-hipoparatiroidismo
Produção de paratormônio anormal
Acromegalia
Síndrome de lise tumoral e catabolismo aumentado
Ingestão ou administração de sais que contêm fosfatos

BIBLIOGRAFIA

ARRIGONI E, MARTEAU P, BRIET F et al. Tolerance and absorption of lactose from milk and yogurt during short bowel syndrome in humans. Am J Clin Nutr, 1994;60:926.

Calcium as Intracellular Messenger. From Simplicity to Complexity. Curr Top Cell Regul, 1995;31:1.

CIACCI C, CIRILLO M, MELLONE M et al. Hypercalcemia in overt and subclinical coeliac disease. Am J Gastroenterol, 1995;90:1480.

Consensus Development Conference Panel: Optimum Calcium Intake. JAMA, 1994;272:1942.

COX M, HADDAD Jr JG. Lymphomas, hypercalcemia and sunshine vitamin. Ann Intern Med, 1994;21:709.

GLOTH III FM, GUNDBERG CM, HALLIS BW et al. Vitamin D defficiency in home bound elderly person. JAMA, 1995;274:1683.

MATKOVICK V, FONTANA D, TOMINAC C et al. Factors that influence peak bone mass formation. A study of calcium balance and the inheritance of bone mass in adolescent females. Am J Clin Nutr, 1990;52:878.

McFARLANE XA, BHALLAS AK, REEVES JP et al. Osteoporosis in treated coeliac disease. Gut, 1955;36:710.

Metabolic Bone Disease and Clinically Related Disorders. In: Avioli LV, Krane SM 3rd ed., San Diego, California (USA): Academic Press, 1998.

MORRIS HA, NEED AG, HOROWITZ M et al. Calcium absorption in normal and osteoporotic menopausal women. Calcif Tissue Int, 1991; 49:240.

NAVARRO JF, TERNEL JL, MONTALBAN C et al. Hypercalciuria secondary do chronic hypophosphatemia. Miner Electrolyte Metab, 1994;20:255.

Primer on the Metabolic Bone Diseases and Disorders of Mineral Metabolism, 3rd ed., Philadelphia (USA): Lippincott-Raven, 1996.

WILKINS GE, GRANLEESE S, HEGELE RG et al. Oncogenic osteomalacia evidence for a humoral phosphaturic factor. J. Clin Invest, 1995;80:1628.

Capítulo 29

GÔNADAS

DURVAL DAMIANI

METABOLISMO GONADAL

No processo de diferenciação sexual, por volta de 21 dias de vida intra-uterina, inicia-se a migração de células da parede do saco vitelino em direção à prega genital. Durante o processo de migração, essas células se dividem, de modo que o número de células que chega à crista genital é maior do que o número que parte da parede do saco vitelino. Proliferação do epitélio celômico subjacente, bem como a incorporação de células mesenquimais, proporcionam o substrato anatômico para o desenvolvimento de uma gônada bipotencial, com capacidade de diferenciar-se a testículo ou a ovário, dependendo do tipo de sinal que recebe.

O ovário fica assim composto por três tipos celulares principais: 1. células do epitélio celômico que darão origem às células da granulosa; 2. células mesenquimais, que darão origem ao estroma ovariano; 3. células germinativas primordiais, provenientes das células que migraram da parede do saco vitelino. Não é objetivo deste capítulo discutirmos os mecanismos que dirigem a gônada para o lado masculino ou feminino, mas, apenas em linhas gerais, aparentemente, a tendência natural da gônada indiferenciada é seguir seu caminho para o ovário, desenvolvendo sua porção cortical, enquanto a evolução a testículo é um processo ativo, que depende de genes localizados no braço curto do cromossomo Y, que constituem o "fator de determinação testicular" (TDF) para o qual o candidato atual é o SRY ("sex-determining region of the Y chromosome"). Possivelmente, genes autossômicos participam dessa diferenciação e vários já têm sido identificados: WT1, um gene supressor de tumor de Willms, localizado no cromossomo 11, DAX-1, localizado no braço curto do cromossomo X (este complexo envolve o DSS-dose-sensitive sex reversal, aplasia adrenal congênita e localiza-se no X, região 1), SOX 9, gene localizado no cromossomo 17 e responsável pela condrogênese, além de ter papel na determinação gonadal, SF-1, gene do fator esteroidogênico, um receptor nuclear órfão (ou seja, nenhum ligante foi identificado para este receptor até o momento). O uso de promotores alternativos, bem como 39 padrões de "splicing" do gene que codifica SF-1 origina transcritos múltiplos, com diferentes funções. Além de ser essencial para a expressão de hidroxilases ligadas ao citocromo P450, está envolvido em outras enzimas esteroidogênicas como a 3β-hidroxiesteróide desidrogenase e StAR. Curiosamente, este gene é essencial para a morfogênese ovariana e adrenal pois, em sua ausência, nenhuma delas se desenvolve. Ainda mais, camundongos deficientes em SF-1 reduzem a síntese de gonadotrofinas hipofisárias e perdem o núcleo ventro-medial do hipotálamo. Como se pode verificar na Figura VII-16, a cadeia esteroidogênica tanto do ovário quanto do testículo (e mesmo da adrenal) são muito semelhantes, diferindo no pro-

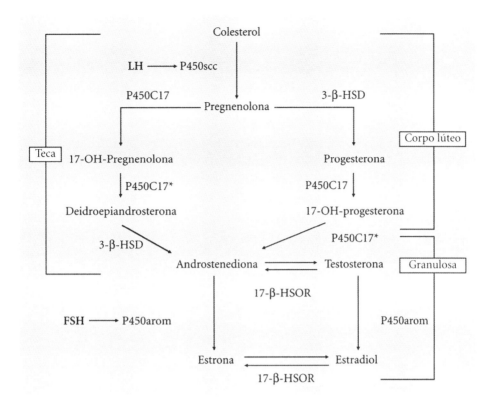

Figura VII-16 – Via esteroidogênica ovariana. LH = hormônio luteinizante; FSH = hormônio folículo-estimulante; P450scc = 20,22-desmolase; 3-β-HSD = 3-β-hidroxiesteróide desidrogenase; P450C17 = 17-hidroxilase; P450C17* = 17,20-desmolase (liase); 17-β-HSOR = 17-β-hidroxiesteróide óxido-redutase; P450arom = aromatase.

cesso enzimático que leva ao produto final: estradiol no ovário, testosterona no testículo, cortisol na adrenal (Fig. VII-16).

CONTROLE FISIOLÓGICO DA FUNÇÃO OVARIANA

O hipotálamo, na região do núcleo arqueado, secreta um fator liberador tanto de LH quanto de FSH, chamado LHRH (ou GnRH, já que o mesmo fator, dependendo de sua pulsatilidade de liberação, é capaz de estimular a produção de ambas as gonadotrofinas ou mesmo, em caso de liberação contínua, não pulsátil, inibir tanto a liberação de LH quanto de FSH). O GnRH é um decapeptídeo liberado no sistema portal hipofisário para atuar nos gonadotrofos da adeno-hipófise. Neurônios de outras regiões do cérebro são capazes de influenciar a liberação de LHRH. Basicamente, temos dois estímulos antagônicos, um inibidor através dos neurônios GABAérgicos (produtores de ácido gama-amino-butírico) e um estimulador, através de glutamato. Outros estimuladores incluem leptina, epinefrina, norepinefrina, TGF-α (fator transformador de crescimento α), Kisspeptina (que se liga aos receptores GPR54 – G-Protein-coupled Receptor 54), neuregulina (que atua através de receptores erbB4) e peptídeos semelhantes à galanina. Já a dopamina e a serotonina podem ter ações ativadoras ou inibidoras dependendo do ambiente hormonal presente. O neuropeptídeo Y (NPY) parece estar implicado na relativa irresponsividade do eixo hipotálamo-hipófise-gonadal após os primeiros 2 anos de vida até a puberdade, o que tem sido chamado de "juvenile pause". Os peptídeos opióides inibem a liberação de LHRH: β-endorfina, sintetizada em neurônios do hipotálamo basal medial é um exemplo bastante eloqüente desta inibição. Se, durante a fase lútea do ciclo menstrual, administrarmos naloxone (um bloqueador de receptor opióide), a freqüência de descargas de LH aumenta a níveis semelhantes aos vistos no início da fase folicular. Como a progesterona aumenta a produção de β-endorfina no hipotálamo, sugere-se que o efeito inibidor por ela exercido na fase lútea seja mediado por β-endorfina (Fig. VII-17).

Com relação aos hormônios esteróides sintetizados no ovário, há três grupos principais, quais sejam os estrógenos, os progestágenos e os andrógenos.

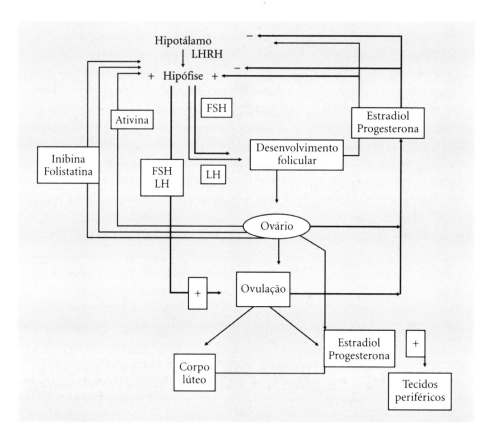

Figura VII-17 – Representação esquemática da regulação hipotálamo-hipofisária-ovariana.

Os estrógenos naturais são compostos de 18 carbonos caracterizados pela presença de um anel aromático, um grupo fenólico hidroxil no carbono 3 e/ou um grupo hidroxil (estradiol) ou um grupo cetona (estrona). O estrógeno mais potente é o 17-β-estradiol. O estrógeno mais abundante na urina é o estriol (16-hidroxiestradiol), que resulta tanto do metabolismo da estrona quanto do estradiol.

Os estrógenos apresentam ações intra-ovarianas e extra-ovarianas. Nas suas ações intra-ovarianas, induzem a proliferação das células da granulosa, aumentam o número de receptores de estrógeno nessas mesmas células da granulosa e facilitam a ação do FSH. Dentre as funções extra-ovarianas dos estrógenos está a promoção das características sexuais secundárias na mulher, crescimento uterino, espessamento da mucosa vaginal, fluidez do muco cervical e desenvolvimento dos ductos mamários.

Os principais progestágenos são compostos de 21 carbonos que incluem a pregnenolona, a progesterona e a 17-OH-progesterona. O principal progestágeno ovariano é a pregnenolona, que se encontra em uma posição-chave para a síntese dos demais compostos esteróides (Fig. VII-17). A progesterona, principal composto do corpo lúteo, é importante na implantação do zigoto e na manutenção da gestação. É um hormônio termogênico, sendo responsável pelo aumento de temperatura verificado na segunda fase do ciclo. Como é um hormônio de manutenção de gestação, inibe as contrações uterinas, espessa o muco cervical e promove o desenvolvimento mamário.

O ovário produz andrógenos, incluindo androstenediona (A), o mais importante andrógeno ovariano, deidroepiandrosterona (DHEA), testosterona (T) e diidrotestosterona (DHT), todos compostos de 19 carbonos. Dentre todos esses andrógenos, os únicos que interagem com o receptor androgênico são T e DHT. Tanto progesterona quanto testosterona afetam a esteroidogênese ovariana pela ligação aos seus respectivos receptores, localizados nas células da granulosa. A progesterona inibe a indução da produção de estradiol (E2) pelo FSH. Por outro lado, os andrógenos aumentam tanto a secreção de progesterona quanto de E2 induzidas pelo FSH.

Com relação ao testículo, sua participação na vida intra-uterina, produzindo testosterona num período crítico da embriogênese (9 a 11 semanas de vida intra-uterina) é fundamental para a diferencia-ção da genitália ao sexo masculino. A testosterona, através de sua ação parácrina, promove a diferenciação dos ductos de Wolff (que darão origem ao epidídimo, vesículas seminais, ductos deferentes e ductos ejaculatórios). O hormônio antimülleriano (AMH), produzido pelas células de Sertoli promove apoptose das células müllerianas. Por fim, a redução de T a DHT propicia a diferenciação masculina da genitália externa. O chamado "período crítico da embriogênese", que ocorre entre 9 e 11 semanas de vida intra-uterina, é o período em que a atuação coordenada desses hormônios deve-se fazer presente, sem o quê fica irremediavelmente inviabilizada a progressão normal para o sexo masculino, gerando-se graus variáveis de ambigüidade genital.

O dimorfismo sexual na gônada humana torna-se aparente com a formação dos cordões sexuais entre 6 e 7 semanas de gestação. Por outro lado, o ovário só é reconhecido histologicamente a partir do 6º mês de gestação, momento em que as células da granulosa se organizam ao redor dos oócitos em divisão, formando os folículos primários.

O testículo apresenta duas unidades funcionais: uma rede de túbulos, compostos por células germinativas e células de Sertoli (homólogas às células da granulosa do ovário), que respondem pelo tamanho testicular e pela fertilidade; as células de Leydig (homólogas às células da teca, interstício e células hilares do ovário), de origem mesenquimal, contêm a maquinaria enzimática para a síntese hormonal, que culmina na produção de testosterona. Como dito anteriormente, a cadeia sintética dos esteróides testiculares é superponível à do ovário, com a diferença de que o produto final é T e não estradiol. A síntese inicia-se pelo colesterol que, transportado pela proteína regulatória aguda da esteroidogênese (StAR) para o interior da mitocôndria, é convertido a pregnenolona e, no retículo endoplasmático, passa a testosterona.

A Figura VII-18 mostra o controle hipotálamo-hipofisário da secreção testicular. Como se pode observar, tal controle passa por um período intra-uterino, que se segue ao estímulo gonadotrófico placentário, de modo que, a partir do segundo trimestre, as gonadotrofinas do próprio feto já assumem o controle da secreção. Após o nascimento, ocorre, no menino, um período de estimulação nas primeiras 24-36 horas, seguido de um período de repouso que dura até duas semanas para, em

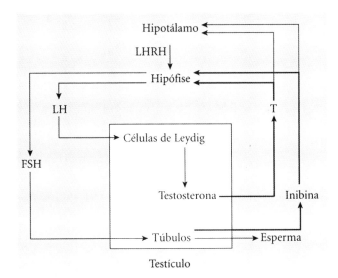

Figura VII-18 – Representação esquemática do controle hipotálamo-hipofisário-testicular.

seguida, ocorrer nova estimulação que se prolonga até 4-6 meses, com um pico entre 30 e 60 dias. A partir daí, um longo período (a pré-puberdade) de repouso de estimulação ocorre até que o gonadostato hipotalâmico começa seu processo de perda de sensibilidade aos esteróides gonadais, exigindo níveis mais e mais elevados para ser retroinibido, iniciando-se os eventos puberais. O processo íntimo que regula esta mudança de sensibilidade do gonadostato não é totalmente compreendido. Na vida intra-uterina, os fetos femininos apresentam níveis mais elevados de LH e FSH e discute-se se os níveis de LHRH são mais altos nas meninas comparados aos dos meninos. Ao final da gestação, devido a influências inibidoras do sistema nervoso central (SNC), os níveis de gonadotrofinas, bem como do seu liberador (LHRH) começam a reduzir-se. Dessa forma, crianças nascidas prematuramente mostrarão níveis de gonadotrofinas mais elevados que crianças nascidas de termo e muito cuidado deve ser tomado na interpretação de tais valores quando se avalia, por exemplo, uma puberdade precoce: uma puberdade periférica pode parecer uma puberdade de origem central, se não levarmos em conta esta dinâmica de secreção nos primeiros anos de vida. Tanto o ovário quanto o testículo necessitam de gonadotrofinas hipofisárias na vida intra-uterina para seu pleno desenvolvimento.

A menina recém-nascida sofre uma "minipuberdade". As gonadotrofinas são baixas no sangue de cordão e elevam-se a partir daí, motivadas pela queda estrogênica verificada com a ligadura do cordão umbilical. O LH mantém-se elevado por alguns meses, enquanto o FSH permanece aumentado até o segundo ano de vida. Os níveis de LH e FSH na menina são mais elevados que no menino, provavelmente devido a um certo retardo dos efeitos inibidores do SNC sobre o hipotálamo e a hipófise. O nadir de ambas as gonadotrofinas ocorre por volta do 6º ano de vida e, nessa idade, as respostas ao estímulo com GnRH exógeno são quase imperceptíveis, sem que isso nos autorize a fazer um diagnóstico de hipogonadismo hipogonadotrófico. Mesmo crianças com disgenesia gonadal (síndrome de Turner por exemplo) não mostram elevações gonadotróficas nessa idade. Dos 5 aos 9 anos de idade ocorre duplicação nos níveis urinários de gonadotrofinas (detectadas por métodos de bioensaio ou por radioimunoensaio) e a secreção ocorre em surtos. O início da puberdade é sinalizado por aumento da secreção noturna de gonadotrofinas, com picos a cada 1-2 horas.

Os padrões de alterações de gonadotrofinas são mais acentuados em relação ao LH, mas ocorrem de modo semelhante (quantitativamente inferior) em relação ao FSH. O mecanismo básico é o aumento da freqüência de pulsos de LHRH hipotalâmico e isso explica porque, no início da puberdade, prevalece o FSH sobre o LH e, com o progredir do processo, tal relação se inverte: quando os pulsos de LHRH são menos freqüentes (o que ocorre no início do processo), a secreção preferencial é de FSH. Quando os pulsos se tornam mais freqüentes (com a maturação do eixo), prevalece a secreção de LH.

É interessante verificarmos a maneira como as gonadotrofinas atuam no ovário. A produção ovariana de esteróides está sob o controle do LH e do FSH. Embora a secreção de progesterona possa ser estimulada tanto por LH quanto por FSH, a secreção androgênica é estimulada apenas por LH. A formação de E2 depende tanto de LH e de FSH. Enquanto o LH estimula a produção de andrógenos pelas células da teca ovariana, do corpo lúteo e do estroma, o FSH ativa a aromatase a qual catalisa a conversão de andrógenos a estrógenos. Quando os folículos atingem a fase antral, as células da granulosa adquirem receptores de LH. As células da granulosa apresentam limitada atividade de 17,20-liase, de modo que sua estimulação leva a produção aumentada de progesterona e muito pouca produção androgênica. Dessa forma, embora as células da granulosa estejam equipa-

das com substancial atividade de aromatase, o LH não consegue estimular a formação de estrógenos a menos que os andrógenos sejam fornecidos por um outro tipo celular. O mesmo é válido para o FSH. Seus receptores estão localizados exclusivamente nas células da granulosa que respondem com a formação estrogênica SE tiverem um suprimento adequado de andrógenos. Essas interações formam a base da formulação da hipótese de "duas células/duas gonadotrofinas" para explicar o controle gonadotrófico da esteroidogênese ovariana. De acordo com esta hipótese, a teca folicular, sob a influência de LH, produz andrógenos os quais, difundindo-se para as células da granulosa, são convertidos a estrógenos via aromatização induzida por FSH.

DISTÚRBIOS DA FUNÇÃO GONADAL

Em que situações deveremos suspeitar de algum distúrbio na função gonadal? A primeira grande situação, que é emergencial em Pediatria, abrange os distúrbios da determinação gonadal e/ou da diferenciação sexual, que acabam culminando com graus variáveis de ambigüidade genital. Assim, uma gônada "programada" para ser um testículo, por exemplo, pode-se tornar uma banda fibrosa ("streak"), como ocorre na síndrome de Swyer (disgenesia gonadal pura tipo XY) ou ter parte de seu desenvolvimento revertido a ovário, constituindo-se num ovotéstis (hermafroditismo verdadeiro). De forma análoga, uma gônada "programada" para ser um ovário pode acabar em um testículo, como no homem XX, ou ter parte de seu desenvolvimento caminhando para ovário, também dando origem a um ovotéstis (hermafroditismo verdadeiro). Quadros virilizantes, em que a produção de andrógenos pela glândula supra-renal leva uma genitália feminina à ambigüidade, bem como defeitos de receptor androgênico, em que a genitália externa de um "menino programado" acaba sendo totalmente feminina, podem indicar exploração de função gonadal.

Tumores ovarianos, como os carcinomas embrionários ou os tumores de células da granulosa, podem desenvolver-se durante a infância, bem como cistos ovarianos, com o risco de torção, podem transformar-se em emergência cirúrgica.

No período pré-puberal, as precocidades sexuais iso ou heterossexuais podem-se fazer presentes e merecerão extensa pesquisa etiológica.

Como a maioria dos casos no sexo feminino são idiopáticos, a preocupação fica mais com a baixa estatura do que com a exclusão de algum processo tumoral. No entanto, no menino, em que 60% dos pacientes apresentam puberdade precoce de causa tumoral, a exclusão de alguma neoplasia é o foco principal da investigação.

Nos adolescentes, as puberdades atrasadas são motivo de consulta ao Endocrinologista Pediátrico, principalmente os meninos, em quem as pressões sociais para a puberdade são mais intensas. É interessante notar que, enquanto as puberdades precoces são mais comuns no sexo feminino, as puberdades atrasadas incidem mais no sexo masculino, mostrando que o sistema de regulação gonadal na puberdade é regulado, no menino, para funcionar mais tarde.

Apesar de as meninas adolescentes também poderem apresentar dismenorréia, síndrome da tensão pré-menstrual, sangramento uterino anormal, amenorréia (quer por defeitos anatômicos no desenvolvimento genital, quer por falta de estimulação gonadotrófica, por insuficiência ovariana, síndrome dos ovários policísticos, ou por gravidez), tais distúrbios ocorrem com mais freqüência na mulher adulta, sendo importante causa de procura ao Endocrinologista Clínico.

AVALIAÇÃO LABORATORIAL/ TESTES DE ESTIMULAÇÃO

Em uma criança recém-nascida, a principal razão para se avaliar a função gonadal é a presença de ambigüidade genital, situação emergencial, em que a procura da etiologia e da correta orientação quanto ao sexo de criação salvam a criança, tanto do ponto de vista de integridade física, como psicossocial. Os exames que devem ser solicitados em uma ambigüidade genital são:

Cariótipo com bandamento

A constituição cromossômica representa a programação inicial de uma criança quanto ao seu desenvolvimento sexual: cariótipo 46,XX indica que uma menina foi originalmente "programada" e alguma coisa não a fez chegar plenamente ao seu sexo final. A etiologia mais freqüente deste grupo são as hiperplasias adrenais congênitas (HCSR), em que a virilização do feto feminino se inicia na vida intra-uterina e resulta em graus variados de ambigüidade genital. Deficiência de aromatase,

resistência a glicocorticóides, deficiência da enzima P450 óxido-redutase, tumor virilizante materno, uso de drogas virilizantes pela mãe durante a gestação são também situações que levam à virilização desse feto feminino. Os hermafroditas verdadeiros, em que tecidos ovariano e testicular coexistem no mesmo indivíduo e os homens XX são também etiologias possíveis neste grupo. Atualmente, não vemos indicação para a realização de cromatina sexual, já que é um exame de pouca sensibilidade, não conseguindo detectar mesmo defeitos grosseiros nos cromossomos. A única informação que obtemos desse exame é se há um ou mais cromossomos X inativados, constituindo os corpúsculos de Barr. Por outro lado, o cariótipo deve ser realizado com a análise de um número suficiente de metáfases (50 metáfases é um número considerado informativo) para que se detectem alterações que podem estar correlacionadas ao quadro clínico do paciente.

Dosagem de esteróides séricos

17-OH-progesterona – os níveis são extremamente elevados nas formas de HCSR por deficiência da enzima P450C21 (CYP21A2 ou 21-hidroxilase), em qualquer idade, incluindo-se sangue de cordão, o que permite que esse diagnóstico seja feito nos testes de triagem realizados nos recém-nascidos.

Outros defeitos enzimáticos resultam no acúmulo dos precursores imediatos ao defeito e, assim, podemos caracterizar defeitos de 11-hidroxilase (P450C11), em que os precursores que se acumulam são o composto S (11-desoxicortisol) e 3-β-HSD, em que a relação compostos delta-5/delta-4 está elevada (relação DHEA/A; pregnenolona/progesterona; 17-OH-pregnenolona/17-OH-progesterona). Dos defeitos sintéticos da supra-renal, alguns são comuns à via sintética testicular: P450scc, P450C17-17-hidroxilase, 3-β-HSD. Outros dois defeitos enzimáticos são exclusivos da via sintética testicular: P450C17 (CYP 17)-17,20-desmolase ou liase e 17-cetorredutase ou 17-redutase dos oxosteróides.

Os testes de estímulo de função gonadal permitem a detecção mais acurada de defeitos enzimáticos que, apenas com dosagens basais, podem não ser identificados. Utilizamos a gonadotrofina coriônica humana (hCG) como estímulo à função testicular. Os esquemas são vários, alguns agudos, outros administrados durante vários dias, promovendo um estímulo mais crônico. Em nosso Serviço, utilizamos a administração de 1.000U ao dia, via intra-muscular, por 5 dias consecutivos, comparando os níveis basais com os níveis obtidos 24 horas após a última injeção. Uma elevação dos níveis de testosterona de 150ng/dL sobre o valor basal ou um valor estimulado superior a 160ng/dL significam boa função de células de Leydig e deixam de lado o defeito enzimático. Quando o aumento não é adequado, poderemos estar diante de um testículo disgenético, em que as células de Leydig estão ausentes ou em pequeno número, defeitos de receptor de LH, ou defeito enzimático envolvendo um dos cinco passos que levam o colesterol até testosterona. A dosagem dos precursores de T localizam o defeito enzimático ou, no caso de não haver aumento de precursores, permitem-nos supor que se trata de testículo disgenético, defeito de receptor de LH ou agenesia/hipogenesia de células de Leydig (o que não deixa de ser também uma forma de disgenesia testicular). A relação T/diidrotestosterona (T/DHT) informa-nos sobre a atividade da enzima 5α-redutase, que converte T em DHT. Normalmente, esta relação é 12 ± 3 (na criança, a relação está mais próxima de 7 do que de 12). Nos defeitos da enzima 5α-redutase, a relação aumenta a mais de 20, podendo chegar a 35-40, e nos permite diagnosticar o defeito. Com técnicas de Biologia Molecular, podemos identificar a mutação.

Se, por um lado, temos como avaliar a função das células de Leydig e podemos, com razoável probabilidade, dizer que se trata de tecido testicular (tecnicamente, a definição de tecido testicular é dada pela presença de células de Sertoli e não de Leydig, de modo que a dosagem do hormônio antimülleriano é mais específica e precisa), fica difícil dizermos que a gônada presente é um ovário ou tem componentes de tecido ovariano (no caso de ovotéstis). Nenhuma técnica de imagem permite essa distinção entre tecido ovariano e testicular, de modo que, em situações de ambiguidade genital nas quais a caracterização do tipo de gônada é fundamental, ficamos na dependência da demonstração histológica desses tecidos. Refletindo sobre essa dificuldade de caracterização bioquímica de tecido ovariano, propusemos um teste com estimulação gonadal com LH + FSH, administrando 150U de cada gonadotrofina por três dias seguidos e dosando-se estradiol e inibina A (específica de tecido ovariano) 24 horas após a terceira dose de gonadotrofina. Num grupo de pacientes com presença obrigatória de ovários (estudamos 10 meninas com hiperplasia congênita de supra-renal por deficiência de 21-hidroxilase) houve elevação de estradiol e de inibina A, contrapondo-se à falta de resposta num grupo de pacientes com ausência de ovários (estudamos 10 meninos com criptorquidia unilateral). Nos pacientes com hermafroditismo verdadeiro (presença de tecido ovariano e testicular no mesmo indivíduo), obtivemos uma elevação tanto de estradiol quanto de inibina A, caracterizando a presença de ovário e permitindo o diagnóstico de hermafroditismo verdadeiro, dispensando a abordagem cirúrgica das gônadas com finalidade diagnóstica. A abordagem cirúrgica pode ser necessária na tentativa de se isolar a porção ovariana do ovotéstis, que é normal, retirando-se a porção testicular, que é disgenética, ou mesmo a retirada da gônada não condizente com o sexo de criação escolhido para aquela criança.

Nas puberdades precoces, o primeiro passo para a elucidação diagnóstica é sabermos se o eixo hipotálamo-hipófise-gônada está ativado (puberdade precoce verdadeira) ou se a produção de hormônios sexuais vem primariamente da gônada (tumores gonadais, testotoxicose no menino, McCune Albright, ou produção adrenal de esteróides sexuais). Em uma menina com puberdade precoce, o aumento mamário é índice de ação estrogênica, de modo que os níveis séricos de estradiol 17β (E2) podem até estar normais, o que não implica que não tenha havido ação estrogênica (endógena ou exógena). Os métodos de dosagem de E2 utilizam o radioimunoensaio e não são sensíveis o bastante para detectar níveis alterados em crianças pré-púberes: usualmente, esses métodos detectam níveis superiores a 10pg/mL que, sendo suficientemente sensíveis para detectar as variações estrogênicas na mulher adulta, não são sensíveis para detectar as alterações de início de puberdade. Assim, em presença de tecido mamário, poderemos concluir, mesmo sem a dosagem de E2, que houve produção estrogênica.

Nos meninos, o volume testicular aumentado bilateralmente é indício de que a estimulação é central (puberdade precoce verdadeira), lembrando sempre que há situações em que restos adrenais estão presentes nos testículos, aumentando-os por estimulação adrenal, como no caso das HCSR. Também ocorrem casos em que gonadotrofina coriônica é produzida em tumores hepáticos, por exemplo, que estimulam ambos os testículos a produzirem T. Aumento de apenas um dos testículos indica a possibilidade de tumor testicular ou de atrofia testicular contra-lateral. Se ambos os testículos forem pequenos para o estágio puberal, a estimulação é extragonadal, possivelmente adrenal (pseudopuberdade precoce).

Teste de estímulo com GnRH
(hormônio liberador de gonadotrofinas)

Os níveis basais de gonadotrofinas não são suficientemente sensíveis para o diagnóstico, necessitando-se de teste de estímulo. O teste é realizado com GnRH na dose de 0,1mg administrada por via endovenosa, com colheita de sangue nos tempos 0, 30, 45 e 60min para dosagem de LH e FSH. Se o método de dosagem for imunoquimioluminométrico, uma única dosagem aos 45 minutos, após administração subcutânea de 0,1mg de GnRH, apresenta boa correlação com o teste convencional (Eckert). A interpretação dos resultados desse teste requer o conhecimento do método utilizado na dosagem das gonadotrofinas (Lee). Assim, se o pico de LH for superior a 15IU/L (RIA) ou superior a 6IU/L (IFMA) nas meninas ou superior a 25,5IU/L (RIA) ou superior a 10IU/L nos meninos, podemos considerar o eixo hipotálamo-hipófise-gônada estimulado e estaremos diante de uma puberdade precoce verdadeira. Em relação ao FSH, é útil sua relação com o LH. Assim, em meninas com puberdade precoce, uma relação de pico de LH/pico de FSH superior a 0,7 (RIA) ou superior a 0,3 (IFMA) diagnosticam eixo estimulado.

Outra utilidade do teste é a monitoração do bloqueio puberal atingido com o análogo do LHRH: um pico de LH inferior a 4,0IU/L (RIA) ou inferior a 1,6IU/L (IFMA) e um nível de pico de FSH inferior a 5,0IU/L (RIA) ou inferior a 2,0IU/L (IFMA) indicam supressão adequada. Este teste pode ser substituído com vantagem por apenas uma dosagem de LH duas horas após a injeção do análogo do LHRH. Considera-se que uma elevação de LH neste tempo, abaixo de 6,6IU/L indica bloqueio puberal adequado.

As dosagens noturnas seriadas (a cada 20 ou 30 minutos) devem ser usadas apenas com fins de investigação e não na prática clínica diária e não acrescentam informações em relação aos resultados obtidos com o teste de estímulo com GnRH.

Se a puberdade precoce é central (verdadeira), a procura de um tumor de SNC deve ser feita com métodos de imagem (ressonância magnética) e muitos casos são devido a hamartomas hipotalâmicos. No caso de pseudopuberdade precoce, impõe-se a procura de processos adrenais (HCSR ou tumores adrenais) ou ovarianos (tumores ou processos de es-

timulação constitucional como no caso da síndrome de McCune Albright). Nesses casos, em presença de um eixo hipotálamo-hipófise-gônada não-estimulado, encontraremos níveis elevados de esteróides sexuais. Os exames de imagem, em caso de tumores, localizarão o sítio de produção hormonal.

Um outro cuidado especial é a realização do teste nos primeiros 2 anos de idade, período em que as respostas de gonadotrofinas podem nos confundir com um eixo estimulado, quando, na verdade, ainda estão estimuladas pelo processo normal de instalação dos ritmos de secreção gonadotrófica.

Nas puberdades atrasadas, a avaliação da função testicular com teste do hCG nos informa sobre a situação da gônada. Os testes de estimulação gonadotrófica com GnRH, dependendo da idade óssea em que forem realizados, nos colocam em situação difícil quanto à análise dos resultados: nas crianças pré-púberes, até a idade óssea de 12-13 anos, o eixo não está estimulado e sua resposta é incapaz de diferenciar um hipogonadismo hipogonadotrófico de um retardo constitucional de crescimento e puberdade. Martin et al. propõem um método simples para tentar separar ambas as entidades. Se o nível basal de T for superior a 50ng/dL, podemos dizer que o processo de puberdade já se iniciou e nenhum teste de estímulo é necessário. Se T for inferior a 50ng/dL, administra-se hCG na dose de 15IU/kg e determina-se o nível de T 48h após a injeção. Se T acima de 170ng/dL estamos diante de um atraso constitucional. Nos hipogonadismos hipogonadotróficos, a resposta de T é baixa (inferior a 100ng/dL).

Dosagem de hormônio antimülleriano

O hormônio antimülleriano (AMH) constitui-se num importante marcador para presença de célula de Sertoli. Somente em 1984 o AMH pode ser purificado e em 1986, o gene do AMH, localizado no cromossomo 19 (19p13.3), pode ser isolado e seqüenciado.

Na verdade, a caracterização de tecido testicular baseia-se na presença de túbulos e, portanto, células de Sertoli, e não na presença de células de Leydig, também presentes no estroma e no hilo ovariano. Os níveis de AMH são distintos no menino e na menina na pré-puberdade, sendo praticamente indetectáveis na menina. Isto permite que, em casos de anomalias da diferenciação sexual, tenhamos um importante marcador da presença de tecido testicular. Por outro lado, no início da pu-

Quadro VII-23 – Concentrações de hormônio antimülleriano e de testosterona como auxiliares do diagnóstico de várias situações de anomalias da diferenciação sexual.

Hormônio antimülleriano	Testosterona	
	Baixa ou indetectável	*Normal ou elevada*
Baixo ou indetectável	Disgenesia gonadal	Defeito de 5α-redutase 2
Normal ou elevado	Defeito do receptor de LH Defeitos das proteínas esteroidogênicas	Insensibilidade androgênicas

berdade masculina e, especialmente nos estágios II e III, com a elevação dos níveis de testosterona, começa a haver um declínio progressivo na produção de AMH. Já no sexo feminino, conforme se inicia a puberdade, começa a haver a produção de AMH pelas células da granulosa do ovário (os equivalentes embriológicos das células de Sertoli) e a razão dessa elevação é ainda hoje desconhecida.

Mutações tanto no gene do AMH quanto do seu receptor (localizado no cromossomo 12) podem levar a um quadro em que os derivados müllerianos não sofrem apoptose e teremos um indivíduo fenotipicamente masculino, com hérnia inguinal, onde se encontram rudimentos de útero, trompas, resquícios dos ductos paramesonéfricos ou de Müller (este quadro é conhecido como a síndrome da persistência dos derivados müllerianos).

O quadro abaixo mostra como pode ser utilizado o AMH no auxílio diagnóstico de casos de anomalia da diferenciação sexual (Quadro VII-23).

Nas disgenesias gonadais (disgenesia testicular), como a gônada está alterada, compromete-se tanto a secreção de testosterona (T) pelas células de Leydig quanto a de AMH pelas célualas de Sertoli. Ambos, AMH e T estarão baixos. Já no defeito de 5α-redutase 2, a síntese de T é normal mas sua conversão a dihidrotestosterona está comprometida. A T elevada inibe a produção de AMH e, portanto, teremos T alta e AMH baixo ou indetectável. Nos defeitos de receptor de LH, necessário para a síntese de T, bem como nos defeitos de síntese de T, a produção de T fica comprometida e é baixa, não inibindo o AMH que continuará elevado. Já nas síndromes de insensibilidade androgênica, apesar de termos concentrações de T elevadas, o receptor não funciona adequadamente e não consegue inibir o AMH, que permanece elevado. Portanto, o AMH é um adjunto importante na investigação de casos de anomalias da diferenciação sexual, ajudando a compor um verdadeiro quebra-cabeças que, quando elucidado, permite-nos uma adequada conclusão diagnóstica, uma escolha de sexo de criação embasada em um diagnóstico definido e um melhor prognóstico para tais pacientes.

BIBLIOGRAFIA

BROWN J, WARNE G. Practical management of the intersex infant. J Pediatr Endocrinol Metab, 2005;18:3-23.

DAMIANI D. O enigma da determinação gonadal. In: Setian N, ed. Endocrinologia Pediátrica – aspectos físicos e metabólicos do recém-nascido ao adolescente. São Paulo:Sarvier, 2002; pp 433.

DAMIANI D. Classificação das anomalias da diferenciação sexual. In: Setian N, ed. Endocrinologia Pediátrica – aspectos físicos e metabólicos do recém-nascido ao adolescente. São Paulo:Sarvier, 2002; pp 438.

DAMIANI D, GUEDES DR, DAMIANI D et al. Hermafroditismo verdadeiro: experiência com 36 casos. Arq Bras Endocrinol Metab, 2005;49:71-8.

ECKERT KL, WILSON DM, BACHRACH LK et al. A single-sample, subcutaneous gonadotropin-releasing hormone test for central precocious puberty. Pediatrics, 1996;97:517.

GRIFFIN JE. Male reproductive function. In: Griffin JE, Ojeda SR, eds. Textbook of Endrocrinc Physiology. Nova Iorque, EUA. Oxford University Press, Inc, 2004; 186-225.

HACKEL C, OLIVEIRA LEC, TORALLES MB et al. Deficiência de 5α-redutase tipo 2: experiências de Campinas (SP) e Salvador (BA). Arq Bras Endocrinol Metab, 2005;1:103-11.

KALFA N, PATTE C, ORBACH D et al. A nationwide study of granulose cell tumors in pre- and postpuberal girls: missed diagnosis of endocrine manifestations worsens prognosis. J Ped Endocrinol Metab, 2005; 18:25-31.

LEE MM, DONAHOE PK. Mullerian inhibiting substance: a gonadal hormone with multiple functions. Endocr Rev, 1993;14:152.

LEE PA. Laboratory monitoring of children with precocious puberty. Arch Pediatr Adolesc Med, 1994;148:369.

LIPAY MVN, BIANCO B, VERRESCHI ITN. Disgenesias gonadais e tumores: aspectos genéticos e clínicos. Arq Bras Endocrinol Metab, 2005;49:60-70.

MARTIN MM, MARTIN, ALA. Constitutional delayed puberty in males and hypogonadotropic hypogonadism: a reliable and cost effective approach to differential diagnosis. J Pediatr Endocrinol Metab, 2005;18:909-16.

MELLO MP, ASSUMPÇÃO JG, HACKEL C. Genes envolvidos na determinação e diferenciação do sexo. Arq Bras Endocrinol Metab, 2005;49:14-25.

NATHAN BM, PALMERT MR. Regulation and disorders of pubertal timing. Serono Symposia International – A Current Review of Pediatric Endocrinology. San Diego: California, May 31-June 3, 2005.

OJEDA S. Female reproductive function. In: Griffin JE, Ojeda SR, eds. Textbook of Endrocrine Physiology. Nova Iorque, EUA. Oxford University Press, Inc, 2004; 186-225.

PARKER KL. Sexual differentiation. In: Griffin JE, Ojeda SR, eds. Textbook of Endrocrine physiology. Nova Iorque, EUA. Oxford University Press Inc, 2004; 186-225.

REY R. Anti-Müllerian hormone in disorders of sex determination and differentiation. Arq Bras Endocrinol Metabo 2005;49:26-36.

Nutrição

Avaliação do Estado Nutricional

Anemia Ferropriva

Capítulo 30

AVALIAÇÃO DO ESTADO NUTRICIONAL

FRANCISCO R. CARRAZZA
HÉLIO MASSAHARO KIMURA

A avaliação do estado nutricional é um procedimento que mede as condições nutricionais do organismo e são determinadas pelos processos de ingestão, absorção, utilização e excreção dos nutrientes. Assim, o estado nutricional pode ser visto como o balanço resultante entre a ingestão e as perdas de nutrientes.

Os distúrbios nutricionais (tanto por excesso como por déficit) são comumente encontrados na prática clínica, seja causados por doenças, seja por terapias agressivas, ou devido às condições sócio-econômicas ou psicológicas desfavoráveis.

A avaliação pode ser individual (hospitalar ou ambulatorial) e populacional (em comunidades). Utilizam-se avaliações individuais em duas situações especiais: como monitorização do crescimento e como avaliação de amostra de certas situações (de emergência ou não). Na populacão, pode-se avaliar programas de intervenções e estudo de prevalências de distúrbios nutricionais.

Uma avaliação nutricional mais detalhada deverá ser recomendada para todos os pacientes que possuam um ou mais dos seguintes parâmetros presentes, utilizados como uma forma de triagem:

a) peso para a idade (P/I) inferior a 90% ou peso para estatura (P/E) inferior a 85% ou estatura para a idade (E/I) inferior a 95% do padrão;

b) perímetro braquial ou prega cutânea tricipital inferior a 85%;

c) albumina inferior a 3,5g/dL ou transferrina inferior a 150mg/dL;

d) linfócitos totais inferior a 3.000/mm^3;

e) história de vômitos e/ou diarréia, alterações do trato gastrintestinal que interferem com a ingestão e absorção de nutrientes; doenças catabólicas, hipermetabólicas, traumatismos, etc.

f) índice de massa corporal (peso/estatura^2) menor que 20 para adolescentes.

AVALIAÇÃO INICIAL E SEQÜENCIAL

Os objetivos da avaliação nutricional completa são:

1. identificar pacientes com desnutrição marginal;
2. quantificar e classificar o tipo de distúrbios nutricionais, identificando a etiologia;
3. monitorizar o suporte nutricional;
4. analisar prognóstico de risco.

A técnica de avaliação do estado nutricional inclui rotineiramente a anamnese (história clínica), detalhando-se a história alimentar (avaliação da dieta); o exame físico (pesquisa de sinais, sintomas e carências nutricionais específicas), com antropometria básica e perfil bioquímico mais indicado. O Quadro VIII-1 apresenta os itens de avaliação nutricional completa na ordem que são analisados.

ANAMNESE

Na história clínica há interesse em se conhecer quais as doenças pregressas e atuais, duração e evolução das doenças mais sofridas pelo paciente.

Quadro VIII-1 – Avaliação rotineira do estado nutricional.

> **História clínica**
>> História da doença atual
>> Antecedentes
>> História alimentar pregressa e atual
>
> **Avaliação sócio-econômica**
>> Manifestações clínicas
>> Antropometria
>> Peso, estatura, circunferência de braço, pregas cutâneas
>> Deficiências específicas
>
> **Avaliação laboratorial***
>> Bioquímica**, radiológica, tomográfica, ultra-sonográfica, etc.

  * O número de dosagens é função da indicação clínica. Exames rotineiros e específicos.
 ** Painel completo: hemoglobina, hematócrito, sódio, potássio, cálcio, magnésio, fosfato, proteínas totais, albumina, glicose.
   Painel renal: uréia, creatinina.
   Painel hepático: bilirrubina, transferases, fosfatase alcalina, gamaglutamiltransferase.

Antecedentes

Neste item, deverão ser avaliados os dados pré-natais, neonatais e pós-natais. Os antecedentes pessoais mais importantes compreendem os antecedentes mórbidos, pregressos (diarréias), a alimentação adequada de acordo com a idade e o desenvolvimento da criança.

Além disso, as condições habituais de vida, situação sócio-econômica da família, condições psíquicas, adequação de relações entre os familiares, renda familiar, escolaridade, desemprego, estrutura familiar, situação conjugal dos pais, alcoolismo de um dos pais, trabalho da mãe fora do lar, são fatores de desnutrição.

História alimentar

Para se analisar a ingestão, deve-se efetuar o inquérito alimentar, detalhando-se a introdução de cada alimento, dificuldades de aceitação e reações indesejáveis. O inquérito alimentar compreende esquematicamente duas técnicas: 1. o levantamento do dia alimentar (ou recordatório), registrando-se todas as refeições que o paciente ingere; 2. analisam-se os hábitos alimentares, a freqüência da compra e o consumo de alimentos. Um inquérito alimentar mais completo e detalhado geralmente é efetuado por profissionais especializados (nutricionistas).

Situação sócio-econômico-cultural

O médico poderá avaliar tal condição de maneira razoável por meio da renda familiar, nível de educação dos pais, condições de habitação.

Exame clínico

Inicia-se a avaliação pelo estado geral da criança, observando-se sua vitalidade, estado de hidratação e aspecto nutricional (obesidade ou emagrecimento: hiper ou hipotrofia do tecido celular subcutâneo e musculatura). Em seguida, por meio da inspeção deve-se observar as condições hipotróficas da pele e anexos, cabelos, alterações esqueléticas, distúrbios visuais, sinais de carências nutricionais específicas. O Quadro VIII-2 apresenta as principais manifestações clínicas a serem pesquisadas e as correspondentes carências nutricionais e o melhor procedimento para o diagnóstico.

ANTROPOMETRIA

As medidas antropométricas são parâmetros objetivos de avaliação nutricional e servem como um instrumento importante de seguimento do estado nutricional. As medidas devem ser efetuadas de maneira uniforme ou padronizada, de preferência sempre pela mesma pessoa e devidamente treinada. As medidas recomendadas são: o peso (sem roupa) em relação à idade; a estatura deitada (até 2 anos) ou o comprimento em pé (acima de 2 anos) em relação à idade. Em certas situações, há interesse em se obter outras medidas como as pregas cutâneas (preferivelmente a prega tricipital), a circunferência do braço, ambas no ponto médio do braço e o perímetro craniano. Com as medidas citadas, é possível calcular-se uma série de medidas derivadas bastante importantes no acompanhamento da recuperação nutricional. As medidas antropométricas devem ser referidas a um padrão de referência internacional. Recomenda-se que o padrão do "National Center for Health Statistics" (NCHS) dos Estados Unidos seja o referencial das medidas de crescimento. Além disso, recomenda-se que medidas efetuadas em estudo populacional deveriam ser referenciadas aos escores de desvio-padrão da população de referência (Z-escores). Esta medida está, progressivamente, substituindo a utilização da mediana, como era adotada no passado.

No acompanhamento do crescimento serão consideradas às seguintes situações de risco nutricional: a falta de ganho de peso (segmento de curva horizontal) e a perda (curva descendente). Nesses casos, classifica-se a criança, de acordo

Quadro VIII-2 – Avaliação clínica do estado nutricional.

Local examinado	Sinal	Deficiência a ser considerada	Diagnóstico
Aspecto geral	Emagrecido, obeso, edemaciado	Marasmo, obesidade, kwashiorkor	Clínico
Pele-face e pescoço	Seborréia nasolabial	Riboflavina, niacina	Clínico
Mucosas	Palidez	Anemia	Hemoglobina, hematócrito
Pele geral	Petéquia, púrpura	Ácido ascórbico	Clínico, vitamina C
	Dermatite escrotal e vulvar	Riboflavina	Clínico, vitamina B_2
	Dermatite simétrica das áreas expostas	Pelagra	Clínico, niacina
	Hiperqueratose folicular	Vitamina A	Retinol
	Dermatite hipercrônica	Vitamina A, proteína	Albumina, retinol
	Edema postural	Proteína, tiamina	Albumina, tiamina
	Dermatite descamativa	Zinco, ácidos graxos	Zinco, ácidos graxos, clínico
Tecido subcutâneo	Diminuído, aumentado	Energia	Ingestão diária
Cabelo	Alteração de cor e textura, destaca-se com facilidade	Má nutrição protéica	Albumina
Olhos	Xeroftalmina, queratomalacia	Vitamina A	Retinol
	Manchas de Bitot	Vitamina A	Retinol
	Congestão em torno de córnea	Riboflavina	Vitamina B_2
	Palidez das conjuntivas	Anemia	Hemoglobina, hematócrito, ferro
Lábios	Quelite angular ou escara	Niacina, riboflavina	Clínico
	Queilose	Niacina, riboflavina	Clínico
Gengivas e dentes	Gengivite	Ácido ascórbico, vitamina A	Clínico, vitaminas A e C
	Cáries dentárias	Flúor	Clínico
Língua	Lisa, pálida, atrófica	Anemia	Hemoglobina, ferro
	Vermelha, dolorida, descoberta, edema	Niacina, riboflavina, folatos	Clínico, folatos, niacina, vitamina B_2
Glândulas endócrinas e outras	Bócio, hipertiroidismo	Iodo T_4	Clínico, T_4
	Aumento da parótida	Proteína	Albumina
	Intolerância à glicose	Cromo	Gama-glutamiltransferase
	Disgeusia	Zinco	Zinco
	Cicatrização retardada	Vitamina C, zinco	Clínico, zinco
Esqueleto	Rosário costocondral	Vitaminas C e D	Clínico, fosfatase alcalina
	Bossa craniana, craniotabes	Vitamina D	Clínico, fosfatase alcalina
	Alargamento epifisário (especialmente dos punhos)	Vitamina D	Clínico, fosfatase alcalina
Neurológico	Perda da sensação vibratória e dos reflexos profundos, dor nas panturrilhas	Vitaminas E e B_{12}	Clínico, vitaminas E e B_{12}
Extremidades	Dor ao movimento Posição de rã	Vitamina C	Clínico, vitamina C

com Gomez 1956, em: desnutrido leve, moderado ou grave, quando as porcentagens do peso/idade em relação ao padrão são, respectivamente: 76-90%, 61-75% e menor que 60%. Outros índices de nutrição podem ser baseados na estatura para a idade, aceitando-se como desnutrição moderada as porcentagens de 85-90% e grave menor que 85% do padrão; o peso para a estatura é normal quando as porcentagens atingem valores superiores a 80%, a desnutrição é moderada entre 70 e 80% e grave menor que 70% do padrão.

A Tabela VIII-1 apresenta a classificação Wellcome, 1970, utilizada para diferenciar o marasmo (desnutrição energético-protéica) do kwashiorkor (má nutrição protéica).

ESTÁGIOS NO DESENVOLVIMENTO DA DESNUTRIÇÃO

Uma série de adaptações ocorre durante o desenvolvimento da desnutrição para proteger as funções vitais mais importantes do organismo.

Em uma primeira fase, estoques teciduais ou reservas específicas são depletados sem alterar outras regiões ou sistemas orgânicos. Continuando a depleção, em uma fase seguinte ocorrem as adaptações hormonais. Estas variações são dependentes da intensidade, da duração e do tipo do nutriente que está sendo depletado. Após esse processo adaptativo, as conseqüências clínicas funcionais passam a se manifestar. Finalmente, o estágio terminal é atingido, comprometendo o crescimento e o desenvolvimento, associado a alterações de funções vitais.

O estágio causal de depleção é avaliado por meio da ingestão do nutriente. No estágio da depleção, a avaliação é efetuada pelos testes bioquímicos. Quando se alcança o estágio de depleção ou decréscimo do crescimento, a avaliação é feita por meio de medidas antropométricas e de testes clínicos específicos.

AVALIAÇÃO LABORATORIAL

De maneira geral, os exames laboratoriais devem ser solicitados de acordo com as indicações e suspeitas clínicas. Efetua-se também a investigação dos estados carenciais associados (por exemplo, desnutrição energético-protéica com anemia, com deficiência de vitaminas, etc.).

Pacientes de maior risco em tratamento hospitalar são, geralmente, submetidos a um maior número de exames. Nestes casos, faz-se rotineiramente a investigação de função de órgãos e sistemas do organismo (por exemplo, avaliação da função renal, hepática, gastrintestinal, etc.).

Os testes laboratoriais disponíveis podem ser classificados em: estáticos, funcionais e dinâmicos. Os testes estáticos são representados por aquelas dosagens bioquímicas rotineiras e apresentam mecanismos homeostáticos, raramente refletindo os estoques teciduais dos nutrientes (por exemplo, cálcio, albumina, etc.). Os índices funcionais traduzem alteração de determinada função fisiológica que para seu ótimo desempenho haja necessidade da presença do nutriente implicado. São testes inespecíficos e ainda em fase de estudo e de normatização. Os melhores exemplos destes testes são relacionados ao sistema imunológico do organismo. Outros exemplos: adaptação visual ao escuro, condução nervosa, velocidade de crescimento. Os testes dinâmicos são mais sofisticados e fornecem informações a respeito da ingestão, da excreção, da síntese e do catabolismo. Não são executados na prática rotineira devido à sua complexidade de execução. São, por exemplo, representados pelos balanços metabólicos (de nutrientes, nitrogênio, etc.), calorimetria direta e indireta, cálculo do índice creatinina-altura, utilização de isótopos estáveis para estudar o metabolismo de nutrientes etc.

A Tabela VIII-2 apresenta as concentrações normais dos testes mais comuns utilizados em Pediatria.

As alterações mais comuns dos testes de avaliação nutricional podem, à primeira vista, ter as interpretações que se seguem:

a) concentrações séricas de albumina menores que 3g/dL sugerem desnutrição protéica; alteração mais precoce do que a da albumina nos casos de deficiência protéica é fornecida pela dosagem da transferrina;

b) hipocalcemia, hipofosfatemia e alta atividade da fosfatase alcalina (às vezes isoladamente) traduzem deficiência de vitamina D; baixas excreções urinárias de cálcio e fósforo sugerem raquitismo ou osteomalacia;

c) nitrogênio uréico sérico baixo sugere ingestão deficiente de proteína; a excreção do N

Tabela VIII-1 – Classificação de desnutrição (Wellcome, 1970).

Peso/idade	Sem edema	Com edema
80%	Desnutrição leve	kwashiorkor
60%	Marasmo	Marasmo-kwashiorkor

Tabela VIII-2 – Valores de referência para os testes bioquímicos na avaliação do estado nutricional.

Nutriente/unidade	Critério			
	Idade (anos)	Deficiente	Marginal	Normal
Hemoglobina (g/100mL)	0,5-1	< 9,0	9,0-9,9	> 10
	2-5	< 10,0	10,0-10,5	> 11
	6-12	< 10,0	10,0-11,4	> 11,5
	13-16 masculino	< 12,0	12,0-12,9	> 13,0
	13-16 feminino	< 10,0	10,0-11,4	> 11,5
	> 16 masculino	< 12,0	12,0-13,9	> 14,0
	> 16 feminino	< 10,0	10,0-11,9	> 12,0
Hematócrito (%)	< 2	< 28	28-30	> 31
	2-5	< 30	30-33	> 34
	6-12	< 30	30-35	> 36
	13-16 masculino	< 37	37-39	> 40
	13-16 feminino	< 31	31-35	> 36
	16 masculino	< 37	37-43	> 44
	16 feminino	< 31	31-37	> 38
Albumina sérica (g/100mL)	< 1	< –	< 2,5	> 2,5
	1-5	< –	< 3,0	> 3,0
	6-16	< –	< 3,5	> 3,5
	> 16	< 2,8	2,8-3,4	> 3,5
Proteína sérica (g/100mL)	< 1	< –	< 5,0	> 5,0
	1-5	< –	< 5,5	> 5,5
	6-16	< –	< 6,0	> 6,0
	> 16	< 6,0	6,0-6,4	> 6,5
Ácido ascórbico sérico (mg/100mL)	Todas as idades	< 0,1	0,1-0,19	> 0,2
Vitamina A no plasma (µg/100mL)	Todas as idades	< 10	10-19	> 20
Caroteno no plasma (µg/100mL)	Todas as idades	< 20	20-39	> 40
Ferro sérico (µg/100mL)	< 2	< 30	–	> 30
	2-5	< 40	–	> 80
	6-12	< 50	–	> 50
	> 12 masculino	< 60	–	> 60
	> 12 feminino	< 40	–	> 40
Transferrina saturação (%)	< 2	< 15,0	–	> 15,0
	2-12	< 20,0	–	> 20,0
	> 12 masculino	< 20,0	–	> 20,0
	> 12 feminino	< 15,0	–	> 15,0
Ácido fólico sérico (ng/mL)	Todas as idades	< 2,0	2,1-5,9	> 6,0
Vitamina B_{12} sérica (pg/mL)	Todas as idades	< 100	–	> 100
Tiamina urinária (µg/g creatinina)	1-3	< 120	120-175	> 175
	4-5	< 85	85-120	> 120
	6-9	< 70	70-180	> 180
	10-15	< 55	55-150	> 150
	16	< 27	27-65	> 65
Riboflavina urinária (µg/g creatinina)	1-3	< 150	150-499	> 500
	4-5	< 100	100-299	> 300
	6-9	< 85	85-269	> 270
	10-16	< 70	70-199	> 200
	16	< 27	27-79	> 80

Tabela VIII-2 (Cont.) – Valores de referência para os testes bioquímicos na avaliação do estado nutricional.

Nutriente/unidade	Critério			
	Idade (anos)	Deficiente	Marginal	Normal
Piridoxina urinária (µg/g creatinina)	1-3	< 90	–	> 90
	4-6	< 80	–	> 80
	7-9	< 60	–	> 60
	10-12	< 40	–	> 40
	13-15	< 30	–	> 30
	16	< 20	–	> 20
N-metilnicotinamida urinária (mg/g creatinina)	Todas as idades	< 0,2	0,2-5,59	> 0,6
Ácido pantotênico urinário (µg)	Todas as idades	< 200	–	> 200

uréico/g de creatinina na urina é útil para se avaliar o balanço nitrogenado do paciente; este índice é muito utilizado em adultos, cujo balanço nitrogenado pode ser facilmente estimado, somando-se 3,5 (que corresponde à excreção das outras frações do N excretado pelas fezes, pele e do N não-protéico);

d) creatinina sérica na ausência de doença renal é um índice de massa muscular; a excreção urinária de 24 horas de creatinina fornece uma melhor indicação de reserva protéica (massa muscular); no adulto, a excreção normal é cerca de 23mg/kg/dia; a excreção urinária de creatinina do paciente, quando dividida pela excreção urinária relativa à altura do mesmo paciente, fornece o que se chama "índice de creatinina/altura", que é extremamente útil para se estimar o balanço nitrogenado;

e) as dosagens de triglicerídeos e colesterol séricos são úteis para avaliar o estado de gordura do organismo; respectivamente, concentrações menores que 100 e 160mg/dL sugerem desnutrição;

f) concentração sérica de glicose é muito sensível ao jejum; ao contrário, 2 horas após as refeições os níveis glicêmicos aumentam significativamente (superior a 150mg/dL);

g) ferro sérico menor que 60mg/dL é indicativo de deficiência de ferro;

h) níveis baixos de folatos (inferior a 6ng/dL) e vitamina B_{12} (inferior a 200pg/dL) indicam ingestão deficiente ou má absorção;

i) hipomagnesemia (inferior a 1,5mEq/L) está associada à desnutrição e indica depleção corporal de magnésio;

j) baixas concentrações séricas de vitamina A e caroteno são indicativos de deficiência de vitamina A e são índices de má absorção de gorduras;

k) baixa concentração sérica de zinco sugere, além da depleção de zinco, deficiência protéica;

L) baixa excreção urinária de hidroxiprolina, como indica a síntese de colágeno do organismo, é um índice útil para se avaliar desnutrição; sua excreção está elevada em períodos de crescimento rápido;

m) testes cutâneos alérgicos são úteis para avaliar desnutrição, porque a imunidade celular apresenta-se deprimida nos estados carenciais.

Avaliação protéica

A avaliação do metabolismo protéico no organismo constitui o mais importante aspecto da avaliação nutricional. Várias substâncias têm sido propostas ao longo dos anos, porém somente algumas têm valor diagnóstico definitivo. Isto ocorre porque a fração protéica circulante no plasma é muito reduzida e não reflete, necessariamente, a situação corpórea protéica. As proteínas teciduais são mais representativas. Basta verificar que aproximadamente 15% da massa corporal consistem de proteínas armazenadas no fígado, intestino e outros órgãos. Neste capítulo vamos discutir apenas as mais utilizadas na prática diária, além de outras determinações que expressam o balanço nitrogenado no organismo.

Albumina sérica

É a proteína mais abundantemente sintetizada no fígado. Transporta vários nutrientes no sangue, no qual se localiza 30-40% do seu "pool" total. Possui uma vida média de 20 dias, o que explica sua redução gradual no plasma em situações de privação protéica. É muito útil em levantamentos epidemiológicos devido à boa correlação entre a massa celular e os níveis de albumina, em que tem sido utilizada como índice prognóstico de morbidade e mortalidade. Seu uso tem limitações devido à falta de sensibilidade e especificidade. Dosagens seqüenciais também são limitadas porque apresentam aumentos insignificantes durante a recuperação nutricional. Sua variação normal é de 3,5 a 5g/dL. A síntese de albumina apresenta-se diminuída na desnutrição protéica, nas hepatopatias e em certas endocrinopatias. Dietas deficientes em calorias e proteínas limitam sua síntese hepática. Lembrar que perdas significativas de albumina ocorrem na síndrome nefrótica, nas enteropatias perdedoras de proteína e nas queimaduras extensas.

Transferrina sérica

É sintetizada no fígado e transporta alguns nutrientes, especialmente o ferro (1M/2M de ferro) e outros oligoelementos. Mais de 99% do ferro circulante está ligado à transferrina. Sua vida média é cerca de 4 a 8 dias, o que condiciona alteração dos seus níveis bem antes do que da albumina em casos de depleção protéica. Portanto, seu maior valor reside na confirmação de desnutrições subclínicas. Sua anormalidade sérica correlaciona-se positivamente com anergia, mortalidade, linfócitos totais e episódios sépticos.

Sua técnica de dosagem mais comum é por imunodifusão radial, mas pode ser calculada por meio da medida de capacidade de ligação ao ferro total = (CLFT x 0,8) – 43. Esses cálculos são sempre superestimados.

A variação normal é de 200 a 400mg/dL. Concentrações menores que 100mg/dL são consideradas indicativas de desnutrição protéica grave e menor que 200mg/dL, depleção marginal. Concentrações baixas são relatadas na cirrose hepática, nas infecções crônicas, nos períodos de fome e na síndrome nefrótica.

Na presença de anemia por deficiência de ferro, seu valor como índice de depleção protéica é limitado. Sua concentração está aumentada, refletindo a tentativa de aumentar o transporte de ferro pós-absortivo.

Pré-albumina e proteína ligada ao retinol

No soro, a pré-albumina (PA) transporta cerca de um terço de tiroxina, além de ser o transportador da proteína ligada ao retinol (PLR).

As duas proteínas têm vida média curta: 2,5 a 3 dias para PA e 12 horas para a PLR, conferindo-lhes valor na avaliação do estado protéico visceral. Seu rápido "turnover" e seu conteúdo elevado em tripto-

fano são essenciais na função de avaliação de estoques protéicos do organismo. Parece que a restrição protéica não acarreta alteração da PA se a ingestão calórica for mantida. A PLR é sensível à restrição calórica e protéica da dieta. Estes testes são utilizados como marcadores da síntese protéica durante a nutrição enteral e parenteral com bons resultados.

A variação normal para a pré-albumina é de 20 a 50mg/dL e a da PLR, de 3 a 6mg/dL. Respectivamente, concentrações menores que 10mg e 3mg/dL são indicativas de depleção de proteínas viscerais. As concentrações também são influenciadas por outros fatores, como cirrose, hepatites, inflamações, estresse, doenças crônicas.

Índice de creatinina/altura

O índice de creatinina/altura consiste na relação:

$$CHI = \frac{\text{Creatinina urinária de 24 horas do paciente}}{\text{Creatinina urinária de 24 horas de criança normal de mesma estatura}}$$

É utilizado para estimar a massa muscular e indiretamente o balanço nitrogenado. Em crianças normais, o índice aproxima-se a 1; entretanto, no kwashiorkor e no kwashiorkor-marasmo, o índice varia de 0,25 a 0,75, sendo tanto menor quanto mais grave for a desnutrição. Na criança marasmática, o CHI varia de 0,33 a 0,85, independentemente do grau de déficit de peso.

Na Tabela VIII-3 estão apresentados os valores esperados da excreção urinária de 24 horas em criança normal.

Há muitas desvantagens na utilização isolada deste índice como indicador do estado nutricional devido a:

1. ser útil somente na criança com função renal normal;
2. creatinina da dieta poder aumentar a creatinina urinária;
3. variação diária de sua excreção, necessitando portanto de coleta de 24 horas, e
4. aumento da excreção da creatinina em infecção grave, febre elevada, traumatismo e estresse emocional.

Excreção urinária da 3-metil-histidina

O aminoácido 3-metil-histidina (3-MH) tem sido proposto como um marcador seguro, não-invasivo do catabolismo protéico muscular.

Durante o catabolismo da miofibrila, o 3-MH liberado não é reutilizado para síntese protéica, nem metabolizado, mas excretado quantitativamente pela urina.

Tabela VIII-3 – Valores de referência para excreção urinária de creatinina.

Altura (cm)	Ambos os sexos	Masculino mg/24 horas	Feminino
55	50,0		
60	65,2		
65	80,5		
70	97,5		
75	118,0		
80	139,6		
85	167,6		
90	199,9		
95	239,8		
100	278,8		
105	305,4		
110	349,8		
115	394,5		
120	456,0		
125	535,1		
130		448,1	525,2
135		480,1	589,2
140		556,3	653,1
145		684,3	717,2
150		812,3	780,9

De uma forma geral, o uso da 3-MH como um marcador da composição corporal não é satisfatório quando há sepse ou traumatismo físico, nos quais há aceleração da taxa de degradação protéica, principalmente no músculo.

Balanço nitrogenado

A determinação do balanço de nitrogênio é útil para avaliar o estado protéico. São eliminados através da urina sob a forma de uréia 90% dos produtos nitrogenados do catabolismo das proteínas. O balanço nitrogenado baseia-se na verificação de todas as perdas de nitrogênio ocorridas no período de 24 horas e na sua comparação com o total de nitrogênio ingerido durante o mesmo período. O balanço nitrogenado positivo indica estado anabólico.

$$N\ retido = N\ ingerido - (N\ fecal + N\ urinário)$$

$$N\ retido = \frac{\text{Ingestão protéica (g)}}{6,25} - (N\ uréico\ urinário + 4)$$
(esquema simplificado)

no caso do N ingerido e do N fecal não forem medidos.

O fator responsável pela maior precisão e sensibilidade desta técnica reside no controle preciso da atividade e do ambiente. A despeito destas vantagens, há importantes limitações e erros inerentes à técnica de balanço. Os erros tendem a superestimar a ingestão e subestimar as perdas ocasionando balanços erroneamente positivos. A técnica de balanço é onerosa e demorada, o que a impossibilita de ser utilizada na prática diária.

Os testes cutâneos de hipersensibilidade tardia são úteis para avaliar estados de desnutrição protéica; no entanto, em crianças com idade inferior a 7 anos seu valor é muito relativo.

Exames que definem imagens, como radiografia, ultra-sonografia, tomografia computadorizada, ressonância magnética, bioimpedância, condutividade bioelétrica, etc., cada vez mais estão sendo utilizados na prática clínica para avaliação nutricional, visto que é possível se analisar a composição corporal das regiões estudadas.

Testes de respostas adaptativas hormonais às deficiências energético-protéicas

As medidas hormonais que parecem ter algum valor clínico na desnutrição energético-protéica são: o hormônio de crescimento que se apresenta aumentado e a somatomedina C que deve ser dosada em conjunto com o hormônio de crescimento. A somatomedina C apresenta-se diminuída nas seguintes condições: deficiência de hormônio de crescimento, retardo do crescimento (hormônio de crescimento baixo); desnutrição, hipotireoidismo, insuficiência renal, cirrose, em que o hormônio de crescimento está aumentado. Em resumo, para uma avaliação nutricional racional, os testes bioquímicos devem ser selecionados com muito critério e analisados conjuntamente com os dados de história clínica, alimentar, antropométricos e de exame físico para uma conclusão mais abrangente. As avaliações, após a intervenção nutricional, devem continuar sendo feitas a cada 1 ou 2 semanas de maneira seqüencial.

BIBLIOGRAFIA

CLIFFORD WLO. Laboratory assessment of nutritional status. In: Walkers WA, Watkins JB (eds.). Nutrition in Pediatrics. Basic Science and Clinical Application. Boston, Little Brown, 1985.

ELIA M et al. Nutrition in pediatrics. Clinical usefulness of urinary 3 methylhistidine excretion in indicating muscle protein breakdown. Br Med J, 1981;282:351.

JENSEN TG, ENGLERT DM, DUDRICK SJ. Nutritional assessment a manual for practitioners. Norwalk: Appleton-Century Crofts, 1983.

KALK WJ et al. Thyroid hormone and carrier protein interrelationship in children recovering from kwashiorkor. Am J Clin Nutr, 1986;43:406.

KOPPLE JD. Uses and limitations of the balance technique. JPEN, 1981;11:79S.

McLAREN DS, BURMAN D. Textbook of Paediatric Nutrition. Edinburgh: Churchill Livingstone, 1976.

PHINNEY SD. The assessment of protein nutrition in the hospitalized patient. Clin Lab Med, 1981:767.

SACHS E, BERNSTEIN LH. Protein markers of nutrition status as related to sex and age. Clin Chem, 1986;32:339.

STEIN TP. Nutrition and protein turnover: a review. JPEN, 1982;6:444.

VITERI FE, ALVARADO J. The creatinine height index: its use in the estimation in protein calorie malnourished children. Pediatrics, 1970;96:696.

WALKER WA, HENDRICK KM. Manual of Pediatric Nutrition. Philadelphia: W.B. Saunders, 1985.

Capítulo 31

ANEMIA FERROPRIVA

LÚCIA FERRO BRICKS

ALTERAÇÕES LABORATORIAIS

Anemia é definida como a redução do hematócrito ou da concentração de hemoglobina abaixo de valores considerados normais para indivíduos saudáveis. Na faixa etária de 6 meses a 6 anos, a Organização Mundial de Saúde propõe que sejam consideradas anêmicas as crianças com taxa de hemoglobina abaixo de 11g/100mL ou hematócrito abaixo de 33%. Entretanto, sabe-se que esses índices hematimétricos variam com o sexo e a idade, existindo outros critérios que adotam diferentes limites da normalidade para hemoglobina e hematócrito (Tabela VIII-4). A hemoglobina e o hematócrito também podem variar com a raça – indivíduos da raça negra apresentam, em média, taxas de hemoglobina 0,5g/dL abaixo das encontradas nos de raça branca ou amarela – e com a altitude as taxas de hemoglobina aumentam em locais de baixa concentração de oxigênio.

HEMOGRAMA

O primeiro exame a ser solicitado na criança com suspeita de anemia ferropriva é o hemograma completo, pois é um exame simples e de baixo custo, que permite avaliar: taxa de hemoglobina (Hb), hematócrito (Ht), variação do volume de eritrócitos (RDW), hemoglobina corpuscular média (HbCM), volume corpuscular médio (VCM), contagem de eritrócitos e reticulócitos, além das séries branca e plaquetária. Quando este exame é feito pelos métodos eletrônicos, a taxa de hemoglobina é medida por meio de processos bioquímicos e é bastante precisa; o número de eritrócitos e VCM são obtidos diretamente, sendo mais fidedignos do que as dosagens de hematócrito, HCM e HbCM, que são calculados indiretamente. Os valores normais de Hb e Ht dependem da idade. Quando só se dispõe das baixas taxas de Hb e Ht para avaliar crianças com suspeita de anemia ferropriva, recomenda-se iniciar o tratamento com sulfato ferroso e repetir o exame após um mês, tendo em vista que a carência de ferro e a anemia ferropriva têm alta prevalência em nosso meio.

O diagnóstico da anemia ferropriva moderada ou grave é relativamente fácil, encontrando-se, além da queda de Hb e Ht, aumento da RDW, diminuição no número de reticulócitos, hipocromia (HbCM baixa), microcitose (VCM diminuído), queda do ferro sérico, aumento da capacidade total de ligação do ferro e queda da saturação de transferrina; entretanto, nas fases precoces da anemia existe grande superposição dos valores considerados normais e alguns exames laboratoriais sofrem a influência de variações fisiológicas ou patológicas.

A variação do volume das hemácias (RDW) é o sinal mais precoce da deficiência de ferro e, tipicamente, é acompanhada de ovalocitose. A medida da distribuição do volume de eritrócitos, feita por métodos eletrônicos e expressa em porcentagem

Tabela VIII-4 – Testes laboratoriais e valores críticos para o diagnóstico de deficiência de ferro na criança de acordo com os critérios do NHANES II* e da AAP**.

Testes hematológicos	Idade (anos)	NHANES II	AAP
		(valores críticos)	
Hemoglobina	1-2	< 10,7g/dL	< 11g/dL
	3-5	< 10,9g/dL	< 11g/dL
Hematócrito	1-2	< 32%	< 33%
	3-5	< 32%	< 34%
Volume corpuscular médio	1-2	< 67mm^3	< 70mm^3
	3-5	< 73mm^3	< 73mm^3
Hemoglobina corpuscular média	1-2	< 22pg	–
	3-5	< 25pg	–
Concentração de hemoglobina corpuscular média	1-5	< 32pg	–
Testes bioquímicos			
Ferro sérico	1-5	< 30µg/dL	
Capacidade de ligação de ferro	1-2	> 480µg/dL	
	3-5	> 470µg/dL	
Saturação de transferrina	1-2	< 8%	
	3-5	<9%	
Ferritina sérica	1-5	8-12µg/L	

Fonte: adaptada de Walters e Abelson, 1996.
  * NHANES II – Second National Health and Nutrition Examination Survey.
** AAP – Academia Americana de Pediatria.

de variação no volume de eritrócitos, permite discriminar entre a anemia por deficiência de ferro e outras anemias microcíticas. Na anemia ferropriva, a RDW apresenta-se elevada (acima de 14,5%) em função da heterogeneidade no volume das hemácias, enquanto nas anemias hemolíticas (talassemia e hemoglobinopatias) e na anemia associada às doenças crônicas, geralmente, está normal (11,5 a 14,5%); entretanto, em alguns pacientes com talassemia, a RDW pode estar elevada (Quadro VIII-3).

Por meio do VCM, pode-se classificar as anemias em:

- normocíticas, quando o VCM está entre 75 e 100µg^3;
- microcíticas, quando o VCM está abaixo de 75mg^3 em crianças menores de 11 anos de idade ou menor do que 80µg^3 em adolescentes com mais de 11 anos de idade;
- macrocítica, quando o VCM estiver acima de 100µg^3.

Estes valores não são válidos no período neonatal, pois no recém-nascido o valor normal do VCM é de 106µg^3 ± 6.

Quando existe carência de ferro, inicialmente observa-se o aumento da RDW; em graus mais avançados, as hemácias tornam-se microcíticas, devido à diminuição do VCM, e hipocrômicas (queda da HbCM). A carência de ferro é a causa mais comum de anemia micrótica, entretanto, a microcitose também é observada na anemia associada a doenças crônicas, talassemia e intoxicação por chumbo, e anemia por deficiência de vitamina A.

RETICULÓCITOS

A contagem de reticulócitos relaciona-se com a síntese de hemácias na medula, estando diminuída na anemia ferropriva; em outras anemias carenciais; na vigência de processos infiltrativos na medula óssea; na anemia aplástica; em vigência de doenças inflamatórias e nas infecções crônicas. Os reticulócitos aumentam nos processos hemolíticos.

Indivíduos com anemia ferropriva geralmente não apresentam alterações na série branca, entretanto, até 14% podem apresentar leucopenia, independentemente da gravidade da anemia. Com relação à série plaquetária, podem ocorrer tanto trombocitopenia como trombocitose, sendo que a trombocitopenia é mais freqüente nas formas mais graves de anemia ferropriva.

Quadro VIII-3 – Classificação das anemias baseadas no VCM e RDW.

VCM baixo		VCM normal		VCM alto	
RDW normal	RDW alta	RDW normal	RDW alta	RDW normal	RDW alta
Traço talassêmico	Anemia ferropriva	Normal	Deficiência mista de ferro e vitaminas	Anemia aplástica	Deficiência de folatos
Doenças crônicas	S-β-talassemia	Doenças crônicas	Fase precoce de deficiência de ferro/folato	Pré-leucemia	Deficiência de vitamina B$_{12}$
Chumbo*	Hemoglobina H	Hemoglobina SC	Hemoglobinopatias		Hemólise
	Fragmentação	Esferocitose	Mielofibrose		Aglutininas ao frio
	Deficiência de vitamina A	Transfusão	Anemia sideroblástica		Leucemia linfocítica crônica
		Quimioterapia			
		Leucemia linfocítica crônica			
		Leucemia mielóide crônica			

Fonte: adaptada de Walters e Abelson (1996).

* Na intoxicação por chumbo, o VCM geralmente apresenta-se normal, entretanto, quando o nível sérico está acima de 100μg/dL existe hipocromia.

Raramente existe necessidade de se realizar outros exames, além do hemograma completo, para diagnosticar a anemia ferropriva; entretanto, em algumas situações, especialmente quando a anemia é leve ou não existe resposta à terapêutica com ferro, pode haver necessidade de testes bioquímicos para diferenciar a anemia por carência de ferro de outras etiologias (ver Tabela VIII-4).

FERRITINA SÉRICA

A dosagem de ferritina sérica é um exame que apresenta boa especificidade na identificação da diminuição das reservas de ferro, pois, ao contrário da hemoglobina, do hematócrito e do ferro sérico, não se altera durante os processos infecciosos e carência de outros elementos necessários à eritropoese. A concentração de ferritina sérica correlaciona-se com os estoques corporais de ferro e concentrações abaixo de 10μg/litro (8 a 12μg/litro) são características da anemia por deficiência de ferro; entretanto, algumas crianças que apresentam dosagem de ferritina sérica de até 30μg/litro apresentam elevação nas taxas de hemoglobina após tratamento com ferro, sugerindo a presença de anemia. Nas anemias associadas a doenças crônicas (artrite reumatóide, hepatites, doença de Gaucher, doenças renais e neoplásicas), ao contrário da anemia ferropriva, observa-se aumento da ferritina sérica. Quando existe as-sociação entre doença crônica e carência de ferro, a ferritina pode estar normal. Apesar de sua excelente especificidade para o diagnóstico da carência de ferro, este exame é pouco utilizado no diagnóstico de anemia ferropriva, em vista de seu alto custo e dificuldades técnicas para sua realização.

CONCENTRAÇÃO DE FERRO SÉRICO

Na anemia ferropriva, o ferro sérico apresenta-se diminuído e, em crianças menores de 5 anos, consideram-se como sugestivos de anemia ferropriva os valores de ferro sérico inferiores a 30μg/dL (5,4μmol/L). Deve-se ressaltar, entretanto, que a concentração de ferro sérico é um exame pouco específico para o diagnóstico de anemia ferropriva, pois depende de diversos fatores, tais como: método de análise, contaminação do frasco por reagentes, horário da coleta, ciclo menstrual, presença de processos inflamatórios agudos e crônicos e uso de medicamentos.

CAPACIDADE DE LIGAÇÃO DO FERRO

É uma medida da quantidade de transferrina circulante no sangue. Normalmente, a quantidade de transferrina em 100ml de soro é suficiente para ligar 250 a 450μg (4,4 a 8μmol) de ferro e, na anemia ferropriva, a capacidade total de ligação do ferro está elevada (maior que 480µg/dL ou superior a 8,6µmol/dL).

SATURAÇÃO DE TRANSFERRINA

Normalmente, varia entre 20 e 50%, porém, na anemia ferropriva, freqüentemente a saturação de transferrina é inferior a 15%. Em crianças menores de 2 anos, aceitam-se como valores sugestivos de deficiência de ferro a saturação de transferrina abaixo de 8% e entre 3 e 5 anos, abaixo de 9%.

Tanto o ferro sérico como a saturação de transferrina apresentam-se diminuídos na anemia ferropriva, ao passo que na anemia associada a doenças crônicas, apesar de o ferro sérico estar baixo, a saturação de transferrina está normal.

PROTOPORFIRIA ERITROCITÁRIA LIVRE (PEL)

A dosagem de protoporfirina eritrocitária livre está elevada nas doenças que interferem com a síntese do heme, incluindo anemia ferropriva, intoxicação por chumbo e anemias sideroblásticas. Os limites inferiores da normalidade para crianças com idade entre 1 e 5 anos são: superior ou igual 35µg/dL de sangue total, superior ou igual a 90µg/dL de células vermelhas; superior ou igual a 3µg/dL de hemoglobina ou superior ou igual a 90µmol/mol de heme. Embora este exame seja bastante sensível para o diagnóstico de anemia ferropriva, sua realização não permite diferenciar a anemia por carência de ferro da anemia associada à intoxicação por chumbo. Na intoxicação por chumbo ocorre elevação da PEL, porém, o ferro sérico e a saturação de transferrina estão normais. Doenças infecciosas crônicas (de etiologia infecciosa ou não) também podem causar elevação dos níveis de PEL.

Portanto, para diferenciar a anemia ferropriva de outras anemias, o ideal é utilizar vários índices hematimétricos, como taxa de hemoglobina, hematócrito, VCM, CHCM, contagem de reticulócitos e RDW (ver Quadro VIII-3). Quando houver necessidade, devem ser solicitados exames especiais, tais como dosagem de ferritina, eletroforese de hemoglobina e curva de resistência globular para o diagnóstico diferencial com anemias hemolíticas. Raramente existe necessidade de solicitar outros exames, tais como biópsia óssea ou hepática para verificar os estoques de ferro.

BIBLIOGRAFIA

BAYNES RD. Assessment of iron status. Clin Biochem, 1996; 29:209-15.

FINC, C. Regulation of iron balance in humans. Blood, 1994; 84:1697-702.

MAST, AE et al. Clinical utility of the soluble transferrin receptor and comparation with serum ferritin in several population. Clin Chem, 1998;44:45-51,1998.

PAIVA, MA. et al. Parâmetros para a avaliação do estado nutricional de ferro. Rev. Saúde Pública, 2000; 34:421-6, 2000.

THOMAS C, THOMAS L. Biochemical markers and hematologic indices in the diagnosis of functional iron deficiency. Clin Chem, 2002;48:1066-76.

Gastrenterologia

Avaliação da Função Gastrintestinal

Avaliação e Provas da Função Hepática

Capítulo 32

Avaliação da Função Gastrintestinal

DORINA BARBIERI
YU KAR LING KODA

EXAME QUÍMICO E MICROSCÓPICO DAS FEZES

Considerando que a diarréia é resultante de alterações de características fecais, a composição deste material deve, na realidade, traduzir os distúrbios dos mecanismos funcionais que se passam em todo o tubo digestório. Dada, porém, a complexidade da interação dos eventos fisiopatológicos da diarréia, associada à variabilidade dos alimentos, a composição final das fezes e a maioria dos seus elementos constitutivos são de difícil reconhecimento, o que torna a análise fecal trabalhosa e pouco estimulante para estudos de pesquisa e de diagnóstico.

Outro aspecto que dificulta a análise da composição fecal (exame coprológico funcional) em Pediatria é sua coleta não-contaminada por urina, o que exige cuidados especiais, tais como coletores plásticos ou leito metabólico.

Apesar de todos estes óbices, consideramos o exame coprológico de fundamental importância para o estudo das diarréias e promovemos, sempre que possível, o desenvolvimento de metodologia simples e precisa com o objetivo de facilitar a elaboração do diagnóstico e a orientação terapêutica.

Dessa forma, além dos exames parasitológicos, bacteriológicos e de pesquisa de vírus, as fezes podem ser analisadas em seus aspectos químicos e de elementos figurados. No Instituto da Criança "Prof. Pedro de Alcantara" padronizamos um método de rotina de exame coprológico adaptado à Pediatria, de fácil realização, e cuja interpretação orienta a elaboração diagnóstica e o encaminhamento para outros exames, sendo útil como um teste rastreador.

A coleta das fezes é realizada sem dieta de prova e o resultado será interpretado de acordo com a alimentação do momento. Eventualmente, e se as condições assim o permitirem, pode ser ofertada maior quantidade de gordura. Orienta-se para lavar bem o períneo com água e sabonete, não usando óleo ou pomada ou talco. Recolhem-se as fezes na própria fralda ou, se forem muito líquidas, por sondagem retal e aspiração.

Quando as fezes são líquidas, as análises são feitas diretamente sem diluição; mas, as fezes pastosas ou semipastosas são misturadas com água destilada em partes de 1:3 (fezes:água) formando uma suspensão não muito concentrada.

EXAME QUÍMICO

A análise química é realizada com tiras reagentes, tira de pH, reativo de Benedict e solução de bicloreto de mercúrio. A leitura da tira reagente nos fornece dados a respeito de pH, sangue e glicose. Se o pH for 5 (mínimo que é detectado pelo Labstix), usa-se tira de pH (1 a 10) para detectar valores inferiores a 5.

Chamamos a atenção para a devida interpretação do pH fecal de acordo com as considerações que se seguem:

1. considerar pH baixo quando os valores são menores ou iguais a 5,5;

2. o recém-nascido e o lactente jovem, principalmente se estiverem com aleitamento materno, apresentam pH = 5 com muita freqüência, sem ter nenhuma doença;

3. só terá valor a medida do pH em fezes recentemente emitidas e não contaminadas com urina, isto é, devem ser coletadas em saco plástico ou por sonda;

4. considerando que a leitura do pH pelas fitas é subjetiva, pequenas variações podem não ser detectadas; e

5. esta prova tem maior significado nas crianças maiores, cujo pH fecal é maior e, portanto, suas reduções mais discriminatórias.

O sangue, quando presente, deve ser interpretado em função da dieta e da presença ou não de hemácias ao exame microscópico. A ausência de hemácias sugere que o sangue é proveniente da dieta, enquanto sua presença indica que o sangue decorre de lesão intestinal (ver item Pesquisa de sangue oculto nas fezes, pág. 341).

A glicose (reação com glicose-oxidase) quando presente, é de grande significado, pois demonstra grave defeito absortivo de hidrato de carbono, ocorrendo com maior freqüência nas diarréias líquidas e profusas de recém-nascidos e de lactentes jovens com diarréia de evolução protraída.

As substâncias redutoras são analisadas pelo reativo de Benedict e também pelo Clinitest®, e valores iguais ou superiores a 0,5% são sugestivos de intolerância a dissacarídeos. Ressalta-se que nem sempre existe correlação entre os valores de pH e as substâncias redutoras, pois, se os açúcares redutores forem totalmente metabolizados pelas bactérias intestinais, o pH poderá estar baixo e as substâncias redutoras ausentes. Lembrar também que a sacarose não é açúcar redutor e sua detecção será feita após adição de um ácido no material fecal.

Por meio da reação com o bicloreto de mercúrio obtém-se o estado do pigmento biliar. Quando a reação se apresenta avermelhada, pode-se inferir que o pigmento biliar está sob forma de estercobilina, estado normal deste nas fezes. Quando se apresenta de cor alaranjada ou verde, é indicativa de que o pigmento biliar está sob a forma, respectivamente, de mesobilirrubina ou bilirrubina, estágios anteriores ao de estercobilina, denunciando, portanto, trânsito intestinal acelerado. Finalmente, a reação pode-se apresentar de cor branca revelando ausência de pigmento biliar nas fezes, indício de obstáculo ao livre trânsito da bile para o intestino. A reação com o bicloreto de mercúrio,

quando positiva, é indicativa também da presença de albumina degradada, o que reflete uma transudação ou exsudação de parede intestinal (ver item Dosagem de alfa-1-antitripsina fecal, pág. 348).

EXAME MICROSCÓPICO DAS FEZES

Para o exame microscópico, coloca-se uma gota das fezes líquidas ou da suspensão em cada uma das três lâminas. Uma será examinada sem nenhum corante, na segunda será adicionada uma gota de Lugol forte e na terceira, Sudan III.

Na primeira lâmina serão pesquisados os itens referidos em seguida.

Celulose digerível ou não-digerível

A celulose digerível (células do amido) normalmente é fermentada no ceco e no colo ascendente por ação da flora bacteriana. Sua presença nas fezes indica trânsito acelerado. A não-digerível (estruturas que não são digeridas normalmente), quando presente em grande quantidade, é indicativa de que a dieta está constituída por excesso de fibra vegetal, fator agravante do quadro diarréico ou eventualmente o fator desencadeante de quadros diarréicos moderados.

Fibras musculares

As fibras musculares, quando presentes em grande quantidade, sugerem insuficiência pancreática, trânsito acelerado ou doença celíaca. Quando presentes em feixes, são indicativas de acloridria, pois a dissolução do tecido conjuntivo que reúne as fibras musculares é realizada pelo ácido clorídrico.

Cristais

Os cristais mais freqüentes e de significado semiológico são: os de caroteno que, quando presentes, indicam trânsito acelerado ou má absorção intestinal; os de oxalato de cálcio, mais freqüentemente encontrados em fezes muito ácidas; os de carbonato de cálcio em forma amorfa, indicativos de ingestão como terapêutica; e finalmente os de Charcot-Leyden. Estes últimos, de forma hexagonal longa, estão presentes em situações patológicas com aumento de eosinófilos e basófilos, havendo confirmação laboratorial de que representam a cristalização de uma proteína derivada dessas células. Sua presença sugere, pois, parasitoses ou alergia alimentar e com menor probabilidade de retocolite ulcerativa inespecífica ou doença de Crohn, embora não estejam ainda esclarecidas suas implicações biológicas nessas doenças.

Leucócitos, macrófagos, hemácias e células de descamação

A presença destes elementos indica sempre lesão de mucosa das porções terminais do colo.

Muco limpo ou poluído

O muco limpo ou poluído, quando presente, é indicativo de processos inflamatórios, em especial do colo.

Na lâmina corada pelo Lugol pesquisa-se o amido em suas formas crua, incluída ou amorfa e, quando presente em grande quantidade, representa trânsito acelerado e/ou deficiência pancreática. Com esta coloração é possível identificar todos os elementos examinados na lâmina sem corante, assim como a gordura neutra.

Na lâmina corada pelo Sudan III pesquisa-se gordura e em nosso Serviço valorizamos muito este exame, desde que realizado com técnica adequada.

As gorduras, quando presentes, apresentam-se coradas em róseo ou vermelho e são indicativas de esteatorréia por má digestão e/ou má absorção de gorduras. Sua quantidade é assinalada por meio de cruzes que vão de uma a quatro, de acordo com o número e o tamanho das partículas encontradas. Considera-se esteatorréia de grau acentuado a presença de três a quatro cruzes, moderado, duas cruzes e leve, uma cruz.

Weijers e van de Kamer, apesar de questionarem a confiabilidade e a reprodutibilidade da pesquisa de gordura fecal pelo Sudan III, demonstraram positividade e correlação deste método com o balanço de gordura em 85 a 90% dos seus casos. Drummey et al. e Fontes et al. e mais recentemente Simko, igualmente, encontraram altos índices de correlação entre estes dois métodos, concluindo ser a pesquisa de gordura fecal pelo Sudan III um teste adequado e útil na demonstração de graus variados de esteatorréia (ver item Testes de digestão e/ou absorção de gorduras, pág. 346).

PESQUISA DE SANGUE OCULTO NAS FEZES

Em Pediatria, este exame é muito útil em três situações clínicas: 1. no esclarecimento diagnóstico de anemia ferropriva resistente à medicação com ferro, mesmo quando administrado por via intramuscular, sugerindo a existência de algum ponto de sangramento, eventualmente em trato digestório;

2. na avaliação diagnóstica de alergia alimentar em sua forma digestiva, e 3. no controle de tratamento de retocolite ulcerativa e da doença de Crohn.

Fisiologicamente, ocorre perda de sangue pelo tubo digestório no volume de 2 a 2,5mL/dia e, em decorrência deste fato, os testes para pesquisa de sangue oculto não devem ser muito sensíveis e só acusar a presença de sangue quando a perda for superior a 5mL/dia, caracterizando uma situação de perda anormal.

Teste do guáico

É o mais correntemente utilizado, existindo diferentes preparações comerciais. O guáiaco é um cromógeno que, em contato com o hidróxido de hidrogênio e na presença de ação catalisadora de peroxidase ou de pseudoperoxidase, sofre oxidação e adquire cor azul. A hemoglobina possui atividade de pseudoperoxidase e, portanto, se presente nas fezes, catalisará a reação de oxidação do guáiaco pelo hidróxido de hidrogênio quando os dois reagentes forem adicionados à amostra fecal. A intensidade da cor azul resultante da reação refletirá a concentração de hemoglobina da amostra fecal. Na ausência de sangue nas fezes, não se desenvolverá a cor azul e o teste é negativo. O resultado é expresso apenas em positivo ou negativo. É importante considerar que existem muitos fatores interferentes nesse teste:

Para falso-positivo – pela presença nas fezes de mioglobina e hemoglobina das carnes de animais, inclusive do peixe, por conterem atividade de pseudoperoxidase, e pela presença nas fezes de alimentos ricos em peroxidase, tais como banana, rábano, nabo, ameixa, uva preta e pêra. Ainda, a presença de ferro nas fezes, medicamentoso ou alimentar, induz ao aparecimento da cor azul, por mecanismo não esclarecido, dando resultado falso-positivo.

Para falso-negativo – pela presença nas fezes de vitamina C e agentes antioxidantes, pois bloqueiam a ação de peroxidase e pseudoperoxidase.

Em função desses fatos, há necessidade de se indicar, para o paciente, dieta especial por 3 dias antes da coleta das fezes e também a suspensão de vitamina C e agentes antioxidantes.

Teste imunocromatográfico

É um teste específico para pesquisa de sangue oculto, pois detecta hemoglobina humana através de reação imunológica com o emprego de anticorpo monoclonal anti-hemoglobina humana dos subtipos HbA_1, HbA_2, HbF e HbS.

Resumidamente, o teste consiste em se colocar a amostra de fezes a ser analisada em um dispositivo que contém o anticorpo monoclonal e um marcador cromático que vai correr na placa acusando a formação do complexo hemoglobina-anticorpo anti-hemoglobina. O resultado é expresso em positivo ou negativo.

Esse teste detecta a presença de hemoglobina humana na concentração de 0,5mg/g de fezes secas que está acima do limiar da hemoglobina resultante da perda fisiológica diária. Como esse teste não dá reação cruzada com a hemoglobina de animais (vaca, peru, carneiro, cabra, porco, cavalo, coelho) nem sofre interferência com a peroxidase, a amostra pode ser colhida sem dieta especial.

Alguns comentários devem ser feitos a respeito das características do local e do padrão de sangramento digestivo que possam interferir na viabilidade de reconhecimento da hemoglobina na amostra fecal:

1. O sangue derivado das partes altas do tubo digestório fica distribuído homogeneamente nas fezes e cada alíquota é representativa, porém a hemoglobina vai sendo alterada quimicamente em sua passagem pelo intestino, perdendo sua atividade de pseudoperoxidase (não dando reação com o guáiaco) e não sendo também reconhecida pelo anticorpo monoclonal, dando falso-negativo. Quando o sangue provém das partes baixas do intestino, permanece na superfície fecal ou então se distribui de forma segmentar, exigindo homogeinização das fezes, mas a hemoglobina permanece intacta e de fácil demonstração.

2. O sangramento digestivo pode ser periódico e não contínuo e daí a necessidade de repetir por três vezes o exame em intervalos de 3 a 6 dias. Lembrar ainda que o uso de aspirina e antiinflamatórios não-hormonais pode ocasionar discretas hemorragias digestivas, dando, portanto, resultado positivo. Devem ser suspensos 3 dias antes de se colher fezes para o exame.

TESTE DE ABSORÇÃO DA D-XILOSE

A d-xilose é uma pentose absorvida primariamente por difusão passiva no duodeno e jejuno proximal. Como sua absorção não depende de fatores intraluminares tais como sais biliares, secreções pancreáticas ou enzimas intestinais, mas sim de uma superfície de mucosa íntegra, sua má absorção, de um modo geral, é indicativa de lesão importante e difusa de mucosa intestinal proximal.

A d-xilose, após absorvida, permanece praticamente inalterada e entra na circulação sistêmica via veia porta e fígado e posteriormente é excretada na urina. Dessa forma, a avaliação de sua absorção pode ser realizada ou por meio da d-xilosúria (excreção urinária da d-xilose durante um período de 5 horas após a ingestão) ou da d-xilosemia. No entanto, devido às dificuldades decorrentes da colheita de urina em crianças de pouca idade, particularmente nas de sexo feminino, e também a interferência de outros fatores, tais como função renal, atualmente tem-se preferido a dosagem da d-xilosemia em praticamente todos os centros de estudo.

A d-xilose é administrada ao paciente após 6 horas de jejum, por via oral, na dose correspondente a 0,5g/kg de peso (dose máxima = 15g) em solução aquosa a 10%. Amostras de sangue venoso são colhidas aos 60 e 120 minutos após a ingestão e a d-xilosemia determinada pelo método espectrofotométrico de Rose e Rice.

A prova de absorção de d-xilose, para muitos autores, constitui importante elemento presuntivo para o diagnóstico da doença celíaca em crianças. No entanto, há autores que contestam seu valor.

Constitui tarefa difícil uma análise crítica das conclusões divergentes desses vários autores, porquanto as metodologias empregadas não são comparáveis pelas duas razões que se seguem.

Falta de um critério unitário na dose da d-xilose preconizada

Conforme pode ser verificado na Tabela IX-1, as doses de d-xilose utilizadas pelos diversos autores foram ou quantidades fixas de 5g ou variáveis, calculadas à base de superfície corpórea ou por kg de peso, com limites máximos amplos de 5 a 25g.

Rinaldo et al., em estudo comparativo em adultos, empregando doses fixas crescentes de 5, 25 e 50g, verificaram que, com dose de 5g, a prova é pouco discriminatória e com dose de 50g, é muito discriminatória, porém produzia efeitos colaterais importantes. A de 25g foi a que proporcionou melhores resultados, uma vez que, mantendo sua capacidade discriminatória, não ocasionava efeitos secundários ligados à sobrecarga. Esta dose

Tabela IX-1 – Doses de d-xilose utilizadas e valores de d-xilosemia considerados como normais pelos diversos autores.

Autor	Dose	Dose máxima	Valor normal (mg/dL)
Lamabadusuriya et al. (1975)	0,4g/kg	5-7g	20
Jones e di Sant'Agnese (1963)	0,5g/kg	15g	–
Combes et al. (1981)	0,5g/kg	–	20
Delattre et al. (1976)	0,7g/kg	–	–
Turck et al. (1980)	0,7g/kg	–	20
Bertrand et al. (1977)	$10g/m^2$	5g	20
Buts et al. (1978)	$14g/m^2$	25g	25
Oderda (1977)	5g	–	17
Rolles et al. (1973)	5g	–	20
Veja-Franco et al. (1976)	5g	–	20
Christie (1978)	5g	–	20
Schaad et al. (1978)	5g	–	20
Gardner et al. (1956)	25g	–	35
Littlewood (1975)	–	–	30

(25g), extrapolada para os grupos etários pediátricos, corresponde a 0,3 a 0,4g/kg ou $15g/m^2$ quando se utiliza como referência, respectivamente, o peso ou a superfície corporal. Dessa forma, as presentes autoras desaconselham o uso de dose fixa de 5g e/ou dose máxima baixa de 5 a 7g, uma vez que estas situações possuem o inconveniente de não adequar a dose em relação ao peso ou à superfície corporal quando considerados todos os grupos etários. A adoção de peso como padrão referencial para cálculo da dose constitui medida de simplificação metodológica.

Adotamos no Instituto da Criança a dose de 0,5g/kg de peso fundamentado no trabalho de Jones e di Sant'Agnese com dose máxima de 15g, a qual é administrada em solução a 10%. Esta dose, embora ligeiramente superior à de 0,4g/kg ou $15g/m^2$, não tem produzido nenhum efeito colateral.

Variabilidade do nível crítico de normalidade

Apesar da variabilidade da dose preconizada pelos diversos autores, observa-se, no entanto, que a maioria deles adota como nível crítico normal o valor de 20mg/dL de d-xilosemia. Apenas alguns autores aceitam valores, respectivamente, de 17, 25, 30 e 35mg/dL (Tabela VIII-5).

Na adoção desses níveis críticos de d-xilosemia, os autores basearam-se em diferentes critérios. Desse modo, Rolles et al. e Buts et al. adotaram os valores individuais mínimos encontrados em seus grupos controles que foram 20 e 25mg/dL, respectivamente. Na casuística de Rolles et al., de 53 crianças celíacas, apenas uma tinha d-xilosemia maior que 20mg/dL (22mg/dL) e na de Buts et al., com 47 pacientes, dois apresentaram valores de 26 e 28mg/dL. Por outro lado, Littlewood estabelece nível crítico de 30mg/dL; portanto, na sua casuística de crianças celíacas não-tratadas, todas as d-xilosemias eram inferiores a este valor.

Em um estudo por nós realizado em 38 crianças celíacas, verificou-se que 31,6% das crianças com mucosa achatada, em fase de pré-tratamento, apresentaram valores de d-xilosemia acima de 20mg/dL (Tabela IX-2). Se tivéssemos obedecido rigidamente a este critério para indicação de biópsia intestinal, o diagnóstico de doença celíaca nessas crianças teria sido omitido.

As médias das d-xilosemias de 1^a e 2ª horas, antes e após tratamento, foram respectivamente, 13,45 e 14,98mg/dL e 45,25 e 40,33mg/dL (Tabela IX-3). Diante destes achados, as presentes autoras são da opinião de que não se deve estabelecer um valor absoluto único para separar o indivíduo normal do patológico, mas sim introduzir faixas de valores, o

Tabela IX-2 – Distribuição de 38 crianças celíacas de acordo com os valores da d-xilosemia e o aspecto histológico da mucosa jejunal no período de pré-tratamento.

Mucosa jejunal / d-xilosemia	Normal		Achatada	
	Nº	%	Nº	%
Inferior a 20mg/dL	0	0	26	68,4
Superior a 20mg/dL	0	0	12	31,6
Total	0	0	38	100,0

Tabela IX-3 – Amplitude, médias e desvios-padrão dos valores da d-xilosemia (mg/dL) em 38 crianças celíacas nos períodos de pré e pós-tratamento.

Período	Amplitude	Média	Desvio-padrão
Pré-tratamento			
1ª hora	0 a 38,0	13,45	9,63
2ª hora	2,21 a 32,6	14,98	7,40
Pós-tratamento			
1ª hora	26,03 a 73,79	45,25	12,38
2ª hora	16,75 a 57,36	40,33	12,08

que torna a classificação mais dinâmica e permitindo uma interpretação mais acurada, portanto na zona intermediária situar-se-iam as crianças cuja mucosa pode ser normal ou de aspecto celíaco. As autoras propõem e adotam a seguinte classificação para a interpretação da d-xilosemia:

– d-xilosemia menor ou igual a 20mg/dL = não-absorção;

– d-xilosemia entre 21 e 30mg/dL = pobre absorção e

– d-xilosemia maior que 30mg/dL = boa absorção.

Com este novo critério, a Tabela IX-2 ficaria representada conforme a Tabela IX-4, em que apenas 7,9% dos pacientes celíacos não-tratados nesta casuística apresentariam d-xilosemia considerada normal contrastando com 31,6% da classificação anterior. Por outro lado, 23,7% dos pacientes se situariam na zona intermediária e constituiriam um grupo que mereceria investigações mais detalhadas para exclusão ou confirmação do diagnóstico de doença celíaca.

Estes resultados permitem concluir que este novo critério interpretativo proposto para a d-xilosemia é útil porque melhora o valor discriminatório do teste. Dessa forma, uma d-xilosemia baixa (valores menores ou iguais a 20mg/dL) ou duvidosa (valores entre 21 e 30mg/dL) geralmente indica lesão significativa da mucosa e existe indicação formal de uma biópsia jejunal para a confirmação diagnóstica da doença celíaca. Por outro lado, deve-se salientar que uma d-xilosemia normal não exclui a possibilidade da existência de mucosa jejunal achatada desde que se observaram neste estudo d-xilosemias acima de 30mg/dL em cinco das seis crianças que ainda apresentavam mucosa jejunal achatada após períodos variáveis de tratamento.

Tabela IX-4 – Distribuição de 38 crianças celíacas, de acordo com os valores da d-xilosemia e o aspecto histológico da mucosa jejunal, no período de pré-tratamento, adotando-se o critério proposto pelas presentes autoras.

Mucosa jejunal	Normal		Achatada	
d-xilosemia	Nº	%	Nº	%
Inferior a 20mg/dL	0	0	26	68,4
21 a 30mg/dL	0	0	9	23,7
Superior a 30mg/dL	0	0	3	7,9
Total	0	0	38	100,0

TESTES DE DIGESTÃO E/OU ABSORÇÃO DE HIDRATOS DE CARBONO

A digestão e a absorção de dissacarídeos, em especial as da lactose, apresentam-se freqüentemente comprometidas, necessitando ser avaliadas laboratorialmente. Dada a importância do diagnóstico da má digestão e absorção de dissacarídeos, o pediatra deve estar bastante familiarizado com as provas de sobrecarga destes açúcares, possibilitando sua exata interpretação.

O pediatra, ao solicitar estes testes, deve alertar o paciente e responsáveis no sentido de observar criteriosamente o aparecimento de sinais e sintomas denunciadores de intolerância ao carboidrato testado, tais como distensão abdominal, diarréia, flatulência, vômitos, assadura e outros que podem ocorrer nas 24 horas a seguir ao teste.

TESTE DE SOBRECARGA DE DISSACARÍDEO (LACTOSE, SACAROSE E MALTOSE) POR MEIO DA CURVA GLICÊMICA

Após jejum de 6 a 8 horas, administra-se, por via oral ou sonda nasogástrica, o açúcar em estudo (lactose, sacarose ou maltose) na dose de 2g/kg (dose máxima = 50g) em solução aquosa a 10%. Amostras de sangue são colhidas em jejum, 30 e 60 minutos após a ingestão do dissacarídeo. Dosa-se a glicemia e calcula-se a diferença entre o valor da glicemia em jejum e de cada período subseqüente. Adotamos, para a interpretação dos resultados, os critérios de Kerpel-Fronius que considera três tipos de resposta:

a) não absorvedor quando o aumento da glicemia em qualquer dos períodos, pós-sobrecarga, não ultrapassar 19mg/dL;

b) pobre absorvedor quando o aumento variar entre 20 e 34mg/dL; e

c) bom absorvedor quando o aumento ultrapassar de 34mg/dL.

Em que pese algumas críticas referentes a este tipo de prova em função da dose de dissacarídeo administrada ser considerada não-fisiológica (porém a prova é realmente de sobrecarga) e de fatores de interferência como tempo de esvaziamento gástrico e metabolização da glicose, a consideramos útil, não só pela sua simplicidade, mas também pela sua sensibilidade, como será discutida a seguir.

Newcomer et al. analisaram comparativamente o valor discriminatório das provas de sobrecarga de lactose com curva glicêmica e com dosagem de H_2 expirado (ver adiante). Estes autores verificaram que, tomando como referencial para as curvas glicêmicas o valor 20mg/dL de aumento como o limite entre o não-absorvedor e o bom absorvedor, 20% dos indivíduos classificados como não-absorvedores pela prova do H_2 expirado apresentavam aumentos glicêmicos superiores a 20mg/dL pela prova da curva glicêmica. Entretanto, se classificarmos os resultados individuais do trabalho de Newcomer et al. de acordo com o limite proposto por Kerpel-Fronius, isto é, 35mg/dL, verificamos que todos os não-absorvedores pela prova de H_2 expirado apresentam aumentos glicêmicos inferiores a 35mg/dL e, portanto, são pobres ou não-absorvedores pela prova da curva glicêmica. Esta análise permite concluir que ambas as provas possuem valor discriminatório idêntico, desde que sejam comparadas com os valores propostos.

TESTE DE SOBRECARGA DE MONOSSACARÍDEOS (GLICOSE, GALACTOSE E FRUTOSE)

A técnica é a mesma da prova de sobrecarga de dissacarídeos, com exceção da dose, que é de 1g/kg, e os resultados são interpretados da mesma maneira. Esta prova tem indicação nas diarréias muito graves, nas do tipo protraída ou nas situações muito raras de defeito absortivo congênito de monossacarídeos.

TESTE DO H_2 EXPIRADO

Esta prova se baseia no fato de que os hidratos de carbono não absorvidos pelo intestino delgado ao alcançarem o colo sofrem digestão bacteriana com produção de H_2 e ácidos graxos voláteis, sendo ambos absorvidos pelo colo. O H_2 rapidamente se difunde pela mucosa colônica e é eliminado pelos pulmões. Como o H_2 expirado guarda relação com a quantidade de hidrato de carbono não-absorvido, a medida do H_2 no ar expirado traduz o grau de sua má absorção. Esta correspondência não ocorre

quando a flora colônica está alterada por uso prévio de antibióticos ou quando o pH luminal está muito baixo, inibindo a fermentação bacteriana.

Por meio deste teste podem ser analisados os hidratos de carbono anteriormente citados, assim como a lactulose, o dissacarídeo não-absorvível, e que serve para estudar a contaminação bacteriana do delgado, avaliar o tempo de trânsito intestinal orocecal e detectar os indivíduos não produtores de H_2.

Técnica

Na véspera, ingerir dieta com exclusão do carboidrato a ser analisado, de feijão e de trigo (estes dois amidos são complexos e podem dar valores altos de H_2 de jejum). Após jejum de 6 a 8 horas, administra-se o carboidrato a ser estudado na dose recomendada anteriormente. Para a lactulose, a dose é de 1g/kg/peso, no máximo 10g.

O ar expirado é colhido antes da tomada do hidrato de carbono e a cada 30 minutos, durante 4 horas, por intermédio ou de uma sonda nasal ou bucal, ou máscara, dependendo da idade da criança e da sua capacidade de colaboração. Esta fase exige muita experiência do operador, pois há necessidade de ser colhido apenas o ar alveolar, isto é, aquele ar da fase final de cada expiração.

A medida do H_2 das amostras é realizada pelo método de cromatografia em fase gasosa e expressa em partes por milhão (ppm).

São considerados valores anormais aqueles superiores a 10ppm do valor basal. Em situação de trânsito normal e na ausência de contaminação bacteriana do delgado, o aparecimento do H_2 ocorre em aproximadamente 90 a 120 minutos, momento no qual o carboidrato não absorvido alcança o ceco. Embora esta prova seja considerada mais representativa do grau de não-absorção do açúcar analisado do que a prova da curva glicêmica, esta do H_2 expirado é mais complexa e demorada, exige equipamento mais sofisticado e mais rigor na coleta do ar. Apresenta também alguns problemas inerentes ao paciente (os não produtores de H_2) e quanto à padronização dos valores normais, pois muitos autores consideram que o aumento deva ser de 20ppm e não de 10ppm para ser indicativo de não-absorção. Existe ainda a possibilidade de o valor de jejum ser muito alto em função da qualidade da dieta prévia.

Outro cuidado a ser tomado antes da realização do teste é o não uso de antibióticos por período anterior de 7 dias ou até 30 dias, para os pesquisadores mais exigentes, com o objetivo de não alterar a flora luminal.

TESTES DE DIGESTÃO E/OU ABSORÇÃO DE GORDURAS

BALANÇO DE GORDURA

A técnica, de forma resumida, consiste em administrar, durante 7 dias, dieta padronizada em gordura de acordo com a idade: menos de 12 meses, 30g por dia; entre 1 e 3 anos, 35g; de 3 a 10 anos, 40g; e mais de 10 anos, 50 a 75g. A partir do quarto dia até o sétimo, guardam-se todas as fezes, juntas e em geladeira. Ao final da coleta, homogeneizar todo o volume fecal e a seguir determinar seu conteúdo em gordura pelo método de van de Kamer. Obviamente para crianças não treinadas ao uso de banheiro e especialmente as com diarréia, tal coleta só é possível se colocadas em leito metabólico, embora não seja necessário colher as fezes separadas da urina.

O resultado é expresso em g/dia e considera-se normal quando este for igual ou inferior a 5g/dia. Valores entre 5 e 7 são muito sugestivos e os acima de 7 são diagnósticos de esteatorréia. Esta prova não possui valor discriminatório entre possíveis causas de esteatorréia, se por fatores luminais (pancreatopatias), epiteliais (doença celíaca) ou de transporte (linfangiectasia intestinal).

ESTEATÓCRITO

É um micrométodo relativamente simples para se avaliar a presença de gorduras nas fezes, fornecendo um resultado semiquantitativo, semelhante ao do hematócrito.

Na sua execução, pequenas quantidades de fezes são homogeneizadas (usando-se areia fina ou não) e a seguir a suspensão é colocada em tubo capilar usado para a determinação do hematócrito e centrifugada durante 15 minutos em velocidade de 1.500 rotações/min, em centrífuga para hematócrito. Colocado o capilar em posição vertical é possível observar uma fase sólida (S) inferior, uma fase líquida intermediária e uma terceira fase, nem sempre presente, superior de gordura (G). São medidas as alturas das fases S e G e a seguir calculado o esteatócrito pela fórmula G/(G+S) X 100.

Os valores de referência para crianças maiores de 3 meses e adultos são de 2%.

Trabalho nacional estabelece os seguintes valores de acordo com a idade:
- de 0 a 1 mês: 4,09 (0-19);
- de 1 a 3 meses: 1,38 (0-9,7);
- de 3 a 72 meses: 0,20 (0-4,5).

Esses autores não observaram diferença entre os valores das crianças até 3 meses em relação ao aleitamento materno ou artificial, diferentemente de trabalho internacional que refere valores mais elevados nas alimentadas com leite de vaca. Os valores deste último trabalho são para criança de até 1 semana de 25%; da 1ª semana até a 4ª, de 13%; de 1 mês até 3 meses, de 7%; e para as maiores de 3 meses, de 2%.

Todos os trabalhos mostram forte correlação entre a variação dos resultados obtidos pelo esteatócrito e balanço de gordura pelo método de van de Kamer.

O teste de Sudan III, embora seja bastante útil em rastreamento da esteatorréia, não possibilita estabelecer valores intermediários entre resultados 2+ e 3+. Assim, por exemplo, o resultado pelo Sudan III de +++ pode, apresentar pelo esteatócrito, valores de 18%, 10% ou mesmo 8%, dificultando a avaliação mais criteriosa da redução da esteatorréia.

Vale lembrar que a coleta de fezes para pesquisa de gordura deve ser realizada na ausência de uso de: 1. pomadas no períneo; 2. loções para higiene, e 3. lenços para a higiene do bebê, pois estas práticas podem contaminar as fezes com gordura.

PROVA DE ABSORÇÃO DE TRIGLICERÍDEOS

Introduzida por Fallstrom em 1977, a prova de absorção de triglicerídeos consiste na dosagem dos triglicerídeos séricos após ingestão de gordura. Em nosso meio, esta prova mereceu estudos de alguns autores que, usando técnicas diferentes, não chegaram a resultados concordantes em relação à hora do pico máximo nem à validade da prova quanto ao grupo etário.

A técnica consiste em administrar gordura sob forma de margarina ou óleo de milho na dose de 2g/kg (dose máxima = 50g) após jejum de 10 horas. Amostras de sangue são colhidas em jejum, 3 e 4 horas após a ingestão da gordura, sendo os triglicerídeos dosados pelo método de Soloni modificado. Considera-se como normal aumento de 50% ou mais do valor basal em qualquer uma das amostras de 3 ou de 4 horas.

PROVA DE TURVAÇÃO DO SORO

Em nosso meio, Costa propôs a reintrodução da medida de turvação do soro para a avaliação da esteatorréia pela sua fácil execução, validade e baixo custo. Este autor, comparando os resultados da prova de turvação do soro com os de absorção de triglicerídeos, verificou ser a da turvação superior a esta última.

A técnica é igual à da prova de absorção de triglicerídeos e as amostras de soro são lidas em espectrofotômetro. Considera-se zero a densidade óptica da amostra de jejum e faz-se a leitura das amostras de 3ª e 4ª horas. São interpretadas como valores normais quando as leituras forem iguais ou superiores a 0,100.

Os testes para estudo de esteatorréia em Pediatria freqüentemente esbarram em dificuldades, seja na colheita laboriosa de material, seja na manipulação laboratorial complexa. Considerando sua importância semiológica, simplificações são necessárias. A pesquisa de gordura fecal pelo Sudan III mostrou-se valiosa na detecção de esteatorréia na doença celíaca. Dessa forma, pela simplicidade deste método, pela sua relativa sensibilidade e ainda apoiados nos pareceres dos autores anteriormente citados, sugerimos que este método seja mais freqüentemente utilizado como testes de triagem de esteatorréia em nosso meio, em que os demais testes nem sempre são factíveis.

TESTES DE AVALIAÇÃO DA FUNÇÃO PANCREÁTICA

PROVA DE SECREÇÃO PANCREÁTICA

A prova de secreção pancreática, também denominada prova da secretina-pancreozimina, consiste na avaliação direta da resposta secretora do pâncreas quando estimulado por secretina e pancreozimina aplicadas por via endovenosa.

Após jejum de 6 a 8 horas, intuba-se a criança com duas sondas de Levine. Uma, destinada à colheita do suco gástrico, é introduzida por via na-

sogástrica e localizada fluoroscopicamente no antro gástrico. A outra, destinada à colheita de suco duodenal, é introduzida por via oral e localizada também fluoroscopicamente na terceira porção do duodeno. A criança deve permanecer em decúbito lateral direito e em ligeira posição de Trendelenburg. Ambas as sondas são aspiradas continuadamente. A secreção do estômago é desprezada, uma vez que sua coleta tem por finalidade evitar a contaminação do suco duodenal. A secreção duodenal, por sua vez, é coletada por um período basal de 10 a 20 minutos, fazendo-se após a estimulação da secreção pancreática com infusão endovenosa de pancreozimina, na dose de 2UI/kg/peso. A seguir, colhe-se o suco duodenal por dois períodos subseqüentes de 10 minutos, cada um, e aplica-se a secretina, utilizando-se a mesma técnica e dose da pancreozimina, prosseguindo-se com as coletas por mais três períodos de 10 minutos cada um, totalizando 50 minutos. Durante a coleta, os frascos contendo suco duodenal devem ser mantidos em recipiente com gelo. Nas várias colhidas serão medidos o volume, o pH, o bicarbonato de sódio, a amilase, a lipase e a tripsina.

De acordo com Hadorn, os valores limítrofes considerados normais são: volume = 1,2mL/kg/50', bicarbonato de sódio = 0,05mEq/kg/50', amilase = 90UI/kg/50', lipase = 300UI/kg/50', tripsina = 300UI/kg/50'.

De acordo com os vários autores, na mucoviscidose os valores de volume e de bicarbonato acham-se muito mais reduzidos do que os de enzimas, fato não observado nas pancreatopatias de outras etiologias, nas quais as enzimas são as mais afetadas. Este achado constitui elemento discriminatório importante entre a mucoviscidose e as demais pancreatopatias.

Essa prova é relativamente pouco realizada em crianças por sua complexidade, mas é a única que possibilita uma completa avaliação da função secretora do pâncreas. Na verdade, a relativa escassez de doenças pancreáticas descritas talvez decorra da inexistência de estudo laboratorial mais simples e sensível de aferição de função pancreática.

DIGESTÃO DO FILME

A atividade tríptica pode ainda ser avaliada por meio do método da digestão do filme, que, embora semiquantitativo, é bastante eficaz na detecção de graus moderados ou acentuados de insuficiência pancreática. Essa prova baseia-se na verificação da atividade tríptica do suco duodenal sobre um substrato potéico representado pela camada de gelatina que recobre a película de celulóide do filme radiológico.

O suco duodenal puro e depois em diluições crescentes até 1/80, é colocado sobre filme radiográfico não revelado, em gotas de volume uniforme. Deixa-se, a seguir, em estufa a 37°C por 1 hora ou ao ar livre por 24 horas, lavando-se após o filme em água corrente. Nas gotas com atividade tríptica surge um halo transparente devido à digestão da gelatina do filme. Considera-se como atividade basal normal quando ocorre digestão na diluição de até 1/20 e após estímulo, acima de 1/80.

PERDA DE PROTEÍNA INTESTINAL

PROVA DA ALBUMINA MARCADA

Para efeito do estudo da perda protéica intestinal, o marcador ideal de albumina deveria ter, teoricamente, as seguintes características:
   a) não se desligar da albumina, a não ser após sua completa degradação;
   b) uma vez no intestino, não ser reabsorvido após a liberação da molécula protéica; e
   c) ao ficar livre no plasma, não ser excretado pelo aparelho digestório.

Dessa forma, após a administração endovenosa deste marcador, sua recuperação fecal refletirá com exatidão a quantidade de proteína plasmática transudada para a luz digestiva e permitirá detectar situação de perda exagerada.

Vários marcadores já foram usados, sempre com muitas limitações, e atualmente o mais empregado é a albumina marcada pelo [51]Cr. Os sais de cromo não são secretados pelo tubo digestivo e sua absorção ocorre em níveis insignificantes. Assim, a albumina marcada pelo ^{51}Cr recuperada nas fezes, após sua infusão endovenosa, refletirá a perda digestiva com muita precisão.

A técnica consiste na administração endovenosa da dose adequada de albumina marcada com [51]Cr e colheita, durante 4 dias, de fezes não contaminadas por urina, em alíquotas de 24 horas e de amostras diárias de sangue. O valor da radioatividade fecal diária é relacionado com os valores da radioatividade plasmática diária respectiva e a partir de cálculo especial é determinado o valor da fração de plasma que foi depurado de radioatividade por dia.

Considera-se como normal o valor de 14,8 ± 4,1mL de plasma que são depurados por dia, o que corresponde à albumina fecal de 0,6g/dia.

Esta prova apenas revela a presença de perda protéica digestiva, mas não permite localizar a zona por onde está ocorrendo a transudação.

DOSAGEM DE ALFA-1-ANTITRIPSINA NAS FEZES

Nestas últimas décadas, a alfa-1-antitripsina (AAT) fecal (α1-ATF) tem sido usada como um marcador de perda protéica intestinal de um sítio abaixo do estômago. É uma glicoproteína sintetizada pelo fígado e constitui uma das proteínas séricas, estando ligada à fração alfa-1, e sua concentração sérica é de 0,15 a 0,33mg/dL. Seu peso molecular é igual ao da albumina e segue as mesmas vias da albumina onde ocorre exsudação ou transudação. Na luz intestinal não é degradada pelas enzimas proteolíticas, justamente por ser uma antitripsina e, dessa forma, é eliminada totalmente nas fezes e sua concentração nesse material revela o grau de perda protéica.

É considerada um marcador endógeno de perda protéica intestinal, entretanto, se o local da perda protéica ocorrer acima do estômago, a AAT será desnaturada pela acidez gástrica e, portanto, não mais detectável nas fezes.

Sua dosagem é realizada em amostra fecal por meio de imunodifusão radial e seu valor referencial é expresso como até 3mg/g de fezes secas.

Em Pediatria, a dosagem de AAT fecal tem sido indicada para o diagnóstico de: 1. linfangiectasia intestinal primária ou secundária; 2. alergia alimentar digestiva, e 3. no controle de tratamento de doença de Crohn ou da retocolite ulcerativa, pois nas fases de quiescência dessas doenças a dosagem periódica da AAT fecal poderá surpreender o início de uma recidiva, com aumento de seus valores antes de surgir sinais ou sintomas indicativos da recaída.

PROVA DE ABSORÇÃO DA VITAMINA B$_{12}$ MARCADA

Considerando que a vitamina B$_{12}$ é absorvida seletivamente pelo íleo, esta prova é realizada para investigar doenças dessa região, como doença de Crohn, diarréias protraídas ou outras, além de sua indicação nos casos de diagnóstico diferencial das anemias megaloblásticas.

A técnica consiste em administrar concomitantemente, por via oral, as vitaminas B$_{12}$ marcadas com ^{58}Co e ^{57}Co ligado ao fator intrínseco e, por via IM, 1mg de vitamina B$_{12}$ não radioativa. Dosam-se as radioatividades correspondentes de cada marcador na urina colhida durante 24 horas.

Consideram-se como normais os seguintes valores: para a vitamina B$_{12}$ marcada com ^{58}Co, eliminação urinária de 11 a 28% da dose administrada e para a vitamina B$_{12}$ marcada com ^{57}Co ligado ao fator intrínseco, eliminação de 12 a 30% da dose administrada.

Valores inferiores de ambos os marcadores indicam lesão do íleo. Valores baixos de vitamina B$_{12}$ com ^{58}Co e normais de B$_{12}$ marcada com ^{57}Co indicam problemas ligados à aquilia gástrica e falta de fator intrínseco.

Tem sido descrita interferência de absorção intestinal de vitamina B$_{12}$ nos casos de supercrescimento bacteriano por mecanismo competitivo, fato que deve ser levado em conta na interpretação dos resultados diante de situações com evidentes sinais de alça estagnada.

PROVA DE SECREÇÃO GÁSTRICA ÁCIDA

O método mais empregado para a avaliação da secreção gástrica ácida humana consiste na dosagem de HCl em amostras obtidas por aspiração, por meio de sonda nasogástrica, do conteúdo do estômago, em repouso e após estímulo. Embora teoricamente simples, esse processo implica a observação de uma série de detalhes de execução, a fim de permitir a obtenção de resultados aceitavelmente precisos.

Após jejum de 8 horas, introduz-se, por via nasal, sonda de polivinil radiopaca com extremidade distal com vários orifícios, localizável, através de fluoroscopia, no corpo gástrico. As crianças devem permanecer em decúbito lateral esquerdo.

Procede-se à aspiração manual contínua do conteúdo gástrico, tendo-se o cuidado inicial de esvaziar o estômago.

No período basal, de duração de 60 minutos, colhe-se o suco gástrico em quatro alíquotas separadas a cada 15 minutos. A seguir, aplica-se a pentagastrina, na dose de 6µg/kg de peso corporal por via IM e colhe-se três alíquotas separadas, a cada 15 minutos, encerrando-se a prova 45 minutos após a aplicação do estímulo.

Cada fração do suco gástrico colhido, correspondente a 15 minutos de aspiração, tanto da secreção basal como da secreção após estímulo, tem seu volume medido e seu teor de HCl determinado por titulação com NaOH 0,1N até pH 7,4 com controle potenciométrico. Por meio da acidez titulável e do volume de cada uma das amostras, calculam-se os débitos ácidos correspondentes.

A secreção ácida basal em uma hora (SB) corresponde à soma dos débitos ácidos das quatro frações colhidas antes do estímulo. A produção máxima de ácido em 1 hora (PMA) é obtida somando-se os dois maiores valores consecutivos de débitos ácidos obtidos dentre as três frações colhidas após estímulo e multiplicando-se o resultado por dois. Ambas as secreções ácidas, basal e estimulada, são expressas em µM/kg/h. Considera-se acloridria, na secreção ácida estimulada, PMA igual a zero; hipocloridria, PMA maior que zero e menor que 97,3µM/kg/h; normocloridria, PMA maior que 97,3 e menor que 208,9µM/kg/h; e hipercloridria, PMA maior que 208,9µM/kg/h.

PhMETRIA ESOFÁGICA PROLONGADA

Entende-se por pHmetria esofágica prolongada a monitorização do pH esofágico, através de um eletrodo pH sensível colocado no esôfago, por período prolongado, geralmente entre 20 e 24 horas. O princípio básico dessa técnica é simples. Conteúdos gástricos são normalmente ácidos (pH aproximadamente 2) e quando refluem para o esôfago provocam queda no pH esofágico (nível normal de pH = 5-7) que pode ser registrado pelo eletrodo pH sensível situado no esôfago.

Após amplamente utilizada em adultos, a pHmetria esofágica passou a ser empregada em pediatria a partir de 1974. A modalidade técnica atualmente mais utilizada é a que emprega aparelhos portáteis computadorizados de registro do pH esofágico, o que permite seu uso no ambulatório. A grande vantagem dessa técnica é a possibilidade de realizar investigações sob condições fisiológicas por um período prolongado. Trata-se de uma técnica segura e confiável no diagnóstico de doença do refluxo gastresofágico (DRGE), pois permite não só quantificar a incidência e a duração dos episódios de refluxo ácido, como também permite avaliar a relação entre alterações de pH e sintomas.

Na pHmetria, o episódio de refluxo ácido é definido como aquele em que o pH do esôfago cai abaixo de 4 por um período maior do que 15 segundos. Quatro parâmetros em geral são estudados:

1. índice de refluxo (IR): definido como a porcentagem do tempo total de investigação em que o pH permaneceu abaixo de 4;
2. número de episódios de refluxo com pH abaixo de 4;
3. número de episódios de refluxo com pH abaixo de 4 e duração superior a 5 minutos;
4. duração do mais longo episódio de refluxo (em minutos).

Na Unidade de Gastrenterologia do Instituto da Criança utilizamos o sistema portátil de pHmetria esofágica contínua da Synectics AB, Suécia (Digitrapper MKIII), com microeletrodo flexível de antimônio e diâmetro externo de 2,1mm. Ressaltamos, no entanto, que devido às características sócio-econômicas e culturais dos pacientes por nós atendidos, o exame é realizado com a criança internada e não ambulatorialmente.

Técnica

A técnica consiste na introdução de um eletrodo sensível a variações de pH, por via nasal, no esôfago até a distância de 3cm acima do esfíncter inferior do esôfago (EIE), correspondendo, em crianças, ao ter-

Tabela IX-5 – Percentil dos quatro parâmetros pHmetria esofágica para crianças de 1 mês a 1 ano.

Percentil	IR (%)	Nº de episódios em 24h	Nº de episódios > 5 min	Duração do episódio mais longo
1	0	1	0	0
5	0	6	0	1
10	1	9	0	2
25	2	16	1	5
50	4	27	3	12
75	7	41	5	22
90	10	56	7	34
95	10	71,5	8,5	41
99	13,9	99,7	16,4	63

Tabela IX-6 – Valores de referência dos quatro parâmetros de pHmetria esofágica em crianças entre 1 e 2 anos e acima de 2 anos de idade.

	IR(%)	Nº de episódios em 24h	Nº de episódios > 5 min	Duração do episódio mais longo (min)
1-2 anos	2,65 ± 3,22	19,4 ± 24,4	2,21 ± 2,32	8,6 ± 13,1
> 2 anos	< 4,2	< 50	< 3	< 9,2

ço médio do esôfago. Esta distância pode ser determinada por meio de manometria quando se dispõe de tal aparelho ou então calculada pela fórmula de Strobel. Para o cálculo da posição do EIE, Strobel et al. preconizaram para crianças com altura menor ou igual a 1m a seguinte fórmula: narina até EIE (cm) = [5 + (0,252 X altura)]. Uma distância igual a 87% do valor encontrado corresponde à posição 3cm acima do EIE. A posição do eletrodo pode ser então confirmada pela fluoroscopia ou pela radiografia de tórax (terceira vértebra acima do diafragma). A sonda é fixada nessa posição, aí permanecendo por um período prolongado, em geral de 20-24 horas, enquanto o paciente exerce atividades normais. Um outro eletrodo, de referência, é colocado no tórax. Os dois eletrodos são então conectados ao Digitrapper MKIII. Ambos os eletrodos, tanto o intra-esofágico como o de referência, são previamente calibrados em soluções-tampão de pH 1 e pH 7. Ao final da monitorização, os resultados são analisados no computador pelo "software" Esophogram versão 5.7 (Gastrosoft Inc.). Como valores de referência, a Unidade de Gastrenterologia adota os de Vandenplas et al. para crianças de até 24 meses de idade (Tabelas IX-5 e IX-6) e os de Demeester et al. para crianças maiores (Tabela IX-6).

Indicações

A pHmetria está indicada nas seguintes situações:

1. diagnóstico da DRGE nos casos suspeitos em que o exame endoscópico não caracterizou esofagite;
2. pacientes com sintomas atípicos de refluxo;
3. pacientes com sintomas de refluxo não-responsíveis ao tratamento clínico;
4. para detecção de eventual refluxo oculto em casos de pneumonias recorrentes inexplicáveis;

5. para avaliação da eficácia da cirurgia nos pacientes pós-fundoplicação com persistência ou recorrência dos sintomas.

BIBLIOGRAFIA

BARBIERI D, KODA YKL. Diarréia crônica: procedimentos diagnósticos. In Barbieri D. Koda YKL. Diarréia Crônica na Infância. São Paulo: Sarvier, 1986, p. 41.

COSTA CD. Estudo da absorção intestinal de gorduras na infância com os testes de turvação do soro e de absorção de triglicérides. Tese – Centro de Ciências Médicas e Biológicas de Sorocaba PUC-SP. Sorocaba, 1983.

DEMEESTER TR, JOHNSON LF, JOSEPH GJ et al. Patterns of gastroesophageal reflux in health and disease. Ann Surg, 1976;184:459.

FALOR WH, HANSELL JR, CHANG B et al. Outpatient 24 hours monitoring by telemetry. Gastroenterology, 1980;78:1163, .

KODA YKL. Secreção gástrica ácida, densidade celular parietal, morfologia da mucosa do corpo gástrico e gastrinemia basal em lactentes marasmáticos. Estudo evolutivo em 20 pacientes. Tese – FMUSP. São Paulo, 1984.

MAFFEI HVL, METZ G, BAMPOE V, SHINER M, HERMAN, S. BROOK CGD. Lactose intolerance, detected by the hydrogen breath test, in infants and children with chronic diarrhoea. Arch Dis Child, 1997;52:766.

MELLO ED, SILVEIRA TR. Esteatócrito: um método semiquantitativo de avaliação de gordura fecal – padronização do teste. J Pediatr (Rio J.), 1995;71:273.

ROSSETT NE, FLEXNER J. A method for the continuous recording of gastric pH in situ. Ann Intern Med, 1943;18:193.

SLEISENGER MH, FORDTRAN JS. Gastrointestinal Disease. Pathophysiology, Diagnosis, Management. 3rd ed., Philadelphia: W.B. Saunders, 1987.

STELLING HP, MAIMON HN, SMITH RA, HADDY IR, MARKERT RJ. A comparative study of fecal occult blood tests for early detection of gastrointestinal pathology. Arch Intern Med, 1990;150:1001.

STROBEL CT, BYRNE WJ, AMENT ME, EULER AR,Correlation of esophageal lengths in children with height: application to the tuttle test without prior esophageal manometry. J Pediatr, 1979;94:81.

THOMAS DW, SINATRA FR, MERRIT RJ. Random fecal alpha-1-antitrypsin concentration in children with gastrointestinal disease. Gastroenterology, 1981;80:776.

TUTTLE SG, GROSSMAN MI. Detection of gastroesophageal reflux by simultaneous measurement of intraluminal pressure and pH. Proc Soc Biol Med, 1958;98:225.

VANDENPLAS Y, GOYVAERTS H, HELVEN R, SACRE L. Gastroesophageal reflux, as measured by 24 hour pH monitoring, in 509 healthy infants screened for risk of sudden infant death syndrome. Pediatrics, 1991;88(4):834.

VANDENPLAS Y, HEYMANS H. Investigation techniques: the place of pH monitoring. In: Vandenplas Y. Oesophageal pH Monitoring for Gastro-oesophageal Reflux in Infants and Children. Chichester, John Eiley & Sons, 1992, p. 51.

VANDENPLAS Y, SACRE L. Continuous 24-hour esophageal pH monitoring in 285 asylmptomatic infants 0-15 months old. J Pediatr Gastroenterol Nutr, 1987;6:220.

Capítulo 33

AVALIAÇÃO E PROVAS DA FUNÇÃO HEPÁTICA

GILDA PORTA
MARIA LÚCIA CARDOSO GOMES FERRAZ

Devido às múltiplas funções que o fígado exerce, existem inúmeros testes diagnósticos que podem ser aplicados na avaliação de um paciente com suspeita ou evidência de doença hepática. Segundo Sheila Sherlock, até hoje uma das maiores autoridades no estudo das doenças hepáticas, "as múltiplas funções do fígado só não são mais numerosas que a quantidade de testes para avaliá-las".

Muitos desses testes recebem, erroneamente, a denominação "testes de função hepática" quando, na verdade, são exames que diagnosticam lesão hepática. À exceção da dosagem de albumina e do tempo de protrombina, a maioria dos testes habitualmente utilizados na rotina clínica revela muito pouco sobre a função hepática. A reserva funcional do órgão pode ser mais bem avaliada por testes menos comuns na prática, que avaliam a capacidade de depuração de determinadas substâncias pelo fígado. Ao lado disto, inúmeros outros testes existem para avaliação etiológica das diversas doenças que acometem o fígado, desde os quadros metabólicos até as agressões causadas por vírus, drogas e outros agentes.

TESTES DE AVALIAÇÃO DE LESÃO HEPATOCELULAR

Os melhores testes diagnósticos de avaliação de lesão hepatocelular são as determinações das atividades das enzimas hepáticas alanina-amino-transferase (ALT) e aspartato-aminotransferase (AST), anteriormente denominadas transaminase glutâmico-pirúvica e transaminase glutâmico-oxa-lacética, TGP e TGO, respectivamente.

As aminotransferases são enzimas intracelulares encontradas em quase todos os tecidos, com maior concentração nos hepatócitos, no coração e músculo esquelético e, menos freqüentemente, no tecido adiposo, no cérebro e nos rins. São enzimas intracelulares de localização predominantemente citoplasmática. A ALT é encontrada exclusivamente no citoplasma e a AST, no citoplasma (70%) e nas mitocôndrias (30%). A ALT está presente em alta concentração nos hepatócitos, já a AST é encontrada em outros tecidos. Em virtude da ampla distribuição tecidual da AST, deve-se tomar cuidado na interpretação quando há elevação isolada de AST não correspondendo, na maioria dos casos, a lesão hepática. Hemólise de qualquer causa pode levar a aumentos de AST. Na rabdomiólise, durante uma infecção viral, o aumento isolado de AST não corresponde geralmente a comprometimento hepático. A elevação de AST e ALT pode ser a primeira evidência de doença hepática. A presença dessas enzimas no sangue deve-se à liberação destas, pelo "turnover" ou por lesão celular. A ALT e a AST são indicadores sensíveis de necrose hepatocelular, porém não-específicos.

Os níveis séricos considerados normais variam dependendo dos métodos utilizados e da faixa etária. Assim, deve-se considerar o número de vezes em que está aumentado em relação ao limite superior da normalidade (LSN).

Nas hepatites agudas (virais ou tóxicas), os níveis de ALT são maiores que os do AST. Após 3 semanas, os valores de AST estão mais baixos que o de ALT, já que a velocidade de desaparecimento plasmático de AST é maior que o de ALT. Na hepatite fulminante, o aumento acentuado da AST e ALT ocorre nos primeiros dias da doença, após o que há abrupta diminuição, podendo atingir níveis normais. Em algumas hepatites de causa tóxica, a relação AST/ALT é maior que 2, correspondendo à lesão mitocondrial. Aumentos significativos das duas enzimas aparecem na isquemia aguda hepática e na rejeição celular aguda.

Nas hepatites crônicas, geralmente observam-se aumentos das duas enzimas de 2 a 40 vezes o LSN e a relação AST/ALT é menor que 1, mas pode ser maior que 1 quando há evolução para cirrose hepática. Níveis de AST e ALT podem estar normais e o paciente ter cirrose ou outra doença hepática como fibrose hepática congênita. Valores baixos das enzimas podem subestimar atividade necroinflamatória na hepatite auto-imune, na hepatite crônica pelo vírus da hepatite B e pelo vírus da hepatite C. Na hepatite neonatal e na atresia de vias biliares, os valores das duas enzimas não diferem estatisticamente, atingindo níveis de 2 a 50 vezes o LSN. Na atresia de vias biliares e nas colestases familiares, AST e ALT raramente podem ter valores maiores que 1.000UI/L.

Em algumas doenças metabólicas, como na deficiência de alfa-1-antitripsina, glicogenoses, galactosemia, tirosinemia, os aumentos das duas enzimas não ultrapassam a 15 vezes o LSN. Nos tumores hepáticos, primários e metastáticos, os aumentos das aminotransferases são discretos, podendo elevar-se com a evolução da doença.

Existem outros testes de avaliação de lesão hepatocelular, porém de menor aplicação clínica: determinação das enzimas desidrogenase láctica (DHL), glutamato-desidrogenase e desidrogenase do sorbitol, entre outras.

TESTES DE AVALIAÇÃO DE COLESTASE

Existem diversas enzimas que se elevam durante os processos colestáticos, intra ou extra-hepáticas, sendo as mais utilizadas a fosfatase alcalina (FA) e a gama-glutamiltransferase (GGT).

GAMA-GLUTAMILTRANSFERASE (GGT)

A GGT, também conhecida como gama-glutamiltranspeptidase, é uma enzima que catalisa a transferência dos componentes gama-glutamil da glutationa a uma variedade de aminoácidos e aceptores dipeptídeos. Trata-se de uma enzima ligada à membrana, sendo que 80 a 90% da atividade enzimática encontram-se no trato biliar. Está presente no soro e seus valores variam de acordo com a idade e o sexo. Em recém-nascidos e em crianças até 6-9 meses de idade os níveis são de 5 a 8 vezes o LSN. Os valores de referência da GGT estão mostrados na Tabela IX-7.

O aumento de GGT é útil como indicador sensível de doença hepática, desde que os pacientes não estejam recebendo drogas hepatotóxicas, mas não auxilia no diagnóstico diferencial nas doenças do sistema hepatobiliar. A especificidade é baixa, já que pode haver valores altos em pacientes com pancreatite, hipertiroidismo e artrite reumatóide. Elevações acentuadas de GGT (até 70 vezes o LSN) podem ser encontradas em doenças obstrutivas do trato biliar (por exemplo, atresia de vias biliares, cisto de colédoco), colestase intra-hepática (síndrome de Alagille), deficiência de alfa-1-antitripsina, hepatite transinfecciosa, hepatite alcoólica, cirrose alcoólica, cirrose biliar primária, colangite esclerosante primária ou secundária. Nas hepatites agudas por vírus, os valores de GGT raramente ultrapassam 10 vezes o LSN, a não ser em formas colestáticas da doença. Nas hepatites crônicas, as elevações de GGT são discretas. Na cirrose hepática, os valores de GGT são muito variáveis, aumentos discretos desta enzima podem ser o único dado laboratorial anor-

Tabela IX-7 – Valores de referência para GGT (Lockitch et al.).

Idade	Sexo	U/L, percentil 2,5–97,5
0-5 dias	M e F	34-263
1-3 anos	M e F	6-19
4-6 anos	M e F	10-22
7-9 anos	M e F	13-25
10-11 anos	M	17-30
	F	17-28
12-13 anos	M	17-44
	F	14-25
14-15 anos	M	12-33
	F	14-26
16-19 anos	M	11-34
	F	11-28

mal. A tendência é que os níveis de GGT tendem a cair, particularmente em pacientes terminais, refletindo síntese diminuída.

Valores normais dessa enzima são encontrados em pacientes com colestase intra-hepática familial tipo 1 (doença de Byler), no tipo 2, erros inatos do metabolismo dos ácidos biliares e na colestase recorrente benigna. Pacientes que se submetem à nutrição parenteral prolongada e desenvolvem colestase, a GGT pode se elevar, sendo um bom indicador de colestase.

FOSFATASE ALCALINA

A fosfatase alcalina (FA) um nome dado a um grupo de enzimas que catalisam a hidrólise de um grande número de ésteres de fosfato orgânico a um pH ótimo, resultando em fosfatos inorgânicos e radicais orgânicos. A exata função da FA é desconhecida. É encontrada em osteoblastos, membranas canaliculares dos hepatócitos, células da mucosa intestinal, túbulos proximais renais, placenta e leucócitos.

A atividade da FA é normalmente demonstrada no soro, sendo derivada de três fontes: fígado, ossos e, algumas vezes, trato gastrintestinal. Os valores normais variam muito devido ao crescimento das crianças, originado do influxo da isoenzima óssea para o sangue. Para a diferenciação das diversas isoenzimas das fosfatases alcalinas, procede-se o fracionamento por eletroforese, já que apresentam mobilidades eletroféticas distintas.

Nas doenças hepatobiliares, aumentos acentuados de FA ocorrem em processos obstrutivos intra e/ou extra-hepáticos. Aproximadamente 75% dos pacientes com colestase prolongada terão níveis de FA 4 a 5 vezes o LSN. Já não ocorre nas hepatites agudas, nas hepatites crônicas sem componente hepatobiliar, nas doenças metabólicas, nos tumores sem comprometimento biliar e na insuficiência cardíaca congestiva.

Elevações isoladas ou desproporcionais a outros testes de função hepática, como aminotransferases e bilirrubinas, ocorrem na colangite esclerosante primária principalmente do adulto, obstruções parciais de ductos biliares, doenças infiltrativas (sarcoidose, reticuloendoteliose e AIDS), sendo que estas últimas levam a colangite esclerosante secundária, tuberculose e carcinoma metastático.

Aumentos discretos podem ocorrer em certas doenças que não comprometem o fígado direta-mente: doença de Hodgkin, metaplasia mielóide, infecções intra-abdominais e osteomielite. Muito raramente, aumento isolado é de origem familiar.

5'-NUCLEOTIDASE

É uma enzima encontrada em vários tecidos do organismo humano, porém elevações séricas devem-se exclusivamente à doença hepática. No fígado, essa enzima está associada às membranas canalicular e sinusoidal. Aumentos significantes dessa enzima são encontrados em processos obstrutivos e na colestase intra-hepática. Após correção cirúrgica e se tiver sido com sucesso, os níveis caem rapidamente. Essa correlação deve-se à proliferação do ducto e não à estase biliar. Os comportamentos da 5'-nucleotidase e FA são semelhantes em processos obstrutivos não-complicados. Alguns autores consideram esta enzima como um exame muito útil na monitorização de pacientes com tumores hepáticos.

Essa enzima é muito útil em doenças hepáticas na infância, já que aumenta apenas quando houver hepatopatia em contraste com a FA que geralmente se apresenta alta devido ao crescimento da criança.

TESTES QUE DETECTAM A CAPACIDADE DE TRANSPORTAR ÂNIONS ORGÂNICOS E A CAPACIDADE RESIDUAL FUNCIONAL

BILIRRUBINAS

A bilirrubina é um pigmento tetrapirrólico e pode ser encontrada sob duas formas: conjugada (bilirrubina direta) e não-conjugada (bilirrubina indireta). A conjugação ocorre no fígado sob a ação da glicuroniltransferase. A fração conjugada, na reação de Van der Bergh, é dosada pela reação direta em solução aquosa de ácido sulfanílico diazotado e a fração não-conjugada necessita de tratamento prévio com metanol ou benzoato de cafeína, constituindo, assim, a reação indireta. Por esse motivo, a bilirrubina conjugada é também conhecida por bilirrubina direta (BD) e não-conjugada por bilirrubina indireta (BI). A BI é pouco hidrossolúvel, com grande afinidade por albumina e tecido nervoso e não é excretada na urina. A BD é hidrossolúvel com baixa afinidade por albumina e excretada pela urina. As bilirrubinas encontradas normalmente no soro representam o balanço entre a entrada por produção e a remoção do pigmento hepático. Os níveis normais de BI e BD estão em torno de 0,5mg/dL, correspondendo um total de 1mg/dL.

Hiperbilirrubinemia (níveis de BD e BI maiores que 1mg/dL) pode ser o resultado de:

1. superprodução de bilirrubina;
2. alteração na captação, conjugação e excreção da bilirrubina;
3. regurgitação de BI e BD por lesão de hepatócitos ou ductos biliares.

O aumento de BI sérica geralmente é o resultado de superprodução, como ocorre em processos hemolíticos (com exceção do período neonatal), ou então por alteração na captação do pigmento no fígado (doença de Gilbert) (Quadro IX-1).

O aumento de BD sérica indica quase sempre disfunção hepatocelular ou biliar, mas não diferencia estas duas condições. Considera-se como elevado quando os níveis são maiores que 2mg/dL ou maior que 15% da bilirrubina total. Em situações de hemólise aguda há aumento significante de bilirrubina indireta, embora ocasionalmente possa haver também aumento da BD na ausência de disfunção hepatocelular ou biliar. Há ocasiões em que há aumento somente da BD por diminuição da excreção (Quadro IX-2).

Quadro IX-1 – Causas de hiperbilirrubinemia não-conjugada (segundo Schiff).

Grupo de pacientes	Mecanismo
Crianças	
Fisiológico	Alteração (por imaturidade ou congênita)
Síndrome de Crigler-Najjar	ou adquirida) do sistema de conjugação
Leite materno	glicuronídeo hepático
Síndrome de Lucey-Driscoll	
Crianças e adultos	
Hemólise intravascular	Superprodução de bilirrubina
Hiperbilirrubinemia por "shunt"	Superprodução de bilirrubina
Síndrome de Gilbert	Prejuízo na captação e/ou na conjugação
Pós-hepatite	Prejuízo na captação e/ou na conjugação
Outros (cardíaco, doença hepatobiliar)	Não especificado

Quadro IX-2 – Causas de hiperbilirrubinemia conjugada.

Deficiência genética de excreção da bilirrubina
  Síndrome de Dubin-Johnson
  Síndrome de Rotor
Alterações estruturais das vias biliares
  Atresia/hipoplasia de vias biliares
  Cisto do colédoco
Obstruções biliares extrínsecas
  Pâncreas anular
  Tumores
  Bridas
Colestase intra-hepática persistente
  Colestase intra-hepática recorrente benigna
  Colestases familiares (tipos 1, 2, 3 e 4)
  Síndrome de Alagille
  Colestase hereditária com linfedema
Doenças metabólicas/genéticas
  Distúrbios do metabolismo de carboidratos, de lipídeos e de aminoácidos
  Deficiência de alfa-1-antitripsina
  Doença de Niemann-Pick C no período neonatal
  Hemocromatose neonatal
  Algumas mitocondriopatias
  Fibrose cística
  Doença de Wilson
Infecções de qualquer etiologia
Tumores
Endocrinopatias
Defeitos imunológicos
  Hepatite auto-imune
  Colangite esclerosante, rejeição pós-transplante hepático
Outras
  Nutrição parenteral prolongada, calculose

Os níveis de BT não são indicadores sensíveis de disfunção hepatocelular e podem não refletir o grau da lesão, porém os valores de BD são indicadores sensíveis de colestase.

A presença de bilirrubina na urina (apenas a BD) indica doença hepatocelular ou biliar e pode ser detectada na urina antes do aparecimento da icterícia clínica como ocorre na hepatite aguda viral, já que quantidades baixas são excretadas (0,1mg/dL).

UROBILINOGÊNIO URINÁRIO

O urobilinogênio é formado pela degradação da BD pelas bactérias no lúmen intestinal. Cerca de 20% é reabsorvido pela circulação portal e vai para a circulação êntero-hepática. A excreção urinária depende muito do pH urinário, diminuindo com níveis baixos de pH, tratamento com antibióticos e diarréia. Estas alterações do urobilinogênio não estão relacionadas com a função hepatobiliar.

TESTES DE AVALIAÇÃO DA CAPACIDADE RESIDUAL FUNCIONAL

As determinações bioquímicas habitualmente utilizadas no diagnóstico das doenças do fígado fornecem um retrato estático do grau de lesão hepática, mas pouco contribuem na avaliação da reserva funcional hepática. Por outro lado, a administração de compostos que sejam metabolizados pelo fígado pode fornecer uma avaliação dinâmica da capacidade metabólica residual. Para que outros fatores não interfiram com a interpretação desses testes, tais como reduções do fluxo sangüíneo hepático ou ligação com proteínas plasmáticas, as substâncias utilizadas com esta finalidade devem ter um baixo grau de extração hepática e pouca ligação às proteínas. Estes compostos devem ser, também, isentos de toxicidade e de fácil absorção por via oral.

Assim, alguns testes preenchem estes critérios:

Depuração de cafeína – a eliminação de cafeína depende quase que exclusivamente do citocromo P450, o que leva à formação de vários metabólitos urinários de metilxantinas. Existem várias maneiras de se avaliar a metabolização da cafeína pelo fígado; uma delas é o teste respiratório pela administração oral de cafeína marcada com carbono 13. Após 1 hora da administração desta solução, amostras de ar expirado são analisadas por espectrometria de massa para avaliar a relação entre os carbonos 12 e 13. Metabólitos da cafeína também podem ser determinados, no plasma ou na urina, por cromatografia líquida de alta pressão (HPLC).

A depuração de cafeína é um bom indicador da função hepática global, embora pareça não ser superior à classificação de Child-Pugh (ver Tabela IX-8) na avaliação de prognóstico em pacientes adultos.

Depuração da antipirina – a eliminação de antipirina pelo fígado depende, quase que exclusivamente, do metabolismo de enzimas do complexo citocromo P450. Em adição, a antipirina é totalmente absorvida após ingestão oral e não se liga às proteínas plasmáticas. A depuração da antipirina é avaliada após administração oral e obtenção de múltiplas amostras de sangue. O maior problema do uso da antipirina na avaliação da função hepática é a variação individual inerente à atividade do citocromo P450.

TESTE DE DEPURAÇÃO PELO VERDE DE INDOCIANINA (VI)

O VI é o corante de escolha para estudos de fluxo hepático, uma vez que os efeitos colaterais são inexistentes, não sofre transformação química e é rapidamente excretado pelo fígado sob a forma não-conjugada. O teste é muito sensível para se detectar precocemente cirrose hepática sem colestase. A medida desse corante é feita por densitometria no dedo, ou orelha, ou dosagem no sangue por espectrofotometria 2, 4 e 6 minutos após infusão. Dá-se dose baixa para medir o fluxo hepático (0,5mg/kg) e maior para se avaliar a função do parênquima hepático (5mg/kg). Nesta dose maior pode-se detectar doença hepática subclínica. Estudos em crianças realizados por Rabe e Withington mostraram ser este teste o mais sensível para a detecção de cirrose em crianças e o melhor para seguimento da progressão da doença, porém não fornece informações tão fidedignas como o escore de Child-Pugh. A presença de intensa colestase reduz muito a sensibilidade do teste. Há diminuição progressiva da depuração do VI na idade adulta, o que não ocorre na infância.

TESTE DE ELIMINAÇÃO DE GALACTOSE

A galactose é um nutriente fisiológico, sendo a principal fonte a lactose, que é hidrolisada como glicose e galactose pela lactase intestinal. Enzimas envolvendo o metabolismo da galactose convertem em galactose-1-fosfato no citosol hepático. Sua eliminação no sangue depende da rápida fosforilação dada pela galactoquinase nos hepatócitos. A reação dada pela galactoquinase está relacionada com a quantidade de galactose. Assim, administrando-se uma concentração adequada de galactose, sua taxa de desaparecimento no sangue é influenciada pela atividade e pela quantidade de galactoquinase que depende da quantidade de hepatócitos funcionantes. Portanto, a eliminação da galactose estima funcionalmente a massa dos hepatócitos. A realização do teste é feita por infusão endovenosa ou via oral de uma solução isotônica de galactose. Mede-se a concentração de galactose no plasma ou então pelo teste de CO_2 respiratório. Em indivíduos normais, a capacidade máxima de remoção hepática de galactose é cerca de 500mg/min quando a concentração plasmática atinge níveis de 50mg/dL. Em taxas acima desta, a remoção hepática da galactose torna-se independente da concentração plasmática e reflete a massa funcional hepática. Em taxas menores de 50mg/dL, a depuração é determinada pelo fluxo sangüíneo hepático.

Em crianças, há poucos estudos, e a crítica desse exame na infância é que algumas doenças progridem muito rapidamente clínica e laboratorialmente, não sendo necessário medir a massa funcionante. Esse exame é satisfatório em pacientes com cirrose hepática com progressão lenta para falência hepática e é o que melhor discrimina em relação aos indivíduos normais e também em uma fase irreversível de comprometimento hepatocelular.

Ácidos biliares

Os ácidos biliares são os maiores ânions orgânicos sintetizados a partir do colesterol no fígado conjugados à glicina ou à taurina e depois secretados na bile. Aproximadamente 80 a 90% dos ácidos biliares ficam armazenados na vesícula biliar entre as refeições e 10% são eliminados continuamente para o duodeno. Durante as refeições, a vesícula biliar contrai-se e elimina os ácidos biliares para o duodeno. Estes movem-se rapidamente pelo trato intestinal, sendo uma parte absorvida passivamente e outra ativamente, retornando ao fígado via veia porta. A manutenção de concentrações normais de ácidos biliares séricos depende de: fluxo hepático, captação, excreção de ácidos biliares e da motilidade intestinal. Os ácidos biliares podem ser medidos no soro por radioimunoensaio (RIA), cromatografia líquida, fluorometria, espectrofotometria de massa e enzima imunoensaio.

Determinações de ácidos biliares séricos são indicadores altamente sensíveis para avaliar a função hepática, mas não auxiliam o diagnóstico diferencial da maioria das doenças hepáticas. Refletem o balanço entre a reabsorção intestinal, a captação e excreção hepática. Na infância os níveis estão aumentados nos primeiros 6 meses de vida. Apresentam sensibilidade semelhante à dosagem sérica de albumina e tempo de protrombina em pacientes com cirrose hepática. Nos casos com hiperbilirrubinemia direta, os níveis de ácidos biliares apresentam-se aumentados, exceto nos casos de hemólise e hiperbilirrubinemia congênita.

Valores normais de ácidos biliares séricos e hiperbilirrubinemia nos auxiliam no diagnóstico diferencial da icterícia. Quando estão elevados e a bilirrubina sérica apresenta-se normal, refletem doença biliar. Os aumentos de ácidos biliares séricos são específicos para a doença hepática, diferentemente da AST, ALT e a fosfatase alcalina. Nas doenças colestáticas, as concentrações de ácidos biliares são geralmente muito altas, especificamente na atresia de vias biliares, nas colestases familiares (por exemplo, no tipo 1 – doença de Byler), na colangite esclerosante primária e na cirrose biliar primária. Nos erros inatos do metabolismo de ácidos biliares os valores dos ácidos biliares estão normais, sendo importante para o diagnóstico diferencial com as colestases familiares já que clinicamente são muito semelhantes.

Excreção da bromossulfaleína

A bromossulfaleína BSP é um corante pertencente ao grupo das ftaleínas halogenadas, muito usado até o final da década de 70 como bom indicador da disfunção hepática. Administrando-se por via endovenosa, cinco etapas ocorrem após injeção do corante: ligação com albumina plasmática, passagem para o interior do hepatócito, armazenamento hepático, conjugação com glutation e excreção na bile. Um resultado normal na prova de BSP significa fluxo hepático normal, caracterizando ausência de lesão hepatocelular e/ou do sistema biliar. Este exame não está sendo mais utilizado na pesquisa de disfunção celular, a não ser quando há suspeita clínica de síndrome de Dubin-Johnson, devido aos efeitos colaterais do BSP (reações anafiláticas).

TESTES DE AVALIAÇÃO DE SÍNTESE PROTÉICA

O fígado é a maior fonte de proteínas plasmáticas e os hepatócitos são responsáveis pela produção de albumina, fibrinogênio, outros fatores de coagulação e a maioria das alfa e beta-globulinas.

ALBUMINA

A albumina é, quantitativamente, a proteína mais importante em circulação, sendo responsável por 75% da atividade oncótica do plasma. O fígado é o único sítio de produção, fornecendo 12 a 15g/dia dessa proteína. A determinação de albumina é um bom parâmetro para avaliação da função de síntese protéica do fígado. Sua concentração diminui na doença hepática crônica e é um dos critérios utilizados na classificação de Child-Pugh, útil para graduar a gravidade da doença em pacientes cirróticos (Tabela IX-8).

A vida média da albumina é de cerca de 20 dias, razão pela qual não há redução de seus níveis na insuficiência hepática aguda e hepatite aguda de qualquer etiologia.

A pré-albumina também é sintetizada no fígado e parece ser um índice mais sensível de alteração na síntese protéica, uma vez que sua vida média é muito menor, cerca de 1,9 dias.

TEMPO DE PROTROMBINA

A coagulação é o resultado final de um complexo de reações enzimáticas que envolve pelo menos 13 fatores. O fígado é responsável pela síntese de pelo menos 11 fatores: fator I – fibrinogênio, fator II – protrombina, fator V – pró-acerelina ou fator lábil, fator VII – fator convertina ou estável, fator IX – fator Christmas, componentes tromboplásticos do plasma, fator XII – pré-calicreína ou fator Hageman e fator XIII – fator estabilizador da fibrina. Apenas o fator von Willebrand e as proteínas fibrinolíticas não são sintetizados no fígado.

O tempo de protrombina (TP) é usado como ferramenta de triagem e como um teste quantitativo para fatores de coagulação nas vias extrínsecas e comuns da coagulação. Este teste será prolongado em pacientes com distúrbios congênitos ou adquiridos que reduzem a atividade dos fatores I (fibrinogênio), II (protrombina), V, VII e X.

O TP é também amplamente utilizado para se monitorar a terapia com anticoagulante oral. Os anticoagulantes orais reduzem a atividade dos fatores de coagulação dependentes da vitamina K (II, VII, IX, X, proteína C e proteína S) e observa-se um TP prolongado.

Determinação do INR – uma conseqüência indesejada da terapia com anticoagulante oral pode ser uma tendência em sangrar desnecessariamente. Para maximizar os efeitos terapêuticos desejados e minimizar o sangramento, a Organização Mundial da Saúde (OMS) recomenda um procedimento para padronizar a análise e o tratamento. Este procedimento está baseado na Relação Internacional Normalizada (INR). A INR é calculada usando a relação do TP do paciente e a média de uma faixa de referência normal (média NRR), determinada por cada laboratório usando aparelho, métodos de coleta de sangue e a técnica de análise naquele laboratório, ou como muitos laboratórios preferem, controle comercial. O cálculo do INR é feito de acordo com a seguinte fórmula matemática:

$$INR = (TP\ Paciente)^{ISI} : (Média\ NRR)$$

O Índice de Sensibilidade Internacional (ISI) é uma medida de uma sensibilidade de uma tromboplastina/aparelho para os fatores de coagulação. Os valores do ISI são designados por comparação a um material de referência primária. Os reagentes de alta sensibilidade têm valores de ISI baixos e esse valor é fornecido pelo fabricante da tromboplastina que pode variar a cada lote. Estudos mostraram que tromboplastinas com ISI maiores resultaram em variações maiores nos tempos, porcentagens e relação. O INR ainda não está totalmente padronizado para os casos de doença hepática terminal e insuficiência hepática aguda, sendo, ainda, o mais utilizada o TP em porcentagem.

É um teste importante na avaliação e no manuseio do paciente com doença hepática crônica. É utilizado como um dos critérios na indicação de transplante hepático na insuficiência hepática aguda. Permite analisar a capacidade funcional de síntese dos hepatócitos e a tendência de san-

Tabela IX-8 – Classificação de Child-Pugh.

	Child A	Child B	Child C
Bilirrubinas (mg/dL)	< 2	2-3	> 3
Protrombina (INR)	< 1,7	1,7-2,0	> 2,0
Ascite	Não	Pequena	Volumosa
Encefalopatia	Grau 0	Grau 1-2	Grau 3-4
Albumina (g/dL)	> 3,5	2,8-3,5	< 2,8

gramento antes de qualquer procedimento cirúrgico. Nos casos em que a atividade do tempo de protrombina estiver alterado (menor que 50%), realiza-se o teste da vitamina K (já que vários fatores dependem dessa vitamina para absorção: fatores II, VII, IX, X). Administra-se por 3 dias 2 a 10 mg de vitamina K por via intramuscular ou endovenosa e depois repete-se o tempo de protrombina. Em casos de correção, suspeita-se de icterícia obstrutiva ou má absorção, e de não-correção, insuficiência hepatocelular ou coagulopatia de consumo.

TEMPO DE TROMBOPLASTINA PARCIAL (TTPA)

É um método que avalia o sistema intrínseco da coagulação. É o tempo necessário para haver formação de coágulo a partir de plasma, fosfolipídeo, cálcio e ativador de superfície. Os valores normais do TTPA estão entre 70 e 100 segundos e se utilizarmos caolim é de 35 a 45 segundos. Nas hepatites agudas e doenças hepáticas crônicas graves freqüentemente são observados níveis alterados de TTPA e TP simultaneamente, já que a maioria dos fatores de coagulação é sintetizada no fígado.

FATOR V

O fator V é produzido exclusivamente no fígado. É o fator mais acometido em hepatopatias agudas ou crônicas graves. A determinação é feita manualmente, utilizando-se um substrato preparado em laboratório na qual ao plasma adiciona-se uma mistura de tromboplastina e plasma deficiente em fator V. Quando o cálcio é adicionado, a protrombina é ativada, e a coagulação ocorre em uma velocidade à quantidade de fator V presente no plasma do paciente. O resultado da atividade do fator V do plasma teste é obtido a partir da curva de referência e expresso em porcentagem. A deficiência de fator V é considerada um indicador de função hepática, sendo empregado como critério prognóstico para indicação de transplante hepático em hepatite fulminante e no seguimento de pacientes com doença hepática crônica. Níveis baixos correlacionam-se com mau prognóstico. Apesar disso, apresenta uma baixa sensibilidade

para predizer a sobrevida nos doentes. O melhor teste é a dosagem do fator VII.

Os testes de coagulação acima citados têm pouco valor, quando analisados isoladamente, na avaliação da função hepática. Fatores podem intervir nos resultados, como a coagulação intravascular disseminada.

FIBRINOGÊNIO

O fibrinogênio é uma glicoproteína sintetizada exclusivamente no fígado (hepatócitos e sistema reticuloendotelial). Sua concentração plasmática varia de 200 a 400mg/dL. Isoladamente, não é um teste que avalia a capacidade funcional hepática. Normalmente, seu nível plasmático em doenças hepáticas está pouco alterado, podendo estar anormal na insuficiência hepática aguda e na cirrose hepática descompensada.

Hipofibrinogenemia pode ser verificada nas seguintes situações: síntese diminuída de fibrinogênio, consumo excessivo durante coagulação intravascular, perda durante hemorragia maciça ou destruição por atividade fibrinolítica plasmática anormal. Nos casos de hepatopatia crônica e níveis elevados de fibrinogênio, suspeita-se de neoplasia, processo infeccioso ou hipertensão portal. O aumento dessa proteína foi observado também na icterícia obstrutiva e na cirrose biliar, provavelmente devido ao aumento de síntese.

TESTES ESPECIAIS PARA DIAGNÓSTICO ETIOLÓGICO DA HEPATOPATIA

DIAGNÓSTICO LABORATORIAL DA HEMOCROMATOSE

A hemocromatose é uma doença genética, de herança autossômica recessiva, associada a um gene intimamente ligado ao *locus* HLA no cromossomo 6. Uma anormalidade específica neste cromossomo, denominada HLA-H, é responsável por 83 a 100% dos casos.

Indivíduos homozigotos absorvem ferro em taxas elevadas, levando a um acúmulo do metal em vários órgãos, como fígado, pâncreas e coração, o que acarreta sua insuficiência.

A absorção normal de ferro é da ordem de 1mg/dia em homens e 2mg/dia em mulheres e pode estar tão elevada quanto 10mg/dia em heterozigotos.

Para o diagnóstico da hemocromatose primária e da sobrecarga secundária de ferro, diversos testes laboratoriais podem ser utilizados (Quadro IX-3).

O ferro sérico varia, em geral, entre 37 e 181 mg/dL. Sua determinação, de maneira isolada, não fornece muita informação, pois até um quarto dos pacientes com sobrecarga de ferro tem valores de ferro sérico dentro da faixa de normalidade. Por outro lado, níveis séricos acima do limite superior da referência podem ser encontrados em indivíduos normais, comprometendo a especificidade dessa determinação como diagnóstico inicial da doença.

A saturação da transferrina mostra valores, em geral, acima de 50 ou 60% em pacientes com hemocromatose não-tratada, mas a quantidade de resultados falso-positivos ainda é alta (30%).

A determinação da concentração da ferritina, que reflete o ferro de armazenamento, talvez seja o melhor teste para o diagnóstico inicial da doença. Se esse teste indicar aumento dos estoques de ferro, o diagnóstico deve ser confirmado por meio de biópsia hepática, na qual uma determinação quantitativa do ferro tecidual deverá ser feita.

Atualmente, já é possível realizar a pesquisa molecular do gene determinante da hemocromatose primária.

DIAGNÓSTICO LABORATORIAL DA DEFICIÊNCIA DE ALFA-1-ANTITRIPSINA

A deficiência de alfa-1-antitripsina (def. A1-AT) é uma doença genética, que predispõe à enfermidade hepática crônica, de início freqüente na infância, e ao enfisema pulmonar, evidenciado na idade adulta. Esta deficiência afeta 1:1.600 a 2.000 recém-nascidos vivos em populações da América do Norte e do Norte da Europa, constituindo a enfermidade hepática de origem genética mais freqüente na infância. A maioria dos dados de literatura aponta que a doença hepática é decorrente do efeito tóxico da molécula mutante de A1-AT retida no retículoendoplásmico dos hepatócitos, o que pode ser demonstrado histologicamente como grânulos PAS positivos e diástases resistentes.

Rotineiramente, a deficiência de AAT pode ser detectada na eletroforese de proteínas, uma vez que esta glicoproteína corresponde a 90% das alfa-1-globulinas caracterizadas pela eletroforese. Entretanto, métodos mais precisos de determinação são necessários diante de uma suspeita de deficiência de AAT. A determinação quantitativa pode ser feita por imunodifusão radial, imunoeletroforese ou nefelometria. A def. A1-AT apresenta grande variabilidade genética, havendo mais de 70 variantes genéticas, sendo que a maioria já foi seqüenciada. A maioria das variantes está associada com níveis normais de A1-AT sérica. As variantes deste inibidor de proteases (Pi) foram identificadas por método de focalização isoelétrica e denominado de acordo com a mobilidade. Assim, F (rápida), M (média), S (lenta) e Z (mais catódica). O alelo PiZZ é a mais comum variante deficiente e ocasiona lesão hepática, desde hepatite neonatal até cirrose hepática e hepatocarcinoma no adulto. Os níveis de 1-AT sérica estão diminuídos no alelo PiZZ, correspondendo de 15 a 20% da concentração plasmática. Variantes heterozigóticas como PiSZ, PiMZ e PiMS muito raramente estão associadas à doença hepática.

A suspeita de um paciente com deficiência de A1-AT é notada com baixos níveis de alfa-1-globulina e de A1-AT sérica. Para o diagnóstico definitivo, é obrigatória a fenotipagem, realizada pela técnica de focalização isoelétrica. A biologia molecular também é outro método que pode ser utilizado na pesquisa de alelos S, Z, M.

Quadro IX-3 – Achados laboratoriais na hemocromatose (Johnsosn e McFarlane, 1989).

Doença secundária	Doença sintomática	Sobrecarga Assintomática	Idiopática
Função hepática alterada	Pouco	Normal	Variável
Ferro sérico	↑	Normal ou ↑	↑
Saturação da transferrina	↑	Normal ou ↑	↑
Ferritina	↑ ↑	↑	↑

DIAGNÓSTICO LABORATORIAL DA DOENÇA DE WILSON

O acúmulo anormal de cobre no tecido hepático e em outros órgãos ocorre em uma alteração genética denominada doença de Wilson e, também, em um grande número de condições adquiridas. Os principais testes não-invasivos para avaliação do metabolismo de cobre são as determinações sérica e urinária de cobre e da ceruloplasmina, uma alfa-2-globulina com atividade enzimática. A Tabela IX-9 mostra os achados típicos em pacientes com doença de Wilson.

A dosagem de ceruloplasmina é o principal teste no diagnóstico da doença de Wilson. Cerca de 95% dos indivíduos homozigotos têm concentração inferior a 20mg/dL. O cobre urinário deve ser sempre realizado e, em pacientes sintomáticos, a excreção urinária encontra-se, em geral, acima de três vezes o limite superior de referência.

Caso nenhum dos testes acima mostrar anormalidade marcante e a suspeita diagnóstica persistir, o conteúdo tecidual de cobre deverá ser determinado em fragmentos de biópsia hepática.

MARCADORES TUMORAIS HEPÁTICOS

O diagnóstico de tumores baseava-se, até recentemente, apenas em suas características físicas, ou seja, visualização por meio de exames de imagem e análise histológica de tecidos de biópsia. O conhecimento de que determinados tumores produziam substâncias que poderiam ser detectadas na circulação acarretou notável avanço na propedêutica oncológica.

Um marcador tumoral ideal teria que apresentar determinadas características: ser facilmente detectável em circulação, ser específico de um determinado tipo de tumor, ser sensível o suficiente para detectar um tumor, sempre que estiver presente e sua concentração ser proporcional à massa de tecido tumoral.

Infelizmente, muito poucos marcadores tumorais preenchem esses requisitos; entretanto, a alfa-fetoproteína (AFP), no caso do carcinoma hepatocelular, é um marcador que se aproxima do ideal.

Os tumores primários de fígado são relativamente pouco comuns, diferentemente do que ocorre com as neoplasias secundárias hepáticas, que superam as primárias em uma relação de 50:1. O hepatocarcinoma (HCC), dentre os tumores primários, é o mais comum, estando em geral relacionado com infecções virais crônicas do fígado: hepatites B e C.

A AFP, uma proteína oncofetal produzida em grandes quantidades durante a fase embrionária, tem sido utilizada como marcador de HCC, estando elevada em cerca de 80% dos tumores sintomáticos e também em crianças portadoras de tirosinemia. Embora não seja específica para este tipo de neoplasia, uma vez que se eleva na presença de tumores de testículo e coriocarcinoma, a AFP tem sido utilizada como importante ferramenta de triagem para HCC em pacientes sob elevado risco, ou seja, em portadores crônicos da infecção pelo vírus B ou C. Nesses casos, a determinação da AFP deve ser realizada, juntamente com ultra-sonografia, a cada 6 meses. Nos pacientes com tirosinemia a AFP está sempre elevada, sendo um marcador importante para o diagnóstico.

Além disso, esse marcador tem sido útil no diagnóstico diferencial entre lesões primárias ou secundárias do fígado, uma vez que valores muito elevados da AFP (superiores a 1.000ng/mL) são indicativos de neoplasia primária. A determinação desse marcador é empregada, ainda, no acompanhamento de pacientes submetidos a procedimentos terapêuticos para tratamento do tumor (ressecção, quimioterapia intra-arterial ou alcoolização), no sentido de detectar recidivas.

Outros marcadores tumorais têm sido utilizados, porém com menor sensibilidade e especificidade que a AFP, como a determinação da fra-

Tabela IX-9 – Achados laboratoriais na doença de Wilson (Johnsosn e McFarlane, 1989).

	Doença sintomática	Doença assintomática
Bioquímica hepática	Geralmente alterada	Geralmente normal
Ceruloplasmina	Inferior a 25mg/dL	Inferior a 60mg/dL
Cobre urinário	> 150µg/24h	> 90µg/24h
Cobre hepático	> 4µmol/g de tecido seco	1-4µmol/g de tecido seco

ção hepática da fosfatase alcalina, as dosagens de ferritina e do antígeno carcinoembriônico. Outros, mais específicos, têm sido ainda pouco utilizados na prática clínica, como a gama-glutamiltransferase hepátomo-específica e a desgama-carboxiprotrombina.

HEPATITES VIRAIS

Atualmente, são reconhecidos cinco vírus causadores de hepatite: A, B, C, Delta e E. As características clínico-epidemiológicas desses vírus podem ser observadas na Tabela IX-10.

Seja qual for o agente viral envolvido na etiologia da hepatite, o quadro clínico é bastante semelhante e as alterações laboratoriais são decorrentes da infecção aguda do parênquima hepático, caracterizada por necrose hepatocelular de diversos graus, que será traduzida por alterações bioquímicas de intensidade também variável.

A alanina-aminotransferase (ALT) encontra-se elevada na fase aguda das hepatites virais, em geral acima de 10 vezes o limite superior de referência. A ALT é a primeira enzima que se eleva e o faz de forma mais acentuada, por ser enzima livre no citoplasma das células hepáticas.

A aspartato-aminotransferase (AST) também se eleva de maneira expressiva na fase aguda da hepatite viral, porém em menor grau que a ALT. As hepatites virais são as agressões que mais elevam as aminotransferases hepáticas, não sendo raros aumentos acima de 100 vezes o limite superior de referência.

A fosfatase alcalina e a gama-glutamiltransferase, enzimas ditas colestáticas, elevam-se na medida em que a hepatite acarreta bloqueio à eliminação dos componentes da bile e graus variáveis de agressão biliar. Do mesmo modo, as bilirrubinas elevam-se no soro em conseqüência da dificuldade de eliminação da bile, decorrente do processo inflamatório hepático, estando a bilirrubina direta mais elevada que a indireta.

A hepatite viral aguda é dita colestática sempre que a bilirrubina total estiver acima de 15mg/dL ou se acompanhada de elevação das enzimas colestáticas referidas acima.

Hepatite A

A hepatite A é causada por um picornavírus, do tipo RNA, que se transmite de forma fecal-oral. O vírus A (HAV) é eliminado pelas fezes na fase prodrômica da doença e por cerca de 1 semana após a instalação da icterícia.

A hepatite A é endêmica no Brasil, estando diretamente relacionada às condições socioeconômicas e de saneamento básico. Onde essas condições são mais precárias, a doença ocorre, sobretudo, em crianças de 2 a 6 anos de idade. Em países mais desenvolvidos é doença do adulto jovem. A transmissão faz-se pela água ou alimentos contaminados ou de pessoa a pessoa, em creches, escolas e ambientes confinados.

O período de incubação é de 15 a 45 dias, com média de 28 dias. A hepatite A é, em geral, benigna. Raramente podem ocorrer formas fulminantes. Formas colestáticas e recorrentes podem ser vistas em adultos, mas também são de evolução benigna.

O marcador para diagnóstico de infecção aguda pelo HAV é o anticorpo anti-HAV IgM, que fica positivo na instalação do quadro clínico e permanece por 4 a 6 semanas. O marcador de contato prévio e a imunidade ao HAV são os anticorpos anti-HAV da classe IgG, que permanecem no soro para o resto da vida, após uma infecção pelo vírus A.

A pesquisa do antígeno viral nas fezes, por imunomicroscopia eletrônica, ou determinação do HAVRNA, por PCR, têm indicação muito limitada na prática clínica.

A eficácia da vacina contra o vírus A pode ser comprovada, do ponto de vista laboratorial, pelo aparecimento de anticorpos anti-HAV da classe IgG.

Hepatite B

A hepatite B é causada por um hepadnavírus, do tipo DNA, de transmissão preferencialmen-

Tabela IX-10 – Classificação das hepatites por vírus.

Vírus	A HAV	B HBV	C HCV	D HDV	E HEV
Tipo	RNA	DNA	RNA	RNA	RNA
Transmissão	Fecal-oral	Parenteral	Parenteral	Parenteral	Fecal-oral
Cronificação	Não	5-10%	70-80%	10-70%	Não

te parenteral. A infecção pelo vírus B (HBV) tem distribuição universal, sendo que a prevalência de portadores crônicos no Brasil varia desde baixa (nas regiões sul e sudeste), com menos de 1% de portadores crônicos, até regiões de alta prevalência (Amazônia Ocidental), com mais de 10% de portadores.

A transmissão se faz por via parenteral (sangue e derivados), sexual e vertical (mães portadoras ao recém-nascido no momento do parto). São caracterizados alguns grupos de risco para a infecção pelo HBV: politransfundidos, renais crônicos, homossexuais masculinos, prostitutas, viciados em drogas injetáveis, profissionais da área de saúde, entre outros. O período de incubação é de 60 a 180 dias.

A hepatite B evolui, em geral, de forma benigna; entretanto, em porcentagens que variam de 5 a 10% dos casos, a doença pode evoluir para a cronicidade, com persistência do vírus por período superior a 6 meses. Formas fulminantes também podem ocorrer, com pequena freqüência.

O diagnóstico da infecção aguda faz-se pela presença, no soro, do antígeno HBs (HBsAg) e do anticorpo anti-HBc IgM. O HBsAg encontra-se positivo no período de incubação, cerca de 2 semanas antes do aparecimento da icterícia. O anti-HBc IgM torna-se positivo no início do quadro clínico e persiste por cerca de 4 a 6 meses.

Ainda na fase aguda, a presença de HBeAg positivo representa infectividade. Quando este antígeno torna-se negativo é sinal de bom prognóstico e de não-evolução para cronicidade.

O diagnóstico de cura da doença e o desenvolvimento de imunidade fazem-se pela negativação do HBsAg, presença de anti-HBc IgG e aparecimento de anticorpos anti-HBs.

Pacientes que evoluem para formas crônicas de infecção persistem com HBsAg positivo no soro por período superior a 6 meses. A infecção crônica é particularmente comum em crianças nascidas de mães portadoras da infecção. A infecção adquirida nesta fase tende a evoluir para cronicidade em mais de 70% dos casos.

Durante a infecção crônica, além da presença do HBsAg, deve-se proceder à determinação do sistema "e" para avaliação da presença ou não de replicação viral ativa. Pacientes com HBsAg e antígeno e HBeAg positivos têm replicação viral e são, portanto, infectantes. Por outro lado, um perfil sorológico com positividade para o HBsAg

e anti-HBe indica, na maioria das vezes, ausência de replicação viral e um estado de portador assintomático da doença.

A avaliação do desenvolvimento de imunidade após a vacina contra hepatite B deve ser feita por meio da determinação quantitativa de anticorpos anti-HBs. Níveis superiores a 10UI/L são considerados compatíveis com imunidade à doença.

Hepatite C

O vírus da hepatite C (HCV) é do tipo RNA, classificado entre os flavivírus. A transmissão faz-se por via parenteral. A via sexual parece ser pouco importante na sua transmissão, assim como a transmissão materno-fetal. Cerca de 50% dos casos de hepatite C, entretanto, não têm fator de risco parenteral e são considerados casos de natureza esporádica.

São considerados grupos de risco para infecção pelo HCV os politransfundidos, renais crônicos e usuários de drogas injetáveis. A prevalência do HCV entre doadores de sangue no Brasil gira em torno de 2%.

O período de incubação é de 30 a 180 dias, variando de acordo com a carga viral infectante. A infecção pelo HCV tende à cronificação na maior parte dos casos (70%). Formas fulminantes parecem ser pouco freqüentes, sobretudo no Ocidente.

O marcador sorológico disponível para infecção pelo HCV é o anticorpo anti-HCV. Este anticorpo, entretanto, não é capaz de diferenciar infecção aguda, infecção crônica ou contato pregresso com o vírus, pois encontra-se positivo em todas estas situações.

A infecção crônica, com presença de viremia, é diagnosticada por meio da determinação do HCV-RNA pela técnica de PCR. A determinação do HCV-RNA pode ser qualitativa ou quantitativa. A quantificação da carga viral e dos genótipos do HCV tem importância na abordagem terapêutica, influenciando na escolha do melhor esquema e do tempo de tratamento.

HEPATITE AUTO-IMUNE

Hepatite auto-imune (HAI) é uma doença inflamatória contínua do fígado, com início e duração variáveis, desencadeada por fatores desconhecidos. Constitui uma síndrome caracterizada pela presença de elementos clínicos, bioquímicos, sorológicos e histológicos que sugerem reação imunológica contra antígenos do hospedeiro, levando a danos celulares irreversíveis. Caracteriza-se pela presença de hipergamaglobulinemia, auto-anticorpos circulantes não-órgão específicos e alterações histológicas com infiltrado inflamatório linfoplasmocitário, hepatite de interface. A resposta terapêutica a corticosteróides ocorre em mais de 80% dos casos havendo remissão clínica, laboratorial e terapêutica. Pode haver associação de HAI com outras doenças auto-imunes extra-hepáticas (tiroidite auto-imune, artrite, anemia hemolítica e glomerulopatias). A classificação da HAI baseia-se pela presença de auto-anticorpos não-órgão específicos. Assim, tipo 1 (HAI-1): é a forma mais comum, caracteriza-se pela presença do anticorpo antimúsculo (AAML), particularmente para anticorpos contra microfilamentos, e/ou anticorpos antinucleares (AAN); tipo 2 (HAI-2): pela presença do anticorpo antimicrossomal fígado-rim-1 (AAMFR-1) e tipo 3 (HAI-3) pela presença do anticorpo contra antígeno solúvel do fígado (ASLA).

O diagnóstico baseia-se em achados clínicos e laboratoriais. Do ponto de vista clínico, os achados mais expressivos são: icterícia, colúria, febre, astenia, anorexia, emagrecimento, aumento de volume abdominal. Alguns casos a forma de apresentação é fulminante, particularmente nos pacientes com HAI-2, sendo mais raro na HAI-1. Os achados laboratoriais mostram aumento das AST, ALT, podendo chegar a níveis de uma hepatite aguda (>1.000U/L), aumento de GGT e FA a níveis menores do que as aminotransferases, hiperbilirrubinemia, às custas da fração direta, está quase sempre presente, podendo estar ausente nas formas insidiosas e prolongadas. Os níveis de albumina estão em geral diminuídos, e a atividade da protrombina prolongada. A gamaglobulinemia está aumentada na maioria das vezes com níveis superiores a 2g/dL, sendo maiores na HAI-1 quando comparado à HAI-2. Os valores de IgG estão quase sempre elevados, sendo muito maior na HAI-1. Podem ser encontrados níveis baixos de IgA principalmente na HAI-2 e valores muito maiores de IgM na HAI-1. As concentrações de complemento, particularmente C4, podem estar baixas, com níveis muito menores na HAI-2 em relação à HAI-1, C3 pode estar baixo nos dois tipos de HAI. A presença de auto-anticorpos antimúsculo liso e/ou fator antinúcleo ou antimicrossomal fígado-rim auxilia muito no diagnóstico, são na grande maioria das vezes mutuamente exclusivos e define os tipos de hepatite auto-imune. As características histológicas na HAI são: a) hepatite de interface infiltrado inflamatório linfoplasmocitário nos espaços portais, periportais e intralobulares; b) necrose em sacabocados; c) alargamento dos espaços portais por fibrose; d) desarranjo da arquitetura lobular, com lesões importantes dos hepatócitos, como degeneração balonizante, retração, fragmentação, desintegração e necrose em sacabocados. Em 1993, o Grupo Internacional de Hepatite auto-imune elaborou critérios e um sistema de escore para sistematizar e caracterizar melhor a doença para tornar útil ao diagnóstico, e foram novamente revistos em 1999 (Tabela IX-11).

Tabela IX-11 – Sistema de escore para o diagnóstico de HAI – parâmetros mínimos (revisado).

Parâmetros	escore
Sexo	
Feminino	+2
Bioquímica hepática	
Relação de elevação acima dos valores normais de FA/AST ou ALT	
< 1,5	+2
1,5-3,0	0
> 3,0	−2
Níveis séricos de globulinas ou gamaglobulinas ou IgG (número de vezes acima do limite normal)	
>2,0	+3
1,5 – 2,0	+2
1,0 – 1,5	+1
< 1,0	0

Tabela IX-11 (cont.) – Sistema de escore para o diagnóstico de HAI – parâmetros mínimos (revisado).

Parâmetros	escore
Auto-anticorpos (títulos por IFI em cortes de rato)	
FAN, AAML, AAMFR-1	
> 1/80	+3
1/80	+2
1/40	+1
< 1/40	0
AAM	
Positivo	–2
Crianças com títulos < 1/80, principalmente AAMFR-1	+1
Marcadores virais (VHA, VHB,VHC, CMV, EB)	
Positivo	–3
Negativo	+3
História de drogas (recente ou uso contínuo ou suspeita de drogas hepatotóxicas)	
Positiva	–4
Negativa	+1
Consumo alcoólico	
< 25g/dia	+2
> 60g/dia	–2
Histologia	
Hepatite por interface	+3
Rosetas de hepatócitos	+1
Infiltrado inflamatório linfoplamocitário acentuado	+1
Nenhum dos acima	–5
Alterações biliares	–3
Outras alterações: granulomas, siderose e depósitos de cobre sugestivo de diferente etiologia	–3
Outras doenças auto-imunes (paciente ou familiares de primeiro grau)	+2
Outros parâmetros opcionais adicionais	
Soropositividade para outro auto-anticorpo definido	+2
PANCA, anticitosol-1, anti-SLA, anti-ASGP-R, anti-antígeno de membrana plasmática de hepatócito humano ou glicoesfingolípide da membrana plasmática de hepatócitos, anti-sulfatide	
Marcadores genéticos	
HLA DR3 ou DR4 (outros HLA de diferentes populações podem ser considerados)	+1
Resposta terapêutica	
Completa	+2
Recaídas	+3

Interpretação do escore: *Pré-tratamento:* definitivo >15; provável – 10-15. *Pós-tratamento:* definitivo >17; provável 12-17.

BIBLIOGRAFIA

ALBERTI KGMM, PRICE CPP. Biochemical assessment of liver junction. In: Wright R, Millward-Sadler GH, Alberti KGMM Liver and Biliary Disease. Pathophysiology, Diagnosis, Management. 2nd ed., London, Balliere Tindall, 1985, p. 455.

ALVAREZ F, BERG PA, BIANCHI FB et al. International autoimmune hepatitis group. Report: review of criteria for diagnosis of autoimmune hepatitis. J Hepatol. 1999; 31:929-938.

BERRY W, REICHEN J. Bile acid metabolism: its relation to clinical disease. Semin Liver Dis, 1983;3:330.

BRENSILVER HL, KAPLAN MM. Significance of elevated liver alkaline phosphatase in serum. Gastroenterology, 1975;68:1556.

CHAMONE DAF, HANASHIRO F, FUJIMURA AY Alterações hemostáticas nas doenças hepáticas. In: Silva, AO, D'Albuquerque LC. Hepatologia Clínica e Cirúrgica. São Paulo: Sarvier, 1986, p. 95.

FRIEDMAN LS, MARTIN P, MUÑOZ SJ. Liver function tests and the objective evaluation of the patient with liver disease. In: Zakim D, Boyer TD. (eds.). Hepatology – A Textbook of Liver Disease. 3rd ed., London: W.B. Saunders Co, 1996, p. 791.

GRETCH DR, DELA ROSA C, CARITHERS RL et al. Assessment of hepatitis C viremia using molecular amplification technologies: correlations and clinical implications. Ann Intern Med, 1995;123:321,.

GREGORIO GV, PORTMAN B, REID E et al. Autoimmune hepatitis in childhood – A 20-year experience. Hepatology 1997; 25: 541

GRUN M et al. Regulation of fibrinogen synthesis in portal hypertension. Trom Diath Haemorth, 1974;32:292.

GUTMAN AB. Serum alkaline phosphatase activity in diseases of the skeletal and hepatobiliary systems. Am J Med, 1959;27:875.

HOBBS JR, CAMPBELL DM, SCHEVER PJ. The clinical value of serum 5'nucleotidase assay. In: 6th International Congress of Clinical Chemistry; Munich. Clinical Enzymology. vol. 2, New York: Basel, 1966, p. 106.

JOHNSON PJ, McFARLANE IG. The Laboratory Investigation of Liver Disease. London: W.B. Saunders, 1989.

JOHNSON PJ, MCFARLANE IG. Meeting report: International Autoimmune Hepatitis Group. Hepatology, 1993; 18:998.

KAPLAN MM. Laboratory tests. In: Schiff, L.; Schiff, E.R. Diseases of the Liver. 6th ed., Philadelphia: J.B. Lippincott, 1993, p. 108.

ATTWINKEL J et al. The effects of age on alkaline phosphatase and other serologic liver junction tests in normal subjects and patients with cystic fibrosis. J Pediatr, 1973;82:234.

KRAWITT EL, PORTA G. Autoimmune hepatitis. In:Therapy of digestive disorders. Wolfe MM; ed. Philadelphia; W.B. Saunders Co, 1999, p. 307.

LOCKITCH G, HALSTEAD AC, ALBERSHEIM S ot al. Age and sex-specific pediatric reference intervals for biochemistry analyses as measured with Ektacchem-700 analyser. Clin Chem, 1988;34:1622.

MALLER ES. Laboratory assessment of liver function and injury in children. In: Suchy, F.J. (ed.). Liver Diseasein Children. 1st ed., St. Louis, C.V. Mosby, 1994, p. 269.

PESCE AJ. Liver disease. In: Pesce, A.J.; Kaplan, L.A. Methods in Clinical Chemistry. 1st ed., St. Louis CV Mosby Co, 1987, p. 1058.

PORTA G. Contribuição ao estudo das hepatites crônicas na infância. Análise de 56 casos. Tese de doutoramento – FMUSP, São Paulo, 1986.

PREISIG R, TYGSTRUP N, PRICE C. Assessment of the liver function. In: Millward-Sadler GH, Wright R, Arthur MJP (eds.). Wright's Liver and Biliary Disease. 3rd. ed., London: W.B. Saunders Co., 1992, p. 461.

PRYSE-DAVIES J, WILKINSON JH. Diagnostic value of serum transaminase activity in hepatic and gastrointestinal disease. Lancet, 1958;1:1249.

ROTHSCHILD M et al. Alcohol, amino acid and albumin synthesis. Gastroenterology, 1974;67:1200.

ROTHSCHILD MA et al. Albumin synthesis in cirrhotic subjects studied with carbonate C14. J Clin Invest, 1969;48:344.

SÁEZ-ALQUÉZAR A. Avaliação laboratorial da função hepática. In: Silva AO, D'Albuquerque LC. Hepatologia Clínica e Cirúrgica. São Paulo: Sarvier, 1986, p. 71.

SHERLOCK S. Viral hepatitis. In: ———. Diseases of the Liver and Biliary System. 9th ed. London: Blackwell Scientific Publications, 1993, p. 301.

STARDARDIZATION OF NOMENCLATURE, DIAGNOSTIC CRITERIA, AND PROGNOSIS. Diseases of the Liver and Biliary Tract. In: Leevy CM, Sherlock S, Tygstrup N, Zetterman R (eds.). New York: Raven Press, 1994, p. 3.

STURGILL MG, LAMBERT GH. Xenobiotic-induced hepatotoxicity: mechanisms of liver injury and methods of monitoring hepatic function. Clin Chem, 1997;43(8):1507.

TSUJII T, KIMURA K, FUKUHARA M. Liver protocollagem proline hydrosylase in human liver disease and experimental liver fibrosis. Gastroenterol Jpn, 1977;12:21.

Van DOMMELEN CKV et al. Abnormally low alpha 2 and beta globulin levels in serius hepatic insufficiency. Acta Med. Scand., 165:211, 1959.

WACHSTEN M. Enzymatic histochemistry of the liver. Gastroenterology, 1959;7:525.

WALTER FB et al. Gama glutamyl transpeptidase in normal pregnancy. Obstet Gynecol, 1974;43:745.

WITTE DL, CROSBY WH, EDWARDS CQ, FAIRBANKS VF, MITROS FA. CAP practice parameter. Hereditary hemocromatosis. Clin Chem Acta, 1996;245:139.

YEUNG CY. Serum 5' nucleotidase in neonatal hepatitis and biliary atresia: preliminary observations. Pediatrics, 1972;50:872.

YOUNG II Serum 5' nucleotidase: characterization and evaluation in disease states. Ann NY Acad Sci, 1958; 75:357.

Nefrologia

Noções Básicas em Nefrologia
Avaliação da Função Renal
Nefropatias
Exame de Urina de Rotina

Capítulo 34

Noções Básicas em Nefrologia

Vera H. Koch

EMBRIOLOGIA RENAL E DAS VIAS URINÁRIAS

Na terceira semana de gestação, de cada lado do embrião, diferencia-se, a partir do mesoderma embrionário, uma estrutura denominada cordão nefrogênico. O cordão nefrogênico originará o pronefro, a partir de sua porção cefálica, o mesonefro, a partir de sua porção intermediária, e o metanefro, estrutura que dará origem ao rim definitivo a partir de sua porção caudal.

O **pronefro** consiste de uma estrutura rudimentar constituída de 7 a 10 túbulos não-funcionantes, entra em regressão rapidamente, desaparecendo em torno da quarta semana de gestação.

O **mesonefro** desenvolve-se anteriormente à degeneração completa do pronefro, constitui-se de 30 a 40 unidades glomerulotubulares, degenerando-se entre a 12ª e a 16ª semanas de gestação. Os restos vestigiais do mesonefro constituem, no sexo masculino, os túbulos epididimais, o canal deferente e o ducto ejaculatório e, no sexo feminino, o ducto de Gartner.

O **metanefro** forma-se na quinta semana de gestação, a partir de estruturas mesodérmicas e ectodérmicas. Os néfrons derivam do *blastema nefrogênico*, estrutura mesodérmica, enquanto o ureter, a pelve, os cálices e os ductos coletores originam-se do *broto ureteral*, estruturas ectodérmicas. O *broto ureteral* forma-se na quarta semana de gestação e cresce dorsalmente em direção

ao *blastema nefrogênico*, e o contato de ambas as estruturas desencadeia gerações sucessivas de ramificações, culminando na formação da estrutura renal definitiva. O processo de desenvolvimento glomerular não está totalmente esclarecido, parecendo haver formação inicial de vesículas que sofrem processo de alongamento e circunvolução, dando origem a glomérulo, túbulo proximal, alça de Henle e túbulo distal. A continuidade tubular estabelece-se pela ligação do túbulo distal (originário do blastema nefrogênico) com o túbulo coletor (originário do broto ureteral). A primeira porção do túbulo distal desenvolve-se mantendo associação próxima com as arteríolas aferente e eferente pertencentes ao seu glomérulo. A mácula densa forma-se a partir de células epiteliais do túbulo distal, enquanto as células justaglomerulares originam-se a partir das paredes das arteríolas. Chama-se aparelho justaglomerular ao conjunto formado pela mácula densa e células justaglomerulares. Os glomérulos justamedulares são os primeiros a se formarem, e os glomérulos formados posteriormente posicionam-se em camadas progressivamente mais periféricas. Durante a metanefronogênese, há migração renal cranial, a partir da região da quarta vértebra lombar, para a topografia da primeira vértebra lombar-12ª vértebra torácica. Esta migração se acompanha de movimento de rotação que coloca a pelve em posição medial.

O suprimento sangüíneo renal deriva-se inicialmente de múltiplos ramos arteriais da aorta;

com o crescimento renal, estes ramos se degeneram, dando origem a uma artéria renal única. O padrão de desenvolvimento do sistema venoso é semelhante. Fibras nervosas autônomas penetram no parênquima renal através do hilo, seguindo a distribuição arterial. O sistema linfático renal apresenta duas porções, capsular e parenquimatosa, cuja drenagem se faz para o sistema linfático lombar superior.

A partir da sexta semana de gestação, desenvolve-se o **septo urogenital**, que divide a cloaca em *seio urogenital primitivo* (anterior) e *canal anorretal* (posterior). O seio urogenital primitivo apresenta duas porções, divididas topograficamente pelos ductos mesonéfricos, a porção superior originará a bexiga e a porção superior da uretra, enquanto a porção inferior dará origem no sexo masculino às porções prostática inferior, membranosa e peniana da uretra e, no sexo feminino, à uretra distal, porção final da vagina e do vestíbulo. Da oitava a nona semanas de gestação, forma-se o trígono vesical a partir da incorporação do segmento distal do ducto mesonéfrico na parede vesical. A bexiga conecta-se nas fases iniciais do desenvolvimento através do úraco e do umbigo com o saco alantóide. O alantóide e o úraco involuem posteriormente, tornando-se um cordão fibroso, o ligamento umbilical, que liga a bexiga à região do umbigo. Em caso de uropatia obstrutiva, o ducto uracal pode-se manter patente, provocando extravasamento periumbilical de urina no recém-nascido.

Os primeiros néfrons começam a funcionar em torno da 9ª a 10ª semanas de vida fetal e a urina preenche a bexiga aproximadamente entre a 13ª e a 15ª semanas de gestação, possibilitando a avaliação do órgão por ecografia. A urina fetal, principalmente aquela produzida após a 25ª semana de gestação, é responsável por alíquota importante do líquido amniótico. A nefrogênese finda entre a 34ª e a 36ª semanas de vida fetal. O recém-nascido de termo possui aproximadamente um milhão de néfrons em cada rim.

O desenvolvimento renal e das vias urinárias obedece, portanto, a um padrão seqüencial definido, cuja perturbação pode dar origem a distúrbios maturativos e malformações diversas.

ANATOMIA RENAL

Os rins humanos são órgãos duplos, situados no espaço retroperitoneal. O pólo superior renal encontra-se na 12ª vértebra torácica/1ª vértebra lombar e o pólo inferior, à altura da 3ª vértebra lombar. O rim direito ocupa freqüentemente posição mais caudal do que o esquerdo e costuma ter tamanho ligeiramente menor. Quando seccionado transversalmente, pode ser dividido em porção cortical, medular e seio renal. O seio renal é uma cavidade pela qual passam vasos sangüíneos, linfáticos, nervos e pelve renal, sendo conectado superiormente aos cálices renais maiores e menores e inferiormente ao ureter. A cortical tem coloração vermelho-escura e contém todos os glomérulos, os túbulos proximais e distais e a maioria das alças de Henle. As alças de Henle dos glomérulos justamedulares avançam medula adentro podendo alcançar a papila renal. A medular renal contém estruturas cônicas, chamadas pirâmides renais, em número de 6 a 10, cujos ápices direcionam-se ao seio renal, formando as papilas renais. Estas estruturas penetram nos cálices menores, os quais se agrupam formando os cálices maiores, que confluem na pelve renal. As pirâmides são separadas entre si por faixas de tecido cortical denominadas colunas de Bertin.

O rim do recém-nascido é morfologicamente semelhante ao do adulto, apresenta, no entanto, aspecto externo lobulado, pois a fusão dos lobos renais não está completa. A população de néfrons é heterogênea em tamanho e comprimento, sendo os néfrons justamedulares os mais desenvolvidos. Essa heterogeneidade desaparece após o segundo ano de vida. A relação corticomedular no recém-nascido é inferior ao valor do adulto, de 3:1. As relações anatômicas glomerulotubulares do recém-nascido aproximam-se do valor do adulto após o 6º mês de vida pós-natal.

Cada glomérulo maduro apresenta seis a oito lóbulos e quatro tipos celulares: endotélio, mesângio, células epiteliais parietais (cápsula de Bowman) e células epiteliais viscerais (podócitos).

O rim maduro é suprido por uma artéria renal única que, ao adentrar o hilo renal, divide-se em múltiplos ramos anteriores e posteriores à pelve renal. Os ramos anteriores são responsáveis por dois terços do suprimento sangüíneo renal. Dos ramos anteriores e posteriores emergem as *artérias interlobares*, que penetram no parênquima renal através das colunas renais, curvam-se na base das pirâmides renais, dando origem às *artérias arqueadas* e marcando a divisão entre o córtex e a medula renal. Nas artérias arqueadas formam-se as *artérias interlobulares,* a partir das quais emergem as *arteríolas aferentes*. Cada arteríola aferente divide-se entre os lóbulos glomerulares, reagrupando-se posteriormente para formar a *arteríola eferente*. A arteríola eferente divide-se em uma rede capilar, formando dois plexos, um cortical e outro nos raios medulares, dos quais o sangue é canalizado pelas *veias interlobulares* para fora do córtex renal. A medula renal é suprida pelas arteríolas eferentes dos glomérulos justamedulares, das quais se forma a *vasa reta arterial*, que atravessa a medula formando plexos capilares peritubulares, que drenam na *vasa reta venosa,* a partir da qual o sangue medular é canalizado para as *veias arqueadas* e *interlobares*.

FISIOLOGIA RENAL

O fluxo sangüíneo renal, determinante mais importante do processo de filtração glomerular, é relativamente protegido das variações da pressão arterial sistêmica, por meio de um mecanismo de *auto-regulação cortical renal*, segundo as variações no diâmetro da arteríola aferente. Desse modo, a pressão de filtração permanece constante para a faixa de pressão arterial média situada entre 70 e 180mmHg, decresce quando a pressão arterial média está entre 50 e 70mmHg, sendo que níveis de pressão arterial média abaixo de 50mmHg determinam, em geral, parada da filtração glomerular. O fluxo sangüíneo medular, no entanto, não dispõe de mecanismos auto-reguladores, portanto sofre influência direta das variações pressóricas sistêmicas

A formação da urina inicia-se no capilar glomerular por processo de ultrafiltração. A ultrafiltração glomerular depende do fluxo plasmático renal, dos gradientes de pressão hidrostática e oncótica entre o capilar glomerular e o espaço de Bowman e do coeficiente de ultrafiltração. O coeficiente de ultrafiltração é determinado pela permeabilidade da parede capilar à água e pela superfície disponível para filtração. O ultrafiltrado glomerular resultante é praticamente livre de proteínas e de elementos figurados do sangue. Chama-se fração de filtração a relação entre o ritmo de filtração glomerular e o fluxo sangüíneo renal efetivo, sendo seu valor normal no adulto de 0,2, o qual indica que o filtrado glomerular representa 20% do plasma que atravessa o glomérulo.

Os túbulos renais reabsorvem seletivamente 97 a 98% do filtrado glomerular, sendo a composição final da urina dependente das propriedades tubulares de reabsorção e secreção que podem ser exercidas por processos ativos ou passivos. O transporte ativo necessita de energia, sendo que a reabsorção de sódio pode ser responsabilizada pela fração maior do consumo renal de O_2. A fração de reabsorção do sódio filtrado é superior a 98% no adulto, sendo 85% da reabsorção tubular de sódio realizada, isosmoticamente, pelo túbulo proximal, sob a forma de NaCl, $NaHCO_3$ ou em combinação com solutos orgânicos, como aminoácidos ou lactato, entre outros. O mecanismo de reabsorção inicia-se passivamente, a favor de um gradiente eletroquímico do lúmen tubular para o interior da célula, seguido de extrusão ativa da célula, através da membrana basal para o fluido intersticial e deste para o interior dos capilares peritubulares. Na alça de Henle, a reabsorção de sódio, água e cloreto é passiva na parte descendente, ativa na parte ascendente e dependente de co-transporte 2Cl, 1Na, 1K, na membrana luminal. Do sódio filtrado, 90% é reabsorvido até o final da alça de Henle, sendo os túbulos distal e coletor responsáveis pela reabsorção dos 10% remanescentes; esta atuação se exerce principalmente por meio da ativação do sistema renina-angiotensina-aldosterona. A renina, uma enzima liberada pelo aparelho justaglomerular, age sobre o angiotensinogênio plasmático, liberando a angiotensina I sobre a qual atua uma enzima conversora, produzindo a angiotensina II. Os efeitos da angiotensina II envolvem: vasoconstrição arterial sistêmica por ação direta, aumento da sensibilidade arterial sistêmica à ação das catecolaminas, ação direta positiva sobre a reabsorção tubular de sódio, estímulo do córtex adrenal para a liberação de aldosterona e estímulo renal à produção de prostaglandinas.

O volume extracelular é regulado pelo balanço entre a ingestão e a excreção renal de sódio. Os mecanismos aferentes detectores do volume extracelular são constituídos por receptores de volume, localizados em grandes veias e nos átrios, receptores de pressão situados na aorta e no seio carotídeo e receptores de pressão do aparelho justaglomerular. Desse modo, alterações do volume extracelular são detectadas tanto pelo lado arterial como pelo lado venoso da circulação. Sensores do lado venoso percebem o grau de enchimento venoso por meio de receptores sensíveis ao estiramento, enquanto do lado arterial o volume arterial efetivo é constantemente avaliado. A inervação a partir dos barorreceptores venosos e atriais é integrada no hipotálamo, sendo ativadas as seguintes vias eferentes: sistema nervoso simpático e secreção de hormônio antidiurético. Os receptores de pressão do aparelho justaglomerular agem por meio da estimulação do sistema renina-angiotensina-aldosterona, já mencionado acima. Os mecanismos eferentes de controle do volume extracelular afetam basicamente a reabsorção de sódio no túbulo. O aumento de volume sangüíneo promove, além da resposta neural, a liberação do *fator atrial natriurético*, promotor de vasodilatação sistêmica, natriurese e diurese, por ação renal direta aumentando o ritmo de filtração glomerular e diminuindo a reabsorção de sódio no túbulo coletor, como indiretamente reduzindo a concentração circulante de renina, aldosterona e hormônio antidiurético. Uma pequena diminuição do volume extracelular provoca elevação do tônus simpático, vasoconstrição renal, liberação de renina, angiotensina II e aldosterona, resultando em aumento da reabsorção tubular de sódio e água.

Os rins participam da conservação, da produção e da utilização da glicose. Cerca de 90% da glicose filtrada é reabsorvida no túbulo proximal, os 10% remanescentes são provavelmente reabsorvidos na alça de Henle e no túbulo coletor. O transporte luminal proximal de glicose se dá por processo ativo secundário dependente do transporte de sódio. Em condições normais, a excreção urinária de glicose é praticamente nula. A partir de determinado nível sérico de glicose esgota-se o carregador tubular disponível para o transporte dessa substância, alcançando-se o chamado Tm de glicose. O nível plasmático acima do qual ocorre perda urinária de glicose denomina-se *limiar renal de glicose*; seu valor no ser humano é variável, situando-se entre 100 e 200mg/dL.

O filtrado glomerular apresenta, em condições normais, quantidade desprezível de proteínas. As características protéicas que influem no processo de filtração são: peso molecular, forma e carga elétrica da molécula protéica. Proteínas de peso molecular inferior a 20.000 daltons atravessam facilmente a barreira glomerular; por outro lado, moléculas de carga positiva são mais facilmente filtradas que as de carga negativa, devido à presença de cargas negativas nos poros da membrana filtrante. As proteínas filtradas são absorvidas por

endocitose e hidrolisadas no interior da célula do túbulo proximal. Pequenos peptídeos, como angiotensina II, são hidrolisados por peptidases da borda em escova do túbulo proximal, sendo os aminoácidos resultantes posteriormente reabsorvidos. A reabsorção tubular de aminoácidos ocorre principalmente no túbulo proximal, por mecanismo de co-transporte com sódio.

O ácido úrico é inicialmente reabsorvido no túbulo proximal, processo dependente diretamente do transporte proximal de sódio. No entanto, em porções mais terminais do túbulo proximal, o urato é secretado ativamente, por mecanismo ativo mediado por carreador, inibível por agentes farmacológicos como o salicilato. A secreção tubular de para-amino-hipurato é um exemplo da importante função de secreção de ácidos orgânicos exercida pelo túbulo proximal, envolvendo transporte ativo para dentro da célula tubular seguido posteriormente de secreção passiva ou facilitada.

O potássio é reabsorvido ativamente pelo túbulo proximal, por transporte ativo primário localizado na membrana luminal, saindo da célula tubular passivamente a favor do seu gradiente de concentração. No túbulo distal, o potássio é secretado para a luz tubular, pois, por um lado, a bomba Na^+-K^+ localizada na membrana basolateral mantém, por mecanismo ativo, a concentração de potássio da célula tubular elevada e, por outro, a luz tubular distal apresenta diferença de potencial de $-40mV$ lúmen-negativa, favorecendo a transferência passiva de cátions para o interior tubular. O controle da excreção renal de potássio depende da concentração de sódio da célula tubular distal, do fluxo urinário, da concentração relativa de sódio e hidrogênio na célula tubular distal e do estímulo mineralocorticóide. Esses fatores agem da seguinte maneira:

a) quanto maior a concentração de sódio na luz tubular distal, mais sódio penetrará na célula, estimulando a ação da bomba Na^+-K^+ da membrana basolateral e conseqüentemente elevando a concentração intracelular de potássio e sua secreção posterior para a luz tubular;

b) quanto maior o fluxo urinário, menor a concentração intratubular desse cátion, o que favorece sua secreção passiva para a luz tubular;

c) existe relação recíproca entre a excreção renal de K^+ e H^+ por meio da membrana luminal, devido, provavelmente, à relação inversa entre estes cátions no conteúdo celular;

d) os mineralocorticóides, especialmente a aldosterona, aumentam a reabsorção tubular de sódio e a secreção de potássio. A hipercalemia estimula diretamente a produção de aldosterona pela adrenal promovendo aumento da secreção tubular de potássio.

O rim reabsorve, em média, 80% do fosfato filtrado. Aproximadamente 60% da carga filtrada é reabsorvida no túbulo proximal, 5% na alça de Henle e 15% nos túbulos distal e coletor. A reabsorção luminal de fosfato resulta de co-transporte com sódio e utiliza energia proveniente da bomba Na^+-K^+ da membrana basolateral. A reabsorção tubular de fosfato é inibida pelo paratormônio e estimulada pela vitamina D.

A capacidade renal de reabsorção atinge 99% do cálcio filtrado, a reabsorção ocorre ao longo de todo o néfron, 85% no túbulo proximal e na alça de Henle paralelamente à reabsorção de sódio e 15% nas porções distais do néfron, independentemente do transporte de sódio. O furosemide bloqueia a bomba Na^+-K^+ 2Cl localizada na borda luminal da alça de Henle, como nesta porção tubular a reabsorção de cálcio é sódio-dependente, o furosemide favorece o aumento da calciúria. No túbulo distal, não há acoplamento do transporte de sódio e cálcio, a ação do tiazídico favorece a reabsorção de cálcio enquanto aumenta a excreção de sódio. O paratormônio (PTH) e a calcitonina aumentam diretamente a reabsorção renal de cálcio agindo, principalmente, no túbulo distal. A hipofosfatemia suprime o PTH levando à elevação da calciúria. A acidose crônica eleva a quantidade filtrada de cálcio e, portanto, a excreção do mesmo favorecendo a formação de cálculos renais, o controle da litogênese, neste caso, depende do controle da acidose

O magnésio é livremente filtrado pelo glomérulo, 30% da carga filtrada é absorvida no túbulo proximal. O ramo ascendente da alça de Henle é responsável por 55% da reabsorção renal de magnésio, o transporte de magnésio neste segmento está intimamente relacionado à reabsorção de cloro. A reabsorção de magnésio, comporta-se de maneira semelhante à reabsorção do cálcio, é afetada por todos os fatores que alteram a reabsorção de sódio, é estimulada pela ação do paratormônio e da calcitonina. O furosemide também bloqueia a reabsorção de magnésio.

Um indivíduo normal mantém balanço entre os estoques de cálcio, fósforo e magnésio. A maior quantidade destes íons encontra-se no osso e no espaço intracelular. A formação e a remodelação do osso dependem da relação de interdependência entre os metabolismos do cálcio, fósforo, PTH e vitamina D. O PTH é formado na paratiróide como uma proteína de 90 aminoácidos (pró-PTH) sofre clivagem sendo liberada na circulação com 84 aminoácidos. O PTH medeia a formação e a reabsorção do osso, age no rim, aumentando a reabsorção de Ca e P no túbulo distal e estimulando a 1-alfa-hidroxilase, enzima facilitadora da formação da 1,25-dihidroxivitamina D. A liberação de PTH é estimulada por hipocalcemia e a hiperfosfatemia e bloqueada por hipercalcemia e hipofosfatemia. Tanto a alimentação, quanto a ação da luz ultravioleta do sol sobre o 7-OH calciferol da pele são fontes de vitamina para o ser humano. A vitamina D proveniente da dieta se chama D2, enquanto a originária da pele recebe o nome de D3, ambas são convertidas no fígado a 25-OH-vitamina D, que por sua vez é convertida no rim, à sua forma final ativa 1,25-dihidroxi-vitamina D ou inativa 24,24-di-hidroxi-vitamina D. A formação da 1,25-di-hidroxi-vitamina D é estimulada pelo PTH, por hipofosfatemia e hipocalcemia, mudanças opostas induzem à formação da forma inativa de vitamina D.

A formação da hipertonicidade medular deve-se a duas propriedades do ramo ascendente da alça de Henle: reabsorção de NaCl e impermeabilidade à água, conjuntamente denominadas *efeito unitário do sistema contracorrente,* pois sua ação conjunta torna o fluido tubular diluído, permitindo que o interstício se concentre. Ao mesmo tempo, a parte descendente da alça de Henle que recebe fluido isosmótico do túbulo proximal ao encontrar o interstício hipertônico perde água e concentra-se, alimentando a parte ascendente com fluido hipertônico, que sofrerá absorção ativa de solutos, mas não de água, multiplicando o efeito unitário acima descrito. A alça de Henle funciona, portanto, como um *sistema contracorrente multiplicador.*

A manipulação da uréia do filtrado glomerular realizada pelos túbulos renais é denominada *ciclo da uréia.* A reabsorção da uréia dá-se passivamente nos túbulos proximal, distal e coletor, havendo secreção passiva na alça de Henle, sendo 13% da carga filtrada eliminados na urina final. Além do NaCl, a uréia é também soluto importante na formação da hipertonicidade medular, uma vez que ao ser reabsorvida pelo túbulo coletor se concentra no interstício, de onde se distribui passivamente para os dois ramos da alça de Henle. Dos 1.400mOsm/kg de soluto presentes no interstício papilar em condições de antidiurese, metade corresponde ao NaCl e metade, à uréia. Cabe à *vasa reta medular* remover do interstício renal a uréia, a água e o NaCl aí depositados pelas diferentes porções tubulares renais. A hipertonicidade medular é mantida pelo equilíbrio entre o acréscimo de solutos pelos túbulos e sua retirada pelo sistema vascular.

A osmolalidade plasmática normal é de 275-290mOsm/kg, e mantida dentro de limites estreitos pelo organismo. Alterações de 1-2% são imediatamente identificadas, deflagrando mecanismos para modificar a ingestão (sede) e a excreção (hormônio antidiurético – HAD) de água. A secreção de HAD pode ser estimulada também por diminuição do volume extracelular. A sede e a secreção do HAD pela neuro-hipófise são suprimidas diante da sobrecarga hídrica e exacerbadas diante da depleção de água. A função primária do HAD nas situações de hipertonicidade plasmática envolve o aumento da permeabilidade do túbulo coletor para a absorção de água. Este mecanismo é dependente da integridade da hipertonicidade medular e envolve a interação do HAD com seu receptor (V2) gerando a formação de complexos de poros ou aquaporinas, que se dispõem na membrana luminal da célula e facilitam a passagem da água do fluido tubular para dentro da célula e espaço peritubular. Em situações nas quais a hipertonicidade medular é atenuada pela remoção exagerada de solutos do interstício para o sangue ou pela perda de água do sangue para o interstício perde-se o gradiente osmótico medular e com ele a possibilidade de absorção de água a partir do túbulo coletor, mesmo na presença do HAD. A secreção do HAD pode ser estimulada também por situações não relacionadas a mudanças osmóticas ou volumétricas como dor, náusea, vômito, anestesia, tumores e doença pulmonar ou do sistema nervoso central. A ingestão de álcool pode inibir a secreção do HAD.

O *clearance* de água livre, C_{H_2O}, pode ser calculado a partir do *clearance* osmolar, C_{osm}, da seguinte maneira:

$$C_{osm} = (U_{osm} \times V) : P_{osm}$$

C_{osm}: *clearance* osmolar
U_{osm}: osmolaridade urinária
P_{osm}: osmolaridade plasmática
V: fluxo urinário

$$C_{H_2O} = V - C_{osm}$$

C_{osm} é isotônico ao plasma quando a urina é diluída ou isotônica. Quando a urina está concentrada, por ação do HAD, C_{osm} tem valor superior a osmolaridade plasmática, pois o C_{H_2O} fica com valor negativo devido à redução do V pelo HAD.

A acidificação urinária se dá por meio de três mecanismos: secreção de H^+/reabsorção de HCO_3^-, eliminação de ácidos livres ou sais ácidos e excreção de sais de amônia.

A secreção de H^+ ocorre:

• no túbulo proximal, preferencialmente acoplado ao transporte de Na^+ para o interior da célula e secundariamente por meio da ação de uma H^+-ATPase da membrana luminal;
• no ramo ascendente da alça de Henle por meio de um trocador Na^+-H^+;
• nos túbulo distal e coletor pela ATPase diretamente estimulada pela aldosterona.

Na luz tubular o H^+ secretado reage com o HCO_3^- filtrado, formando H_2CO_3, que é transformado em CO_2 e H_2O pela anidrase carbônica. O CO_2 difunde-se da luz tubular para a célula, na qual é novamente hidratado, formando ácido carbônico sob a ação da anidrase carbônica intracelular e o HCO_3^- gerado dentro da célula move-se passivamente para o interstício em direção ao capilar peritubular. Em condições normais, praticamente todo o bicarbonato filtrado é reabsorvido pelo néfron, sendo 75-90% da carga filtrada de HCO_3^- reabsorvida em túbulo proximal e 10-25% no túbulo distal. Amostras de urina com pH inferior a 5,5 são, virtualmente, desprovidas de HCO_3^-.

Os ácidos fixos do sangue estão sob forma de sais de sódio, a troca de Na^+ por H^+ é uma das maneiras de poupar sódio, conservando-se o princípio de que o valor mínimo do pH urinário para a manutenção da integridade tecidual é de 4,5, o que permite somente a excreção urinária de ácidos fracos (por exemplo, ácido láctico) ou sais ácidos (por exemplo, NaH_2PO_4).

A excreção de amônia é responsável pela eliminação de 50% dos ácidos produzidos diariamente pelo metabolismo corpóreo, sendo o restante excretado como acidez titulável (ácidos fixos). A amônia é produzida nas células renais, predominantemente na mitocôndria, a partir principalmente da glutamina. O túbulo proximal é o local prioritário para esta produção, seguido pela alça de Henle e pelo túbulo distal. A amônia produzida é secretada no túbulo proximal para a luz tubular, sendo reabsorvida no ramo ascendente da alça de Henle por processo ativo utilizando o co-transporte $Na^+-NH_4^+-2Cl^-$, e novamente secretada pelo túbulo coletor. Esta recirculação da amônia leva ao seu acúmulo progressivo na medula renal. A secreção de amônia ao longo do néfron é proporcional à secreção de hidrogênio e, à medida que o H^+ é secretado, sofre tamponamento imediato, o que mantém a concentração luminal de H^+ baixa, favorecendo a secreção de ácido. A excreção renal de amônia aumenta durante a acidose metabólica e diminui na alcalose metabólica. Sua produção no túbulo proximal é regulada pelo estado de equilíbrio ácido-básico, o mesmo não ocorrendo nos demais segmentos. O efeito resultante é que, para cada H^+ secretado, um HCO_3^- é reabsorvido; se o H^+ secretado se combinar com um HCO_3^-, o resultado direto é a absorção do HCO_3^-; se o H^+ secretado se combinar com amônia ou HPO_4^-, um íon adicional de HCO_3 é lançado no sangue capilar, de modo que a excreção renal de ácido pode ser avaliada pela relação:

excreção renal de ácido $(H^+) = T + NH_4^+ - HCO_3^-$

onde:

T = acidez titulável (mEq/min)
NH_4^+ = excreção renal de amônio (mEq/min)
HCO_3^- = excreção renal de bicarbonato (mEq/min)

A concentração de bicarbonato na urina é, em geral, equivalente a zero, o que somado à excreção diária de ácido na urina leva o um pH urinário entre 5 e 5,5, muito inferior ao do plasma. Em condições acido-básicas normais a excreção ácida da urina é equivalente à geração de bicarbonato. Dentre os fatores que alteram o equilíbrio ácido-básico podemos citar:

1. aumento da carga ácida: levando a aumento da reabsorção tubular proximal de HCO_3^-, com conseqüente aumento da regeneração de HCO_3^- no túbulo distal;
2. contração de volume: com conseqüente aumento da reabsorção proximal de Na^+, aumento da secreção de H^+ e da reabsorção de HCO_3^-;
3. aumento da pCO_2 levando a aumento da reabsorção proximal de HCO_3^-;
4. diminuição da concentração intracelular de K^+ produzindo aumento da secreção de H^+ com conseqüente aumento da reabsorção/formação de HCO_3^-;
5. elevação da aldosterona levando a aumento da secreção de H^+ e eventual aumento da perda de K^+.

O "anion gap" é a diferença entre os principais ânions e cátions plasmáticos mensuráveis e representa principalmente os ânions não rotineiramente mensuráveis como as proteínas e os fosfatos. O "anion gap" normal é de aproximadamente 17mmol/L (cálculo incluindo o K^+) ou de 12-14mmol/L se K^+ não for utilizado na fórmula.

Anion gap $= ([Na^+] + [K^+]) - ([Cl^-] + [HCO_3^-])$

Frente a um caso clínico de acidose metabólica, esta avaliação ajuda no esclarecimento da gênese do desequilíbrio, isto é, elevação do "anion gap" sugere excesso de ácido, enquanto acidose com "anion gap" conservado indica perda de bicarbonato. A avaliação do pH urinário concomitante ao cálculo do "anion gap" plasmático também auxilia no diagnóstico etiológico da acidose metabólica, pois, em condições normais de funcionamento tubular renal, o pH urinário em vigência de acidose metabólica deve ser menor ou igual a 5,5, se estiver acima deste valor a etiologia do processo deve estar associada ao comprometimento dos mecanismos tubulares de conservação e regeneração de HCO_3 e secreção de H^+, ou seja, trata-se de uma entidade conhecida como acidose tubular renal.

DESENVOLVIMENTO RENAL PÓS-NATAL

A placenta mantém o equilíbrio hidreletrolítico, ácido-básico e metabólico do feto durante a gestação. A transição da vida fetal para a pós-natal provoca aumento súbito do ritmo de filtração glomerular (RFG), o qual é verificado no primeiro dia de vida, podendo estar relacionado à queda no nível de catecolaminas plasmáticas e aos níveis elevados de renina e angiotensina II verificados nesse momento da vida extra-uterina e, provavelmente, também, à redistribuição intra-renal do fluxo sangüíneo com favorecimento da irrigação dos néfrons mais periféricos, com conseqüente aumento da superfície de filtração. A maturação pós-natal do parênquima renal se dá por crescimento glomerular e tubular. Durante os primeiros 6 meses de vida extra-uterina, o diâmetro glomerular aumenta em média 150% e o comprimento tubular se alonga em

400%. Essas alterações aproximam o rim do lactente das relações anatômicas glomerulotubulares do rim adulto. O recém-nascido de termo apresenta, nos primeiros dias de vida, níveis séricos de creatinina próximos aos maternos, passando depois a mostrar valores compatíveis com sua massa muscular e de função renal. O RFG do recém-nascido correlaciona-se com a idade gestacional, o peso e a estatura ao nascimento. Portanto, expresso em mL/min/l,73m², é menor no prematuro do que no recém-nascido de termo. Neste, oscila entre 15 e 20mL/min/1,73m². Na criança, aproxima-se dos valores do adulto entre 1 e 3 anos de idade. O RFG pode ser estimado, indiretamente, a partir de creatinina sérica pela fórmula:

$$RFG\ (mL/min/1,73m^2) = \frac{k \times altura\ (cm)}{creatinina\ sérica\ (mg/dL)}$$

O valor de k foi determinado por análise de regressão, comparando-se a razão altura/creatinina com valores do RFG obtidos pela medida do *clearance* de inulina; correlaciona-se, significativamente, com a massa muscular e a excreção diária de creatinina na urina. A Tabela X-1 mostra os valores de k a serem empregados, segundo a faixa etária do paciente.

A função tubular do recém-nascido desenvolve-se paralelamente à maturação glomerulotubular. A capacidade de concentração máxima urinária é baixa ao nascimento, atingindo valores comparáveis aos do adulto entre 6 e 11 meses de vida. Quanto à capacidade de diluição urinária, é reduzida nas primeiras 72 horas de vida, atingindo valores semelhantes aos do adulto ao fim da primeira semana de vida. O recém-nascido, no entanto, tem dificuldade para excretar uma carga de água livre até 4 a 6 semanas de idade, devido aos baixos valores do RFG próprios dessa fase de maturação renal.

A fração de excreção de sódio (FE_{Na}) no recém-nascido de termo é comparável à do adulto (menor que 1%). O processo de reabsorção de sódio é, no entanto, uma função tubular que, apesar de já estar presente às 25 semanas de gestação, evolui maturativamente ao longo da gestação. Portanto, em prematuros acima de 30 semanas de gestação, a FE_{Na} pode ser superior a 5% nos primeiros dias de vida, desenvolvendo-se posteriormente, em paralelo à maturação global renal, alcançando níveis próximos aos do recém-nascido de termo em torno de 4 a 6 semanas de vida.

A excreção urinária de amônia é comparável à do adulto, se corrigida para o RFG. A produção de acidez titulável é bem desenvolvida no recém-nascido. Entretanto, o recém-nascido prematuro e o de termo apresentam limiar renal de bicarbonato mais baixo, por imaturidade funcional tubular. Disso decorre a manutenção, nessa fase da vida, de níveis séricos de bicarbonato entre 20 e 21mEq/L. A acidificação urinária máxima é atingida aos 2 meses de vida.

O recém-nascido apresenta níveis sangüíneos elevados de fosfato, devido à combinação de fatores como: baixo RFG, capacidade limitada de produção de paratormônio e deficiência de resposta tubular renal ao paratormônio circulante. A calcemia tende a ser baixa, devido a hipoparatiroidismo relativo, deficiência de resposta tubular renal à calcitonina, associados à tendência à acidose metabólica, à hiperfosfatemia e ao déficit de produção de 1,25-diidroxivitamina D.

BIBLIOGRAFIA

AMERICAN DIABETES ASSOCIATION. Nephopathy in diabetes. Diabetes Care, 2004;27: 579-83, suppl. 1.

EDELMANN CM, BARNETT HL, BOICHIS H et al. A standardized test of renal concentrating capacity in children. Am J Dis Child, 1967;114:639.

KOEPPEN BM, STANTON BA. Mosby Physiology Monograph Series. Renal Physiology 3rd ed., 2001.

SCHWARTZ GJ, BRION LP, SPITZER A. The use of plasma creatinine concentration for estimating glomerular filtration rate in infants, children and adolescents. Pediatr Clin North Am, 1987;34(3):571.

SEGURA J, CAMPOS C, RUILOPE LM. Effect of proteinuria and glomerular filtration rate on cardiovascular risk in essential hypertension. Kidney Int, 2004;66:45-9, suppl. 92.

STAPLETON FB. Morphology of urinary red blood cells: a simple guide in localization the site of hematuria. Pediatr Clin North Am, 1987;34(3):561.

TROMPETER RS, MARTIN BARRATT T. Clinical evaluation. In: Martin Barratt T, Avner ED, Harmon WE (eds.). Pediatric Nephrology. Baltimore: Williams & Wilkins, 4th ed., 1999, p. 317.

Tabela X-1 – Variações de k com características ao nascimento, idade cronológica, sexo e variações do estado nutricional (Schwartz et al.).

	Idade (anos)	k (média)	k (variação)
RN de baixo peso	< 1	0,33	0,2-0,5
RN de termo	< 1	0,45	0,3-0,7
Crianças		0,55	0,4-0,7
Adulto (F)		0,55	0,4-0,7
Adulto (M)		0,7	0,5-0,9

Capítulo 35

AVALIAÇÃO DA FUNÇÃO RENAL

YASSUHIKO OKAY

CONSIDERAÇÕES GERAIS

As doenças que acometem o sistema urinário alteram a função renal, às vezes temporariamente, com recuperação ulterior completa, às vezes definitivamente, determinando quadro de insuficiência renal parcial ou total e, nesta, praticamente todas as funções renais estão comprometidas de modo inexorável em maior ou menor grau. Dessa maneira, o organismo como um todo sofre as conseqüências dos distúrbios funcionais que se traduzem, fisiopatologicamente, por meio de manifestações clínico-laboratoriais as mais variadas.

Didaticamente, podemos dizer que o sistema urinário, particularmente o rim, pode ser acometido por meio de processos que agridem primariamente a vasculatura renal determinando, em conseqüência, alterações do fluxo sangüíneo renal, por lesão tecidual direta, predominantemente glomerular ou tubulointersticial ou por meio do efeito do aumento da pressão hidrostática intra-renal que pode ser observada em doenças pós-renais como, por exemplo, nas uropatias obstrutivas. Lesão vascular que determina isquemia renal ocorre em doenças sistêmicas ou doenças intrínsecas renais. O lúpus eritematoso, a hipertensão arterial e o tromboembolismo em artéria renal são exemplos de doenças sistêmicas que podem determinar lesão vascular renal. Anomalias congênitas, como artérias renais hipoplásticas, também podem determinar isquemia renal progressiva e

perda de função renal. A glomerulonefrite aguda e crônica reduz a função glomerular por lesão direta ao glomérulo que resulta em diminuição do fluxo sangüíneo no capilar glomerular. Sendo o fluxo sangüíneo no capilar peritubular pós-glomerular, este também se compromete em maior ou menor grau e provoca isquemia tubular com distúrbio da função tubular. A pielonefrite e outros tipos de doenças tubulointersticiais afetam, inicialmente, a função tubular preservando a glomerular. Assim, a diminuição da filtração glomerular não é necessariamente observada nos processos agudos tubulointersticiais. No entanto, se ocorrer edema intersticial e obstrução tubular de suficiente magnitude, poderá ocorrer disfunção do néfron por doença tubulointersticial, o que, em última análise, resulta em queda da filtração glomerular que se superajunta à diminuição da função tubular. Lesão tubular mediada física ou imunologicamente por agentes nefrotóxicos como os aminonucleosídeos ou chumbo por redução intensa da perfusão renal causa diminuição na maioria, senão em todas as funções tubulares. O mecanismo específico pelo qual a uropatia obstrutiva determina, inicialmente, alteração na função renal não está totalmente esclarecido. Há diminuição da filtração glomerular em decorrência de aumento da pressão hidrostática na cápsula de Bowman, de alteração na permeabilidade hidráulica glomerular ou em conseqüência de infecção secundária. A capacidade de concentração urinária e a capacidade tubular de secreção de íons hidrogênio são geralmente as primeiras funções a se alterarem na uropatia obstrutiva, as quais devem ser incluídas na avaliação da função renal nesta doença.

A avaliação funcional de uma dada nefropatia visa, inicialmente, detectar suas repercussões funcionais qualitativas e quantitativas. Em adição, ela nos aponta, dentro de uma compreensão fisiopatológica do problema, as medidas corretivas a serem adotadas para contornar, temporariamente, os distúrbios decorrentes da disfunção, quando a nefropatia é transitória ou mesmo para minimizar ou corrigir os distúrbios resultantes, quando a nefropatia é progressiva e inexorável. Em segundo lugar, a avaliação funcional permite, por exemplo, quantificar os efeitos que uma dada terapêutica tem na melhora da função renal.

Em grande parte das nefropatias acima mencionadas, já partimos do diagnóstico etiológico que foi estabelecido por meio de história, exame físico e outros exames laboratoriais. No entanto, em algumas situações, como, por exemplo, na acidose tubular renal primária, no raquitismo hipofosfatêmico e na síndrome de Fanconi, é o estudo das funções tubulares e seu comprometimento que vão determinar o diagnóstico etiológico da nefropatia. Vê-se, portanto, que o estudo funcional tem múltiplas finalidades.

Para que o pediatra interprete corretamente os resultados de uma investigação laboratorial e funcional é necessário que tenha conhecimentos da fisiologia e da fisiopatologia renal e dos valores das funções em relação à faixa etária, pois, sendo a criança um ser em crescimento e desenvolvimento, as funções renais também variam com a idade. Além disso, é importante que o médico conheça as técnicas analíticas utilizadas no laboratório, incluindo sua metodologia, precisão e fontes de erro. O princípio básico é que o diagnóstico seja estabelecido com suficiente precisão para assegurar manejo clínico apropriado com o mínimo distúrbio para a criança e com a máxima economia.

Testes sangüíneos – as crianças odeiam ser submetidas a procedimentos clínicos em geral e testes sangüíneos em particular. É necessário, portanto, realizar apenas os testes sangüíneos estritamente pertinentes, com o volume mínimo de sangue, especialmente em recém-nascidos. Não dizer à criança que a punção venosa é indolor, mas sim que a dor não durará por muito tempo e, sempre que possível, encorajar os pais para que estejam presentes para confortar a criança.

Coleta de urina – a fidelidade de alguns testes depende da coleta apurada do volume urinário em um dado período e podem resultar erros se esta não for adequada.

Coletas de urina apuradas são possíveis com o uso de saco plástico aplicado ao períneo, desde que a criança esteja sob supervisão de enfermagem adequada, de modo que a bolsa seja esvaziada tão logo a criança urine. Uma maneira útil é drenar a bolsa com um cateter ligado a uma bomba de aspiração de baixa pressão. A prática mostra que coletas de urina por curto período de tempo, tendo sido a criança previamente submetida a condições de diurese, são mais adequadas para a determinação da depuração de uma substância. Um alto fluxo urinário pode ser estabelecido administrando-se à criança, inicialmente, 20mL/kg de água, por via oral, e repondo o volume urinário com volume equivalente de água. Com este procedimento, três a quatro micções separadas são geralmente obtidas em um período de 2 horas; os resultados podem ser calculados como a média de cada período. O esvaziamento incompleto da bexiga pode constituir problema, o que induzirá a erro de cálculo, particularmente em recém-nascidos e lactentes jovens. Quando isso ocorre, a coleta de urina de 24 horas pode ser mais apropriada. No entanto, as perdas são comuns e a cateterização vesical por curto período pode ser preferível devido à sua confiabilidade e risco exíguo. Uma comprovação grosseira da fidelidade da coleta de urina de 24 horas pode ser obtida a partir da estimativa da excreção urinária de creatinina que deve ser de $15 + 0,5 \times$ idade (anos) $\pm$ 3mg/kg/dia. Os limites de confiança em 95% são, no entanto, amplos, e perdas urinárias de até 30% podem passar despercebidas. Na prática diária, felizmente, a coleta de urina apurada em um dado período não é sempre necessária porque muitos aspectos da função renal podem ser avaliados, conforme veremos, a partir da concentração plasmática de uma dada substância, a partir da relação da concentração urinária/plasmática da substância ou a partir da relação da concentração da substância na urina/concentração de creatinina na urina.

DETERMINAÇÃO DO FLUXO PLASMÁTICO RENAL (FPR)

Este pode ser avaliado pelos métodos clássico e radioisotópico.

Por meio do método clássico, o FPR é avaliado pela depuração do paramino-hipurato de sódio (PAH). De modo geral, em nefrologia clínica, a avaliação do fluxo plasmático renal não traz maiores contribuições para a compreensão do processo fisiopatológico em questão, uma vez que a simples determinação do valor da filtração glomerular juntamente com os dados clínicos e alguns exames laboratoriais já permitem o diagnóstico da doença em questão. Além disso, o PAH precisa ser infundido por via endovenosa e a coleta do volume urinário necessita ser adequada. Para que se tenha precisão da medida do fluxo plasmático renal efetivo é necessário, além disso, determinar-se a extração renal do PAH, o que necessitaria da cateterização das veias renais.

Em algumas situações especiais, no entanto, a medida do fluxo sangüíneo renal, principalmente de cada rim em separado, constituirá importante método diagnóstico, como, por exemplo, na comprovação de suspeita de hipertensão renovascular e outras doenças como hipoplasia renal, etc. Nessas situações, conforme veremos adiante, a arteriografia e os métodos radioisotópicos são mais adequados.

Os valores normais do fluxo plasmático renal efetivo determinado pela depuração do PAH em adultos são de 654 ± 163mL/min/1,73m^2 em homens e 592 ± 153 em mulheres; em lactentes de 8 dias a 3 meses, a média de fluxo é de 68mL/min/1,73m^2 e naqueles de 5 meses a 10 meses a média é de 91mL/min/1,73m^2.

Pelo método radioisotópico, o ortoiodo hipurato (hipuran) é um substituto confiável do PAH para a medida do fluxo plasmático renal efetivo. Marcando-se o composto com ^{125}I ou ^{131}I, sua concentração plasmática pode ser medida fácil e apuradamente. A depuração de hipuran marcado com ^{125}I ou ^{131}I é levemente menor do que a do PAH, em função de diferenças da ligação com proteínas plasmáticas.

O FPR pode ser avaliado, nessas condições, por análise exponencial dupla da curva de concentração decrescente, após injeção única endovenosa de hipuran marcado com ^{125}I ou ^{131}I. Utilizando-se diferentes traçadores radioativos, é possível medir tanto o FPR como a filtração glomerular em um único teste, combinando-se, por exemplo, hipuran marcado com ^{125}I com EDTA marcado com crômio-51.

A vantagem desse método é que não necessita de coleta de urina nem avaliação da extração renal do hipuran.

FLUXO PLASMÁTICO RENAL/RIM

A contribuição de cada rim para o fluxo plasmático renal total pode também ser avaliada por métodos radioisotópicos. Em algumas situações especiais, a medida do FPR de cada rim tem importância diagnóstica, como, por exemplo, nos casos de hipertensão renovascular e outras doenças, como hipoplasia renal unilateral, cicatrizes renais, etc.

O ritmo de retirada do hipuran ^{131}I do plasma pelos rins pode ser determinado, individualmente, por meio de contadores de superfície, isto é, colimadores colocados sobre cada um dos rins. Com isso, é possível determinar-se o fluxo plasmático renal de cada rim por meio do renograma radioisotópico. Os resultados obtidos são comparáveis aos daqueles estudos que utilizam cateterização ureteral para avaliar a depuração renal individual e, portanto, o fluxo individualizado de cada rim.

A técnica é aplicável a crianças de todas as idades.

FUNÇÃO GLOMERULAR

FILTRAÇÃO GLOMERULAR (FG)

Uma das funções mais importantes a serem avaliadas em nefrologia clínica é a medida da filtração glomerular porque:

1. grande número de nefropatias são predominantemente glomerulares e comprometem transitória ou progressivamente essa função, em decorrência de lesão orgânica reversível ou irreversível. Além disso, situações de comprometimento pré-renal da filtração glomerular em decorrência de diminuição da pressão de perfusão renal devido a desidratação, síndrome nefrótica ou insuficiência cardíaca congestiva determinam decréscimo funcional transitório da FG, reversível na maioria dos casos, com a correção do distúrbio;

2. as nefropatias tubulointersticiais, embora, inicialmente, não comprometam a função glomerular, podem fazê-lo na evolução;

3. as uropatias obstrutivas, embora comprometam as funções tubulares importantes, também, freqüentemente, comprometem a função glomerular.

Determinação da filtração glomerular pela depuração de inulina.

Classicamente, a filtração glomerular é avaliada por meio dos métodos de depuração de uma dada substância. A substância que melhor atende a essa finalidade é a inulina. No entanto, tem inconveniente para uso clínico, que é a necessidade de infusão endovenosa da substância e a necessidade de coleta precisa do volume urinário, sem o que poderão ocorrer erros enormes nos resultados.

A fórmula da depuração de uma substância X é:

$$\text{Depuração de X} = \frac{\text{Ux V}}{\text{Px}}$$

onde:

Ux e Px = concentração urinária e plasmática da substância X
V = volume urinário

Vê-se, portanto, que se V não for apuradamente determinado, o resultado refletirá no numerador, o que resultará em uma depuração menor que a real.

Durante o primeiro trimestre de vida da criança, a filtração glomerular situa-se, em média, entre 25 e 60mL/min/1,73m^2 e aumenta, progressivamente, para atingir 100mL/min/1,73m^2 com a idade de 1 ano. Os valores do adulto de 120mL/min/1,73m^2 são alcançados no segundo ano de vida. A dispersão dos valores ditos normais, conforme pode se observar na Tabela X-2, são grandes e, portanto, o pediatra deve tê-los em mente antes de rotular a criança como sendo portadora de insuficiência renal.

Tabela X-2 – Valores da filtração glomerular determinados pela depuração da inulina em diferentes idades.

Idade	Filtração glomerular mL/min/1,73m²	
	Média	Intervalo
Recém-nascido	47	29-65
Recém-nascido-28 dias	48	8-68
1-6 meses	77	41-103
1-2 anos	127	63-175
2-12 anos	127	85-165
12-adulto (masculino)	130	88-175
12-adulto (feminino)	120	86-147

Determinação da filtração glomerular pela depuração da creatinina endógena

Para uso clínico, a medida da filtração glomerular tem sido avaliada pela depuração da creatinina endógena. A creatinina é um produto do catabolismo da creatina muscular e, portanto, não necessita de infusão endovenosa. Sua produção é constante no indivíduo normal. Cerca de 2% da creatina é convertida, diariamente, em creatinina, sendo excretada pela urina. A excreção urinária da creatinina é proporcional à massa muscular e relativamente constante em um dado indivíduo, no dia-a-dia. Dieta rica em carne pode ocasionar aumento da excreção urinária de creatinina de 10 a 20%. Crianças com massa muscular reduzida têm menor excreção urinária de creatinina do que a prevista pelo seu peso.

Aspecto importante que deve ser frisado é que os métodos de dosagem da creatinina plasmática dependem de sua reação com o picrato alcalino e incluem, na dosagem, outros cromógenos do plasma que não a creatinina. A concentração plasmática verdadeira da creatinina é determinada pela adsorção e eluição com o reagente de Füller, ou resina troca cátion ou com cromatografia líquida de alta pressão. Os cromógenos não-creatinina respondem por cerca de 25% do total dos cromógenos do plasma do adulto e da criança. Os métodos automatizados disponíveis para a determinação da creatinina plasmática também incluem um pequeno percentual de cromógenos não-creatinina. A concentração plasmática da creatinina medida nessas condições superestima a creatinina verdadeira de 0,15 ± 0,13mg/dL.

Por outro lado, a creatinina é também secretada pelos túbulos renais, de modo que, observando-se a fórmula da depuração da creatinina,

$$D_{Cr} = \frac{U_{cr} V}{P_{cr}}$$

percebe-se que o aumento do numerador, em decorrência da secreção tubular, tende a ser contrabalançado pelo aumento do denominador, devido aos cromógenos não-creatinina, e os desvios se cancelam. Assim, quando a filtração glomerular é normal, os valores da depuração de creatinina sobrepõem-se aos da depuração de inulina e constituem índice aceitável da FG. Em casos de insuficiência renal, os níveis plasmáticos de cromógenos não-creatinina mantêm-se relativamente constantes, enquanto a concentração da creatinina verdadeira se eleva. Nessas situações, a secreção tubular renal de creatinina aumenta progressivamente, de modo que a depuração da creatinina endógena superestima o valor da filtração glomerular real de 50 a

200%. A experiência mostrou em um estudo que, em pacientes com redução leve da filtração glomerular determinada pela depuração da inulina (61 a 70mL/min/1,73m²), a depuração de creatinina acusou níveis situados no intervalo de variação normal em 42% dos pacientes e em 23% dos pacientes com redução moderada da filtração (51 a 60mL/min/1,73m²). A depuração da creatinina endógena verdadeira é de 113mL/min/1,73m² (94 a 142mL/min/1,73m²) em crianças de 3 a 13 anos.

O coeficiente de variação de medidas repetidas no mesmo indivíduo é de 11,6%. Assim, duas estimativas da depuração de creatinina podem diferir de pelo menos 31%. Parte dessa variação é devido à coleta inadequada de urina.

Coleta de 1-2 horas com o paciente em diurese aquosa é mais confiável, conforme frisamos anteriormente.

Avaliação da filtração glomerular pela concentração plasmática da creatinina

Na prática diária, uma das maneiras que o médico utiliza para avaliar a filtração glomerular é por meio da determinação da concentração plasmática da creatinina. É preciso lembrar, inicialmente, que a creatininemia varia com a idade: ao nascimento ela é igual à da mãe e decresce, em seguida, progressivamente, para atingir, em 15 dias a 1 mês, 0,3 a 0,4mg/dL. Em seguida, a concentração aumenta, lentamente, com a idade, e atinge antes da puberdade os valores do adulto.

A Tabela X-3 mostra os valores da concentração plasmática de creatinina no período neonatal e nas idades subseqüentes.

Tabela X-3 – Níveis de creatinina plasmática em diferentes idades.

Idade	Creatinina plasmática verdadeira (mg/dL)	
	Média	Intervalo ± 2DP
Sangue do cordão	0,75	0,51-0,99
0-2 semanas	0,50	0,34-0,66
2-26 semanas	0,39	0,23-0,55
26 semanas-1 ano	0,32	0,18-0,46
2 anos	0,32	0,20-0,44
4 anos	0,37	0,25-0,49
6 anos	0,43	0,27-0,59
8 anos	0,48	0,31-0,65
10 anos	0,52	0,34-0,70
12 anos	0,59	0,41-0,78
Adulto masculino	0,97	0,72-1,22
Adulto feminino	0,77	0,53-1,01

DP = desvio-padrão

O pediatra, freqüentemente, comete erros na interpretação do valor da creatinina plasmática, inicialmente por desconhecer os valores em função da idade e, em segundo lugar, ao identificar valor normal para idade e sexo com filtração glomerular normal.

Pela Tabela IX-3 pode-se perceber, claramente, que o nível normal de creatinina em um adolescente pode ser anormal para um lactente jovem. De modo geral, o nível plasmático de creatinina é menor que 0,7mg/dL em crianças com menos de 16 anos de idade. O fato mais importante a ser frisado é que níveis plasmáticos de creatinina dentro da faixa de normalidade para uma dada idade não necessariamente significa filtração glomerular normal. Lembremos que os níveis plasmáticos de creatinina não ultrapassam os valores da faixa de normalidade para uma dada idade, até que ocorra um decréscimo de pelo menos 50% da filtração glomerular. Portanto, não se pode inferir que níveis de creatinina situados dentro dos limites da normalidade reflitam, necessariamente, filtração glomerular normal. No entanto, se a creatinina plasmática está elevada em relação aos valores normais, em condições basais, estará refletindo queda significativa da filtração glomerular.

Avaliação da filtração glomerular por meio de fórmula

Uma maneira bastante aceitável de se estimar a filtração glomerular é por meio da fórmula:

$$FG = \frac{KL}{P_{cr}}$$

onde:
L = altura da criança em centímetros
P_{cr} = concentração plasmática de creatinina em mg/dL
K = constante de proporcionalidade que reflete a relação entre a excreção urinária de creatinina por unidade de tamanho corporal

O valor de K varia com a idade e o sexo, sendo 0,33 em lactentes pré-termo, 0,45 para lactentes de termo e 0,55 para crianças maiores e meninas adolescentes e 0,70 para meninos adolescentes. A justificativa para a utilização dessa fórmula reside no seguinte: a produção e a excreção de creatinina (U_{cr} V) é proporcional à massa muscular e a filtração glomerular é proporcional à superfície corpórea. A concentração plasmática de creatinina é proporcional à produção de creatinina e inversamente proporcional à sua depuração renal.

Se depuração de creatinina é

$$FG = \frac{U_{cr} \, V}{P_{cr}}$$

portanto,

$$P_{cr} = \frac{U_{cr} \, V}{FG}$$

Em crianças saudáveis, com mais de 2 anos de idade, a P_{cr} aumenta em proporção com a altura, porque a produção de creatinina e, portanto, sua excreção ($U_{cr} \, V$) são proporcionais à massa muscular e ao peso corporal, e a depuração de creatinina é proporcional à superfície corporal. Como resultado, a depuração de creatinina/superfície corporal pode ser predita a partir da P_{cr} e da altura. Portanto, depuração de creatinina é

$$FG = \frac{K \times \text{altura (em cm)}}{P_{cr}}$$

A avaliação da FG, conhecendo-se a altura e a concentração plasmática da creatinina de uma dada criança, é mais fidedigna do que a partir da depuração da creatinina endógena em urina de 24 horas porque a incorreção da estimativa da massa muscular a partir da altura é menor do que a da coleta de urina de 24 horas. A fórmula é aplicável para indivíduos com idade de 6 meses a 20 anos. O cálculo requer determinação da concentração plasmática de creatinina verdadeira. A FG calculada desse modo se correlaciona, significativamente, com a calculada por meio da depuração de inulina ou de creatinina endógena. Os resultados são expressos em mL/min/1,73m^2. Esse método de avaliação da FG não é, no entanto, aplicável a períodos da vida nos quais a FG está mudando rapidamente, como no período neonatal e durante os primeiros meses de vida. Nessas situações, a produção e a excreção urinária de creatinina não se equivalem. Do mesmo modo, a fórmula não é aplicável quando a altura da criança não pode ser avaliada corretamente como nas deformidades físicas de membros inferiores e coluna vertebral ou quando a massa muscular está reduzida como na desnutrição grave.

A determinação da FG por esse método é recomendável para avaliar seriadamente a FG. Em crianças com FG maior que 20mL/min/1,73m^2, a avaliação da FG pela fórmula tem confiabilidade de 95%.

Determinação da filtração glomerular por método radioisotópico

A FG pode ser quantificada, adequadamente, por meio de método radioisotópico sem os incon-venientes dos métodos clássicos de depuração, que requerem coleta de urina apurada. A FG pode ser estimada a partir da taxa de decaimento da concentração plasmática de uma dada substância, após injeção endovenosa e desde que esta se equi-libre rapidamente no seu volume de distribuição, sendo posteriormente removida do organismo so-mente por filtração glomerular, sem secreção ou reabsorção tubular e com depuração extra-renal desprezível.

Após injeção endovenosa única, a concen-tração plasmática da substância é relacionada em função do tempo. Após o equilíbrio, cerca de 90 minutos após a injeção, a curva de decaimento da concentração plasmática da substância pode ser descrita por uma exponencial única que em papel semilogarítmico se transforma em uma linha reta. Extrapolando-se esta linha ao tempo zero (T0), uma estimativa teórica da concentração plasmá-tica (P0) no tempo zero é obtida e a vida média ($T_{1/2}$) da substância é definida no gráfico como o tempo necessário para P0 se reduzir a P0/2. Divi-dindo-se a quantidade injetada por P0, obtém-se uma estimativa teórica do volume de distribuição da substância (VD). A depuração é calculada pela seguinte fórmula:

$$\text{Depuração em mL/min} = VD \times \frac{0,693}{T_{1/2}}$$

onde:

VD = volume de distribuição (mL)

$T_{1/2}$ = vida média (min)

O método de depuração plasmática utilizando-se uma exponencial única é adequado para a medi-da da FG em crianças sem a necessidade de coleta de urina. É particularmente valioso em crianças com uropatias obstrutivas nas quais a coleta de uri-na adequada nem sempre é possível. Além disso, é mais fidedigno do que a depuração da creatini-na em urina de 24 horas e particularmente valioso para detectar reduções leves de FG.

A substância que tem sido utilizada para a de-terminação da FG é o ácido etilenodiaminotetracéti-co marcado com crômio-51 (EDTA-^{51}Cr). Os valores obtidos sobrepõem-se aos da depuração de inulina.

AVALIAÇÃO DA FUNÇÃO RENAL DIFERENCIAL E FG/RIM

Quando indicada, tem a vantagem da boa re-produtibilidade e informação precisa sobre a função de cada rim. Além disso, a exposição radioativa é baixa em relação aos exames radiológicos convencionais. As indicações desse tipo de procedimento são, no entanto, limitadas nos acometimentos renais globais, conforme veremos.

A fisiopatologia renal pode ser avaliada por meio da cintilografia renal dinâmica utilizando-se o ácido diaminotetraetilpentacético (DTPA) marcado com tecnécio-99 ou por meio de cintilografia renal estática utilizando-se o ácido dimercaptossuccínico (DMSA) marcado com tecnécio-99. O DTPA-^{99}Tc é, provavelmente, exclusivamente filtrado no glomérulo. O ritmo de retirada do DTPA-^{99}Tc do sangue, por filtração glomerular, durante cada passagem do sangue através do rim é de cerca de 20%. O DMSA-^{99}Tc liga-se pobremente às proteínas plasmáticas e é manipulado pelos rins. Ele se liga aos grupos sulfidrilas das células do túbulo proximal (cerca de 60% da dose injetada). Somente 10 a 15% são excretados na urina em 2 horas.

Cintilografia renal dinâmica com DTPA-^{99}Tc

Os parâmetros que podem ser avaliados com este procedimento são:
- o ritmo de retirada do radioisótopo do sangue pelo rim (fase de retirada);
- o tempo que leva o radioisótopo para passar através do rim para a pelve renal e ureter (tempo de trânsito); e
- o ritmo em que o radioisótopo deixa o rim (fase de excreção).

A análise da área renal durante a retirada do radioisótopo do sangue permite avaliação da função renal diferencial. Se obtivermos amostra de sangue 20 minutos após a injeção do radioisótopo, é possível estimar a filtração glomerular de cada rim. Além disso, o método permite avaliar o tempo de trânsito do radioisótopo bem como a fase de excreção. Esses dados são particularmente úteis em pacientes com suspeita de obstrução urinária. A análise da fase de excreção pode informar acerca de possível obstrução urinária. Na presença de suspeita de obstrução da pelve renal ou ureter, a furosemida pode ser utilizada para avaliar a drenagem induzida pela diurese. A furosemida foi inicialmente utilizada em casos de possível obstrução da junção ureteropélvica para distinguir pelve obstruída e dilatada de uma não-obstruída; no entanto, é hoje largamente utilizada sempre que há dilatação do sistema coletor.

A cintilografia renal com DTPA-^{99}Tc fornece, portanto, imagens do parênquima renal funcionante, pelve renal e bexiga. Normalmente, o ureter não é visualizado. A análise dos dados fornece função renal diferencial e filtração glomerular por rim, dados de tempo de trânsito e também a resposta à furosemida ou avaliação de RVU.

A cintilografia com DTPA-^{99}Tc está indicada se existe suspeita de doença renal unilateral ou obstrução, especialmente antes da cirurgia. Cintilografias seqüenciais com ultra-sonografia abdominal é o modo mais satisfatório de monitorizar a função renal e a estrutura renal individual em longo prazo.

Cintilografia renal estática com DMSA-^{99}Tc

As imagens obtidas refletem a massa cortical renal. A cintilografia deve ser realizada de 2 horas ou mais após a injeção endovenosa de radioisótopo. Projeções posteriores e oblíquas devem ser obtidas rotineiramente. Projeções anteriores, incluindo bexiga, são essenciais quando apenas um rim parece estar presente.

A cintilografia com DMSA-^{99}Tc é indicada quando se identificou apenas um rim por método convencional e existe dúvida da existência do outro rim. Na presença de rim ectópico, este pode ser o exame de escolha. Pode ser utilizada para avaliar a função renal diferencial, particularmente para se estabelecer se vale a pena conservar um rim lesado ou se a nefrectomia é mais apropriada. Em crianças com hipertensão arterial, área segmentar de função diminuída, devido à isquemia, pode ser a causa da hipertensão renino-dependente e identificada devido à menor retirada do DMSA. Na presença de refluxo vesicoureteral, a cintilografia com DMSA-^{99}Tc é o método mais sensível para se detectar cicatriz renal. Cintilografia com DMSA-^{99}Tc normal (incluindo projeção posterior e oblíqua) efetivamente exclui doença renal parenquimatosa focal significativa. Na presença de RVU, exclui cicatriz; na presença de hipertensão arterial exclui a maioria das causas renovasculares, com exceção da estenose de artéria renal principal. Em crianças com poliarterite e outras vasculítides, o DMSA é indicador sensível de áreas de parênquima renal com hipoperfusão conseqüente a doenças de artérias renais de menor calibre.

Cistografia radioisotópica

Cistografia radioisotópica direta – a técnica é semelhante à da uretrocistografia miccional (UCM). Requer, portanto, cateterização vesical e drenagem da urina. A seguir, instila-se, até a repleção da bexiga, uma solução fisiológica contendo percnetato marcado com tecnécio-99. O enchimento da bexiga desencadeia a micção. O procedimento é realizado na frente de uma câmera gama ligada a um sistema de computadores. Com isso, torna-se possível o registro contínuo do exame e a detecção de refluxo vesicoureteral. O exame permite ainda avaliar o volume residual após a micção.

As vantagens dessa técnica são a baixa radiação comparada à UCM convencional.

Cistografia radioisotópica indireta – é realizada cerca de 30-60 minutos após a injeção endovenosa do DTPA marcado com tecnécio-99. Nessa fase, a maior parte do radioisótopo já está na bexiga. Assim, estando a criança na frente da câmera gama, solicita-se a ela para que urine. Com isso, é possível detectar presença do refluxo vesicoureteral se houver. Esse método é de baixa radiação, não-invasivo, pois não requer cateterização vesical e é fisiológico. A desvantagem é que tem de haver cooperação da criança, pois é preciso treinamento esfincteriano e, portanto, o método é mais adequado para crianças com idade acima de 3-4 anos. É importante lembrar que, por esse método, o refluxo vesicoureteral só será detectado na fase de micção, uma vez que o enchimento da bexiga se faz com a urina que provém dos rins.

Indicações – quando o refluxo vesicoureteral foi detectado pela UCM. A avaliação posterior do refluxo deve ser realizada com a cistografia radioisotópica. Deve-se enfatizar, no entanto, que a primeira avaliação deve ser feita com a UCM, pois esta fornece detalhes anatômicos essenciais da função vesicoureteral e da bexiga.

PROTEINÚRIA

PROTEINÚRIA TOTAL

A proteinúria está presente na urina; 32 proteínas plasmáticas foram identificadas na urina além de glicoproteínas e outras proteínas e enzimas secretadas localmente como alaninoaminopeptidases. Devido a essa heterogeneidade, a estimativa da quantidade de proteína urinária total é de valor duvidoso e depende freqüentemente da metodologia, particularmente se em baixa concentração:

$$D_A = \frac{U_A V}{P_A} \qquad\qquad D_{Cr} = \frac{U_{Cr} V}{P_{Cr}}$$

onde:

U_A, P_A, D_A = concentração urinária, concentração plasmática e depuração de albumina respectivamente

D_{Cr} = depuração de creatinina

A maior parte da variação da D_A/D_{cr} é devido à alteração da concentração urinária de albumina porque o intervalo de variação da concentração plasmática é muito menor.

Assim, D_A/D_{cr} pode ser predito com razoável grau de confiabilidade a partir da relação entre concentração urinária de albumina e concentração urinária de creatinina U_A/U_{cr} medidas em amostra de urina. A albumina é medida por métodos imunoquímicos. Por conveniência, U_A/U_{cr} (mg/mg) inferior a 0,1 é considerado normal; de 0,1 a 1, proteinúria leve; de 1 a 10, proteinúria moderada e superior a 10, proteinúria maciça.

Seletividade – é expressa pela depuração relativa de macromoléculas individuais de diferentes pesos moleculares. Medindo-se várias proteínas séricas e urinárias, é possível definir permeabilidade glomerular em um intervalo amplo de peso molecular. Pacientes nefróticos, com lesão mínima, têm proteinúria mais seletiva do que pacientes com lesão proliferativa ou membranosa.

A seletividade é convenientemente avaliada pela relação das depurações de duas proteínas de diferentes pesos moleculares; a albumina ou a transferrina e a IgG são proteínas adequadas e a seletividade é calculada do seguinte modo:

$$\text{Seletividade} = \left(\frac{\dfrac{U_{IgG}}{P_{IgG}}}{\dfrac{U_A}{P_A}} \right)$$

onde:

U_{IgG}, P_{IgG} = concentração urinária e plasmática de IgG

U_A e P_A = concentração urinária e plasmática de albumina

Se a proteinúria é apenas leve (U_A/U_{cr} inferior a 1), não é possível tirar-se conclusões relativas à seletividade. A seletividade tem sido utilizada no paciente nefrótico para predizer resposta ao corticóide. Uma depuração de D_A/D_{IgG} superior a 10% prediz resposta corticóide e superior a 20%, resistência ao esteróide.

Na prática, a medida da seletividade é de valor limitado porque a decisão de se administrar um curso de corticóide é freqüentemente tomada, baseada em outros parâmetros, e baixa seletividade não exclui a possibilidade de resposta ao corticóide.

PROTEINÚRIA TUBULAR

A proteinúria de pacientes com doenças tubulares renais é qualitativamente diferente daquela de pacientes com doença glomerular.

Os constituintes mais importantes na eletroforese são alfa e beta-globulinas em vez de albumina. Há alta proporção de peptídeos de baixo peso molecular e sua excreção é devido à falha de reabsorção e catabolismo, pelo túbulo proximal de proteínas normalmente presentes no filtrado glomerular.

A albumina constitui cerca de um quarto a meio do total dos solutos urinários não-dialisáveis e a excreção de 6 a 31mg/dia em indivíduos adultos normais tem sido relatada. A distinção entre urina normal e patológica é, portanto, quantitativa. Proteinúria patológica pode resultar de aumento da permeabilidade glomerular (proteinúria glomerular) ou diminuição de reabsorção tubular de proteínas normalmente presentes no filtrado glomerular (proteinúria tubular), embora outros mecanismos sejam possíveis como produção de proteínas plasmáticas anormais e filtradas nos glomérulos.

As Tabelas X-4 e X-5 mostram o meio prático de se avaliar a proteinúria.

Tabela X-4 – Definição de proteinúria significativa.

Qualitativa
1 + (30mg/dL) em exame de fita de 2 a 3 amostras de urina coletada com intervalo de 1 semana se a densidade urinária $\leq$ 1,015 ou
2 + (100mg/dL) em amostras semelhantes de urina se densidade urinária $\geq$ 1,015

Semiquantitativa
Relação proteína/creatinina urinária (mg/dL:mg/dL) $\geq$ 0,2 em amostra matinal de urina

Quantitativa
Normal: $\leq$ 4mg/m²/hora em urina de 12-24 horas
Anormal: 4-40mg/m²/hora em urina de 12-24 horas
Nefrótico: $\geq$ 40mg/m²/hora em urina de 12-24 horas

Tabela X-5 – Relação da idade com proteinúria significativa.

Idade	Limite superior do normal (mg)*
2 a 12 meses	155
3 a 4 anos	140
4 a 10 anos	190
0 a 16 anos	250

* Baseado no peso de percentil 50 para a idade média de cada categoria de idade; os valores mostrados referem-se a dois desvios-padrões acima da média.

PROTEINÚRIA GLOMERULAR

Excreção urinária de albumina – o glomérulo é um ultrafiltro que pode-se tornar complacente, bloqueado ou ambos. Medida da complacência glomerular provê meio valioso para se detectar doença glomerular em seus estágios iniciais e também para avaliar a história natural da doença e a resposta à terapêutica. O parâmetro mais sensível de complacência é o coeficiente de crivo ("sieving").

Na prática, este coeficiente pode ser avaliado pela relação entre a depuração de albumina/depuração de creatinina. Tem a vantagem de que, sendo uma relação de depurações, torna-se independente do fluxo urinário e, portanto, pode ser estimado em uma amostra de urina e de sangue concomitantes.

Doença tubular está associada com aumento marcado na excreção urinária de beta-2-microglobulina. A maturação da função tubular proximal no lactente tem sido estudada examinando-se a excreção fracional de beta-2-microglobulina em lactentes e crianças.

A excreção fracional cai de 1,6% no recém-nascido para 0,05% aos 21 meses de idade.

Aminoacidúria – aminoácidos livres são reabsorvidos pelos túbulos após sua filtração nos glomérulos por meio de sistemas de transporte tubular. Estes podem estar comprometidos individualmente, de modo restrito, como em aminoacidúria específica ou, de modo geral, como na síndrome de Fanconi. A medida da excreção urinária do nitrogênio alfa-amínico total tem pouco valor, exceto quando é realizada para detectar lesão tubular proximal difusa como na síndrome de Fanconi.

FUNÇÃO TUBULAR

A composição final da urina decorre, fundamentalmente, da ação seletiva dos túbulos renais, uma vez que a filtração glomerular é um processo não seletivo. A investigação das múltiplas funções tubulares deve obedecer à história, ao exame físico e às repercussões fisiopatológicas e patológicas dos distúrbios tubulares na homeostase hidroeletrolítica e nos órgãos e sistemas do organismo. Às vezes, o comprometimento tubular pode ser de uma única função, como, por exemplo, nos casos de glicosúria renal isolada, ou ser de múltiplas funções tubulares, como na síndrome de Fanconi em que existe glicosúria, fosfatúria e aminoacidúria. De modo geral, a história clínica e a investigação laboratorial inicial já direcionam a investigação para as funções renais a serem avaliadas. Para tanto, é importante que a Pediatria tenha conhecimento das doenças e da sua fisiopatologia.

ELETRÓLITOS*
Sódio

A Tabela X-6 mostra algumas situações hiponatrêmicas e o modo de diferenciá-las, tendo em vista a história, a clínica e alguns parâmetros sangüíneos e urinários.

Excreção urinária de sódio

Em situação de equilíbrio, a excreção reflete a ingestão. A excreção urinária de sódio em 24 horas fornece pouca informação a respeito da função renal, mas serve para testar a história dietética do paciente. Na insuficiência renal aguda, a medida das concentrações urinárias de sódio e uréia é variável e permite distinguir entre insuficiência renal pré-renal e necrose tubular aguda (NTA). As amostras devem ser obtidas antes do uso de diuréticos.

U_{Na} inferior a 10mEq/L

$\dfrac{U}{P}$ uréia superior a 10   insuficiência pré-renal

O melhor discriminador entre as duas situações é a fração de excreção de sódio ($FE_{Na}\%$), que é a proporção de sódio filtrado excretado.

$$FE_{Na}\% = \frac{U_{Na} \times P_{cr}}{P_{Na} \times U_{cr}}$$

$FE_{Na}\%$ inferior a 2,5% = insuficiência renal pré-renal

Reabsorção tubular de sódio

Dois tipos de provas podem ser realizados para se avaliar a função tubular relativa ao sódio: prova de conservação do sódio e reabsorção fracional de sódio no túbulo proximal e distal.

Conservação do sódio

Um dos papéis do rim é manter o balanço de sódio. Para isso, lembremos que dois terços a três quartos do sódio filtrado nos glomérulos é reabsorvido no túbulo proximal e o restante, na alça ascendente de Henle e túbulo distal e coletor. A aldosterona regula a reabsorção do sódio no túbulo distal e coletor. A prova consiste no seguinte: na fase controle, é avaliada a excreção urinária de sódio durante cinco dias, estando a criança submetida a uma oferta fixa normal de sódio, variável com a idade. A seguir, submete-se a criança à restrição de sódio com oferta de 0,3mEq/kg/dia, por 6 dias. Nas duas fases, são avaliadas excreção urinária/24 horas de sódio, potássio, cloro e osmolaridade urinária. Pode-se avaliar a atividade plasmática de renina (APR) e a aldosterona plasmática e urinária na fase controle e no sexto dia de restrição sódica. A natriurese na criança normal é igual ou menor do que a oferta alimentar de sódio após quarto-quinto dia de restrição. A APR e a aldosterona plasmática aumentam na restrição de sódio atingindo valores duas a cinco vezes maiores do que na fase controle.

Essa prova tem importância quando se quer avaliar a excreção de sódio em situações clínicas com perda urinária de sódio como na pielonefrite crônica, na síndrome de Bartter, etc.

Tabela X-6 – Interpretação clínica da hiponatremia.

Sódio urinário (mEq/L)	Concentração urinária/ plasmática de uréia	Volume plasmático efetivo	Volume do fluido extracelular	Distúrbio clínico
< 10	> 10	Reduzido	Variável	Insuficiência pré-renal com secreção adequada de HAD ou perdas extra-renais de sódio
> 10	< 10	Aumentado	Aumentado	Insuficiência renal com ingestão de água maior que de sódio
> 10	Variável	Reduzido	Normal e aumentado	Perda renal de sódio
> 10	> 10	Aumentado	Aumentado	Secreção inapropriada de HAD

* Ver também o capítulo Água, Eletrólitos e Minerais.

Reabsorção tubular proximal e distal de sódio

A quantidade de sódio e água reabsorvidos no túbulo pro ximal pode ser estimada submetendo-se, previamente, a criança a uma diurese aquosa máxima. Nessas condições, o néfron distal torna-se impermeável à água mas não ao sódio. O volume urinário equivale, assim, ao volume de fluido não reabsorvido no túbulo proximal. A expressão VFG/FG equivale à fração do filtrado glomerular que não foi reabsorvido no túbulo proximal. Portanto:

$$\frac{V}{FG} = \frac{V}{D_{Cr}} = \frac{\frac{U_{Cr}V}{P_{Cr}}}{} = \frac{P_{Cr}}{U_{Cr}}$$

A expressão final resume-se, portanto, na relação entre as concentrações plasmática e urinária de creatinina. Para que a avaliação seja correta, é importante que a criança seja submetida à diurese aquosa máxima. Para tanto, deve-se realizar, previamente, uma sobrecarga de água, por via oral, de 20mL/kg ou 800mL/m² de superfície corporal e reposição das perdas urinárias de fluido com igual quantidade de água, por via oral, durante pelo menos 4 horas. A osmolaridade urinária deve atingir níveis inferiores a 75mOsm/L.

A função do néfron distal é avaliada da seguinte maneira: submete-se a criança à diurese máxima através da infusão endovenosa de solução salina hipotônica. Nessas condições, há expansão do volume do fluido extracelular e inibição da secreção da aldosterona e do hormônio antidiurético. A excreção urinária de sódio equivale ao sódio que não foi reabsorvido no túbulo proximal menos o sódio reabsorvido sem reabsorção simultânea de água na alça ascendente de Henle. O fluido tubular que emerge do túbulo proximal é isosmótico em relação ao plasma e tem concentração de sódio igual à do plasma. Pode-se, portanto, estimar que, quando o sódio é reabsorvido na alça ascendente de Henle, há formação de água livre. Desse modo, a depuração de água livre (D_{H_2O}) é um índice da reabsorção de sódio na alça ascendente de Henle. A soma, depuração de sódio mais depuração de água livre ($D_{Na} + D_{H_2O}$), é igual à quantidade de sódio que não foi reabsorvida no túbulo proximal e a relação

$$\frac{D_{H_2O}}{D_{Na} + D_{H_2O}}$$

representa a reabsorção distal de sódio. Todos os valores são expressos por 100mL de filtração glomerular. A Tabela X-7 apresenta valores de referência.

Na síndrome de Bartter, a reabsorção fracional distal de sódio pode cair para menos de 50% nas formas graves.

Tabela X-7 – Valores de referência de reabsorção de sódio (segundo Rodriguez Soriano).

	Lactente	Criança
D_{H_2O} mL/min/100mL FG	$18,5 \pm 2,9$	$14 \pm 2,6$
D_{Na} mL/min/100mL FG	$1,9 \pm 0,8$	$1,4 \pm 0,4$
$\frac{D_{H_2O}}{D_{Na} + D_{H_2O}}$ %	$90,8 \pm 4,5$	$90,9 \pm 3,3$

Potássio

Os Quadros X-1 e X-2 apresentam as causas mais freqüentes, respectivamente, de hiperpotassemia e hipopotassemia.

Quadro X-1 – Causas de hiperpotassemia.

Ingestão excessiva de potássio na insuficiência renal crônica
Acidose metabólica
Aumento de catabolismo
Hiperaldosteronismo primário e hiper-reninemia
Hemólise

Quadro X-2 – Causas de hipopotassemia.

Acidose tubular renal na síndrome de Fanconi
Acidose tubular renal primária
Hiperaldosteronismo e hiper-reninemia
Diuréticos de alça

Prova da conservação renal de potássio

Esta prova visa ao estudo da caliúria na vigência de hipopotassemia. A restrição alimentar de potássio é substituída pela administração de uma resina trocadora de íons. Durante 5 dias, a criança é submetida a uma ingestão fixa de potássio de 3-4mEq/kg/dia. A seguir, recebe 1g/kg/dia de resina troca-íons durante 4 dias. Sangue e urina são colhidos diariamente, nas duas fases, para avaliar a concentração plasmática de sódio, potássio e bicarbonato e excreção urinária de 24 horas dos mesmos íons. A conservação de potássio é normal se a excreção urinária no terceiro dia for menor que 0,5mEq/kg/dia. De modo geral, hipocaliemia de 3mEq/L que sobrevém numa criança com caliurese superior a 0,5mEq/kg/dia pode ser considerada como perda renal de potássio.

Cloro

A concentração plasmática normal de cloro é de 100-107mEq/L. A prática mostra que o balanço de sódio, cloro e íons hidrogênio são interdependentes. Perdas ou ganhos de sódio são geralmente acompanhados de alterações proporcionais de cloro. Quando ocorre perda renal de bicarbonato, o cloro é retido. O mesmo ocorre quando há retenção de íons hidrogênio. Há depleção de cloro quando há perda gástrica de ácido clorídrico, quando se utilizam diuréticos que bloqueiam a reabsorção ativa de cloro na alça ascendente de Henle ou quando há retenção de bicarbonato, como na acidose respiratória. Na primeira situação, o bicarbonato é retido em lugar do cloro; na última, ocorre o inverso.

Hipocloremia

Está associada com hiponatremia ou com retenção de bicarbonato, como ocorre na alcalose metabólica ou na acidose respiratória.

Hipercloremia

Está associada com hipernatremia ou com acidose metabólica secundária à perda de bicarbonato, como ocorre na acidose tubular renal e em algumas formas de diarréia ou com retenção de íons hidrogênio que neutraliza o bicarbonato, como ocorre quando a produção renal de amônia está comprometida. Retenção de ácidos orgânicos, fosfórico ou sulfúrico, não afeta a concentração de cloro no volume do fluido extracelular.

Bicarbonato

Os distúrbios ácido-básicos já foram discutidos no capítulo *Equilíbrio Ácido-Básico*.

Cálcio

Os distúrbios do metabolismo do cálcio já foram discutidos no capítulo *Água, Eletrólitos e Minerais*.

Magnésio

As causas mais comuns de hipomagnesemia incluem o hiperaldosteronismo primário, o uso de diuréticos, a hipercalcemia e a insuficiência renal crônica.

Perda renal de magnésio pode ser secundária ao uso de drogas tóxicas ou a defeito tubular renal e pode estar associada com hipocaliemia em uma variante da síndrome de Bartter. Hipomagnesemia pode estar associada com aumento do paratormônio e hipercalciúria. O limite máximo de excreção renal é de 4,4mg/kg/dia.

A hipermagnesemia pode ocorrer na insuficiência renal aguda ou na doença de Addison. Geralmente é iatrogênica.

Fósforo

A concentração plasmática de fósforo é alta em lactentes e decresce ao longo da infância. Os valores para o sexo masculino permanecem maiores que para o sexo feminino até a puberdade. Redução da fosfatemia em dieta normal assinala, quase sempre, perda urinária de fosfato. Ao contrário, na insuficiência renal, há elevação da fosfatemia.

Fosfatúria

A fosfatúria é habitualmente expressa em termos de reabsorção fracional de fosfato (RFF).

A reabsorção fracional de fosfato é a relação entre fosfato reabsorvido/fosfato filtrado. O fosfato reabsorvido é igual à diferença entre fosfato filtrado e excretado.

$$\text{Fosfato filtrado} = \text{concentração plasmática de fósforo vezes a filtração glomerular}$$

$$\left(\frac{P}{F} \times FG\right)$$

$$\text{Fosfato excretado} = \text{concentração urinária de fósforo vezes a diurese}$$

$$\left(\frac{U}{F} \times V\right)$$

$$\text{Fosfato reabsorvido} = \frac{P}{F} \times FG - \frac{U}{F} \times V$$

$$RFF = \frac{\dfrac{P}{F} \times FG - \dfrac{U}{F} \times V}{\dfrac{P}{F} \times FG} = 1 - \frac{\dfrac{U}{F} \times V}{\dfrac{P}{F}} \times \frac{1}{FG}$$

$$FG = \frac{U_{cr} V}{P_{cr}} \left\{ RFF = 1 - \frac{\dfrac{U}{F}}{\dfrac{P}{F}} \times \frac{V P_{cr}}{U_{cr} V} \right\}$$

$$\left\{ RFF = 1 - \left(\frac{\dfrac{U}{P} \, \text{fosfato}}{\dfrac{U}{P} \, \text{creatinina}} \right) \right\}$$

Esta equação permite compreender que não necessitamos do volume urinário. Ela pode ser calculada em amostra isolada de urina. Normalmente, a RFF é superior a 85%. Pode, no entanto, rebaixar-se em diversas situações como no hiperparatiroidismo primário, na síndrome de Fanconi e na insuficiência renal crônica.

Glicose

Glicosúria

A glicose é livremente filtrada nos glomérulos e normalmente reabsorvida, na sua quase totalidade, no túbulo proximal, graças a um eficiente sistema de transporte. Como todo sistema transportador, pode haver saturação quando a quantidade de glicose a ser transportada é grande. É o que ocorre quando a glicemia aumenta e, em decorrência, a carga filtrada de glicose (glicosúria do *diabetes mellitus*). Quando o túbulo proximal apresenta defeito no sistema de transporte de glicose, ocorre glicosúria, porém com glicemia normal. Podemos quantificar a reabsorção tubular proximal de glicose por meio da avaliação do transporte máximo de glicose (Tm) por unidade de tempo. Para isso, a glicemia deve ser elevada para 400-500mg/dL e medimos a excreção urinária de glicose (U/G $\times$ V). Calculamos a reabsorção máxima de glicose (Tm$_G$) como a diferença entre a glicose filtrada nos glomérulos e a excretada.

$$\text{Glicose filtrada} = \frac{P}{G} \times FG$$

$$\text{Glicose excretada} = \frac{U}{G} \times V$$

$$Tm_G = \frac{P}{G} \times FG - \frac{U}{G} \times V$$

O limiar renal de glicose refere-se à concentração plasmática na qual uma quantidade significativa desta aparece na urina. A presença de glicose na urina (superior a 10mg/dL) deve ser interpretada em relação com a determinação simultânea da concentração plasmática de glicose. Se a concentração plasmática for inferior a 116mg/dL e houver glicosúria, pode-se dizer que há reabsorção tubular incompleta de glicose. A glicosúria renal pode ser mais bem caracterizada pela avaliação posterior da reabsorção tubular máxima de glicose (Tm$_G$) que em condições normais é de 375 $\pm$ 80mg/min/1,73m^2. As anomalias do Tm$_G$ são observadas nas tubulopatias proximais como na síndrome de Fanconi ou na glicosúria renal isolada. As indicações são excepcionais porque o exame é difícil de ser realizado e desconfortável para a criança.

ACIDIFICAÇÃO URINÁRIA

Uma das funções essenciais do rim é a de eliminar a carga diária de íons hidrogênio, produzidos no organismo, de modo a manter um balanço nulo desse íon. Para tanto, normalmente, por meio do túbulo proximal são reabsorvidos 90-95% do bicarbonato filtrado nos glomérulos (conservação do bicarbonato) e do túbulo distal, 5-10% restantes. A produção ácida endógena é tamponada no organismo por igual quantidade de bicarbonato. Desse modo, para que se mantenha o pH sangüíneo em níveis normais, o túbulo distal secreta para a luz tubular a quantidade de íons hidrogênio produzidos no organismo diariamente e regenera o bicarbonato gasto no tamponamento desses íons.

Testes de acidificação urinária são realizados quando se suspeita de acidose tubular renal. A medida do pH urinário e sua relação com a concentração plasmática de bicarbonato geralmente determinam se existe acidose tubular renal. A urina de jejum da maioria das crianças é ácida. Se a criança não está acidótica e o pH urinário é menor que 5,3, é altamente improvável que seja portadora de acidose tubular renal. Esse teste simples deve ser sempre realizado antes dos testes mais elaborados de acidificação.

Várias provas podem ser realizadas para estudar essa função renal. Pretende-se avaliar a capacidade tubular para secretar íon hidrogênio em situação de acidose metabólica com bicarbonato plasmático menor que 18mEq/L. Na criança espontaneamente acidótica, as urinas serão estudadas sem sobrecarga ácida prévia. Ao contrário, se a criança não está espontaneamente acidótica, realiza-se sobrecarga de cloreto de amônia, por via oral, o que permite atender o nível de acidose necessário para interpretar o teste. O teste é realizado medindo-se duas amostras-controle de urina, antes da administração do NH$_4$Cl. No sangue, mede-se pH, pCO$_2$, bicarbonato, Na e K.

Na urina, mede-se pH, HCO$_3^-$, acidez titulável (AT) e amônia. A seguir, administra-se o NH$_4$Cl por via oral, na dose de 75mM (4g) ou 150mM (8g)/m^2, SC, durante 30 minutos. A partir daí, cada amostra de urina é coletada a intervalos de 1 hora, por 6 horas, e o pH urinário, a acidez titulável e a amônia são medidos.

Uma amostra de sangue retirada 3-4 horas após a administração do NH$_4$Cl comprova a indução de acidose metabólica.

A excreção urinária de H$^+$ = (AT + amônia) – HCO$_3^-$.

Normalmente, o pH urinário deve ser menor que 5,4, e a excreção de íons hidrogênio, superior a 50μM/min/m^2 em pelo menos uma das amostras (geralmente na amostra de 4-6 horas, após a ingestão do NH$_4$Cl) e a relação de NH$_4$ + AT igual ou superior a 1,5.

Nas últimas amostras, a bicarbonatúria deve ser nula. Na acidose tubular distal, a capacidade de

acidificação/urinária está prejudicada; o pH urinário é sempre superior a 6,2; a bicarbonatúria está
sempre presente mas é pequena, inferior a 50µM/
100mL de filtração glomerular; e a excreção de íons
hidrogênio é sempre inferior ao normal. Ao contrário, na acidose tubular proximal, enquanto a bicarbonatemia é inferior ao limiar renal de excreção
de bicarbonato, o pH urinário pode cair abaixo de
5,4 e o débito de H$^+$ ser normal. A bicarbonatúria é
então nula, por definição, pois a criança está abaixo
do limiar renal de excreção de HCO$_3$$^-$.

Determinação do limiar renal de excreção de bicarbonato

Normalmente, o bicarbonato filtrado é reabsorvido totalmente no túbulo e não ocorre bicarbonatúria. Aumentando a bicarbonatemia por infusão
de bicarbonato de sódio, haverá aparecimento de
bicarbonatúria. O limiar renal da excreção de bicarbonato corresponde à concentração cuja excreção na urina é grande. Se o bicarbonato urinário
excede 1mEq/L, o pH urinário eleva-se acima de
6,1. No adulto, o limiar renal de excreção de bicarbonato está entre 24 e 26mEq/L; na criança, entre
22 e 24mEq/L; e no lactente em torno de 20mEq/L.
Para se determinar o limiar, é preciso, de início,
baixar a bicarbonatemia até que desapareça a bicarbonatúria ou diminuir o bicarbonato plasmático a
13mEq/L, se não se puder anular a bicarbonatúria
com NH$_4$Cl. A partir daí, faz-se infusão endovenosa de NaHCO$_3$ para aumentar, progressivamente, o
bicarbonato plasmático. Infusão de 1mEq/kg/hora
permite aumentar o bicarbonato plasmático de 1 a
2mEq/L em cada hora. No sangue, são determinados pH, pCO$_2$, HCO$_3$$^-$, creatinina, Na e K. Na urina,
pH, CO$_2$ total, acidez titulável, amônia, creatinina,
Na e K. A bicarbonatúria é medida para cada nível
de bicarbonato plasmático.

A concentração de bicarbonato na urina é calculada a partir do CO$_2$ total.

$$pH = pK + \log \frac{HCO_3^-}{H_2CO_3}$$

$$HCO_3^- + H_2CO_3 = CO_2 \text{ total}$$

pK do bicarbonato na urina = $6,33 - 0,5\sqrt{Na + K}$
Na e K em mol/L

A excreção de bicarbonato é referida por 100mL
de filtração glomerular. Pode-se, igualmente, avaliar a excreção fracional de bicarbonato que é a
relação da excreção de bicarbonato/bicarbona-
to filtrado. O bicarbonato filtrado é igual à concentração plasmática vezes a filtração glomerular.

$$\text{Excreção fracional de HCO}_3^- = \frac{U_{HCO_3^-} \times V}{D_{cr} \times P_{HCO_3^-}}$$

Nas acidoses titulares renais distais clássicas,
a bicarbonatúria é pequena e constante desde que
o limiar renal seja normal (22-26mEq/L).

Na acidose tubular renal proximal, cistinose
ou síndrome de Fanconi idiopática, a bicarbonatúria é nula quando abaixo do limiar e o limiar
renal está rebaixado entre 12 e 18mEq/L segundo
a gravidade do distúrbio.

São descritas também formas mistas: nesses casos, a bicarbonatúria é mais importante que nas acidoses tubulares renais distais clássicas, mas inferior
àquela das acidoses tubulares renais proximais.

Medida da pCO$_2$ urinária

O mecanismo de acidificação renal no túbulo
distal é estudado medindo-se a pCO$_2$ urinária após
sobrecarga com bicarbonato de sódio. Quando o
CO$_2$ é gerado pela secreção de H$^+$ para o interior
do fluido tubular que contém bicarbonato, a pCO$_2$
urinária aumenta a níveis superiores a 30mmHg
acima da pCO$_2$ plasmática. Em crianças com acidose tubular renal distal, há pouca diferença entre
a pCO$_2$ urinária e a plasmática. O teste é realizado
fazendo-se a administração de 3mEq/kg de bicarbonato de sódio, por via endovenosa, para elevar o
pH sangüíneo acima de 7,4. Crianças normais têm
(pCO$_2$ urinária – pCO$_2$ plasmática) diferença de
40mmHg (intervalo de 16-66), enquanto crianças
com acidose tubular distal, de 1mmHg (–9 + 8).

CAPACIDADE DE CONCENTRAÇÃO URINÁRIA

O rim é capaz de adaptar o volume urinário às
necessidades do organismo aumentando ou diminuindo a reabsorção de água no ducto coletor.

Essa reabsorção está na dependência do hormônio antidiurético (HAD) secretado pelo hipotálamo
e que age localmente, aumentando ou diminuindo
a permeabilidade das células do ducto coletor à
água. No indivíduo normal, a restrição hídrica provoca diminuição da diurese e, portanto, aumento
da densidade e osmolaridade urinária.

Dois tipos de defeitos da capacidade de concentração podem ser evidenciados:

1. incapacidade de concentrar a urina acima da osmolalidade plasmática (< 400mOsm/L);
2. incapacidade de concentrar a urina na osmolalidade plasmática (< 250mOsm/L), isso é, isostenúria.

A primeira condição é característica da insuficiência renal crônica, doença falciforme e glicosúria maciça associada ao *diabetes mellitus*. Polidipsia e poliúria não constituem queixas clínicas em pacientes com insuficiência renal crônica. Hipostenúria (U_{Osm} superior a P_{Osm}) é característica do diabetes insípido resistente à vasopressina, incluindo a forma hereditária do diabetes insípido nefrogênico, e a forma vasopressina-resistente do *diabetes insipidus* associado com doença medular cística.

Em pacientes com hipostenúria vasopressina-resistente, a hipostenúria é resistente à deprivação da água e ao HAD.

Osmolalidade urinária (U_{Osm})

A maioria das crianças elimina urina concentrada pela manhã. A U_{Osm} deve ser avaliada em urina fresca, antes de se realizar testes mais complicados. U_{Osm} superior a 800mOsm/L exclui um defeito de concentração significativa. Se P_{Osm} for inferior a 290mOsm/L e a urina não está concentrada, existe um defeito de concentração. Embora a determinação da densidade urinária apresente correlação com a osmolalidade urinária, não discrimina, no entanto, entre hipostenúria e isostenúria.

Dois tipos de testes podem ser realizados para se avaliar a capacidade de concentração urinária: a prova de restrição hídrica e o teste da pitressina ou seu derivado sintético.

Restrição hídrica

Em resposta à restrição hídrica, crianças normais de 2-16 anos alcançam osmolalidade urinária de 1.089 ± 110mOsm/L. No teste padronizado, nenhum fluido é administrado após o almoço normal, embora seja permitida uma refeição seca no jantar.

A bexiga é esvaziada às 20 horas e toda a urina eliminada, subseqüentemente, até às 8 horas da manhã seguinte é coletada, tendo sua osmolalidade medida. Se há marcada poliúria e polidipsia, a criança deve ser pesada a intervalos ao longo do teste. Este é suspenso se a perda de peso for superior a 3%. A osmolalidade plasmática pode ser medida ao fim do teste para confirmar se houve estímulo adequado para a concentração urinária.

A magnitude da resposta urinária à restrição hídrica ou à vasopressina depende, em parte, da excreção de uréia (e, portanto, da ingestão protéica). Esse efeito é particularmente evidente em crianças que se alimentam com leite de baixo teor protéico. Nestes, a capacidade para concentrar a urina em resposta à restrição hídrica está reduzida devido à baixa excreção renal de uréia.

Vasopressina

Falha em concentrar a urina em resposta à restrição hídrica pode ser devido à falta de HAD ou resistência tubular à sua ação.

As alternativas podem ser discriminadas pela administração intranasal de vasopressina (DDAVP 20µg em adulto e 10µg em lactentes). Esse teste deve ser conduzido em estado de depleção de água para evitar o risco de intoxicação hídrica em lactentes graves.

Uma resposta negativa à prova de restrição hídrica porém positiva à vasopressina indica um distúrbio da secreção da HAD (*diabetes insipidus* neurogênico). Uma resposta negativa aos dois testes indica distúrbio de concentração de causa renal.

FUNÇÕES ENDÓCRINAS

O rim participa da regulação da homeostase corporal via síntese e secreção de vários hormônios. Geralmente, a avaliação da função hormonal requer estudos laboratoriais. No entanto, em algumas situações, é possível inferir-se, indiretamente, se uma determinada função está adequada. Assim, se em uma criança com glomerulopatia progressiva e grau moderado de insuficiência renal o hematócrito e a hemoglobina forem normais, pode-se dizer que existe ainda síntese adequada de eritropoetina pelo rim em que pese o grau moderado de insuficiência renal.

Por outro lado, esse raciocínio não é válido, por exemplo, para uma criança com insuficiência renal moderada e calcemia normal. Pode ser que a calcemia esteja sendo mantida à custa de um hiperparatiroidismo secundário em que pese a produção de 1,25-diidroxicolecalciferol devido ao rim estar diminuído. A determinação sérica dos níveis de paratormônio, 1,25-diidroxicolecalciferol, e a radiografia óssea esclarecerão o problema.

A determinação da atividade plasmática de renina (APR) tem um certo número de indicações em crianças com hipertensão arterial como na hipertensão renovascular, no hiperaldosteronismo primário, na insuficiência adrenal, etc.

Os valores normais da APR variam segundo a técnica da dosagem, mas todos os autores são unânimes em reconhecer que ela é mais elevada nos primeiros meses de vida e só atinge os valores do adulto por volta dos 10 anos de idade. Do mesmo modo, a aldosterona plasmática é mais elevada nos primeiros anos de vida. A explicação para o fato se deve à imaturidade do túbulo proximal. Com efeito, no lactente, o túbulo proximal reabsorve relativamente menos sódio. O túbulo distal compensa a reabsorção de sódio à custa de aldosterona. Explica-se desse modo, a menor tolerância dos lactentes à perda de sal devido a defeito de secreção de aldosterona, como na hiperplasia congênita da supra-renal.

Na valorização dos níveis de APR e aldosterona deve-se sempre levar em consideração a idade da criança, a posição na qual os níveis foram determinados e o regime dietético nos dias precedentes à retirada de sangue. Já nos referimos à idade. A APR e a aldosterona são duas a quatro vezes maiores na posição em pé do que em posição deitada. Em relação ao sódio da dieta, pode-se dizer que dieta pobre em sódio (0,3mEq/kg/dia) resulta em valores da APR e aldosterona cerca de duas vezes maiores do que em dieta normal de sal. A hipocalemia estimula a secreção de renina e diminui a de aldosterona. Por fim, vários medicamentos podem alterar os níveis de renina e aldosterona. Assim, os diuréticos e os vasodilatadores aumentam a APR; os beta-bloqueadores e a indometacina diminuem a APR. Como se vê, na interpretação dos dados relativos aos níveis de APR e de aldosterona, vários parâmetros devem ser levados em consideração.

DETERMINAÇÃO DA APR NO SANGUE DAS VEIAS RENAIS

Consiste na cateterização das duas veias renais e da veia cava inferior, acima e abaixo das veias renais. Amostras de sangue desses territórios são retiradas para a determinação da APR. A relação dos valores da APR na veia renal direita e esquerda é calculada. Todo resultado superior a 1,5 faz supor um rim hipersecretor de renina. Dadas as condições técnicas variadas de um exame para outro (pré-medicação mais ou menos intensa, anestesia, etc.), a ênfase deve ser dada à relação das APR e não aos valores absolutos individuais. Esse procedimento deve ser realizado no indivíduo após restrição sódica ou após injeção de diuréticos (furosemida 2mg/kg), a fim de estimular o rim hipersecretor de renina. Todo tratamento com drogas beta-bloqueadoras deve ser suspenso pelo menos 48 horas antes do procedimento.

Em situações especiais, a coleta de sangue pode ser realizada em ramos da veia renal principal, de modo a localizar, com mais precisão, o local de hipersecreção de renina.

BIBLIOGRAFIA

BARRATT TM, CHANTLER C. Clinical evaluation. In Holliday MA, Barratt TM, Vernier RL. (eds.). Pediatric Nephrology. 2nd ed. Baltimore: Williams & Wilkins, 1987, p. 275.
CHANTLER C, BARRATT TM. – Laboratory evaluation. In Holliday MA, Barratt TM, Vernier RL. (eds.). Pediatric Nephrology. 2nd ed. Baltimore: Williams & Wilkins, 1987, p. 282.
DECHAUX M. Principales explorations functionelles. In Royer P, Habib R, Mathieu H. (eds.). Néphrologie Pédiatrique. 3rd ed. Paris: Flammarion Médicine-Sciences, 1983, p. 537.
_____. Rappels de physiologie rénale. In Royer P, Habib R, Mathieu H (eds.). Néphrologie Pédiatrique. 3rd ed., Paris: Flammarion Médicine-Sciences, 1983, p. 523.
GAREL L. Explorations radiographique et échographiques du rein chez l'enfant. In Royer P, Habib R, Mathieu H (eds.). Néphrologie Pédiatrique. 3rd ed. Paris: Flammarion Médicine-Sciences, 1983, p. 552.
ISKY G. Imaging the urinary tract. In Holliday MA, Barratt TM, Vernier RL (eds.). Pediatric Nephrology 2nd ed. Baltimore: Williams & Wilkins, 1987, p. 300.
MOORE ES, ARONSON AJ, NORTHRIP TE. Assessment of renal function. In: Postlethwaite R. (ed.). Clinical Paediatric Nephrology. Bristol: Wright, 1987, p. 404.
NORMAN ME. An office approach to hematuria and proteinuria. Pediat Clin North Am, 1987;34:545.
SCHOUTENS A, SCHULMAN CC. Exploration rénale radioisotopique chez l'enfant. In Royer P, Habib R, Mathieu, H (eds.). Néphrologie Pédiatrique. 3rd ed. Paris: Flammarion Médicine-Sciences, 1983, p. 561.
SCHWARTZ GJ, BRION LP, SPITZER, A. The use of plasma creatinine concentration for estimating glomerular filtration rate in infants, children and adolescents. Pediatr.Clin North Am, 1987;34:571.

Capítulo 36

Nefropatias

GLOMERULONEFRITE DIFUSA AGUDA

VERA H. KOCH

INTRODUÇÃO

A glomerulopatia aguda ou síndrome nefrítica aguda caracteriza-se clinicamente por início abrupto de graus variados de:
- hematúria;
- proteinúria;
- queda do ritmo de filtração glomerular (RFG);
- retenção de sal e água, congestão circulatória, hipertensão;
- oligúria.

A glomerulopatia aguda mais prevalente é precedida por infecção de pele ou de vias aéreas superiores por estrepctococo beta-hemolítico do grupo A. Entretanto, quadro clínico semelhante foi descrito em associação a outros agentes infecciosos bacterianos, virais e parasitários, como o estreptococo do grupo C, pneumococo, *Klebsiella pneumoniae*, sepse estafilocócica ou por agentes Gram-negativos, meningococcemia, gonococcemia, sífilis secundária, brucelose, leptospirose, febre tifóide, infecções por *Mycoplasma*, catapora, caxumba, sarampo, mononucleose infecciosa, hepatite B, citomegalovírus, coxsackie, tifo, febre maculosa, histoplasmose, triquinose, malária *falciparum* e toxoplasmose.

A associação entre glomerulonefrite (GN) aguda e processos infecciosos foi inicialmente suspeitada por Richard Bright. Estudos clássicos estabeleceram claramente que somente alguns sorotipos de estreptococos do grupo A são nefritogê-nicos (12, 1, 2, 3, 4, 18, 25, 49, 55, 57 e 60 e talvez 31, 52, 56, 59). Diante de um surto epidêmico de estreptococo nefritogênico, o desenvolvimento do quadro clínico de nefrite aguda é variável (em torno de 10-12%), indicando a existência de variações de nefropatogenicidade intracepas ou a possibilidade de existirem fatores protetores/facilitadores do hospedeiro. Episódios subclínicos são quatro vezes mais freqüentes do que a doença clinicamente reconhecível. Contatantes familiares assintomáticos freqüentemente demonstram alterações no exame de urina (hematúria microscópica). A suscetibilidade individual à GN pós-estreptocócica parece ser geneticamente determinada, e marcadores dessa característica ainda não foram, no entanto, definitivamente isolados. O antígeno estreptocócico ou o alvo específico de lesão na GN pós-estreptocócica ainda não foram elucidados.

A GN pós-estreptocócica é uma doença predominantemente infantil. Raramente afeta crianças com idade inferior a 2 anos (menos que 5% casos), de 5 a 10% casos ocorrem em indivíduos com idade superior a 40 anos e apresenta predomínio de acometimento masculino. Ocorre esporadicamente ou em surtos epidêmicos. A prevalência da doença tem diminuído nas últimas duas décadas, particularmente nos EUA e na Europa Ocidental, com predomínio de acometimento na área rural em relação às regiões urbanas. A gravidade da doença é extremamente variável, apresentando desde quadro assintomático até insuficiência renal aguda oligúrica. A forma clássica apresenta-se abruptamente, 10 a 21 dias após o início da infecção estreptocócica de pele ou garganta. Períodos muito curtos de latência, em geral, indicam que o acometimento renal não é pós-infeccioso, tratando-se em geral de exacerbação de doença renal preexistente como a nefropatia por IgA.

O quadro clínico clássico constitui-se de edema e hipertensão (75% casos), hematúria microscópica (dois terços dos casos), podendo ocorrer hematúria macroscópica (de 25 a 33% casos), congestão circulatória associada à retenção de sal e água (20% casos) e oligúria/anúria. A encefalopatia hipertensiva pode, ocasionalmente, instalar-se em pacientes pediátricos (10% casos). Raramente podem coexistir no mesmo paciente GN pós-estreptocócica e febre reumática.

A fisiopatologia da GN pós-estreptocócica envolve diminuição do ritmo de filtração glomerular determinado pela redução da superfície de filtração produzida pela infiltração glomerular por células inflamatórias e pela queda da permeabilidade da membrana basal glomerular. Ocorre liberação de mediadores inflamatórios por polimorfonucleares e macrófagos ativados com formação de produtos reativos de oxigênio, mieloperoxidase, enzimas líticas, metabólitos lipídicos e citoquinas, levando a graus variáveis de destruição de células endoteliais e glomerulares, com formação de crescentes epiteliais nos casos mais graves. O fluxo sangüíneo renal encontra-se igualmente reduzido, mantendo-se, portanto, a fração de filtração. A função tubular encontra-se preservada. A queda no volume de filtrado glomerular associada à reabsorção de fluidos e solutos no túbulo distal e coletor leva à instalação de oligúria. A manutenção da ingestão hídrica, em vigência de oligúria, produz retenção hidrossalina e, subseqüentemente, edema e hipertensão. Nos casos de queda intensa do ritmo de filtração glomerular, instalam-se acidose, hipercalemia e hiperfosfatemia.

A diferença entre recuperação do dano glomerular ou evolução para fibrose pode depender da intensidade ou da duração do processo de agressão renal. Modelos experimentais de lesão glomerular imunomediada sugerem que lesões glomerulares causadas por infiltração de polimorfonucleares, macrófagos e proliferação de células residentes (endotélio e mesângio) seriam resolvidas pela apoptose. A célula polimorfonuclear seria "clareada" pela fagocitose exercida pelo macrófago e pela célula mesangial. O "clareamento" das células residentes proliferadas ocorreria por apoptose e fagocitose posterior por células mesangiais funcionalmente intactas. Células de linhagem monocítica/macrofágica apresentariam também a possibilidade de deixar o glomérulo por via linfática.

Dentre os achados laboratoriais destacamos:

Urina 1 – osmolaridade em geral elevada; proteinúria positiva, raramente maciça; presença de cilindros hemáticos, granulosos, hialinos e leucocitários. Hemácias são em geral dismórficas.

Função renal – fluxo sangüíneo renal e ritmo de filtração glomerular (RFG) estão geralmente diminuídos; níveis séricos de uréia e creatinina podem estar elevados. Função tubular renal em geral é preservada. Expansão de volume extracelular é, em geral, isonatrêmica. Quando a queda do RFG é importante, instala-se hiponatremia, acidose metabólica, hipercalemia.

Hemograma e perfil de coagulação – a expansão de volume extracelular pode determinar anemia; plaquetopenia pode estar presente devido à diminuição da meia-vida plaquetária. Leucograma, em geral, inalterado. O perfil de coagulação demonstra polimerização do fibrinogênio na fase inicial da doença, acompanhado de diminuição do fator XIII e da antitrombina III e elevação da alfa-1-antitripsina. Sinais de fibrinólise marcam a fase de recuperação, com aparecimento no sangue de produtos derivados do fibrinogênio e, na urina, de produtos de degradação de fibrina.

Aspectos imunológicos – a resposta imunológica à estreptococcia de garganta é diferente daquela encontrada na forma cutânea. A infecção de garganta leva ao aumento dos títulos de antiestreptolisina O, anti-hialuronidase, anti-DNAase, anti-NADase. Todos estes anticorpos fazem parte do "streptozyme test", muito utilizado para o diagnóstico de estreptococcia prévia recente. Na infecção cutânea, no entanto, títulos de antiestreptolisina O não se elevam, devendo-se utilizar a anti-DNAase para o diagnóstico.

O complemento total e algumas de suas frações encontram-se diminuídos em aproximadamente 90% dos casos, na fase aguda da GN pós-estreptocócica. C3, C5 e properdina estão freqüentemente diminuídos, apesar de a ativação ocorrer por via clássica ou alternada, e C4 apresenta-se em geral em níveis normais. A hipocomplementemia resolve-se aproximadamente 6 semanas após o início do quadro. Apresentam hipergamaglobulinemia 90% dos pacientes com elevação de IgM e IgG; 75% dos casos apresentam crioglobulinemia e 50% positividade para o fator reumatóide.

O tratamento da GN aguda pós-estreptocócica é basicamente de suporte e engloba: repouso quando preciso em casos isolados, restrição de sal e água, intervenções específicas para hipertensão arterial e suas complicações, hipercalemia, acidose e hiperfosfatemia, quando necessário. Antibioticoterapia para erradicação do estreptococo nefritogênico deve ser empregada no paciente e nos familiares contatantes colonizados.

O curso da doença, em geral, caracteriza-se por melhora espontânea após a primeira semana de instalação, a qual se acompanha do restabelecimento da diurese e leva à diminuição do edema e da hipertensão arterial, permitindo a suspensão dos diuréticos e dos hipotensores. O complemento recupera-se em 6 a 8 semanas e a proteinúria negativa-se em 3 a 6 meses. A hematúria macroscópica geralmente se resolve em 2-3 semanas, permanece, no entanto, a hematúria microscópica que pode persistir por 1 a 2 anos. A falha no cumprimento desses critérios de melhora indica a realização de uma biópsia renal que objetiva a detecção de fatores anátomo-patológicos de risco (crescentes, GN rapidamente progressiva) da GN aguda pós-estreptocócica ou a identificação de outras doenças cujo quadro clínico inicial é o de uma síndrome nefrítica aguda, a saber: vasculites agudas (LES, Wegener, poliarterite nodosa, Henoch-Schönlein), nefropatia por IgA, GN membranoproliferativa, Alport, entre outras.

O prognóstico em curto prazo da GN pós-estreptocócica parece ser bom, principalmente em crianças, nas quais a mortalidade na fase aguda é inferior a 1%. A evolução e o prognóstico a longo prazo são, no entanto, controversos. O prognóstico parece ser bom na maioria dos pacientes pediátricos, cuja doença foi relacionada a casos esporádicos ou epidêmicos da doença, nos quais não se tenha detectado nefropatia preexistente, proteinúria importante persistente ou presença extensa de lesões crescênticas glomerulares. O desaparecimento completo das alterações urinárias pode levar anos; no entanto, biópsias seqüenciais demonstram lesões glomerulares discretas, com proliferação mesangial e depósito de imunoglobulina e C3. A evolução em longo prazo da doença (mais que 20 anos de seguimento) ainda não é conhecida.

INSUFICIÊNCIA RENAL CRÔNICA

VERA H. KOCH

INTRODUÇÃO

A insuficiência renal crônica (IRC) é uma síndrome provocada por grande variedade de nefropatias, as quais, devido à sua evolução progressiva, promovem de modo gradativo e quase sempre inexorável redução global das múltiplas funções renais. A redução progressiva do número de néfrons funcionantes é compensada, nas fases iniciais, por alterações adaptativas funcionais clinicamente silenciosas. A perda de cerca de 75 a 90% do parênquima renal leva a prejuízo do equilíbrio homeostático, e quando superior a 90% da massa renal funcionante determina descompensação hemodinâmica grave.

A descrição clássica de "insuficiência renal crônica" apresenta-a como a fase em que o ritmo de filtração glomerular (RFG) encontra-se inferior a aproximadamente 75mL/min/1,73m^2. Este tipo de definição, não contempla, no entanto, os objetivos atuais do tratamento da insuficiência renal crônica que visam, simultaneamente, a preservação da função residual renal, a atenuação dos sinais e sintomas decorrentes da falência renal gradual e a otimização do crescimento, para o cumprimento dos quais, torna-se necessário o diagnóstico precoce da condição predisponente à perda funcional renal. Com este intuito, desenvolveu-se um conjunto de recomendações para definir, estadiar e homogeneizar a metodologia de avaliação da insuficiência renal crônica em adultos e crianças, partindo do conceito de doença renal crônica. Com base nesta recomendação, um paciente tem doença renal crônica quando apresentar anormalidade funcional ou estrutural renal, por meio de alterações em exames de sangue, urina, imagem ou em biópsias renais, com duração superior a três meses, independentemente de modificação simultânea do ritmo de filtração glomerular, ou, quando apresentar ritmo de filtração glomerular abaixo de 60mL/min/1,73m², independentemente da associação com as alterações supracitadas.

As fases da insuficiência renal crônica e os cuidados propostos para cada fase, estão na Tabela X-8. Como o ritmo de filtração glomerular se eleva ao longo dos dois primeiros anos de vida na criança normal, atingindo então os valores do adulto, de 120 a 130mL/min/1,73m², os valores da tabela 1 devem ser considerados para crianças a partir de dois anos de idade. A Tabela X-9 fornece o ritmo de filtração glomerular (RFG) esperado para indivíduos normais, do nascimento aos 21 anos de idade.

O cálculo estimado da incidência de insuficiência renal crônica na criança baseia-se em dados obtidos de registros de diálise e transplante. Esta estimativa pode ser falha, pois nem todas as crianças acometidas de insuficiência renal crônica são encaminhadas para terapêutica substitutiva renal. A incidência de insuficiência renal terminal ou falência renal, considerando dados americanos e europeus, encontra-se em torno de 10-12 casos por milhão de população ajustada (0-19 anos), sendo

o afro-americano, o grupo étnico americano mais acometido A hipoplasia/displasia renal associada a malformações do aparelho urinário apresenta-se como a causa primária de insuficiência renal crônica mais prevalente na população pediátrica, outras etiologias menos freqüentes, mas também importantes na criança são as doenças hereditárias e as glomerulopatias.

Os pacientes com IRC podem estar assintomáticos, mesmo com redução da filtração glomerular (FG) de mais de 75%, conservando razoável atividade física e intelectual. Com decréscimos ulteriores da FG, a sobrevida faz-se cada vez mais com maiores limitações, freqüentemente na dependência de medidas terapêuticas especiais. O quadro clínico da IRC torna-se, então, mais exuberante, culminando com a uremia. Daí se depreende que o rim na IRC, por meio de profundas adaptações nos néfrons remanescentes, consegue manter suas múltiplas e essenciais atividades homeostáticas, até fase avançada da doença.

A IRC na criança se traduz, clínica e laboratorialmente, de modo semelhante à do adulto, com a única ressalva de que acomete o indivíduo em fase de crescimento e desenvolvimento.

Tabela X-8 – Fases da doença renal crônica e os cuidados propostos para cada fase (K/DOQI, 2002).

Fase	RFG* mL/min/1,73m²	Descrição	Ação
1	≥90	Lesão renal com RFG normal ou elevado	Tratamento da condição primária e co-morbidades Redução do risco cardiovascular e da progressão de perda renal
2	60-89	Redução leve de RFG	Estimar velocidade de perda funcional renal
3	30-59	Redução moderada de RFG	Avaliação e tratamento das complicações
4	15-29	Redução grave de RFG	Preparo para terapêutica de substituição renal
5	<15 ou diálise	Falência renal	Terapêutica de substituição renal

* K/DOQI, 2002 recomenda que o RFG seja estimado com base em fórmulas que incluam a creatinina sérica, a estatura e o sexo do paciente.

Tabela X-9 – Ritmo de filtração glomerular, avaliado através de infusão contínua de inulina, esperado para indivíduos normais do nascimento aos 21 anos de idade.

Idade (Sexo)	RFG (média ± desvio-padrão) em mL/min/1,73m²
1 semana (M e F)	41 ± 15
2-8 semanas (M e F)	66 ± 25
> 8 semanas (M e F)	96 ± 22
2-12 anos (M e F)	133 ± 27
13-21 anos (M)	140 ± 30
13-21 anos (F)	126 ± 22

REGULAÇÃO DO VOLUME DO FLUIDO EXTRACELULAR (VFEC)

Os pacientes com IRC, mesmo com ingestão normal de sal, podem manter-se em balanço de sódio até fases avançadas da doença. Desse modo, o volume do fluido extracelular, que é função do balanço de sódio, também se mantém dentro dos limites da normalidade. Isso é possível, pois, à medida que a FG diminui devido à destruição progressiva dos néfrons, sobrevém tendência à expansão do VFEC. Nessas condições, deflagra-se uma série de fatores, entre os quais a produção de um fator natriurético, diminuindo a reabsorção tubular de sódio. Assim, à medida que a FG diminui, maior porcentagem de carga filtrada de sódio (fração de excreção de sódio) é excretada na urina, mantendo-se, portanto, o balanço de sódio. Em condições normais, o balanço de sódio a uma FG de 120ml/min se mantém à custa de uma fração de excreção de sódio de menos de 1% da carga filtrada. À medida que a FG total se reduz, esse balanço é mantido à custa de um aumento da fração de excreção de sódio. O paciente com IRC pode excretar até 30 a 40% da carga filtrada de sódio para manter o balanço.

Pacientes cuja insuficiência renal deriva de tubulopatias ou de uropatia, são freqüentemente poliúricos em fase avançada de comprometimento funcional renal, são chamados "perdedores de sal", pois apresentam fração de excreção de sódio desproporcionalmente elevada, necessitando de alta ingestão de sal, para evitar desidratação, hipovolemia, hipotensão e agravamento de sua insuficiência renal.

REGULAÇÃO DA TONICIDADE DO FLUIDO EXTRACELULAR

À medida que a FG total se reduz devido à destruição dos néfrons, observa-se elevação dos níveis plasmáticos de uréia e de ânions impermeantes às membranas tubulares. Esse fato, associado à hiperfiltração glomerular por néfron e à menor reabsorção tubular de sódio no túbulo proximal, acarreta sobrecarga de solução aos sítios de diluição e concentração urinária (alça ascendente de Henle, túbulo distal e ducto coletor), caracterizando-se um estado de diurese osmótica. Nessas circunstâncias, a osmolaridade urinária tende a se fixar em valores próximos da osmolaridade plasmática. A isso denomina-se isostenúria.

A diurese osmótica nos néfrons residuais explica, em grande parte, porque o paciente com IRC apresenta prejuízo progressivo na capacidade de concentrar ou diluir a urina. Essas alterações o tornam, respectivamente, mais vulnerável à restrição hídrica, com risco maior de desidratação, ou à sobrecarga hídrica, a qual pode acarretar hipervolemia.

A observação de pacientes com IRC mostra que a capacidade de concentração se compromete mais precocemente que a de diluição. Esse déficit da capacidade de concentração é mais pronunciado quando a nefropatia afeta predominantemente o tecido tubulointersticial, como na nefronoftise e na uropatia com pielonefrite crônica. Uma possível explicação para o fato mencionado é que, na nefropatia de evolução crônica, o desarranjo anatômico da região medular do rim comprometa menos o efeito urinário do sistema de contracorrente, possibilitando à porção ascendente da alça de Henle (impermeável à água) transportar solutos ativamente, o que determina diluição do fluido tubular. O desarranjo anatômico afetaria muito mais a multiplicação do efeito urinário, diminuindo a hipertonicidade medular e, portanto, a concentração urinária.

O déficit de concentração urinária determina que a quantidade de solutos a ser eliminada, durante as 24 horas, faça-se em volume urinário aumentado, sem variação nictemeral, isto é, volume urinário noturno igual ao diurno. Isso determina o aparecimento de poliúria e noctúria, essa obrigando o paciente a levantar-se à noite para urinar uma ou mais vezes. O pico de poliúria ocorre com FG entre 5 e 30mL/min; abaixo de 5mL/min, sobrevém oligúria, indicando IRC em fase evolutiva terminal.

REGULAÇÃO DO EQUILÍBRIO ÁCIDO-BÁSICO DO FLUIDO EXTRACELULAR

Em lactentes e pré-escolares, a produção endógena de ácidos não-voláteis é da ordem de 2 a 3mEq/kg/dia, e no adulto, de 1mEq/kg/dia. A acidose de origem renal surge em conseqüência de desequilíbrio entre a produção ácida endógena e a capacidade renal de excretá-la. À medida que a

população de néfrons se reduz, o balanço hidroge-
niônico se mantém durante muito tempo à custa
da hipertrofia compensadora funcional nos néfrons residuais. No entanto, quando a FG cai abaixo de 20mL/min, a excreção total de ácidos torna-
se menor que a produção, de modo que sobrevém
a acidose metabólica. Esta caracteriza-se por queda plasmática do bicarbonato e elevação, por retenção, da concentração plasmática de ânions de
ácidos fortes (sulfatos e fosfatos) e de ácidos orgânicos. A concentração plasmática de cloro pode
ser normal, estar diminuída por hemodiluição ou
vômitos ou aumentada para a compensação de
perda urinária de bicarbonato.

A excreção total de ácidos está diminuída em
fases mais avançadas da IRC. Esta excreção total
é dada pela acidez titulável, somada à excreção
de amônia, subtraindo-se da soma a excreção de
bicarbonato. A menor excreção total de ácidos na
IRC depende, em grande parte, da menor produção
de amônia, devido à diminuição da massa funcionante renal. Por outro lado, na IRC, a reabsorção
tubular de bicarbonato diminui paralelamente à
menor reabsorção tubular de sódio. Possivelmente, isso se deve à elevação dos níveis plasmáticos
do paratormônio, o qual contribui para diminuir
a reabsorção tubular de bicarbonato. Em alguns
pacientes, a excreção urinária de bicarbonato é intensa, agravando, portanto, a acidose; em outros,
não é tão evidente. No entanto, à medida que a IRC
progride e a concentração de bicarbonato diminui,
a perda urinária deste íon passa a ser mínima ou
indetectável. Percebe-se, portanto, que na IRC a
excreção ácida passa a depender cada vez mais da
excreção de acidez titulável, a qual depende grandemente do ânion fosfato. A elevação da concentração plasmática de fosfato compensa, até certo
ponto, o efeito da redução da FG em diminuir a
quantidade filtrada de fosfato. Por outro lado, o estado de hiperparatireoidismo secundário diminui
a reabsorção tubular proximal de fosfato, aumentando a oferta desse ânion às porções distais do
néfron. Finalmente, o ânion fosfato, sendo pouco
permeante à membrana do túbulo distal, aumenta
a diferença de potencial transtubular (luz do túbulo negativa), favorecendo a secreção de íons hidrogênio. Assim sendo, a acidez titulável, no que
depende do tampão fosfato, garante a excreção de
parcela importante de íons hidrogênio na acidose
urêmica. No entanto, em fases avançadas da IRC,

mesmo esse fator se torna insuficiente, acelerando, portanto, o desenvolvimento da acidose.

CÁLCIO E FÓSFORO

A osteodistrofia renal é uma complicação freqüente que ocorre em portadores de insuficiência
renal crônica. O hiperparatiroidismo secundário,
conseqüente à insuficiência renal crônica, desenvolve-se desde as fases mais precoces de perda da
função renal. Os principais fatores implicados na
hipersecreção do paratormônio (PTH) são a redução do cálcio iônico e o aumento do fósforo plasmático, além de outros como acidose metabólica,
diminuição da produção da forma ativa da vitamina D (1,25-diidroxi-vitamina D) pelo rim e, eventualmente, toxinas urêmicas. Sabe-se que pequenas
quedas na função renal são suficientes para estimular a produção de PTH. Esse fenômeno é atribuído
fundamentalmente a uma diminuição do cálcio sérico. Existem pelo menos três hipóteses para explicar a hipocalcemia da insuficiência renal crônica:

1. Retenção de fosfato devida à queda da filtração glomerular com conseqüente diminuição do cálcio plasmático, de modo a
   manter o produto (Ca) $\times$ (P) constante. A
   hipocalcemia estimula a secreção do PTH
   que, por sua vez, diminui a reabsorção tubular de fosfato, com aumento da fosfatúria
   e conseqüente normalização dos níveis de
   fósforo e cálcio plasmático. Tal mecanismo
   se repete a cada diminuição da filtração
   glomerular.

2. Modificações produzidas pela insuficiência renal no metabolismo da vitamina D. O
   principal metabólito ativo da vitamina D,
   a $1,25(OH)_2$-vitamina D (calcitriol), é sintetizado no rim através de uma enzima, a
   alfa-1-hidroxilase, localizada nas células
   do túbulo proximal. Durante o curso da
   insuficiência renal, os níveis de $1,25(OH)_2$
   ou D_3 declinam progressivamente em relação quase direta com o índice de filtração
   glomerular.

3. Resistência óssea à ação calcêmica do PTH
   observada em fases precoces e avançadas
   da insuficiência renal crônica. Esse fenômeno tem sido atribuído, pelo menos em
   parte, à deficiência de $1,25(OH)_2$-vitamina
   D, sugerindo que a presença dessa vitami-

na possa ser imprescindível à ação calcêmica do PTH.

POTÁSSIO

À medida que a FG total diminui, os níveis séricos de potássio têm tendência a aumentar. No entanto, tal fato em geral não se concretiza porque a secreção de potássio nos túbulos distais dos néfrons residuais aumenta, permitindo que a concentração plasmática deste íon se mantenha dentro dos limites da normalidade. Na uremia avançada se observa, no entanto, com freqüência a elevação da concentração plasmática de potássio.

O aumento da secreção distal de potássio na IRC é devido a: 1. aumento da oferta de sódio, por diminuição da reabsorção tubular proximal desse íon, aos sítios distais de troca de sódio luminal por potássio intracelular; 2. estado de hiperaldosteronismo freqüentemente observado na IRC, o qual ativa a referida troca; 3. elevação da concentração de potássio no interior da célula do túbulo distal, que aumenta o gradiente de concentração entre célula e luz tubular e favorece assim a secreção de potássio; e 4. aumento da velocidade de fluxo intratubular que, por promover rápida remoção do potássio secretado, mantém o gradiente de potássio entre a célula e a luz tubular.

Os níveis séricos de potássio podem elevar-se agudamente em pacientes com IRC, em conseqüência do aumento do catabolismo associado à infecção, traumatismo ou, seguindo-se, hemólise.

A acidose metabólica aumenta a concentração plasmática de potássio, independentemente de alteração do potássio corporal total. Além disso, na vigência de acidose metabólica, a excreção renal de potássio é menor, devido, provavelmente, à competição entre a secreção de íons hidrogênio e potássio em troca por sódio no túbulo distal.

MAGNÉSIO

Normalmente, cerca de 90% do magnésio filtrado é reabsorvido nos túbulos. À medida que a população de néfrons diminui, aumenta a excreção de magnésio nos néfrons residuais devido à menor reabsorção tubular, mantendo-se a magnesemia dentro dos limites da normalidade, ao redor de 2mEq/L. Quando a filtração glomerular cai abaixo de 25mL/min, os níveis séricos começam a se elevar, contribuindo para o quadro clínico de depressão do sistema nervoso central.

ANEMIA

A anemia é a principal conseqüência hematológica da insuficiência renal. Constitui o principal fator responsável pela limitação da capacidade física dos portadores de insuficiência renal crônica. Desenvolve-se, em geral, quando a velocidade de filtração glomerular atinge valores inferiores a 50mL/min/1,73m². Caracteriza-se por ser normocítica, normocrômica e apresentar contagem baixa de reticulócitos. A patogênese é variada e envolve múltiplos fatores que atuam diminuindo a eritropoese ou levando à perda de eritrócitos.

Diminuição da eritropoese

Deficiência de eritropoetina (EPO) é o principal mecanismo da anemia renal. A eritropoetina é um hormônio glicoprotéico. O rim é o principal local de produção de EPO e as células produtoras foram localizadas no endotélio dos capilares peritubulares situados no córtex renal e na medula externa e em fibroblastos intersticiais. No sistema hematopoético, a EPO atua como fator de crescimento ligando-se às células da medula óssea por meio de um receptor específico, formando um complexo receptor-EPO que vai atuar como fator de crescimento em células progenitoras eritróides promovendo sua proliferação e diferenciação em pró-eritroblastos e reticulócitos e impedindo a apaptose ou morte celular. Na doença renal crônica, a diminuição da massa renal quebra esse circuito, ocasionando anemia. A utilização de transfusões sangüíneas sucessivas contribui para inibir a eritropoese, uma vez que o aumento do número de hemácias, embora transitório, diminui a hipóxia tecidual, estímulo para a produção de EPO.

Deficiência de ferro

A síntese de hemoglobina requer incorporação de ferro em larga escala e implica mobilização de ferro do sistema reticuloendotelial e transporte pela transferrina para atender à demanda da medula.

Hiperparatiroidismo secundário

A osteíte fibrosa cística, decorrente do aumento do PTH, ainda é uma complicação freqüente na insuficiência renal crônica. A fibrose da medula óssea e conseqüente redução do compartimento precursor eritróide são responsáveis pela diminuição da eritropoese.

Deficiência do ácido fólico

A deficiência do ácido fólico, resultante de ingestão inadequada e de perdas pela diálise, pode agravar a anemia da IRC, impedindo a síntese de DNA. Neste caso, a anemia é megaloblástica e as hemácias são macrocíticas.

Diminuição da sobrevida da hemácia

Em pacientes urêmicos, fatores intra e extracelulares atuam encurtando a sobrevida dos glóbulos vermelhos em 30 a 50%. Por outro lado, várias substâncias podem causar hemólise aguda em pacientes submetidos à hemodiálise, como o formaldeído utilizado para reesterilizar os capilares e linhas, contaminação da água do centro de diálise por agentes oxidantes como nitrato ou cloro, falhas no preparo das soluções de diálise (hipo ou hiperosmolares) e o superaquecimento do sistema dialítico.

ALTERAÇÕES DA HEMOSTASIA

A tendência a sangramentos é complicação freqüente da IRC avançada, principalmente devido a alterações plaquetárias. Na uremia grave, a adesividade plaquetária é deficiente, e substâncias presentes no plasma urêmico, entre elas o ácido guanidinossuccínico, alteram a agregação plaquetária por ADP, colágeno e adrenalina. O fator plaquetário III apresenta-se diminuído. Várias alterações de fatores de coagulação têm sido descritas, entre elas a diminuição da atividade do fator VIII de von Willebrand. Nos pacientes urêmicos não tratados, o tempo de sangramento é prolongado, cerca de 20 ou 30 minutos.

ALTERAÇÕES METABÓLICAS E HORMONAIS

O *clearance* renal responde por 30 a 60% da excreção de hormônios, tais como: insulina, somatostatina, glucagon, calcitonina, hormônio do crescimento, prolactina e paratormônio. Esse mecanismo é mantido até níveis de função residual renal em torno de 30% do normal. No caso da insulina, sua meia-vida passa a elevar-se quando a função renal residual chega a 20%. A IRC afeta a utilização de glicose via insulina de duas maneiras: nas fases iniciais, ocorre resistência periférica à ação da insulina compensada pelo estado hiperinsulinêmico acima mencionado; nas fases avançadas de perda funcional renal, a produção pancreática de insulina é afetada desenvolvendo-se intolerância à glicose. Há evidências de que a alteração funcional da célula pancreática beta esteja relacionada à gravidade do hiperparatiroidismo secundário, pois a intolerância à glicose melhora em pacientes submetidos à paratiroidectomia. Hipertrigliceridemia e, mais raramente, hipercolesterolemia ocorrem na IRC talvez secundariamente à intolerância à glicose. Redução de massa muscular é também freqüente na IRC, sendo causada pela baixa ingestão calórica, associada à inatividade do paciente urêmico e pelos distúrbios metabólicos que afetam a síntese e a produção protéica na nefropatia crônica.

CRESCIMENTO E MATURAÇÃO SEXUAL

A prevalência de retardo de crescimento, em crianças com IRC, varia de 36 a 67%. Crianças com doenças renais congênitas tendem a ter maior comprometimento do que aquelas com doenças adquiridas, pois a velocidade de crescimento nos primeiros anos de vida é mais intensa e a concomitância de distúrbios tubulointersticiais renais, mais freqüente. A puberdade é freqüentemente tardia nas crianças com IRC e inicia-se em idade cronológica média de 13 anos para crianças do sexo feminino e 14 anos para crianças do sexo masculino. Ocorre, no entanto, em idade óssea comparável à da população normal, ou seja, 10 e 11 anos, respectivamente, para crianças do sexo feminino e masculino.

O retardo de crescimento de pacientes com IRC depende da interação de múltiplos fatores relacionados à doença renal primária, alterações hidreletrolíticas ácido-básicas e nutricionais, uso pregresso ou atual de corticoterapia, osteodistrofia renal, anemia e modificações endocrinológicas determinadas pelo estado urêmico.

O hormônio de crescimento (GH) é produzido e armazenado na adeno-hipófise. A secreção para a corrente sangüínea ocorre de maneira intermitente, na ordem de 6 a 9 pulsos por dia. Esse padrão pulsátil é gerado pela alternância de dois hormônios hipotalâmicos: o liberador do hormônio do crescimento (GHRH) e a somatostatina, com ação, respectivamente, estimulante e inibitória na secreção do GH. O eutiroidismo é pré-requisito para a secreção normal de GH.

A liberação espontânea ocorre, preferentemente, durante a noite. A secreção de GH pode ser induzida por exercício físico, hipoglicemia e pela utilização de drogas como arginina e clonidina, entre outras. Parte do GH circulante está acoplada a uma proteína específica cuja concentração sérica aumenta durante a infância. A ação do GH no crescimento da criança ocorre de modo direto e indireto, ou seja, por meio de mediadores de crescimento denominados "insulin-like growth factors" (fatores de crescimento insulino-símiles) representados em textos pela sigla IGF. As IGF até agora identificadas são IGFI e IGFII, sendo a IGFI GH dependente.

As IGF circulam ligadas a proteínas carregadoras de baixo e alto peso molecular (IGFBP). A oferta nutricional adequada é o fator aparentemente fundamental para o crescimento fetal e da criança no primeiro ano de vida. Nessa fase, não há correlação entre crescimento e níveis séricos de GH. O crescimento parece tornar-se GH dependente a partir do segundo ano de vida. A secreção de GH aumenta na puberdade, coincidindo com o início do estirão puberal em ambos os sexos.

O estudo do metabolismo do GH e das IGF em crianças com lesão renal progressiva revelou múltiplas alterações no mecanismo regulador desse sistema hormonal, em resumo:

1. níveis séricos de GH freqüentemente aumentados devido provavelmente à redução do "clearence" renal;
2. diminuição dos níveis circulantes da proteína carreadora de GH (GHBP), possivelmente ligada à baixa expressão de receptores de GH nos tecidos-alvo, com conseqüente ineficiência da estimulação de produção de IGFI hepática, via GH circulante;
3. possível excesso de proteínas carreadoras de IGF (IGFBP) em relação ao nível circulante total de IGF, que configura um estado de deficiência relativa de IGFI.

Com base nesses dados, sugere-se que a uremia configure um estado de resistência tecidual à ação do GH circulante, associado à deficiência relativa de IGFI, com conseqüente retardo de crescimento da criança afetada.

TERAPÊUTICA

A base da terapêutica nutricional consiste em adequar o aporte calórico para suprir as necessidades para crescimento e desenvolvimento de cada faixa etária:

Lactente: 102-108 kcal/kg/ dia; *Pré-escolar*: 90 kcal/kg/dia; *Escolar*: 70 kcal/kg/dia e *Adolescente*: 50 kcal/kg/dia

O aporte protéico também deve ser adequado. Como, normalmente, comemos muito mais proteína do que o recomendado para idade, ao adequarmos a dieta, são impostas restrições à dieta habitual da família. Deve-se utilizar 100% do recomendado para idade só a partir de ritmo de filtração glomerular igual ou inferior a 50mL/min/ 1,73m^2). Para a criança em diálise o aporte protéico é mais elevado do que o apresentado, variando com o tipo de diálise utilizado.

- De 0 a 6 meses: 2,2g/kg/dia.
- De 6 a 12 meses: 1,6g/kg/dia.
- De 1 a 6 anos: 1,1g/kg/dia.
- De 7 a 10 anos: 1,0g/kg/dia.
- Adolescência: de 0,8 a 1,0g/kg/dia

O aporte de sódio também deve ser adequado. A medida do sódio urinário de 24 horas dá a dimensão das perdas obrigatórias de sódio urinário, e orienta o aconselhamento dietético. Deve-se manter o nível sérico de sódio entre 135 e 145mEq/ L. O aporte de potássio também deve ser estimado no sentido de manter nível sérico deste íon entre 3,5 e 5mEq/L.

A acidose metabólica deve ser tratada pela suplementação de bicarbonato de sódio, visando manter o pH sangüíneo dentro da faixa de normalidade e o bicarbonato plasmático entre 21 e 25mEq/L.

A hiperfosfatemia deve ser controlada por meio de quelantes intestinais de fósforo, dados por via oral, junto às refeições. Em pacientes pediátricos com insuficiência renal crônica classes 1 a 4 o nível sérico de fósforo deve ser mantido próximo ao limite inferior indicado para a idade, para pacientes com insuficiência renal crônica classe 5, recomenda-se manter o fósforo sérico entre 3,5 e 5,5mg/dL na adolescência e entre 4 e 6mg/dL para crianças de 1 a 12 anos de idade. O nível sérico de cálcio deve ser mantido, através do uso judicioso de suplementação de cálcio e 1,25-diidroxi-vitamina D por via oral, dentro da faixa de normalidade preconizada para a idade, preferencialmente próximo ao limite inferior, mantendo-se para insuficiência renal crônica classe 5, valores entre 8,8-9,5mg/dL.

A anemia deve ser corrigida pela administração de eritropoetina recombinante humana, em caso de anemia ferropriva associada, adequar conteúdo de ferro da dieta e iniciar suplementação oral ou endovenosa de ferro. Recomenda-se atingir um valor de hemoglobina/(hematócrito) entre 11g/dL (33%) e 12g/dL (36%).

A hipertensão arterial deve ser controlada com agentes hipotensores utilizados com dose adequada ao ritmo de filtração glomerular do paciente mantendo-se valores de pressão arterial baixo do percentil 90 para idade, sexo e percentil de estatura.

O tratamento dialítico deve ter início no paciente renal crônico antes que as manifestações de uremia franca se instalem.

INSUFICIÊNCIA RENAL AGUDA

VERA H. KOCH

INTRODUÇÃO

Insuficiência renal aguda (IRA) é definida como uma síndrome clínico-laboratorial caracterizada por deterioração aguda da função renal, resultando em inabilidade da manutenção da homeostase do organismo.

Considerando que para a formação da urina necessitamos de perfusão renal adequada, integridade da função tubular e de permeabilidade das vias excretoras urinárias, podemos classificar a insuficiência renal aguda em causas pré-renais, renais e pós-renais.

Na IRA pré-renal ou funcional, a célula tubular ainda mantém sua integridade, ocorre aumento de reabsorção de água e sódio no túbulo proximal e no túbulo distal, respectivamente, por elevação da pressão oncótica do capilar peritubular e por ativação do sistema renina-angiotensina-aldosterona. A ativação do hormônio antidiurético leva à reabsorção de água livre no túbulo coletor. Essa situação geralmente se associa a oligúria, excreção urinária fracionada de sódio (FENa) extremamente reduzida e boa capacidade de manutenção da osmolaridade urinária.

Na IRA de causa renal, a patogênese parece ser relacionada a fatores hemodinâmicos, tubulares e lesão metabólica celular associada à isquemia. Dependendo do mecanismo etiopatogênico envolvido, fatores isquêmicos ou tóxicos promoverão necrose tubular aguda, obstrução tubular e/ou difusão do filtrado tubular para o interstício renal. Esses eventos vasculares e tubulares estão associados a alterações do metabolismo celular, com a participação de mediadores hormonais e celulares, produção de radicais livres, principalmente devido ao fenômeno de reperfusão pós-isquêmica, redução de ATP celular, produção de adenosina, levando a uma disfunção tubular característica da IRA renal. Nessa situação clínica, os mecanismos de reabsorção tubular de eletrólitos estão prejudicados. Dessa forma, com algumas exceções, a oligúria acompanha-se de fração de excreção de sódio elevada e hipo ou isostenúria.

Nos quadros pós-renais, ocorre queda da ultrafiltração, secundária ao processo obstrutivo das vias urinárias.

No período neonatal, a causa mais freqüente de IRA é relacionada à má perfusão tecidual associada a quadros de hipovolemia, hipóxia, insuficiência cardíaca e síndrome do desconforto respiratório. Outras causas de IRA no recém-nascido incluem a trombose de veia ou artéria renal e as uropatias obstrutivas. Nos lactentes, a IRA é mais freqüentemente pré-renal, associada à hipoperfusão renal causada por hipovolemia. Dentre as causas de IRA renal, merecem destaque a necrose tubular aguda geralmente relacionada ao manuseio inadequado da IRA pré-renal e a síndrome hemolítico-urêmica (SHU), caracterizada pela tríade: anemia microangiopática, trombocitopenia e oligoanúria. A IRA no período pré-escolar e escolar é mais freqüentemente relacionada às glomerulopatias agudas.

Os aspectos clínicos da IRA estão diretamente ligados à doença de base. A IRA pode se apresentar sob a forma oligúrica, ou seja, com diurese inferior a 0,5mL/kg/hora (< 1mL/kg/hora no recém-nascido) ou, *não raramente*, de maneira não-oligúrica, esta última de melhor prognóstico, porém com alterações metabólicas igualmente sérias.

Os achados laboratoriais na IRA são importantes por auxiliarem no diagnóstico diferencial entre IRA renal e pré-renal.

Densidade urinária – na IRA renal propriamente dita, geralmente ocorre isostenúria (densidade urinária próxima a 1,010). No entanto, nas nefropatias parenquimatosas sem comprometimento tubular, como a glomerulonefrite pós-infecciosa, a densidade urinária é elevada, próxima de 1.020-1.030. Nos casos de IRA pré-renal, a densidade urinária encontra-se, em geral, preservada.

Concentração urinária de sódio – lesões do epitélio tubular danificam os mecanismos de conservação do sódio, verificando-se tendência à natriurese elevada, com concentração urinária de sódio acima de 60mEq/L. Na IRA pré-renal, ao contrário, o sódio urinário em geral é abaixo 20mEq/L. Nos recém-nascidos prematuros, abaixo de 32 semanas de idade gestacional, cuja capacidade de conservação de sódio é limitada, esses valores apresentam menor utilidade.

Sedimento urinário – apresenta, em geral, alterações inespecíficas, tanto na IRA renal propriamente dita como na pré-renal, não tendo valor no diagnóstico diferencial entre as duas situações clínicas. A presença de eosinofilúria pode chamar a atenção para o diagnóstico de nefrites intersticiais associadas a processos de hipersensibilidade.

Níveis elevados de uréia e creatinina – acompanham o quadro de IRA independentemente da situação clínica de base.

Alterações do hemograma – útil nos casos de SHU, nos quais ocorre a tríade: anemia com reticulocitose e presença de hemácias crenadas no sangue periférico, plaquetopenia e déficit funcional renal. A anemia normocítica normocrômica é, no entanto, achado freqüente na IRA, sua intensidade se correlaciona com a duração da uremia. A deficiência do fator plaquetário 3 pode ser intensa na IRA, levando a prejuízo da atividade e da agregação plaquetária.

Natremia – variável depende do distúrbio de base. Pode estar elevada na desidratação hipernatrêmica ou na sobrecarga iatrogênica de sódio. Pode estar diminuída, devido a perdas hidrossalinas intensas, freqüentemente associadas às diarréias secretoras ou secundariamente à hipervolemia de etiologia em geral iatrogênica, associada à falta de reconhecimento do processo de falência renal e oligoanúria.

Potássio – apresenta-se, freqüentemente, elevado em conseqüência da redução do ritmo de filtração glomerular, da acidose metabólica, que determina a saída do potássio do espaço intracelular para o extracelular, e da depleção das reservas de glicogênio, que leva à liberação desse íon para o espaço intracelular.

Acidose metabólica – é comum e laboratorialmente se caracteriza por pH plasmático baixo, redução da reserva alcalina e, em geral, por "anion gap" aumentado, associado à retenção de ácidos orgânicos, secundariamente à queda do ritmo de filtração glomerular.

Dentre os índices mais utilizados, para diferenciar a IRA renal propriamente dita de IRA pré-renal, merece destaque a fração de excreção de sódio (FENa),

$$FeNa = U/P\ Na\ /\ U/P\ Cr \times 100$$

onde:
U = concentração urinária;
P = concentração plasmática;
Na = sódio;
Cr = creatinina

Para crianças e recém-nascidos acima de 32 semanas, na IRA renal a FENa geralmente é **superior** a 2%, enquanto na IRA pré-renal **é menor ou igual** a 1% (no RN menor que 2,5%). No entanto, nos casos de IRA parenquimatosa com função tubular preservada, a FENa pode estar normal. Com relação ao IFR, os valores acima de 3 sugerem IRA renal propriamente dita.

Hipocalcemia e hiperfosfatemia – acompanham o quadro de IRA independentemente da situação clínica de base. A hiperfosfatemia é devido à redução do ritmo de filtração glomerular e, no caso de traumatismo, à liberação de fosfato intracelular a partir do tecido lesado. A hipocalcemia deve-se principalmente à hiperfosfatemia e à situação de hiperparatiroidismo dela decorrente. Hipermagnesemia de grau leve é também freqüente na IRA. A determinação do cálcio ionizado deve ser preferida em relação ao cálcio total, pois é a forma iônica a determinante da atividade fisiológica relacionada a este íon e o cálcio total pode estar falsamente diminuído devido à concomitância de hipoalbuminemia (Tabela X-10).

Os achados de ultra-som são úteis ao diagnóstico diferencial da IRA pediátrica principalmente na IRA pós-renal, demonstrando a existência da malformação de rins e vias urinárias e na IRA de causa vascular, na qual a utilização do ultra-som com Doppler confirma a presença de trombose vascular. A biópsia renal pode amparar a elucidação diagnóstica na IRA de causa desconhecida e fornecer prognóstico de IRA de resolução arrastada ou incompleta.

A terapêutica da insuficiência renal aguda visa a manutenção do equilíbrio hemodinâmico do paciente, o tratamento da doença de base, o suporte nutricional e a correção do distúrbio dos metabolismos ácido – básico e hidreletrolítico. A

Tabela X-10 – Avaliação da insuficiência renal, aguda renal e pré-renal em crianças e recém-nascidos.

Índices	Pré-renal	Necrose tubular aguda	Glomerulopatia
Osmolaridade urinária (mOsm/kg H$_2$O)	≥ 400-500 ≥ 350 (RN)	< 350 ≤ 300 (RN)	≥ 400-500
U/P osmolaridade	> 2 > 1,5 (RN)	< 1 < 1 (RN)	
U sódio	< 10 < 20-30 (RN)	> 30-40 > 30-40 (RN)	< 10
FENa	≤ 1 ≤ 2, 5 (RN)	> 2 > 2,5 (RN)	≤ 1
USG	normal perda da diferenciação corticomedular	↑ ecogenicidade/nefromegalia perda da diferenciação corticomedular	
U/P creatinina	> 40 > 30 (RN)	< 20 < 10 (RN)	
Outros	Elevação da uréia sérica >> Elevação da creatinina	Creatinina sérica se eleva de 0, 5 a 1,5mg/dL/dia	

terapêutica de substituição renal pode ser indicada por falha no manejo clínico da volemia, dos distúrbios hidreletrolíticos, ácido básicos ou metabólicos e pode ser viabilizda por diálise peritoneal, hemodiálise ou hemofiltração venovenosa contínua.

NEFRITE INTERSTICIAL

MARIA DANISE FUJIMURA

A nefrite tubulointersticial (NTI) é causa importante de insuficiência renal em crianças. Corresponde a uma situação clínica em que o interstício renal se apresenta com infiltrado de células inflamatórias e edema, ou com fibrose; o comprometimento glomerular e vascular é mínimo ou ausente (NTI primárias); no entanto, nas formas mais arrastadas, de evolução progressiva, podem ser vistas áreas de esclerose glomerular. As formas chamadas secundárias de NTI costumam estar associadas a vários tipos de glomerulonefrites e a doenças sistêmicas com envolvimento renal, como por exemplo lúpus eritematoso sistêmico (LES).

A NTI pode ser aguda com manifestações clínicas de início abrupto, tais como sedimento urinário alterado, defeitos tubulares renais e insuficiência renal aguda (IRA). O diagnóstico precoce e o tratamento adequado podem levar à recuperação dos parâmetros funcionais afetados. Em circunstâncias desfavoráveis, o processo agudo pode progredir, tornar-se irreversível e crônico; do ponto de vista histológico, predominam a fibrose intersticial com atrofia tubular.

A NTI aguda tem prevalência entre 5 e 26% (dependendo das séries estudadas) como causa de IRA em crianças. Sua incidência real é subestimada, porque, com freqüência, a biópsia renal diagnóstica deixa de ser realizada, em crianças, em vista da resolução clínica. Os quadros crônicos são responsáveis por 6 a 8% dos casos de insuficiência renal crônica (IRC) terminal na faixa pediátrica. As NTI agudas podem ser classificadas de acordo com sua etiologia/mecanismo de ação:

- Associadas a infecções em que o agente causador é identificado no interstício renal como, por exemplo, ocorre com bactérias e fungos comumente associados a quadros de pielonefrite, alguns tipos de vírus e rickétsias. Outras vezes, a NTI aguda ocorre dentro do quadro clínico infeccioso causado por agentes etiológicos que não conseguem ser recuperados no interstício renal, como por exemplo em casos de infecções bacterianas pelo *Streptococcus pneumoniae*, pelo estreptococo β-hemolítico do grupo A, em casos de difteria e escarlatina (no passado), em infecções associadas a alguns vírus (Epstein-Barr, hepatite B, HIV, entre outros) e a alguns parasitas (*Toxoplasma gondii, Leishmania donovani*). São as NTI estéreis ou reativas.

- Podem ser mediadas imunologicamente: constituem-se nas reações de hipersensibilidade a drogas (antiinflamatórios não-hormonais), vários antibióticos (penicilinas e similares, cefalosporinas e outros), diuréticos e várias outras drogas foram descritas.

- Associadas a várias doenças renais primárias ou doenças sistêmicas com envolvimento renal (LES, lues, nefropatia por IgA e outras glomerulonefrites).

- Idiopáticas: nas quais não se evidencia nenhuma causa para o processo, não há depósitos de imunoglobulinas nas biópsias renais. Constituem cerca de 30-40% dos casos de NTI aguda.

As causas de NTI de evolução crônica são bastante diversificadas. Em crianças, predominam doenças obstrutivas do trato urinário, às quais podem-se sobrepor etiologias infecciosas; distúrbios metabólicos, exposição a metais pesados; tubulopatias hereditárias; doenças renais císticas. Algumas neoplasias (leucemias, linfomas, mieloma múltiplo) podem cursar com envolvimento tubulointersticial progressivo; algumas drogas (cisplatinum, ciclosporina, etc.) determinam inflamação grave do interstício com distúrbios tubulares muito importantes.

As manifestações clínicas podem ser de caráter geral, tais como fadiga, perda de peso, anorexia, febre, cefaléia, palidez, dor de garganta e outros sinais de infecção, dor abdominal. Às vezes ocorrem exantema ("rash" cutâneo) e artralgias, à semelhança de quadros de hipersensibilidade.

As alterações renais são polimorfas e de intensidade variável. Podem-se apresentar como alterações de sedimento urinário, completamente assintomáticas; ou associadas aos sintomas gerais previamente expostos; ou evoluírem para graus variados de comprometimento das funções tubulares, culminando em IRA oligúrica. Com freqüência, a queda do ritmo de filtração glomerular é discreta, em relação à magnitude das alterações tubulares. Hematúria microscópica e proteinúria discreta são comuns. Às vezes, o quadro evolui para proteinúria maciça com edema, caracterizando uma síndrome nefrótica, sobretudo em crianças em que a NTI está associada a drogas antiinflamatórias não-hormonais. A NTI deve ser sempre pensada como etiologia em pacientes com insuficiência renal de causa não esclarecida. O diagnóstico é confirmado por meio de biópsia renal.

Os achados laboratoriais no sangue e na urina podem ser encontrados tanto nas formas agudas, como nas crônicas, e a intensidade das alterações varia em função da gravidade do processo inflamatório que ocorre no interstício renal.

Ao analisarmos o hemograma, verifica-se a presença de anemia normocrônica normocítica e de leucocitose. A leucocitose pode ser importante, refletindo o processo inflamatório, e pode ocorrer com ou sem eosinofilia. Quando a NTI é secundária ao uso de drogas, ocorre eosinofilia em 60 a 100% dos casos e aumento dos níveis séricos de IgE em 50% dos casos (confirmados com biópsia renal). A ausência de eosinofilia não invalida o diagnóstico. Os níveis séricos de complemento total e frações C3/C4 são normais (exceto nos pacientes com LES). Os valores de uréia/creatinina no soro podem estar aumentados, refletindo uma redução leve a moderada do ritmo de filtração glomerular, que ocorre de maneira desproporcionada em relação aos distúrbios tubulares, muito mais prejudicados. Às vezes, estabelece-se IRA oligúrica.

A função tubular distal costuma estar mais comprometida, sobretudo o processo de acidificação urinária, de modo que encontramos, com freqüência, acidose metabólica hiperclorêmica ("anion gap" normal) com hipercalemia. Quando as funções tubulares proximais também estão afetadas, a acidose metabólica hiperclorêmica cursa com potássio sérico normal ou diminuído, assim como de fósforo e ácido úrico séricos. Às vezes, ocorre poliúria com hipernatremia, conseqüentes à incapacidade da medula renal de concentrar a urina.

As alterações urinárias mais comuns são hematúria microscópica e proteinúria. A proteinúria é geralmente menor que 1g/dia, sendo tipicamente uma proteinúria tubular, com aumento da concentração urinária de β_2-microglobulina e de outras proteínas de baixo peso molecular. Pode ocorrer cilindrúria (cilindros granulosos, leucocitários hialinos e excepcionalmente hemáticos). Hematúria macroscópica é rara.

Eosinófilos não são encontrados rotineiramente na urina normal. Quando presentes, quer no sedimento, quer fazendo parte de cilindros leucocitários, podem favorecer o diagnóstico de NTI. No entanto, a ausência de eosinofilúria não afasta o diagnóstico. Na NTI induzida por drogas, eosinófilos podem ser encontrados na urina em 50 a 90% dos pacientes com diagnóstico confirmado.

Por outro lado, para evidenciar eosinófilos na urina dos pacientes nos quais o diagnóstico de NTI é provável, a urina deve ser testada diariamente com método e coloração específicos.

Quando há comprometimento dos túbulos proximais podemos encontrar também glicosúria, hiperaminoacidúria, bicarbonatúria e fosfatúria. A reabsorção tubular de fosfato (RTP) apresenta-se diminuída (abaixo de 80%) e a fração de excreção de sódio (FENa), aumentada (acima de 3%). A presença de hipostenúria reflete comprometimento mais distal.

O prognóstico é em geral bom, com recuperação das funções comprometidas em semanas ou meses. Não está bem definido se a gravidade da apresentação clínica inicial tem correlação com o tempo necessário para a cura. São fatores de mal prognóstico a ocorrência de insuficiência renal aguda importante e o comprometimento inflamatório difuso na biópsia. Desse modo, quanto mais precoce for o diagnóstico e a instituição do tratamento adequado, melhor será o prognóstico e o tempo para a resolução do quadro.

BIBLIOGRAFIA

Glomerulonefrite difusa aguda

COLE BR, SALINAS-MADRIGA L. Acute proliferative glomerulonephritis and crescentic glomerulonephritis In: Holliday, MA, Barratt TM, Avner ED, Harmon W (eds.). Pediatric Nephrology. 4 th ed., Baltimore: Williams & Wilkins, 1999, p. 669.

NISSENSON AR, BARAFF LJ, FINE RN, KNUTSON DW. Poststreptococcal acute glomerulonephritis: fact and controversy. Ann Intern Med, 1979;91:76.

RAMMELKAMP JR, CH, WEAVER RS. Acute glomerulonephritis. The significance of variations in the incidence of disease. J Clin Invest, 1953;32:345.

SAVILL J. Apoptosis in post-streptococcal glomerulonephritis. Kidney Int, 2001;60 (3): 1203-14.

STETSON CA, RAMMELKAMP JR, CH, KRAUSE RM et al. Epidemic acute glomerulonephritis: studies on etiology, natural history and prevention. Medicine, 1955;34:431.

Insuficiência renal crônica

ARDISSUMO G, DACCO V, TESTA S et al. ItalKid Project. Epidemiology of chronic renal failure in children: data from the ItalKid project. Pediatrics, 2003 Apr;111(4 Pt 1):e382-7.

ATIYEH BA, DABBAGH SS, GRUSKIN AB. Evaluation of renal function during childhood. Pediatr Rev, 1996 May;17(5):175-80.

CLINICAL Pratice Guidelines for Chronic Kidney Disease: Evaluation Classification and Stratification American Journal of Kidney Diseases, February 2002.

FOOD and Nutrition Board, Commission on Life Sciences, National Research Council: Recommended Dietary Allowances (ed 10). Washington, DC: National Academy Press, 1989.

HOGG R, FURTH S, LEMLEY KV et al. National Kidney Foundation's Kidney Disease Outcomes Quality Initiative clinical practice guidelines for chronic kidney disease in children and adolescents: evaluation, classification, and stratification. Pediatrics. 2003; 111(6 Pt 1):1416-21.

http://www.kidney.org/professionals/kdoqi/guidelines_ckd/toc.htm

KOCH VH. Insuficiência renal crônica em crianças: aspectos fisiopatológicos e implicações terapêuticas. In: Cruz J, Barros RT, Sesso RCC, David Neto E, Suassuna JHR, Heilberg IP, Gouvea Filho WL. (eds.). Atualidades em Nefrologia 3. São Paulo: Sarvier, 1994, p. 173.

NATIONAL High Blood Pressure Education Program Working Group on High Blood Pressure in Children and Adolescents. The Fourth Report on the Diagnosis, Evaluation, and Treatment of High Blood Pressure in Children and Adolescents. Pediatrics, 2004;114:555-76.

SALUSKY IB, RAMIREZ JÁ, GOODMAN WG. Disorders of bone and mineral metabolism in chronic renal failure. In: Holliday MA, Barratt TM, Avner ED. (eds.). Pediatric Nephrology. 3rd ed. Baltimore: Williams & Wilkins, 1994, p. 1287.

SCHAEFFER F, MEHL SO. –Endocrine, metabolic and growth disorders. In: Holliday MA, Barratt TM, Avner ED. (eds.). Pediatric Nephrology. 3rd ed. Baltimore: Williams & Wilkins, 1994, p. 1241.

Seikaly MG, HO PL, EMMETT L, FINE RN, TEJANI A. Chronic renal insufficiency in children: the 2001 Annual Report of the NAPRTCS. Pediatr Nephrol. 2003 Aug;18(8):796-804. Epub 2003 Jun 14.

Capítulo 37

EXAME DE URINA DE ROTINA

VERA H. KOCH E
ADAGMAR ANDRIOLO

O exame de urina de rotina é entendido como um teste de triagem, de ampla utilização, por fornecer informações úteis que possibilitam o diagnóstico de eventuais problemas nos rins e nas vias urinárias, tais como processos irritativos, inflamatórios, infecciosos, além de alguns distúrbios metabólicos, por exemplo, diabetes e acidose. Graças às diferentes substâncias pesquisadas é possível, também, a detecção de algumas doenças não diretamente relacionadas com o rim ou vias urinárias, tais como hemólise, hepatite, obstrução de vias biliares, etc.

Exame de urina tipo I, sumário de urina, urinálise, uroanálise e 3A+S (**A**lbumina, **A**çúcar e **A**cetona mais **S**edimento) são alguns dos sinônimos utilizados para descrever esse exame.

Como todos os demais exames de laboratório, a ocasião e as condições de coleta são fundamentais para a obtenção de informações úteis e confiáveis. Acrescentem-se as condições de armazenamento da amostra e o tempo decorrido entre a coleta de material e a realização do exame.

Deve ser utilizada amostra recente de urina, sem adição de nenhum preservativo, no volume mínimo de 12mL. A amostra deve ser mantida à temperatura ambiente mas, em circunstâncias nas quais o exame não puder ser realizado num prazo máximo de 5 horas após a coleta, a amostra deverá ser refrigerada. Em nenhuma situação deverá ser congelada, uma vez que esse procedimento destruirá os componentes celulares presentes.

A urina deverá ser colhida após assepsia genital, desprezando-se o primeiro jato. Para o exame de rotina não há necessidade de ser coletada amostra em tempos ou condições específicas, mas deve-se ter em mente que algumas características da urina se modificam significativamente ao longo do dia, na dependência do jejum, da dieta, da atividade física e do uso de determinados medicamentos. Essas modificações devem ser consideradas quando da interpretação dos resultados.

O exame de urina de rotina é constituído por três fases diferentes: análise física, análise química e análise do sedimento.

ANÁLISE FÍSICA

A análise física compreende a observação da cor, do aspecto e da densidade. A cor e o aspecto, quando alterados, podem sugerir a presença ou quantidade anormal de algumas substâncias e orientar o diagnóstico.

Cor

A urina apresenta classicamente cor amarela, variando da tonalidade pálida a âmbar, em função da concentração de pigmentos urinários e, até certo ponto, da densidade urinária. Urina de cor vermelha poderá estar relacionada à presença de hemácias ou à eliminação de hemoglobina ou mioglobina. Menos freqüentemente, essa coloração pode estar associada à ingestão de beterraba, de amora ou de corantes presentes em alimentos, à presença de uratos urinários, à síndrome da fralda vermelha (*S. marcescens* não-patogênica), à administração de adriamicina, fenolftaleína, pirídio ou fenitoína ou, ainda, à presença de porfirinas. A administração de antimaláricos (primaquina, quinicrina), vitaminas do complexo B, nitrofurantoína, metronidazol, sulfonamidas ou cáscara pode provocar a formação de urina acastanhada, assim como presença de bilirrubinas e caroteno. A urina pode tornar-se alaranjada devido à ingestão de fenazopiridinas, rifampicina e warfarina. Coloração azul-esverdeada pode estar associada à utilização de adriamicina, amitriptilina, indometacina, à síndrome da fralda azul – hipercalcemia, nefrocalcinose, indicanúria – e à infecção por *Pseudomonas*.

Aspecto

A urina normalmente é límpida, entretanto, quando alcalina, poderá, por precipitação de fosfatos, apresentar aspecto turvo, o mesmo ocorrendo em pH ácido com a precipitação de uratos. O rebaixamento da temperatura ambiente também é uma condição favorável à precipitação de fosfatos e uratos amorfos. A turvação pode, no entanto, ser decorrente da presença de sangue, leucócitos ou bactérias. Possibilidade rara é a presença de urina leitosa, a chamada quilúria, ocorrendo nos casos de lesões de linfáticos, como na filariose renal.

Densidade

A concentração de solutos na urina é medida na prática clínica pela densidade urinária. Esta medida é, no entanto, imprecisa e a concentração de solutos seria mais bem avaliada por meio de medida da osmolalidade urinária. A densidade urinária varia entre 1.001 e 1.030, correspondendo à osmolaridade de 40 a 1.200mOsm/kg. Um dos motivos mais comuns de falsas interpretações na densidade urinária é o aumento dessa variável conseqüente à presença de proteínas, glicose, manitol ou ditrizoato na urina. Nesses casos, a avaliação da concentração urinária de solutos deve ser feita por medida da osmolalidade. Crianças com idade superior a 2 anos, geralmente, apresentam,

na primeira urina da manhã, valores superiores a 870mOsm/L.

A fórmula a seguir pode ser utilizada para cálculo aproximado da osmolalidade a partir do valor da densidade urinária (DU):

$$\text{Osmolaridade} = (DU - 1{,}000) \times 40$$

ANÁLISE QUÍMICA

A análise química inclui determinação do pH, pesquisas e, eventualmente, dosagens de proteínas e de glicose, pesquisa e avaliação semiquantitativa de corpos cetônicos e pesquisas de bilirrubinas e urobilinogênio. As pesquisas e as quantificações podem ser realizadas com fitas reativas, com leitura pelo técnico ou automatizada ou, ainda, por metodologia totalmente automatizada.

pH

Pode ser estimado por meio da utilização de fitas urinárias, devendo-se preferir a avaliação por pHmetro de urinas de *eliminação recente* para a obtenção de resultados mais acurados. A urina exposta ao ar por algum tempo muda suas características de pH por perda de CO_2 e/ou contaminação bacteriana, o que altera a veracidade do resultado obtido. O pH urinário varia de 5,4 a 6,5. Sendo a urina um dos elementos de que o organismo dispõe para a manutenção de seu equilíbrio ácido-básico, é natural que a urina tenha mais freqüentemente reação ácida, eliminando H^+ que se formam durante o processo metabólico. A ocorrência de urina alcalina poderá, no entanto, ser decorrente apenas de ingestão de alimentos ou drogas alcalinas em grandes quantidades. Nas infecções urinárias, os germes que produzem urease transformam a uréia em amônia, produzindo urina alcalina.

No exame de rotina, a determinação do pH pode ser substituída pela discriminação da reação (ácida, alcalina ou ligeiramente ácida) pelo uso de indicadores apropriados. Caso seja necessária a determinação mais exata do pH, podem-se utilizar tiras reagentes ou pHmetro. Essa determinação só possui valor se realizada em amostra recente.

Proteínas

Cerca de um terço da proteinúria normal é de origem plasmática e dois terços são derivados de secreções renais e do trato urogenital. Entre estas, encontra-se a mucoproteína de Tamm-Horsfall, com peso molecular de 7.000.000 daltons, que serve de base para a formação de cilindros.

A proteinúria de origem renal pode ser de origem glomerular ou tubular. A proteinúria glomerular pode ser funcional ou patológica. Na primeira, o glomérulo seria normal e a proteinúria é constituída por proteínas de baixo peso molecular, inferior a 40.000 daltons, provenientes de certas entidades como mielomas, proteinúria de Bence Jones, entre outras. A proteinúria glomerular patológica caracteriza-se, por outro lado, por proteinúria de alto peso molecular resultante de diferentes mecanismos patogenéticos, ocorrendo em diversas formas de glomerulopatias.

A proteinúria de origem tubular também pode ser funcional ou patológica. Normalmente, o túbulo renal secreta proteínas de alto peso molecular como parte do mecanismo de defesa da mucosa, a exemplo da IgA (imunoglobulina protetora das mucosas em geral) e da proteína de Tamm-Horsfall. Essa secreção pode aumentar em certas doenças, sendo conhecida também como proteinúria secretora ou nefrogênica. A proteinúria tubular patológica é observada nas nefropatias tubulointersticiais, quando proteínas de baixo peso molecular (inferior a 40.000 daltons), filtradas normalmente pelos glomérulos, como a β_2-microglobulina e a proteína transportadora de retinol, não são reabsorvidas pelos túbulos afetados.

A composição relativa da proteinúria pode ser estabelecida por eletroforese, permitindo a diferenciação entre os tipos tubular e glomerular.

A quantidade absoluta de proteína urinária de crianças normais ainda não está estabelecida. Os valores fisiológicos são variáveis com a idade. No recém-nascido, pode alcançar até 490mg/L, sendo uma terça parte albumina, caindo rapidamente para valores inferiores a 50mg/L aos 15 dias de vida, quando a albumina corresponde a apenas 10%. A proteinúria fisiológica aumenta discretamente com a idade, atingindo cifras de 80mg/L entre 10 e 16 anos de idade; é maior no indivíduo em pé do que em posição deitada e constitui-se, principalmente, de proteínas de origem tubular renal, não existentes no plasma. O estado febril e os esforços extremos podem elevar a proteinúria fisiológica à custa de proteínas de origem plasmática. É importante notar, no entanto, que *após o período neonatal, a proteinúria em amostras isoladas de urina normal mantém-se abaixo do limite de detecção dos métodos semiquantitativos habitualmente utilizados*, sugerindo, portanto, que qualquer proteinúria detectada por esses métodos deve ser considerada anormal.

A microalbuminúria é definida como uma elevação persistente da excreção urinária de albumina entre 20 e 200μg/min em amostras obtidas, geralmente, no período de 12 horas noturnas, ou entre 30 e 300mg/24 horas, em amostras de urina de 24 horas. Alternativamente podem ser adotados valores de relação albumina/creatinina em amostras isoladas entre 30 e 300mg/g ou 2,5 a 25mg/mmol. Além de ser considerada um marcador precoce de lesão glomerular em indivíduos diabéticos, a microalbuminúria também ocorre em indivíduos não-diabéticos, especialmente em casos de hipertensão arterial sistêmica e em associação com doenças cardiovasculares.

Glicose

A glicose pode ser pesquisada com o reativo de Benedict e dosada enzimaticamente pela hexoquinase ou glicose oxidase. As fitas reagentes são baseadas na reação com glicose oxidase, o que lhes confere especialidade para glicose e a sensibilidade é da ordem de 0,6g/L. No atendimento de pacientes com suspeita de militúria resultante da presença de outros açúcares como galactose e frutose, é conveniente a solicitação de exames mais amplos, como a cromatografia de açúcares urinários que informarão da presença ou não de açúcares específicos. O exame *pesquisa de substâncias redutoras* na urina deve ser abandonado pela inespecificidade inerente ao princípio metodológico. A urina normal não contém glicose suficiente para a detecção pelas tiras reagentes que utilizam reações enzimáticas ou de redução de cobre. O teste da glicose-oxidase pode fornecer resultado falso-negativo em presença de vitamina C, tetraciclinas ou ácido homogentísico, enquanto o de redução de cobre pode fornecer dados falso-positivos em presença de substâncias redutoras de origem metabólica, dietética ou medicamentosa.

Bilirrubinas

A bilirrubina é pesquisada na urina com o reativo de Fouchet ou com fitas reagentes que, em geral, baseiam-se na reação com o diazônio de dicloroanilina. Esta pesquisa deve ser realizada em amostra recente.

Urobilinogênio

A presença de urobilinogênio na urina pode ser avaliada semiquantitativamente com o reativo de Ehrlich, em tubo ou pelas fitas reagentes. Em razão da baixa sensibilidade, essa técnica não é adequada para detectar redução ou ausência na excreção de urobilinogênio e a amostra de urina também deve ser recente.

Corpos cetônicos

Os corpos cetônicos podem ser pesquisados pela reação do ácido acetoacético com nitroprussiato, em tubo ou nas fitas reagentes. Dada a especificidade da reação, o ácido beta-hidroxibutírico não é detectado por esse método. Essa área da fita reagente, em particular, é extremamente sensível à umidade ambiente, tornando-se não-reativa se exposta ao ar ambiente por algumas horas.

Esterase leucocitária

Os leucócitos granulócitos possuem, no citoplasma, enzimas denominadas esterases, as quais catalisam a hidrólise dos ésteres. Essa enzima é liberada durante o processo de degeneração celular e pode ser utilizada para caracterizar a ocorrência de leucocitúria. Como outras células eventualmente presentes na urina podem conter esterases, esta pesquisa não substitui o exame microscópico do sedimento urinário ou a citometria de fluxo ou, ainda, o exame computadorizado de imagens para a quantificação dos leucócitos.

Ação peroxidásica

A detecção de sangue na urina pode ser feita com tiras reagentes impregnadas com uma mistura de peróxido orgânico e tetrametilbenzidina que, em contato com hemoglobina adquirem cor azulada Uma limitação dessa metodologia consiste no fato de outras substâncias, como a mioglobina, por exemplo, também possuírem essa atividade e, eventualmente, gerar um resultado falso-positivo. Este método é mais sensível à hemoglobina livre do que às hemácias intactas. Se um espécime urinário for positivo para hemoglobina, o exame microscópico do sedimento urinário, a citometria de fluxo ou, ainda, o exame computadorizado de imagens deve ser realizado para a avaliação da presença de hemácias. Se estas não forem confirmadas, a diferenciação entre hemoglobina e mioglobina deve ser feita por imunodifusão ou por precipitação seletiva da hemoglobina.

Pesquisa de nitritos

Este teste detecta nitritos produzidos pela redução de nitratos derivados da dieta por bactérias urinárias, constituindo-se em um recurso indireto para a detecção de bacteriúria. Bactérias Gram-negativas são capazes de reduzir nitratos a nitritos, mas a maioria das Gram-positivas não apresenta tal capacidade. Para que essa reação ocorra, são necessárias várias horas de contato entre a bactéria e o nitrato urinário, portanto, este teste só tem valor se realizado na primeira urina da manhã ou em urina colhida após um período de 2 ou 4 horas da última micção.

É importante assinalar que o uso das fitas reagentes, além de uma avaliação mais rápida das características físicas e químicas acima referidas, permite a pesquisa de esterases leucocitárias, da ação peroxidásica e de nitritos. Estas pesquisas, quando positivas, facilitam o controle da qualidade da análise do sedimento urinário no que se refere à presença de leucócitos, hemácias e bactérias, respectivamente, mas não possuem sensibilidade e especificidade suficientes para serem consideradas como informações conclusivas e, em geral, não são reportadas nos resultados do exame de urina de rotina.

Cada uma dessas substâncias pesquisadas e/ou dosadas e cada um dos métodos possuem limitações que devem ser perfeitamente conhecidas pelos responsáveis pela rotina do exame. Dentre essas limitações, destaca-se, pela freqüência, a presença de substâncias interferentes, as quais podem fornecer resultados falso-positivos ou falso-negativos. Podem ocorrer diferenças significativas na sensibilidade e na especificidade das fitas reagentes de diferentes procedências, bem como modificações no procedimento. Dessa forma, é indispensável a leitura atenta das instruções fornecidas pelo fabricante e aderência às recomendações estabelecidas.

ANÁLISE MORFOLÓGICA

A análise morfológica tem a finalidade de detectar e, eventualmente, quantificar, alguns elementos figurados presentes na urina, dentre os quais se destacam células epiteliais, leucócitos, hemácias, cilindros, cristais, bactérias e fungos. As vias e as causas pelas quais esses elementos atingem a urina examinada são variadas e é importante que se tenha em mente a facilidade com que artefatos e contaminação podem ocorrer nas diferentes fases do procedimento de coleta da urina.

Existem, atualmente, três metodologias com princípios significativamente diferentes para a realização desta fase do exame de urina. A mais tradicional corresponde à microscopia óptica em campo claro do sedimento urinário obtido por centrifugação. Uma particularidade técnica de interesse é o fato de os elementos serem mais bem visualizados sob luz de baixa intensidade. Eventualmente, podem-se utilizar recursos adicionais à microscopia de campo claro, como contraste de fase e luz polarizada, para observações específicas. O estudo microscópico do sedimento deve ser realizado com, pelo menos, dois aumentos diferentes, sendo que 100× e 400× são os mais utilizados. O menor aumento é utilizado para a observação de cristais e cilindros e as contagens dos leucócitos e hemácias devem ser realizadas com aumento maior. Os resultados são expressos por campo, correspondendo ao sedimento qualitativo, ou por mililitro de urina sendo, neste caso, referido como sedimento quantitativo.

No procedimento qualitativo, a microscopia é feita em lâmina de vidro comum e é avaliado o número médio de elementos figurados por campo. O exame quantitativo, no qual se realiza a contagem dos elementos em câmara de Neubauer e exprime-se o resultado por mililitro de urina.

O sedimento deve ser obtido por centrifugação, em tubo cônico, de 12mL de urina. Todo o sobrenadante deve ser transferido para outro tubo e poderá ser utilizado para eventuais pesquisas e dosagens bioquímicas. Em geral, após a centrifugação por 10 minutos a 3.000rpm, obtém-se um sedimento de aproximadamente 200μL, o que equivale a uma concentração da amostra original de aproximadamente 50 vezes, com boa preservação dos elementos figurados.

Para a análise quantitativa do sedimento urinário, geralmente 10mL de urina são centrifugados também por 10 minutos a 3.000rpm e o sobrenadante é retirado, deixando-se exato 1mL de urina, no qual o sedimento é ressuspendido. Uma alíquota desta amostra é colocada na câmara de Neubauer e feita a contagem dos elementos figurados.

A utilização da microscopia de contraste de fase é de grande utilidade por permitir melhor avaliação da superfície dos elementos figurados, especialmente os que possuem índice de refração próximo ao meio em que se encontram. Podem-se referir, nessa categoria, os cilindros hialinos e céreos e alguns cristais. Adicionalmente, o estudo do dismorfismo eritrocitário é mais bem realizado nessas condições.

Os outros dois procedimentos, citometria de fluxo e análise eletrônica das imagens são realizados por equipamentos altamente sofisticados, utilizando urina sem centrifugação prévia, característica esta que se reflete, especialmente, na determinação dos intervalos de referência dos leucócitos e hemácias.

Na dependência da natureza e da quantidade dos elementos figurados presentes no sedimento, é possível obter informações sobre a existência de processos patológicos envolvendo os rins e as vias urinárias, bem como de alguns distúrbios metabólicos sistêmicos.

Células epiteliais

Três diferentes tipos de células epiteliais podem ser observados no sedimento urinário, quais sejam: escamosas, transicionais e tubulares renais. Na prática diária, em geral, pouca atenção é dispensada a esses elementos, uma vez que, raramente, refletem alguma doença. A presença de células com morfologia anômala e/ou atipias nucleares deve ser considerada como indicativa de eventual processo neoplásico, havendo necessidade de exames mais específicos.

Células sangüíneas

As células do sangue periférico estão normalmente presentes em pequeno número na urina. As mais freqüentes são os leucócitos polimorfonucleares e os eritrócitos, ainda que linfócitos, monócitos e eosinófilos possam ocorrer, em pequeno número, em urinas de indivíduos normais.

Dadas as características do citoplasma, à microscopia óptica comum, praticamente apenas o núcleo dos leucócitos é observado. Eles ocorrem em cerca de 5 a 10 por campo e o aumento, geralmente, indica a existência de processo inflamatório ou infeccioso em algum nível do sistema urinário. A presença de um corpo estranho na via urinária, como cálculo, por exemplo, pode ser responsável por aumento variável no número de leucócitos. Quando o exame realizado é o sedimento quantitativo, o limite superior de referência é de 10.000 leucócitos por mL de urina. Com as metodologias automatizadas, o limite superior deve ser de até 20.000/mL para homens e até 30.000/mL, para mulheres.

Os eritrócitos são encontrados em pequeno número, variando de 3 a 10 por campo e até 10.000 por mL, para o exame realizado por microscopia. Com as metodologias automatizadas, o limite superior passa a ser de até 10.000 por mL para homens e até 12.000 por mL, para mulheres.

Como a membrana celular é bastante flexível e distintamente permeável a solutos e água, a morfologia típica de disco bicôncavo dos eritrócitos pode ser alterada em resposta a modificações na osmolalidade urinária.

Quando a urina é hipertônica, ocorre deslocamento de água intracelular para o meio externo e a célula assume uma forma irregular, característica, descrita como crenada. Quando o meio externo é hipotônico, o fluxo de água é no sentido contrário, fazendo com que a hemácia assuma a forma esférica.

Processos inflamatórios, infecciosos ou traumáticos, do parênquima renal ou das vias urinárias, causam o aumento do número de eritrócitos no sedimento. Birch et al. descreveram, em 1983, determinadas características morfológicas nos eritrócitos urinários que possibilitam localizar o local de origem dos sangramentos. Segundo esses autores, as hematúrias de origem glomerular podem ser identificadas pelo aspecto dismórfico dos eritrócitos, enquanto os sangramentos decorrentes de agressões em níveis mais distais apresentariam hemácias eumórficas.

Os aspectos dismórficos dos eritrócitos são mais bem observados com microscopia de contraste de fase e podem ser assim descritos:

- evaginações e/ou invaginações celulares com alta densidade óptica;
- rupturas da membrana celular, com perda do citoplasma;
- depósitos granulares com alta densidade óptica circundando internamente a célula;
- células com aspecto de timão de navio, com pequenas evaginações circundando externamente a membrana.

Essas alterações parecem não ser devido às modificações do meio ambiente urinário, mas sim da estrutura intrínseca da membrana celular, e têm sido consideradas possuir elevado grau de sensibilidade (99%) e especificidade (93%) na discriminação das hematúrias glomerulares das não-glomerulares.

O achado de hemácias dismórficas sugere hematúria glomerular, no entanto deve-se considerar que existem situações clínicas que levam a sangramento urinário não-glomerular, com algum grau de dismorfismo eritrocitário, a saber: calculose e infecção urinárias, hipertrofia prostática, nefropatia de refluxo, hipercalciúria. Da mesma forma, existem sangramentos glomerulares com hematúria eumórfica: glomerulonefrite pós-infecciosa, glomerulonefrite membranoproliferativa, glomerulonefrite membranosa, síndrome hemolítico-urêmica, glomerulonefrite crescêntica, nefropatia por IgA.

Cilindros

A cilindrúria ocorre na presença de coagulação de proteínas no interior dos túbulos, modelando-os, tendo como suporte a proteína de Tamm-Horsfall, secretada nos túbulos distais. Os cilindros são estruturas frágeis, podendo desintegrar-se em urina hipotônica ou alcalina. O *cilindro hialino* é composto somente por proteína precipitada e coagulada; *cilindros granulosos* formam-se pela precipitação mista de proteínas tubulares renais com outras provenientes do soro (por exemplo, imunoglobulinas), podendo conter algumas vezes restos celulares; *cilindros epiteliais* formam-se pela associação de proteínas precipitadas e epitélio tubular renal (por exemplo, necrose tubular aguda, tubulopatias agudas); *cilindro hemático* forma-se pela associação de proteínas precipitadas e hemácias e seu achado em doenças hematúricas fecha o diagnóstico de hematúria glomerular; *cilindros leucocitários* são freqüentes em processos infecciosos de vias urinárias; *cilindros gordurosos* podem ser encontrados em portadores de síndrome nefrótica.

Cristais

Cristais são freqüentemente observados ao exame microscópico do sedimento urinário, seja de pessoas normais, seja de pacientes formadores recorrentes de cálculos. Muitos deles são decorrentes de alterações posteriores à coleta, tais como rebaixamento da temperatura ou variações do pH, não possuindo, portanto, maior importância diagnóstica; outros refletem características da composição da dieta habitual do indivíduo ou situações metabólicas particulares, mas não patológicas.

Cristais de oxalato de cálcio podem estar presentes em grande número em urinas de indivíduos com dietas ricas em alimentos contendo ácido oxálico, tais como tomate, maçã e laranja e bebidas carbonatadas. Cristais de ácido úrico são vistos, com freqüência, em urinas de crianças durante as fases de crescimento corporal acelerado, quando é intenso o metabolismo de nucleoproteínas.

Alguns cristais possuem significado diagnóstico específico ou, pelo menos, sugerem a presença de distúrbios físico-químicos na urina, revestindo-se, portanto, de interesse o seu encontro e identificação, como os cristais de cistina, de fosfato amoníaco magnesiano, de tirosina e de leucina.

Cristais de cistina podem ser observados em urinas de pacientes portadores de cistinúria, um defeito metabólico que compromete o transporte transmembrana dos aminoácidos, da cistina, da ornitina, da lisina e da arginina. Esses indivíduos excretam quantidades elevadas desses quatro aminoácidos, mas, sendo a cistina o de menor solubilidade, ocorre supersaturação e cristalização. A cistinúria é responsável por cerca de 1% dos cálculos urinários.

Cristais de fosfato amoníaco magnesiano, também denominados de cristais triplos, quando observados em sedimento de urina recém-emitida sugerem a presença de processo infeccioso por germe produtor de urease.

Tirosina e leucina são produtos do catabolismo protéico e podem aparecer na forma de cristais em urinas de pacientes com degeneração ou necrose tecidual importante.

Na maioria das vezes, a morfologia e algumas das características do cristal, tais como atividade óptica e solubilidade, permitem o reconhecimento de sua composição química.

Não há associação direta entre cristalúria e calculose e, mesmo para os portadores de um mesmo distúrbio metabólico, a cristalúria varia amplamente de intensidade. Em relação aos cristais de oxalato de cálcio, que são os mais freqüentemente encontrados, não se observa nenhuma correlação com a doença calculosa.

Fungos e bactérias

A urina normal é estéril, mas é, também, um bom meio de cultura; se as condições de coleta e preservação não forem adequadas, o exame poderá fornecer informações incorretas e até mesmo prejudiciais ao raciocínio clínico. Se o tempo entre a coleta e o exame for excessivo, poderá ocorrer crescimento de microrganismos que serão visualizados e poderão induzir, erroneamente, ao diagnóstico de infecção urinária. Ainda que seja possível a ocorrência isolada de bactérias, nos processos infecciosos, em geral, é encontrado um conjunto de alterações que inclui aumento no número dos leucócitos e das hemácias e proteinúria.

Alguns dos germes causadores de infecções urinárias possuem a habilidade de desencadear uma série de reações que modificam as condições físico-químicas da urina, facilitando a formação de determinados cristais e cálculos.

Nas condições fisiológicas, a urina é praticamente isenta de bicarbonato e carbonato, a concentração de amônia é baixa e a reação ácida. Na presença de infecção por bactérias produtoras de uma enzima denominada urease, o meio ambiente é modificado, assumindo condições favoráveis à cristalização e à formação de cálculos. A urease catalisa a conversão de uréia em amônia, a qual se transforma em amônio, promovendo marcada elevação do pH urinário. Quando o pH excede 7, formam-se consideráveis quantidades de íon carbonato, o que resulta em supersaturação e cristalização de fosfato amoníaco magnesiano (estruvita). Mantido o pH elevado, esses cristais crescem e agregam-se com rapidez, podendo dar origem aos cálculos conhecidos como coraliformes.

A avaliação da bacteriúria em amostras não centrifugadas de urina colhida assepticamente tem demonstrado elevada sensibilidade e especificidade para o diagnóstico de infecção urinária, lembrando a necessidade do exame ser realizado em curto espaço de tempo após a coleta da amostra. O Quadro X-3 resume os caracteres físicos e análise química da urina.

Quadro X-3 – Exame de urina tipo I.

Caracteres físicos	Normal	Variações
Volume	1.200-1.500mL/24h (adulto)	Sudorese excessiva, ingestão hídrica, poliúria osmótica, hormônio antidiurético
	15mL/kg/peso (criança)	Desidratação, insuficiência renal aguda ou crônica, nefrose, obstrução mecânica das vias urinárias
Densidade	1,015 a 1,025	Oligúria, *diabetes melittus* ou *insipidus*, ingestão hídrica, insuficiência renal crônica, isostenúria
Aspecto	Límpido	Presença de células epiteliais, leucócitos, hemácias, bactérias, leveduras, cristais, etc.
Cor	Amarelo citrino	Vermelha, hemácias, hemoglobina, medicação, porfiria, etc. Castanha-negra, alcaptonúria, âmbar, icterícia, fluorescência amarela, riboflavina, verde ou azul, medicamentos
Depósito	Ausente	Presença de muco, hemácias, leucócitos, células, cristais
Cheiro	*Sui generis*	Varia com dieta, medicamentos, temperatura corporal, pútrido amoniacal, cetônico, etc.
Reação	Ácida (pH 5,4 a 6,5)	Alcalina, decomposição, dietas vegetarianas, após vômitos, pós-prandial, alcalose respiratória ou metabólica
Análise química	**Normal**	**Variações**
Glicosúria	Ausente	Glicemia acima de 160mg/dL, pós-prandial, sobrecarga etc. Frasco contaminado
Proteinúria	Até 0,05g/L	**Normal:** exercícios, febre **Doença:** síndrome nefrótica, glomerulonefrites, nefrite lúpica, amiloidose renal, pielonefrite, mieloma, nefroesclerose, eclampsia, etc.
Cetonúria	Ausente	Jejum prolongado, desidratação, acidose diabética, dieta cetogênica
Bilirrubina	Ausente	Ictcrícias hopatocelulares e obstrutivas
Urobilinogênio	Positivo até diluição 1/20	Icterícia hemolítica, afecções hepatocelulares, cirrose
Hemoglobina	Ausente	Hemoglobinúria, mioglobinúria, hematúria
Microscopia do sedimento	Normal	Variações
Células epiteliais	Algumas	Contaminação com corrimento vaginal, pós-cistite
Hemácias	Até 10 por campo	Hematúrias, contaminação com fluxo menstrual
Leucócitos	Até 10 por campo, isolados	Infecções em qualquer altura do trato urinário, contaminação com corrimento vaginal
Cilindros	Ausentes ou raros hialinos	Pico febril, comprometimento do néfron (hialinos, hemáticos, leucocitários, epiteliais, céreos, granulosos)
Cristais	(*)	Dieta, temperatura da urina, medicamentos
Outros elementos	Ausentes	Contaminações, espermatozóides, agentes infecciosos, parasitas

(*) Podem ocorrer formações amorfas de fosfatos ou uratos, cristais de oxalato de cálcio ou de ácido úrico.

BIBLIOGRAFIA

AMERICAN DIABETES ASSOCIATION. Nephopathy in diabetes. Diabetes Care, 2004;27: 579-83, suppl. 1.
BIRCH DF, FAIRLEY KF, WHITWORTH JA et al. Urinary erythrocyte morphology in the diagnosis of glomerular hematuria. Clin Nephrol, 1983;20:78.
BRODY L, WEBSTER MD, KARK RM. Identification of elements of urinary sediment with phase contrast microscopy. JAMA, 1968;206:1777.
DUVAL J. Proposed cell count normal limits for urines processed on the Sysmex UF-100. Sysmex J Int, 2004;14:23-29.

EDELMANN CM, BARNETT HL, BOICHIS H et al. A standardized test of renal concentrating capacity in children. Am J Dis Child, 1967;114:639.
GRAFF L. A Handbook of Routine Urinalysis. J. B. Lippincott Company, 1983.
HABER MH. Urinary Sediment: A Textbook Atlas. Chicago, American Society of Clinical Pathologists, 1981.
HIRAOKA M, HIDA Y, HORI C et al. Urine microscopy on a counting chamber for diagnosis of urinary infection. Acta Pediatr Japn, 1995;37:27.
KARALLIEDDE J, VIBERTI G. Microalbuminuria and cardiovascular risk. Am J Hypertens, 2004;17(10):989-93.

Koeppen BM, Stanton BA. Mosby Physiology Monograph Series. Renal Physiology 3ʳᵈ ed., 2001.

LIPPMAN RW. Urine and urinary sediment. In: A Practical Manual and Atlas. Springfield, Charles C. Thomas, 1959.

REGENITER A. Urine analysis performed by flow cytometry: reference range determination and comparison to morphological findings, dipstick chemistry, and bacterial culture results. A multicenter study. Clin Nephrol, 2001;5:384-392.

ROGGEMAN S, ZAMAN Z. Safely reducing manual urine microscopy analysis by combining urine flow cytometer and strip results. Am J Clin Pathol, 2001;116:872-878.

SCHWARTZ GJ, BRION LP, SPITZER A. The use of plasma creatinine concentration for estimating glomerular filtration rate in infants, children and adolescents. Pediatr Clin North Am, 1987;34(3):571.

SEGURA J, CAMPOS C, RUILOPE LM. Effect of proteinuria and glomerular filtration rate on cardiovascular risk in essential hypertension. Kidney Int, 2004;66:45-9, suppl. 92.

STANSFIELD JM. The measurement and meaning of pyuria. Arch Dis Child, 1962;37:257.

STAPLETON FB. Morphology of urinary red blood cells: a simple guide in localization the site of hematuria. Pediatr Clin North Am, 1987;34(3):561.

TROMPETER RS, MARTIN BARRATT T. Clinical evaluation. In: Martin Barratt T, Avner ED, Harmon WE (eds.). Pediatric Nephrology. Baltimore: Williams & Wilkins, 4ᵗʰ ed., 1999, p. 317.

Pneumologia

Avaliação da função pulmonar

Capítulo 38

Avaliação da Função Pulmonar

Tatiana Rozov

INTRODUÇÃO

Os testes da função pulmonar têm ampla aplicação prática, pois podem quantificar, por meio de vários parâmetros, as anormalidades do aparelho respiratório. São úteis para estabelecer o diagnóstico funcional, nos estudos das doenças específicas e nas pesquisas epidemiológicas. Em Pediatria, embora não rotineiramente aplicados, eles têm sido objeto de recomendações quanto ao tipo de equipamento a ser usado, aos valores de referência, às normas de execução e de sua interpretação.

São indicados nas seguintes situações:

1. Para estabelecer parâmetros de normalidade de populações a fim de que se possam posteriormente fazer estudos comparativos de estados patológicos.

2. Para padronizar as modificações fisiológicas do sistema respiratório dos distintos grupos etários, avaliando-se os fatores de risco sobre o crescimento pulmonar.

3. Para identificar os mecanismos fisiopatológicos de doenças específicas e os mecanismos de ação de diferentes drogas sobre o trato respiratório.

4. Individualmente, para detectar doença pulmonar precoce e estabelecer as alterações funcionais, sua natureza, tipo e grau; determinar se evolutivamente existe progressão ou estabilidade da doença; avaliar a extensão da incapacidade física ou invalidez; quantificar a resposta e a eficácia das condutas terapêuticas, estimar os efeitos das práticas especiais do treinamento muscular respiratório, etc.

5. Em situações especiais, como intervenções cirúrgicas sobre o aparelho respiratório, tórax ou abdome, a avaliação da função pulmonar pode trazer maior segurança quanto: a) às vantagens da intervenção; b) às indicações, contra-indicações e riscos do procedimento operatório e os do pós-operatório.

6. Para determinar os efeitos da exposição ambiental ou ocupacional (fumo, poeiras ou substâncias químicas)

As contra-indicações dos testes de função pulmonar são: hemoptise recente, crise hipertensiva, edema pulmonar, descolamento de retina e angina recente, esta última situação rara em crianças.

Entre diversos procedimentos que avaliam a função pulmonar, vários tipos de testes são empregados: alguns deles os mais simples utilizados na prática diária, outros mais sofisticados pela complexidade de manobras e medições, apenas com finalidade de pesquisa. Os mais importantes são:

1. *Espirometria* – é o teste mais freqüentemente usado, pela sua simplicidade e praticidade. Obtêm-se dados sobre volumes, capacidades e fluxos pulmonares, assim como ventilação voluntária máxima. É destinada à avaliação pulmonar em caráter assistencial ou como trabalho de campo.

2. *Medida da resistência de vias aéreas (RVA), o seu inverso a condutância (GVA) e, também, o volume gasoso pulmonar total (CPT).* É empregada em pesquisas clínicas e de fisiologia. Essas medidas são realizadas pela pletismografia corporal que é um teste bastante complexo e caro.

3. *Curvas fluxo-volume pulmonares –* determinam os fluxos instantâneos com finalidade de avaliação de vias aéreas periféricas. Podem ser realizadas com ar ou com hélio.

4. *Curvas pressão-volume –* obtêm-se a partir dessas medidas: a complacência pulmonar (CP) e a pressão elástica máxima. São poucas vezes usadas em Pediatria, pois, para tais testes, é necessário passar-se o balão esofágico e transdutores para a medição da pressão transpulmonar.

5. *Testes de broncoprovocação.*

6. *Gases sanguíneos e oximetria transcutânea.*

7. *Medidas seriadas de pico de fluxo expiratório máximo.*

ESPIROMETRIA

Na espirometria são determinados os volumes e fluxos pulmonares a partir de manobras padronizadas, com comparação posterior aos valores de normalidade.

ESPIROMETRIA ESTÁTICA

Entre todos os espirômetros existentes – selados a água, de fole, eletrônicos com leitura digital e computadorizados – os selados a água são ainda os mais usados em laboratórios, pela simplicidade dos próprios aparelhos, manutenção mínima e confiabilidade dos resultados. As características de vários tipos de equipamentos para espirometria estão, pormenorizadamente, descritas no I Consenso Brasileiro sobre a Espirometria. Dentre os espirômetros existentes, o do tipo Stead-Wells é preciso e é considerado o aparelho de espirometria padrão. Em Pediatria, pode ser utilizado, sem dificuldades técnicas, a partir de 5-7 anos de vida, embora pacientes mais jovens tenham mais dificuldade em colaborar nos testes. Entretanto, desde que ensinados com calma e paciência e utilizando-se equipamento e programas de função pulmonar com componentes lúdicos (assoprar velas de bolo, jogar boliche, etc) especialmente desenvolvidos para muito jovens, são obtidos resultados reprodutíveis.

Os espirômetros portáteis e os eletrônicos costumam ter sua maior utilidade em consultórios, mas ao adquiri-los, o pediatra deve saber como o equipamento funciona, como os dados estão sendo obtidos e processados no aparelho e qual é a tabela dos padrões de referência utilizada.

A Figura XI-1 apresenta os volumes e as capacidades pulmonares (obtidos na espirometria) definidos da seguinte maneira:

Volume corrente (VC) – representa o volume de ar que os pulmões movimentam durante a respiração normal.

Volume de reserva inspiratória (VRI) – é o volume máximo do ar que entra nos pulmões além do volume corrente.

Volume de reserva expiratória (VRE) – é o volume máximo de ar expirado após uma expiração normal.

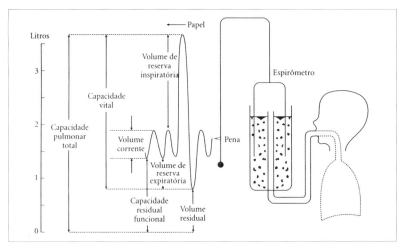

Figura XI-1 – Volumes e capacidades pulmonares.

Volume residual (VR) – é o volume de ar que permanece nos pulmões após uma expiração forçada.

As capacidades pulmonares representam a soma de vários volumes pulmonares. Assim existem:

Capacidade inspiratória (CI) – é a soma do VC e VRI e é obtida a partir da posição de repouso dos pulmões, isto é, fim da expiração normal até o fim da inspiração máxima.

Capacidade vital (CV) – representa o máximo do volume de ar expelido após uma inspiração máxima. Representa a soma de VRI + VC + VRE.

Capacidade residual funcional (CRF) – é o volume de gás que permanece nos pulmões no fim de uma expiração normal. É a soma de VR + VRE.

Capacidade pulmonar total (CPT) – é o volume gasoso total existente nos pulmões ao fim de uma inspiração máxima. É representada pela soma de VR + VRE + VC + VRI ou CV+VR e medido diretamente pela pletismografia.

O volume residual e, conseqüentemente, a CRF não pode ser medido no espirômetro. Para sua obtenção, podem ser utilizadas duas técnicas: a da diluição de hélio em circuito fechado e a de pletismografia. A técnica de diluição de hélio é mais comumente usada e o princípio é o de vasos comunicantes. Consiste em se conectar a criança ao espirômetro preenchido com volume de ar conhecido (V_1) com uma concentração de hélio de aproximadamente 10% (C_1). Após se restabelecer o equilíbrio entre o pulmão do paciente (V_2) e o espirômetro (V_1), a concentração do hélio é registrada (C_2) (Fig. XI-2).

A capacidade residual funcional e também o volume residual serão dados pela fórmula:

$$C_1 \times V_1 = C_2 (V_1 + V_2)$$

onde:
V2 = volume pulmonar

$$C_1 \times V_1 = C_2 \times V_1 + C_2 \times V_2$$
$$V_2 = \frac{C_1 V_1 - C_2 V_1}{C_2}$$
$$V_2 = \frac{V_1 (C_1 - C_2)}{C_2}$$

A medida da CRF obtida pela pletismografia é mais exata, pois mede o volume gasoso total, enquanto a calculada pelo método de diluição de hélio só avalia as áreas comunicantes entre si, isto é, as áreas ventiladas. A diferença entre as duas medidas fornece o volume pulmonar não-ventilado ("trapped air volume" – TAV).

ESPIROMETRIA DINÂMICA

A partir da *curva expiratória forçada,* obtida expelindo-se com toda força e rapidez o ar existente nos pulmões, acumulado após uma inspiração máxima, podem ser calculados vários parâmetros da espirometria dinâmica. A Figura XI-3 mostra o registro de uma curva expiratória forçada.

Capacidade vital forçada (CVF) – é o volume total de ar expelido durante a manobra. É esforço-dependente e mede a função das grandes e pequenas vias aéreas.

Volume expiratório forçado no 1º segundo (VEF$_1$) – é o volume expirado no primeiro segundo da CVF. Para a obtenção dessa medida, é necessário o esforço e a cooperação do paciente. Determina o grau de obstrução das grandes vias e também reflete o colapso das vias aéreas e o recolhimento elástico. O índice **VEF$_1$/CVF%** avalia a relação percentual entre dois parâmetros, refletindo a obstrução predominantemente de grandes vias.

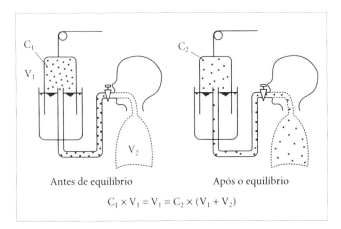

Figura XI-2 – Técnica de diluição do hélio.

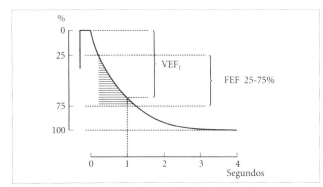

Figura XI-3 – Registro de uma curva expiratória forçada.

Fluxo expiratório forçado (FEF) – representa a relação entre o volume expirado e o tempo gasto na sua expiração. Na prática, podem ser medidos vários fluxos:

FEF 25-75% – representa o fluxo entre 25 e 75% da curva da CVF. Também é chamado fluxo médio expiratório forçado. Depende da força de retração elástica dos pulmões, da permeabilidade de pequenas vias aéreas (de 13ª a 24ª geração) e pouco da força muscular. Portanto, é esforço independente. Sua medida traz informações sobre a permeabilidade de pequenas vias aéreas e independe da colaboração do paciente.

FEF 75-85% e FEF 75-90% – representam os fluxos da fase final da curva expiratória forçada. Não são avaliados de rotina e por isso não existem valores de normalidade. Esses parâmetros são freqüentemente usados em pesquisas, pois se alteram mais precocemente que FEF 25-75% nas doenças que comprometem as pequenas vias aéreas.

Pico de fluxo expiratório máximo (PFE$_{máx}$) – representa o máximo de fluxo expirado; é obtido expirando-se com toda força o ar dos pulmões a partir da CV. É medido em espirômetro ou por equipamentos que dão leitura direta do fluxo: "peak flow meter" (Wright), "mini peak flow meter", ou os mais acurados como Astech, Assess ou Personal Best. Não é específico para demonstrar a obstrução de vias aéreas grandes, pois reflete também o colapso das vias e o recolhimento elástico. É esforço e volume-dependente.

Ventilação voluntária máxima (VVM) – é o máximo do volume de gás que pode ser mobilizado pelos pulmões durante 1 minuto, pelo esforço voluntário do paciente. Na prática, o teste é feito por 12 a 15 segundos. Depende da força muscular, da complacência dos pulmões e da caixa torácica e também da resistência das vias aéreas e resistência tecidual intratorácica. Pode fornecer informações sobre condições cardiovasculares, entretanto tem pouca utilidade em Pediatria, particularmente em crianças menores, pois depende muito da compreensão e do esforço voluntário do paciente.

As medidas de testes funcionais obtidas são corrigidas para BTPS e seus valores comparados com valores previstos de normalidade. Para valores de referência, a maioria dos laboratórios aceita as equações desenvolvidas por Polgar e Promadhat. Estes valores são expressos em função de sexo e altura do paciente (Tabelas XI-1 e XI-2).

Os resultados do paciente costumam ser expressos em porcentagem dos valores previstos, permitindo que se faça diagnóstico do tipo e do grau do distúrbio funcional.

Recentemente, foram padronizadas as equações para diversos parâmetros de testes de função pulmonar, derivadas da população brasileira e que são mostradas nas Tabelas XI-3 a XI-6.

Tabela XI-1 – Equações para a obtenção de valores previstos da função pulmonar de crianças (segundo Polgar e Promadhat).

	Masculino	Feminino	Médias da % DP	Médias da % DP	Variação (%)
CV (mL)	$4,4 \times 10^{-3} \times$ alt. (cm)^{2,67}	$3,3 \times 10^{-3} \times$ alt. (cm)^{2,72}	7	13	4,9 (masc.) 3,9 (fem.)
CRF (mL)	$0,75 \times 10^{-3} \times$ alt. (cm)^{2,92}	$1,78 \times 10^{-3} \times$ alt. (cm)^{2,74}	9	18	3,7 (masc.) 5,8 (fem.)
VR (mL)	$4,41 \times 10^{-3} \times$ alt. (cm)^{2,41} $-919,2123 + 11,4193 \times$ alt. (cm)		–	22,8	27,0 22,0
CPT (mL)	$5,6 \times 10^{-3} \times$ alt. (cm)^{2,67}	$4,0 \times 10^{-3} \times$ alt. (cm)^{2,73}	5,5	11,6	5,7 4,5
VVM (L/min)	$-99,507 + 1,276$ alt. (cm)		4-6-20	21,0	
VEF$_1$ (mL)	$2,1 \times 10^{-3} \times$ alt. (cm)^{2,8}		10	8,8	
CP (mL/cmH$_2$O)	$17,0945 + 0,0459 \times$ CRF (ml)		7,6	22,0	
VI$_{máx}$ (L/min)	$-5,26 + 0,06 \times$ alt. (cm)		–	23	
FEF 25-75% (L/min)	$-207,70 + 2,621 \times$ alt. (cm)		8,5	32,9	
PFE (L/min)	$-425,5714 + 5,2428 \times$ alt. (cm)		3	13	

DP = desvio-padrão
CP = complacência pulmonar
PFE = pico de fluxo expiratório

VVM = ventilação voluntária máxima
VI$_{máx}$ = fluxo inspiratório máximo

Tabela XI-2 – Valores médios e desvios-padrão dos volumes e capacidades pulmonares e provas dinâmicas em crianças (Polgar e Promadhat).

Altura (cm)	CV (mL) Masculino Média ± 2DP*		CV (mL) Feminino Média ± 2DP		VEF1 (mL) Masculino + Feminino Média ± 2DP		CRF (mL) Masculino Média ± 2DP		CRF (mL) Feminino Média ± 2DP		VR (mL) Masculino Média ± 2DP		VR (mL) Feminino Média ± 2DP		CPT (mL) Masculino Média ± 2DP		CPT (mL) Feminino Média ± 2DP		PFE (L/min) Masculino + Feminino Média ± 2DP*		VImáx (L/min) Masculino + Feminino Média ± 2DP	FEF 25-75% (L/min) Masculino + Feminino Média ± 2DP		VVM (L/min) Masculino + Feminino Média ± 2DP	
110	1.252	216	1.223	294	1.053	258	662	356	693	244	369	130	369	130	1.539	504	1.513	496	151	21,4	80,4	83,0	16,8	41,1	16,0
120	1.592	214	1.554	260	1.403	252	873	300	893	210	453	134	453	134	1.980	374	1.953	368	204	13,8	116,4	106,8	8,6	53,8	12,4
130	1.979	230	1.916	268	1.457	228	1.110	266	1.118	204	545	130	545	130	2.470	282	2.437	242	256	8,8	152,4	131,2	13,2	66,4	10,0
140	2.411	288	2.323	300	2.146	304	1.375	270	1.367	224	653	122	653	122	3.016	270	2.974	242	308	9,6	188,4	157,6	22,0	78,6	7,8
150	2.883	400	2.770	366	2.586	412	1.673	284	1.643	266	773	118	773	118	3.633	304	3.576	326	361	14,8	224,4	184,2	32,8	91,5	7,8
160	3.421	546	3.270	502	3.080	568	2.003	318	1.942	322	907	134	907	134	4.308	444	4.242	520	413	16,6	260,4	211,4	48,0	104,7	7,6
170	4.038	802	3.856	782	3.629	724	2.372	424	2.323	452	1.056	182	1.056	182	5.070	732	5.039	822	466	29,6	296,4	240,2	62,8	117,9	15,0

* DP calculado para valores médios por diferentes autores em torno da média geral.

Tabela XI-3 – Equações de regressão, coeficiente de explicação e limites inferiores para variáveis espirométricas na população de referência pediátrica do sexo masculino.

Sexo masculino, 6-14 anos, estatura 115-160cm, raças branca e negra (n = 292)						
	Coeficiente estatura a	Coeficiente idade b	Constante d	r²	5º percentil de resíduo	EPE × 1,645	Limite inferior
Logarítmica						
CVF (L)	2,7093	–	–12,6205	0,69	–0,232	–0,2319	P × 0,79
VEF1 (L)	2,5431	–	–11,8832	0,69	–0,218	–0,2204	P × 0,80
FEF 25-75% (L/s)	1,8309	0,1667	–8,5219	0,50	–0,248	–0,283	P × 0,78

Abreviaturas: n = número de indivíduos; r = coeficiente de correlação (único ou múltiplo).
Valores previstos: logarítmica log Z = log aX + log bY + C.
Obs.: O valor para relação $VEF_1/CVF\%$ teve $r^2 = 0,05$ e para o FEF 25-75/CVF% teve $r^2 = 0,08$.
    O valor médio previsto para $VEF_1/CVF\%$ deve ser único, de 93, sendo o limite inferior determinado pelo 5º percentil dos resíduos de 83%.
    O valor médio previsto para FEF 25-75/CVF% deve ser único, de 118, sendo o limite inferior determinado pelo 5º percentil dos resíduos de 91%.
Fonte: Mallozi, 1995.

Tabela XI-4 – Equações de regressão, coeficiente de explicação e limites inferiores para variáveis espirométricas na população de referência pediátrica do sexo feminino.

Sexo feminino, 6-14 anos, estatura 116-167cm, raças branca e negra (n = 310)							
	Coeficiente estatura a	Coeficiente idade b	Coeficiente peso c	Constante d	r²	5º percentil de resíduo	EPE × 1,645	Limite inferior
Linear							
CVF (L)	0,02417	0,0561	0,010	–2,2197	0,73	–0,477	–0,494	P– 0,477
VEF1 (L)	0,02336	0,0499	0,008	–2,1240	0,75	–0,429	–0,428	P– 0,429
Logarítmica							
FEF 25-75% (L/s)	2,0561	0,2791	–	–9,9287	0,62	0,343	0,304	P × 0,74

Abreviaturas: n = número de indivíduos; r = coeficiente de correlação (único ou múltiplo).
Valores previstos: logarítmica log Z = log aX + log bY + log cZ + d.
Obs.: O valor para relação $VEF_1/CVF\%$ teve $r^2 = 0,00$ e para o FEF 25-75/CVF% teve r2 = 0,00.
    O valor médio previsto para $VEF_1/CVF\%$ deve ser único, de 93, sendo o limite inferior determinado pelo 5º percentil dos resíduos de 81%.
    O valor médio previsto para FEF 25-75/CVF% deve ser único, de 120, sendo o limite inferior determinado pelo 5º percentil dos resíduos de 90%.
Fonte: Mallozi, 1995.

Tabela XI-5 – Equações de regressão, coeficiente de explicação e limites inferiores para variáveis espirométricas na população de referência adolescente e adultos jovens do sexo masculino.

Sexo masculino, 15 a 24 anos, estatura 155-185cm, raças branca e negra (n = 427)							
	Coeficiente estatura a	Coeficiente idade b	Coeficiente peso c	Constante d	r²	5º percentil de resíduo	EPE × 1,645	Limite inferior
Logarítmica							
CVF (L)	1,3100	0,3170	0,3529	–7,6487	0,43	–0,212	–0,189	P × 0,81
VEF1 (L)	1,2158	0,1900	0,3077	–6,6830	0,38	–0,193	–0,181	P × 0,82
FEF 25-75% (L/s)	0,7513	–	0,3303	–3,6530	0,09	–0,382	–0,350	P × 0,68

Abreviaturas: n = número de indivíduos; r = coeficiente de correlação (único ou múltiplo).
Valores previstos: logarítmica log Z = log aX + log bY + log cZ + d.
Obs.: O valor para relação $VEF_1/CVF\%$ teve $r^2 = 0,06$; para o FEF 25-75/CVF% teve $r^2 = 0,01$.
    O valor médio previsto para $VEF_1/CVF\%$ deve ser único, de 94, sendo o limite inferior determinado pelo 5º percentil dos resíduos de 82%.
    O valor médio previsto para FEF 25-75/CVF% deve ser único, de 117, sendo o limite inferior determinado pelo 5º percentil dos resíduos de 74%.
Fonte: Mallozi, 1995.

Tabela XI-6 – Equações de regressão, coeficiente de explicação e limites inferiores para variáveis espirométricas na população de referência adolescente e do sexo feminino.

	Sexo feminino, 15-19 anos, estatura 144-174cm, raças branca e negra (n = 276)							
	Coeficiente estatura a	Coeficiente idade b	Coeficiente peso c	Constante d	r_2	5_0 percentil de resíduo	EPE × 1,645	Limite inferior
Logarítmica								
CVF (L)	1,7374	0,2823	0,1491	–9,0562	0,73	–0,198	–0,187	P×0,87
VEF₁ (L)	1,9293	0,2255	0,1105	–9,8100	0,75	–0,181	–0,174	P×0,87
FEF 25-75% (L/s)	2,0561	0,2791	–	–9,9287	0,62	0,234	0,243	P×0,91

Abreviaturas: n = número de indivíduos; r = coeficiente de correlação (único ou múltiplo).

Valores previstos: logarítmica log Z = log aX + log bY + log cZ + d.

Obs.: O valor para relação $VEF_1/CVF\%$ teve $r^2 = 0,00$; para o FEF 25-75/CVF% teve $r^2 = 0,00$.
   O valor médio previsto para $VEF_1/CVF\%$ deve ser único, de 97, sendo o limite inferior determinado pelo 5º percentil dos resíduos de 88%.
   O valor médio previsto para FEF 25-75/CVF% deve ser único, de 124, sendo o limite inferior determinado pelo 5º percentil dos resíduos de 100%.

Fonte: Mallozi, 1995.

Os resultados da espirometria estática e dinâmica permitem que o distúrbio funcional da criança e do adolescente seja classificado nos seguintes tipos de insuficiência ventilatória: obstrutiva, restritiva ou mista (Quadro XI-1 e Fig. XI-4). Quanto ao grau de insuficiência ventilatória, esta pode ser leve, moderada e grave (Tabela XI-7).

Para estabelecer o limite inferior de normalidade para população adulta é definido que os 5% dos valores mais baixos da população estudada

Tabela XI-7 – Classificação dos distúrbios ventilatórios segundo a gravidade.

Grau	VEF₁ (% do previsto)	CVF (% do previsto)	VEF₁/CVF% (% do previsto)
Normal	> LI	> LI	> LI
Leve	60-LI	60-LI	60-LI
Moderado	41-59	51-59	41-59
Grave	≤ 40	≤ 50	≤ 40

Obs.: 1. os limites inferiores (LI) de referência são variáveis e devem ser estabelecidos individualmente; 2. na presença de sintomas respiratórios FEF 25-75/CVF% ou FEF 25-75 isoladamente anormal indica distúrbio obstrutivo leve; 3. na presença de discordância classificar pelo grau mais acentuado.

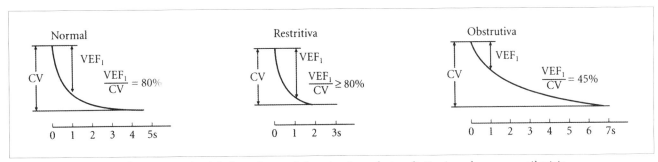

Figura XI-4 – Registro de curva expiratória forçada nos deferentes tipos de insuficiência pulmonar ventilatória.

Quadro XI-1 – Alterações funcionais conforme o tipo de insuficiência pulmonar ventilatória.

Parâmetro	Insuficiência pulmonar ventilatória	
	Restritiva	Obstrutiva
CVF	↓	N ou ↓
VEF1	↓	↓
FEF 25-75%	N ou ↓	↓
VEF1/CVF	N	↓
CRF	N ou ↓	↑
VR	N ou ↓	↑
CPT	↓	↑

servem como referência de valores anormais. O limite inferior é usualmente estabelecido englobando-se os 95% de indivíduos em torno da linha de regressão, excluindo os 5% restantes. Na curva de regressão, a dispersão dos valores pode ser expressa como erro padrão de estimativa (que é o desvio-padrão médio dos dados em torno da linha de regressão). Com distribuição gaussiana, a média menos (1,645×EPE) representa 95% da população para determinado parâmetro e portanto:

Limite inferior da normalidade (LI) = valor médio previsto
$$- (1{,}645 \times \text{erro-padrão})$$

Tendo em vista que em pré-adolescentes a estimativa do desvio-padrão do logaritmo da CVF e VEF_1 mantém-se constante para sexo e raça, é permitido usar-se um percentual fixo como limite inferior da normalidade (ver Tabelas XI-3 a XI-7) o que é confirmado pelas normas da ATS. Assim, é considerado o nível percentual de 80% com relação aos previstos, para sexo e altura, como limite inferior de normalidade para os parâmetros CVF, VEF_1, a relação VEF_1/CVF e PFE. O percentual de 70% em relação a média dos previstos, para sexo e altura, foi estabelecido como LI de normalidade para o parâmetro FEF25-75%.

Curvas fluxo-volume

A integração de fluxos instantâneos a cada volume pulmonar é registrada em curvas fluxo-volume. Os fluxos instantâneos são medidos pelo pneumotocógrafo e os volumes obtidos pela integração eletrônica do fluxo. O pico da curva é representado por fluxo expiratório máximo ($V_{máx}$), sendo dependente do esforço muscular; após 25% do volume expirado, a parte descendente da curva fluxo-volume reflete as propriedades estáticas dos pulmões e a permeabilidade das pequenas vias aéreas, sendo pouco dependente do esforço.

Os valores para as curvas fluxo-volume estão representados na Tabela XI-8.

TESTE COM BRONCODILATADOR

Uma vez classificados o tipo e o grau de insuficiência ventilatória da criança, é necessário verificar se existe ou não resposta ao broncodilatador, principalmente naqueles pacientes com insuficiência ventilatória obstrutiva, como é o caso da asma, da mucoviscidose, etc. Nesses pacientes e em outros com tosse crônica, com ou sem sibilância, mesmo na vigência da prova funcional normal, é necessário completar a espirometria com teste com broncodilatador e decidir se existe a obstrução e se esta é facilmente reversível ou se é irreversível. O teste servirá como critério de indicação do uso da medicação broncodilatadora, poderá avaliar as respostas individuais, orientar a decisão quanto à melhor via de administração (inalatória ou oral) e determinar as doses necessárias para que se obtenha

Tabela XI-8 – Valores para a curva fluxo-volume, com altura em centímetros e idade em anos.

$V_{máx}$ 25%	**Masculino**	$-7{,}054 + 0{,}070$ alt. $+ 0{,}147$ idade
	Feminino	$-3{,}365 + 0{,}044$ alt. $+ 0{,}144$ idade
$V_{máx}$ 50%	**Masculino**	
	6-12 anos	$-2{,}545 + 0{,}0378$ alt.
	12-25 anos	$-6{,}385 + 0{,}0543$ alt. $+ 0{,}115$ idade
$V_{máx}$ 50%	**Feminino**	
	6-12 anos	$0{,}736 + 0{,}1846$ idade
	12-20 anos	$-2{,}3040 + 0{,}0288$ alt. $+ 0{,}111$ idade
$V_{máx}$ 75%	**Masculino**	
	6-12 anos	$-1{,}0149 + 0{,}0171$ alt.
	12-25 anos	$-4{,}242 + 0{,}0397$ alt. $-0{,}0057$ idade
	Feminino	
	6-12 anos	$-0{,}1657 + 0{,}0109$ alt.
	12-20 anos	$-4{,}4009 + 0{,}0243$ alt. $+ 0{,}2923$ idade $- 0{,}0075$ idade^2

normalidade funcional. O padrão "irreversível" ao broncodilatador deve ser analisado com cautela, pois pode ser devido a administração inadequada de medicamento, obstrução inicialmente muito grave impedindo a penetração da droga, doses insuficientes de broncodilatador e, também, testes não apropriados para o diagnóstico.

Os melhores parâmetros para avaliar a resposta ao broncodilatador são ainda representados pelo VEF_1, $VEF_1\%/CVF$ e FEF 25-75%. A CVF é dos testes, o menos sensível.

Considera-se que existe reversibilidade ao broncodilatador quando houver aumento em relação aos valores basais de pelo menos dois entre três parâmetros citados. A resposta é discreta se houver melhora de 15 a 25%, moderada de 26 a 50% e marcada acima de 50% (critérios de reversibilidade de obstrução das vias aéreas do Comitê de Enfisema do American College of Chest Physicians, 1974). Por outro lado, a Sociedade Torácica Britânica (1994) recomenda que o incremento do VEF_1 acima de 0,2 litro seja considerado como critério isolado único de resposta positiva ao broncodilatador. Segundo o I Consenso Brasileiro sobre a Espirometria, os critérios de resposta ao broncodilatador e sua interpretação estão relacionados na Tabela XI-9 e na Figura XI-5, tendo em vista que a resposta em crianças é igual àquela encontrada em adultos.

Os broncodilatadores geralmente usados em testes de laboratório são drogas β_2-simpaticomiméticas, administradas por meio de aerossol ou

Tabela XI-9 – Critérios de resposta a broncodilatador (Bd) para CVF e VEF$_1$ baseados nos dados obtidos em normais e portadores de distúrbios obstrutivos*.

	Distúrbio obstrutivo		
	Ausente	Presente	
	VEF$_1$	VEF$_1$	CVF
Variação absoluta	≥ 300 em geral	≥ 200	≥ 350
(mL, pós-pré-Bd)	**	e	
Variação percentual em relação ao previsto (pós-pré-Bd/previsto)	≥ 10	> 7	–

  * I Consenso Brasileiro sobre Espirometria, 1996.
  ** A resposta absoluta na ausência de obstrução varia com o tamanho do indivíduo.
     O critério percentual neste caso deve ser usado isoladamente.

inalação com os quais se obtém 70 a 80% da resposta máxima em 10 a 20 minutos.

TESTES DE PROVOCAÇÃO BRÔNQUICA PARA AVALIAÇÃO DA HIPER-RESPONSIVIDADE DE VIAS AÉREAS

Estes testes têm como princípio a hiper-responsividade da árvore brônquica do paciente asmático diante de vários estímulos que por si só pouco afetam a criança normal. Essa hiper-responsividade é definida como tendência a constrição brônquica a vários estímulos físicos (exercício, ar frio, poluentes particulados), irritantes (fumaça de cigarro, queima), químicos (agentes inalantes, poluentes), alimentos e drogas (AAS, antiinflamatórios não-hormonais, aditivos alimentares) entre outros.

EXERCÍCIO PARA PROVOCAR BRONCOESPASMO

O teste com exercício padronizado é indicado nas seguintes situações: a) crianças que apresentam tosse crônica, mas com espirometria normal; b) crianças que têm sintomas relacionados ao período imediatamente posterior ao exercício do tipo cansaço fácil, tosse, sibilância e/ou falta de ar; c) crianças com desempenho baixo nas competições; e d) em todos os asmáticos para detectar AIE (asma induzida pelo exercício). Neste teste, são importantes a história clínica detalhada relacionada ao exercício e um bom exame clínico antes, durante e após o exercício. A ausculta pulmonar não é um recurso fidedigno no diagnóstico da AIE, pois muitas vezes

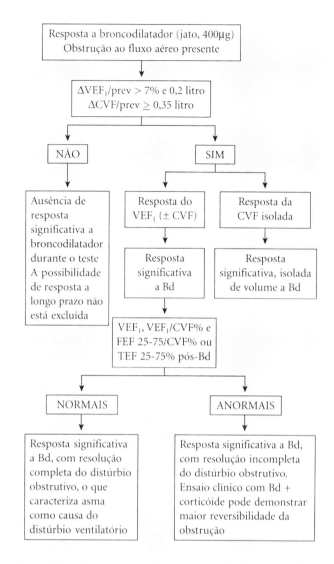

Figura XI-5 – Espiometria – interpretação (III). Resposta a broncodilatador (Bd). (J Consenso Brasileiro sobre Espirometria, 1996. J Pneumol 22(3) – mai-jun de 1996).

as alterações do calibre dos brônquios só são detectáveis por meio de testes de função pulmonar.

Padronização do exercício

Os exercícios que induzem mais freqüentemente AIE são: corrida livre, corrida sobre a esteira e exercício em bicicleta. Andar e nadar são menos asmatogênicos. O exercício em bicicleta tem grande vantagem em relação aos outros por necessitar de equipamento maleável, pouco volumoso, mais barato e de boa aceitação pelas crianças. Sua carga de trabalho é facilmente calculada (o que não se pode dizer em relação ao exercício de corrida livre) e tem boa sensibilidade e reprodutibilidade dos resultados pelo fato de o paciente manter o tórax e os braços em posição estável. Sua principal desvantagem é a menor capacidade de indução de AIE em relação à corrida livre e esteira.

Os exercícios curtos (1 a 2 minutos) desencadeiam, em geral, uma resposta broncodilatadora em asmáticos; os exercícios de duração média (4 a 8 minutos) desencadeiam broncoconstrição em uma proporção variável (em média 60 a 70%) dos pacientes, enquanto exercícios longos (8 a 16 minutos) induzem broncodilatação. Portanto, a duração ideal do exercício para induzir broncoespasmo é de 6 a 8 minutos, realizado em condições submáximas, isto é, com consumo de O_2 em torno de 70 a 85% do máximo. Na prática, monitoriza-se a freqüência cardíaca do paciente e após atingir 180 batimentos/min é cronometrado o tempo de exercício.

Resposta fisiológica

Após uma broncodilatação inicial (1 a 2 minutos), ocorre broncoconstrição com máxima intensidade entre 5 e 10 minutos após o exercício, com retorno geralmente espontâneo a condições basais entre 20 e 30 minutos após o teste. Em alguns casos, o retorno ao padrão basal é mais lento e em alguns, ainda, existe "reação asmática tardia", ocorrendo 4 a 6 horas após o exercício.

Avaliação da função na AIE

São registradas as curvas da capacidade vital forçada pré-exercício e aos 5, 10, 15, 20, 25, 30 e, eventualmente, 40 minutos pós-exercício e avaliadas as quedas de VEF_1, FEF 25-75% e da CVF. Podem-se também registrar as alterações no PFE. Vários critérios de diagnóstico de AIE existem na literatura e considera-se indicativo de AIE a queda de 20% ou mais de VEF_1, ou 15% desse teste quando associada à queda de 20% ou mais de FEF 25-75% ou queda maior que 20% em dois entre três testes capazes de detectar o broncoespasmo.

É recomendado que o FEF 25-75% seja calculado pela técnica de isovolumes, isto é, sejam analisados os fluxos no mesmo volume pulmonar, antes e após o exercício, o que melhora a sensibilidade da prova.

TESTES FARMACOLÓGICOS DE PROVOCAÇÃO BRÔNQUICA

A hiper-responsividade brônquica pode ser testada também com substância químicas como metacolina (a mais usada), histamina, carbacol, soluções hipertônica ou hipotônica e os antígenos específicos. Os testes de provocação costumam ser indicados nos pacientes sem alterações funcionais, com dúvida no diagnóstico da asma e nos estudos epidemiológicos de prevalência de asma. Para que o teste seja confiável, é necessário um equipamento bem padronizado e calibrado para que possa fornecer fluxo contínuo e partículas bem pequenas (débito de 0,13 a 0,15mL/min com partículas entre 1 e 3µm). Além disso, o paciente não deverá estar recebendo medicação broncodilatadora e cromoglicato de sódio nas últimas 48 horas. A resposta é avaliada por meio do gráfico dose/resposta (das quedas percentuais do VEF_1 em relação ao repouso contra as doses progressivamente maiores de droga inalada até que se atinja a queda de 20% – é a concentração de provocação – CP_{20}). A hiper-responsividade brônquica é então considerada:

– normal quando CP_{20} acima de 16mg/mL;
– levemente aumentada quando 2mg/mL < CP_{20} < 16mg/mL;
– moderadamente aumentada quando 0,25mg/mL < CP_{20} < 2mg/mL;
– intensamente aumentada quando CP_{20} igual ou inferior a 0,25mg/mL. Para histamina, o teste é positivo com a concentração abaixo de 8mg/mL.

Na prática, as concentrações crescentes da droga são inaladas por 2 minutos com 5 minutos de intervalo e registro da curva expiratória forçada 30 a 90 segundos após cada inalação com término da provocação quando é atingido CP_{20}.

ESTUDO DE GASES ARTERIAIS E OXIMETRIA TRANSCUTÂNEA

As provas funcionais pulmonares devem ser completadas com estudo de gases arteriais para se ter informações exatas quanto às trocas alveolocapilares. A realização de gasometria é imprescindível em todos os processos agudos que levam à insuficiência ventilatória; é também importante na avaliação de processos com evolução crônica progressiva, como é o caso de pacientes com mucoviscidose, bronquiectasias, pneumonias de repetição, na suspeita de "shunt" pulmonar e principalmente processos intersticiais. O estudo de gases poderá então ser realizado em repouso ou durante exercício para detectar em que grau o esforço físico interfere nas trocas gasosas alveolocapilares, limitando o desempenho físico do doente.

A amostra de sangue deverá ser colhida segundo técnica ideal, anaerobiamente, em seringa heparinizada em 15 a 30 segundos e imediatamente analisada. Se houver alguma demora na análise, a amostra terá de ser colocada em gelo para evitar a difusão de O_2 pela parede da seringa ou seu consumo pelas hemácias, com resultados falsamente baixos de paO_2.

São considerados valores normais de paO_2 entre 85 e 95mmHg na dependência de pressão atmosférica. As pressões de $paCO_2$ variam de 35 a 40mmHg, sem depender da pressão barométrica do ambiente. A hipoxemia, isto é, queda da paO_2, ocorre em conseqüência de hipoventilação alveolar, "shunt" pulmonar, alterações de ventilação/perfusão e, raramente, é decorrente de transtornos de difusão. Além da paO_2 baixa, o gradiente alveolocapilar de O_2 (isto é, a diferença das pressões de oxigênio do alvéolo e sangue arterial = $P(A-a)O_2$) pode auxiliar na decisão quanto ao distúrbio anatômico/funcional do paciente.

Seu cálculo pode ser obtido pela fórmula:

$$P(A-a)O_2 = PAO_2 - paO2$$

$$PAO_2 = (PB - PH_2O) \times FiO_2 - PACO_2 \left[FiO_2 + \frac{1 - FiO_2}{R} \right.$$

onde:
PB = pressão barométrica local
PH_2O = pressão parcial de vapor d'água no alvéolo = 47mmHg
FiO_2 = fração de O_2 no ar inspirado = 20,93% no ar ambiente
$PACO_2$ = $paCO_2$ (dada pelo valor na gasometria)
R = quociente de trocas gasosas equivalente a 0,8 em repouso.

Valor normal para $P(A-a)O_2$ é considerado até 5mmHg, quando as medidas são realizadas em ar ambiente. Assim, se a paO_2 for baixa e a diferença de pressão alveolocapilar é normal, conclui-se haver hipoventilação de causa central ou distúrbio na caixa torácica, sendo normal o pulmão.

Se a paO_2 for baixa e a diferença de pressão do O_2 alveoloarterial também for baixa, as alterações prováveis seriam distúrbios entre ventilação/perfusão de causa pulmonar ou "shunt" ou alteração na capacidade de difusão.

A prova de hiperoxia com a criança respirando 100% de O_2 durante 15 a 20 minutos pode auxiliar no diagnóstico diferencial entre a hipóxia por efeito "shunt" secundário à alteração entre ventilação/perfusão e o "shunt" anatômico.

O cálculo da magnitude desse "shunt" pode ser obtido por meio da fórmula:

$$\frac{\dot{Q}s}{\dot{Q}t} = \frac{Cc' - Ca}{Cc' - C\bar{v}}$$

onde:
$\dot{Q}s$ = débito por meio do "shunt" L/min
$\dot{Q}t$ = débito cardíaco L/min
Cc' = conteúdo capilar de O_2
Ca = conteúdo arterial de O_2
$C\bar{v}$ = conteúdo no sangue venoso misto

São aceitos valores de normalidade para paO_2 de 500 a 550mmHg durante a prova de hiperoxia; valores de paO_2 indicarão a presença de "shunt" verdadeiro, cujo valor é considerado normal em torno de 5%. Um outro aspecto que distingue a hipóxia por efeito "shunt" devido ao transtorno de ventilação/perfusão da hipóxia por "shunt" anatômico é a presença ou não de $paCO_2$ elevada.

A oximetria transcutânea ou de pulso (SpO_2) é um exame não-invasivo e de simples realização com instrumentos portáteis. A oximetria de pulso estima a saturação arterial de O_2 pela variação na absorção de luz dos tecidos (absorção constante) e das quantidades relativas de hemoglobina oxigenada e reduzida (absorção pulsátil). Tem boa correlação com a paO_2 e SaO_2 quando a SaO_2 é maior que 85%. A maioria dos fabricantes assegura que o limite de confiança nas leituras de oxímetros é de ± 2 até 4% para os valores acima de 70%. Na oximetria transcutânea é medida pela porcentagem de Hb disponível, obtendo-se medidas não acuradas, na presença de carboxi-hemoblobina acima de 3%, na meta-hemoglobina acima de 5% e em pacientes com anemia profunda. Tem utilidade na UTI neonatal e pediátrica, durante a ventilação mecânica, sedação para os procedimentos invasivos e anestesia, no diagnóstico e seguimento de pacientes pulmonares crônicos, na avaliação da necessidade de oxigênio suplementar em repouso, exercício ou sono, na monitorização dos testes de esforço em portadores de doenças intersticiais e outros. A oximetria transcutânea tem várias limitações conhecidas: paO_2 acima de 80mmHg ou SaO_2 menor que 85% (abaixo de 70% segundo fabricantes), pelo efeito da luz brilhante do ambiente, pigmentação de pele, disemoglobinemias, drogas vasoconstritoras, hipotensão e estado de má-perfusão periférica, e artefatos de movimentos. Os novos oxímetros, que utilizam "signal extraction technology (SET)" podem melhorar a *performance* do equipamento durante a má perfusão periférica e devido aos artefatos de movimento. No período neonatal é importante prevenir hiperoxia prolongada para minimizar o risco de retinopatia de prematuridade. Definindo a hiperoxia acima como paO$_2$ superior a 80mmHg, os oxímetros de nova geração conseguem operar com sensibilidade de 93-95%, quando o equipamento é ajustado para tocar alarme com SpO$_2$ de 95%; entretanto a especificidade neste caso é baixa com probabilidade de até 50% que o alarme superior seja falso.

MEDIDAS SERIADAS DE PICO DE FLUXO EXPIRATÓRIO

Nos últimos anos, vários consensos de asma, inclusive o I Consenso Brasileiro no Manejo da Asma, recomendam a monitorização da função dos asmáticos em domicílio, pelo uso de monitores de pico de fluxo expiratório (PFE) portáteis. O PFE é esforço-dependente, reflete o calibre das vias aéreas maiores e é menos sensível que o VEF$_1$. O PFE tem variação circadiana com os menores valores em torno de 4 horas da manhã e os maiores às 4 horas da tarde, com essa variação exacerbada em asmáticos com doença não controlada. Após 2 a 3 dias de aprendizado do paciente, o PFE é monitorizado, 2 a 3 vezes ao dia, triplicada por 10 a 14 dias. A variabilidade é obtida pela fórmula:

$$var = \frac{PFE_{máx} - PFE_{min}}{PFE_{médio\ do\ período}}$$

Indivíduos normais e pacientes asmáticos com asma leve têm variabilidade de PFE menor do que 20%; os asmáticos com doença moderada a grave têm variabilidade maior que 20% e freqüentemente maior do que 30%.

TESTES DE FUNÇÃO PULMONAR EM CRIANÇAS MENORES E LACTENTES

A realização de testes de função pulmonar em crianças abaixo de 5 anos é bastante difícil, exigindo habitualmente equipamento sofisticado. As indicações para tais testes são as seguintes: 1. lactente que apresenta taquipnéia inexplicável, hipóxia, tosse ou desconforto respiratório, sem diagnóstico definitivo aparente, após o exame clínico e outras investigações menos complexas; 2. lactente com doença obstrutiva crônica, contínua e grave, que não responde ao tratamento clínico combinado com corticóides e broncodilatadores; 3. criança com doença respiratória conhecida mas de evolução incerta, na qual é justificável uma mudança terapêutica; 4. para pesquisa e progresso.

A capacidade residual funcional é o volume pulmonar que pode ser medido com certa acurácia, sendo a CV medida durante o choro e a CPT, pelo pletismógrafo de corpo inteiro, técnica que é considerada padrão-ouro. Duas técnicas foram desenvolvidas para se estudar os fluxos expiratórios máximos em lactentes. A técnica da deflação forçada consiste em insuflar os pulmões da criança até a pressão de 40cmH$_2$O e, então, esvaziá-los até o volume residual o mais rápido possível. Para essa técnica, a criança deve ser intubada, sedada e é usado relaxante muscular. Na técnica de compressão torácica rápida, por meio de um colete inflável toracoabdominal é aplicada uma rápida e alta pressão positiva sobre o tórax e abdome, medindo-se simultaneamente os fluxos na boca, por meio de um pneumotacógrafo. Os valores de referência já foram estabelecidos, com essa última técnica. por Hanrahan et al. (1990) e Tepper et al. (1986). A resistência das vias aéreas pode ser medida pela pletismografia ou por técnica de medição indireta em equipamento Rint, possibilitando definir a responsividade aos broncodilatadores, separando os respondedores, os não-respondedores e os saudáveis entre si.

A espirometria e técnicas de medição da mecânica das vias aéreas tiveram avanço muito significativo, de modo que é possível atualmente realizar testes de função pulmonar em crianças jovens não-sedados e respirando espontaneamente.

No diagnóstico por imagem, o uso da tomografia computadorizada de alta resolução de tórax durante a pausa respiratória induzida pelas várias respirações profundas em lactente sedado, permite avaliar a função e as modificações estruturais pulmonares e de vias aéreas, por reconstrução tridimensional. *Echo-planad imaging*, uma forma de ressonância magnética consegue calcular o volume de cada pulmão pelo computador. É uma opção de diagnóstico muito interessante porque é relativamente não-invasiva e sem irradiação – exceto a magnética A utras-sonografia tridimensional utilizando *softwares* apropriados pode detectar as alterações do parênquima pulmonar em acompanhamento rotineiro de medicina fetal.

BIBLIOGRAFIA

AMERICAN THORACIC SOCIETY – ATS Statement Standardization os Spirometry- update. Am Respir Crit Care Med, 1995;152:1107-36.

ANDERSON SD, BRANNAN JD. Methods for indirect challenge tests including exercise, eucapnic voluntary hyperpnea, and hypertonic aerosols. Clin Rev Allergy Immunol, 2003;24:27-54.

ARETS HGM, van der ENT CK.Measurements of airway mechanics in spontaneously breathing young children. Paediatr Respir Rev, 2004; 5:77-84.

British Thoracic Society and Associations of Respiratory Technicians and Physiologist – Guidelines for the measurement of respiratory function. Resp Med, 1994;88:165.

CASTILE R. Novel techniques for assessing infant and pediatric lung function and structure. Pediatr Infect Dis J, 2004;23: S246-53.

CHILD F. The measurment of airway resistance using the inerrupter technique (Rint) Paediatr Respir Rev. 2005;6:273-277.

COMROE Jr JH et al. The Lung-Clinical Physiology and Pulmonary Function Tests. 2nd ed., Chicago: Year Book Medical Publishers, 1962.

GODFREY S, BAR-YISHAY E, AVITAL A, SPRINGER C. What is the role of tests of lung function in the management of infants with lung disease? Pediatr Pulmonol. 2003;36:1-9.

HANRAHAN JP, TAGER IB, CASTILE RG et al. Pulmonary function measures in healthy infants. Variability and size corrections. Am Rev Respir Dis, 1990;141:1127.

KOZLOWSKA WJ, AURORA P. Spirometry in the pre-school age group. Paediatr Respir Rev, 2005;6:267-272.

MALLOZI M. Valores de referência para espirometria em crianças e adolescentes, calculados a partir de uma amostra da cidade de São Paulo. Tese de Doutoramento EPM, 1994.

MARCHAL F, SCHWEITZER C, THUY LV. Forced oscillation, interrupter technique and body plethysmography in the pre-school child. Paediatr Respir Rev. 2005;6:278-284.

MILNER AD. Lung volume measurements in childhood. Paediatr Respir Rev, 2000;1:135-140.

NIELSEN KG, BISGAARD H. Cold challenge and specific airway resistance in preschool children Paediatr Respir Rev. 2005;6:255-66.

PEREIRA CAC. et al. I Consenso Brasileiro sobre Espirometria – 1996. J Pneumol, 1996; 22(3):XI-158.

POLGAR G, PROMADHAT V. Pulmonary Function Testing in Children: Techniques and Standards. Philadelphia: W.B. Saunders, 1971.

SALYER JW Neonatal and Pediatric Pulse Oximetry. Respir Care, 2003;48:386-396.

Sociedade Brasileira de Alergia e Imunopatologia, Sociedade Brasileira de Pediatria, Sociedade Brasileira de Pneumologia e Tisiologia. I Consenso Brasileiro no Manejo da Asma 1994, p. 4.

TEPPER RS, MORGAN WY, COTA K et al. Physiologic growth and development of the lung during the first year of life. Am Rev Respir Dis, 1986; 134:513.

WEST JB. Respiratory Physiology – The Essentials. Baltimore, Blackwell Scientific Publications, 1974.

SEÇÃO XII

Neurologia

Estudo do Fluido Cerebroespinal

Capítulo 39

ESTUDO DO FLUIDO CEREBROESPINAL

SANDRO L. A. MATAS

INTRODUÇÃO

Na Antigüidade, o fluido cerebrospinhal, conhecido como líquor, foi objeto de estudo de Hipócrates (460 a.C.), Heróphilus (335 a.C.) e Galenus (131 a.C.), porém, as noções que eles possuíam eram imprecisas. Na Idade Moderna, Vesalius (1514) mencionou sobre um líquido cerebral, quando dissertou sobre a localização da alma. Valsalva observou saída de um líquido claro quando seccionou a medula de um cão e Haller até admitiu que a presença do líquor fosse patológica. Contugno, em 1764, desfez esta hipótese concluindo que a presença desse líquido era normal. Coube a Magendie a descrição completa do sistema liquórico, atribuindo-lhe função protetora do sistema nervoso central. Corning, em 1885, protagonizou um acidente durante uma analgesia da região lombar ao realizar, acidentalmente, a primeira punção lombar. Porém, Quincke, em 1891, fez a primeira punção percutânea em um homem com a finalidade diagnóstico/terapêutica. A partir de então, muitos trabalhos foram desenvolvidos nesse novo campo de pesquisa. A via cisternal, para a obtenção do líquor, foi introduzida na clínica após os trabalhos de Ayer e Eskushen, em 1920, realizada no Brasil pela primeira vez por Esposel, no Rio de Janeiro, e por Vampré e Camargo, em São Paulo, em 1926. Esta via de acesso ao sistema tem sido desaconselhada na rotina de investigação neurológica nos países da Europa, Canadá e Estados Unidos da América. Recente no Brasil, tal procedimento foi desaconselhado para utilização rotineira pela Academia Brasileira de Neurologia, reservando-a para ocasiões onde há impossibilidade de coleta por punção lombar.

ASPECTOS ANATÔMICOS E FUNCIONAIS

O sistema liquórico compreende dois espaços bem definidos, o ventricular e o subaracnóideo. O sistema ventricular é composto por dois ventrículos laterais, situados nos hemisférios cerebrais, que se comunicam com o terceiro ventrículo por meio dos forames interverticulares ou forames de *Monro*. O terceiro ventrículo está na linha mediana e comunica-se com o quarto ventrículo pelo aqueduto cerebral ou aqueduto de *Sylvius*. O líquor contido no quarto ventrículo segue para o espaço subaracnóideo intracraniano por meio de três orifícios: dois laterais chamados forames de *Luschka*, e um mediano, chamado forame de *Magendie*. Os ventrículos cerebrais são revestidos por uma fina camada unicelular, chamada de epêndima, que separa o parênquima cerebral do líquor. Dessa maneira, consegue espelhar no líquor alterações das doenças neurológicas. O espaço subaracnóideo é aquele compreendido entre duas lâminas lepto-meníngeas, a pia-máter e a aracnóide. Anatomicamente, é dividido em dois compartimentos, o espaço subaracnóideo intracraniano e o raquiano.

Ambos mantêm íntimo contato com as estruturas cerebrais e medulares, respectivamente.

O líquor é formado, principalmente, pelos plexos coróides que são enovelados capilares que se projetam para dentro dos ventrículos laterais, terceiro e quarto ventrículos. Existem evidências da produção extracoróide, provavelmente pelo epêndima e pela pia-máter. A taxa de produção de líquor varia, em média, de 0,32mL/h a 0,37mL/h em adultos. Isso corresponde à produção de 432 a 500mL/24h. Portanto, todo o líquor se renova a cada 6 ou 7 horas, já que o volume total de líquor varia de 100 a 150mL.

Uma das principais funções do sistema liquórico é a de proteção mecânica do tecido cerebral. O cérebro, menos denso que o líquor, fica suspenso nesse líquido e, dessa forma, protegido de traumatismos externos pela redistribuição das forças de impacto nos casos de traumatismo craniano. Outras funções: lubrificação das estruturas encefálicas, evitando atrito com as porções rígidas do crânio na movimentação da cabeça; regulação do volume intracraniano, variando sua produção de acordo com mudanças na pressão intracraniana; retirada de produtos do catabolismo e manutenção da temperatura encefálica. A absorção do líquor é feita, principalmente, nas granulações de *Pacchioni* e sua composição é controlada com muito rigor pelas barreiras hematoencefálica (BHE) e hematoliquórica (BHL). Esse controle é realizado com gasto energético, pois mantém concentração de elementos dentro do líquor contra um grande gradiente de concentração. Por esta razão, a proteína do líquor se mantém em níveis bem inferiores à concentração plasmática. As barreiras também exercem importante papel na proteção mecânica contra invasões de agentes infecciosos no sistema nervoso central.

Pelas próprias características anatômicas e funcionais desse sistema, é evidente a grande importância da análise desse líquido no diagnóstico das doenças do sistema nervoso central, fundamentalmente nas doenças infectocontagiosas.

TÉCNICAS DE OBTENÇÃO DO LÍQUOR

Desde os trabalhos de Quincke, a punção lombar é a principal via de acesso para a obtenção do líquor. Habitualmente, é realizada entre os espaços lombares L3-L4 e L4-L5, tendo como referência a linha imaginária que cruza as duas cristas ilíacas com a linha mediana, representada pela linha que passa pelas apófises dos processos espinhosos lombares. A punção suboccipital é procedimento tecnicamente seguro, desde que realizada por profissional experiente.

Existem contra-indicações absolutas e relativas à punção do sistema subaracnóideo, tanto cisternal como raquiano. A principal contra-indicação absoluta é a hipertensão intracraniana (HIC), com sinais de herniação transtentorial, herniação de linha média ou herniação das amígdalas cerebelares pelo forame magno. Outra contra-indicação absoluta é a presença de processo séptico no local da punção. As contra-indicações relativas são aquelas em que o risco/benefício da punção deve ser bem avaliado pelo médico do paciente e pelo médico que irá realizar o procedimento; entre as principais, hipertensão intacraniana sem sinais de descompensação, coagulapatias e estados septicêmicos.

A punção ventricular, quando necessária, que deve ser realizada pelo neurocirurgião, em centro cirúrgico, e o líquido coletado deve ser adequadamente identificado antes do envio para análise laboratorial.

Normalmente, o volume de líquor coletado varia de 6 a 8mL e deve, na medida do possível, ser acompanhado de manometria inicial e final, com aparelho aneróide de Claude, graduado em centímetros de água. A pressão normal do sistema é de 10 a 20cm de água, com o paciente em decúbito lateral, tanto nas punções cisternais como nas lombares. Quando realizada a punção lombar, há possibilidade de se executar a manobra de Quecknstedt-Stookey, a qual, quando alterada, significa bloqueio parcial ou absoluto do espaço subaracnóideo raquiano. Esta prova é realizada, somente em punção lombar, pressionando-se as jugulares do paciente e observando-se a variação da pressão do manômetro. A resposta esperada é imediata elevação da pressão, com retorno aos níveis normais cessando-se a compressão jugular. Se tal não ocorrer, significa bloqueio raquiano ou mau posicionamento da agulha. Essa última possibilidade pode ser avaliada com a compressão abdominal do paciente, onde o aumento da pressão no sistema significará bom posicionamento da agulha.

ANÁLISE DO FLUIDO CEREBROESPINAL

A análise do líquor inicia com a indicação da sua coleta. Para o patologista é fundamental a informação da suspeita diagnóstica do paciente, pois métodos adicionais podem ser realizados para auxiliar a confirmação ou mesmo para identificar outras possibilidades diagnósticas. Por exemplo, quando há suspeita de processo neoplásico no sistema nervoso central, o patologista ficará alerta para a presença de células tumorais na análise diferencial. Apesar dos serviços especialistas de líquor realizarem uma análise rotineira mínima, é fundamental informar quando houver necessidade de análises específicas para determinada doença ou dosagens especiais de certos componentes do líquor como, por exemplo, pesquisa de bandas oligoclonais. Essas informações são importantes, pois algumas análises só são possíveis quando realizadas nas amostras imediatamente após a coleta, pois alguns elementos da amostra se deterioram se o líquor for estocado algumas horas à temperatura ambiente ou mesmo refrigerado.

O líquor normal é límpido e cristalino, como água de rocha, incolor e não possui cheiro. Estas características mudam de acordo com as doenças do sistema nervoso central e das menínges. Na hemorragia subaracnóidea, o líquor é vermelho, turvo e uniforme, quando comparado em três tubos colhidos seqüencialmente. Nestes casos, não há formação de coágulos e, após centrifugação, o sobrenadante é límpido e xantocrômico. Nas meningites bacterianas, o líquor é, em geral, opalescente ou turvo e amarelo, sendo xantocrômico após centrifugação. Já nas meningites virais, o líquido assemelha-se ao anterior, com exceção da cor que, em geral, é esbranquiçada e incolor após a centrifugação.

Portanto, a cor do líquor pode ser conferida pela presença de elementos figurados (hemácias, leucócitos, fungos, etc.), ou pela presença de elementos químicos (bilirrubina, hemoglobina, oxihemoglobina, proteínas). Xantocromia é um termo reservado somente ao líquido límpido (Quadro XII-1).

O exame citológico, de inestimável valor, é realizado em duas etapas: a contagem global, em câmara de *Fuchs-Rosenthal,* e a contagem diferencial, realizada em lâminas contendo esfregaço do sedimento do líquor, utilizando corantes hematológicos convencionais. O número global de células varia de 0-5mm^3 e a composição citológica é formada predominantemente por células linfocitárias e monocitóides, podendo ocorrer a presença normal de 5 a 10% de neutrófilos. Normalmente as hemácias estão ausentes e, quando presentes, podem ser decorrentes da técnica de punção.

A avaliação bioquímica mínima do líquor compreende a dosagem de proteínas, glicose e cloretos. A concentração da proteína, dosada por diferentes métodos, varia conforme o local de onde foi obtido o líquor: no canal raquiano lombar varia de 12 a 44mg/dL, no espaço cisternal de 10 a 26mg/dL, e na cavidade ventricular, de 5 a 15mg/dL. A glicose raquiana tem concentração equivalente a dois terços da plasmática. A dosagem de cloreto reflete o equilíbrio eletrolítico, já que é o principal síon negativo presente no líquor, tendo os valores normais entre 120 e 129mEq/L.

Parte da amostra de líquor coletada deve ser encaminhada para análise microbiológica, que compreende o preparo de esfregaço corado pelo método de Gram, Ziehl-Nielsen e tinta da China, além de ser semeado em meios apropriados de culturas, que incluem meios para bactérias aeróbias e anaeróbias, fungos e, se possível, cultura de vírus. Também deve fazer parte da investigação o teste do látex para meningococo A, B, C, hemófilos e pneumococo, além do látex para *Cryptococcus* spp, quando há suspeita deste fungo. Por esta razão, toda amostra de líquor coletada deve ser encaminhada ao laboratório em dois frascos, pois um deles se destinará à investigação microbiológica.

O líquor deve ser analisado como material nobre, pois sua obtenção se faz por procedimento delicado e envolve consideráveis riscos ao paciente. Logo, uma rotina laboratorial mínima deve ser realizada nesse material. Além da avaliação quimiocitológica, o exame de líquor deve incluir rotineiramente a investigação sífilis e cisticercose, pois são doenças ainda muito prevalentes em nosso meio. Essas doenças podem ser investigadas por reações imunobiológicas representadas por VDRL, FTA-Abs, reação imunoenzimática, imunofluorescência indireta e hemaglutinação indireta.

Nas meningopatias leucêmicas, a avaliação do líquor é fundamental no estadiamento da leucemia, baseada na presença ou ausência de células blásticas; na orientação prognóstica e na abordagem terapêutica, pois faz parte do protocolo de

Quadro XII-1 – Principais síndromes do LCR (valores médios).

Doença	Aspecto físico	Células/mm³	Predomínio celular	Proteínas/dL	Glicose/dL	Microbiologia	Reações imunológicas para lues e cisticerco	Células tumorais
Meningite bacteriana	Opalescente a turvo e amarelo	> 500	Neutrófilos	Muito alta	Muito baixa	Bacterioscópico positivo; cultura positiva; látex +	Negativas	–
Meningite/ encefalite viral	Opalescente incolor	100-500	Linfomonocitário	Normal ou pouco elevada	Normal	Ausência de flora	Negativas	–
Meningopatia por tuberculose	Opalescente e amarelo	Em geral 400-500	Linfomonocitário Com plasmócitos	Alta	Glicose e cloretos muito baixos	BAAR +, PCR +, cultura + (quando negativo, não afasta o diagnóstico)	Negativas	–
Meningopatia sifilítica	Muitas vezes límpido e incolor	10-50	Linfomonocitário Com plasmócitos	Normal ou pouco elevada	Normal	Ausência de flora	Wassermann e VDRL positivas	–
Neurocisticercose	Desde límpido e incolor até turvo e verde-claro	Normal até superior a 1.000	Linfomonocitário com presença de eosinófilos	Normal ou elevada	Normal ou baixa	Ausência de flora	Reação de Weinberg, RIFI, ELISA positivas	–
Meningopatia leucêmica	Límpido e incolor	Normal ou discretamente elevada	Linfomonocitário	Normal	Normal	–	Negativas	Presença de células blásticas em porcentagem variável
Neurocriptococose sem AIDS (21% com quimiocitológico são normais na AIDS)	Límpido e incolor, podendo ser xantocrômico	Pleocitose moderada: 50-100	Linfomonocitário com presença de plasmócitos e macrófagos	Elevada	Normal	Tinta-da-china e cultura em Sabouraud positivas	–	–

tratamento quimioterápico a medicação intratecal. Esta análise exerce importante função no diagnóstico diferencial das lesões expansivas intraparenquimatosas, pois é comum o achado de células tumorais no líquor em casos de linfomas do sistema nervoso central. Muitas vezes a infiltração carcinomatosa meníngea é a primeira manifestação de câncer de mama, pulmão ou outros órgãos à distância, sendo importante fator prognóstico e orientador da estratégia terapêutica.

Todo esforço possível deve ser investido para a realização dos exames que se façam necessários para a elucidação diagnóstica da afecção neurológica que tenha expressão no líquor. É adequado, quando possível, estocar em freezer uma pequena amostra do líquor quando doença neurológica não foi elucidada. Muitos avanços tecnológicos estão surgindo, principalmente na área de detecção de partículas antigênicas, tais como a "polimerase chain reaction" ou reação em cadeia da polimerase (PCR), marcadores tumorais, imunológicos, etc.

Provavelmente, em curto espaço de tempo, outros métodos surgirão para melhor avaliar esse importante sistema que mantém tão íntimo contato com o sistema nervoso central.

BIBLIOGRAFIA

FARRAR W E Atlas of Infections of the nervous system. Ed. M Wolfe, South Carolina, EUA, 1993.

FISHMAN RA. Cerebrospinal Fluid in Diseases of the Nervous System. 2nd ed., Philadelphia: W.B. Saunders Company, A division of Harcourt Brace & Company, 1992.

KJELDSBERG CR, KNIGHT J A Cerebrospinal Fluid. In:___Body Fluids, 3th ed. Amer Society of Clinical, 1993, p 65.

KÖLMEL HW Atlas of Cerebrospinal Fluid Cells. 2 nd Enlarge Edition, Springer-Verlag, Berlin Heidelberg New York, 1977.

McKEE GT Cerebrospinal Fluid. In:___ Cytopathology. Spain: Mosby-Wolf ed., 1997, p.355.

REIS JB, BEI A, REIS-FILHO JB. Líquido Cefalorraquiano. São Paulo: Sarvier, 1980.

ROOS K L Meningitis 100 Maxims in Neurology, vol. 4. Indiana, EUA: Arnold ed., 1996.

WOOD JH. Neurobiology of Cerebrospinal Fluid. Vols. I-II, New York: Plenum Press, 1983.

SEÇÃO XIII

Erros Inatos do Metabolismo

Capítulo 40

ERROS INATOS DO METABOLISMO

FERNANDO KOK

INTRODUÇÃO

O termo erro inato do metabolismo (EIM) aplica-se a um grupo de doenças geneticamente determinadas (de herança recessiva, dominante ou ligada ao X), decorrente de deficiência em alguma via metabólica que está envolvida na síntese (anabolismo), no transporte ou na degradação (catabolismo) de uma substância. O diagnóstico desse grupo de doenças se constitui em um dos maiores desafios da medicina moderna. Graças à evolução dos conhecimentos clínicos e à incorporação de novas técnicas laboratoriais, o número de EIM conhecidos é hoje superior a 400. Ao mesmo tempo, existem novas possibilidades terapêuticas para algumas dessas doenças, o que aumenta a responsabilidade de se estabelecer um diagnóstico precoce e correto.

Os EIM podem-se manifestar antes do nascimento, no período pós-natal, na infância, no período escolar e, mais raramente, na adolescência e na vida adulta. A idade de início e a forma de apresentação clínica são importantes na orientação do diagnóstico clínico.

A melhor estratégia para o estabelecimento desse diagnóstico depende dos objetivos pretendidos:

– O **diagnóstico pré-natal,** por meio de estudos bioquímicos ou utilizando técnicas de DNA, pode ser oferecido para famílias com reconhecido risco para certas doenças metabólicas.

– O **diagnóstico neonatal,** por meio dos programas de triagem populacional para EIM, está indicado para todo o recém-nascido, independentemente da existência de sintomatologia clínica ou história familiar. Tem por finalidade eliminar os sintomas de doença grave e incapacitante ou de abrandar seus efeitos. Além da já estabelecida pesquisa de hipotiroidismo e da fenilcetonúria, essa triagem pode ser estendida para diversas outras afecções hematológicas, endócrinas e metabólicas.

– O **diagnóstico bioquímico em fase sintomática** pode ser feito em qualquer idade e permite determinar a etiologia da doença e tomar, quando possível, medidas para se minorar os sintomas. A partir dos dados clínicos, procura-se estabelecer o roteiro de investigação, que pode incluir desde exames bastante gerais até alguns muito específicos, que confirmam determinada doença.

– Uma vez confirmado o diagnóstico bioquímico, em algumas situações particulares, pode ser oferecido o **diagnóstico molecular**, no DNA. No entanto, esse diagnóstico está disponível apenas para um limitado grupo de doenças.

HISTÓRICO E DEFINIÇÃO

No início desse século, Archibald Garrod empregou o termo EIM para se referir a situações clínicas que ele acreditou serem conseqüentes a defeitos em vias metabólicas. A primeira doença por ele estudada foi a alcaptonúria, que leva à artrite e caracteriza-se, bioquimicamente, pelo aumento da excreção de ácido homogentísico. Este ácido faz com que a urina fique escura após algumas horas de contato com o ar. Ulteriormente, Garrod sugeriu que o albinismo, a cistinúria e a pentosúria também deveriam ser EIM. Em uma época em que a doença era vista como decorrente de fatores externos ao indivíduo, a idéia de que cada pessoa teria sua singularidade metabólica era, sem dúvida, revolucionária.

Conforme já referido, os EIM são geneticamente determinados. No entanto, nem toda doença genética é um EIM, uma vez que o desarranjo de um gene pode causar sintomas ao comprometer, por exemplo, a estrutura da célula, sua capacidade de multiplicação ou seu processo de comunicação. São chamadas de EIM somente as alterações genéticas que levem ao comprometimento de alguma via metabólica, levando ao acúmulo de substrato ou à falta do produto de uma determinada reação. Os sinais clínicos vão ser o resultado desse desarranjo.

Apesar de raros, os EIM representam importante problema de saúde e freqüentemente seu diagnóstico se constitui em desafio para o clínico. Em algumas populações e grupos étnicos isolados, certos EIM, bastante raros na população geral, podem ser extremamente freqüentes. Como exemplos temos as doenças de Tay-Sachs e Gaucher entre os judeus asquenazim e a tirosinemia hepatorrenal nos canadenses de ascendência francesa. A consangüinidade é um fator que aumenta consideravelmente o risco tanto de um EIM, como de qualquer outra doença genética de herança recessiva.

DIAGNÓSTICO LABORATORIAL

TRIAGEM NEONATAL

Os programas de triagem ("screening") neonatal foram idealizados com o intuito de avaliar um grande número de recém-nascidos, a fim de diagnosticar doenças que se encontram em fase pré-sintomática e que são tratáveis quando reconhecidas precocemente. Esses programas têm que ser de baixo custo e alcançar o maior número possível de recém-nascidos. No Brasil, o "screening" neonatal foi introduzido há mais de 30 anos e é popularmente conhecido como "teste do pezinho". No momento, esse programa atinge cerca de 80% dos recém-nascidos e procura detectar o erro

metabólico fenilcetonúria (que ocorre em 1:15.000 nascimentos) e o hipotiroidismo congênito (freqüência aproximada de 1:3.500 nascimentos). O rastreamento de outras doenças, como a anemia falciforme e a fibrose cística, está sendo progressivamente incorporado ao programa de triagem.

Para a realização desse teste, feito preferencialmente entre o 3º e o 7º dia de vida, coletam-se algumas gotas de sangue do pé do recém-nascido, que são utilizadas para impregnar um papel de filtro que é remetido ao laboratório para análise. Para o diagnóstico de fenilcetonúria, dosa-se a fenilanina (devendo-se encontrar abaixo de 4mg/dL), e o hipotiroidismo congênito é reconhecido pela determinação de T_4 ou, preferencialmente, de hormônio estimulante da tiróide (TSH). A ocorrência de resultados falso-negativos é muito rara, mas a de falso-positivos não é incomum, o que obriga à repetição do exame em nova amostra.

Além da fenilcetonúria, outros EIM como a galactosemia, a deficiência de biotinidase e a doença do xarope de bordo (leucinose) podem ser diagnosticados por meio de programas de triagem neonatal. Uma nova tecnologia analítica, denominada espectrometria de massas em tandem, tem sido utilizada em alguns países com o intuito de diagnosticar mais de 20 EIM de aminoácidos e ácidos orgânicos em um único teste. Essa técnica deverá tornar-se mais difundida nos próximos anos, mas seu uso no Brasil ainda é bastante restrito.

DIAGNÓSTICO BIOQUÍMICO EM PACIENTES COM SINTOMAS

Os sintomas dos EIM são extremamente variados e incluem:
- Manifestações neurológicas de caráter crônico: deficiência mental, crises epilépticas, involução do desenvolvimento neuropsicomotor, movimentos anormais, perda visual e auditiva, etc.
- Manifestações neurológicas de instalação aguda: distúrbios da consciência e coma.
- Dismorfismos e deformidades ósseas.
- Hepatopatias.
- Manifestações psiquiátricas: hiperatividade, manifestações autistas.
- Miopatias e miocardiopatias.
- Hipoglicemia, acidose, cetoacidose.

Dessa forma, os EIM devem ser considerados no diagnóstico diferencial de inúmeras enfermidades, e a sistematização de sua investigação é extremamente importante, tendo o laboratório clínico um papel crítico para o diagnóstico correto.

É bastante útil procurar determinar se a doença é conseqüente a comprometimento do metabolismo de compostos hidrossolúveis, como aminoácidos, ácidos orgânicos e outros compostos de baixo peso molecular, ou mais provavelmente decorrente de um defeito no metabolismo de alguma organela, como o lisossomo, o peroxissomo ou a mitocôndria. O Quadro XIII-1 mostra, de forma esquemática, o diagnóstico diferencial entre estes dois grupos de doenças.

A utilização do laboratório na investigação de pacientes com suspeita de EIM tem que ser criteriosamente associada às informações clínicas e de outros exames complementares, como os estudos neurofisiológicos (eletrencefalograma, eletromiografia, etc.) e de imagem, como radiografia simples, tomografia computadorizada, ressonância magnética. A extensão da investigação dependerá muito do nível clínico de suspeita de um EIM.

EXAMES BÁSICOS

1. **Triagem para erros inatos do metabolismo** – consiste em um conjunto de exames que procura detectar acúmulo anormal de determinadas substâncias no plasma ou aumento de sua excreção na urina. Os testes realizados variam muito de um laboratório para outro e o significado de um resultado "normal" vai depender do que foi realizado, bem como da técnica empregada. É um teste bastante amplo, estando indicado para se investigar pacientes que apresentem anormalidades pouco específicas, tais como atraso no desenvolvimento neuropsicomotor e convulsões. Algumas vezes, os testes

de triagem para EIM incluem apenas provas qualitativas bastante simples que permitem evidenciar a presença de substâncias anormais na urina; a freqüência de resultados falso-positivos e falso-negativos fez, no entanto, com que em muitos centros essas provas fossem substituídas por técnicas mais sensíveis e elaboradas. Essa triagem sumária segue sendo realizada em centros não-especializados, podendo ajudar o clínico no direcionamento básico de alguns diagnósticos. Entre essas provas, temos:

- Prova do **cloreto férrico:** para a detecção de oxoácidos, é útil para o diagnóstico de fenilcetonúria e algumas outras aminoacidopatias.
- Teste do **nitroprussiato:** para a detecção de aminoácidos sulfurados, é útil na detecção da cistina e homocistina e contribui para o diagnóstico de cistinose e homocistinúria, respectivamente.
- Teste da **dinitrofenil-hidrazina** (DNPH): pode sugerir a possibilidade de leucinose.
- Teste do **nitrosonaftol:** pode ser positivo quando há aumento de excreção de tirosina e de seus derivados.

Outras vezes, a triagem para EIM inclui investigação mais aprofundada e utilizando maior número de exames, alguns dos quais serão discutidos com mais detalhes adiante. Nessa condição, a triagem pode incluir:

- Determinação da atividade da biotinidase no plasma.
- Dosagem de aminoácidos, preferencialmente por técnica analítica que permita quantificar os analitos, tais como cromatografia líquida de alta eficiência ou cromatografia gasosa, no plasma e na urina. A utilização de técnicas qualitativas, que empregam cromatografia em camada delgada não tem acurácia diagnóstica.
- Pesquisa de substâncias redutoras, proteínas, corpos cetônicos, cromatografia em camada delgada para hidratos de carbono e oligossacarídeos e prova qualitativa para a detecção de glicosaminoglicanos (mucopolissacarídeos) na urina.

O resultado normal na triagem de EIM **não exclui** a possibilidade de erro.

2. **Amônia** (NH_3) – é um produto da degradação e transaminação de aminoácidos e eliminada na urina sob a forma de uréia. Pode ser dosada no plasma e encontrar-se elevada em decorrência do uso de determinados medicamentos, nas hepatopatias, quando

Quadro XIII-1 – Diagnóstico diferencial entre doenças que afetam organelas e doenças de moléculas pequenas.

Característica	Alteração de organela	Doença de moléculas pequenas
Início	Gradual	Abrupto
Curso	Lentamente progressivo	Períodos de remissão e recidiva
Exame físico	Alterações características	Alterações não-específicas
Histopatologia	Freqüentemente alterações características	Geralmente alterações não-específicas
Resposta ao tratamento	Geralmente pobre	Algumas vezes muito rápida

existe proliferação bacteriana intestinal, nos defeitos do ciclo da uréia e em algumas acidemias orgânicas.

3. **Dosagem de lactato (ácido láctico)** – é feita no plasma e útil na investigação de algumas glicogenoses e na investigação de doenças que interferem na produção de ATP, realizado na mitocôndria. A glicólise anaeróbia dá origem a duas moléculas de piruvato, que pode ser reversivelmente transformado em lactato. A coleta de sangue para proceder essa análise deve ser feita de forma cuidadosa, uma vez que o garroteamento prolongado e o choro contribuem para a elevação desse analito. O lactato arterial e no LCR são menos sujeitas às variáveis pré-analíticas do que o lactato venoso.

4. **Pesquisa de açúcares na urina** – é feita com a intenção de detectar quantidades anormais de frutose e galactose, o que pode sugerir EIM como a frutosemia ou galactosemia. Açúcares como sacarose e lactose podem ser encontrados normalmente e são em geral um reflexo da dieta. A positividade da pesquisa de substâncias redutoras sugere a presença de açúcar na urina, que pode ser identificado por meio de cromatografia em camada delgada.

5. **Pesquisa de oligossacarídeos** – na urina é utilizada para detectar, por exemplo, níveis anormais de manose e fucose. A cromatografia em camada delgada é o método laboratorial habitualmente empregado.

6. **Análise dos aminoácidos** – pode ser feita no plasma, na urina e no líquido cefalorraquidiano. Já foram empregadas diversas metodologias para análise dos aminoácidos, desde a cromatografia em camada delgada, que permite estimar de forma relativamente grosseira a concentração de determinados aminoácidos, até técnicas analíticas mais elaboradas, empregando cromatografia líquida de alta pressão (HPLC), permitindo a quantificação de aminoácidos. A análise do teor de aminoácidos é útil no diagnóstico de diversos erros metabólicos. Embora também seja um aminoácido, a homocisteína exige técnica diferente dos demais aminoácidos.

7. **Pesquisa de mucopolissacarídeos (glicosaminoglicanos)** – é realizada na urina utilizando técnicas relativamente simples, como a do dimetilmetileno, que permite detectar aumento da excreção de mucopolissacarídeos. Nos casos com resultados positivos, a investigação deve prosseguir com a realização de cromatografia em camada delgada de mucopolissacarídeos, com o intuito de definir qual dos mucopolissacarídeos (heparam sulfato, dermatam sulfato e queratam sulfato) tem excreção aumentada. O padrão de excreção de glicosaminoglicanos, em conjunto com os achados clínicos, irá sugerir qual entre as 10 mucopolissacaridoses conhecidas é a responsável pelo quadro.

8. **Pesquisa de cetonas na urina** – é um teste bastante simples que permite suspeitar de cetose, que é uma alteração característica de alguns erros metabólicos.

9. **Beta-hidroxibutirato** – é um dos corpos cetônicos, pode ser quantificado no plasma e traz informações a respeito da capacidade do organismo em gerar corpos cetônicos. Estes podem estar aumentados em situações em que haja prejuízo do controle da beta-oxidação mitocondrial de ácidos graxos.

10. **Ácidos orgânicos urinários** – são intermediários do metabolismo de gorduras e aminoácidos e podem-se acumular pelo comprometimento dessas vias metabólicas. São habitualmente dosados em amostra isolada de urina, preferencialmente por cromatografia a gás/espectrometria de massas (GC/MS).

11. **Dosagem de cobre (no soro e urina) e de ceruloplasmina** (soro), permitem o diagnóstico de defeitos no metabolismo do cobre, tais como as doenças de Wilson e de Menkes.

EXAMES ESPECIALIZADOS

Os **ácidos graxos de cadeia longa** (que são gorduras que possuem 24 ou mais átomos de carbono) podem ser dosados no plasma por cromatografia a gás/espectrometria de massas. Acham-se elevados em doenças que comprometam sua metabolização, feita no peroxissomo. Esse teste, associado a dados clínicos, auxilia no diagnóstico de doenças peroxissomais.

A dosagem de **carnitina total e livre** e o **perfil de acilcarnitinas**, feitos por cromatografia a gás/espectrometria de massas, auxilia no diagnóstico de um grande número de defeitos da beta-oxidação e também de acidemias orgânicas. A carnitina pode se encontrar com níveis reduzidos seja por defeito primário em sua absorção e transporte, seja por aumento de suas necessidades em decorrência de diversos defeitos metabólicos.

A **determinação da atividade de enzimas lisossomais** (hidrolases ácidas) permite confirmar o diagnóstico de mais de 20 doenças decorrentes de redução da atividade de enzimas presentes nos lisossomos. Estas enzimas atuam na degradação (hidrólise) de moléculas complexas e pouco solúveis, tais como glicolipídeos, glicosaminoglicanos (mucopolissacarídeos) e glicogênio. As manifestações clínicas são bastante variáveis e incluem sinais neurológicos, esqueléticos e de acúmulo em vísceras. O diagnóstico bioquímico é estabelecido com a determinação da atividade de cada uma das enzimas lisossomais, realizada, no soro, em leucócitos, fibroblastos ou no líquido amniótico. Entre as doenças decorrentes de redução da atividade de enzimas lisossomais temos as mucopolissacaridoses, a doença de Tay-Sachs, diversas leucodistrofias e a doença de Gaucher. O Quadro XIII-2 relaciona as principais doenças decorrentes de deficiência de enzimas lisossomais.

A dosagem de **purinas** e **pirimidinas** na urina, indicada para a investigação de defeitos na metabolização de ácidos nucléicos.

A dosagem de **precursores de colesterol** no plasma, tais como o 7-OH-colesterol e o colesta-

Quadro XIII-2 – Exames laboratoriais para o diagnóstico de doenças lisossomais.

Doença	Exame
Esfingolipidoses	
Doença de Niemann-Pick A e B	Atividade de esfingomielinase em fibroblastos
Doença de Niemann-Pick tipo C	Capacidade de esterificação do colesterol em fibroblastos Coloração por filipina de fibroblastos
Doença de Gaucher 1, 2 e 3	Beta-glicosidase em leucócitos ou fibroblastos
Doença de Krabbe	Galactosilceramida beta-galactosidase (galactocerebrosidase) em leucócitos ou fibroblastos
Leucodistrofia metacromática	Arilsulfatase A em leucócitos ou fibroblastos Pesquisa de sulfatídeos na urina
Doença de Fabry	Alfa-galactosidase em leucócitos ou fibroblastos
Doença de Tay-Sachs e de Sandhoff (gangliosidose GM2)	Hexosaminidase A e B em soro, leucócitos ou fibroblastos
Gangliosidose GM1 generalizada	Beta-galactosidase em leucócitos ou fibroblastos
Mucopolissacaridoses	
Doença de Hurler (MPS I)	Alfa-L-iduronidase em leucócitos ou fibroblastos
Doença de Scheie (MPS Ia)	Alfa-L-iduronidase em leucócitos ou fibroblastos
Doença de Hunter (MPS II)	Iduronato sulfatase em leucócitos
Doença de Sanfilippo (MPS IIIa) (MPS IIIb) (MPS IIIc) (MPS IIId)	Heparan-N-sulfatase no soro Alfa-N-acetilglucosaminidase em fibroblastos Alfa-glucosaminida-N-acetiltransferase em fibroblastos N-acetilglucosamina-6-sulfato-sulfatase em fibroblastos
Doença de Morquio (MPS IVa) (MPS IVb)	Galactosamina-6-sulfato-sulfatase em leucócitos ou fibroblastos Beta-galactosidase em leucócitos ou fibroblastos
Doença de Maroteaux-Lamy (MPS VI)	Arilsulfatase B em fibroblastos
Doença de Sly (MPS VII)	Beta-glicuronidase em fibroblastos
Oligossacaridoses	
Fucosidose	Fucosidase em leucócitos ou fibroblastos
Manosidose	Alfa-manosidase em leucócitos ou fibroblastos
Mucolipidoses	
Mucolipidose I (ML I) (sialidose)	Neuraminidase (sialidase) em fibroblastos
Mucolipidose II (ML II) I-cell disease	Elevação de enzimas lisossomais séricas (hexosaminidase, arilsulfatase, etc.)
Glicogenose	
Doença de Pompe (GSD III)	Alfa-glicosidase em fibroblastos

Obs.: 1. O estudo enzimático em fibroblastos é feito em cultura iniciada a partir de pequeno fragmento de pele.
2. Algumas destas dosagens enzimáticas podem também ser realizadas em células de vilo coriônico ou líquido amniótico.

nol, auxiliam o diagnóstico de defeitos de síntese de colesterol.

DIAGNÓSTICO MOLECULAR

Para muitos EIM, os genes envolvidos e as mutações mais freqüentes já estão definidos. Entretanto, na maior parte dessas doenças, o número de mutações conhecidas é grande, o que torna a análise molecular (ou seja, a detecção da mutação existente) muito trabalhosa. Em algumas doenças, no entanto, uma única mutação é responsável pela maior parte dos casos conhecidos, o que viabiliza a realização de testes visando detectar essa mutação.

Essa situação ocorre na forma visceral da doença de Gaucher, na doença de Tay-Sachs entre judeus asquenazim e em algumas outras poucas doenças.

BIBLIOGRAFIA

BLAU N, DURAN M, BLASKOVICS ME. Clinical Guide to the Laboratory Diagnosis of Metabolic Diseases. London: Chapman & Hall, 1996.
CLARKE JTR. A Clinical Guide to Inherited Metabolic Diseases. Cambridge, Melbourne, 1996.
HOMMES FA. Techniques in Diagnostic Human Biochemical Genetics. A Laboratory Manual. New York: Wiley-Lyss, 1991.
SCRIVER CR, BEAUDET AL, SLY WS, VALLE D. The Metabolic and Molecular Bases of Inherited Disease. New York: McGraw-Hill, 1995.

SEÇÃO XIV

Toxicologia

Análises Toxicológicas de Emergência

Capítulo 41

ANÁLISES TOXICOLÓGICAS DE EMERGÊNCIA

MARIA ZILDA NUNES CARRAZZA

INTRODUÇÃO

O conhecimento sobre venenos vem da Antiguidade, está registrado no Papiro de Ebers, datado de 1500 a.C. e já se referia ao uso de venenos em séculos passados, principalmente os de origem de animais e plantas utilizados na caça, na pesca e até mesmo para eliminar os indesejáveis das sociedades.

Na época do Iluminismo, surge Paracelsus (1493-1541), conhecido como o homem do Renascimento, que deu à Toxicologia seus principais axiomas que permanecem até a atualidade, sendo o mais conhecido:

"Todas as substâncias são venenos; não há substância que não o seja. A dose certa é que diferencia um veneno de um medicamento."

Foi na Idade Moderna, que Orfila Mathieu (1783-1853), médico espanhol, observou que havia uma correlação sistemática entre os conhecidos venenos da época e seus efeitos biológicos. Assim, usando seus conhecimentos de Química Analítica, observou ser possível aplicá-la aos diversos tecidos e fluídos biológicos para identificar um veneno e produzir, desta forma, uma prova legal de envenenamento. Portanto, foi a análise forense que propiciou o surgimento das análises toxicológicas que se estenderam depois para outras áreas, como de clínica, de alimentos, de medicamentos, de agricultura, ocupacional, chegando até mais próximo aos dias de hoje com as análises do meio ambiente e o estabelecimento de riscos relacionados com os xenobióticos, aos quais o homem encontra-se cada vez mais exposto.

O início da experiência brasileira em Toxicologia Clínica e Laboratorial foi precisamente na cidade de São Paulo, na década de sessenta, do século passado. O Professor Samuel Schvarstman, um pediatra, foi quem começou a se preocupar com as intoxicações ocorridas na infância e a dificuldade nos atendimentos por falta de informações sobre a conduta das mesmas. Em 1966, foi criada formalmente a disciplina de Toxicologia na Faculdade de Ciências Farmacêuticas da Universidade de São Paulo, e iniciou-se o ensino sistemático das análises toxicológicas, tendo à frente a Professora Ester de Camargo Fonseca Moraes, farmacêutica de formação.

Em 1971 foi criado, pelo Professor Samuel Schvarstman, o primeiro Centro de Controle de Intoxicações de São Paulo (CCISP), fazendo parte da Secretaria Municipal de Saúde do Município de São Paulo. A partir de 1974 e até hoje mantém suas principais características que são de orientação aos acidentes toxicológicos com atendimento médico por telefone e presencial e com o suporte de um Laboratório de Análises Toxicológicas de Emergência, ininterruptamente por 24 horas. Possui uma equipe multiprofissional, constituída de médicos, farmacêuticos, enfermeiros, psicólogos e demais membros, que lhe dá a arquitetura técnica-administrativa para o desenvolvimento de suas atividades.

Da mesma forma que a análise forense fornece dados comprobatórios a respeito de ações criminais ou de responsabilidades onde haviam evidências circunstanciais diretas ou indiretas de intoxicação à justiça, a análise toxicológica de emergência muito similar à forense também é necessária para o atendimento do paciente, que presumidamente esteja intoxicado, fornecendo à equipe médica a presença ou não, a identificação e a quantificação do agente tóxico que está provocando a intoxicação. Em ambas, o toxicante encontra-se em matriz biológica complexa. A principal diferença entre essas duas áreas analíticas, forense e de emergência clínica, é que na primeira é possível planejar, sem a premência do tempo, o curso analítico quanto à metodologia, técnicas e demais passos até o resultado final que deverá ser irrefutável. A análise de emergência deverá ser realizada contra o tempo, ou seja, no menor tempo possível, pois o paciente encontra-se numa sala de emergência sendo atendido e pode necessitar de uma intervenção clínica mais agressiva, como por exemplo, de hemoperfusão ou de uso de antídotos que, por si só, podem ser bastante tóxicos. O leque de substâncias químicas que se abre, quando se fala de intoxicações, é muito grande e realmente apenas para poucas delas é que se têm algumas técnicas analíticas estabelecidas.

ASPECTOS EPIDEMIOLÓGICOS DAS INTOXICAÇÕES EM PEDIATRIA

O levantamento realizado por Hernandez E.M.M., no período de 1998 a 2002, dos 47.333 casos, de exposição humana atendidos pelo CCISP, mostrou que o principal local de ocorrência das exposições foram as residências (82,9%), das quais resultaram em 61,3% de exposições e a principal via de exposição foi a oral (80,5%). A circunstância mais prevalente foi a acidental (50,8%) seguida das tentativas de suicídio (24,2%) e os medicamentos foram os principais causadores dessas exposições, seguidos dos produtos químicos de uso domiciliar (saneantes domésticos) em todas as faixas etárias.

A distribuição desse levantamento relativo à idade mostrou que 62,9% dos casos atendidos pelo CCISP estavam entre a população pediátrica (menor que 1 a 19 anos).

Tabela XIV-1 – Distribuição dos atendimentos realizados pelo CCISP, no período de 1998 a 2002 de casos pediátricos, em relação aos 47.333 casos totais atendidos.

Faixa etária (anos)	Nº de casos	Porcentagem (%)
Menor de 1	1.794	3,8
De 1 a 4	18.347	38,8
De 5 a 9	3.429	7,2
De 10 a 14	2.311	4,8
De 15 a 19	3.944	8,3
Total	29.825	62,9

Em relação ao gênero observou-se que a faixa etária mais prevalente para os acidentes tóxicos com crianças, para ambos os sexos foi de 1 a 4 anos, com 43,2% dos acidentes para o gênero masculino e 34,8% para o feminino.

Notou-se também que a circunstância de tentativa de suicídio é crescente, no período analisado, na faixa de 15 a 19 anos (20,9%), mostrando uma inversão na diferença entre os gêneros masculino e feminino, onde é bem mais elevada.

O CCISP registrou de janeiro a dezembro de 2004, 10.079 casos de exposição humana a agentes tóxicos. A população infantil menor que 1 a 19 anos foi responsável por 62,84% dos casos. Mostrando que a tendência se manteve em relação ao levantamento anteriormente citado.

O agente tóxico mais prevalente nessas exposições foi o medicamento entre os outros presentes na Tabela XIV-1 e a faixa etária mais afetada foi entre 1 e 4 anos, embora todos os outros agentes citados nessa tabela mostrem a mesma tendência. Os agentes químicos de uso doméstico que são em geral os domissanitários causam grande preocupação nessa mesma faixa etária. Entretanto, os rodenticidas, embora apresentem uma porcentagem próxima a 50% como circunstância acidental para as crianças entre 1 e 4 anos, aparecem com muita importância na faixa etária de 15 a 19 anos por conta das tentativas de suicídio. Em relação ao abuso de drogas, a população de 15 a 19 anos é a mais prevalente.

Os medicamentos são os agentes que causam mais preocupação principalmente os psicofármacos (carbamazepina, benzodiazepínicos em geral, fenobarbital, butirofenonas, antidepressivos e outros), seguidos dos antitérmicos e analgésicos (paracetamol, dipirona, AAS sozinhos ou em associações) e antiinflamatórios (diclofenacos, piroxicam, nimesulide principalmente).

Os produtos químicos de uso domiciliar desempenham um papel bastante importante, entre eles os hipocloritos, representados principalmente pela água sanitária, os derivados de petróleo (removedores, limpa móveis, ceras, etc.), os limpa alumínios que são corrosivos e os praguicidas.

Os rodenticidas legais, que são substâncias do grupo cumarínico, são agentes etiológicos importantes, pois são anticoagulantes e aumentam a tendência de sangramento por duas vias: a primeira pelos fatores de coagulação dependentes de vitamina K, que fica inibida, aumentando, portanto, o tempo de protrombina e a segunda produzindo um dano direto sobre os capilares. Há ainda os rodenticidas ilegais que em geral são do grupo dos carbamatos, usados em agricultura, mas erroneamente muito difundidos entre nós, e conhecidos popularmente como "chumbinho", pelo seu aspecto físico. Tem causado intoxicações graves na população infantil pelos seus efeitos nicotínicos e muscarínicos, podendo levar à morte se essas crianças não forem atendidas precoce e adequadamente.

Na sua maioria os acidentes, nessa população descrita, são evitáveis tomando-se medidas simples como ter esses produtos longe do alcance de crianças. Cabendo a todo profissional de saúde alertar aos pais, aos que cuidaram das mesmas o perigo que oferecem os medicamentos, mesmo os prescritos corretamente, como também os produtos de limpeza disponíveis em todos os lares.

Entre os casos pediátricos atendidos pelo CCISP em 2004, foram apurados cinco óbitos, cujos agentes etiológicos foram referidos, pois não se tem o controle dos pacientes que não são atendidos presencialmente pela equipe médica do CCISP, ou seja, são pacientes que estão em outras instituições e cujos casos são discutidos com o profissional médico que está cuidando do paciente nas mesmas e que recebem orientações a respeito de tratamentos e exames toxicológicos complementares dos médicos do CCISP, mas não se tem sobre os mesmos a governabilidade ou o retorno. Esses óbitos foram um caso de recém-nascido, pelo uso de óxido nitroso (metemoglobinemia), dois na faixa de 1 a 5 anos, por medicamento (sulfato ferroso e clonazepam), mais outros dois na faixa de 15 a 19 anos, sendo um por abuso de droga (lança perfume) e outro uma tentativa de suicídio (fenobarbital). Portanto, quatro das cinco fatalidades foram por medicamentos.

Infelizmente existe uma tendência de acidentes toxicológicos na população infantil, especialmente com as menores de 5 anos, em todo o Brasil, segundo o relatório Sistema Nacional de Informações Tóxico-Farmacológicas (SINITOX) de 2003, e também em países desenvolvidos como os dados relatados pela Associação Americana dos Centros de Controle de Intoxicação e do Sistema de Vigilância de Exposições Tóxicas (AAPCC-TESS), de 2004, mostrando que 51,3% dos acidentes toxicológicos ocorrem em casa e com crianças menores de 6 anos, com predominância do gênero mascu-

Tabela XIV-2 – Distribuição dos casos pediátricos atendidos pelo CCISP em 2004, em porcentagem, segundo faixa etária e agente tóxico.

Agente tóxico	<1	1 a 4	5 a 9	10 a 14	15 a 19	Total
Medicamento	6,8	58,0	14,3	8,5	12,3	2.944
Produto químico de uso domiciliar	2,4	79,8	9,1	3,5	5,1	1.116
Raticidas	3,1	49,5	7,2	10,3	30,0	487
Produto químico industrial	5,4	68,5	12,5	5,1	8,5	353
Agrotóxico de uso doméstico	7,5	60,0	15,5	5,2	11,8	212
Cosméticos	19,5	78,6	2,7	7,0	2,7	187
Droga de abuso	2,8	8,4	6,3	24,5	58,0	143
Plantas	6,7	51,4	22,0	11,4	8,6	105
Agrotóxico de uso agrícola	1,5	48,5	10,6	9,1	30,3	66
Outros	3,0	64,5	14,7	9,6	8,1	395
Desconhecido	5,5	41,4	22,1	18,4	12,6	326
Total	337	3844	810	533	810	6.334

lino em crianças menores de 13 anos, havendo também uma inversão na distribuição por sexo, na adolescência, onde predomina o sexo feminino nesses acidentes. O número de fatalidades nesse grupo é de 2,7%.

Dados semelhantes relativos à população infantil foram registrados no Chile, num levantamento de 10 anos realizado por Mena e colaboradores (2004), mostrando que as crianças menores de 5 anos foram responsáveis por 50% dos chamados para o serviço de intoxicações, onde os medicamentos representam o principal agente.

Em Bucarest, levantamento realizado de 1995-2004 mostrou que num total de 8802 casos de intoxicações infantis o maior grupo afetado também foi o das crianças entre 1 a 5 anos de idade, com 46 casos fatais registrados. Os principais causadores de mortes foram primeiramente as substâncias cáusticas, em segundo lugar a ingestão de cogumelos e em seguida monóxido de carbono (Ulmeanu e col.2005).

Em Ancara, o envenenamento é também uma das mais comuns emergências na infância, em crianças abaixo de cinco anos, onde a circunstância mais prevalente é o acidente por administração própria (67,3%), e em crianças abaixo de um ano tem destaque o erro terapêutico que ocorre em 74,2% de todos os casos. O toxicante mais freqüente na infância é o medicamento seguido pela ingestão de substância cáusticas e corrosivas (Andiran e col., 2004).

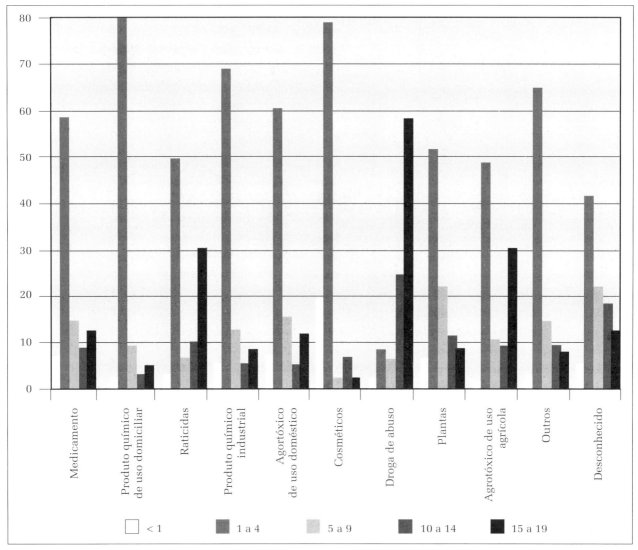

Figura XIV-1 – Distribuição dos agentes tóxicos em porcentagem por faixa etária dos casos atendidos pelo CCISP em 2004.

Embora as intoxicações acidentais por medicamentos nessas crianças até 5 anos não sejam graves, são suficientes para que apresentem manifestações clínicas exuberantes para permanecerem sob cuidados médicos por longo período, apesar de ingerirem pequenas quantidades (Isbister, 2005). Os erros de administração e o uso terapêutico indevido são mais preocupantes, pois na sua maioria produzem intoxicações mais graves, podendo levar a fatalidades.

As crianças devem ser entendidas como um grupo especial, com diferenças biológicas na toxicocinética e na toxidinâmica dos xenobióticos, lembrando sempre que mais de 50% dos medicamentos nunca foram apropriadamente estudados nesse grupo, segundo Schwenk et al. (2003). Quando essas intoxicações são por outros agentes, como rodenticidas, inibidores da colinesterase, álcool, produtos corrosivos, elas podem ser fatais, pois pequenas quantidades podem produzir grandes danos.

O uso de medicamentos na adolescência deve ser observado com cuidado, pois podem ser usados como abuso ou em tentativas de suicídio, como os psicofármacos de segunda geração, geralmente receitados e que, conforme relatado por Antia et al. (2005), podem ser fatais quando abusados ou associados, apesar de muito seguros quando individualmente usados.

A respeito desses acidentes na infância Barcia (2001) adverte sobre a relação que tem com o desenvolvimento físico, de habilidades e cognitivo das crianças em suas várias fases e propõe cuidados simples para a prevenção dos mesmos. De outra forma, Bochner (2005) faz uma crítica ao papel da Vigilância Sanitária na prevenção desses acidentes na infância.

Causas adicionais às já disponíveis e que vem aumentando e expondo cada vez mais a população infantil é o reconhecimento de áreas contaminadas por dejetos industriais em diversos locais do Brasil e do mundo, podendo trazer conseqüências gravíssimas para o desenvolvimento físico e mental dessa população a médio e longo prazo. Exemplos: sítios contaminados por chumbo e outros metais, por solventes orgânicos, hidrocarbonetos aromáticos e não-aromáticos, praguicidas entre outros.

ANÁLISE TOXICOLÓGICA DE EMERGÊNCIA

Quando deverá ser solicitada uma análise toxicológica de urgência?

Sempre que o pediatra/clínico, ao atender um paciente, suspeitar de uma intoxicação ou necessitar de um diagnóstico diferencial entre uma intoxicação e um outro estado patológico.

As análises toxicológicas são utilizadas em atendimentos de emergência, nos casos de pacientes com traumas, portadores de problemas neurológicos com o intuito de afastar uma possível intoxicação, nas salas de parto para afastar uma possível crise de abstinência no recém-nato entre outros casos.

O resultado analítico será valioso sempre que houver um bom entendimento entre o clínico e o analista toxicologista que devem conjuntamente, baseados na anamnese, nos sinais e sintomas clínicos apresentados pelo paciente, discutir qual o material biológico mais adequado a ser coletado, de acordo com o tipo de agente ou agentes tóxicos a serem pesquisados.

Portanto, compete ao médico, em primeiro lugar, tomar medidas para manter as condições vitais do paciente e realizar uma boa anamnese por meio dos sinais e sintomas apresentados, de fatos relatados por quem o acompanha, ou pelo próprio paciente, quando for possível. São de extrema importância relatos quanto ao uso de algum medicamento pela própria criança, pelos pais, avós, qual o trabalho dos pais, com quem fica a criança, se os pais ou crianças são usuários de drogas de abuso, etc. Para pacientes que passaram da primeira infância, é importante investigar se o paciente ou os pais tem algum "hobby", se foi a alguma festa, se foi encontrado com ou ao lado do paciente algum recipiente, seringa ou frasco com algum tipo de resíduo suspeito. Dados estes que poderão dar a orientação analítica.

Ao analista toxicologista compete organizar o laboratório para as triagens e demais metodologias, combinando-as de forma que se obtenha das mesmas o máximo de benefício no sentido de melhor detecção e identificação de um ou mais agentes tóxicos. Os fatores que devem determinar o uso de uma metodologia devem ser: simplicidade, flexibilidade e velocidade.

Quais são as características de uma análise de emergência?

Ser relativamente simples e adequada para o que se pretende. O mais específica possível, ter sensibilidade e precisão validadas, harmonizadas com o objeto a ser investigado na matriz de escolha e que permita, dependendo do caso, devidas adaptações previsíveis, ou seja, ter flexibilidade e também "poder de identificação", tendo em vista que os casos de emergências são quase sempre únicos, as amostras são únicas e devem ser realizadas num tempo relativamente curto.

A triagem de fármacos na avaliação de um paciente com suspeita de intoxicação é de suma importância, embora existam técnicas mais avançadas nos dias atuais, ainda a cromatografia em camada delgada (CCD) é de grande valia nas intoxicações agudas, principalmente nos casos em que o toxicante é desconhecido. Relativamente barata permite uma triagem rápida com pelo menos uma dezena de substâncias numa só corrida, juntamente com os extratos dos fluídos que estão sendo analisados. Testes de imunofluorescência também são muito úteis pela simplicidade e certa especificidade, além de permitirem a quantificação e a semiquantificação de alguns fármacos. Testes imediatos podem ser usados, como por exemplo, na intoxicação por paraquat (ditionito de sódio em meio alcalino adicionado à urina produz intensa coloração azul), por arsênico, mercúrio e antimônio (teste de Reinsch), etc., são bons indicadores desses toxicante. Outros testes rápidos específicos para alguns fármacos encontram-se disponíveis no mercado.

Outras metodologias poderão ser usadas nas análises clínicas toxicológicas mesmo para a triagem do agente tóxico desconhecido, que sempre é um desafio ao analista. Essas metodologias poderão ser a cromatografia gasosa (CG) com detectores variados: detector de ionização de chama (FID), de nitrogênio e fósforo (NP), de captura de elétrons e outros; cromatografia líquida de alta eficiência (HPLC), com detectores: de raio de diodo (DAD) ou ultravioleta (UV), acopladas ou não à espectrometria de massa (MS), todos com as respectivas bibliotecas; espectrofotometria UV/VI, de absorção atômica e até mesmo o espectrofotômetro de infravermelho se constituiriam no "core" de um laboratório de análises toxicológicas de emergência. Mesmo as tecnologias mais avançadas são complementadas por outras mais simples. Entretanto, essas metodologias mais sofisticadas são caras e embora ofereçam a possibilidade de uma triagem bastante diversificada para muitas moléculas que compõem os diversos grupos de fármacos e respectivos metabólitos, não permitem detectar substâncias clássicas do tipo barbitúricos. Exigindo, portanto, outra metodologia complementar (Pechard et al., 1999). Pode-se dizer que elas se completam, ou seja, CG-MS permite a análise de soro ou de sangue total nas quais as concentrações podem estar bem baixas e o caráter das substâncias sejam pouco polares, mas não permitem a identificação de substâncias polares, ou muito polares em matrizes polares como a urina, onde a técnica da HPLC-MS pode ser a de escolha, ou seja, a preferida. Todas as técnicas citadas se completam mutuamente. Todas possuem um poder de identificação que está diretamente relacionado com a respectiva biblioteca disponível. Essas metodologias devem estar conjuntamente sistematizadas para obter um maior poder de identificação e quantificação quando possível.

As intoxicações agudas por metais entre crianças são mais raras, embora possam ocorrer acidentes. Nesses casos a metodologia de escolha é a Espectrofotometria por Absorção Atômica, e o material de escolha a ser analisado inicialmente é o sangue.

Segundo Carrazza (2003) a cromatografia em camada delgada, utilizada sem outras metodologias analíticas, mostrou em 260 casos atendidos no CCISP, em 10 meses (janeiro a outubro de 2001), a identificação do agente tóxico em 62% dos casos, em diferentes materiais biológicos analisados e ainda permitiu detectar em 28,8% dos casos a presença de substâncias não identificadas.

A presença de substância não identificada é um resultado importante que deve ser levado em consideração, e esse resultado deverá ser discutido com o médico que atende o paciente, pois muitas das drogas presentes no mercado não dispõem de metodologia específica para serem detectadas em matrizes biológicas e, muito menos, seus metabólitos são conhecidos, o que não permite sua identificação, mesmo usando as mais complexas e modernas metodologias.

Há casos em que a triagem não se faz necessária, por exemplo, o agente tóxico é conhecido e os sinais e sintomas estão bem estabelecidos e é possível se fazer um diagnóstico laboratorial indireto, pela medida de função bioquímica específica que o agente tóxico pode alterar.

Na emergência são:

1. *Avaliação da atividade das colinesterases em sangue.* Os desencadeadores mais comuns da diminuição da atividade das mesmas são os inseticidas organofosforados e

carbamatos, embora alguns medicamentos como a fisiostigmina, neostigmina, oxalatos, citratos, fenotiazínicos, LSD entre outros e alguns estados patológicos, como úlcera duodenal, infarto do miocárdio, pancreatite, infecções agudas e crônicas entre outras, são capazes também de diminuí-las. Para esta avaliação utiliza-se o método espectrofotométrico de Ellman, e o material que é analisado é o sangue total e o plasma, que dão uma boa correlação com o quadro clínico.

2. *Medida da metemoglobina.* As metemoglobinemias são desencadeadas pela exposição do indivíduo ao grupo de substâncias como sulfonas, nitritos, nitratos, fenóis, naftaleno, etc. A metodologia que se aplica é a espectrofotométrica pelo método de Evelin-Malloy, modificado, e o material a ser analisado é o sangue total. É possível se obter a metemoglobinemia pelo uso do oxímetro. Mas ele não deve ser utilizado após a medicação com o azul de metileno, pois dará um valor maior para a metemoglobina presente, por uma interpretação errônea que o aparelho faz em relação à absorção da luz (Carrazza, 1998).

3. *Monitoramento do tempo de protrombina.* Nas intoxicações por rodenticidas do grupo cumarínicos comuns ou das super-warfarinas, que pode ser realizado nos laboratórios de patologia clínica.

A avaliação dessas alterações acarretadas por exposições a substâncias citadas pode ser imediata podendo, posteriormente, ser feita a identifica-ção do toxicante quando houver a possibilidade ou a necessidade, ou ambos.

Enfim, o *poder de identificação de uma metodologia* deve ser dado pelo número de substâncias que ela pode inequivocamente identificar, dentre uma grande população de compostos. A metodologia pode ser baseada num simples parâmetro obtido em um sistema ou num conjunto de parâmetros obtidos em mais de um sistema ou com mais de uma técnica (Zeeuw et al., 1978).

No período de janeiro a dezembro de 2005, o Laboratório de Emergências Toxicológicas do CCISP realizou 1.987 análises dos quais 738 (37,7%) foram para a população infantil.

SINTONIA ENTRE O CLÍNICO E O ANALISTA

Ao suspeitar-se de uma intoxicação, o clínico e o analista deverão discutir o caso, levando-se em consideração o seguinte:

a) qual o possível ou possíveis toxicantes;
b) a via de introdução;
c) data e hora da exposição;
d) avaliar a quantidade, se possível;
e) tipo de material biológico a ser colhido;
f) data e hora da coleta do material biológico;
g) medicamentos que o paciente faz uso crônico;
h) medicamentos administrados ao paciente antes da coleta do material;
i) qual será a triagem toxicológica que será utilizada.

As intoxicações em crianças são, geralmente, acidentais e envolve na maioria das vezes um úni-

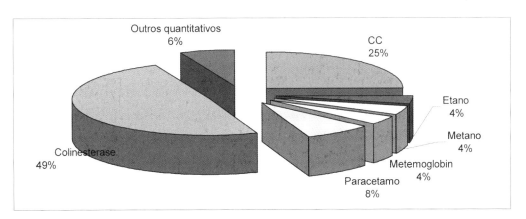

Figura XIV-2 – Perfil das análises realizadas pelo Laboratório de Emergências Toxicológicas do CCISP, para a população de menor que 1 a 19 anos em 2006.

co agente tóxico, o que não ocorre nas tentativas de suicídio, onde o comum é o paciente utilizar pelo menos mais de um toxicante. É importante saber a via de introdução, pois se um indivíduo introduz o toxicante oralmente é muito diferente daquele que o faz por via venosa. A via priorizará a escolha do material biológico a ser analisado. A data e a hora da intoxicação são importantes para que se possa avaliar qual o material biológico mais adequado a ser analisado, pois, uma vez introduzido no organismo, sofrerá todas as alterações decorrentes de sua farmacocinética. Geralmente, como esses pacientes só chegam entre 2 e 3 horas após o acidente toxicológico, o material de escolha é a urina e o lavado gástrico, quando este estiver disponível, pois é muito mais fácil isolar um produto químico sob sua forma livre, quando ainda não sofreu a biotransformação. Os medicamentos que o paciente faz uso terapêutico e os que lhe foram administrados na sala de emergência, antes da coleta do material a ser analisado, devem ser registrados, pois, num primeiro momento, as análises deverão dizer se há ou não a presença de determinado fármaco pelos testes qualitativos. Sempre que possível é feita a determinação sérica quantitativa do agente tóxico encontrado, pois há, quase sempre, uma boa correlação entre sua concentração no sangue e o estado clínico do paciente.

O planejamento da triagem toxicológica deverá ser feito de acordo com a população assistida, ou seja, se procedente da zona urbana (principalmente para medicamentos), rural (incluir praguicidas), ou de indústrias químicas (halogenados ou metais deverão estar incluídos) (Bailey,1983).

Ao mesmo tempo em que o clínico procura manter as condições vitais do paciente e quando houver, administra-lhe antídoto específico adequadamente, o analista executa procedimentos analíticos qualitativos e quantitativos com precisão e rapidez que permitam um diagnóstico correto, proporcionando um tratamento eficaz.

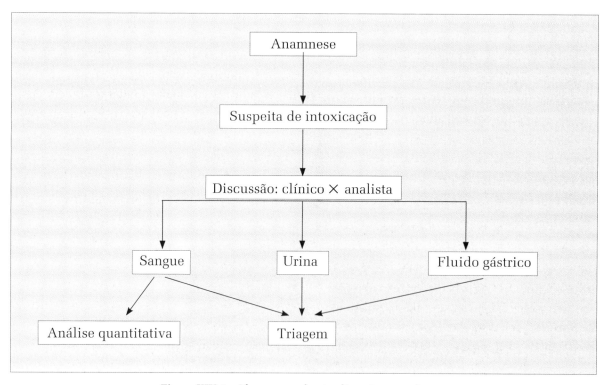

Figura XIV-3 – Fluxograma do atendimento ao paciente.

Situações que podem se apresentar

a) *O quadro clínico não é característico de um determinado agente tóxico, não se encaixa nas síndromes tóxicas usuais (Amaral, 2004). Desconhece-se o toxicante. Pode haver ou não história de intoxicação.*

Nestes casos, faz-se uma triagem completa. São solicitadas de urgência: pesquisa de vários grupos de medicamentos, dependendo do quadro clínico (depressores do sistema nervoso central, analgésicos, estimulantes do sistema nervoso central, antidepressivos, praguicidas, substâncias de abuso, etc.). Esta triagem é realizada por meio de testes imediatos e principalmente por cromatografia em camada delgada e, quando necessário, complementada por determinações espectrofotométricas quantitativas, ou por testes de imunofluorescência, além de alcoolemia por cromatografia gasosa, atividade da colinesterase plasmática e eritrocitária e outras, dependendo do resultado da triagem por CCD. Outras metodologias já citadas, mais sofisticadas, poderão ser utilizadas, quando disponíveis, tanto para a triagem como para a quantificação, desde que sejam observadas as características das análises de emergência.

Este tipo de análise, que é a procura de agente tóxico desconhecido, é chamada de análise toxicológica sistemática (ATS) e definida, por Hartstra e Zeeuw (2000) como a procura lógica pela química analítica de substâncias potencialmente tóxicas, cujas presenças são incertas e as identidades desconhecidas. Entretanto, a ATS não é somente utilizada para agentes desconhecidos. No caso do resultado ser negativo, deve-se sempre dizer que é negativo para as substâncias pesquisadas, ou seja, deve ser um negativo específico, pois o número de substâncias químicas é muito grande, a quantidade do analito pode estar fora do limite de detecção do método utilizado e a ocorrência de erro pode acontecer. A não identificação do agente tóxico pode também não ocorrer, por não fazer parte da triagem proposta ou por impossibilidade técnica de identificação, que é o caso, por exemplo, das metodologias mais sofisticadas que utilizam as bibliotecas preexistentes ou por deficiências do próprio método de triagem nos quesitos sensibilidade e especificidade.

b) *O quadro clínico sugere um tipo de intoxicação. Há uma história de intoxicação. Desconhece-se o agente tóxico. Por exemplo, uma síndrome adrenérgica ou serotoninérgica.*

A triagem analítica deve ser mais seletiva no sentido de ser orientada de acordo com os agentes tóxicos que podem estar causando a sintomatologia apresentada, como também indicar a presença de uma substância adicional.

Em se tratando de adolescentes, lembrar sempre das drogas da moda, como a cocaína, o êxtase, os inibidores da recaptura de serotonina.

c) *Há uma história de intoxicação. O agente tóxico é conhecido. O quadro clínico é compatível com o toxicante suspeito.*

É realizada a triagem no sentido de confirmar a presença do agente tóxico relatado, bem como de se detectar outros possíveis toxicantes que podem estar envolvidos e cujos efeitos podem estar ocultos pelos efeitos mais visíveis do agente conhecido que, por sua vez, trazem conseqüências mais graves do que o agente conhecido. Por exemplo, o benzodiazepínico pode ser o agente conhecido e o paracetamol foi um outro encontrado.

Não se pode esquecer, principalmente, nas tentativas de suicídio (cerca de 25% dos casos atendidos pelo CCISP), que há, freqüentemente, ingestão de várias substâncias que podem interagir entre si, produzindo efeitos sinérgicos, aditivos e até mesmo antagônicos.

Os materiais biológicos mais utilizados nas análises de urgência são a urina, o sangue, o lavado gástrico, o aspirado gástrico e o vômito. Materiais como por exemplo comprimidos, xaropes, resíduos de substâncias em copos ou colheres deixados pelos pacientes e encontrados ao seu lado, podem também ser submetidos à análise.

Tendo em vista a grande variedade de fármacos que podem estar presentes num determinado fluído biológico, é preciso utilizar um método analítico que permita numa única extração determinar a presença de várias substâncias. Desta forma, o mais prático é isolar as substâncias em grupos, de acordo com seu caráter ácido, neutro ou básico e extraí-las de soluções aquosas por meio de solventes orgânicos e a pH adequado.

O monitoramento do paciente através da repetição de análises muitas vezes é necessário para se avaliar o progresso de uma intoxicação; por exemplo, na intoxicação por dapsona, além da dosagem sérica de dapsona (DDS) realiza-se também a medida da metemoglobinemia, que é uma manifestação clínica decorrente da formação de metabólitos tóxicos hidroxiaminados da dapsona, devendo-se, portanto, acompanhar o nível de metemoglobinemia até a alta do paciente. Segundo estudo realizado por Carrazza et al. (2000), onde foram correlacionados o nível sérico da dapsona, a dose do fármaco e a metemoglobinemia, o parâmetro mais importante a ser avaliado é a metemoglobinemia.

Importância dos resultados das análises toxicológicas de urgência

Os resultados das análises toxicológicas de urgência são importantes porque permitem:

- o diagnóstico preciso de uma intoxicação ou sua exclusão, permitindo ao clínico uma reavaliação do paciente;
- a identificação do agente tóxico, o que auxiliará o clínico no uso de terapêutica mais específica e adequada ao paciente, por exemplo a possibilidade de uso de antídotos, agonistas, hemoperfusão, etc.;
- a monitorização das intoxicações graves, como nas intoxicações por ferro, metanol, inibidores da colinesterase, etc.;
- o estabelecimento de um prognóstico mais previsível, como nas intoxicações por paracetamol, paraquat, etc.;
- um seguimento mais adequado, como na intoxicação por antidepressivos tricíclicos, por dapsona, etc.

Finalizando, a ATS deve permitir a detecção dos agentes tóxicos presentes importantes, identificá-los e excluir a presença de outros toxicantes igualmente importantes e que, muitas vezes, também podem estar presentes.

É relevante o papel de um analista toxicologista, pois pela sua experiência, deve estar apto para realizar qualquer tipo de análise de emergência, além de saber interpretar seus resultados. Por outro lado, o estreito relacionamento entre o clínico e o analista é de fundamental importância. A descoberta de qualquer dado novo referente a um paciente, durante a espera do resultado analítico, deve ser levada pelo clínico ao analista, que poderá mudar o curso das análises para proporcionar um diagnóstico mais preciso.

Falta de correlação entre os resultados analíticos e a suspeita de intoxicação

Vários fatores determinam a falta de correlação entre os resultados analíticos e a suspeita da intoxicação:

- *Anamnese incompleta*. Há muita dificuldade em se obterem informações corretas em relação ao paciente intoxicado. Por exemplo, se um adulto for levado para a emergência por abuso de álcool e cocaína, com certeza ele ou quem o acompanha admitirá o uso do álcool, mas não da cocaína. Mães costumam negar a ingestão de medicamentos pelos seus filhos, com medo de conseqüências.

- *Material biológico inadequado*. Por exemplo, se for determinar a concentração plasmática de paracetamol 2 horas após a ingestão, o valor encontrado não será real, pois o pico plasmático do paracetamol se dará depois de aproximadamente 4 horas.

- *Material biológico mal acondicionado.* Para um bom resultado analítico as condições técnicas do material enviado ao laboratório são primordiais. Ainda é comum dosagens alcoólicas virem sem refrigeração ou sem vedação adequada. Não se pode esquecer que a amostra, nos casos de urgência, é única, ou seja, a biotransformação no organismo não para e, portanto, em diferentes horários tem-se diferentes resultados analíticos e o que se procura é aquele que traduza, o mais próximo possível, a realidade do paciente intoxicado. Não é como outras patologias que, uma vez instalada, a doença é geralmente indiferente o horário da coleta de material para diagnosticá-la. É sempre recomendado que seja solicitado ao analista orientação de como deverão ser colhidas e as condições em que deverão ser transportadas as amostras. O ideal seria que a amostra fosse controlada pelo laboratório desde a coleta até a emissão do resultado. Entretanto, isto não é possível, dadas as ocorrências das intoxicações e os atendimentos serem nos diversos prontos-socorros, em diferentes locais que, mesmo recebendo orientações quanto à coleta, nem sempre as obedecem.

- *Envolvimento de vários agentes tóxicos*. É comum nas tentativas de suicídio e no uso de drogas de abuso. O usuário de cocaína por exemplo, abusa também do álcool para aumentar e manter por mais tempo a excitabilidade, mas também usa depressores para atenuá-la, como barbitúricos e benzodiazepínicos.

- *Presença de outras patologias.* Um epiléptico que toma fenitoína e ácido acetilsalicílico; os dois fármacos concorrem por um mesmo sítio de ação, deixando mais difenilhidantoína livre possibilitando a manifestação de sua toxicidade.
- *Síndrome de abstinência.* É comum as síndromes de abstinência serem confundidas com intoxicações, principalmente por profissionais menos experientes. Síndrome de abstinência alcoólica, o paciente apresenta-se com alucinações, tremores, convulsões e estado hipermetabólico.

Portanto, verificamos que a análise toxicológica de urgência é *sui generis* e seu resultado para alcançar o objetivo que é dar um tratamento adequado ao paciente dependerá de um entrosamento bom entre o clínico e o analista. Do bom trabalho do analista, dos equipamentos disponíveis no laboratório e com certeza de uma história precisa da intoxicação depende o resultado de uma análise toxicológica de urgência. Ungerleinder et al. fizeram um levantamento comparando as histórias das intoxicações com os resultados analíticos e observaram que houve correlação em 20% dos casos entre a suspeita do toxicante e o resultado dos testes analíticos, 11% as histórias eram incorretas e 69% parcialmente corretas.

A chave do sucesso de uma análise toxicológica de emergência é, sem dúvidas, o domínio da equipe do laboratório sobre a metodologia aplicada, quer seja a cromatografia em camada delgada, a cromatografia gasosa e outras metodologias, que só se adquire com a repetição e com a confiança adquirida no decorrer do exercício.

BIBLIOGRAFIA

AMARAL DA. Intoxicações agudas – diagnóstico e tratamento. In ATALLAH NA, HIGA, SEM, Guia de medicina ambulatorial e hospitalar: guia de medicina de urgência. São Paulo: Manole 2004, p. 143.
ANDIRAN N, SARIKAYALA F. Pattern of acute poisonings in childhood in Ankara:what has changed in twenty years? Turk J Pediat, 2004;46(2), p.147-52.
BAILEY DN. The role of laboratory in treatment of the poisened patient: laboratory perspective. Journal of Analytical Toxicology 1983; 7: 136-140.
BARCIA SAD, HERNANDEZ EMM, CARRAZZA MZN et al. Comparação dos agentes tóxicos envolvidos nas tentativas de suicídio notificadas pelo Centro de Controle de Intoxicações de S. Paulo, nos biênios 1992/93 e 2001/02. R Bras Toxicol XIII Congr Bras de Toxicologia, v.16, resumo 259, p.165, 2003.
BARCIA SAD. Conhecer para prevenir.Antídoto-Boletim Informativo do Centro de Controle de Intoxicações de São Paulo, 2001:17, p.4.
BOCHNER R. Papel da vigilância sanitária na prevenção de intoxicações. Revisa, 2005;1(1):p.50-7.
BUYLAERT WA. Coma induced by intoxication. Acta Neurol Belg, 2000;100(4): 221-4.
CARRAZZA MZN, BARCIA SAD, BRANDÃO MCR et al. Análises de resultados no período de um ano – CCI São Paulo – Centro de Controle de Intoxicações de São Paulo. R Bras Toxicol São Paulo, 1988; 1:1-3, 1988.
CARRAZZA MZN. Análises toxicológicas de emergência. In OGA,S. Fundamentos da Toxicologia. 2ª ed. São Paulo: Atheneu, 2003.cap.4.15, p.399-404.
CARRAZZA MZN, CARRAZZA FR, OGA S. Clinical and laboratory parameters in dapsone acute intoxication. Rev Saúde Pública, 2000;34(4):396-401.
CLARK RF, HARCHELROAD F. Toxicology screening of the trauma patient: A change profile. Annals of Emergency Medicine 1991; 20:151-153.
GALLO MA, DOULL J. History and scope of Toxicology. In KLAASSEN DC, AMDUR OM, DOULL, J. Casarett & Doull's toxicology: the basic science of poisons. New York: MacGraw-Hill, 1991. p. 3-11.
GOLDBAUM L. Schematic procedure for determination of drugs in body fluids. Clinical Toxicology, 1983;7:131-134.
HARTSTRA J, FRANKE JP, ZEEUW RA. How to approach substance identification in qualitative bioanalysis. J Chromatogr B, 2000;739:125-137.
HERNANDEZ EMM. Centros de Controle de Intoxicação, ações estratégicas para o controle e prevenção das intoxicações em regiões metropolitanas. São Paulo, 2004. [Tese de mestrado – Faculdade de Ciências Farmacêuticas da Universidade de S. Paulo].
ISBISTER GK, BALIT CR, KILHAM HA. Antipsychotic poisoning in young children: a systematic review. Drug Saf, 2005;28(11):1029-44.
JACK JV. Extraction Method in Toxicology. In: Clark, EGC Isolation and identification of drugs. London: The Pharmaceutical Press 1986, p.16-30.
LUNDBERG GD. Operations management in emergengy toxicology Journal of Analytical Toxicology, 1983:7:152-154.
MCCARRON MM. The role of the laboratory in treatment of the poisoned patient: clinical perspective. J Anal Toxicol, 1983:7: 142-145.
MCCARRON MM. The use of toxicologic tests in emergency room diagnosis. Journal of Analytical Toxicology, 1983;7:131-134.
MENA HC, BETTINI MS, CERDA, PJ et al. Epidemiology of intoxications in Chile: ten years of registry. Rev Méd Chile, 2004;132:493-499, 2004.
MEUNIER J. Toxicologie d'urgence. Paris: L'Expansion, 1972: 8.
ODAR – CEDERLÖF I, BORGA O. Impaired plasma protein binding of phenytoin in uremia and displacement effect of salycilic acid. Clin Pharm Ther, 1976;20 (1): 36-47.
OGA S. Fundamentos da Toxicologia. 1ª ed. São Paulo: Atheneu, 1996. 515p.
PATERSON S, CORDERO R, BURLINSON S. Screening and semi-quantitative analyses of post mortem blood for basic drugs using gas cromatography/ion trap mass spectrometry. J Cromatogr B, 2004:813:323-330.
PECHARD A, BESSONS AS, MIALON A et al. Clinical analysis of different methods used for toxicology screening in emergency laboratory. Ann Biol Clin (Paris) 1999; 57(5): 525-37.
POHJOLA-SINTONEM S, KIVISTU KT, VUORI E. et al. Identification of drugs ingested in acute poisoning: correlatiom of patient history with drug analyses. Ther Drug Monit, 2000;22(6): 749-52.
PRAGST F, HERZLER M, ERXLEBEN BT. Systematic toxicological analysis by high performance liquid chromatography

with diode array detection (HPLC-DAD). Clin Chem Lab Med, 2004:42(11), p1325-1340.

SCHWENK M, GUNDERT-REMY U, HEINEMEYER K et al. Children as a sensitive sub group and their role in regulatory toxicology: DGPT workshop report. Archives of Toxicology, 2003;77:2-6.

Sistema Nacional de Informações Tóxico-Farmacológicas – SINITOX Casos registrados de Intoxicação Humana e Envenenamento. Brasil, 2003.www.fiocruz.br/sinitox/2003/brasil;2003.htm Acesso: 24/04/2006.

The Poisoned Patient: the role of the laboratory. Ciba Foundation Symposium. New York: Associated Scientific Publishers. 1974. 325p.

ULMEANU C, NITESCU GVG. Mortality rate in acute poisoning in a pediatric toxicology department. Przegl Lek, 2005;62(6): 453-5.

UNGERLEIDER JT, LUNDBERG GD, SUNSHINE I et al. The drug abuse warning network (DAWN) program. Arch Gen Psychiat 1980; 37:106-109.

VALLI A, POLLETTINI A, PAPA P et al. Comprehensive drug screening by integrade use of gas crhomatografy/mass spectrometry and remedi HS. Therapeutic Drug Monitoring, 2001;23:287-294.

WALBERG CB. Comphensive approches to emergency toxicology. J Toxicol, 1983; 7:146-148.

WATSON WA, LITOVITZ TL, RODGERS GC et al. Annual report of the American Association of Poison Control Centers Toxic Exposure Surveillance System. 2004 Acessado em 24/04/2006.

ZEEUW RA, SCHEPERS P, GREVINGJE, FRANKE JP. A new approache to the optimization of chromatographic systems and the use of a generally accessible data bank in systematic toxicological analysis.Proceedings of International Symposium.Instrumental Applications in Foresinc Drug Chemistry. May 29-30, 1978, Washington, DC.

SEÇÃO XV

Valores de Referência

Capítulo 42

VALORES DE REFERÊNCIA

ADAGMAR ANDRIOLO

Nos capítulos específicos, quase sempre se encontram valores de referência baseados nas metodologias clássicas, amplamente utilizadas pela maioria dos laboratórios clínicos. Neste capítulo, em particular, são fornecidos valores de referência para alguns parâmetros de interesse em pediatria, consideradas as diferentes faixas etárias e com o uso de metodologias e/ou equipamentos recentemente introduzidos em nosso meio. Regra geral, os intervalos possuem, como limites inferior e superior, os percentis 2,5 e 97,5, respectivamente.

Informações complementares e eventuais particularidades devem ser obtidas na bibliografia específica oferecida em cada parâmetro ou nas gerais, apresentadas ao final do capítulo. Será adotada a seguinte legenda:

h = hora(s)
d = dia(s)
s = semana(s)
m = mês ou meses
a = ano(s)

| | ÁCIDO 5-HIDROXIINDOLACÉTICO (5-HIAA) | | |
| | Masculino e feminino | | |
Idade (anos)	n	mg/24h	mg/g creatinina
3-8	76	0,4-5,6	1,2-16,2
9-12	43	1,0-6,3	2,4-8,7
13-17	43	0,9-6,5	1,8-5,5
Adultos	51	1,0-7,0	1,3-6,9
Material	Urina de 24h ou amostra isolada		
Referência	Nichols Institute. Pediatric Endocrine Testing 1993:24		
Método	Fluorescência polarizada		

ÁCIDO HOMOVANÍLICO (HVA)						
			Masculino e feminino			
Métodos	Idade	n	mg/g creatinina	mmol/mol creatinina	n	mg/24h
1	0-1a	37	< 32,6	< 20,2	48	< 2,8
	2-4a	49	< 22,0	< 13,6	34	< 4,7
	5-9a	79	< 15,1	< 9,4	20	< 5,4
	10-19a	55	< 12,8	< 7,9	40	< 7,2
	> 19a	56	< 7,6	< 4,7	56	< 8,3
2	0-3m	12	11,3-35,0	7,0-21,7		
	3-12m	30	8,4-44,9	5,2-27,8		
	1-2a	16	12,2-31,8	7,6-19,7		
	2-5a	21	3,4-32,0	2,1-19,8		
	6-10a	25	6,8-23,7	4,2-14,7		
	11-15a	13	3,2-13,6	2,0-8,4		
	> 15a	9	3,2-9,6	2,0-6,0		

Material   1, 2 – Urina de 24h ou isolada

Referência   1. SOLDIN SJ, HILL JG, Liquid chromatographic analysis for urinary 4-hydroxy-3-methoxy-mandelic acid and 4-hydroxy-3-methoxyphenylacetic acid and its use investigation of neural crest tumors. Clin Chem, 1981; 27:502-503.

2. TUCHMAN M, MORRIS CL, RAMNARAINE ML, et al. Value of randon urinary homovanillic acid and vanilly mandelic acid levels in the diagnosis and management of patients with neuroblastoma: comparison with 24-hour urine collections. Pediatrics, 1985; 75:324-328.

Método   1. Cromatografia líquida de alta pressão (HPLC) com detecção eletroquímica

2. Cromatografia gasosa

		Masculino		Feminino	
Métodos	Idade	n	mg/dL	n	mg/dL
1	1-3d	72	1,3-4,9	47	1,4-6,2
	1-3m	83	1,4-5,3	64	1,4-5,8
	4-6m	104	1,5-6,3	52	1,4-6,2
	7-12m	97	1,5-6,6	65	1,5-6,2
2	1-3a	49	1,8-5,0	49	1,8-5,0
	4-6a	38	2,2-4,7	38	2,2-4,7
	7-9a	72	2,0-5,0	72	2,0-5,0
	10-11a	28	2,3-5,4	34	3,0-4,7
	12-13a	32	2,7-6,7	40	3,0-5,8
	14-15a	39	2,4-7,8	50	3,0-5,8
	16-19a	41	4,0-8,6	68	3,0-5,9
3	1-30d	84	1,2-3,9	91	1,0-4,6
	1-12m	138	1,2-5,6	110	1,1-5,4
	2-3a	149	2,1-5,6	105	1,8-5,0
	4-6a	120	1,8-5,5	91	2,0-5,1
	7-9a	123	1,8-5,4	115	1,8-5,5
	10-12a	121	2,2-5,8	92	2,5-5,9
	13-15a	106	3,1-7,0	116	2,2-6,4
	16-18a	82	2,1-7,6	111	2,4-6,6

ÁCIDO ÚRICO

Material	1, 3 – Plasma, soro
	2 – Soro
Referência	1. SOLDIN SJ, SAVWOIR TV, GUO Y, Pediatric reference ranges for lactate dehydrogenase and uric acid during the first year of life on the Vitros 500 analyzer. Clin Chem, 1997; 43:S199.
	2. LOCKITCH G, HALSTED AC, ALBERSHEIM S, MAC CALLUM C, QUIGLEY G, Age and sex specific pediatric reference intervals for biochemistry analytes as measured with the Ektachem 700 analyzer. Clin Chem, 1988; 34:1622-1625 (Abstract).
	3. SOLDIN SJ, BAILEY J, BEATEY J, BJORN S, HICKS JM, Pediatric reference ranges for uric acid. Clin Chem, 1996; 42:S308 (Abstract).
Método	1, 2. Método da Uricase no Kodak Ektachem Analyzer (Johnson & Johnson, Rochester, NY)
	3. Hitachi 747 analyzer (Boehringer-Mannheim Diagnostics, Indianapolis, IN), com reagentes de Boehringer-Mannheim

			ÁCIDO VANILMANDÉLICO (VMA)		
			Masculino e feminino		
Métodos	Idade	n	mg/g creatinina	n	mg/24h
1	0-1a	37	< 18,8	48	< 2,3
	2-4a	49	< 11,0	34	< 3,0
	5-9a	79	< 8,3	20	< 3,5
	10-19a	55	< 8,2	40	< 6,0
	> 19a	56	< 6,0	56	< 6,8
2	0-3m	12	5,9-37,0		
	4-12m	28	8,4-43,8		
	1-2a	15	7,9-23,0		
	2-5a	22	2,9-23,0		
	5-10a	21	5,8-18,7		
	10-15a	13	1,6-10,6		
	> 15a	8	2,8-8,3		

Material	1, 2 – Urina de 24 horas ou amostra isolada
Referência	1. SOLDIN SJ, HILL JG. Liquid chromatographic analysis for urinary 4-hydroxy-3-methoxy-mandelic acid and 4-hydroxy-3-methoxyphenylacetic acid and its use investigation of neural crest tumors. Clin Chem, 1981; 27:502-503.
	2. TUCHMAN M, MORRIS CL, RAMNARAINE ML et al. Value of random urinary homovanillic acid and vanillylmandelic acid levels in the diagnosis and management of patients with neuroblastoma: comparison with 24-hour urine collections. Pediatrics, 1985; 75:324-328.
Método	1. Cromatografia líquida de alta pressão (HPLC) com detecção eletroquímica
	2. Cromatografia gasosa

		ALANINA AMINOTRANSFERASE (ALT)			
		Masculino		Feminino	
Métodos	Idade	n	U/l	n	U/l
1	1-7d	109	6-40	84	7-40
	8-30d	168	10-40	71	8-32
	1-3m	178	13-39	173	12-47
	4-6m	135	12-42	59	12-37
	7-12m	130	13-45	107	12-41
2	1-3a	50	5-45	50	5-45
	4-6a	40	10-25	40	10-25
	7-9a	80	10-35	80	10-35
	10-11a	27	10-35	34	10-30
	12-13a	31	10-55	49	10-30
	14-15a	26	10-45	52	5-30
	16-19a	40	10-40	61	5-35
3	1-30d	50	1-25	51	2-25
	1-12m	91	4-35	76	3-30
	2-3a	119	5-30	115	5-30
	4-6a	114	5-20	101	5-25
	7-9a	102	5-25	109	5-25
	10-18a	280	5-30	269	5-20

Material	1, 2, 3 – Plasma, soro
Referência	1. SOLDIN SJ, SAVWOIR TV, GUO Y. Pediatric reference ranges for alkaline phosphatase, aspartate aminotransferase, and alanine aminotransferase in children less than 1 year old on the Vitros 500. Clin Chem, 1997; 43:S199.
	2. LOCKITCH G, HALSTEAD AC, ALBERSHEIM S, MAC CALLUM C, QUIGLEY G. Age and sex specific pediatric reference intervals for biochemistry analytes as measured with the Ektachem 700 analyzer. Clin Chem, 1988; 34:1622-1625.
	3. SOLDIN SJ, BAILEY J, BJORN S, BEATEY J, HICKS JM. Pediatric reference ranges for ALT. Clin Chem, 1995; 41:S92-93 (Abstract).
Método	1, 2. Ektachem 500 (1) and 700 (2) analyzer (Johnson & Johnson, Rochester, NY)
	3. Hitachi 747 analyzer (Boehringer-Mannheim Diagnostics, Indianapolis, IN), usando reagentes de Boehringer-Mannheim

| | | ALBUMINA | | | |
| | | Masculino | | Feminino | |
Métodos	Idade	n	g/dL	n	g/dL
1	1-30d	73	2,6-4,1	51	2,7-4,3
	1-6m	58	2,8-4,6	30	2,9-4,2
	7-12m	29	2,8-4,8	42	3,3-4,8
	2-18a	652	3,2-4,7	626	2,9-4,2
2	0-5d (< 2,5kg)	30	2,0-3,6	30	2,0-3,6
	0-5d (> 2,5kg)	93	2,6-3,6	93	2,6-3,6
	1-3a	50	3,4-4,2	50	3,4-4,2
	4-6a	38	3,5-5,2	38	3,5-5,2
	7-9a	74	3,7-5,6	74	3,7-5,6
	10-19a	332	3,7-5,6	332	3,7-5,6

Material	1, 2. Plasma, soro
Referência	1. HICKS JM, BJORN S, BEATEY J, BAILEY J, SOLDIN SJ. Pediatric reference ranges for albumin, globulin, and total protein on the Hitachi 747. Clin Chem, 1995; 41:S93 (Abstract).
	2. LOCKITCH G, HALSTEAD AC, ALBERSHEIM S, MAC CALLUM C, QUIGLEY G. Age and sex specific pediatric reference intevals for biochemistry analytes as measured with the Ektachem 700 analyzer. Clin Chem, 1988; 34:1622-1625.
Método	1. Reagente de Boehringer-Mannheim (bromocresol green), no Hitachi 747 (Boehringer-Mannheim Diagnostics, Indianapolis, IN)
	2. Bromocresol green no Ektachem 700 analyzer (Johnson & Johnson Rochester, NY)

| | | AMILASE | |
| | | Masculino e feminino | |
Métodos	Idade	n	U/l
1	1-30d	76	0-6
	2-6m	110	1-17
	7-12m	54	6-44
	2-3a	148	8-79
	4-9a	96	16-91
	10-18a	142	19-76
2	0-3m	55	< 30
	4-6m	81	< 50
	7-12m	170	< 80
3	2-19a	470	30-100

Material	1, 2. Plasma
	3. Plasma, soro
Referência	1. SOLDIN SJ, BAILEY J, BEATEY J, BJORN S, HICKS JM. Pediatric reference ranges for amylase. Clin Chem, 1995; 41:S94.
	2. SOLDIN SJ. Rakotoarisoa FTS. Pediatric reference ranges for amylase and cholesterol on the Kodak Ektachem 500 in the first year of life. Clin Chem, 1996; 42:S308.
	3. LOCKITCH G, HALSTEAD AC, ALBERSHEIM S, MAC CALLUM C, QUIGLEY G. Age and sex specific pediatric reference intervals for biochemistry analytes as measured with the Ektachem 700 analyzer. Clin Chem, 1988; 34:1622-1625.
Método	1. Hitachi 717 analyzer (Boehringer-Mannheim Diagnostics, Indianapolis, IN), com reagentes de Boehringer-Mannheim
	2, 3. Amylopectin. Ektachem 500 and 700 analyzer (Johnson & Johnson, Rochester, NY)

AMÔNIA

Masculino e feminino

Métodos	Idade	n	mmol/l
1	Recém-nascidos		< 50
	Crianças e adultos		< 35
2	< 30d	87	21-95
	1-12m	91	18-74
	1-14a	94	17-68
	> 14a	182	22-66
	Homens	89	21-71
	Mulheres	93	19-63

Material	1. Plasma
	2. Sangue total, com EDTA-K como anticoagulante

Referência	1. Reference values and SI unit information. The Hospital for Sick Children. Toronto, 1993
	2. DIAZ J, TORNEL PL, MARTINEZ P. Reference intervals for blood ammonia in healthy subjects, determined by microdiffusion. Clin Chem, 1995; 41:1048 (Letter).

Método	1. Kodak Ektachem 500 & 700 analyzer (Johnson & Johnson, Rochester, NY)
	2. Ammonia Checker II; Menarini Diagnostics, Florence, Italy

ASPARTATO AMINOTRANSFERASE (AST)					
		Masculino		Feminino	
Métodos	Idade	n	U/l	n	U/l
1	1-7d	69	30-100	52	24-95
	8-30d	148	20-70	84	24-72
	2-3m	160	22-63	131	20-64
	4-6m	133	13-65	83	20-63
	7-12m	131	25-55	142	22-63
2	1-3a	50	20-60	50	20-60
	5-6a	40	15-50	40	15-50
	7-9a	80	15-40	80	15-40
	10-11a	27	10-60	34	10-40
	12-13a	31	15-40	49	10-30
	14-15a	26	15-40	52	10-30
	16-19a	40	15-45	61	5-30
3	1-30d	74	< 51	57	< 49
	1-12m	83	< 65	71	< 79
	1-3a	134	< 56	108	< 69
	4-6a	85	< 48	84	< 59
	7-9a	122	< 42	96	< 41
	10-12a	104	< 38	62	< 37
	13-15a	88	< 39	86	< 32
	16-18a	62	< 39	78	< 30

Material	1, 3. Plasma ou soro
	2. Plasma
Referência	1. SOLDIN SJ, SAVWOIR TV, GUO Y. Pediatric reference ranges for alkaline phosphatase, aspartate aminotransferase, and alanine aminotransferase in children less than 1 year old on the Vitros 500. Clin Chem, 1997; 43:S199.
	2. LOCKITCH G, HALSTEAD AC, ALBERSHEIM S, MAC CALLUM C, QUIGLEY G. Age and sex specific pediatric reference intervals for biochemistry analytes as measured with the Ektachem 700 analyzer. Clin Chem, 1988; 34:1622-1625.
	3. SOLDIN SJ, BAILEY J, BEATEY J, BJORN S, HICKS JM. Pediatric reference ranges for AST. Clin Chem, 1995; 44:S94 (Abstract).
Método	1, 2. Ektachem 500 (1) and 700 (2) analyzer (Johnson & Johnson, Rochester, NY)
	3. Hitachi 747 analyzer (Boehringer-Mannheim Diagnostics, Indianapolis, IN), usando reagentes de Boehringer-Mannheim

CÁLCIO TOTAL

Métodos	Masculino			Feminino		
	Idade	n	mg/dL	Idade	n	mg/dL
1	0-5d (< 2,5kg)	50	7,9-10,7	0-5d (< 2,5kg)	50	7,9-10,7
	1-3a	50	8,7-9,8	1-3a	50	8,7-9,8
	4-6a	38	8,8-10,1	4-6a	38	8,8-10,1
	7-9a	72	8,8-10,1	7-9a	72	8,8-10,1
	10-11a	62	8,9-10,1	10-11a	62	8,9-10,1
	12-13a	73	8,8-10,6	12-13a	73	8,8-10,6
	14-15a	91	9,2-10,7	14-15a	91	9,2-10,7
	16-19a	107	8,9-10,7	16-19a	107	8,9-10,7
2	1-30d	62	8,5-10,6	1-30d	66	8,4-10,6
	1-12m	83	8,7-10,5	1-12m	66	8,9-10,5
	1-3a	126	8,8-10,6	1-3a	119	8,5-10,4
	4-6a	112	8,8-10,6	4-6a	106	8,5-10,6
	7-9a	117	8,7-10,3	7-9a	107	8,5-10,3
	10-12a	135	8,7-10,2	10-12a	115	8,6-10,2
	13-15a	109	8,5-10,2	13-15a	110	8,4-10,0
	16-18a	95	8,4-10,3	16-18a	122	8,6-9,8

Material	1. Soro
	2. Plasma
Referência	1. LOCKITCH G, HALSTEAD AC, ALBERSHEIM S, MAC CALLUM C, QUIGLEY G. Age and sex specific pediatric reference intervals for biochemistry analytes as measured with the Ektachem 700 analyzer. Clin Chem, 1988; 34:1622-1625.
	2. SOLDIN SJ, HICKS JM, BAILEY J, COOK JF, BEATEY J. Pediatric reference ranges for calcium on the Hitachi 747 analyzer. Clin Chem, 1997; 43:S198.
Método	1. Ektachem 700 analyzer (Johnson, Rochester, NY), com corante arsenazo III
	2. Hitachi 747 analyzer (Boehringer-Mannheim Diagnostics, Indianapolis, IN) com cresolftaleína

CÁLCIO IONIZADO – CÁLCIO IÔNICO

Métodos	Idade	n	Masculino mg/dL	Feminino mg/dL
1	0-1m	57	3,9-6,0	3,9-6,0
	2-6m	46	3,7-5,9	3,7-5,9
2	1-19a		4,9-5,5	
	·20a-adulto		4,75-5,3	
	1-17a			4,9-5,5
	18a-adulto			4,75-5,3

Material	1, 2. Sangue total
Referência	1. SNELL J, GREELEY C, COLACO A, RIFAI N, HICKS J, SOLDIN S. Pediatric reference ranges for arterial pH, whole blood electrolytes and glucose. Clin Chem, 1993; 39:1173 (Abstract)
	2. BURRITT MF, SLOCKBOWER JM, FORSMAN RW et al. Pediatric reference intervals for 19 biologic variables in healthy children. Mayo Clin Proceed, 1990; 65:329-336.
Método	1. Ciba Corning 288 Blood Gas System (Ciba Corning Diagnostics, East Walpole, MA)
	2. Ion selective electrode Radiometer ICA 1 (Radiometer America, Inc., Cleveland, OH)

CAPACIDADE DE LIGAÇÃO TOTAL DO FERRO (TIBC)							
			Masculino			**Feminino**	
Métodos	**Idade**	**n**	**µg/dL**	**µmol/L**	**n**	**µg/dL**	**µmol/L**
1	1-5a	44	268-441	48-79	44	268-441	48-79
	6-9a	50	240-508	43-91	50	240-508	43-91
	10-14a	31	302-508	54-91	40	318-575	57-103
	15-19a	65	290-570	52-102	110	302-564	52-101
2	1-30d	133	94-232	16,8-41,5	57	94-236	16,8-42,2
	1-6m	78	116-322	20,8-57,6	69	89-311	15,9-55,7
	7-12m	39	176-384	31,5-68,7	27	138-365	24,7-65,3
	1-3a	131	204-382	36,5-68,3	103	184-377	32,9-67,5
	4-6a	114	180-390	32,2-69,8	107	162-352	29,0-63,0
	7-9a	116	183-369	32,8-66,1	113	167-336	29,9-60,1
	10-12a	104	173-356	31,0-63,7	112	198-383	35,4-68,6
	13-15a	106	193-377	34,5-67,5	143	169-358	30,3-64,1
	16-18a	113	174-351	31,1-62,8	137	194-372	34,7-66,6

Material	1. Plasma
	2. Soro
Referência	1. LOCKITCH G, HALSTEAD AC, WADSWORTH L, QUIGLEY G, RESTON L, JACOBSON B. Age and sex specific pediatric reference intervals and correlations for zinc, copper, selenium, iron, vitamins A and E, and related proteins. Clin Chem, 1988; 34:1625-1628.
	2. SOLDIN SJ, HICKS JM, BAILEY J, BEATEY J, WATSON P. Pediatric reference ranges for total iron binding capacity and transferrin. Clin Chem, 1997; 43:S200.
Método	1. Dosagem de transferrina por nefelometria, com reagentes de Behring (Behringwerke, Marburg, Germany) e capacidade total de ligação (TIBC) calculada
	2. Hitachi 747 analyzer usando reagentes de Boehringer-Mannheim (Boehringer-Mannheim Diagnostic, Indianapolis, IN)

COLESTEROL TOTAL					
			Masculino		**Feminino**
Método	**Idade**	**n**	**mg/dL**	**n**	**mg/dL**
1	0-3m	37	45-177	27	63-198
	4-6m	354	60-197	243	66-218
	7-12m	401	89-208	252	74-218

Material	1. Plasma
Referência	1. SOLDIN SJ. Rakotoarisoa FTS. Pediatric reference ranges for amylase and cholesterol on the Kodak Ektachem 500 in the first year of life. Clin Chem, 1996; 42:S308.
Método	1. Enzimático, com colesterol oxidase, no Ektachem 700 analyzer (Johnson & Johnson, Rochester, NY)

CREATININA						
	Masculino			Feminino		
Métodos	Idade	n	mg/dL	Idade	n	mg/dL
1	0-1s		0,6-1,1	0-1s		0,6-1,1
	1-4s		0,3-0,7	1-4s		0,3-0,7
	1-6m		0,2-0,4	1-6m		0,2-0,4
	7-12m		0,2-0,4	7-12m		0,2-0,4
	1-18a		0,2-0,7	1-18a		0,2-0,7
2	1-30d	42	0,5-1,2	1-30d	40	0,5-0,9
	1-12m	62	0,4-0,7	1-12m	59	0,4-0,6
	1-3a	103	0,4-0,7	1-3a	126	0,4-0,7
	4-6a	129	0,5-0,8	4-6a	116	0,5-0,8
	7-9a	121	0,6-0,9	7-9a	110	0,5-0,9
	10-12a	125	0,6-1,0	10-12a	117	0,6-1,0
	13-15a	135	0,6-1,2	13-15a	141	0,7-1,1
	16-18a	106	0,8-1,4	16-18a	114	0,8-1,2

Material	1, 2. Plasma
Referência	1. GREELEY C, SNELL J, COLACO A, BEATEY J, BAILEY J, BJORN S, RIFAI N, HICKS J, SOLDIN SJ. Pediatric reference ranges for electrolytes and creatinine. Clin Chem, 1993; 39:1172 (Abstract).
	2. SOLDIN SJ, HICKS JM, BAILEY J, COOK JF, BEATEY J. Pediatric reference ranges for creatinine on the Hitachi 747 analyzer. Clin Chem, 1997; 43:S198.
Método	1. Kodak Ektachem analyzer (Johnson & Johnson, Rochester, NY)
	2. Método de Jaffe no Hitachi 747 analyzer (Boehringer-Mannheim Diagnostics, Indianapolis, IN), com reagentes de Boehringer-Mannheim

| | | CREATINAQUINASE | | | |
| | | Masculino | | Feminino | |
Método	Idade	n	U/l	n	U/l
1	1-3a	50	60-305	50	60-305
	4-6a	40	75-230	40	775-230
	7-9a	80	60-365	80	60-365
	10-11a	27	55-215	34	80-230
	12-13a	31	60-330	49	50-295
	14-15a	26	60-335	52	50-240
	16-19a	40	55-370	61	45-230
2	1-30d	113	2-183	77	2-134
	1-6m	95	2-129	64	2-146
	7m-1a	58	2-143	49	18-138
	2-3a	129	2-163	143	2-134
	4-6a	133	18-158	112	8-147
	7-9a	142	2-177	113	26-145
	10-12a	148	6-217	101	6-137
	13-15a	144	2-251	124	2-143
	16-18a	114	2-238	146	13-144

Material	1, 2. Plasma, soro
Referência	1. LOCKITCH G, HALSTEAD AC, ALBERSHEIM S, MAC CALLUM C, QUIGLEY G. Age and sex specific pediatric reference intervals for biochemistry analytes as measured with the Ektachem 700 analyzer. Clin Chem, 1988; 34:1622-1625.
	2. SOLDIN SJ, HICKS JM, BAILEY J, BEATEY J, WATSON P. Pediatric reference ranges for creatine kinase and insulin-like growth factor 1. Clin Chem, 1997; 43:S199.
Método	1. Ektachem 700 analyzer (Johnson & Johnson, Rochester NY)
	2. Hitachi 747 analyzer (Boehringer-Mannheim Diagnostics, Indianapolis, IN), usando reagentes de Boehringer-Mannheim

DESIDROGENASE LÁCTICA (DHL)

Método	Idade	Masculino n	Masculino U/L	Feminino n	Feminino U/L
1	1-30d	119	550-2100	76	580-2000
	1-3m	108	480-1220	84	460-1150
	4-6m	100	400-1230	54	480-1150
	7-12m	97	380-1200	75	460-1060
2	1-3a	50	500-920	50	500-920
	4-6a	40	470-900	40	470-900
	7-9a	80	420-750	80	420-750
	10-11a	27	432-700	34	380-700
	12-13a	31	470-750	49	380-640
	14-15a	26	360-730	52	390-580
	16-19a	40	340-670	61	340-670
3	1-30d	77	125-735	65	145-765
	1-12m	86	170-450	74	190-420
	1-3a	135	155-345	109	165-395
	4-6a	101	155-345	96	135-345
	7-9a	125	145-300	104	140-280
	10-12a	111	120-325	76	120-260
	13-15a	105	120-290	101	100-275
	16-18a	79	105-235	98	105-230

Material	1. Soro ou plasma
	2, 3. Plasma
Referência	1. SOLDIN SJ, SAVWOIR TV, GUO Y. Pediatric reference ranges for lactate dehydrogenase and uric acid during the first year of life the Vitros 500 analyzer. Clin Chem, 1997; 43:S199.
	2. LOCKITCH G, HALSTEAD AC, ALBERSHEIM S, MAC CA LLUM C, QUIGLEY G. Age and sex specific pediatric reference intervals for biochemistry analytes as measured with the Ektachem 700 analyzer. Clin Chem, 1988; 34:1622-1625.
	3. SOLDIN SJ, BAILEY J, BJORN S, BEATEY J, HICHS JM. Pediatric reference ranges for LDH. Clin Chem, 1995; 41:S93 (Abstract).
Método	1, 2. Ektachem 500 (1) and 700 (2) analyzer (Johnson & Johnson, Rochester, NY)
	3. Hitachi 747 analyzer (Boehringer-Mannheim Diagnostics, Indianapolis, IN), usando reagentes de Boehringer-Mannheim

		FERRO					
		Masculino			**Feminino**		
Métodos	**Idade**	**n**	**μg/dL**	**μmol/L**	**n**	**μg/dL**	**μmol/L**
1	1-5a	44	22-136	4-25	44	22-136	4-25
	6-9a	50	39-136	7-25	50	39-136	7-25
	10-14a	31	28-134	5-24	40	45-145	8-26
	14-19a	65	34-162	6-29	110	28-184	5-33
2	1-30d	80	32-112	5,7-20,0	44	29-127	5,2-22,7
	1-12m	87	27-109	4,8-19,5	75	25-126	4,5-22,6
	1-3a	160	29-91	5,2-16,3	119	25-101	4,5-18,1
	4-6a	114	25-115	4,5-20,6	88	28-93	5,0-16,7
	7-9a	116	27-96	4,8-17,2	101	30-104	5,4-18,6
	10-12a	107	28-112	5,0-20,0	91	32-104	5,7-18,6
	13-15a	98	26-110	4,7-19,7	117	30-109	5,4-19,5
	16-18a	92	27-138	4,8-24,7	99	33-102	5,9-18,3

Material	1. Plasma
	2. Soro
Referência	1. LOCKITCH G, HALSTEAD AC, WADSWORTH L, QUIGLEY G, RESTON L, JACOBSON B. Age and sex specific pediatric reference intervals and correlations for zinc, copper, selenium, iron, vitamins A and E, and related proteins. Clin Chem, 1988; 34:1625-1628.
	2. SOLDIN SJ, HICKS JM, BJORN J, et al. Pediatric reference ranges for iron on the Hitachi 747 with Boehringer-Mannheim reagents. Manuscrito em preparação.
Método	1. Ferrozine (Sigma Chemical Company), com RA-100 Analyzer (Technicon Instruments, Tarrytown, NY)
	2. Hitachi 747 analyzer (Boehringer-Mannheim Diagnostics, Indianapolis, IN), usando reagentes de Boehringer-Mannheim

FOSFATASE ALCALINA

Método	Idade	Masculino n	Masculino U/L	Feminino n	Feminino U/L
1	1-7d	141	77-265	109	65-270
	8-30d	203	91-375	141	65-365
	2-3m	251	60-360	234	80-425
	4-6m	129	55-325	66	80-345
	7-12m	113	60-300	58	60-330
2	1-3a	50	145-320	50	145-320
	4-6a	40	150-380	40	150-380
	7-9a	80	175-420	80	175-420
	10-11a	27	135-530	34	130-560
	12-13a	31	200-495	49	105-420
	14-15a	26	130-525	52	70-230
	16-19a	40	65-260	61	50-130
3	1-30d	60	75-316	75	48-406
	1-12m	132	82-383	122	124-341
	1-3a	136	104-345	111	108-317
	4-6a	113	93-309	113	96-297
	7-9a	124	86-315	104	69-325
	10-12a	111	42-362	109	51-332
	13-15a	126	74-390	105	50-162
	16-18a	112	52-171	110	47-119

Material	1, 3. Plasma, soro
	2. Soro
Referência	1. SOLDIN SJ, SAVWOIR TV, GUO Y. Pediatric reference ranges for alkaline phosphatase, aspartate aminotransferase, and alanine aminotransferase in children less than 1 year old on the Vitros 500. Clin Chem, 1997; 43:S199.
	2. LOCKITCH G, HALSTEAD AC, ALBERSHEIM S, MAC CALLUM C, QUIGLEY G. Age and sex specific pediatric reference intervals for biochemistry analytes as measured with the Ektachem 700 analyzer. Clin Chem, 1988; 34:1622-1625.
	3. SOLDIN SJ, HICKS JM, BAILEY J, COOK JF, BEATEY J. Pediatric reference ranges for alkaline phosphatase on the Hitachi 747 analyzer. Clin Chem, 1997; 43:S198.
Método	1, 2. Ektachem 500 and 700 (Johnson & Johnson Rochester, NY). Substrato: p-Nitrofenilfosfato
	3. Hitachi 747 (Boehringer-Mannheim Diagnostics, Indianapolis, IN). Substrato: p-Nitrofenilfosfato

FÓSFORO INORGÂNICO					
		Masculino		Feminino	
Método	Idade	n	mg/dL	n	mg/dL
1	1-30d	62	3,9-6,9	66	4,3-7,7
	1-12m	83	3,5-6,6	66	3,7-6,5
	1-3a	126	3,1-6,0	119	3,4-6,0
	4-6a	112	3,3-5,6	107	3,2-5,5
	7-9a	117	3,0-5,4	107	3,1-5,5
	10-12a	135	3,2-5,7	115	3,3-5,3
	13-15a	109	2,9-5,1	110	2,8-4,8
	16-18a	95	2,7-4,9	122	2,5-4,8
2	0-5d (< 2,5kg)	50	4,6-8,0	50	4,6-8,0
	1-3a	50	3,9-6,5	50	3,9-6,5
	4-6a	38	4,0-5,4	38	4,0-5,4
	7-9a	72	3,7-5,6	72	3,7-5,6
	10-11a	62	3,7-5,6	62	3,7-5,6
	12-13a	73	3,3-5,4	73	3,3-5,4
	14-15a	91	2,9-5,4	91	2,9-5,4
	16-19a	107	2,8-4,6	107	2,8-4,6

Material	1. Soro ou plasma
	2. Soro
Referência	1. SOLDIN SJ, HICKS JM, BAILEY J, COOK JF, BEATEY J. Pediatric reference ranges for phosphate on the Hitachi 747 analyzer. Clin Chem, 1997; 43:S198.
	2. LOCKITCH G, HALSTEAD AC, ALBERSHEIM S, MAC CALLUM C, QUIGLEY G. Age and sex specific pediatric reference intervals for biochemistry analytes as measured with the Ektachem 700 analyzer. Clin Chem, 1988; 34:1622-1625.
Método	1. Hitachi 747 (Boehringer-Mannheim, Diagnostics, Indianapolis, IN), usando o método do molibdato de amônio
	2. Ektachem 700 (Johnson & Johnson, Rochester, NY), usando o método do molibdato de amônio

		Masculino		Feminino	
GAMA-GLUTAMILTRANSFERASE (GAMA-GT)					
Método	**Idade**	**n**	**U/L**	**n**	**U/L**
1	1d-6m	109	12-122	67	15-132
	7-12m	36	1-39	36	1-39
	1-12a	488	3-22	391	4-22
	13-18a	170	2-42	208	4-24
2	1-7d	137	30-177	102	23-156
	8-30d	186	27-183	129	20-148
	1-3m	172	20-155	189	20-148
	4-6m	241	10-100	191	18-130
	7-12m	199	12-42	190	12-64
3	1-3a	50	6-19	50	6-19
	4-6a	40	10-22	40	10-22
	7-9a	80	13-25	80	13-25
	10-11a	27	17-30	34	17-28
	12-13a	31	17-44	49	14-25
	14-15a	26	12-33	52	14-26
	16-19a	40	11-34	61	11-28

Material	1, 2. Soro ou plasma
	3. Plasma
Referência	1. SOLDIN SJ, HICKS JM, BAILEY J, COOK JF, BEATEY J. Pediatric reference ranges for gamma-glutamyltransferase. Clin Chem, 1997; 43:S198.
	2. SOLDIN SJ, SAVWOIR TV, GUO Y. Pediatric reference ranges for gamma-glutamyltransferase and urea nitrogen during the first year of life on the Vitros 500 analyzer. Clin Chem, 1997; 43:S199.
	3. LOCKITCH G, HALSTEAD AC, ALBERSHEIM S, MAC CALLUM C, QUIGLEY G. Age and sex specific pediatric reference intervals for biochemistry analytes as measured with the Ektachem 700 analyzer. Clin Chem, 1988; 34:1622-1625.
Método	1. Com reagentes de Boehringer-Mannheim: substrato L-a-glutamil-3-carboxi-4-nitroanilida e cinética de produção de 5-amino-2-nitrobenzoato, com Hitachi 747 analyzer (Boehringer-Mannheim Diagnostics, Indianapolis, IN)
	2, 3. Ektachem 500 (2) and 700 (3) analyzer (Johnson & Johnson, Rochester, NY), com a-glutamil-p-nitroanilide como substrato

GLICOSE			
	Masculino e feminino		
Métodos	**Idade**	**n**	**mg/dL**
1	0-1m	207	55-115
	2-6m	96	57-117
2	0h	52	59-181
	1h	52	26-105
	2h	51	42-184
	3h	51	46-102
	4h	49	44-100
	6h	69	43-92
	12-24h	40	44-98
	25-48h	55	53-93
	49-72h	55	50-100
	73-96h	35	62-110
	97-168h	26	57-107

Material	1. Sangue total
Referência	1. SNELL J, GREELEY C, COLACO A, RIFAI N, HICKS J, SOLDIN S. Pediatric reference ranges for arterial pH, whole blood electrolytes and glucose. Clin Chem, 1993; 39:1173 (Abstract).
	2. MEITES S. ed. – Pediatric Clinical Chemistry. Reference (Normal) Values. Washington, DC. AACC Press, 3rd ed., 1989, pp. 133-139
Método	1. Enzimático, com glicose oxidase, no equipamento YSI 2300 (Yellow Springs Instruments, Yellow Springs, OH)
	2. Enzimático, com glicose oxidase, no equipamento Beckman Glucose Analyzer (Beckman Instruments, Fullerton, CA)

Métodos	Idade	HEMÁCIAS Masculino		Feminino	
		n	× 10⁶/mL	n	× 10⁶/mL
1	1-3d	76	4,2-5,5	76	3,4-5,4
	4-7d	49	3,9-5,4	39	3,5-5,5
	8-14d	60	3,4-5,1	69	3,2-5,0
	15-30d	168	3,1-4,6	116	3,1-4,6
	1-2m	562	2,9-3,9	419	2,9-4,1
	3-6m	1.841	3,5-4,7	1.363	3,4-4,6
	7m-2a	8.851	4,1-5,0	6.934	4,1-4,9
	3-6a	11.050	4,0-4,9	9.752	4,0-4,9
	7-12a	7.468	4,0-4,9	6.804	4,0-4,9
	13-18a	5.547	4,2-5,3	7.977	4,0-4,9
	> 18a	3.171	3,8-5,4	8.606	3,8-4,8
2	1-3d	174	3,3-5,0	115	3,3-5,3
	4-7d	175	3,7-5,3	108	3,1-5,2
	8-14d	182	3,5-5,2	124	3,6-4,9
	15-30d	397	3,3-4,9	292	3,6-4,9
	1-2m	74	3,1-4,1	185	3,1-4,7
	3-6m	75	3,6-5,2	102	3,3-5,0
	7m-2a	177	3,4-5,0	119	3,6-5,3
	3-6a	190	3,3-4,8	135	3,8-4,9
	7-12a	128	3,7-4,9	138	3,6-4,9
	13-18a	140	3,3-5,4	154	3,4-4,7

Material	1, 2. Sangue total, com EDTA como anticoagulante
Referência	1, 2. GUNTER KC, BRUGNARA C. In Pediatric Reference Ranges. Soldin SJ, Brugnara C, Gunter KC, Hicks JM, eds. AACC Press, Washington, D.C., 2nd ed., 1997, p. 178
Método	1, Bayer H*3 (Bayer Diagnostics, Tarrytown, NY)
	2, Couter STKS (Couter Corporation, Miami, FL)

| HEMATÓCRITO | | | | | |
| | | Masculino | | Feminino | |
Método	Idade	n	%	n	%
1	1-3d	76	43,4-56,1	76	37,4-55,9
	4-7d	49	40,2-54,7	39	39,1-56,7
	8-14d	61	33,7-51,1	69	36,4-51,2
	15-30d	168	29,7-44,2	116	30,6-44,7
	1-2m	562	26,2-35,3	419	26,3-36,6
	3-6m	1.842	28,7-36,1	1.364	28,5-36,1
	7m-2a	8.859	30,9-37,0	6.993	31,2-37,2
	3-6a	11.146	31,7-37,7	9.750	32,0-37,1
	7-12a	7.468	32,7-39,3	6.799	33,0-39,6
	13-18a	5.551	34,8-43,9	7.995	34,0-40,7
	> 18a	3.175	33,4-46,2	8.608	33,0-41,0
2	1-3d	216	33,5-52,7	143	38,4-56,0
	4-7d	211	36,9-50,1	132	34,4-50,8
	8-14d	226	33,4-49,0	151	32,9-47,5
	15-30d	445	30,7-44,9	338	31,9-45,2
	1-2m	81	27,0-35,8	197	27,1-41,9
	3-6m	86	29,9-39,0	109	28,6-42,3
	7m-2a	198	28,3-40,0	139	28,1-39,1
	3-6a	204	28,5-37,9	147	32,0-39,8
	7-12a	141	31,6-39,5	148	32,0-40,0
	13-18a	155	27,3-43,6	172	27,9-39,6

Material	1, 2. Sangue total, com EDTA como anticoagulante
Referência	1, 2. GUNTER KC, BRUGNARA C. In Pediatric Reference Ranges. In Soldin SJ, Brugnara C, Gunter KC, Hicks JM, eds. AACC Press, Washington, D.C. 2nd ed., 1997, p. 164
Método	1. Bayer H*3 (Bayer Diagnostics, Tarrytown, NY)
	2. Couter STKS (Couter Corporation, Miami, FL)

HEMOGLOBINA					
		Masculino		Feminino	
Métodos	Idade	n	g/dL	n	g/dL
1	1-3d	76	14,7-18,6	76	12,7-18,3
	4-7d	49	13,4-17,9	38	12,2-18,7
	8-14d	61	11,1-16,7	69	11,9-16,9
	15-30d	168	9,9-14,9	116	10,5-14,7
	1-2m	562	8,9-11,9	419	8,9-12,3
	3-6m	1.839	9,7-12,2	1.361	9,7-12,0
	7m-2a	8.829	10,3-12,4	6.917	10,4-12,4
	3-6a	11.123	10,5-12,7	9.729	10,7-12,7
	6-12a	7.458	11,0-13,3	6.778	10,9-13,3
	13-18a	5.546	11,5-14,8	7.989	11,2-13,6
	> 18a	3.167	10,9-15,7	8.600	10,7-13,5
2	1-3d	217	12,2-17,9	144	13,2-18,4
	4-7d	209	12,8-16,9	132	11,8-17,7
	8-14d	224	11,8-16,8	151	11,5-16,3
	15-30d	447	10,6-15,4	339	10,9-15,3
	1-2m	82	9,0-12,1	197	9,2-14,4
	3-6m	98	10,0-13,2	123	9,8-13,7
	7m-2a	199	9,8-13,4	143	9,6-13,1
	3-6a	200	9,6-1,28	144	10,9-13,4
	6-12a	135	10,7-1,35	143	10,9-13,7
	12-18a	147	9,5-1,48	174	9,5-13,3

Material	1, 2. Sangue total, com EDTA como anticoagulante
Referência	1, 2. GUNTER KC, BRUGNARA C. In Pediatric Reference Ranges. In Soldin SJ, Brugnara C, Gunter KC, Hicks JM, eds. AACC Press, Washington, D.C. 2nd ed., 1997, p. 165
Método	1. Bayer H*3 (Bayer Diagnostics, Tarrytown, NY) 2. Couter STKS (Couter Corporation, Miami, FL)

LIPASE		
Masculino e feminino		
Idade	n	U/L
1-30d	83	6-55
1-6m	121	4-29
7-12m	56	4-23
1-3a	148	4-31
4-9a	96	3-32
10-18a	142	4-29

Material	Plasma, soro
Referência	SOLDIN SJ, BAILEY J, BEATEY J, BJORN S, HICKS JM. Pediatric reference ranges for lipase. Clin Chem, 1995; 41:S93 (Abstract).
Método	Hitachi 717 analyzer (Boehringer-Mannheim Diagnostics, Indianapolis, IN), usando reagentes de Sigma

		Masculino		Feminino	
MAGNÉSIO					
Método	Idade	n	mg/dL	n	mg/dL
1	1-30d	68	1,7-2,4	18	1,7-2,5
	1-12m	62	1,6-2,5	37	1,9-2,4
	1-3a	140	1,7-2,4	103	1,7-2,4
	4-6a	120	1,7-2,4	63	1,7-2,2
	7-9a	118	1,7-2,3	102	1,6-2,3
	10-12a	111	1,6-2,2	74	1,6-2,2
	13-15a	84	1,6-2,3	113	1,6-2,3
	16-18a	73	1,5-2,2	92	1,5-2,2
2	Prematuro 0-6d	48	1,6-2,7	48	1,6-2,7
	Termo 0-6d	134	1,2-2,6	134	1,2-2,6
	Prematuro 7-30d	24	1,8-2,4	24	1,8-2,4
	Termo 7-30d	89	1,6-2,4	89	1,6-2,4
	1m-1a	164	1,6-2,6	164	1,6-2,6
	1-2a	102	1,6-2,6	102	1,6-2,6
	2-6a	138	1,5-2,4	138	1,5-2,4
	6-10a	130	1,6-2,3	130	1,6-2,3
	10-14a	133	1,6-2,2	133	1,6-2,2
	> 14a	139	1,5-2,3	139	1,5-2,3

Material	1, 2. Plasma
Referência	1. HICKS JM, BAILEY J, BJORN S, BEATEY J, SOLDIN SJ. Pediatric reference ranges for plasma magnesium. Clin Chem, 1995; 41:S93 (Abstract).
	2. MEITES S, ed. Pediatric Clinical Chemistry. Reference (Normal) Values. Washington, D.C., AACC Press, 3rd ed., 1989, pp. 190-194
Método	1. Magnésio reage com calmagita e forma complexo vermelho-violeta, no Hitachi 747 analyzer (Boehringer-Mannheim Diagnostics, Indianapolis, IN), com reagentes de Boehringer-Mannheim
	2. Colorimétrico usando um corante formazan, no Kodak Ektachem 700 analyzer (Johnson & Johnson, Rochester, NY)

METANEFRINAS				
Masculino e feminino				
Idade	n	mg/24h	mmol/24h	mg/g creatinina
3-8a	76	5-113	0,025-0,514	47-240
9-12a	44	21-154	0,107-0,782	40-220
13-17a	43	32-167	0,162-0,848	33-145
Adultos	51	45-290	0,228-1,472	31-140

Material	Urina de 24 horas ou amostra isolada
Referência	Nichols Institute. Pediatric Endocrine Testing, 1993, p. 30
Método	Cromatografia líquida de alta pressão (HPLC) com detecção eletroquímica

			PLAQUETAS				
			Masculino			Feminino	
Métodos	Idade	n	$\times 10^3/\mu L$	$\times 10^9/L$	n	$\times 10^3/\mu L$	$\times 10^9/L$
1	1-3d	55	164-351	164-351	60	234-346	234-346
	4-7d	32	220-411	220-411	32	126-462	126-462
	8-14d	48	226-587	226-587	59	265-557	265-557
	15-30d	138	210-493	210-493	99	236-554	236-554
	1-2m	442	275-567	275-567	339	295-615	295-615
	3-6m	1.393	275-566	275-566	1.100	288-598	288-598
	7m-2a	6.248	219-452	219-452	4.830	229-465	229-465
	2-6a	7.576	204-405	204-405	6.530	204-402	204-402
	7-12a	5.450	194-364	194-364	4.941	183-369	183-369
	13-18a	3.935	165-332	165-332	5.478	185-335	185-335
	> 18a	2.048	143-320	143-320	4.899	171-326	171-326
2	1-3d	171	145-262	145-262	115	158-300	158-300
	4-7d	151	128-309	128-309	107	108-354	108-354
	8-14d	179	124-367	124-367	124	136-411	136-411
	15-30d	386	153-403	153-403	288	122-292	122-292
	1-2m	302	140-557	140-557	185	192-574	192-574
	3-6m	75	270-505	270-505	102	135-488	135-488
	7m-2a	177	200-402	200-402	119	238-444	238-444
	3-6a	190	197-382	197-382	135	213-363	213-363
	6-12a	126	175-311	175-311	135	130-314	130-314
	13-18a	140	159-353	159-353	154	138-345	138-145

Material	1, 2. Sangue total, com EDTA como anticoagulante
Referência	1, 2. GUNTER KC, BRUGNARA C. In Pediatric Reference Ranges. In Soldin SJ, Brugnara C, Gunter KC, Hicks JM, eds. AACC Press, Washington, D.C. 2nd ed., 1997, p. 177
Método	1. Bayer H*3 (Bayer Diagnostics, Tarrytown, NY)
	2. Couter STKS (Couter Corporation, Miami, FL)

	POTÁSSIO			
	Masculino e feminino			
Métodos	**Idade**	**n**		**mEq/L**
1	0-1s	100		3,2-5,5
	2s-1m	100		3,4-6,0
	2-6m	100		3,5-5,6
	7m-1a	100		3,5-6,1
	> 1a	105		3,3-4,6
2	1-15a			3,7-5,0
	16a-adulto			3,7-4,8
3	0-1m	207		2,5-5,4
	2-6m	96		2,7-5,2

Material	1, 2. Plasma
	3. Sangue total
Referência	1. GREELEY C, SNELL J, COLACO A, BEATEY J, BAILEY J, BJORN S, RIFAI N, HICKS J, SOLDIN SJ. Pediatric reference ranges for electrolytes and creatinine. Clin Chem, 1993; 39:1172, Abstract.
	2. BURRITT MF, SLOCKBOWER JM, FORSMAN BS et al. Pediatric reference intervals for 19 biologic variables in healthy children. Mayo Clin Proceed, 1990; 65:329-336.
	3. SNELL J, GREELEY C, COLACO A, RIFAI N, HICKS J, SOLDIN S. Pediatric reference ranges for arterial pH, whole blood electrolytes, and glucose. Clin Chem, 1993; 39:1173, Abstract.
Método	1. Amperométrico, com o Ektachem 700 analyzer (Johnson & Johnson, Rochester, NY)
	2. Fotometria de chama com o American Monitor (American Diagnostics, Inc., Indianapolis, IN)
	3. Potenciométrico, com o 288 Blood Gas System (Ciba Corning Diagnostics, East Walpole, MA)

	PROTEÍNAS TOTAIS				
		Masculino		**Feminino**	
Método	**Idade**	**n**	**g/dL**	**n**	**g/dL**
1	1-30d	68	4,1-6,3	51	4,2-6,2
	1-6m	58	4,7-6,7	42	4,4-6,6
	7m-1a	29	5,5-7,0	186	5,6-7,9
	2-18a	652	5,7-8,0	440	5,7-8,0
2	0-5d (< 2,5kg)	30	3,8-6,2	30	3,8-6,2
	0-5d (> 2,5kg)	93	5,4-7,0	93	5,4-7,0
	1-3a	50	5,9-7,0	50	5,9-7,0
	4-6a	38	5,9-7,8	38	5,9-7,8
	7-9a	74	6,2-8,1	74	6,2-8,1
	10-19a	332	6,3-8,6	332	6,3-8,6

Material	1, 2. Plasma
Referência	1. HICKS JM, BJORN S, BEATEY J, BAILEY J, SOLDIN SJ. Pediatric reference ranges for albumin, globulin and total protein on the Hitachi 747. Clin Chem, 1995; 41:S93, Abstract.
	2. LOCKITCH G, HALSTEAD AC, ALBERSHEIM S, MAC CALLUM C, QUIGLEY G. Age and sex specific pediatric reference intervals for biochemistry analytes as measured with the Ektachem 700 analyzer. Clin Chem, 1988; 34:1622-1625.
Método	1. Hitachi 747 analyzer (Boehringer-Mannheim Diagnostics, Indianapolis, IN), com o método de Biureto, com reagentes de Boehringer-Mannheim
	2. Método do Biureto, no Ektachem 700 analyzer (Johnson & Johnson, Rochester, NY)

RETICULÓCITOS

Método	Idade	Masculino n	Masculino %	Feminino n	Feminino %
1	1-3d	22	2,2-4,8	26	2,1-3,7
	4-30d	58	0,4-2,7	29	0,4-2,0
	1-2m	57	0,9-3,8	34	1,5-3,2
	3-6m	138	0,9-3,1	98	1,1-2,9
	7m-2a	602	0,8-2,0	439	0,9-2,0
	3-6a	966	0,8-2,0	770	0,8-2,1
	7-12a	688	0,7-2,2	570	0,8-2,8
	13-18a	480	0,8-2,2	558	0,8-2,2

Amostra	Sangue total, com EDTA como anticoagulante
Referência	GUNTER KC, BRUGNARA C. In Pediatric Reference Ranges. Soldin SJ, Brugnara C, Gunter KC, Hicks JM, eds. AACC Press, Washington, D.C., 2nd ed., 1997, p. 180
Método	Bayer H*3 (Bayer Diagnostics, Tarrytown, NY)

SÓDIO

Métodos	Idade	Masculino e feminino n	mEq/L
1	0-7d	100	133-146
	7-31d	100	134-144
	1-6m	100	134-142
	7m-1a	100	133-142
	> 1a	105	134-143
2	0-1m	59	127-143
	2-6m	49	130-147

Material	1. Plasma
	2. Sangue total, com heparina como anticoagulante
Referência	1. GREELEY C, SNELL J, COLACO A, BEATEY J, BAILEY J, BJORN S, RIFAI N, HICKS J, SOLDIN SJ. Pediatric reference ranges for electrolytes and creatinine. Clin Chem, 1993; 39:1172, Abstract.
	2. SNELL J, GREELEY C, COLACO A, RIFAI N, HICKS J, SOLDIN S. Pediatric reference ranges for arterial pH, whole blood electrolytes and glucose. Clin Chem, 1993; 39:1173, Abstract.
Método	1. Kodak Ektachem 700 analyzer (Johnson & Johnson, Rochester, NY)
	2. Corning 288 Blood Gas System (Ciba-Corning Diagnostics, East Walpole, MA)

| TRANSFERRINA | | | |
| Masculino e feminino | | | |
Método	Idade	n	g/L
1	0-5d	73	1,43-4,46
	1-3a	51	2,18-3,47
	4-6a	39	2,08-3,78
	7-9a	39	2,25-3,61
	10-13a	110	2,24-4,42
	14-19a	78	2,33-4,44

		Masculino		Feminino	
Método	Idade	n	g/L	n	g/L
2	1-30d	41	0,97-2,05	36	0,92-2,08
	1-6m	88	1,06-3,25	70	1,28-3,09
	7-12m	40	1,78-3,57	29	1,46-3,64
	1-3a	157	1,96-3,65	142	1,49-3,82
	4-6a	108	2,02-3,50	94	1,74-3,99
	7-9a	91	1,49-3,53	91	1,86-3,68
	10-12a	85	1,73-3,80	105	1,85-3,77
	13-15a	82	1,71-3,74	84	1,93-3,91
	16-18a	60	1,94-3,48	82	1,81-4,16

Material	1, 2. Soro, plasma
Referência	1. LOCKITCH G, HALSTEAD AC, QUIGLEY G, MAC CALLUM C. Age and sex specific pediatric reference intervals: study, design and methods illustrated by measurement of serum proteins with the Behring, L.N. Nephelometer. Clin Chem, 1988; 34:1618-1621.
	2. SOLDIN SJ, HICKS JM, BAILEY J, BEATEY J, WATSON P. Pediatric reference ranges for total iron binding capacity and transferrin. Clin Chem, 1997; 43:S200.
Método	1. Nefelométrico, com Behring, L.N. Nephelometer (Behring Diagnostics, Hoechst, Inc., Montreal, Canadá)
	2. Nefelométrico, com Behring, L.N. Nephelometer (Behring Diagnostics, Inc., Westwood, MA)

		URÉIA*			
		Masculino		Feminino	
Método	Idade	n	mg/dL	n	mg/dL
1	1-7d	171	4-28	114	4-28
	8-30d	209	4-34	154	4-32
	1-3m	278	4-26	274	4-30
	4-6m	144	2-30	139	2-28
	7-12m	204	4-30	160	2-28
2	1-30d	51	9-26	43	6-36
	1-12m	69	4-28	60	9-30
	1-3a	104	6-26	127	6-30
	4-6a	140	6-34	122	9-30
	7-9a	124	9-34	121	9-34
	10-12a	133	11-38	125	11-34
	13-15a	141	15-38	153	9-32
	16-18a	111	11-43	120	9-32
		Masculino e feminino			
		n		mg/dL	
3	1-3a	50		11-36	
	4-6a	38		15-36	
	7-9a	72		15-36	
	10-11a	62		15-36	
	12-13a	73		15-36	
	14-15a	91		17-45	
	16-19a	107		17-45	

Material	1, 2. Soro, plasma
	3. Plasma
Referência	1. SOLDIN SJ, SAVWOIR TV, GUO Y. Pediatric reference ranges for gamma-glutamyltransferase and urea nitrogen during the first year of life on the Vitros 500 analyzer. Clin Chem, 1997; 43:S199.
	2. SOLDIN SJ, BAILEY J, BEATEY J, BJORN S, HICKS JM. Pediatric reference ranges for blood urea nitrogen (BUN) on the Hitachi 747 analyzer. Clin Chem, 1996; 42:S307, Abstract.
	3. LOCKITCH G, HALSTED AC, ALBERSHEIM S, MAC CALLUM C, QUIGLEY G. Age and sex specific pediatric reference intervals for biochemistry analytes as measured with the Ektachem 700 analyzer. Clin Chem, 1988; 34:1622-1625, Abstract.
Método	1, 3. Método da Urease, no Ektachem 500 & 700 analyzer (Johnson & Johnson, Rochester, NY)
	2. Hitachi 747 analyzer (Boehringer-Mannheim Diagnostics, Indianapolis, IN), com reagentes de Boehringer-Mannheim
Observação	* Os dados originais foram expressos em termos de nitrogênio uréico (BUN). Fizemos a conversão para uréia pela multiplicação por 2,14 por ser esta a forma mais comum de apresentação em nosso meio

VOLUME URINÁRIO DE 24 HORAS		
Masculino e feminino		
Idade	mL	L
Recém-nascido	50-300	0,05-0,30
Bebê	350-550	0,35-0,55
Criança	500-1.000	0,50-1,00
Adolescente	700-1.400	0,70-1,40
Adulto	600-1.800	0,60-1,80
Material	Urina de 24 horas	
Referência	BEHRMAN RE, ed. Nelson – Textbook of Pediatrics. 14th ed., Philadelphia: W.B. Saunders Co, 1992, p. 1824	

BIBLIOGRAFIA

MEITES S. Pediatric Clinical Chemistry. Reference (Normal) Values. AACC Press, Washington, D.C. 3ª ed. 1989.

SOLDIN SJ, BRUGNARA C, GUNTER KC, HICKS JM. Pediatric Reference Ranges: AACC Press, Washington, D.C. 2nd ed., 1997.

TIETZ NW. Clinical Guide to Laboratory Tests. Philadelphia: Saunders Co, 1983.

ÍNDICE REMISSIVO